# Inhalt

G. Ebelt-Paprotny, G. Taxhet, U. Wappelhorst (Hrsg.)

# Leitfaden Physiotherapie

# Inhalt



◁ *Sonnenbaden an der Playa de los Pocillos in Puerto del Carmen*

# 1 Willkommen auf Lanzarote

Aus dem Bauch der Erde herausgeschleuderte Magmamassen haben das Gesicht des Inselsüdens geprägt; eine bis zu zehn Meter dicke Lavaschicht begrub im 18. Jahrhundert fruchtbare Äcker und elf Ortschaften – bizarre Landschaften wurden geformt. Die Macht des Magmas lässt sich im Timanfaya-Naturpark nachvollziehen.

Doch wäre es falsch, der Insel nur das schauderhafte Höllenspiel anzuheften. Die Lanzaroteños haben gezeigt, dass Ausdauer und Fantasie die Natur bezwingen können: Weinstöcke, Kartoffeln, Feigen, Melonen, Mais und Opuntien gedeihen auf unwirtlicher Schlackenwelt. Auch die Flora hat die erkaltete Glut besiegt, Flechten zersetzen den Basalt, grüne Tabaiba und pralle Sukkulenten erobern die Aschekegel. Zu ihren Füßen leuchten blühende Wiesen – der Klimawandel bringt mehr Regen.

Im krassen Kontrast zu dieser vulkanischen Schöpfung stehen die für Urlauber aus aller Welt wichtigen Strände. Goldgelber Sand strahlt an den Küsten, fällt sanft ab

*Viel besucht: der Ferienort Costa Teguise*

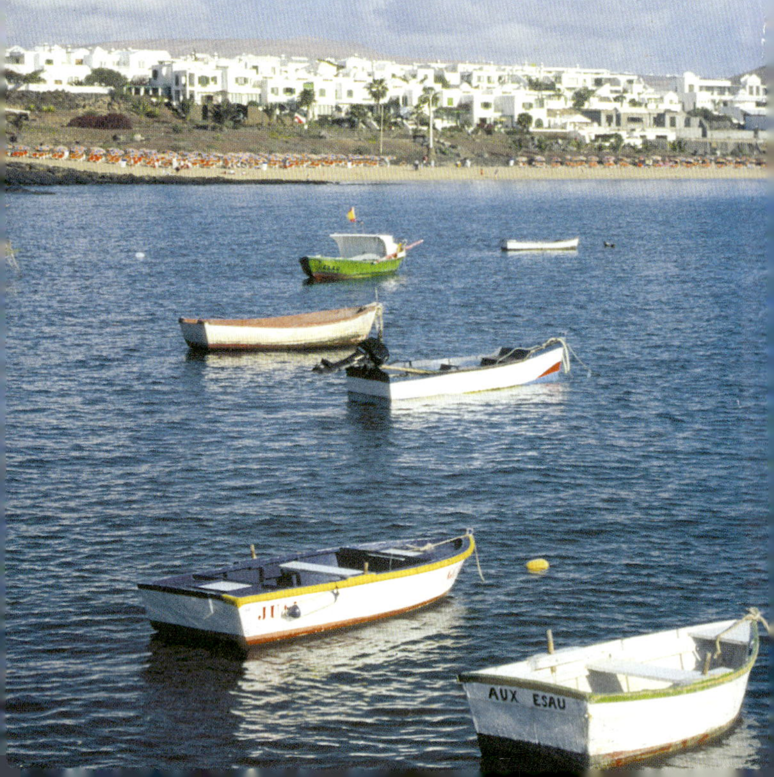

ELSEVIER
Hackerbrücke 6, 80335 München, Deutschland
Wir freuen uns über Ihr Feedback und Ihre Anregungen an kundendienst@elsevier.de

ISBN 978-3-437-45175-1 (bereits erschienen unter der ISBN 978-3-437-45165-2)
eISBN 978-3-437-17318-9


7. Auflage 2017


**Wichtiger Hinweis für den Benutzer**
Die Erkenntnisse in der Physiotherapie und Medizin unterliegen laufendem Wandel durch Forschung und klinische Erfahrungen. Herausgeber und Autoren dieses Werkes haben große Sorgfalt darauf verwendet, dass die in diesem Werk gemachten therapeutischen Angaben (insbesondere hinsichtlich Indikation, Dosierung und unerwünschter Wirkungen) dem derzeitigen Wissensstand entsprechen. Das entbindet die Nutzer dieses Werkes aber nicht von der Verpflichtung, anhand weiterer schriftlicher Informationsquellen zu überprüfen, ob die dort gemachten Angaben von denen in diesem Werk abweichen und ihre therapeutischen Entscheidungen in eigener Verantwortung zu treffen.

**Für die Vollständigkeit und Auswahl der aufgeführten Medikamente übernimmt der Verlag keine Gewähr.**
Geschützte Warennamen (Warenzeichen) werden in der Regel besonders kenntlich gemacht (®). Aus dem Fehlen eines solchen Hinweises kann jedoch nicht automatisch geschlossen werden, dass es sich um einen freien Warennamen handelt.

**Bibliografische Information der Deutschen Nationalbibliothek**
Die Deutsche Nationalbibliothek verzeichnet diese Publikation in der Deutschen Nationalbibliografie; detaillierte bibliografische Daten sind im Internet über http://www.d-nb.de/ abrufbar.

25 26 27 28 6 5 4 3



Um den Textfluss nicht zu stören, wurde bei Patienten und Berufsbezeichnungen die grammatikalisch maskuline Form gewählt. Selbstverständlich sind in diesen Fällen immer Frauen und Männer gemeint.

Planung: Elisa Imbery, München
Projektmanagement und Herstellung: Ines Mergenhagen, München
Redaktion: Willi Haas, München
Satz: abavo GmbH, Buchloe
Druck und Bindung: Rodona Industria Gráfica, S.L., Pamplona/Spanien
Umschlaggestaltung: SpieszDesign, Neu-Ulm
Titelfotografie: Familienbild: © iStockphoto.com/monkeybusinessimages;
Schulterblatt: © iStockphoto.com/ChesiireCat; Fuß: © Patrick Hartmann, Wallgau

Aktuelle Informationen finden Sie im Internet unter **www.elsevier.de** und **www.elsevier.com**

Gisela Ebelt-Paprotny, Gudrun Taxhet, Ursula Wappelhorst (Hrsg.)

# Leitfaden Physiotherapie

7. Auflage

**Mit Beiträgen von:** René Assink, Lübeck; Mag. Dr. Petra Auner-Gröbl, Graz/Österreich; Dr. med. Michael Baumgart, Freudenberg-Alchen; Dr. med. Ralph Bax, London; Frank-Peter Bossert, Düsseldorf; Dr. Farouk Bouachba, Bad Radkersburg; Katharina Brück, Köln; Dr. med. Ulrike Buck, Lüneburg; Dr. Gerd Bungartz, Köln; Christian Burkert, Dietzenrode-Vatterrode; Ralf Cornelius, Marburg; Wolfgang Dahlgrün, Marburg; Angela Debray, Jülich; Frank Diemer, Oy-Mittelberg; Gisela Ebelt-Paprotny, Cölbe; Nina Eidam, Caldern; Rita Fischer, Marburg; Astrid Frank, Weiershausen; Roland Gautschi, Baden/Schweiz; Jens Gräuling, Köln; Anke Hengelmolen-Greb, Bad Camberg; Gert Groot Landeweer, Freiburg; Gabriele Härtig, Berlin; Kerstin Hafenbrack, Hamburg; Michael Hamel, Berlin; Christine Hamilton, Erlangen; Christian Heel, Meilen a. Zürichsee/Schweiz; Prof. Dr. med. Axel Hegele, Marburg; Ulla Henscher, Hannover; Dörte Hofmann-Kock, Berlin; Renata Horst, Ingelheim; Lars Jäger, Essen; Dr. med. Corinna Keil, Marburg; Claudia Kiesewetter, Hamburg; Anne Klein, Berlin; Denise Komorek, Berlin; Ulrike Kröncke, Marburg; Ulrich Kuhnt, Hannover; Prof. Dr. Markus Lengsfeld, Rüdesheim; Monika Lohkamp, Frankfurt; Dr. med. Ulf Marnitz, Berlin; Hanne Marquardt, Königsfeld-Burgberg; Johannes Müller, Hameln; Markus Oehl, Koblenz; Roman Preis, Berlin; Carmen M. Rock, Zürich/Schweiz; Ruth Sass-Bayer, Marburg; PD Dr. med. Carola Seifart, Cölbe; Carole J. Stolz, Aschaffenburg; Volker Sutor, Brackenheim; Jörg Schellbach, Staufen; Silke Schellhammer, München; Prof. Dr. Birgit Schulte-Frei, Köln; Dr. Peter Schwind, München; Gudrun Taxhet, Berlin; PD Dr. med. Dr. med. dent. Horst E. Umstadt, Weinheim; Prof. Dr. Harry von Piekartz, Osnabrück; Corinna Völker, Marburg; Ursula Wappelhorst, Marburg; Dr. med. Ulrich Welling, Lingen; Werner Wenk, Mönchengladbach; Lars Werner, Berlin; Prof. Dr. Dr. med. Axel Wilke, Marburg; Katja Witter, Berlin; Prof. Dr. rer. physiol. Thomas Wolf, Idstein; Franka Zeisler, Düsseldorf; Ruth Zoremba, Marburg

**Mit einem Geleitwort von:** Prof. Dr. Beate Klemme, Bielefeld

ELSEVIER

# Geleitwort

**Leitfaden Physiotherapie im Zeichen aktueller Entwicklungen**

Mit der nun 7., deutlich überarbeiteten und aktualisierten Auflage des Werkes *Leitfaden Physiotherapie* erhalten Lernende, Berufstätige und Lehrende der Physiotherapie erneut einen umfassenden Überblick über ihren Tätigkeitsbereich. Der Leitfaden ermöglicht dem Nutzer in kurzer Zeit je nach Bedarf einen ersten Überblick, einen punktuell akzentuierten Einblick oder ein fokussiertes Auffrischen von bereits Gelerntem. Die präzise Fachsprache und die konsequent systematische und übersichtliche Struktur des Leitfadens führen zu hoher Nutzerfreundlichkeit.

Eine besondere Herausforderung therapeutischer Gesundheitsfachberufe liegt darin, in der täglichen Praxis mit dem Patienten unter Zeit- und Entscheidungsdruck begründete und möglichst evidenzbasierte therapeutische Entscheidungen zu treffen. Hier gibt der Leitfaden eine Orientierung und trägt dabei der zunehmenden Forderung nach externer Evidenz in Ergänzung zur internen Evidenz Rechnung.

So findet der Nutzer innerhalb der klinischen Kapitel so weit möglich Literaturangaben in einem übersichtlichen Umfang. Damit kommt man dem Anspruch professionellen Handelns in der Physiotherapie näher, nämlich im einzelnen individuellen Fall unter Berücksichtigung des jeweiligen Kontextes situativ und zugleich wissenschaftlich-theoretisch basiert zu handeln.

Auch die stellenweise Nennung von „Red Flags“ und „Yellow Flags“ unterstützt den Nutzer in seinen professionellen Entscheidungen und gibt zusätzliche Sicherheit in der konkreten therapeutischen Situation.

Was hat sich auf der inhaltlichen Ebene verändert?

Zusätzlich zur Aktualisierung der in den Vorauflagen beschriebenen Konzepte wurden neue ergänzt, andere vollständig überarbeitet. Vor dem Hintergrund gesellschaftlich herausfordernder Entwicklungen wurden zudem neue Themenfelder aufgenommen, u. a. Prävention und Gesundheitsförderung sowie der Umgang mit Sterbenden. Mit dem Aufgreifen dieser Aspekte werden neue Handlungsfelder dargestellt, die von den Physiotherapeuten zukünftig noch weiter erschlossen und ausgefüllt werden können. Durch Kürzungen an anderen Stellen ist der Leitfaden dennoch in einem praktikablen Umfang erhalten geblieben.

Auf Basis der international genutzten und anerkannten ICF, unter Einbeziehung internationaler Literaturquellen und stets mit Bezug zu den Erfordernissen der praktischen Arbeit mit den Patienten gelingt der Brückenschlag zwischen hohem theoretischen, zunehmend wissenschaftlichem Anspruch einerseits und weitgefächerten Anforderungen physiotherapeutischer Praxis andererseits. Die Bewältigung dieser berufsspezifischen Herausforderungen wird durch den Leitfaden in hervorragender Weise unterstützt.

Der *Leitfaden Physiotherapie* – ein Begleiter und Unterstützer im beruflichen Alltag, der zum einen Sicherheit bietet und zum anderen zur weiteren, vertieften Auseinandersetzung mit den diversen Themen anregt.

Bielefeld, im Sommer 2017

Prof. Dr. Beate Klemme

Professorin für Physiotherapie

# Vorwort

In bewährter Weise bietet auch die 7. Auflage des *Leitfaden Physiotherapie* dem Leser einen umfassenden Überblick über physiotherapeutische Konzepte und die Behandlung von Störungsbildern aus allen klinischen Bereichen. Damit gibt das zum Standardwerk gewordene Buch Therapeuten eine komprimierte Wissenszusammenstellung an die Hand und dient als Nachschlagewerk im Praxisalltag.
Für die Neuauflage wurden alle Beiträge sorgfältig auf ihre Aktualität hin überprüft und überarbeitet. Darüber hinaus wurden:

- das Kapitel *Physiotherapeutische Konzepte* um folgende Therapieformen erweitert: Affolter-Modell, Akrodynamische Therapie, CRAFTA®-Konzept, Faszien- und Membrantechnik sowie Fasziendistorsionsmodell nach Typaldos, Flossing, Neue Rückenschule nach KddR.
- Red und Yellow Flags im Rahmen der Befunderhebung verstärkt berücksichtigt.
- die Bereiche *Prävention und Gesundheitsförderung* sowie *Physiotherapeutische Forschung* als „neue" Handlungsfelder der Physiotherapie integriert.
- der *Umgang mit Sterbenden* im Rahmen der physiotherapeutischen Palliativbehandlung in den Leitfaden mit aufgenommen.

Die aktuellen und zukünftigen Entwicklungen im Gesundheitswesen fordern von den Therapieberufen zunehmend eine theoretische Fundierung ihres beruflichen Handelns. Die moderne Physiotherapie muss sich am Nachweis der Wirksamkeit und Effizienz ihrer Therapieformen messen lassen. Um dieser Forderung gerecht zu werden, berücksichtigt die neue Auflage des *Leitfaden Physiotherapie* stärker als bisher aktuelle wissenschaftliche Erkenntnisse, evidenzbasierte Therapieansätze und Leitlinien. Gleichwohl steckt die physiotherapeutische Forschung immer noch in den Anfängen, sodass in vielen Bereichen bislang noch keine oder nur wenige qualitativ hochwertige Studien bzw. Forschungsergebnisse (externe Evidenz) vorliegen. Die evidenzbasierte Praxis berücksichtigt jedoch neben der externen Evidenz immer auch das Erfahrungswissen des Therapeuten (interne Evidenz), sowie die individuelle Lebenssituation des Patienten. Für alle drei Aspekte braucht es Orientierung, die der Leitfaden zu geben vermag, indem er alltagspraktische Therapieaspekte mit dem dazugehörigen theoretischen Überbau verbindet. Trotz der Fülle an Informationen und der daraus resultierenden Notwendigkeit einer knappen und übersichtlichen Darstellung sollte der Leitfaden keinesfalls als Rezeptbuch missverstanden werden. Es ist unser Bestreben, den Menschen als biopsychosoziale Einheit in den Mittelpunkt der Therapie zu stellen. Dies spiegelt sich u. a. in der konsequenten Umsetzung der Internationalen Klassifikation der Funktionsfähigkeit, Behinderung und Gesundheit (ICF) der WHO wider. Wir möchten den Leser ausdrücklich dazu ermutigen, Techniken, Methoden und Handlungsempfehlungen individuell an die Bedürfnisse des jeweiligen Patienten anzupassen und das eigene Handeln stets kritisch zu reflektieren. Nur so lässt sich dem Grundsatz einer *Patientenorientierten Physiotherapie* (▶ 1.1.2) gerecht werden.

Marburg und Berlin, im Frühjahr 2017
Gisela Ebelt-Paprotny, Gudrun Taxhet und Ursula Wappelhorst

# Danksagung

Für die 7. Auflage des *Leitfaden Physiotherapie* möchten wir vielen Beteiligten unseren Dank aussprechen, allen voran unseren Autoren.
Unser besonderer Dank gilt weiterhin unserer Programmplanerin Elisa Imbery, die uns in der Anfangsphase tatkräftig unterstützt hat, sowie vor allem unserer Lektorin Ines Mergenhagen, die diese Auflage mit ihren vielen guten Ideen und konstruktiven Ratschlägen maßgeblich geprägt hat.
Ein herzlicher Dank geht auch an die Redakteurin Willi Haas für ihre gewissenhafte und detaillierte Korrekturarbeit.
Ebenso möchten wir uns für die zahlreichen Leserzuschriften bedanken, die wir gerne aufgegriffen haben, um das Buch noch wertvoller zu machen.
Nicht zuletzt danken wir all unseren Partnern und Freunden, die uns ausdauernd bei der Erstellung dieser Auflage zur Seite standen und damit wesentlich zu deren Gelingen beigetragen haben.

Marburg und Berlin, im Frühjahr 2017
Gisela Ebelt-Paprotny, Gudrun Taxhet und Ursula Wappelhorst

Roman Preis möchte ich herzlich danken für die Mitherausgeberschaft in der 5. und 6. Auflage, die er durch seine guten Ideen und seinen großen Einsatz sehr bereichert hat. Ich bedauere sein Ausscheiden als Herausgeber sehr und freue mich, dass er uns als Autor erhalten geblieben ist.

Marburg, im Frühjahr 2017
Gisela Ebelt-Paprotny

# Benutzerhinweise

Der Leitfaden Physiotherapie ist ein übersichtliches Nachschlagewerk und bietet praxisnahe, kompakte Information in klar strukturierter Form. Wir haben versucht, auf engem Raum das für die Praxis der Physiotherapeuten wichtige Wissen darzustellen. Der Schwerpunkt liegt dabei auf den „Essentials", d. h. den für die Therapie relevanten Daten. Die anatomischen, physiologischen und pathophysiologischen Grundlagen finden nur dann Berücksichtigung, wenn sie zur Begründung oder Verdeutlichung der Therapievorschläge unumgänglich sind.
Von **Abkürzungen** wurde aufgrund der Fülle von Informationen reichlich Gebrauch gemacht. Ein Abkürzungsverzeichnis findet sich vor dem 1. Kapitel.
Um Wiederholungen zu vermeiden, wurden viele **Querverweise** eingefügt. Sie sind mit einem Pfeil ▶ gekennzeichnet.

Weitere Strukturierungen sollen das Auffinden der Informationen erleichtern: Ein detailliertes **Inhaltsverzeichnis** findet sich vor jedem Kapitel, eine Kapitelübersicht ist ganz zu Beginn des Buches abgedruckt.

! Besondere Hinweise zur Therapie

**Klinischer Hinweis**

**Tipps und Fallen**

**Wichtige Zusatzinformationen**

Der Leitfaden bietet drei Zugangswege:

- Informationen zu einem Krankheitsbild werden benötigt: Hier gibt die Inhaltsübersicht, die den jeweiligen Fachkapiteln vorangestellt ist, weitere Auskunft. In der Regel ist den Krankheitsbildern eine zusammenfassende Befunderhebung sowie eine kurze anatomische Übersicht vorangestellt. Die Krankheitsbilder sind einheitlich strukturiert und geben einen Überblick über Ursachen, Symptome, ärztliche Diagnostik, ärztliche Therapie und Physiotherapie. Die Maßnahmen der Physiotherapie sind nach Behandlungsgesichtspunkten gegliedert.
- Ein bestimmtes physiotherapeutisches Konzept wird gesucht: Diese sind in Kapitel 2 *Physiotherapeutische Konzepte* dargestellt.
- Der Index: Er ermöglicht das schnelle Auffinden aller wichtigen Stichworte.
- Internetadressen und Adressen: Alle aufgeführten Websites wurden vor Redaktionsschluss geprüft. Das Internet unterliegt jedoch ständigem Wandel; sollte eine Adresse nicht mehr aktuell sein, empfiehlt sich die Suche über eine Suchmaschine. Der Verlag übernimmt für die Aktualität und Inhalte genannter Websites keine Gewähr.

# Abbildungsnachweis

Der Verweis auf die jeweilige Abbildungsquelle befindet sich bei allen Abbildungen im Werk am Ende des Legendentextes in eckigen Klammern.

| | |
|---|---|
| **A300** | Elsevier GmbH (Hrsg.): Reihe Praxis- und Klinikleitfaden, Elsevier GmbH/Urban & Fischer, 8. Aufl. 2016 |
| **F213** | Hamilton C. F./Richardson C. A.: Neue Perspektiven zu Wirbelsäuleninstabilitäten und lumbalem Kreuzschmerz: Funktion und Dysfunktion der tiefen Rückenmuskeln. In: Manuelle Therapie. Volume 1, Issue 1, Seite 17–24. Thieme 1997 |
| **F214** | Groppel, J. L.: High Tech Tennis. Human Kinetics Publishers, 2nd ed. 1992 |
| **H010** | Grafmüller-Hell C./Eckhardt G./Viebrock V.: Komplex und Spezifisch – ein Widerspruch? Das Bobath-Konzept und Evidenz Basierte Medizin. In: Bewegung und Entwicklung, Volume 33, Issue 1, pages 6–17. Vereinigung der Bobath-Therapeuten e. V. 2010 |
| **K162** | Boris Löffert, Frankfurt am Main |
| **K319** | Oliver Kern, Freiburg |
| **K324** | Michaela Mejta, Wien |
| **K341** | Susanne Kracke, München |
| **K380** | Sabina Bakalo-Wolf, Hohenstein-Steckenroth |
| **L106** | Henriette Rintelen, Velbert |
| **L157** | Susanne Adler, Lübeck |
| **L190** | Gerda Raichle, Ulm |
| **L234** | Helmut Holtermann, Dannenberg |
| **M419** | Univ.-Prof. Dr. Lothar Wicke, Wien |
| **M420** | Roman Preis, Berlin |
| **M421** | Carmen-Manuela Rock, Zürich |
| **M423** | Renata Horst, Ingelheim |
| **O172** | Oliver Heiss, München |
| **O475** | Ludger Paprotny, Cölbe |
| **O477** | Christian Burkert, Dietzenrode-Vatterrode |
| **P270** | Gisela Ebelt-Paprotny, Cölbe |
| **P271** | Markus Oehl, Koblenz |
| **P272** | Gudrun Taxhet, Berlin |
| **P273** | Lars Werner, Berlin |
| **P274** | Ruth Zoremba, Marburg |
| **S007-1-22** | Putz R./Pabst, R. (Hrsg.): Sobotta – Atlas der Anatomie des Menschen, Band 1 – Allgemeine Anatomie und Bewegungsapparat. Elsevier GmbH/Urban & Fischer, 22. Aufl. 2005 |
| **S007-2-22** | Putz R./Pabst, R. (Hrsg.): Sobotta – Atlas der Anatomie des Menschen, Band 2 – Innere Organe. Elsevier GmbH/Urban & Fischer, 22. Aufl. 2005 |
| **T857** | Petra Auner-Gröbl, Graz |
| **T858** | Prof. Dr. Monika Lohkamp, Heidelberg |
| **V492** | abavo GmbH, Buchloe |
| **V739** | Kaasa health, Düsseldorf |
| **V750** | Ortika a. s., Hulín/Czeck Republik |
| **V751** | SMEDICO AG, St. Gallen, Schweiz |
| **W181** | Kassenärztliche Bundesvereinigung, Köln |
| **W259** | M. C. T. A. – Mulligan Concept Deutschland, Aschaffenburg |
| **W277** | Christian Heel, Meilen a. Zürichsee |
| **X330** | Dr. Barbara J. Braden/Dr. Nancy Bergstrom: Prevention Plus – Home of the Braden Scale (http://www.bradenscale.com) |

# Abkürzungen

**A**

| | |
|---|---|
| **A.** | Arteria |
| **AA** | Ausatmung |
| **AAT** | Aachener Aphasie-Test |
| **Abd.** | Abduktion |
| **ACE** | angiotensin converting enzyme |
| **ACG** | Akromioklavikulargelenk |
| **ACPA** | Antikörper gegen citrullinierte Protein-/Peptid-Antigene |
| **ACS** | akutes Koronarsyndrom |
| **AD** | Antidepressiva |
| **Add.** | Adduktion |
| **ADL** | activities of daily living |
| **ADS** | Allgemeine Depressionsskala |
| **ADT** | akrodynamische Therapie |
| **AEK** | agistisch-exzentrische Kontraktion |
| **AET** | Anelektrotonus |
| **AF** | Atemfrequenz |
| **AGA** | appropriate for gestational age |
| **AG MTG** | Arbeitsgemeinschaft Medizinalfachberufe in der Therapie und Geburtshilfe |
| **AHB** | Anschlussheilbehandlung |
| **AIR** | abnorme Irradiation |
| **AK** | applied kinesiology |
| **A(K)H** | aufrechte (Körper-) Haltung |
| **AL** | auslaufende Bewegungen |
| **ALS** | Amyotrophische Lateralsklerose |
| **ALSFRS** | ALS functional rating scale |
| **AMF** | amplitudenmodulierte Frequenz |
| **AMS** | amplitudenmodulierte Ströme |
| **ANS** | Atemnot-Syndrom |
| **anschl.** | anschließend |
| **AO** | Arbeitsgemeinschaft für Osteosynthesen |
| **AOK(n)** | Allgemeine Ortskrankenkasse(n) |
| **AOT** | alltags-/aufgabenorientierte Therapie |
| **a. p.** | anterior/posterior |
| **AP** | alkalische Phosphatase |
| **AP** | Anus praeter |
| **AP** | Aufhängepunkt |
| **AP** | Austreibungsperiode |
| **APM** | Akupunkt-Massage |
| **AR** | Außenrotation |
| **ARD** | abnorme Reaktion auf Dehnung |
| **art.** | arteriell |
| **Art.** | Articulatio, Gelenk |
| **Artt.** | Articulationes, Gelenke |
| **ASB** | assisted spontaneous breathing |
| **ASD** | Vorhofseptumdefekt |
| **ASLR** | active straight leg raise |
| **ASR** | Achillessehnenreflex |
| **ASS** | Azetylsalizylsäure |
| **ASTE** | Ausgangsstellung |
| **asym.** | asymmetrisch |
| **AT** | Atemtherapie |
| **ATNR** | asymmetrischer tonischer Nackenreflex |
| **ATP** | Adenosintriphosphat |
| **AV** | arteriovenös |
| **AVK** | arterielle Verschlusskrankheit |
| **AZ** | Atemzug/-züge |
| **AZ** | Allgemeinzustand |

**B**

| | |
|---|---|
| **BAGS** | Behörde für Arbeit, Gesundheit und Soziales |
| **BB** | Blutbild |
| **BEO** | brusterhaltende OP |
| **bes.** | besonders |
| **betr.** | betroffen |
| **bez.** | bezüglich |
| **BFMF** | bimanual fine motor function |
| **BGF** | bone growth factor |
| **BGM** | Bindegewebsmassage |
| **BH** | Belastungshaltung |
| **BHR** | Bauchhautreflex(e) |
| **bilat.** | bilateral |
| **BiPAP** | biphasic intermittent positive airway pressure |
| **BK** | Bobath-Konzept |

**BKA** bewegungskompensatorische Abschnitte
**BKK(n)** Betriebskrankenkasse(n)
**BL** Bauchlage
**BLD** Beinlängendifferenz
**BMD** Becker-Muskeldystrophie
**BMI** Body-Mass-Index
**BPD** bronchopulmonale Dysplasie
**BPL** benigner paroxysmaler Lagerungsschwindel
**BS** Bandscheibe(n)
**BS-CP** bilateral spastische Zerebralparese
**BSG** Blutkörperchensenkungsgeschwindigkeit
**BSNR** Betriebsstättennummer
**Bsp.** Beispiel
**BSR** Bizeps-Sehnen-Reflex
**BWA** Bewegungsausmaß
**BWL** Betriebswirtschaftslehre
**BWS** Brustwirbelsäule

## C

**C** Halswirbel, zervikal
**CBW** Chêneau-Boston-Wiesbaden
**CC-Abstand** Clavicula-Coracoid-Abstand
**CCD-Winkel** Centrum-Collum-Diaphysenwinkel
**CCT** kraniale Computertomografie
**CD** Cotrel-Dubousset
**CF** cystische Fibrose
**CH** Challenge
**chron.** chronisch
**CK** Kreatinkinase
**CKC** closed kinetic chain
**CLD** chron. Lungenerkrankung des Frühgeborenen
**cm** Zentimeter
**CMT** Charcot-Marie-Tooth
**C/O** complains of
**COMT** Katechol-O-Methyl-Transferase
**COPD** chronic obstructive pulmonary disease
**COX** Zyklooxygenase
**cP** chronische Polyarthritis
**CP** courte périodes
**CP** Zerebralparese
**CPAP** continuous positive air pressure
**CPM** continuous passive motion
**CR** clinical reasoning
**CRP** C-reaktives Protein
**CRPS** complex regional pain syndrome (komplexes regionales Schmerzsyndrom)
**CSE** Cholesterinsynthese
**CT** Computertomografie
**CTG** Kardiotokografie

## D

**D** Digitus
**DAHO** Deutscher Arbeitskreis für Handorthesen
**DASH** disabilities of the arm, shoulder and hand
**DCM** dilatative Kardiomyopathie
**DCS** dynamische Hüftkopfschraube
**DD-Ströme** diadynamische Ströme
**DD** Differenzialdiagnose
**DE** Dorsalextension
**DF** diphasé fixe
**DFN** distaler Femurnagel
**dgl.** dergleichen
**DHS** dynamische Hüftkopfschraube
**diagn.** diagnostisch
**DIC** Dreieckimpulscharakter
**DIP** distales Interphalangealgelenk
**dist.** distal
**div.** diverse
**DKPT** Dekubitus/Kontraktur/Pneunomie/Thrombose
**D.m.** Diabetes mellitus
**DMARD** disease modifying antirheumatic drugs
**DMD** Duchenne-Muskeldystrophie
**DMSO** Dimethylsulfoxid
**DNAse** Desoxyribonuklease
**DPP** Dipeptidylpeptidase
**DS** Druckschmerz
**DSD** Detrusor-Sphinkter-Dyssynergie
**dyn.** dynamisch

E

**EA** Einatmung
**EA** Eigenanamnese
**EBM** evidenzbasierte Medizin
**EBP** evidenzbasierte Physiotherapie
**ED** Encephalomyelitis disseminata
**EDMD** Emery-Dreifuss-Muskeldystrophie
**EEG** Elektroenzephalogramm
**EIL** Extension im Liegen
**EIS** Extension im Stehen
**EKG** Elektrokardiogramm
**ELBW** extremely low birthweight infant
**Elev.** Elevation
**EMG** Elektromyografie
**EMS** Elektromyostimulation
**ENG** Elektroneurografie
**EP** Eröffnungsperiode
**EPH** Edema, Proteinurie, Hypertension
**EQ-5D** European Quality of Life Questionnaire
**Erkr.** Erkrankung
**ERV** exspiratorisches Reservevolumen
**Erw.** Erwachsene(r)
**ESIN** elastisch-stabile intramedulläre Nagelung
**ESTE** Endstellung
**ET** Ergotherapie
**E-Therapie** Elektrotherapie
**EUG** Extrauteringravidität
**e. V.** eingetragener Verein
**evtl.** eventuell
**Ext.** Extension
**Extr.** Extremität(en)
**EZ** Ernährungszustand

F

**F** Frauen
**FA** Familienanamnese
**FAI** femoroazetabulares Impingement
**FBA** Finger-Boden-Abstand
**FBL** Funktionelle Bewegungslehre
**FDM** Fasziendistorsionsmodell
**FES** funktionelle Elektrostimulation
**FEV** forciertes exspiratorisches Ein-Sekunden-Volumen, Sekundenluft
**FFbH-R** Funktionsfragebogen Hannover – Rückenschmerzen
**FFV** Finger-Finger-Versuch
**FIL** Flexion im Liegen
**FIM** functional independence measure
**fkt.** funktionell
**Flex.** Flexion
**FM** freier Mitarbeiter
**FNV** Finger-Nase-Versuch
**frühfkt.** frühfunktionell
**FSHD** fazioskapulohumerale Muskeldystrophie
**FSME** Frühsommer-Meningoenzephalitis
**FÜ** Funktionsüberwiegen

**G**

**GA** Gestationsalter
**GA** Ganglionbehandlung
**GABA** Gamma-Aminobuttersäure
**GDM** Gestationsdiabetes
**ges.** gesamt
**GF** Gesundheitsförderung
**GG** Geburtsgewicht
**GG** Gouverneurgefäß
**ggf.** gegebenenfalls
**Ggl.** Ganglion
**GHG** Glenohumeralgelenk(e)
**GKV** Gesetzliche Krankenversicherung
**GLP 1** glucagon-like peptide 1
**GMFCS** gross motor function classification system
**GOT** Glutamat-Oxalacetat-Transferase (Leberenzym)
**GPT** Glutamat-Pyruvat-Transferase (Leberenzym)
**GS** Gesichtsseite

**H**

**HADS** hospital anxiety and depression scale
**Hb** Hämoglobin
**HF** Herzfrequenz
**HHA** Hinterhauptsarm

**HHS** Hinterhauptseite
**HKB** hinteres Kreuzband
**HM** Heilmittel
**HMK** Heilmittelkatalog
**HMR** Heilmittelrichtlinien
**HMSN** hereditäre motorisch-sensible Neuropathie
**HNO** Hals-Nasen-Ohren
**H(O)CM** hypertrophe (obstruktive) Kardiomyografie
**HPV** humane Papilloma-Viren
**HVG** Hochschulverbund Gesundheitsfachberufe e. V.
**HWK** Halswirbelkörper
**HWS** Halswirbelsäule
**Hz** Hertz

**I**

**I. A. F. M.** Internationale Arbeitsgemeinschaft für Manipulativmassage
**IASP** International Association for the Study of Pain
**IBITA** International Bobath Instructors Training Association
**i. c.** intrakutan
**ICD** International Statistical Classification of Diseases and Related Health Problems
**ICF** International Classification of Functioning, Disability and Health
**ICIDH** International Classification of Impairment, Disability and Handicap
**ICP** infantile Zerebralparese
**ICR** Interkostalraum/-räume
**IDDM** Insulin-abhängiger Diabetes mellitus
**i. d. R.** in der Regel
**IDVO** intertrochantäre derotierende Varisierungsosteotomie
**IFK** Bundesverband selbstständiger Physiotherapeuten e. V.
**IfSG** Infektionsschutzgesetz
**IKK(n)** Innungskrankenkasse(n)
**i. m.** intramuskulär
**IM** Indikatormuskel(n)
**Ind.** Indikation
**inkl.** inklusiv(e)
**insbes.** insbesondere
**IORT** intraoperative Radiotherapie
**IP** interphalangeal
**IPUP** intrapulmonale Perkussion
**IQPR** Institut für Qualitätssicherung in Prävention und Rehabilitation GmbH
**IR** Innenrotation
**IRDS** infant respiratory distress syndrome
**IRV** inspiratorisches Reservevolumen
**IS** Indikationsschlüssel
**ISG** Iliosakralgelenk(e)
**IT-Kurve** Reizzeit-Intensitätskurve
**IUFT** intrauteriner Fruchttod
**i. v.** intravenös

**J**

**JA** jetzige Anamnese
**JIA** juvenile idiopathische Arthritis
**JRA** juvenile rheumatoide Arthritis

**K**

**KB** Kolonbehandlung
**KB** Kreuzband/-bänder
**KBM** Kondylen-Bettung-Münster
**KET** Katelektrotonus
**kg** Kilogramm
**KG** Konzeptionsgefäß
**KH** Körperhaltung
**KHK** Koronare Herzkrankheit
**KHV** Knie-Hacken-Versuch
**KI** Kontraindikation(en)
**KKL** kleiner Körperkreislauf
**KLA** Körperlängsachse
**klin.** klinisch
**komb.** kombiniert
**kons.** konservativ
**kontralat.** kontralateral
**konz.** konzentrisch
**KP** knowledge of performance
**Kps.** Kapsel
**KR** knowledge of results
**KSP** Körperschwerpunkt

**L**

| | |
|---|---|
| **L** | Lendenwirbel, lumbal |
| **l** | Liter |
| **LA** | Lebensalter |
| **LA** | Längsdurchströmung |
| **LANR** | Arztnummer |
| **LASH** | laparoskopisch assistierte suprazervikale Hysterektomie |
| **lat.** | lateral |
| **LAVH** | laparoskopisch assistierte vaginale Hysterektomie |
| **LBS** | lange Bizepssehne |
| **LCP** | lock compression plate |
| **LDH** | Laktatdehydrogenase |
| **LGA** | large for gestational age |
| **LGMD** | Gliedergürtel-Muskeldystrophie |
| **li.** | links |
| **Lig.** | Ligamentum |
| **Ligg.** | Ligamenta |
| **LISS** | less invasive stabilisation system |
| **Lj.** | Lebensjahr(e) |
| **LK** | Lymphknoten |
| **LKK(n)** | Landwirtschaftliche Krankenkasse(n) |
| **LP** | longues périodes |
| **LS** | Leitsymptomatik |
| **LSÜ** | lumbosakraler Übergang |
| **LWS** | Lendenwirbelsäule |

**M**

| | |
|---|---|
| **M** | Männer |
| **m** | männlich, Meter |
| **M.** | Musculus, Muskel |
| **MA** | Milliampere |
| **MAO** | Monoaminooxidase |
| **max.** | maximal |
| **MBT** | Massai-Barfuß-Technologie |
| **MC** | Metakarpale |
| **MCP** | Metakarpophalangealgelenk |
| **MDC** | muscular dystrophy congenital |
| **MDT** | Mechanische Diagnose und Therapie |
| **ME** | Metallentfernung |
| **med.** | medial |
| **med.** | medizinisch |
| **MENS** | microcurrent electrical neuromuscular stimulation |
| **MET** | Muskel Energie Technik |
| **MF** | monophasé fixe |
| **MFP** | Muskelfunktionsprüfung |
| **MFT** | Muskelfunktionstests |
| **MFS** | Myofasziales Syndrom |
| **MHK** | Mittelhandknochen |
| **min.** | minimal |
| **Min.** | Minute(n) |
| **mind.** | mindestens |
| **MLD** | Manuelle Lymphdrainage |
| **Mm.** | Musculi |
| **MMC** | Meningomyelozele |
| **MOFI** | Monofixateur |
| **Mon.** | Monat(e) |
| **MPFL** | mediales patellofemorales Ligament |
| **MRSA** | Methicillin-resistenter Staphylococcus aureus |
| **MRT** | Magnetresonanztomografie |
| **ms** | Millisekunde(n) |
| **MS** | multiple Sklerose |
| **MSA** | Multisystematrophien |
| **MSS** | myofasziales Schmerzsyndrom |
| **MT** | Manuelle Therapie |
| **MTP** | Metatarsophalangealgelenk |
| **mTrP** | myofasziale(r) Triggerpunkt(e) |
| **MTS** | medizinischer Thromboseprophylaxe-Strumpf |
| **MTT** | Medizinische Trainingstherapie |
| **MW** | Muskelwert |
| **MWM** | mobilisation with movements |
| **µs** | Mikrosekunde(n) |

**N**

| | |
|---|---|
| **N.** | Nervus |
| **NA** | Behandlung im Nervenverlauf |
| **NaCI** | Natriumchlorid |
| **NCB** | non-contact bridging |
| **neg.** | negativ |
| **NET** | neuromotorische Entwicklungstherapie |

| | |
|---|---|
| **NG** | Neugeborene(s) |
| **NIDDM** | nicht Insulin-abhängiger Diabetes mellitus |
| **NIV** | non-invasive Ventilation |
| **NL** | Neuroleptika |
| **NLG** | Nervenleitgeschwindigkeit |
| **nm** | Nanometer |
| **NMH** | niedermolekulare Heparine |
| **Nn.** | Nervi |
| **NN** | Neutral-/Nullstellung |
| **NNM** | Neutral-Null-Methode |
| **NPP** | Nucleus-pulposus-Prolaps |
| **NRS** | numerische Rating-Skala (zur Schmerzbeurteilung) |
| **NS** | Nervensystem |
| **NSAID** | non-steroidal anti-inflammatory drugs |
| **NSAR** | nichtsteroidale Antirheumatika |
| **NSTEMI** | Non-ST-Elevation Myocardial Infarction |
| **NYHA** | New York Heart Association |

**O**

| | |
|---|---|
| **OA** | Oberarm |
| **ODS** | obstruktive Defäkationsstörung |
| **OEX** | obere Extremität |
| **OFR** | orofaziale Regulationstherapie |
| **OGE** | Obolenskaja-Goljanitzki-Effekt (funktionsbedingtes Überlastungsödem) |
| **OGTT** | oraler Glukosetoleranztest |
| **OKC** | open kinetic chain |
| **OP** | Operation |
| **op., oper.** | operativ |
| **OS** | Oberschenkel |
| **OSG** | oberes Sprunggelenk |

**P**

| | |
|---|---|
| **P/E** | physical examination |
| **Pat.** | Patient |
| **path.** | pathologisch |
| **pAVK** | periphere arterielle Verschlusskrankheit |
| **PB** | Primärbewegung(en) |
| **PCI** | perkutane koronare Intervention |
| **PCO** | polyzystisches Ovar |
| **PDA** | Periduralanästhesie |
| **PDA** | persistierender Ductus arteriosus |
| **PDI** | peridurale Injektion |
| **PDS** | synthetisches Polydioxanon |
| **PECH** | Pause – Eis – Compression – Hochlagerung |
| **PEDro** | Physiotherapy Evidence Database |
| **PEEP** | positive endexpiratory pressure |
| **PEF** | max. exspiratorische Ausatemstärke |
| **PEG** | perkutane endoskopische Gastrostomie |
| **PEKiP** | Prager Eltern-Kind-Programm |
| **PF** | Plantarflexion |
| **PFN** | proximaler Femurnagel |
| **PHP** | proximale Humerusplatte |
| **PHS** | Periarthritis humeroscapularis |
| **physiol.** | physiologisch |
| **PILE** | progressive isoinertial lifting evaluation |
| **PIP** | proximales Interphalangealgelenk |
| **PIR** | postisometrische Relaxation |
| **PKB** | Prone Knee Bend |
| **PMR** | Progressive Muskelrelaxation |
| **PNF** | Propriozeptive neuromuskuläre Fazilitation |
| **Pos.** | Position(en) |
| **post.** | posterior |
| **postop.** | postoperativ |
| **PPD** | postpartale Depression |
| **präop.** | präoperativ |
| **PRIND** | prolongiertes reversibles ischämisches neurologisches Defizit |
| **PRISM** | nonverbales krankheitsunspezifisches Messinstrument für Leidensdruck |
| **Proc.** | Processus |
| **Pron.** | Pronation |
| **prox.** | proximal |
| **PSA** | prostataspezifisches Antigen |

| | |
|---|---|
| **PSFS** | patientenspezifische Funktionsskala |
| **PSR** | Patellarsehnenreflex |
| **PT** | Physiotherapie |
| **PTA** | perkutane transluminale Angioplastie |
| **PTB** | patella tendon bearing |
| **PTCA** | perkutane transluminale Koronarangioplastie |
| **PTS** | prothese tibiale à embiotage supracodylienne |

## Q

| | |
|---|---|
| **QBPDQ** | Quebec Back Pain Disability Questionnaire |
| **QF** | Querfinger |
| **Qu** | Querdurchströmung |

## R

| | |
|---|---|
| **RA** | rheumatoide Arthritis |
| **RAF** | Akustikofazialreflex |
| **RAT** | reflektorische Atemtherapie |
| **re.** | rechts |
| **Rec.** | Recessus |
| **Reha** | Rehabilitation |
| **rez.** | rezidivierend |
| **RIC** | Rechteckimpulscharakter |
| **RL** | Rückenlage |
| **Rö.** | Röntgen |
| **ROF** | Optikofazialreflex |
| **ROM** | range of motion |
| **RPR** | Radius-Periost-Reflex |
| **RR** | Blutdruck nach Riva-Rocchi |
| **RS** | rhythme syncope |
| **RSI** | repetitive-strain-injury |
| **RS-Virus** | respiratorisches Synzytialvirus |
| **RZF** | Reflexzonentherapie am Fuß |

## S

| | |
|---|---|
| **S** | Sakralwirbel |
| **s.** | siehe |
| **s. c.** | subkutan |
| **SCA** | Spinozerebelläre Heredoataxie |
| **SCG** | Sternoklavikulargelenk |
| **SCS** | strain counterstrain |
| **seitl.** | seitlich |
| **Sek.** | Sekunde(n) |
| **S-E-T®** | Sling-Exercise-Therapy |
| **SGA** | small for gestational age |
| **SGLT** | sodium dependent glucose transporter |
| **SHI** | schwangerschaftsinduzierte Hypertonie |
| **SHT** | Schädel-Hirn-Trauma |
| **SI** | sensorische Integration |
| **SIAS** | Spina iliaca anterior superior |
| **SIDS** | sudden infant death syndrome |
| **SIPS** | Spina iliaca posterior superior |
| **SL** | Seitenlage |
| **SLD** | skapholunäre Dissoziation |
| **SLR** | straight leg raise |
| **S-M** | sensomotorisch |
| **SMA** | spinale Muskelatrophie |
| **SMI** | sustained maximal inspiration |
| **SMRK** | sensomotorische Regelkreise |
| **SNAG** | sustained natural apophyseal glide |
| **s. o.** | siehe oben |
| **sog.** | sogenannt |
| **SP** | Schlüsselpunkt(e); in der Elektrotherapie: Schmerzpunktebehandlung |
| **SPADI** | Shoulder Pain and Disability Index |
| **SRD** | sympathische Reflexdystrophie (Morbus Sudeck) |
| **SS** | Schwangerschaft |
| **SSP** | Supraspinatus |
| **SSRI** | selektive Serotonin-Reuptake-Hemmer |
| **SSW** | Schwangerschaftswoche(n) |
| **ST** | Schlingentisch |
| **stat.** | statisch |
| **Std.** | Stunde(n) |
| **STEMI** | ST-Elevation Myocardial Infarction |
| **STH** | somatotropes Hormon |
| **s. u.** | siehe unten |
| **Sup.** | Supination |
| **sym.** | symmetrisch |

## T

**TAC** Truncus arteriosus communis
**TAS** Thoraxabduktionsschiene
**TAZ** tiefe Atemzüge
**TB** Teilbelastung
**Tbc** Tuberkulose
**tDCS** transcranial direct cortical stimulation
**TE** Tumorexzision
**Temp.** Temperatur
**TENS** transkutane elektrische Nervenstimulation
**TEP** Totalendoprothese
**TFN** Trochanter-Femur-Nagel
**TGA** Transposition der großen Gefäße
**tgl.** täglich
**Th** thorakal
**Th.** Therapeut
**TIA** transitorische ischämische Attacke
**T-K** taktil-kinästhetisch
**TL** Therapielokalisation
**TLH** totale laparoskopische Hysterektomie
**TOS** Thoracic-Outlet-Syndrom
**TOT** transobturatorisches Tape
**TRAM** transversaler Rectus-abdominis-Muskellappen
**TrP** Triggerpunkt(e)
**TSR** Trizepssehnenreflex
**TUG** Timed-Up-And-Go
**TUR-B** Transurethrale Blasentumorresektion
**TVT** tension-free vaginal tape

## U

**u. a.** unter anderem
**UA** Unterarm(e)
**UEX** untere Extremität
**UFN** unaufgebohrter Femurnagel
**UHN** unaufgebohrter Humerusnagel
**UR** Ultrareizstrom
**Urs.** Ursache(n)
**US** Unterschenkel
**US-CP** unilateral spastische Zerebralparese
**USG** unteres Sprunggelenk
**UTN** unaufgebohrter Tibianagel
**u. U.** unter Umständen
**UV** ultraviolett
**u. w.** und weitere
**UWM** Unterwassermassage

## V

**V.** Vena
**V. a.** Verdacht auf
**v. a.** vor allem
**VAS** Visuelle Analogskala
**VB** Vollbelastung
**VDB** Physiotherapieverband e. V.
**versch.** verschieden(e)
**VF** Volarflexion
**VFST** Vierfüßlerstand
**Vit.** Vitamin
**VK** Vitalkapazität
**VKB** vorderes Kreuzband
**VLBW** very low birthweight infant
**VNS** vegetatives Nervensystem
**VO** Verordnung
**VOR** vestibulookulärer Reflex
**VPT** Verband Physikalische Therapie
**VSD** Ventrikelseptumdefekt
**Vv.** Venae, Venen

## W

**w** weiblich
**WA** paravertebrale Wirbelsäulenbehandlung
**Wdh.** Wiederholung(en)
**WHO** World Health Organization
**WK** Wirbelkörper
**Wo.** Woche(n)
**W/O** Wasser in Öl
**WS** Wirbelsäule
**WT** Wärmetherapie

## Z

**Z. n.** Zustand nach
**ZNS** zentrales Nervensystem
**z. T.** zum Teil
**ZPP** Zentrale Prüfstelle Prävention
**zusätzl.** zusätzlich
**ZVD** zentraler Venendruck

| | |
|---|---|
| **ZVK** | Zentralverband der Krankengymnasten und Physiotherapeuten |
| **zw.** | zwischen |
| **zzt.** | zurzeit |

# 1 Grundlagen physiotherapeutischer Arbeit

*Frank-Peter Bossert, Angela Debray, Ralf Cornelius, Gisela Ebelt-Paprotny, Astrid Frank, Kerstin Hafenbrack, Michael Hamel, Dörte Hofmann-Kock, Lars Jäger, Claudia Kiesewetter, Anne Klein, Denise Komorek, Ulf Marnitz, Roman Preis, Gudrun Taxhet, Ursula Wappelhorst, Katja Witter und Franka Zeisler*

# 1.1 Physiotherapeutisches Selbstverständnis

*Roman Preis, Gudrun Taxhet, Dörte Hofmann-Kock*

## 1.1.1 Aktuelle Entwicklung der Physiotherapie in Deutschland

Die Physiotherapie in Deutschland befindet sich seit einigen Jahren in einem umfassenden Wandlungsprozess: Der ehemalige Heilhilfsberuf entwickelt sich zu einer Profession mit eigenständigem Profil. Aber wo stehen wir aktuell auf dem Weg zur Profession? Dieser Frage widmet sich das folgende Kapitel.

Die Physiotherapie steht in Deutschland nach wie vor in der Pflicht, sich durch Nachweise der Wirksamkeit und Effizienz der angewendeten Therapien als kompetenter Heilmittelerbringer im Gesundheitswesen zu legitimieren. Darüber hinaus hat sie aber auch die Chance, sich als fachkundiger Akteur in neuen Handlungsfeldern zu positionieren. Neben den klassischen Gebieten der Kuration und Rehabilitation wird in der Gesundheitsversorgung auch der Prävention und Gesundheitsförderung (▶ 1.6.4) vermehrte Bedeutung beigemessen – unterstützt u. a. durch das Präventionsgesetz aus dem Jahr 2015. Zudem werden Forderungen nach einer stärkeren Interdisziplinarität in der Gesundheitsversorgung, wie sie der Wissenschaftsrat bereits 2012 formuliert hat, immer lauter. Diesem Aspekt muss sich die Physiotherapie durch geeignete strukturelle Anpassungen in der Ausbildung und in der beruflichen Praxis stellen.

### Ausbildung, Studium und Forschung

Als Reaktion auf die veränderten Anforderungen im Gesundheitssystem wird vielfach diskutiert, dass eine Novellierung des Berufsgesetzes von 1994 notwendig ist. Dies wurde bislang noch nicht realisiert. Jedoch ist parallel zur Ausbildung auf Fachschulebene eine zunehmende Akademisierung des Berufsstands zu beobachten. Seit dem Jahr 2000 gibt es ausbildungs- und berufsbegleitende Studiengänge der Physiotherapie, die mit dem Bachelor als „erstem akademischem Grad“ abschließen. Inhalte eines Physiotherapiestudiums sind z. B. Wissenschaftsmethodik, theoretische Modelle von Gesundheit und Krankheit, rehabilitationswissenschaftliche Grundlagen, Gesundheitssysteme und -politik in Deutschland, Evaluation, Clinical Reasoning (▶ 1.1.4), Evidenzbasierung (▶ 1.1.5), Qualitätssicherung und BWL. Nach dem Bachelorabschluss stehen derzeit einige konsekutive Masterstudiengänge zur Verfügung, und auch eine durchgehende wissenschaftliche Karriere bis zur Promotion in der Physiotherapie ist in Deutschland vereinzelt möglich.

Seit 2009 besteht im Rahmen einer Modellklausel auch die Möglichkeit, Physiotherapie „von Anfang an“ zu studieren, d. h. ohne vorherige oder begleitende Berufsausbildung. Diese primärqualifizierenden Studiengänge wurden 2014/2015 evaluiert mit dem übereinstimmenden Ergebnis, dass eine Überführung der Studiengänge in den hochschulischen Regelbetrieb und damit eine Teilakademisierung der physiotherapeutischen Ausbildung wünschenswert und machbar ist. Trotz dieser Einschätzung hat der Gesetzgeber die Modellphase, die ursprünglich Ende 2017 auslaufen sollte, um weitere vier Jahre verlängert. Die Modellstudiengänge sollen in dieser Zeit noch genauer evaluiert werden, u. a. im Hinblick auf die langfristigen finanziellen Auswirkungen der hochschulischen Ausbildung. Der Beschluss des Gesetzgebers ist unter verschiedenen Gesichtspunkten kritisch zu betrachten. So verzögert die Aufrechterhaltung des Modellstatus bis Ende 2021 die Angleichung der nationalen Ausbildung an den europäischen Standard. Auch die dringend notwendige Reform der Berufsgesetze wird durch die Verlängerung des

Modellstatus behindert. Nicht zuletzt wirkt sich der Beschluss des Gesetzgebers negativ auf die Weiterentwicklung der physiotherapeutischen Forschung (▶ 1.6.6) in Deutschland aus. Diese erfolgt national bislang nur in geringem Umfang, denn es mangelt derzeit noch an Institutionen, Strukturen und ausreichenden finanziellen Möglichkeiten, um eine Vielzahl von notwendigen Forschungsvorhaben zu realisieren. Eine Weiterführung des Modellstatus bedeutet für die Hochschulen Planungsunsicherheit. Dadurch verringert sich potenziell auch deren Investitionsbereitschaft in die physiotherapeutische Forschung. Es bleibt daher zu hoffen, dass die Verlängerung der Modellphase nicht nur zur weiteren Evaluation, sondern parallel dazu auch zur Vorbereitung hochschulrechtlicher und berufsgesetzlicher Anpassungen genutzt werden wird.

#### Direktzugang (Erstkontakt)

Physiotherapeutische Heilbehandlungen waren in Deutschland bis zum Jahr 2009 grundsätzlich an eine ärztliche Verordnung gebunden. Die rechtliche Grundlage dazu bildet das sog. Heilpraktikergesetz aus dem Jahr 1939, das neben den Ärzten nur Heilpraktikern erlaubt, „jede berufs- oder gewerbsmäßig vorgenommene Tätigkeit zur Feststellung, Heilung oder Linderung von Krankheiten, Leiden oder Körperschäden bei Menschen (…) auszuüben". Der Physiotherapeut war damit weisungsgebunden und durfte nicht eigenständig tätig werden.

Seit dem Jahr 2009 besteht für Physiotherapeuten die Möglichkeit, Patienten auch ohne ärztl. Verordnung zu behandeln, wenn sie eine sog. sektorale Heilpraktikererlaubnis besitzen. Die Voraussetzungen für die Zulassung als „Heilpraktiker Physiotherapie" unterliegen den gesetzl. Vorgaben des jeweiligen Bundeslands. In der Regel ist die Zulassung an eine mündliche u./o. schriftliche Prüfung gekoppelt, der in einigen Bundesländern eine mind. 60 Unterrichtsstunden umfassende Weiterbildung vorausgehen muss. Die Prüfung stellt keine vollständige Heilpraktikerprüfung dar. Abgefragt werden v. a. ausreichende Diagnosekenntnisse sowie Kenntnisse zur Gesetzeslage.

Auch nach erfolgter Zulassung werden aktuell die Kosten für physiotherapeutische Behandlungen ohne ärztl. Verordnung von den gesetzlichen Krankenkassen nicht übernommen.

Ist der Erwerb der sektoralen Heilpraktikererlaubnis ein sinnvoller Schritt auf dem Weg zur Implementierung des Direktzugangs in der Physiotherapie? Aktuell stellt diese Möglichkeit den Erstkontakt zumindest auf eine sichere Rechtsbasis. Die Professionalisierung der Physiotherapie impliziert jedoch nach Ansicht der Autoren die Notwendigkeit zur Schaffung einer Gesetzesgrundlage für den Direktzugang ohne Umweg über das Heilpraktikergesetz.

Unabhängig von dieser Fragestellung sollten Physiotherapeuten im Zusammenhang des Direktzugangs über bestimmte Kompetenzen wie die Fähigkeit zum Clinical Reasoning (▶ 1.1.4), zum evidenzbasierten Arbeiten (▶ 1.1.5) etc. verfügen. Insbesondere müssen sie dazu in der Lage sein, Hinweise auf schwerwiegende Erkrankungen zu erkennen (Red Flags, ▶ 1.2.1) und zu entscheiden, wann ein Patient ärztlicher Diagnostik bedarf.

Untersuchungen aus anderen Ländern wie Holland, Schottland, Schweden oder Australien legen nahe, dass ein entsprechend qualifizierter Physiotherapeut durchaus zum Erstkontakt befähigt ist und die Patienten durch den direkten Zugang (direct access) schneller und kostensparend einer angemessenen Behandlung zugeführt werden können.

Die erhöhte Handlungsautonomie von Physiotherapeuten wurde auch in Deutschland im Rahmen zweier Modellvorhaben von 2011 bis 2016/2017 erprobt. In den Projekten zwischen der IKK Brandenburg-Berlin und dem Verband Physikalische Therapie einerseits und der BIG direkt und dem Bundesverband selbstständiger Physiotherapeuten andererseits stellte der Arzt lediglich eine Blanko-Verordnung aus und der Therapeut entschied selbst über die Art der Behandlung sowie die Dauer und Frequenz der Therapie. Bei der Evaluation der beiden Modellvorhaben wurden sowohl eine sehr hohe Patientenzufriedenheit als auch bessere Behandlungsergebnisse (z. B. Schmerzreduktion) im Vergleich zur Kontrollgruppe gemessen, was sich mit den Ergebnissen aus anderen Ländern deckt. In der Konsequenz beschloss der Bundestag im Februar 2017, die Blankoverordnung im neuen Heil- und Hilfsmittelversorgungsgesetz (HHVG) zu verankern. Dort werden die Krankenkassen dazu verpflichtet, mit den Verbänden der Heilmittelerbringer Verträge über weitere Modellvorhaben zur **Blankoverordnung** abzuschließen. In jedem Bundesland soll ein Modellvorhaben durchgeführt werden. Der Gesetzgeber betrachtet diese Vorgehensweise als notwendig, um zu entscheiden, ob die Blankoverordnung in die Regelversorgung überführt werden kann.

## 1.1.2 Patientenorientierte Physiotherapie

Passend zum biopsychoökosozialen Gesundheitsverständnis hat das Modell der patientenorientierten Physiotherapie mehr und mehr an Bedeutung gewonnen. Kennzeichnend ist hier eine partnerschaftliche Interaktion zwischen Therapeut und Patient.

Traditionell legte der Therapeut gemäß seiner Fachkompetenz nach dem Befund die therapeutischen Interventionen fest und erstellte den Therapieplan. Dem Patienten wurde eine eher passive Rolle zugewiesen – er war Empfänger der physiotherapeutischen Leistung. Im Vordergrund stand die zu behandelnde Erkrankung.

Das Konzept der Patientenorientierung stellt den Patienten hingegen als autonomes Subjekt in den Mittelpunkt des therapeutischen Geschehens. Der Patient ist Experte seiner Erkrankung und seiner gesamten Lebenssituation. Der Therapeut ist Begleiter des Gesundungsprozesses und stellt sein physiotherapeutisches Expertentum zur Verfügung. Die Therapie wird an den individuellen Zielen und Bedürfnissen des Patienten ausgerichtet. Dafür ist ein aktives Mitwirken des Patienten – und bei Bedarf auch der Angehörigen – im therapeutischen Prozess unabdingbar. Patient und Therapeut bestimmen gemeinsam und gleichberechtigt das Ziel und den Verlauf der Behandlung. Des Weiteren identifiziert und fördert der Therapeut in einer patientenorientierten Behandlung die Ressourcen des Patienten zur Krankheitsbewältigung. Dies stellt eine entscheidende Perspektivänderung gegenüber der herkömmlichen defizitorientierten Sichtweise dar. Ressourcen finden sich neben der körperlichen auch auf der psychischen Ebene des Patienten (z. B. Willenskraft, Optimismus) sowie in seinem sozialen Umfeld (Familie, Freunde, finanzielle und materielle Ressourcen).

Der patientenorientierte Ansatz verändert das Rollenverständnis des Physiotherapeuten: Die „Arbeit *am* Patienten" wird zur „Arbeit *mit dem* Patienten". Die Rolle des Behandlers erweitert sich um die Funktionen des Beraters und Begleiters im Therapieprozess. Neben fachlichen Kompetenzen gewinnen besonders soziale und kommunikative Kompetenzen des Therapeuten an Bedeutung.

Voraussetzungen einer patientenorientierten Physiotherapie sind die Fähigkeit und der Wille des Patienten zur Mitentscheidung. Einschränkungen sind u. a. durch geistige Verwirrung oder Verlust des Bewusstseins gegeben. In diesem Fall können evtl. Angehörige und Freunde hinzugezogen werden, um den mutmaßlichen Willen des Patienten zu berücksichtigen. Erleichtert wird dies durch das Vorliegen einer Patientenverfügung und Vorsorgevollmacht.

### 1.1.3 Die ICF in der Physiotherapie

Der Wechsel von einer defizit- zu einer ressourcenorientierten Perspektive spiegelt sich auch in der aktuellen Klassifikation der World Health Organization (WHO) wider. Die ressourcenorientierte ICF (International Classification of Functioning, Disability and Health, WHO 2001) liefert eine länder- und disziplinübergreifende einheitliche Sprache zur Beschreibung des funktionalen Gesundheitszustands, der Behinderung, der sozialen Beeinträchtigung und der relevanten Umgebungsfaktoren einer Person.

Die ICF beschreibt die Folgen einer Erkrankung auf drei Ebenen:

- **Körperstruktur und Körperfunktion:** alle Gewebe und Organe des Körpers (z. B. Muskel, Gelenk, Haut, Atemwege) sowie physiologische und psychische Funktionen von Körpersystemen (z. B. Atemfunktion, mentale Funktionen).
- **Aktivitäten:** Durchführung von Aufgaben oder Alltagstätigkeiten wie Transfers, Gehen, ADL.
- **Partizipation:** Teilhabe am gesellschaftlichen Leben, Ausüben der psychosozialen Rolle.

Die ICF betont die Wechselbeziehungen zwischen diesen drei Ebenen sowie den Einfluss von persönlichen und Umweltfaktoren (Kontextfaktoren). Sie stellt damit eine Philosophie zur Verfügung, mit deren Hilfe das Ausmaß und die Auswirkungen der Erkrankung für den Patienten individuell erfasst und verstanden werden können.

Im Gegensatz zu vorangegangenen Modellen liegt der Fokus nun nicht mehr nur auf Schädigungen und Funktionsdefiziten des Körpers. Vielmehr werden auch daraus resultierende Veränderungen und Einschränkungen der persönlichen Aktivitäten und des Eingebundenseins in das gesellschaftliche Leben (z. B. Erwerbsleben, Freizeitgestaltung) erfasst. Der Lebenshintergrund und das soziale Umfeld einer Person werden ebenso explizit einbezogen.

Die Arbeit des Physiotherapeuten verändert sich durch die ICF-Perspektive grundlegend: Es ist wichtig, dass physiotherapeutische Befundung, Ziele und Maßnahmen stets alle drei Ebenen sowie die Kontextfaktoren berücksichtigen, um den Patienten bestmöglich bei der Reintegration in seinen Alltag zu unterstützen. Gemäß der ICF ist das Wiedererlangen der Teilhabe am gesellschaftlichen Leben das oberste Ziel jeder Behandlung.

Weitere positive Effekte der ICF:

- Die detaillierte Ausformulierung der Therapieziele auf der Grundlage der ICF hilft, alle Teilaspekte einer physiotherapeutischen Behandlung sichtbar zu machen und sie gegenüber anderen Berufsgruppen und Kostenträgern darzustellen.
- Die umfassende Perspektive der ICF fördert ein interdisziplinäres Denken aller Berufe im Gesundheitswesen und damit den Blick über die Grenzen des eigenen Berufsstands hinaus.
- Durch die gemeinsame Sprache der ICF können interdisziplinäre Abläufe besser geplant, Behandlungsergebnisse einheitlich kommuniziert sowie ambulanter und stationärer Sektor besser verzahnt werden.

### 1.1.4 Clinical Reasoning

Clinical Reasoning (CR) bedeutet wörtlich übersetzt „klinische Argumentation, Schlussfolgerung, Beweisführung“.

CR umfasst Denk-, Entscheidungs- und Handlungsprozesse im Rahmen der Untersuchung und Therapie, die darauf abzielen, Zusammenhänge und Hintergründe des Patientenproblems zu erkennen, um hierfür begründete und effektive Problemlösungsstrategien zu entwickeln. Wenn möglich, sollte der Patient in den CR-Prozess mit einbezogen werden (patientenorientierte Physiotherapie, ▶ 1.1.2). Der gesamte Therapieverlauf wird durch das CR gelenkt; der Therapeut reflektiert auf der Grundlage seines beruflichen Wissens fortlaufend seine Wahrnehmung und Handlungen.

**Kernelemente des Clinical Reasoning**

- Problem des Patienten erfassen
- Ursachen und Zusammenhänge des Problems sowie therapeutische Einflussmöglichkeiten analysieren (Hypothesen bilden)
- Behandlungsplan zur bestmöglichen Problemlösung/-minderung erstellen
- Behandlung bzw. einzelne Behandlungsschritte durchführen
- Ergebnis der Durchführung erfassen → Hypothese bestätigen oder korrigieren

### Formen des Clinical Reasoning

CR erfolgt auf der Grundlage eines biopsychoökosoziälen Gesundheitsverständnisses, dass den Menschen als Ganzes und nicht nur sein Krankheitsbild in den Blick nimmt. Dementsprechend existieren unterschiedliche CR-Formen, die verschiedene Einflussfaktoren auf das Patientenproblem und die Behandlung in den Mittelpunkt stellen.

**Diagnostisches Reasoning** dient der Ermittlung der therapeutischen Diagnose unter primär biomedizinischer Perspektive. Physiologische und pathophysiologische Faktoren sowie deren Zusammenspiel bilden die Grundlage für die Bildung einer Hypothese zur Krankheitsentstehung und für therapeutische Einflussmöglichkeiten.

**Pragmatisches Reasoning** analysiert den Einfluss der Rahmenbedingungen auf die Therapie, z. B.: Wie lässt sich unter Beachtung des Zeitrahmens und der räumlichen Gegebenheiten die Behandlung bestmöglich gestalten?

**Interaktives Reasoning** fokussiert die Beziehung zwischen Patient und Therapeut. Eine gelungene Interaktion bildet die Grundlage einer erfolgreichen Behandlung. Die Analyse der therapeutischen Beziehung ermöglicht die Identifizierung und Beeinflussung eventueller Störfaktoren (z. B. negative Kommunikationsmuster).

**Ethisches Reasoning** reflektiert die moralische Dimension therapeutischen Handelns auf Grundlage ethischer Prinzipien. Diese Form des CR ist hochkomplex. Vor allem die personalen und umweltbezogenen Kontextfaktoren des Patienten (ICF, ▶ 1.1.3) müssen im Analyse- und Entscheidungsprozess berücksichtigt werden.

Für die Physiotherapie existiert auf nationaler Ebene bislang kein allgemein verbindlicher Ethikkodex. Die berufsautonome, moralisch begründete Entscheidungsfindung gehört jedoch zu den Kernmerkmalen einer jeden Profession. Daher ist im Kontext der Professionalisierung die Entwicklung berufseigener ethischer Standards unabdingbar.

Die unterschiedlichen CR-Formen sind miteinander vernetzt und beeinflussen sich wechselseitig. Weitere Formen sind narratives Reasoning, konditionales Reasoning u. a.

**Tipps und Fallen**
Die Fähigkeiten des Clinical Reasoning sind trainierbar. Sie können bereits während der Ausbildung gezielt angebahnt und während des Berufslebens kontinuierlich ausgebaut werden.

## 1.1.5 Evidenzbasierte Physiotherapie

Evidenzbasierte Physiotherapie (EBP) ermöglicht den Transfer wissenschaftlicher Erkenntnisse in die Behandlung eines Patienten, wobei „Evidenz" in diesem Zusammenhang „Beweis" oder „Beleg" bedeutet. EBP hat sich aus dem Konzept der evidenzbasierten Medizin (EBM) entwickelt und ist eine Problemlösungsstrategie für klinische Fragestellungen. Mit ihr können Lösungen für Praxisprobleme gefunden und Therapien optimiert werden.
EBP stützt sich auf drei Säulen:

- **Externe Evidenz** besteht hauptsächlich aus Forschungsergebnissen, die die Wirksamkeit von Therapien und die Aussagekraft von Untersuchungsmethoden beweisen.
- **Interne Evidenz** bezeichnet das Erfahrungswissen des Therapeuten, das ihn zur Beurteilung einer individuellen klinischen Situation befähigt.
- Die **individuelle Situation des Patienten,** einschließlich dessen Ziel- und Therapiepräferenzen.

Um das optimale Vorgehen für einen Patienten zu bestimmen, bezieht der Therapeut alle drei Aspekte in seine klinische Entscheidungsfindung ein (▶ Abb. 1.1). Durch die verstärkte Integration bewiesener Erkenntnisse (externe Evidenz) in das Clinical Reasoning (▶ 1.1.4) unterscheidet sich die EBP von der primär erfahrungsgeleiteten Physiotherapie.

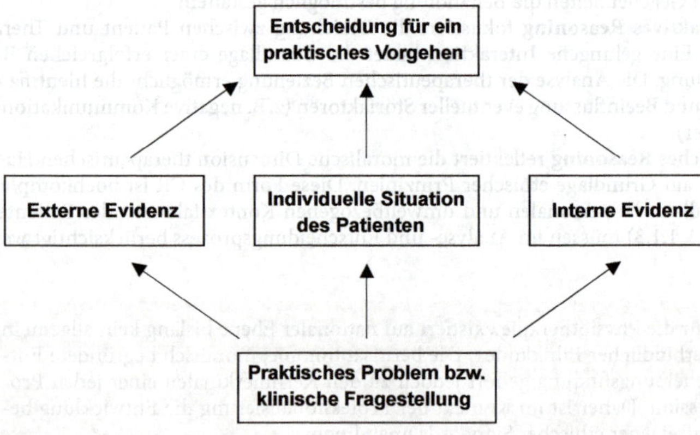


Abb. 1.1 Schematische Darstellung des EBP-Prozesses [M420]

### Konkrete Umsetzung

EBP besteht aus fünf Denk- und Handlungsschritten. Am Anfang steht ein klinisch-praktisches Problem oder eine Unsicherheit, z. B. hinsichtlich der Aussagekraft einer Untersuchungsmethode oder der Wirksamkeit eines bestimmten Therapieansatzes.

- Im ersten Schritt wird das Problem in einer klinischen Fragestellung genau formuliert.
- Anschließend erfolgt die Suche nach externer Evidenz. Studienergebnisse, Leitlinien (s. u.) und andere Forschungsberichte werden recherchiert, um Antworten auf die Fragestellung zu finden. Die Suche wird meist in Internetdatenbanken wie z. B. Medline, Cochrane und PEDro (▶ Internetadressen) durchgeführt.
- Im dritten Schritt wird die gefundene externe Evidenz auf ihre Relevanz für die eigene Therapie sowie auf ihre methodische Qualität und statistische Aussagekraft hin geprüft. Der Th. widmet sich anschließend den qualitativ hochwertigen Studien und prüft diese hinsichtlich ihrer Anwendbarkeit auf den jeweiligen Patienten.
- Der vierte Schritt besteht in der Integration der externen Evidenz in das Clinical Reasoning. Wenn die individuelle Situation des Patienten und die Erfahrung des Therapeuten nicht dagegensprechen, wird die studienbelegte therapeutische Vorgehensweise angewendet.
- Der fünfte Schritt ist eine Selbstevaluation, mit der der Physiotherapeut die Fortschritte der Therapie überprüft.

### Kritische Betrachtung

Es ist nicht möglich, EBP bei *jedem* Patienten anzuwenden. Ein ständiges Suchen, Beurteilen und Lesen von Forschungsergebnissen nach der Arbeit stellt eine nicht zu bewältigende Aufgabe dar. Daher kann EBP nur gezielt zum Einsatz kommen, wenn die Unsicherheit bezüglich der besten Vorgehensweise groß bzw. die Fortschritte im Therapieverlauf unbefriedigend sind. Leider ist die Datenlage in vielen Bereichen noch recht dünn und die Qualität der Studien nicht immer ausreichend. Die Anwendung von EBP erfordert bestimmte Kompetenzen des Therapeuten. Zum einen ist eine gewisse Übung notwendig, um Fragestellungen so zu formulieren, dass sie mit Studienergebnissen beantwortet werden können. Zum anderen muss der Therapeut die methodische Qualität und die statistische Aussagekraft der klinischen Studien beurteilen können. Dies ist aber selbst für wissenschaftlich ausgebildete Physiotherapeuten nicht leicht. Eine große Hilfe stellt hier die Bewertung der Studien durch PEDro dar (▶ Internetadressen). Auch kann man sich in einigen Bereichen an vorhandenen Leitlinien (▶ 1.1.6) orientieren, die nur die Ergebnisse hochwertiger Studien integrieren.

### Tipps und Fallen

- Zum Teil kann externe Evidenz im Widerspruch zur internen Evidenz stehen. In einem solchen Fall muss genau überprüft werden, ob die Forschungsergebnisse wirklich gewinnbringend in die Therapie integriert werden können. Externe Evidenz sollte die individuelle klinische Erfahrung nur ergänzen, niemals aber ersetzen.
- Die Anwendung der gefundenen Evidenz am Patienten ist nur möglich, wenn der Physiotherapeut über die entsprechenden Behandlungsmethoden verfügt.

**Internetadressen**
Cochrane: www.theCochraneLibrary.com
Medline: www.ncbi.nlm.nih.gov/pubmed
PEDro: www.pedro.org.au/german/

## 1.1.6 Leitlinien in der Physiotherapie

Leitlinien beschreiben, nach welchen Prinzipien bestimmte Erkrankungen behandelt werden sollen. Zu einem spezifischen Krankheitsbild fassen sie die Gesamtheit der vorhandenen externen Evidenz in Form von Handlungsempfehlungen zusammen. Dabei greifen sie nur auf wissenschaftlich fundierte therapeutische Vorgehensweisen zurück. So ermöglichen Leitlinien ein evidenzbasiertes Handeln, ohne dass Therapeuten zahlreiche Forschungsberichte suchen, lesen und bewerten müssen. Dabei schreiben Leitlinien keine Methoden vor, sondern empfehlen nur Wirkprinzipien, z. B. „Bewegungstherapie“ bei akutem, nichtspezifischem Kreuzschmerz.

**Tipps und Fallen**
Leitlinien kommen unter Berücksichtigung des Erfahrungswissens des Therapeuten und der Präferenzen des Patienten zum Einsatz.

Physiotherapeutische Leitlinien wurden zunächst überwiegend im englischsprachigen Raum entwickelt. In Deutschland hat ihre Erstellung im Jahr 2006 begonnen. Seitdem entstehen jährlich zahlreiche neue, sodass mittlerweile zu vielen Erkrankungen deutschsprachige Leitlinien existieren. Im Vergleich zu den zahlreichen medizinischen ist die Anzahl der aktuell vorhandenen physiotherapeutischen Leitlinien jedoch immer noch gering.

**Internetadressen**
Physio Deutschland: www.physio-deutschland.de/fachkreise/beruf-und-bildung/leitlinien.html
World Confederation for Physical Therapy: Informationen zu physiotherapeutischen Leitlinien allgemein: www.wcpt.org/node/29664
Weitere physiotherapeutische Leitlinien auf europäischer Ebene:
www.erwcpt.eu/physiotherapy_and_practice/clinical_guidelines
www.fysionet-evidencebased.nl

## 1.1.7 Assessments

Assessments sind Verfahren, die in der Physiotherapie angewendet werden, um komplexe Fähigkeiten oder Probleme eines Pat. zu erfassen. Beispiele für komplexe Fähigkeiten sind der Grad der Selbstständigkeit, die funktionelle Beeinträchtigung durch Schmerzen oder auch die Gehfähigkeit. Diese können nicht durch einfache Methoden wie z. B. Winkelmessungen erfasst werden, sondern bedürfen einer systematischen Beurteilung anhand ausgewählter Kriterien. Die Einschätzung erfolgt entweder durch den Th. oder durch den Pat. selbst. Das Ergebnis wird i. d. R. in einem Zahlenwert ausgedrückt. So werden Fähigkeiten „gemessen“, die ursprünglich nicht messbar waren. Assessments werden mit wissenschaftlichen Methoden in der Praxis und für die Praxis entwickelt.
In einem biopsychoökosozialen Therapieansatz ist es wichtig zu beachten, wie sich gesundheitliche Einschränkung und Therapie auf die Aktivitäten und Partizipation des Patienten (ICF, ▶ 1.1.3) auswirken. Die Ergebnisse der Assessments geben

darüber Auskunft, ob der Pat. die für ihn wichtigen Aktivitäten ausführen und an seinem sozialen Leben teilnehmen kann.
Daneben erfassen einige Assessments auch die Lebensqualität, deren Verbesserung ein zentrales Ziel physiotherapeutischer Behandlungen ist. Da die Definition der Lebensqualität subjektiv ist, wird ihre aktuelle Güte bei vielen Assessments durch den Pat. selbst eingeschätzt.

**Gründe für den Einsatz von Assessments**

- Assessments ermöglichen eine alltagsbezogene Ergebnismessung zu Beginn, im Verlauf und am Ende der Therapie.
- Sie erlauben eine differenzierte Analyse der Probleme des Pat. und optimieren die Dokumentation.
- Sie helfen, die Effektivität und Effizienz gegenüber dem verordnenden Arzt und der Krankenkasse detailliert darzustellen.
- Da viele Assessments berufsgruppenübergreifend eingesetzt werden, erleichtern sie die interdisziplinäre Kommunikation.
- Insgesamt tragen sie zur Qualitätssicherung in der Physiotherapie bei.

**Anwendung in der Praxis**

In der Regel dienen Assessments nicht der Befundaufnahme im Sinne einer Diagnostik. Vielmehr werden mit ihnen komplexe Fähigkeiten des Pat. und deren Beeinflussbarkeit durch die Behandlung (therapeutisches Outcome) ermittelt.
Es gibt eine Reihe von Assessments, die ohne großen zeitlichen und organisatorischen Aufwand in die Behandlung integriert werden können. Für die Durchführung genügen i. d. R. wenige Materialien (z. B. Stoppuhr und gewöhnliche Therapiegeräte) sowie ein Frage- bzw. Auswertungsbogen. Wichtig ist die korrekte und standardisierte Durchführung und Notation der Ergebnisse. Dadurch werden qualitative und quantitative Fortschritte sichtbar.
Manche Assessments, vor allem bei neurologischen Erkrankungen, sind umfangreicher. Sie bestehen i. d. R. aus mehreren Kategorien. Beispielsweise werden bei einem Parkinson-Assessment u. a. die Kategorien „Gehfähigkeit", „Feinmotorik", „Rigor" und „Sprache" beurteilt. Aus den Werten der einzelnen Kategorien wird ein Gesamtwert ermittelt. Es ist jedoch nicht immer notwendig, ein vollständiges Assessment durchzuführen. Man kann auch einzelne, für den Pat. relevante Kategorien auswählen.
Darüber hinaus gibt es aufwendige Verfahren, die z. T. eine Schulung und computergestützte Auswertung erfordern und hauptsächlich in wissenschaftlichen Studien eingesetzt werden.
Im Folgenden ein Beispiel für einfaches Assessment. Weitere Assessments im Zusammenhang orthopädischer/traumatologischer Erkrankungen finden sich in den Kapiteln ▶ 4.3.2, ▶ 4.7.2, ▶ 4.9.2 und ▶ 4.10.2.

### Berg-Balance-Skala

Verfahren zur Einschätzung des Gleichgewichts älterer Menschen mit neurologischen oder geriatrischen Defiziten. 1989 von Prof. Katherine Berg und Mitarbeitern der McGill-Universität Montreal (Kanada) entwickelt.

**Durchführung**

Die Berg-Balance-Skala besteht aus 14 Aktivitäten, die der Th. beobachtet und bewertet. Zu diesen gehören u. a. Transfers, Stehen mit engem Fußabstand oder geschlossenen Augen, einen Gegenstand vom Boden aufheben oder sich um 360° drehen. Der Th. leitet die Aktivität an bzw. demonstriert sie nach den Vorgaben des Testmanuals. Er vergibt dann pro Aktivität maximal 4 Punkte. Die Durchführung dauert ca. 15–20 Minuten.

1

**Auswertung**
Die erreichte Punktzahl (maximal 56 Punkte) gibt eine zuverlässige Aussage über die Gleichgewichtsfähigkeit des Pat. In Studien konnte die Validität der Berg-Balance-Skala nachgewiesen werden. Zur Interpretation des Ergebnisses zieht man die von Prof. Katherine Berg ermittelten Durchschnittswerte heran. Zudem gibt die detaillierte Beurteilung des Gleichgewichts Aufschluss darüber, ob eher statische oder dynamische, vestibuläre oder sensorische Gleichgewichtsprobleme vorliegen.
Die Skala kann sehr gut zu Verlaufsmessungen benutzt werden, denn sie zeigt eine gute Responsivität. Eine spezielle Schulung zur Durchführung ist nicht notwendig.
Eine von Prof. Erwin Scherfer und Mitarbeitern ins Deutsche übersetzte validierte Version kann man kostenlos von verschiedenen Internetseiten herunterladen, u. a. von der Seite der Physio-Akademie in Wremen (▶ Internetadressen).

Assessments stellen eine gute Möglichkeit dar, die Qualität einer biopsychosozialen Physiotherapie zu sichern und nach außen darzustellen. Sie sind wichtige Hilfsmittel für die Dokumentation der Behandlungsergebnisse und tragen zu einer patientenorientierten Physiotherapie bei.

## Internetadressen

Chartered Society of Physiotherapy: www.csp.org.uk/director/effectivepractice/outcomemeasures/database.cfm
Hogrefe Verlag Testzentrale: www.testzentrale.de
Institut für Qualitätssicherung in Prävention und Rehabilitation GmbH (IQPR): www.assessment-info.de
Physio-Akademie: www.physio-akademie.de/forschung-wissenschaft/wissenschaftliche-services/tests-assessments/
Worldwide Education and Awareness for Movement Disorders: www.wemove.org

## Literatur

BIG-direkt. Physiotherapie Modellvorhaben. www.big-direkt.de/leistungen/behandlung/physiotherapie_modellvorhaben.html
Bundesministerium für Gesundheit. Bundestag verabschiedet das Dritte Pflegestärkungsgesetz. www.bundesgesundheitsministerium.de/presse/pressemitteilungen/2016/4-quartal/psg-iii-verabschiedung-bt.html
Bundesministerium für Gesundheit. Gesetz zur Stärkung der Heil- und Hilfsmittelversorgung beschlossen. https://www.bundesgesundheitsministerium.de/ministerium/meldungen/2017/februar/hhvg.html
Darmann-Finck I. et al. Evaluation der gesetzlich geregelten Modellvorhaben in den Berufsfeldern der Logopädie, Physiotherapie und Ergotherapie. Institut für Public Health und Pflegeforschung, Universität Bremen & Katholische Stiftungsfachhochschule München, 2015.
Hüter-Becker A (Hrsg.). Das neue Denkmodell in der Physiotherapie, Bd. 1: Bewegungssystem. 2. A. Stuttgart: Thieme, 2006.
IKK BB, VPT. Modellversuch im Bereich der Physiotherapie. http://www.vpt.de/fileadmin/user_upload/download/pdf/2016-07-05-Abschluss-Modell-an-Projektpartner.pdf.
Jones MA, Rivett DA (Hrsg.). Clinical Reasoning in der Manuellen Therapie. Grundlagen und 23 Fallbeispiele von namhaften Therapeuten. München: Elsevier/Urban & Fischer, 2006.
Klemme B, Siegmann G. Clinical Reasoning. Therapeutische Denkprozesse lernen. 2. A. Stuttgart: Thieme, 2015.
Physio-Akademie gGmbH (Hrsg.). Handbuch standardisierte Ergebnismessung in der PT-Praxis. Wremen, 2006.
Pundt J. Professionalisierung im Gesundheitswesen. Positionen – Potenziale – Perspektiven. Bern: Huber, 2006.
Scherfer E. Forschung verstehen. Ein Grundkurs in evidenzbasierter Praxis. München: Pflaum, 2006.
Wissenschaftsrat: Empfehlungen zu hochschulischen Qualifikationen für das Gesundheitswesen. Drs. 2411–12. Berlin, 2012.

## 1.2 Befunderhebung und Behandlungsplanung

*Claudia Kiesewetter*

Eine patientenorientierte Physiotherapie (▶ 1.1.2) erfordert eine umfassende Betrachtung des Alltags und der Ressourcen des Menschen. Grundlage hierfür ist die von der WHO herausgegebene „Internationale Klassifikation der Funktionsfähigkeit, Behinderung und Gesundheit (ICF)" mit ihrem biopsychosozialen Modell.
Die Befunderhebung umfasst eine systematische Begutachtung des Pat. zur möglichst genauen Beurteilung seines körperlichen Zustands, seiner Aktivitäten im Alltag und seiner Partizipationsmöglichkeiten am sozialen Leben.
Es gibt verschiedene Varianten der Befunderhebung. Viele Konzepte folgen einem standardisierten Schema (Maitland, Cyriax usw.). Wichtig ist die übersichtliche Darstellung der Fakten durch einen zweckbezogenen Dokumentationsaufbau, der sich z. B. an den medizinischen Fachbereichen orientieren kann.
Die Befunderhebung bildet die Grundlage für die Zielformulierung und Behandlungsplanung (Clinical Reasoning, ▶ 1.1.4). Sie erfolgt vor der ersten Behandlung, im Verlauf einer Behandlungsserie (Überprüfung des therapeutischen Effekts, Planung weiterer/alternativer Behandlungsschritte) sowie zum Abschluss einer Behandlungsserie (Dokumentation des Behandlungserfolgs) (▶ Tab. 1.1).

**Tab. 1.1 Schritte des therapeutischen Vorgehens**

| Vorgehen | Funktion |
|---|---|
| **Befunderhebung** | Erkennen der Problematik als Grundlage der Behandlung |
| **Zielformulierung** | Formulierung einer realistischen Erwartung an die Therapie |
| **Behandlungsplanung** | Auswahl der erfolgversprechendsten Therapiemaßnahmen und Planung eines sinnvollen Behandlungsaufbaus |
| **Wiederbefundung** | Kontrolle der Effektivität der Behandlung |

### Vorbereitung der Befunderhebung

- Soweit vorhanden, Patientenunterlagen sichten und therapierelevante Informationen aus ärztlicher, ggf. auch pflegerischer und/oder therapeutischer Sicht (z. B. Ergotherapie, Logopädie) notieren, u. a.:
  - Diagnose(n), Angaben zum Krankheitsverlauf
  - Befunde aus bildgebender Diagnostik (z. B. Röntgen, MRT, Ultraschall), Perkussions- und Auskultationsbefunde
  - Aktuelle Therapiemaßnahmen: relevante Medikamente ▶ 3.4 (z. B. Betablocker, Antikoagulanzien), ggf. Pflegemaßnahmen usw.

! Kontraindikationen für die physiotherapeutische Untersuchung identifizieren (Red Flags, ▶ 1.2.1).

- Grundlegende Untersuchungsschritte planen.
- Notwendige Befundutensilien (z. B. Maßband, Winkelmesser) bereitlegen.
- Bei Unklarheiten Rücksprache mit Ärzten/Kollegen/Pflegepersonal halten.

### Durchführung der Befunderhebung

Die Befunderhebung setzt sich u. a. aus folgenden Elementen zusammen:

- **Anamnese:** Erfragung aller für die Therapie potenziell relevanten Informationen.
- **Inspektion** betroffener/problemauslösender Strukturen, der Körperhaltung, der Transfers, des Gangbilds etc.

- **Palpation** betroffener/problemauslösender Strukturen.
- **Funktioneller Befund:** Testauswahl treffen.

**Tipps und Fallen**

- Erst nach Abschluss der Befunderhebung die gesammelten Daten auf der Grundlage theoretischen Fachwissens interpretieren (Clinical Reasoning, ▶ 1.1.4).
- Relevante Informationen mit Textmarker anstreichen, evtl. Querverweise setzen.
- Daten, die Kontraindikationen für die physiotherapeutische Behandlung beinhalten, hervorheben, z. B. mit Hilfe des Flaggenmodells (Red Flags, ▶ 1.2.1).

## 1.2.1 Anamnese

In der Anamnese (griech.: „Erinnerung") werden therapierelevante Informationen zur aktuellen gesundheitlichen Problemstellung des Pat. erfasst. In der Regel wird eine **Eigenanamnese** erstellt, d. h. der Pat. äußert sich selbst zu seinen aktuellen Symptomen, dem Werdegang seiner Problematik etc. Bei Vorliegen einer Bewusstseinsstörung/Einschränkung der Erinnerungsfähigkeit oder der Erkrankung von Kindern werden die Angaben ggf. auch von Angehörigen oder professionellen Beobachtern erhoben (**Fremdanamnese**).

### Eigenanamnese

**Allgemeine Angaben:**

- Beruf, Freizeitaktivitäten
- Ggf. Größe, Gewicht
- Ggf. Zigaretten-/Alkoholkonsum
- Aktuelle Medikation

**Aktuelles Beschwerdebild:**

- Erste Symptome
- Verlauf der Beschwerden
- Art der Symptome: Schmerzen, Steifigkeit, Schwindel, Atemnot etc.
- Begleitende Symptome: z. B. Müdigkeit, Appetitlosigkeit, Gewichtsverlust ungeklärter Ursache

! Bereits hier können sich Hinweise auf mögliche Kontraindikationen ergeben.

- Evtl. Veränderungen der Beschwerden durch bisherige Therapieformen
- Bei erheblichen Diskrepanzen zwischen den Beschwerdeangaben des Pat. und dem ärztl. Befund Rücksprache mit Arzt halten → evtl. erneute ärztliche Untersuchung vor Therapiebeginn/-fortsetzung.

**Die sieben „W-Fragen"**

**Was** ist das Hauptproblem?

**Wo** genau sind die Beschwerden zu spüren (lokal, ausstrahlend)?

**Wann** treten die Beschwerden auf (24h-Verhalten, bewegungs-/belastungsabhängig)?

**Wie** fühlen sich die Beschwerden an (Intensität: ggf. NRS/VAS-Skala nutzen; Qualität: z. B. dumpf, stechend, ziehend; gleichbleibend, an- und abschwellend)?

**Wodurch** werden die Beschwerden ausgelöst, verstärkt, gemindert?
**Seit wann** bestehen die Beschwerden? (auslösendes Ereignis, periodisch auftretend, akut/chronisch)
**Was wurde bisher dagegen unternommen?** (PT, ärztliche Therapie, Medikamente, andere Therapien, eigene Maßnahmen). Therapien, die geholfen haben, identifizieren!

**Therapierelevante Nebendiagnosen und Erkrankungen/Ereignisse in der Biografie:**

- Schwerwiegende Erkrankungen (z. B. Karzinom), Verletzungen, Unfälle, Operationen, Geburten
- Vorhandene Implantate, Herzschrittmacher etc. (z. B. als Risikofaktor für die Elektrotherapie)

! Auf chronologische Reihenfolge achten. Ggf. (indikationsabhängig) im Kindesalter beginnen.

### Familienanamnese

Therapierelevante Erkrankungen der Großeltern, Eltern, evtl. Geschwister, die eine genetische Prädisposition aufweisen (z. B. Diabetes mellitus, Allergien).

### Sozialanamnese

Erfassung von Daten zur sozialen Situation des Pat., z. B. zum sozialen Netzwerk (familiäre Einbindung, Unterstützung durch Freunde etc.) oder zur Wohnsituation (z. B. Anzahl der zu bewältigenden Treppenstufen).

### Krankheitsverarbeitung und Compliance

- Subjektiv empfundene Stärke der Beschwerden und Einschränkungen. Wie stark wird die Lebensqualität durch die Erkrankung reduziert? Inwieweit kann der Pat. seine gewohnten Interessen verfolgen?
- Copingstrategien (Krankheitsbewältigung):
  - Inwieweit verdrängt oder akzeptiert der Pat. seine Erkrankung?
  - Wie kam es aus subjektiver Sicht zur Erkrankung?
  - Erwartungen an die Therapie, Bereitschaft zur Mitarbeit/zu notwendigen Verhaltensänderungen
  - Bewertung der eigenen Lebenssituation (z. B. Arbeit, Familie, soziales Netz)

### Aktivitäten und Partizipation

Auch Informationen zu Aktivitäten und Partizipation werden in der Anamnese erfasst. **Aktivitäten** sind z. B. Rasieren, Waschen, Flasche öffnen, Sitzen, Gehen, Radfahren. Die **Partizipation** umfasst die Teilhabe an unterschiedlichen Lebensbereichen (u. a. Beruf, Freizeit).
Die Aufgabe des Th. ist es, gemeinsam mit dem Pat. mögliche Probleme und deren Zusammenhänge zu erkennen, z. B.:

- Welche funktionellen Störungen schränken welche Aktivitäten/Partizipationsmöglichkeiten ein?
- Welche Aktivitäten tragen zu welchen funktionellen Störungen bei?
- Welche persönlichen oder umweltbedingten Kontextfaktoren erhalten das Problem des Pat. aufrecht?
- Welche Kontextfaktoren lassen sich gewinnbringend für die Therapie nutzen?

1

### Flaggensystem

Das Flaggensystem dient der Steuerung des Therapieprozesses. Risiko- u. Einflussfaktoren werden kategorisiert, indem sie verschiedenfarbigen „Flaggen" (engl. flags) zugeordnet werden. Dabei dienen die Farben rot und orange der Kennzeichnung klinischer Risikofaktoren und die Farben gelb, blau, schwarz, grün der Klassifikation psychosozialer Einflussfaktoren.

**Rote Flaggen**

Rote Flaggen (**Red Flags**) kennzeichnen körperliche Symptome, die auf eine ernsthafte Erkrankung hindeuten können. Sie erfordern eine *unmittelbare* ärztliche Abklärung *vor* der Weiterführung der physiotherapeutischen Untersuchung bzw. Behandlung.

> **! Klinischer Hinweis**
>
> **Beispiele für Rote Flaggen**
> - Chronische Müdigkeit, Abgeschlagenheit
> - Ungewollter Gewichtsverlust
> - Fieber
> - Signifikantes, ärztlich nicht diagnostiziertes Trauma (z. B. Sturz)
> - Karzinom (aktuell oder in der Vorgeschichte)
> - Anhaltender Nachtschmerz
> - Konstanter, durch Entlastung/Positionswechsel nicht beeinflussbarer Schmerz
> - Hinweise auf ein Cauda-equina-Syndrom (u. a. Blasen-/Mastdarminkontinenz, Reithosenanästhesie, ▶ 9.10.4)

**Orange Flaggen**

Kennzeichnung von Symptomen, die auf eine psychiatrische Erkrankung hinweisen können (z. B. Depression, Schizophrenie, posttraumatische Belastungsstörung, Drogen-/Alkoholabusus). Auch diese Symptome erfordern vor Weiterführung der Therapie eine ärztliche Abklärung/Rücksprache.

**Gelbe Flaggen**

Gelbe Flaggen (**Yellow Flags**) kennzeichnen psychosoziale Faktoren, die zu einer Chronifizierung der Beschwerden führen können (▶ 1.5.2), z. B.: mangelnder Glaube an einen Therapieerfolg, niedrige Selbstwirksamkeitserwartungen, starke Angstgefühle, Wunsch nach passiven Therapiemaßnahmen, Vermeidung körperlicher Aktivität.

**Blaue Flaggen**

Kennzeichnung einer negativen Sichtweise des Pat. im Hinblick auf seine berufliche Situation und deren Einfluss auf seine Gesundheit, z. B.: überhöhte Anforderungen, Zeitdruck, geringe Unterstützung durch Kollegen und Vorgesetzte.

**Schwarze Flaggen**

Geben Hinweise auf unterschiedliche systemische Hindernisse für einen positiven Therapieverlauf, z. B.: berufliche Situation mit hoher körperlicher Belastung (anhaltende Vibration, Schadstoffbelastung etc.), Wunsch nach Berentung, Versicherungsstreitigkeiten im Zusammenhang der Kostenübernahme der Therapie.

**Grüne Flaggen**

Ressourcen, die begünstigend auf den Therapieverlauf wirken.

**Therapeutische Vorgehensweise im Anamnesegespräch**

Ziel ist es, möglichst genaue Patientenaussagen zu erhalten.

- Offenheit vermitteln und auf eine Atmosphäre achten, die die Privatsphäre des Pat. schützt (z. B. abgeschlossener Raum).
- Präzise Wortwahl nutzen, um genaue und umfangreiche Beschreibungen zu erhalten:
  - Zunächst offene Fragen stellen und den Pat. mit eigenen Worten genau beschreiben lassen (Detailinformationen erhalten).
  - Nachfragen wertungsfrei gestalten; keine Suggestivfragen stellen.
  - Die sinngemäße Wiederholung der Patientenaussagen durch den Th. stellt sicher, dass alles richtig verstanden wurde.
- Ggf. nonverbale Kommunikationsmöglichkeiten zur Informationsgewinnung nutzen (z. B. eine visuelle Analogskala [VAS] zur Angabe der Schmerzintensität).
- Ergebnisse der Befragung notieren.
- Zur schnelleren Übersicht Beschwerden in einer Bodychart (▶ Abb. 1.2) eintragen, u. a.:
  - Ausbreitungsgebiet der Beschwerden („Felder") einzeichnen.
  - „Felder" beschreiben (z. B. Schmerzintensität, -qualität).
  - Ggf. „Felder" nummerieren (z. B. nach ihrem Auftrittsdatum).
  - Notieren, wenn mehrere Felder in Abhängigkeit zueinander stehen (z. B. wenn „Feld" Nr. 1, dann auch „Feld" Nr. 3).

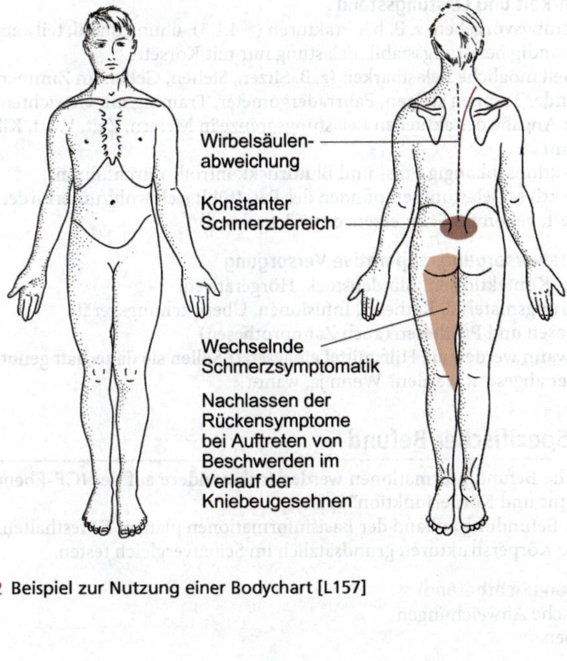


Abb. 1.2 Beispiel zur Nutzung einer Bodychart [L157]

## 1.2.2 Allgemeinbefund

Beschreibung des AZ des Patienten.

**Haltung**

- **Allgemein:** In welcher Position/Haltung betritt der Pat. das Zimmer?
- **Spezifisch:** Welche Positionen nimmt der Pat. bevorzugt ein (z. B. RL/SL, im Bett bei erhöhtem Oberkörper)? Werden Schmerzen durch eine spezielle Haltung kompensiert (z. B. Belastung der Fußaußenkanten bei Schmerzen im Großzehengrundgelenk)?

**Konstitution**

- Größe und Gewicht (Über-, Normal- oder Untergewicht)
- Erscheinungstyp, z. B. muskulös, grazil, stämmig, adipös, schlank, hager, ausgezehrt

**Bewusstseinszustand und Verhalten**

- Bewusstsein: klar, getrübt, bewusstlos; zeitliche, räumliche, persönliche Orientierung
- Gedächtnis, Wahrnehmung
- Verhalten: z. B. entspannt, angespannt, ängstlich, hyperaktiv. Auf Gestik und Mimik achten: z. B. Trommeln mit den Fingern, Fausthaltung der Hand, Zusammenpressen der Lippen, Festhalten an der Bettdecke.

! Veränderungen sind täglich möglich.

**Belastbarkeit und Leistungsstand**

- Belastungsvorgaben, z. B. bei Frakturen (▶ 4.1.3): übungsstabil, teilweise oder vollständig belastungsstabil, Belastung nur mit Korsett?
- Aktuell mögliche Belastbarkeit (z. B. Sitzen, Stehen, Gehen im Zimmer/Flur/Gelände, Treppen steigen, Fahrradergometer, Training mit Gewichten). Konkrete Angabe der aktuellen Belastungsgrenze in Metern, Zeit, Watt, Kilogramm etc.

! Indikationsabhängig Puls- und Blutdruckkontrolle durchführen.

- Subjektives Belastungsempfinden des Pat. (fühlt sich wohl/unterfordert/überfordert, bekommt Schmerzen, ermüdet schnell)

**Hilfsmittelversorgung, apparative Versorgung**

- Brille, Kontaktlinsen, Blindenstock, Hörgeräte etc.
- Lagerungsmaterial, Katheter, Infusionen, Überwachungsgeräte
- Orthesen und Prothesen (auch Zahnprothesen)

! Seit wann werden die Hilfsmittel eingesetzt? Sollen sie dauerhaft genutzt oder wieder abgesetzt werden? Wenn ja, wann?

## 1.2.3 Spezifischer Befund

Spezifische Befundinformationen werden insbesondere auf der ICF-Ebene „Körperstruktur und Körperfunktion" erfasst.

Spezielle Befundung anhand der Basisinformationen planen. KI festhalten. Paarig angelegte Körperstrukturen grundsätzlich im Seitenvergleich testen.

**Inspektion (Sichtbefund)**

- Statische Abweichungen
- Narben

- Ödeme
- Muskelrelief (Hypo-/Hypertrophie)
- Trophik der Haut (Farbe, Spannung, Besenreiser, Varizen etc.)

! Der Pat. muss soweit entkleidet sein, dass eine ausreichende Beurteilung möglich ist.

! Ggf. Alltagsaktivitäten betrachten, um problemunterhaltende Verhaltensstrategien (▶ 1.2.6) zu erkennen.

### Palpation (Tastbefund)

Palpable Strukturen: Haut/Unterhaut, Faszien, Muskeln/Sehnen, Knochen/Gelenke, Nerven/Gefäße.

**Beispiele für Tastbefunde**

- **Hautemperatur:** Abweichungen/Seitenunterschiede mit dem Handrücken palpieren
- **Hautbeschaffenheit:** trocken, feucht, schuppig etc.
- **Spannungszustand** der Haut: z. B. altersentsprechend, fest, schlaff
- **Narben:** verschiebbar, druckempfindlich etc.
- **Sensibilität:** hyper-, hypo-, anästhetisch
- **Schwellungen:** Konsistenz (hart, fest, weich etc.)
- **Muskeltonus:** erhöht, normal, herabgesetzt
- **Puls:** Frequenz, Rhythmus, Füllung

### Funktioneller Befund

Der funktionelle Befund umfasst u. a.:

- Messungen (z. B. Winkelmessung nach der Neutral-Null-Methode, Umfänge, Beinlängen, Puls, Atemdiagramm, Gehstrecke/Geschwindigkeit)
- Tests/Funktionsprüfungen (z. B. Muskelfunktion, Gelenkbeweglichkeit/-stabilität, Koordination, Gleichgewicht, Herz-Kreislaufsystem, Atemkapazität)
- Neurologische Untersuchung (Sensibilität, Kraft, Reflexe, neurale Gleitfähigkeit)

## 1.2.4 Physiotherapeutischer Behandlungsplan

### Therapieziele

Bei der Formulierung der Therapieziele orientiert man sich an den ICF-Ebenen (▶ 1.1.3):

- **Struktur-/Funktionsebene:** Welche Teilziele tragen zur Verbesserung der gesundheitlichen Problematik bei? Zum Beispiel:
  - Senkung des muskulären Ruhetonus
  - Erhöhung der Muskelkraft
  - Verbesserung der neuralen Gleitfähigkeit
  - Förderung des lymphatischen Rückflusses
  - Verbesserung der Gelenkbeweglichkeit/-stabilität
- **Aktivitätsebene:** Welche Aktivitäten sollen erlernt, korrigiert, routiniert werden (z. B. freies Sitzen, Stehen, Gehen, Greifen, Werfen)?
- **Partizipationsebene:** Inwiefern kann die PT zu einer umfassenderen Teilhabe am gesellschaftlichen Leben (Alltag, Beruf, Hobby) beitragen?

! Ziele auf Aktivitäts- und Partizipationsebene *gemeinsam* mit dem Pat. definieren. Nur in Ausnahmefällen ist dies nicht möglich, z. B. bei fortgeschrittener Demenz, im Koma.

1

! Die definierten Ziele müssen für den Pat. erreichbar sein. Dabei gilt es, nicht nur seine Erkrankung, sondern auch seine persönlichen Faktoren (z. B. Motivation, psychischer Zustand) und sein Umfeld zu berücksichtigen.

**Tipps und Fallen**

**Die Formulierung von Therapiezielen sollte „smart" erfolgen.**
**S**pezifisch (präzise und eindeutig formuliert)
**M**essbar (quantitativ oder qualitativ)
**A**ttraktiv (positiv formuliert, motivierend)
**R**ealistisch (Das Ziel muss für den Pat. erreichbar sein.)
**T**erminiert (bis wann … ?)

Auswahl geeigneter Maßnahmen und Behandlungsaufbau:
- Zielorientierte und den Ressourcen/Fähigkeiten des Pat. angepasste Behandlungsmaßnahmen auswählen und in eine sinnvolle Reihenfolge setzen.
- Je nach Verordnung vorbereitende Maßnahmen (z. B. Heiße Rolle, E-Therapie) planen.
- Ggf. Alternativmaßnahmen und Steigerungsmöglichkeiten benennen.
- Ergonomische Beratung und/oder Eigenübungsprogramm (▶ 1.2.5) an den Anfang oder ans Ende der Behandlung stellen (erste und letzte Informationen werden am besten behalten).

### Wiederbefundung

Effekt der therapeutischen Maßnahmen durch zielgerichtete Wiederbefundung in engen Zeitrastern überprüfen, u. a.:
- Nach Veränderungen bei schmerzhaften Aktivitäten fragen.
- Messungen/Funktionsprüfungen wiederholen.

Bei Zeitmangel zumindest die Hauptprobleme überprüfen. Zur ausführlicheren Ergebnismessung geeignete Assessments (▶ 1.1.7) auswählen.

## 1.2.5 Eigenübungsprogramm

Ein Eigenübungsprogramm umfasst eine Auswahl von Übungen und Maßnahmen, die der Pat. eigenständig oder mit Unterstützung außerhalb der Behandlungszeiten durchführt.

### Ziele

- Begleitung und Unterstützung der Therapie
- Sicherung des Therapieerfolgs/Verlängerung behandlungsfreier Zeiträume
- Hilfsmaßnahme bei auftretenden Beschwerden (z. B. Automobilisation)

Die ausgewählten Übungen werden in den Behandlungen auf ihre Wirksamkeit überprüft und konsequent dem erzielten Behandlungsstand angepasst.

### Planung und Durchführung

- Lernniveau des Pat. feststellen: Welche Übungen kann er gut ausführen, wobei hat er Verständnisschwierigkeiten?
- Gut umsetzbare, wenig aufwendige Übungen unter Berücksichtigung der Therapieschwerpunkte auswählen.
- Umfang: 1 bis max. 3 Übungen wählen. Pro Behandlung ggf. nur eine Übung erarbeiten, um Verwechslungen zu vermeiden. Das Eigenübungsprogramm bei Langzeitpat. in kleinen Schritten um zusätzliche Übungen erweitern.

! Weniger ist häufig mehr.

- Übung ggf. in Teillernschritte unterteilen.
- Übungsbeschreibungen/-abbildungen erstellen. Evtl. den Pat. bei der Anfertigung eigener Notizen unterstützen.
- Ggf. Geräte einsetzen, z. B. als Spürinformation (Wahrnehmung erleichtert die Bewegungsausführung.).
- Wesentlich ist, die Motivation des Pat. zu wecken. Dafür gibt es verschiedene Möglichkeiten:
  - Nutzen der Übung demonstrieren (z. B.: Wiederbefund zeigt ein größeres Bewegungsausmaß bei geringerem Schmerz).
  - Leichtere Alternativübungen bereithalten, falls die geplante Übung für den Pat. zu schwierig ist. In den Folgebehandlungen Wiederholungen, Kontrollen und Anpassungen vornehmen.
  - Nicht zu „streng“ mit dem Pat. umgehen. Probleme erfragen, gemeinsam Lösungsansätze erarbeiten. Fortschritte hervorheben, Kompetenz und Selbstwirksamkeitserwartungen des Pat. stärken.

**Tipps und Fallen**

- Nur Eigenübungen außerhalb der Behandlung durchführen lassen, die der Pat. in der Behandlung korrekt umsetzt.
- Gemeinsam mit dem Pat. überlegen, wo im Tagesablauf welche Übungen am besten platziert werden können. Individuelle Einflüsse (Beruf, Familie etc.) berücksichtigen. Es ist günstig, die Übungen über den Tag verteilt zu wiederholen.
- Der Pat. ist sich selbst gegenüber verantwortlich. Erachtet er die Durchführung des Eigenübungsprogramms als nicht notwendig, sollte dies akzeptiert werden.

### 1.2.6 Ergonomische Alltagsstrategien

Ergonomische Alltagsstrategien (griech.: ergon = Werk/Arbeit, nomos = Gesetz/Regel) schützen Menschen bei diversen Tätigkeiten vor Überlastung und wirken somit auf den ICF-Ebenen Aktivitäten/Partizipation. Falsch gewählte Verhaltensstrategien können die Beschwerden der Pat. verursachen und aufrechterhalten.
Fragen/Gesichtspunkte zur Aufdeckung eines strategisch ungünstigen Verhaltens sind u. a.:

- Durch welche Bewegung(en) werden die Beschwerden ausgelöst?
- Was hat der Pat. wann, wie lange, in welcher Position durchgeführt? Wie verhielten sich die Beschwerden dazu?
- Wie sind die Beschwerden morgens, mittags, abends, nachts?

#### Charakter der problemunterhaltenden Verhaltensstrategien

Problemunterhaltende Verhaltensstrategien werden vom Pat. nicht immer als solche wahrgenommen und im Alltag berücksichtigt. Zum einen, weil sie die Beschwerden des Pat. nicht immer unmittelbar auslösen (verdeckter Kausalzusammenhang). Zum anderen, weil die gewählte Verhaltensstrategie von subjektiv wichtiger Bedeutung für den Pat. sein kann (z. B.: „Ich muss doch meine Arbeit erledigen.“).
Selbst wenn eine Verhaltensstrategie als problemverursachend/-erhaltend identifiziert wird, ist deren Änderung für den Pat. häufig schwierig.

### Problemanalyse und Patientenberatung

Ein systematisches Erfassen der Alltagsabläufe (ICF-Ebenen Aktivitäten und Partizipation) ist essenziell (Kontrolle des 24-Std.-Verhaltens). Anhand der gesammelten Informationen bildet der Th. eine Hypothese darüber, welche Faktoren die Beschwerden des Pat. unterhalten könnten. Eine Minderung des Problems durch ergonomische Verhaltensänderungen (Nutzung von Entlastungsstellungen, Meidung von gewohnheitsmäßigen Bewegungsmustern, Durchführen von definierten Alltagsbewegungen etc.) bestätigt die Hypothese.

**Fallbeispiele zu problemunterhaltenden Verhaltensstrategien und deren Korrektur**

- 76-jährige Pat. mit Z. n. Schulter-OP: Gardinen aller Fenster an einem Tag abgehängt, gewaschen, getrocknet und wieder aufhängt („Mammutprogramm") → Schmerzen ↑. Möglicher Lösungsansatz: sinnvolle Zeiteinteilung mit ausreichenden Pausen.
- 56-jähriger Pat. mit zu flachem Kopfkissen → HWS-Beschwerden am Morgen. Lösung: Kontrolle des Kopfkissens in der Behandlung + Neukauf.
- 40-jähriger Pat. mit „armbetontem" Beruf trägt oft eine 5 kg schwere Tasche über der re. Schulter ohne Beschwerden → abendliche Schmerzen in der re. Schulterregion. Möglicher Lösungsansatz: Gewicht der Tasche reduzieren, Rucksack benutzen (symm. Belastung beider Schultern).
- 36-jähriger Pat. fährt nach BS-Vorfall Auto mit tiefem, nach hinten geschobenem Sitz → Kribbeln in den Beinen. Möglicher Lösungsansatz: Sitz vorschieben und höherstellen, sodass die Knie etwas stärker gebeugt sind (N. ischiadicus entlastet).

**Beispiel: Bildschirmarbeitsplatz**

In der DIN EN ISO 9241 sind die ergonomischen Anforderungen für Bürotätigkeiten mit Bildschirmgeräten nachzulesen (www.iso.org/iso/en/ISOOnline.frontpage).

Allgemein sollte eine aufrechte Körperhaltung (Haltungsschulung, ▶ 1.3.7) mit uneingeschränkter Bewegungsfreiheit eingenommen werden: Füße komplett abstellen, Knie und Becken frei beweglich usw. Der Bildschirm sollte frontal zum Arbeitenden stehen. Stuhl, Tisch und Bildschirm müssen individuell auf die optimale Höhe eingestellt werden. Die UA werden vom Tisch unterstützt, sodass die Schultermuskulatur entspannen kann. Evtl. eine Ablage für die Hände vor der Tastatur besorgen.

Grundsätzlich kann langes, ununterbrochenes Arbeiten am Computer zu Problemen führen, z. B. Kribbeln in den Händen → Tisch- und Sitzhöhe kontrollieren, Rotationshaltung vermeiden (z. B. bedingt durch seitlich positionierten Monitor), Entlastung schaffen (z. B. durch Ablage der Arme auf einem auf dem Schoß liegenden Kissen). Gegebenenfalls eine ergonomisch geformte PC-Maus nutzen. Wenn möglich, zeitweilig im Stehen arbeiten.

### Eigentherapie

Entlastungsstrategien und Eigenübungen erarbeiten, u. a.:

- Regelmäßige Bewegungspausen durchführen
- Automobilisation der BWS: ASTE-Sitz auf einem Stuhl, Strecken des Rückens über die Kante der Rückenlehne
- Entspannung der Nackenmuskulatur durch Eigenmassage, auch in Kombination mit gezielten Korrekturbewegungen

1

**Tipps und Fallen**
Das Aufdecken der unterhaltenden/beitragenden Faktoren und deren Korrektur kann die wichtigste Maßnahme der PT-Behandlung sein. Teilweise zeigt sich die Verringerung der Beschwerden jedoch erst Tage nach der Korrektur des Alltagsverhaltens.
Beim Ändern der Arbeitsplatzsituation ist die Individualität des Pat. zu berücksichtigen. Änderungen zunächst probeweise mit einfachen Hilfsmitteln bzw. Gebrauchsgegenständen vornehmen.

**Literatur**
Bartow K. Untersuchung und Befund. 2. A., Berlin: Springer, 2015.
De Coninck S. Cyriax compact. Stuttgart: Thieme, 2005.
Hengeveld E, Banks K. Maitland's Manuelle Therapie der Peripheren Gelenke. 4. A. München: Elsevier/Urban & Fischer, 2007.
Hengeveld E, Banks K. Maitland's Manuelle Therapie und Manipulation der Wirbelsäule. 5. A. München: Elsevier/Urban & Fischer, 2016.
List M. Physiotherapeutische Behandlungen in der Traumatologie. 5. A. Berlin: Springer, 2009.
Westerhuis P, Wiesner R. Klinische Muster in der Manuellen Therapie. 2. A. Stuttgart: Thieme Verlag, 2014.

# 1.3 Therapeutische Grundlagen

## 1.3.1 Motorisches Lernen

*Lars Jäger*

Dem Bereich des motorischen Lernens kommt innerhalb der Physiotherapie eine große Bedeutung zu. Grundlage hierfür bildet die Fähigkeit des Gehirns, plastische Umstrukturierungen vorzunehmen, die dann wiederum in veränderten oder (wieder-)erlernten Bewegungen sichtbar werden.

### Neuronale Plastizität

Das menschliche Gehirn ist ein dynamisches Organ, d.h. es finden fortlaufend Veränderungen bezüglich der Verbindung von Nervenzellen, strukturellen Organisationseinheiten und funktionsbezogenen Arealen statt. Demzufolge spricht man von Plastizität auf synaptischer, struktureller und funktioneller Ebene.
Neuroplastische Vorgänge ermöglichen u.a. motorisches Lernen. Hierbei gilt es zu unterscheiden, dass (z.B. im Kleinkindesalter) bislang unbekannte Bewegungen zunächst *neu erlernt* und diese im weiteren Leben optimiert, d.h. *umgelernt* werden. „*Verlernen*" im eigentlichen Sinne gibt es nicht – aufgrund abgeschwächter Vernetzungen wird lediglich der Zugriff auf vorhandenes Wissen erschwert („Fahrradfahren verlernt man nicht."). Durch wiederholte Nutzung der hierfür nötigen Vernetzung wird diese wieder verstärkt und der Zugriff auf vorhandenes Wissen (hier das Fahrradfahren) erleichtert.
Im Falle einer Hirnschädigung bieten diese neuroplastischen Mechanismen die Grundlage für die Wiederherstellung verlorener Funktionen.

Theoretisch kann das menschliche Gehirn unendlich viele Bewegungen erlernen. Deren Abrufbarkeit ist allerdings davon abhängig, wie gut die hierfür nötigen Areale und Nervenzellen *erreichbar* sind. Aufgrund der lebenslangen

1

synaptischen Neuroplastizität ist es möglich, auch auf vermeintlich „vergessene Bewegungen“ zurückzugreifen. Nötig hierfür ist eine sehr häufige neuronale Ansteuerung. Der Umbau der synaptischen Verbindungen kann krankheits- oder altersbedingt verlangsamt sein.

### Allgemeine Strategien zur Förderung motorischen Lernens

#### Beobachtungslernen

Vielen Pat. fällt es leichter, Bewegungen zu erlernen, wenn sie diese zuvor beobachten konnten. Grund hierfür sind sog. Spiegelneurone, also Nervenzellen, die schon im Kleinkindesalter für die Nachahmung von Bewegungen und Handlungen verantwortlich sind. Beim (Wieder-)Erlernen von Bewegungen kann es zudem hilfreich sein, die Bewegungen mit dem Pat. gemeinsam durchzuführen.

#### Selbstkontrolliertes Üben

Therapieziele und entsprechende Maßnahmen sollen, soweit möglich, mit dem Pat. abgestimmt und der Pat. soll aktiv in die Kontrolle seiner Übungen einbezogen werden. Dies steigert Motivation und Compliance.

#### Stimulation/Input

Die Durchführung von Bewegungen kann durch verschiedene, gezielt eingesetzte sensorische Stimuli unterstützt werden:

- **Taktil:** z. B. Haltungsschulung eines Pat. mit taktilen Reizen an bestimmten Schlüsselpunkten.
- **Visuell:** Vormachen der Bewegung, visuelles Feedback mittels Spiegel.
- **Akustisch:** Rhythmische, akustische Signale erleichtern z. B. bei Patienten mit Morbus Parkinson die Bewegungsinitiierung und Durchführung.
- Seltener genutzte Stimuli sind **olfaktorische** (den Geruchssinn betreffende) und **gustatorische** (den Geschmackssinn betreffende) Reize.

! Insbesondere bei schwerer betroffenen Pat. gilt es darauf zu achten, nicht zu viele Stimuli gleichzeitig einzusetzen, um eine Überforderung zu vermeiden.

#### Reihenfolge, Gesamthandlungen, Alltagsanalogien

- Komplexe Bewegungsabläufe können in einzelne Bewegungskomponenten unterteilt werden. Hierbei gilt es, darauf zu achten, dass die angestrebte komplexe Bewegungsabfolge bekannt ist.

! Werden lediglich einzelne Bewegungskomponenten geübt, sind flüssige Gesamtbewegungen nur schwer zu erreichen. Deshalb einzelne Bewegungskomponenten möglichst früh miteinander kombinieren.

- Reihenfolge der einzelnen Bewegungskomponenten möglichst häufig variieren.
- Zur Förderung der Motivation und Compliance Alltagsbewegungen trainieren, die optimaler Weise ein lohnendes Ziel verfolgen (z. B. wieder mit den Enkeln spielen, statt das Badezimmer putzen können).
- Bewegungen in einem realitätsnahen Setting üben.

#### Verbale Instruktionen

- Bei verbalen Instruktionen geht es vornehmlich darum, das konkrete Ziel der Bewegung anzugeben. Fachbegriffe oder einzelne Muskelkontraktionen als Ziel vorzugeben, stiftet häufig Verwirrung.
- Nur notwendige Anweisungen geben. Bei vielen Pat. sind kurze Sätze mit klaren Instruktionen zielführend.

- Wird eine Bewegung nicht richtig verstanden, können Vergleiche aus dem Alltag des Pat. zur Hilfe genommen werden („Heben Sie den Arm, als wollten Sie sich die Haare kämmen").

## Feedback

**Intrinsisches Feedback**
Beinhaltet Informationen aus dem eigenen Körper, z. B. bezüglich der Gelenkstellung. Störungen des intrinsischen Feedbacks wie verminderte Sensorik oder fehlerhafte sensorische Empfindungen müssen vor Beginn der Behandlung erfasst werden.

- Zu therapeutischen Zwecken können intakte sensorische Reize zeitweilig ausgeschaltet werden (z. B. Gleichgewichtstraining mit geschlossenen Augen).
- Bei gestörten/fehlenden intrinsischen Informationen können genau diese gezielt in den Fokus gerückt werden (z. B. bei mangelnder Sensorik unter der Fußsohle barfuß auf verschiedenen Bodenbelägen trainieren).

**Extrinsisches Feedback**
Konstruktive Kritik soll möglichst nach der Bewegungsdurchführung gegeben werden. Ziel ist es hierbei nicht nur, den Pat. zu korrigieren, sondern ihn in einer kritischen Selbstreflektion zu schulen. Optimaler Weise erkennt der Pat. so fehlerhafte Bewegungen selber und kann diese eigenständig verbessern. Extrinsisches Feedback erfolgt immer direkt im Anschluss an eine Bewegung, damit das erneute Abrufen der Bewegung mittels positiver Verstärkung (Lob) oder Abschwächung (Kritik) beeinflusst wird.
**Beispiel:** Der Teilabschnitt der Bewegung endet mit dem erfolgreichen Fangen eines Balls und den lobenden Worten des Therapeuten.

## Biofeedback

Biofeedback zählt im eigentlichen Sinne zum extrinsischen Feedback. Hier werden zumeist akustische oder visuelle Rückmeldungen von Körperfunktionen wie z. B. Herzfrequenz, Muskelaktivität, Position des Körperschwerpunkts oder Druck unter der Fußsohle mittels EMG, EKG sowie mit speziell dafür entwickelten Geräten abgebildet. Biofeedback bietet sich im Kontext des motorischen Lernens insbesondere bei Pat. mit propriozeptiven und/oder sensorischen Defiziten oder allgemein verminderter Körperwahrnehmung an.
**Durchführung:** Der Pat. versucht, die Parameter mithilfe der Rückmeldungen zu kontrollieren, z. B. den Körperschwerpunkt über der Unterstützungsfläche zu halten.
Verschiedene apparative Methoden erlauben z. B. das Training der posturalen Stabilität (Posturografie) oder auch, durch den Rhythmus von Musik ein flüssiges, gleichmäßiges Gangbild zu erzeugen (z. B. über Kontaktsensoren an den Fußsohlen, „Musical-Motor-Feedback").
Außerdem ist die Kombination von Biofeedback mit Muskelstimulation und Bewegungstherapie möglich („EMG-gesteuerte Muskelstimulation").

## Telerehabilitation/virtuelle Rehabilitation

Eine besondere Form der Nutzung von Biofeedback findet sich in der virtuellen Rehabilitation. Hier werden über das Schaffen künstlicher Realitäten (z. B. 3D-Brille) Szenarien gebildet, die eine individuell angepasste Trainingssituation ermöglichen.
Bei der Telerehabilitation wird den Pat. ermöglicht, mittels speziell entwickelter Software auf ihre Erkrankung angepasste Übungsprogramme durchzuführen (▶ Abb. 1.3). Vorteil dieser Methode ist, dass die Pat. die Therapie unabhängig von

Th. und Ort durchführen können. Die durchgeführten Trainingseinheiten werden dokumentiert und sind so für Th. und Pat. einsehbar.

### Strategien zur Förderung motorischen Lernens in der Neurologie

#### Spiegeltherapie

Durch Spiegelung von Bewegungen der intakten Extremität wird der Anschein von Bewegungen der betr. Seite erweckt, z.B. bei Hemiparese.

**Voraussetzung:** Restfunktion nicht zwingend notwendig, auch komplett schlaffe oder spastische Extremitäten können erfolgreich therapiert werden. Eine Besonderheit bietet der Phantomschmerz, bei dem die Schmerzwahrnehmung in einer amputierten Extremität reduziert wird.

**Durchführung:** Ein ca. 30 × 40 cm großer Spiegel wird sagittal vor dem am Tisch sitzenden Pat. platziert. Die Spiegelseite zeigt zum gesunden Arm. Der betr. Arm wird neben der blinden Seite des Spiegels auf dem Tisch abgelegt. Der Pat. sitzt etwas auf der gesunden Seite vom Spiegel, sodass er im Spiegel die Bewegungen des gesunden Arms sieht.

So entsteht für den Pat. der optische Eindruck, dass sich sein betr. Arm ebenfalls bewegt (▶ Abb. 1.4). Um einen zusätzlichen kinästhetischen Stimulus zu setzen, kann der Th. gleichzeitig passiv den betr. Arm analog zum gesunden bewegen. Mit Alltagsbewegungen (Greifen etc.) steigern.

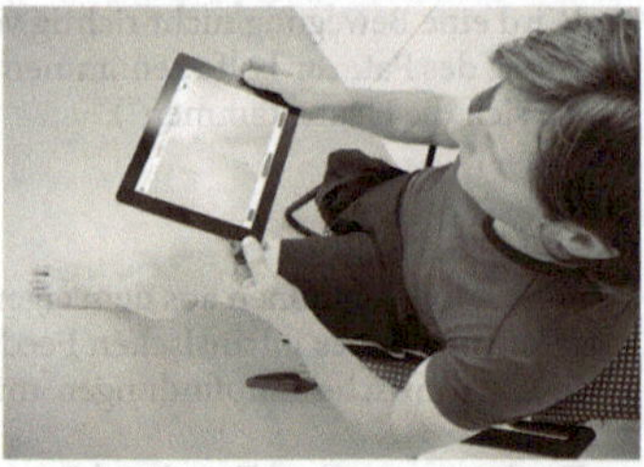

Abb. 1.3 Phantomschmerz nach Amputation: Die amputierte Extremität wird von der Software virtuell erzeugt und ermöglicht so das Durchführen von Übungen nach dem Prinzip der Spiegeltherapie. [V739]

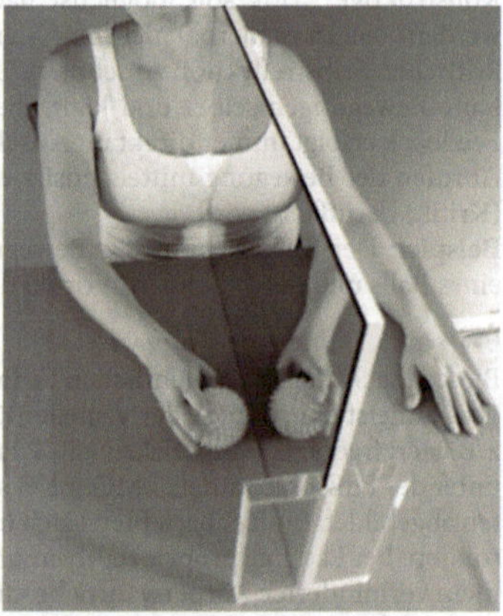

Abb. 1.4 Spiegeltherapie für den betr. linken Arm [V739]

> Die derzeitige Studienlage zur Spiegeltherapie zeigt bei Schlaganfallpatienten größere Effekte der Therapie für die oberen Extremitäten, im Vergleich zu den unteren Extremitäten. Für die Bereiche Complex Regional Pain Syndrome und Phantomschmerzen existieren bislang wenige aussagekräftige Studien.

#### Mentales Training

Synonyme: **Bewegungsvorstellung, Motor Imagery, Mental Motor Imagery.**

Ursprünglich aus dem Leistungssport stammend, wurde mentales Training genutzt, um komplexe und/oder gefährliche Bewegungsabläufe zu optimieren. Es ist definiert als mentale, bildliche Vorstellung von Bewegung *ohne* körperliche Bewegung. Man unterscheidet zwei Formen des Mentalen Trainings:

- **Visuelles mentales Training** beschreibt die bildliche Vorstellung von Bewegung(en). Hierbei kann eine subjektive oder objektive/externe Perspektive genutzt werden (z.B. Vorstellung des Greifens einer Tasse am Henkel).
- **Kinästhetisches mentales Training** beschreibt die propriozeptive/sensorische Vorstellung von Bewegung.

Beispiel Einbeinstand: Während der Vorstellung des Einbeinstands wird versucht, die jeweiligen sensorischen Reize zu empfinden: Gewichtsübernahme auf dem kontralateralen Bein als sensorischer Druck unter der Fußsohle, Gewichtsentlastung unter der Fußsohle des ipsilateralen Beins, Flexion von Knie und Hüfte etc.

Zahlreiche Studien belegen, dass im Gehirn bei einer tatsächlich durchgeführten Bewegung die gleichen Areale aktiviert werden wie bei einer vorgestellten Bewegung. Dies ist unabhängig von der Vorstellungsart (kinästhetisch oder visuell).

**Durchführung:** Bei komplexen Bewegungen bietet es sich an, die Bewegung in Abschnitte einzuteilen. Die Bewegungsabschnitte werden zunächst einzeln eingeübt und anschließend zusammengeführt. Grundsätzlich ist das Erlernen von Bewegungen in drei Phasen sinnvoll:

- **Visuelles Erleben:** Der Pat. beobachtet die zu übende Bewegung, die vom Therapeuten langsam und mehrfach durchgeführt wird.
- **Kinästhetisches Erleben:** Der Pat. versucht, die Bewegung „nachzufühlen", d.h. die sensorischen Eindrücke, die bei einer tatsächlichen Durchführung entstehen, hervorzurufen.
- **Bewegung:** tatsächliche Durchführung der Bewegung (häufig passiv). Hierbei konzentriert sich der Pat. auf die visuellen/kinästhetischen Reize.

! Die visuelle wie auch die kinästhetische Vorstellungsfähigkeit ist bei Pat. sehr unterschiedlich. Diese Fähigkeit kann mittels spez. Assessments überprüft werden (z.B. Motor Imagery Questionnaire).

**Voraussetzung:** Mentales Training ist nur bei Bewegungen durchführbar, die zu einem Zeitpunkt *vor* der Schädigung erlernt wurden. Der Erfolg des Trainings bedarf einer hohen Wiederholungsrate (▶ Neuronale Plastizität).

! Pausen während des aktiven Trainings können mit mentalem Training sinnvoll genutzt werden.

### Dualtasking, Multitasking

Die zeitgleiche Durchführung von zwei oder mehr Aufgaben ist ein wichtiges Element des motorischen Lernens. Patienten lernen so die Fortführung motorischer Aufgaben bei gleichzeitiger Durchführung von anderen Tätigkeiten. Neben sicherheitsrelevanten Aspekten kommt dieser Fähigkeit insbesondere im sozialen Alltag große Bedeutung zu.

**Beispiel:** Pat. mit Morbus Parkinson zeigen Schwierigkeiten bei der Beantwortung von Fragen während des Gehens. Dies kann mittels eines einfachen Gesprächs während der Gangschule trainiert werden.

Auf neuronaler Ebene werden hier insbesondere die Aufmerksamkeitssteuerung und das schnelle Hin- und Herschalten zwischen Aufgaben trainiert. Bei einem erfolgreichen Training sind Pat. in der Lage, Bewegungsabfolgen „automatisiert" durchzuführen.

1

### Repetitives Training

Häufige Wiederholungen sind für motorisches Lernen unerlässlich. Hierbei sollte möglichst der gesamte Bewegungsumfang genutzt und alltagsrelevante Bewegungen in die Übungen integriert werden. Für das motorische Lernen ist es zudem wichtig, Bewegungsvarianten zu üben, d.h. die angestrebte Bewegung mit leichten Veränderungen durchzuführen. Bei stärkeren Einschränkungen können Bewegungen auch assistiv begleitet oder z.B. zunächst mit der Schwerkraft durchgeführt werden.

### Forced Use

Synonym: **Constraint-induced Movement Therapy (CIMT).**
Forced Use beschreibt einen Therapieansatz, der hauptsächlich bei Pat. mit Halbseitensymptomatik Anwendung findet. Hierbei wird der Pat. angeleitet, motorische Aufgaben für eine definierte Dauer lediglich mit der betr. Extremität durchzuführen. Auf eine Fixierung/Immobilisierung der gesunden Seite wird dabei verzichtet, da dies u.a. das Verletzungsrisiko bei Stürzen erhöht.
**Voraussetzung:** Eine geringe Restfunktion muss vorhanden sein. Der Pat. muss die kognitiven Voraussetzungen für die Therapie mitbringen und motiviert sein. Hierfür kann es hilfreich sein, die Möglichkeit der neuronalen Umstrukturierung zu erklären.

! Forced Use *nicht* in der akuten Phase nach einer Hirnläsion durchführen: Gefahr der Verstärkung der Läsion.

**Tipps und Fallen**

Bei der Anwendung von Forced Use muss unbedingt darauf geachtet werden, dass der Pat. die Bewegungen mit der betr. Extremität möglichst mit guter Bewegungsqualität durchführt. Übermäßige Kompensationsbewegungen sollen vermieden werden.
Zudem birgt diese Therapieform bei stärker betroffenen Pat. die Gefahr der Frustration. Hier werden zunächst erreichbare Bewegungsaufgaben vorgegeben und diese dann zunehmend gesteigert.

### Literatur

Anderson D, Magill R. Motor Learning and Control: Concepts and Applications. 10th ed. New York: McGraw-Hill, 2013.
Dickstein R, Deutsch JE. Motor imagery in physical therapist practice. Phys Ther. 2007; 87(7): 942–53.
Ferrer I, Goutan E, Marín C, Rey MJ, Ribalta T. Brain-derived neurotrophic factor in Huntington disease. Brain Res. 2000; 866(1–2): 257–61.
Goodman CC, Fuller KS. Pathology: Implications for the Physical Therapist. 4th ed. Philadelhpia: Saunders, 2014.
Rothgangel AS, Braun SM, Beurskens AJ, Seitz RJ, Wade DT. The clinical aspects of mirror therapy in rehabilitation: a systematic review of the literature. International Journal of Rehabilitation Research. 2011; 34: 1–13.
Shumway-Cook A, Woollacott MH. Motor Control: Translating Research into Clinical Practice. 4th ed. Wolters Kluwer Health, 2011.
Stokes M, Stack E. Physical Management for Neurological Conditions [Formerly Physical Management in Neurological Rehabilitation]. Physiotherapy Essentials. 3rd ed. London: Churchill Livingstone, 2013.

## 1.3.2 Basistechniken

*Claudia Kiesewetter*

Physiotherapeutische Basistechniken unterteilen sich in aktive und passive Techniken. Aufgrund der Komplexität der zu behandelnden Strukturen und des großen Anwendungsspektrums werden in der Therapie meist beide Techniken miteinander kombiniert.

### Aktive Techniken

Aktive Techniken sind mit Muskelaktivität verbunden und werden in drei Formen gegliedert:

- Techniken, die dynamische/phasische Kontraktion (Bewegung) bewirken.
- Techniken, die statische/tonische Kontraktion (Halten) bewirken.
- Techniken, die wechselweise dynamische und statische Kontraktionen (Bewegen und Halten) bewirken.

#### Bewegen

Im Rahmen der Therapie können Bewegungen assistiv, aktiv oder resistiv durchgeführt werden. Anhand von Freiheitsgraden wird unterschieden:

- **Isoliertes Bewegen:** um eine Achse (ein Freiheitsgrad) in einem Gelenk.
- **Komplexes Bewegen:** um mehrere Achsen (mehrere Freiheitsgrade) in einem oder mehreren Gelenken.

! Die meisten Alltagsbewegungen sind komplexe Bewegungen. Komplexes Bewegen stellt die funktionellere Bewegungsform dar.

#### Assistives Bewegen

Bewegungen werden unter Abnahme der Eigenschwere von Körperabschnitten durchgeführt. Ziel ist, den Schwerkrafteinfluss zu reduzieren, z. B. durch:

- manuelle Unterstützung,
- Geräte, z. B. Schlingentisch (▶ 2.36) oder
- Wasserauftrieb, z. B. im Bewegungsbad (▶ 1.3.11).

#### Aktives Bewegen

Bewegungsabläufe, die ohne Unterstützung oder zusätzliche Widerstände ausgeführt werden. Ziel ist u. a. die Verbesserung der lokalen Muskelausdauer oder der allgemeinen Ausdauer (Herz-Kreislauf-Leistungsfähigkeit). In diesem Zusammenhang wird auf die Grundprinzipien der medizinischen Trainingstherapie verwiesen (▶ 2.23).

#### Resistives Bewegen

Bewegen gegen einen Widerstand, zusätzlich zu Eigengewicht und Schwerkrafteinfluss.

Der Widerstand erfolgt z. B.:

- manuell (▶ Tab. 1.2),
- durch Geräte, z. B. Thera-Band, Knetmasse, ST (▶ 2.36), oder
- durch den bewegungsabhängigen Widerstand des Wassers (Bewegungsbad, ▶ 1.3.11).

#### Manueller Widerstand

Bewegungen gegen manuellen Widerstand können als isolierte Bewegung oder in komplexen Bewegungsmustern erfolgen. Das Prinzip der komplexen Bewegung gegen Widerstand wird u. a. im PNF-Konzept (▶ 2.32) umgesetzt.

1

**Tab. 1.2 Manueller Widerstand am Beispiel Hüftgelenk (ASTE: SL)**

| Bewegung | Widerstand | Anmerkung |
|---|---|---|
| Abd./Add. | Gegen die Add. mit Untergriff am med. US; gegen die Abd. mit Aufgriff am dist. OS oberhalb des Malleolus lateralis | Kommando: Ferse fußwärts herausschieben und Bein Richtung Decke bzw. Richtung Unterlage bewegen |
| Flex./Ext. | Mit der Hand distal-ventral am OS und zugleich mit dem UA distal-dorsal am US | Beckenfixation durch aktive Aufrichtung des Beckens |
| Rotation | Mit der Hand ventral oder dorsal des med. Femurkondylus | Kommando: bei gestrecktem Bein die Fußspitze Richtung Unterlage bzw. Richtung Decke drehen |
| ASTE, Therapeutenstellung und Grifftechnik ▸ Abb. 1.5 | | |

Auf ökonomische Ausgangsstellung und Arbeitsweise (z. B. aufgerichtete WS, rumpfnahes Arbeiten) achten.

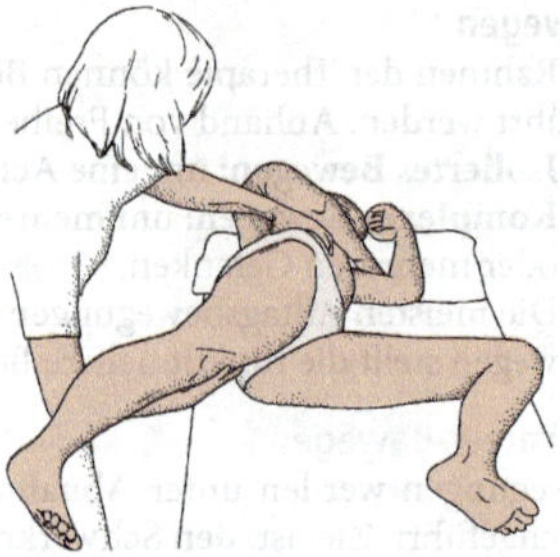

Abb. 1.5 Bewegen des Hüftgelenks gegen manuellen Widerstand am Oberschenkel [L157]

**Halten**

Halten von Körper- und Gelenkpositionen mit statischer Muskelkontraktion.

**Halten gegen die Schwerkraft**

Entsprechend der Ausgangs- und Extremitätenstellung hat die Schwerkraft eine kleinere oder größere Wirkung auf den Körper.

Beispiele:

- Sitz: Je weiter der Oberkörper von der Vertikalen ausgehend nach ventral geneigt wird, desto größer ist die Haltearbeit der Rückenstrecker.
- Stand mit nach ventral ausgestreckten Armen (90° Flex im Schultergelenk): Das Gewicht der Arme erfordert eine zusätzliche Haltearbeit der Rückenstrecker.

**Halten gegen manuellen Widerstand**

Durch den Th. oder den Pat. selbst wird ein Widerstand in nicht zu überwindender Form gesetzt.

**Stemmen gegen fixen Widerstand**

Das Stemmen der Extremitäten erfolgt gegen einen fixen Widerstand (z. B. Wand, Boden, Trainingsgerät).

**Halten unter Konzentration auf den Spannungswechsel**

Aufmerksamkeit auf die Empfindungen lenken, die beim Anspannen und Entspannen entstehen.

Pat. durch entsprechende Fragen aufmerksam machen auf:

- Veränderung der Atemform
- Lageempfinden der Körperabschnitte/des Körpers
- Empfinden des Gewichts der Körperabschnitte/des Körpers
- Anspannungs- und Entspannungsempfinden

**Durchführung**

- Vor, während und nach der Anspannung den jeweiligen „Zustand" erspüren lassen (ermöglicht einen Vergleich der einzelnen Zustände)
- Langsam (ausreichend Zeit für die Wahrnehmung lassen)
- Vergleichende Fragetechnik: „Ist die Hand leicht oder schwer?" Wichtig: Der Pat. soll die Frage für sich selbst beantworten (keine tatsächliche Antwort).
- Ggf. Unterteilung des Spannungsaufbaus und -abbaus in mehrere Teilschritte
- Spannungsaufbau bei einer Ganzkörperspannung so gestalten, dass die aufrechte Haltung geschult wird.

### Tipps und Fallen

- Halten (insbesondere Ganzkörperspannung) ist kontraindiziert bei Erkrankungen, die eine Steigerung des peripheren Gefäßdrucks nicht tolerieren (z. B. bei fortgeschrittenen Herz- und Lungenerkrankungen oder Blutungsneigung).
- Beim Anhalten und Pressen der Atemluft den Pat. zum Weiteratmen auffordern. Der Patient soll leise zählen („wer redet, der atmet") oder beim Spannungsaufbau ausatmen.

**Bewegen und Halten**

Nutzung dynamischer und statischer Arbeitsformen der Muskulatur durch das Anhalten einer Bewegung an einem beliebigen Punkt des Bewegungsweges. Das Anhalten kann verschiedene Wirkungen haben:

- Verstärkte Muskelaktivität
- Stabilisierung von Körper- und Gelenkstellungen
- Auslösen und Verstärken von Gleichgewichts- und Stellreaktionen
- Mobilisation (z. B. im Rahmen der postisometrischen Relaxation)

**Tab. 1.3 Freies Bewegen und Halten**

| Wirkung | Anwendung | Bewegungsbeispiel |
|---|---|---|
| • Stabilisation von Körperstellungen<br>• Schulung der muskulären Koordination | In Übergangsbereichen von einer Körperstellung in die andere | Bewegungsübergang RL in BL:<br>• Kurz vor dem Punkt anhalten, an dem der Bewegungsablauf nicht mehr muskulär stabilisiert werden kann<br>• Taktile Techniken zur Stimulation der Muskulatur nutzen |
| • Auslösen von muskulären Gegenaktivitäten und Gegenbewegungen (reaktive Muskelaktivität)<br>• Indirekte Mobilisation von eingeschränkten Bewegungen | Bei mangelnden Stell- und Gleichgewichtsreaktionen, z. B. bei einer Hemiplegie | ASTE: Sitz an der Bankkante mit frei hängenden Füßen; Pat. soll Gewicht auf eine Gesäßhälfte verlagern. Aufgrund der Gleichgewichts- und Stellreaktion verkürzt sich reaktiv die Rumpfseite, auf der das Gesäß abgehoben ist (Gegenaktivität); die Arme und das Bein der angehobenen Gesäßhälfte werden abduziert, das Bein der anderen Gesäßhälfte adduziert (Gegenbewegung). |

1

#### Assistives Bewegen und Halten

Den Pat. an einem beliebigen Punkt der assistiven Bewegung auffordern, die Stellung zu halten, und die therapeutische Unterstützung aufheben.

#### Aktives Bewegen und Halten

Das Anhalten in aktiven Bewegungsabläufen kann unterschiedlich genutzt werden (▶ Tab. 1.3).

#### Resistives Bewegen und Halten

Während des Bewegungsweges den Widerstand erhöhen, bis die Bewegung vollständig stoppt.

## Passive Techniken

Passive Techniken sind therapeutische Maßnahmen, bei denen der Patient passiv bleibt. Dazu gehören z. B. Lagerungen, entlastende ASTEn, passives Bewegen, Traktion/Kompression/Gleiten und passive widerlagernde Mobilisation.

### Lagerung

Jede Lagerung erfolgt (soweit möglich) in Absprache mit dem Pat. und sollte (je nach Indikation) bequem und in jedem Fall gut zu tolerieren sein.
Lagerung von Körperabschnitten oder des ganzen Körpers in bestimmten Positionen mittels Lagerungsmaterialien (Kissen, Fell, Schienen, spezielle Betten usw.).
Unterschiedliche Ziele, z. B.:

- **Haut:** Dekubitusprophylaxe (▶ 1.3.3)
- **Gelenke:** Kontrakturprophylaxe (▶ 1.3.3), Schmerzlinderung
- **Bewegungsapparat:** Entlastung, Entspannung
- **Lunge:** z. B. Drainagelagen (▶ 1.3.4)
- **Gefäße:** Hochlagerung betroffener Extremitäten bei Ödemen, Umlagerung nach Ratschow bei art. Verschlusserkrankungen (▶ 7.3.5)
- **Kardiologie:** Entlastung des Herzens
- **Neurologie:** Funktionen vorbereiten (Bobath, ▶ 2.5)

#### Lagerung zur Entlastung des Bewegungsapparats

Die Lagerung von Körperteilen und Körperabschnitten bewirkt eine Verminderung/Aufhebung fallverhindernder Muskelaktivität. Bei der Lagerung werden Kopf, Brustkorb und Becken bestmöglich in die Körperlängsachse eingeordnet.

**Rückenlage, Arme liegen neben dem Körper**

- Knie oder die gesamten US unterlagern, um das HG in einer Mittelstellung zu positionieren und die LWS zu entlasten (Druckentlastung der Wirbelgelenke bei vorhandenem Extensionsdefizit der Hüftgelenke).
- Unterlagerung der LWS bei fixierter Hyperlordose → Verminderung der muskulären Brückenspannung.
- Zur Entlastung des Schultergürtels und der Schultergelenke die Ellenbogen so unterlagern, dass sie sich auf gleicher Höhe mit den Schultergelenken befinden.
- Kopf nur unterlagern, wenn ein Rundrücken oder eine ausgeprägte Nackenkyphose zu Haltearbeit oder Schubbelastungen der WS führt.
- Ggf. HWS-Lordose unterlagern → Verminderung der muskulären Brückenspannung.

**Rückenlage, Arme liegen neben dem Kopf**

- Lagerung von Kopf und HWS: s. o.

- Die Schultergelenke sind in Elevation mit IR und mäßiger Abd., die Ellenbogen in Flex. gelagert. Bei Einschränkung der Elevation die Arme so stark unterlagern, dass eine spannungsfreie Abgabe der Armgewichte möglich ist.
- Zur Entlordosierung der LWS die Beine auf einem Schaumstoffwürfel (o. Ä.) lagern, sodass die Oberschenkellängsachsen senkrecht im Raum stehen.

**Bauchlage**

- Arme neben dem Kopf abgelegt (▶ Abb. 1.6).
- Für neutrale Rotationsstellung der Beine die Fußrücken unterlagern.
- Bauch unterlagern, um eine zu starke Extensionsstellung der LWS (z. B. bei Extensionsdefizit im HG) zu vermeiden.
- Brustkorb unterlagern, um die Schultergelenke zu entlasten (insbesondere bei eingeschränkter Elevation).
- Stirn weich unterlagern.

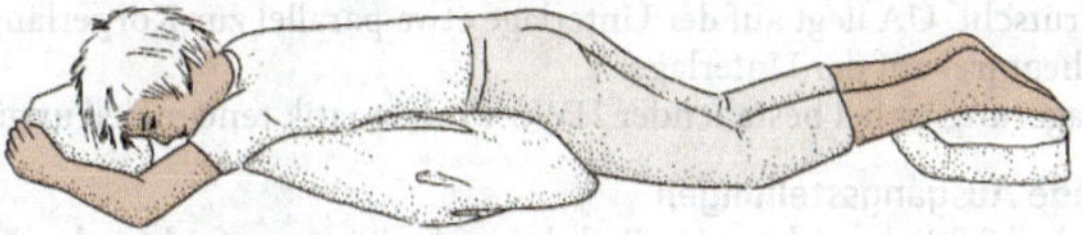

Abb. 1.6 Lagerung in Bauchlage [L157]

**Seitenlage**

▶ Abb. 1.7

- Oberes Bein und oberen Arm auf dem Niveau des Hüft- bzw. Schultergelenks lagern → Entlastung der WS.
- Kopf unterlagern, um eine Lateralflexion der HWS zu vermeiden.
- Schmale Taille mit Kissen unterlagern, um eine Lateralflexion der LWS zu vermeiden.

**Halbseitenlage**

▶ Abb. 1.7

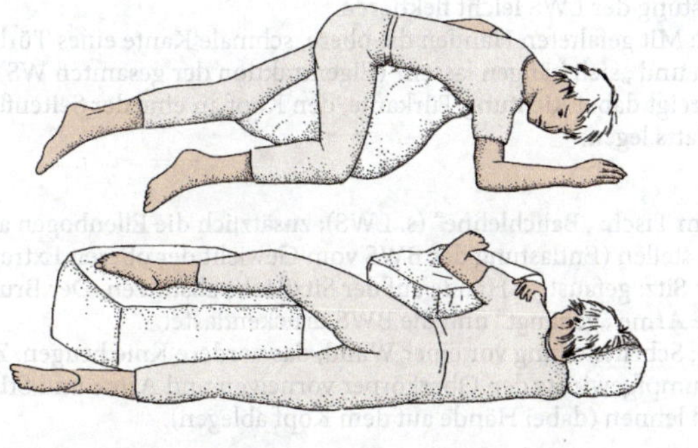

Abb. 1.7 Lagerung in Halbseitenlage (oben) und Seitenlage (unten) [L157]

1

In der Halbseitenlage stellt sich die Ruheatmung automatisch ein. Sie wirkt bei Meteorismus entblähend.

- Brustkorb, Bauch und OS so unterlagern, dass der Rumpf um ca. 45° zur Horizontalen gekippt ist. Der Bauch erhält durch die Unterlagerung Gegendruck zur Entlastung der LWS. Das Material so einsetzen, dass die ventrale Brustkorbseite aufliegen kann, ohne unangenehmen Druck auf die hintere Schulter auszuüben.
- Hinteres Bein liegt mit der Vorderseite auf der Unterlage, Hüft- und Kniegelenk sind bequem gebeugt. Ggf. Fuß unterlagern.
- Hüft- und Kniegelenk des vorderen Beines sind so weit gebeugt, dass die Lordose der LWS weiterlaufend aufgehoben wird. Ggf. Knie, US und Fuß unterlagern.
- Hinteren Arm bequem, ohne unangenehme Kompression der Schulter auf der Unterlage ablegen.
- Vorderen Arm (Beugeseite) und Schulter so unterlagern, dass der Ellenbogen nicht rutscht. UA liegt auf der Unterlage etwa parallel zur Körperlängsachse.
- Kopf liegt frei auf der Unterlage.

! Die Lagerung ist bei bestehender HWS-Problematik tendenziell ungünstig.

### Entlastende Ausgangsstellungen

Entlastende ASTEn bewirken eine Reduktion der körperaufrichtenden Muskelaktivität. Eine ökonomische Stellung (Übereinanderstellen der Körperabschnitte Becken, Brustkorb und Kopf in der Körperlängsachse) minimiert die Belastung zusätzlich.

#### LWS

- Sitz auf einem Hocker am Tisch, zwischen Bauch und Tischkante eine Polsterung (z. B. festes Kissen) stecken („Bauchlehne").
- Gefaustete Hände auf der Sitzfläche abstützen. Der Brustkorb wird so an die Arme „gehängt" und die LWS druckentlastet. Durch die Steigerung der Stützaktivität der Hände zieht das zunehmende Beckengewicht an der LWS (Eigentraktion).
- Ellenbogen auf den Oberschenkeln abstützen (Kutschersitz): führt zur Druckentlastung der LWS und Entspannung der lumbalen Rückenstrecker.
- Stand: mit dem Rücken an einer Wand abstützen. Hüft- und Kniegelenke zur Entlastung der LWS leicht flektieren.
- Stand: Mit gefalteten Händen die obere, schmale Kante eines Türblatts umfassen und „sich hängen lassen" (Eigentraktion der gesamten WS). Der Brustkorb zeigt dabei Richtung Türkante, den Kopf an eine der Seitenflächen des Türblatts legen.

#### BWS

- Sitz am Tisch: „Bauchlehne" (s. LWS); zusätzlich die Ellenbogen auf den Tisch stellen (Entlastung der BWS vom Gewicht der oberen Extremität).
- Freier Sitz: gefaustete Hände auf der Sitzfläche abstützen. Der Brustkorb wird an die Arme „gehängt" und die BWS druckentlastet.
- Stand: Schrittstellung vor einer Wand, das vordere Knie beugen. Zur Abgabe des Rumpfgewichts den Oberkörper vorneigen und Arme und Stirn an die Wand lehnen (dabei Hände auf dem Kopf ablegen).

#### HWS

- Sitz am Tisch: einen/beide Ellenbogen aufstützen, mit der Hand/den Händen den Kopf am Kinn (nur von ventral, nicht von kaudal) oder der Stirn abstüt-

zen. Die Abnahme des Kopfgewichts entlastet die extensorische HWS-Muskulatur.
- Freier Sitz: Hände auf den OS ablegen. Führt zur Entlastung der HWS-Muskulatur, da das Armgewicht auf den OS ruht.

**Passives Bewegen**
Gelenke werden ohne willkürliche Muskelaktivität des Pat. bewegt. Das passive Bewegen kann bei bestimmten Gelenken (z. B. Fingergelenken) auch durch den Pat. selbst oder apparativ (z. B. Motorschienen) erfolgen. Ziele sind u. a.: Prüfung der Gelenkbeweglichkeit und der muskulären Ruhespannung, Kontrakturprophylaxe, Mobilisation.
Das passive Bewegen kann in zwei Formen erfolgen:
- Isoliert-passives Bewegen (z. B. bei bestehender KI gegen eine bestimmte Komponente einer Komplexbewegung)
- Komplexes Bewegen (funktionellere Bewegungsform)

**Beispiel: isoliert-passives Bewegen**
Kriterien des isoliert-passiven Bewegens zur Entspannung:
- Entsprechende Lagerung durchführen (s. o.).
- Gewicht der zu bewegenden Körperteile vollständig übernehmen (auf sichere Grifftechnik achten).
- Fixation direkt proximal des zu bewegenden Gelenks setzen, um eine weiterlaufende Bewegung nach proximal zu unterbinden.
- Bewegung langsam und rhythmisch ausführen.
- Bewegung exakt um die Bewegungsachse führen.
- Bewegung zur Druckentlastung des Gelenks mit leichter Traktion durchführen.
- Gesamten Bewegungsweg nutzen.
- Gelenk in alle Bewegungsrichtungen durchbewegen.

**Traktion/Kompression/Gleiten**
- Translatorische Bewegungsformen. Die Gelenkpartner werden auf einer Ebene und nicht um eine Bewegungsachse bewegt.
- Ziele sind u. a. die Verbesserung der Arthrokinematik und der Knorpelernährung. Vgl. MT-Konzept (▶ 2.21).

**Passive widerlagernde Mobilisation**
Manuell ausgeführte passive Bewegung. Beide Gelenkpartner eines Gelenks so bewegen, dass sich die Mobilisation auf dieses Gelenk begrenzt und weiterlaufende Bewegungen in Richtung der Nachbargelenke widerlagert werden. Die Einleitung der Bewegung kann vom proximalen, distalen oder beiden Gelenkpartnern gleichzeitig erfolgen. Der Th. übernimmt (soweit möglich) das volle Gewicht der zu bewegenden Körperteile. Der Pat. soll die ausgeführten Bewegungen wahrnehmen.

**Literatur**
Hüter-Becker A, Dölken M, Klein D, Laube W. Biomechanik, Bewegungslehre, Leistungsphysiologie, Trainingslehre. 2. A. Stuttgart: Thieme, 2011.

## 1.3.3 Prophylaxen

*Gisela Ebelt-Paprotny*

Bei Patienten, die aufgrund schwerer Erkrankungen oder postop. längere Zeit immobil sind, besteht die Gefahr von Komplikationen. Diese Komplikationen können i. d. R. durch die konsequente Durchführung prophylaktischer Maßnahmen verhindert werden. Wenn möglich, werden die Patienten zu einem intensiven Eigenübungsprogramm angeleitet.

Die Frühmobilisierung des Pat. ist, sofern möglich, sicher die effektivste und wichtigste Maßnahme.

! Bei der Behandlung evtl. vorhandene Schläuche und Katheter beachten.

! Katheter- oder Sekretbeutel nie über Körperniveau halten: Gefahr von Rückfluss und damit Rückstau!

### Dekubitusprophylaxe

#### Ursachen für einen Dekubitus

Druck mit/ohne Wirkung von Scherkräften sowie Erhöhung der Druckwirkung (auch ohne längere Einwirkzeit) führt zu einer ischämischen Nekrose (Druckgeschwür) des betr. Hautbezirks:

- **Druck von außen:** z. B. ungepolsterte Lagerungsschienen oder Falten im Bettlaken.
- **Druck von innen:** Knochen, die unmittelbar unter der Haut liegen.
- **Risikofaktoren:** Einschränkung in der Bewegungsfähigkeit bzw. Immobilität bei z. B. Hemiplegie, polytraumatisierten Pat., Rollstuhlfahrern; Sensibilitätsstörungen, z. B. bei Diabetes mellitus, Kachexie.

Die **Braden-Skala** dient der Einstufung der Dekubitusgefährdung (▶ Tab. 1.4). Risikograde:

- Allgemeines Risiko 18–15 Punkte
- Mittleres Risiko 14–13 Punkte
- Hohes Risiko 12–10 Punkte
- Sehr hohes Risiko < 9 Punkte

#### Druckgefährdete Körperstellen (abhängig von der ASTE)

- Fersen, Innen- und Außenknöchel
- Fibulaköpfchen, Trochanter major
- SIAS, Steißbein, Kreuzbein
- Dornfortsätze, Schulterblätter, Ellenbogen

## Physiotherapie

Wichtig ist die gute Zusammenarbeit mit Pflegepersonal und Ärzten.

- Erkennen gefährdeter Patienten (Braden-Skala, ▶ Tab. 1.4)
- Regelmäßige Kontrolle der gefährdeten Körperstellen, u. a. mit Fingertest: Eine durch Druck entstandene, nicht wegdrückbare Rötung ist ein erster Hinweis auf einen Dekubitus.
- Erarbeiten des selbstständigen Lagewechsels, z. B. mit PNF (▶ 2.32): Rollen von RL in SL, BL und zurück; Bridging
- Im Rollstuhl Handstütz zur Sitzentlastung erarbeiten
- Bewegungsförderung, Frühmobilisierung

#### Lagerung

- Falten- und krümelfreie Unterlage
- Regelmäßige Umlagerung (mind. alle 2 Std.) in Zusammenarbeit mit dem Pflegepersonal; Umlagerungsplan am Patientenbett zur Dokumentation der Umlagerung.
- Große Druckverteilung anstreben: z. B. Freilagern der Ferse durch Kissen unter dem ganzen Bein.

- In Sonderfällen Spezialbett oder Matratze (▶ 1.6.3). Nachteil: Gefühl für den Körper lässt nach, Bewegungen sind nur erschwert möglich.
- **30°-Lagerung (Druckentlastung)** Lagerungsbeispiele:
  - Prophylaxe: RL → 30°-Lage li. → evtl. BL → 30°-Lage re. → RL usw.
  - Fersendekubitus: Umlagerung wie bei Prophylaxe
  - Sakraldekubitus: 30°-Lage li. → 30°-Lage re. → BL (wenn möglich)
  - Trochanterdekubitus re.: RL →30°-Lage li. → BL (wenn möglich)
  - Gleichzeitig Pneumonie- und Kontrakturprophylaxe
- **Mikrolagerung (Druckreduzierung):** minimale Druckveränderungen zur Dekubitusprophylaxe, z. B. zur nächtl. Lagerung und bei Schmerzpatienten. Lagerungsbeispiel: zusammengelegtes Handtuch erst unter die Schulter, dann unter das Becken legen.

#### Hautpflege

- Haut trocken halten
- Waschen mit alkalifreier Seife (nicht zu häufig)
- Keine Fettsalben verwenden, besser sind W/O-Emulsionen (Wasser in Öl; z. B. Nachtcremes) oder harnstoffhaltige Lotionen

#### Ernährung

Eiweiß- und vitaminreiche Kost, ausreichende Flüssigkeitszufuhr.

> **Tipps und Fallen**
> - So wenig Lagerungshilfsmittel wie möglich (Bewegungseinschränkung des Pat.), so viel wie nötig.
> - Bei Lagewechsel Scher- und Reibungskräfte auf die Haut vermeiden.
> - Keine prophylaktische Anwendung von Franzbranntwein (Austrocknung der Haut, Zerstörung der natürlichen Hautflora, Resistenzbildung).
> - Wirkung von prophylaktischen Maßnahmen nicht durch Gummiunterlagen u. Ä. aufheben.
>
> ! Die gewählte Lagerung soll dem Patienten angenehm sein.

### Kontrakturprophylaxe

Kontrakturen entstehen u. a. durch mangelnde Bewegung und längere Immobilisation.

- Endgradige passive und v. a. aktive Bewegungen:
  - Besonders gefährdete Gelenke selektiv
  - Über mehrere Gelenke gleichzeitig
  - In PNF-Diagonalen

! Bei der Mobilisation passive Insuffizienz beachten, z. B. DE des Fußes auch bei flektiertem Knie üben.

- Frühmobilisierung: so bald wie möglich aufstehen
- Beispiel Spitzfußprophylaxe:
  - Lagerung: Fuß in Nullstellung lagern, Fußkiste ans Bettende (**KI** bei Pat. mit Spastik), Umlagerungen
  - Endgradige passive und aktive Fußbewegungen mehrmals tgl.
  - Eigenübungen mit einer Fußschlinge

### Pneumonieprophylaxe

- AT (▶ 1.3.4)
- Alkoholeinreibungen am Rücken nur auf Wunsch des Pat., dabei zum tiefen Atmen auffordern

1

**Tab. 1.4 Braden-Skala zur Einteilung und Klassifizierung des Dekubitus-Risikos [X330]**

| | 1 Punkt | 2 Punkte | 3 Punkte | 4 Punkte |
|---|---|---|---|---|
| **Sensorisches Empfindungsvermögen** Fähigkeit, adäquat auf druckbedingte Beschwerden zu reagieren | **Fehlt**<br>• Keine Reaktion auf schmerzhafte Stimuli. Mögliche Gründe: Bewusstlosigkeit, Sedierung<br>*oder*<br>• Störung der Schmerzempfindung durch Lähmungen, die den größten Teil des Körpers betreffen (z. B. hoher Querschnitt) | **Stark eingeschränkt**<br>• Reaktion erfolgt nur auf starke Schmerzreize<br>• Beschwerden können kaum geäußert werden (z. B. nur durch Stöhnen/Unruhe)<br>*oder*<br>• Störung der Schmerzempfindung durch Lähmungen, welche die Hälfte des Körpers betreffen | **Leicht eingeschränkt**<br>• Reaktion auf Ansprache oder Kommandos<br>• Beschwerden können nicht immer ausgedrückt werden (z. B. dass die Position geändert werden soll)<br>*oder*<br>• Störung der Schmerzempfindung durch Lähmung, die eine oder zwei Extremitäten betreffen | **Vorhanden**<br>• Reaktion auf Ansprache, Beschwerden können geäußert werden<br>*oder*<br>• Keine Störung der Schmerzempfindung |
| **Feuchtigkeit** Ausmaß, in dem die Haut Feuchtigkeit ausgesetzt ist | **Ständig feucht**<br>• Die Haut ist ständig feucht durch Urin, Schweiß oder Kot.<br>• Immer wenn der Patient gedreht wird, liegt er im Nassen. | **Oft feucht**<br>• Die Haut ist oft feucht, aber nicht immer.<br>• Bettzeug oder Wäsche muss mindestens einmal pro Schicht gewechselt werden. | **Manchmal feucht**<br>Die Haut ist manchmal feucht, und etwa einmal am Tag wird neue Wäsche benötigt. | **Selten feucht**<br>• Die Haut ist meist trocken.<br>• Neue Wäsche wird selten benötigt. |
| **Aktivität** Ausmaß der physischen Aktivität | **Bettlägerig**<br>Ans Bett gebunden | **Sitzt auf**<br>• Kann mit Hilfe etwas laufen<br>• Kann das eigene Gewicht nicht allein tragen<br>• Braucht Hilfe, um aufzusitzen (Bett, Stuhl, Rollstuhl) | **Geht wenig**<br>• Geht am Tag allein, aber selten und nur kurze Distanzen<br>• Braucht für längere Strecken Hilfe<br>• Verbringt die meiste Zeit im Bett oder im Stuhl | **Geht regelmäßig**<br>• Geht regelmäßig 2–3-mal pro Schicht<br>• Bewegt sich regelmäßig |

**Tab. 1.4 Braden-Skala zur Einteilung und Klassifizierung des Dekubitus-Risikos [X330]** *(Forts.)*

| | 1 Punkt | 2 Punkte | 3 Punkte | 4 Punkte |
|---|---|---|---|---|
| **Mobilität**<br>Fähigkeit, die Position zu wechseln und zu halten | **Komplett immobil**<br>Kann keinen geringfügigen Positionswechsel ohne Hilfe ausführen | **Mobilität stark eingeschränkt**<br>• Bewegt sich manchmal geringfügig (Körper oder Extremitäten)<br>• Kann sich aber nicht regelmäßig allein ausreichend umlagern | **Mobilität gering eingeschränkt**<br>Macht regelmäßig kleine Positionswechsel des Körpers und der Extremitäten | **Mobil**<br>Kann allein seine Position umfassend verändern |
| **Ernährung**<br>Ernährungsgewohnheiten | **Sehr schlechte Ernährung**<br>• Isst kleine Portionen nie auf, sondern nur etwa 1/3<br>• Isst nur 2 oder weniger Eiweißportionen (Milchprodukte, Fisch, Fleisch)<br>• Trinkt zu wenig<br>• Nimmt keine Ergänzungskost zu sich<br>*oder*<br>• Darf oral keine Kost zu sich nehmen<br>*oder*<br>• Nur klare Flüssigkeiten<br>*oder*<br>• Erhält Infusionen länger als 5 Tage | **Mäßige Ernährung**<br>• Isst selten eine normale Essensportion auf, isst aber im Allgemeinen etwa die Hälfte der angebotenen Nahrung<br>• Isst etwa 3 Eiweißportionen<br>• Nimmt unregelmäßig Ergänzungskost zu sich<br>*oder*<br>• Erhält zu wenig Nährstoffe über Sondenkost oder Infusionen | **Adäquate Ernährung**<br>• Isst mehr als die Hälfte der normalen Essensportionen<br>• Nimmt 4 Eiweißportionen zu sich | **Gute Ernährung**<br>• Isst immer die gebotenen Mahlzeiten auf<br>• Nimmt 4 oder mehr Eiweißportionen zu sich<br>• Isst auch manchmal zwischen den Mahlzeiten<br>• Braucht keine Ergänzungskost<br>*oder*<br>• Kann über eine Sonde oder Infusionen die meisten Nährstoffe zu sich nehmen |
| **Reibung und Scherkräfte** | **Problem**<br>• Braucht viel Unterstützung bei Lagewechsel<br>• Anheben ist ohne Schleifen über die Laken nicht möglich<br>• Rutscht ständig im Bett oder im (Roll-)Stuhl herunter, muss immer wieder hochgezogen werden<br>• Hat spastische Kontrakturen<br>• Ist sehr unruhig (z. B. scheuert auf den Laken) | **Potenzielles Problem**<br>• Bewegt sich etwas allein oder braucht wenig Hilfe<br>• Beim Hochziehen schleift die Haut nur wenig über die Laken (kann sich etwas anheben)<br>• Kann sich über längere Zeit in einer Lage halten (Stuhl, Rollstuhl)<br>• Rutscht nur selten herunter | **Kein Problem zurzeit**<br>• Bewegt sich im Bett und Stuhl allein<br>• Hat genügend Kraft, sich anzuheben<br>• Kann eine Position lange Zeit halten, ohne herunter zu rutschen | |

- Stündliche Inhalationen (Hygiene beachten!)
- Stündliche Benutzung von Atemtrainern
- Hustentechniken zur Sekretfreiheit erarbeiten: nach Vollnarkose (Nährboden für Keime), bei Wunden im Thorax- oder Bauchbereich
- Pat. zum regelmäßigen Abhusten motivieren (eventuelle OP-Narben fixieren)
- Pat. zu häufiger Flüssigkeitsaufnahme anregen (Sekretverflüssigung)
- Frühmobilisierung nach OP
- Bewegungstherapeutische Maßnahmen so dosieren, dass eine sichtbar tiefere Atmung erforderlich wird, z. B.:
  - Stat. Ganzkörperanspannung über mind. 8–10 Sek. halten
  - Dyn. Muskelarbeit möglichst vieler Muskelgruppen, auch in PNF-Diagonalen (▶ 2.32)
  - Treppen steigen

! Auswahl der Maßnahmen am Kräftezustand des Patienten orientieren.

## Thromboseprophylaxe

- Hochlagerung der Beine (ca. 20°)
- Ausstreichungen von dist. nach prox. in Abflussrichtung der Venen
- Passives Bewegen der Beine bei Immobilität
- Aktivierung der Muskelpumpe durch endgradiges und kräftiges dyn. rhythmisches Bewegen und stat. Anspannen der Füße und der Beine
- Bettfahrrad
- TAZ (**KI** bei bereits vorhandener Thrombose!)
- AV-Pumpe
- MTS (medizinische Thromboseprophylaxe-Strümpfe)
- Frühmobilisierung: möglichst häufig Aufstehen und Gehen mit MTS

! I. d. R. werden allen Patienten bei längerem Krankenhausaufenthalt Blutgerinnungshemmer verordnet.

! Vorsicht bei Markumar-Patienten bzw. vorausgegangener fibrinolytischer Therapie → akute Blutungsgefahr.

## Atrophieprophylaxe

- Maximale stat. und dyn. konzentrisch/exzentrische Muskelarbeit in Muskelketten
- PNF-Techniken (▶ 2.32): z. B. Dynamische Umkehr, Agonistische Umkehr
- Einsatz von Geräten wie z. B. Handtuch (für die OEX), Thera-Band, Bettfahrrad

## Obstipationsprophylaxe

- Zwerchfellatmung fördern (Verschiebung der Bauchblase)
- Allgemeine aktive Bewegungen
- Bauchmuskelspannung unter Berücksichtigung der physiol. Haltung
- Bauchmassage

! Keine Bauchpresse nach Bauch-OPs.

! Auf ballaststoffreiche Ernährung und häufiges Trinken hinweisen.

## Kreislauf anregen

- Aktive Bewegungsübungen; dabei auf angepasste, gesteigerte Atem- und Herzfrequenz achten.
- Ggf. vor dem Üben kreislaufstabilisierende Mittel geben (Rücksprache mit dem behandelnden Arzt), anschl. Mobilisierung mit Kompressionsstrümpfen.

## Literatur

Kamphausen U. Prophylaxen in der Pflege. Anregungen für kreatives Handeln. 9. A. Stuttgart, Kohlhammer 2016.

## 1.3.4 Atemtherapie (AT)

*Angela Debray*

Reflektorische Atemtherapie ▶ 2.34.

Die Auswahl atemtherapeutischer Maßnahmen orientiert sich primär an den im Befund erhobenen Symptomen, weniger an der Art der Erkrankung (Lungenerkrankungen ▶ 7.1).

### Ziele

- Pneumoniefreiheit
- Verbesserte Thoraxmobilität
- Gesteigerte Vitalkapazität
- Lösung und Transport von Sekret
- Normotonus in Haut, Bindegewebe und Muskulatur des Rumpfs
- Erleichterte Atemarbeit
- Verbesserte Entspannungs- und Körperwahrnehmungsfähigkeit

### Indikationen

- Prä- und postoperativ zur Verbesserung der Lungenfunktion
- Therapeutisch bei obstruktiven und restriktiven Lungenerkrankungen, vegetativen und psychophysischen Dysfunktionen und Wirbelsäulenerkrankungen (Skoliosen, Morbus Bechterew)
- Zur Pneumonieprophylaxe prophylaktisch in allen Fachbereichen

### Gefahr der Hyperventilation

Vorsicht bei forcierter Durchführung der Ein- und Ausatemtechniken. Es kann zur Hyperventilation mit vermehrter Abatmung von Kohlendioxid kommen.

! Erste Anzeichen: Bewegungsunruhe, Kribbel- oder Taubheitsgefühl an Händen, Füßen und Mundregion, Schwindel, Sehstörungen.

- Im weiteren Verlauf Atemnot aufgrund eines Spasmus der glatten Atemwegsmuskulatur. Muskelspasmen an Händen („Pfötchenstellung"), Füßen und in der Mundregion („Karpfenmaul").
- Bei Verdacht: AT unterbrechen, den Patienten beruhigen, Hände vor Mund und Nase nehmen und die ausgeatmete Luft einatmen lassen, evtl. Arzt verständigen.

**Vermeiden der Hyperventilation**

- Pat. beim tiefen Atmen veranlassen, langsam zu atmen und lange endexspiratorische Pausen zu machen.
- Bewegungsübungen zwischen den Atemtechniken.
- Anzahl der tiefen AZ pro Übung begrenzen (auf ca. 8–10).

### Ein- und Ausatmung

#### Förderung der Einatmung

**Ziele:** Atelektasen- und Pneumoniefreiheit, Thoraxmobilität erhalten/steigern, verbesserte Vitalkapazität, Sekretolyse.

- Tiefe Atemzüge (TAZ)
- Schnüffelnd und sehr langsam durch die Nase bis zum Maximum einatmen, evtl. dabei ein Nasenloch zuhalten.
- Mit der Vorstellung eines guten Duftes tief und sehr langsam einatmen. Ggf. Aromaöle einsetzen, die der Pat. als angenehm empfindet.
- Bei geschlossenem Mund „gähnend" durch die Nase einatmen (reflektorische Erweiterung der Bronchien).

- Bewegungen einer auf dem Thorax oder Bauch liegenden Hand wahrnehmen, anschließend die Bewegungen in beide Richtungen vergrößern. Langsam atmen.
- „Wegatmen“ einer Hautfalte: Hautfalte im Thorax- oder Bauchbereich abheben, Pat. auffordern, sie dem Th. durch tiefes Ein- und langes Ausatmen aus der Hand zu atmen.
- Langsames, ausgiebiges Ausatmen, evtl. mit Lippenbremse (s. u.), und Abwarten der endexspiratorischen Atempause führen reflektorisch zu vertiefter Einatmung.
- „Leises Atmen“ führt zu einem langsameren Einströmen der Luft.
- PNF (▶ 2.32): AT mit manueller Fazilitation
- Apparative Atemhilfen (s. u.)

### Förderung der Ausatmung

**Ziele:** Sekrettransport mundwärts, Pneumoniefreiheit, Thoraxmobilität erhalten/steigern, verbesserte VK, Sekretolyse.

- Mit dem max. AA-Strom Zahlen, Namen oder Figuren schreiben
- Luft ausblasen: vorgehaltenes Tuch so lange wie möglich mit AA in Bewegung bringen, gedachte Kerzenflamme durch Anblasen lange flackern lassen.
- Langes, tönendes Ausatmen: Vokale wie „aah“, „ooh“ (Staunen) oder „huh“ (Sturm).
- Sprechen von Konsonanten wie „ffff…“, „ssss…“, „schschsch…“, „mmm…“ bremst den Ausatemstrom und fördert den nächsten tiefen Einatemzug.
- Lippenbremse: Blasen bei leicht aufeinander gehaltenen Lippen (Weithalten der Luftwege durch Rückstau). Luft max. ausatmen.
- Manueller Druck am Thorax zur Unterstützung der AA
- Gedachte(n) Scheibe/Spiegel behauchen
- PNF: AT mit manueller Fazilitation
- Apparative Atemhilfen (s. u.)

## Atmung und Bewegung

**Ziele:** Pneumoniefreiheit, Thoraxmobilität erhalten/verbessern, verbesserte VK, Sekretolyse.

Bewegungen von Rumpf und Extremitäten ausführen, die weiterlaufend eine Rippenhebung oder -senkung bewirken, gleichzeitig den Pat. zum tiefen Ein- oder Ausatmen auffordern. Der ungestörte Atemfluss erfordert Schmerzfreiheit in allen ASTEn und bei allen Bewegungen.

### Aktive oder passive Dehnzüge

Extremitäten bei der Einatmung dehnen (Arme in max. Flex.); bei der Ausatmung entweder lockerlassen, in der erreichten Stellung halten oder weiterdehnen.

Beispiele:

- Mit einem Arm und evtl. gleichseitigem Bein in Mondsichellage (▶ Abb. 1.8), unterlagerter SL, Sitz oder Stand
- Mit beiden Armen in RL (BWS in Ext. unterlagert), Sitz oder Stand

### Aktive Bewegungen

- In Sitz oder Stand Bewegungen mit Geräten, die eine EA bzw. AA provozieren. Geeignete Geräte: Stäbe, Reifen, Gymnastik- und Thera-Bänder, Schwungtuch.
- PNF (▶ 2.32): Armmuster uni- oder bilateral, Skapula-Pelvis-Muster in SL, Stretch am Sternum nach der AA, Chopping, Lifting.

**Tipps und Fallen**
Bei älteren Patienten abnehmende Thoraxelastizität und zunehmend fixierte BWS-Kyphose bedenken und die Dehnung entsprechend dosieren.



### Dehnlagen und -stellungen

**Ziele:** Sekretolyse und Sekretabtransport, Pneumoniefreiheit, Thoraxmobilität erhalten/verbessern, verbesserte VK, anschließend erleichterte Atemarbeit.

#### Dehnlagen nach Haase

Mondsichellage (▶ Abb. 1.8), Drehdehnlage (▶ Abb. 1.9), Rollenlagerung (▶ Abb. 1.10), Rückwärtsabhängen (▶ Abb. 1.11).

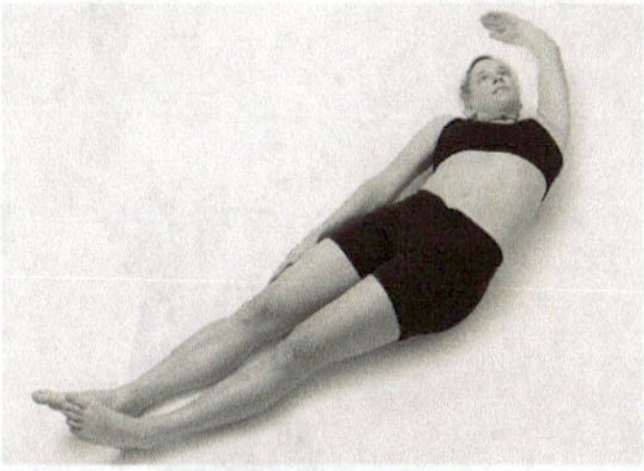

Abb. 1.8 Mondsichellage [K162]

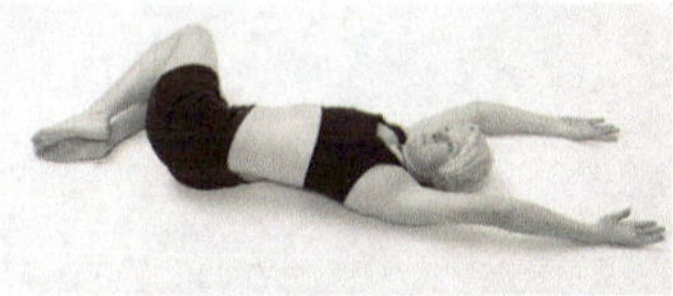

Abb. 1.9 Drehdehnlage [K162]

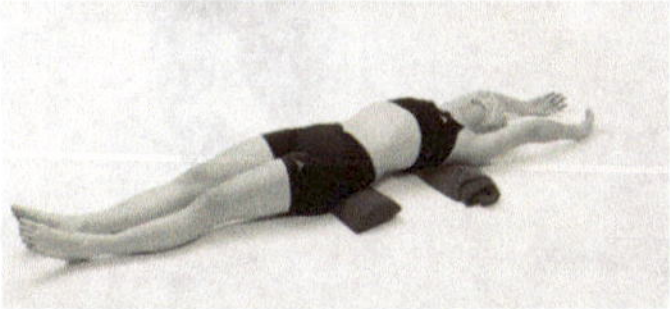

Abb. 1.10 Rollenlagerung [K162]

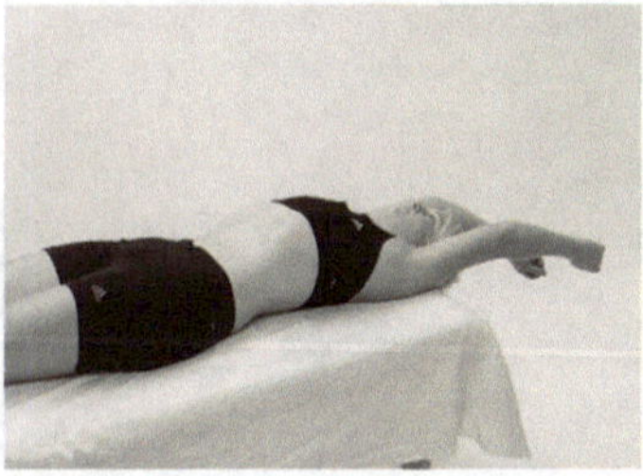

Abb. 1.11 Rückwärtsabhängen [K162]

Dehnlagen lassen sich gut mit verschiedenen Grifftechniken am Thorax kombinieren (s. u.).

#### Dehnstellungen (z. T. modifiziert aus dem Hatha-Yoga)

„Fisch" (▶ Abb. 1.12), „Kobra" (▶ Abb. 1.13), „Rutschbahn" vorwärts/rückwärts (▶ Abb. 1.14), „Vogel" in BL und Stand (▶ Abb. 1.15).

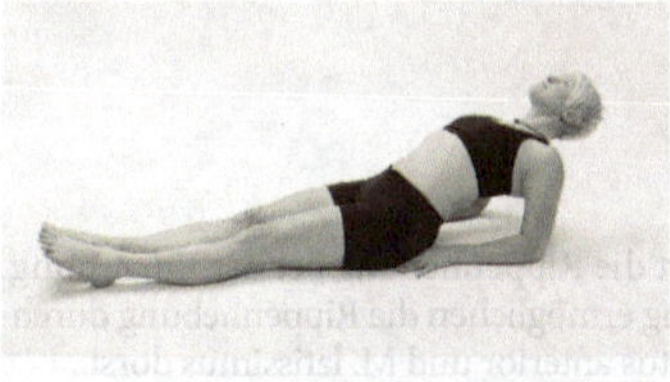

Abb. 1.12 Dehnstellung aus Hatha-Yoga: „Fisch" [K162]

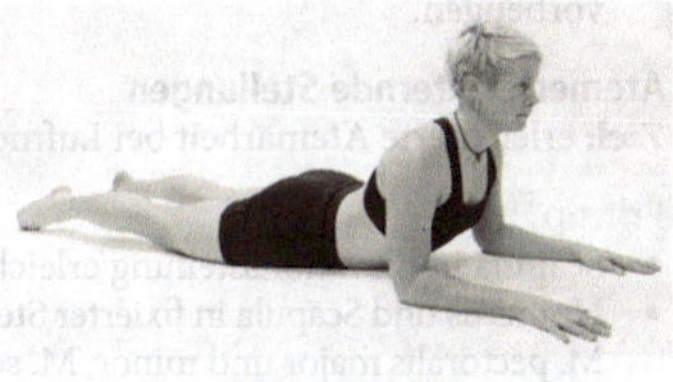

Abb. 1.13 Dehnstellung aus Hatha-Yoga: „Kobra" [K162]

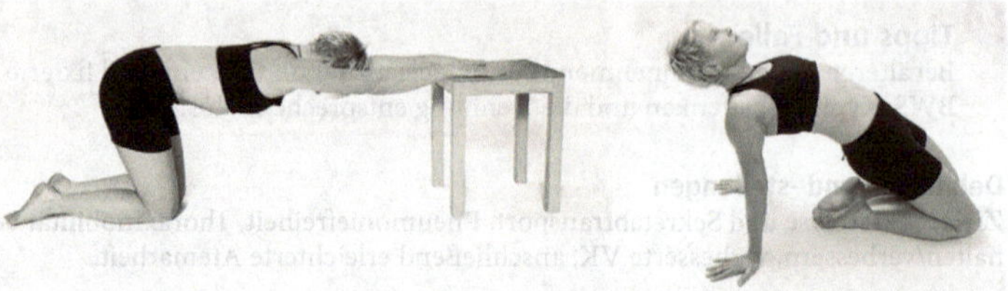

Abb. 1.14 Dehnstellung: „Rutschbahn" a) vorwärts b) rückwärts [K162]

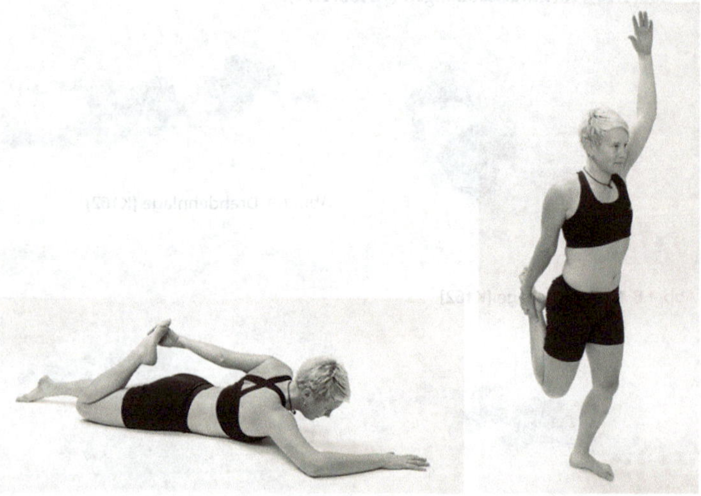

Abb. 1.15 Dehnstellung aus Hatha-Yoga: „Vogel" a) in Bauchlage; b) im Stand [K162]

**Ausführung**
Stellungen langsam einnehmen, auf Ext. der BWS und Beschwerdefreiheit achten. 10 Sek. bzw. 6–7 Atemzüge (oder länger) verharren, Leistungsgrenze respektieren. Submaximal mehrere tiefe, langsame AZ. Stellung langsam und schrittweise verlassen, ausruhen.

! Max. Ausatmen in Einatemdehnstellungen bewirkt eine optimale Verschiebung der beiden Pleurablätter und kann so einer Adhäsion in diesem Bereich vorbeugen.

## Atemerleichternde Stellungen

**Ziel:** erleichterte Atemarbeit bei Luftnot.

### Prinzip

- Scapula in Elevationsstellung erleichtert die Rippenhebung bei der Einatmung.
- Humerus und Scapula in fixierter Stellung ermöglichen die Rippenhebung durch M. pectoralis major und minor, M. serratus anterior und M. latissimus dorsi.
- Ein nach leicht vorn geneigter Oberkörper erleichtert das Absenken des Zwerchfells beim Einatmen durch Vorfallen des Bauchs mithilfe der Schwerkraft.

**Beispiele**
- Kutschersitz
- Stand mit ventral aufgestützten Händen oder Ellenbogen am Tisch oder auf den eigenen Oberschenkeln
- Sitz vor dem Tisch mit aufgestützten Ellenbogen
- SL, Oberkörper erhöht, mit einem Arm nach vorn abgestützt

Der Patient spürt, welche Stellung seine Atmung am besten erleichtert.

## Grifftechniken am Thorax

### Massagegriffe

**Ziele:** Normotonus in Haut, Bindegewebe und Muskulatur, erleichterte Atemarbeit, verbesserte VK.
- Ausstreichungen und Einfingerzirkelungen in den Interkostalräumen
- Hautabhebegriffe, Hautrollungen
- Griffe aus der RAT
- Erhöhung der Effektivität bei Einnahme von Dehnlagen (s. o.)
- Thoraxangrenzende Gebiete mitbehandeln: Nacken, Schulter, Bauch, Lendenregion

### Passive Hilfe beim Ausatmen

**Ziele:** erleichterte und verlängerte Ausatmung, Sekretolyse und Sekretabtransport, reflektorisch tieferes Einatmen.
- Hand über Hand auf dem Sternum, Druckrichtung: kaudal, dorsal
- Hände jeweils seitlich auf den Rippen (ca. V.–VII. Rippe), Druckrichtung: kaudal, medial

Ausführung: Der Th. soll sich zunächst am Atemrhythmus des Pat. orientieren, dann die Ausatemphase manuell verlängern, aber nicht gegen den Widerstand des Pat. arbeiten.

## Sekretlösung, -förderung und -abgabe

**Ziel:** Sekret soll sich verflüssigen und von der Bronchialwand lösen.

### Vibrationen am Thorax

- Hohlhandklatschungen, Klopfungen. **KI:** starker Bronchospasmus oder starke Schwellung der Bronchialschleimhaut
- Manuelle Vibrationen während der AA
- Apparativ: Vibrax®, Vibramat® (nur auf Wunsch des Pat., da eine sekretlösende Wirkung nicht nachgewiesen ist), Acapella
- Tönende Ausatmung: wiederholte Zischlaute (ß-ß-ß, sch-sch-sch) oder Verschlusslaute (p-p-p, t-t-t, k-k-k), Brummen (mmh)

### Autogene Drainage (nach J. Chevaillier)

Je nach Lokalisation des Sekrets in entsprechenden Atemlagen atmen.
- Zum Beispiel von ERV bis zur Atemmittellage langsam einatmen ohne Einsatz der Atemhilfsmuskulatur: eigenständige Kontrolle durch Handkontakt auf Sternum und Bauch. Luft kurz anhalten, Ausatmen ohne Anstrengung, erst am Ende der Ausatemphase Atemhilfsmuskulatur einsetzen. Bei vorzeitigem Bronchialkollaps mit dosierter Lippenbremse oder gegen die flache Hand ausatmen. Diese Atemweise wiederholen, bis abgehustet bzw. geräuspert werden kann.
- Ebenso im Bereich um die Atemmittellage verfahren.
- Befindet sich Sekret in zentralen Luftwegen: ab Atemmittellage bis ins IRV hineinatmen.
- Husten so lange wie möglich hinauszögern.

- Sekret schonend mit wenigen, kurzen Hustenstößen abgeben, räuspern.
- Zusatzmaßnahmen: Inhalation (s. u.), ätherische Salben (unter der Nase verreiben), warme Getränke, feucht-heiße Wickel, Heiße Rolle oder heiße Kompressen (▶ 1.3.12); körperliche Aktivität innerhalb der zulässigen Belastbarkeit.

### Hustentechniken

**Ziele:** Sekretfreiheit, erleichterte Atemarbeit.

#### Ausführung

- **Trockener Reizhusten:** Hustenreiz dämpfen, Luft kurz anhalten, langsam/oberflächlich/durch die Nase (ein-)atmen, konzentrieren (z. B. auf Atembewegung od. Auflagefläche), warmes Getränk, Hustenbonbon.
- **Schonende Sekretabgabe:** vor dem Husten etwas Luft abatmen, räuspern oder hüsteln statt husten, wenn möglich gegen die geschlossenen Lippen hüsteln. Autogene Drainage (s. o.) statt Dauerhusten.
- **Huffing:** Hustentechnik ohne Verschluss des Kehlkopfs. Submax. durch die Nase einatmen (ca. 70 % der VK), mit 4–5 schnellen Luftstößen ausatmen (hauchen). Nur wenige Wiederholungen wegen großer Anstrengung.

**Tipps und Fallen**
Narben oder andere schmerzhafte Stellen am Rumpf mithilfe eines weichen Handtuchs oder Kissens fixieren.

### Drainagelagerungen

▶ Abb. 1.16, ▶ Abb. 1.17, ▶ Abb. 1.18
Lagerungen, die den Sekretabfluss aus einzelnen Bronchialabschnitten durch Einwirkung der Schwerkraft begünstigen, besonders effektiv in Kombination mit Vibrationen und tiefer Atmung.
**Ziele:** Sekretfreiheit, erleichterte Atemarbeit.

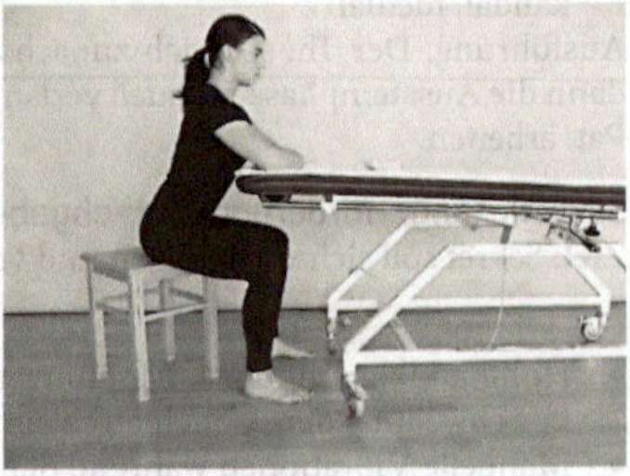

Abb. 1.16 Drainagelagerung für die kraniodorsalen Lungensegmente [O475]

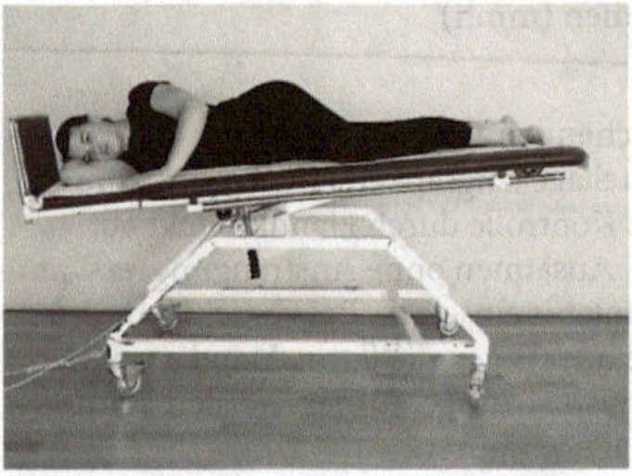

Abb. 1.17 Drainagelagerung für die mittleren Lungensegmente [O475]

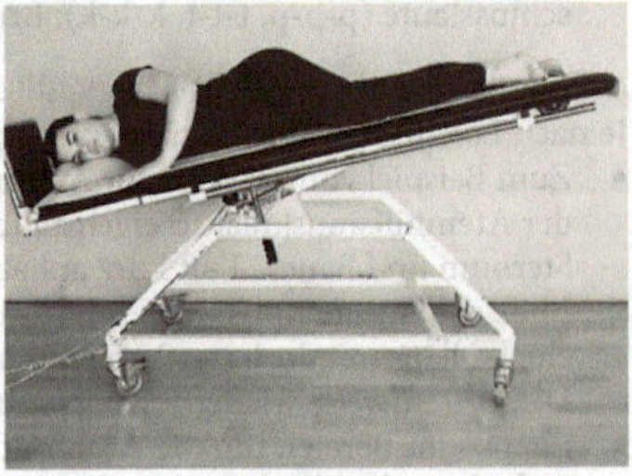

Abb. 1.18 Drainagelagerung für die unteren Lungensegmente [O475]

**Umlagerungen**
Bei Bettlägerigkeit ist ca. alle 30–60 Min. ein Wechsel zwischen SL, RL, Sitz und ggf. BL erforderlich.
**Ziele:** optimale Belüftungs- und Durchblutungsverhältnisse, Unterstützung des Sekrettransports in Richtung der zentralen Bronchien.

**Zwerchfellatmung (Bauchatmung)**
**Ziele:** physiologisches Atmen, Normotonus der Muskulatur, Wahrnehmungs-, Konzentrations- und Entspannungsfähigkeit, innere Gelassenheit.

**Atemwahrnehmung**
Mit gezielten Fragen/Formulierungen Aufmerksamkeit auf die Wahrnehmung lenken:
- Geräusch des Atmens: Wann? Wie laut?
- Temperatur der Atemluft: Wann warm/kalt?
- Atemräume: Wie weit sind Nase, Rachen, Brustkorb?
- Atembewegung: Wo? Wie groß?
- Dauer der Atemphasen: Wie lange ein/aus/Pause?
- Geschwindigkeit des Luftstroms: Wann schnell/langsam? Wann steht der Luftstrom?

! Keine Bewegungsaufträge erteilen wie „gegen die Hand atmen“, „Bauch verschieben“.

**Körperwahrnehmung**
- Auflageflächen: Wo? Wie breit? Wie fest?
- Gelenkstellungen: Wie groß ist der Winkel?
- Hauttemperatur: Wie warm/kalt?
- Körperräume: Wie groß?
- Aktive und passive Bewegung: Wie gut fließt sie? Wie weit geht sie? Wie ist das Ende?

**Bildhafte Vorstellungen**
- Atem kommen lassen, gehen lassen und warten, bis er von alleine wiederkommt (I. Middendorf).
- Licht strömt mit jedem Atemzug ein.
- Luft strömt durch die Achselhöhle oder zum Beckenboden ein und aus.
- Mit jedem Atemzug ein kleines Stück wachsen.

**Zusatzmaßnahmen**
Entspannungs- und Konzentrationsübungen, Übungen aus Tai-Chi, Traumreisen, Massagen.

**Apparative Atemhilfen**
Beatmung auf der Intensivstation (▶ 1.6.3).
Wenn andere AT-Maßnahmen die zu verfolgenden Ziele ebenso gut erreichen, sind sie den apparativen Hilfen vorzuziehen. Bei den Apparaten unbedingt auf Hygiene achten: Geräte sachgemäß desinfizieren, Einmalgeräte häufiger austauschen.
Dauer und Häufigkeit der Anwendung sind, wenn nicht angegeben, für jeden Patienten individuell festzulegen. Sie richten sich nach dem Schweregrad der Atemfunktionsstörung und dem Kräftezustand des Patienten.

**IPUP (Intrapulmonale Perkussion oder Jet-Inhalation)**
**Ziel:** Verflüssigung des Bronchialsekrets.

Kombination von Inhalation mit Vibration in den Atemwegen. Mithilfe von Druckluft werden vibrierende Gasimpulse erzeugt. Der Pat. atmet 5–10 Min. durch ein Mundstück (Maske oder Tubus).

**„Atemtrainer"**

**Ziele:** Eröffnete Atelektasen, optimale Sauerstoffverteilung und Diffusion, Sekretolyse, verbesserte VK.

### Atemflussorientierte Geräte

- Zum Beispiel Triflo II®: Kunststoffgerät mit drei unterschiedlich gefärbten Bällen in drei Kammern. Der Pat. atmet über ein flexibles Rohrstück durch diese Kammern ein, durch den Sog steigen die Bälle auf. Zur Ausatmung Mund vom Gerät absetzen. Ein zu schnelles Einatmen wird verhindert, da einer der Bälle unten bleiben soll. Pat. zum langsamen und lang anhaltenden Einatmen motivieren.
- Mediflo®: Im Unterschied zum Triflo II® *ein* Ball in *einer* Kammer. Der Flow kann variabel zwischen 200 und 1.200 ml/Sek. eingestellt werden. Der Pat. soll den Ball über möglichst lange Zeit oben halten (engl.: sustained maximal inspiration, SMI). Verwendung beider Geräte möglichst stündlich über mind. 10 AZ. Unbedingt auf ruhiges Ausatmen und endexspiratorische Atempause hinweisen.

### Volumenorientierte Geräte

**Ziele:** offene Bronchiolen und Alveolen in der Ausatemphase, Sekretolyse.

- Zum Beispiel Coach® oder Voldyne®: Die Geräte sind mit einem Spirometer vergleichbar. Die Anzeige des eingeatmeten Volumens motiviert zur Steigerung. Anwendung stündlich, jedoch wegen Hyperventilationsgefahr nicht mehr als max. 6–8-mal ausatmen lassen und auf langsames Atmen und lange endexspiratorische Pausen achten.
- Flutter (VRP 1®): trillerpfeifenähnliches Instrument mit einliegender schwerer Metallkugel. Der Pat. atmet durch das Gerät aus. Die Metallkugel erzeugt durch kurze Unterbrechung des Luftstroms einen positiv schwankenden Druck.
- Acapella: AA-Trainer, der Vibrationen erzeugt. Der Widerstand ist individuell einstellbar.

### Atemtrainer für Kinder

Coach 2 for Kids, „Hui", Windmühlen, Seifenblasen, Blasinstrumente.

## Literatur


Brüne L, Bickel B. Die Reflektorische Atemtherapie. München: Pflaum, 2009.

Ehrenberg H, Giebel O, Kuhlenbäumer Ch, Möller Ch. Atemtherapie in der Physiotherapie. 2. A. München: Pflaum, 2001.

Faller N. Atem und Bewegung. 2. A. Berlin: Springer, 2009.

Göhring H. Atemtherapie – Therapie mit dem Atem. Stuttgart: Thieme, 2001.

Lodes H. Atme richtig. 2. A. München: Goldmann, 2000.

Middendorf I. Der erfahrbare Atem. 9. A. Paderborn: Junfermann, 2007.

Rutte R, Sturm S. Atemtherapie. 2. A. Berlin: Springer, 2010.

Schmidt KL, Drexel H, Jochheim KA. Lehrbuch der Physikalischen Medizin und Rehabilitation. 7 A. München: Elsevier/Urban & Fischer, 2000.

Van Gestel A, Teschler H. Physiotherapie bei chronischen Atemwegs- und Lungenerkrankungen. 2. A. Berlin: Springer, 2014.

### 1.3.5 Mobilisationstechniken

*Gisela Ebelt-Paprotny, Ursula Wappelhorst*

Mobilisationstechniken werden im Rahmen der Therapie zur Verringerung vorhandener Bewegungseinschränkungen eingesetzt. Die Ursachen für Bewegungseinschränkungen können vielfältig sein und erfordern jeweils unterschiedliche therapeutische Interventionen. Grundsätzlich lassen sich *reflektorisch* und *strukturell* bedingte Bewegungseinschränkungen unterscheiden. Während reflektorische Bewegungseinschränkungen durch Schmerzen und/oder damit einhergehender Bewegungsangst verursacht werden, liegen bei strukturellen Einschränkungen Veränderungen innerhalb verschiedener Bindegewebsstrukturen wie z. B. der Gelenkkapsel, der Muskulatur oder der neuralen Strukturen vor (sog. Cross-Links). In der Praxis ist der Übergang fließend, sodass Bewegungseinschränkungen häufig durch beide Faktoren bedingt sind.

#### Behandlung reflektorisch bedingter Bewegungseinschränkungen

Bei der Behandlung reflektorischer Bewegungseinschränkungen stehen **Bewegungen im schmerz- bzw. spannungsfreien Bereich** im Vordergrund. Vereinfacht kommt es hierbei durch eine Reizung dick myelinisierter afferenter Nerven (A-Fasern) zu einer Hemmung der Reizweiterleitung dünn- oder unmyelinisierter Affenrenzen (C-Fasern) nach zentral (sog. Gate-Control-Mechanismus).

**Ziele**

- Schmerzlinderung über den Gate-Control-Mechanismus
- Senkung des Muskeltonus
- Senkung der sympathischen Reflexaktivität
- Lokale Anregung der Stoffwechselaktivität im Gewebe und damit positiver Effekt auf die Wundheilung (▶ 4.1.1)
- Verbesserung der Bewegungsqualität

##### Bewegungen im schmerz- bzw. spannungsfreien Bereich

Im Rahmen der Therapie eignen sich z. B.

- passive translatorische oder rotatorische Bewegungen wie intermittierende Traktions- oder Gleitbewegungen in der jeweils aktuellen Ruhestellung bis Stufe 2 (▶ 2.21).
- hubfreie bzw. hubarme aktive/assistive Bewegungen wie z. B. Pendelübungen, Bewegungen unter Abnahme der Eigenschwere im Schlingentisch (▶ 2.36), hubfreie Mobilisation nach Klein-Vogelbach (▶ 2.14).
- aktive Bewegungen im schmerzfreien Bewegungsausmaß.
- passive Bewegungen, z. B. auf der Motorschiene (v. a. im Rahmen der postop. Nachbehandlung).

Darüber hinaus kann die Beweglichkeit über folgende Techniken gezielt erarbeitet werden:

##### Betontes Arbeiten am Bewegungsende

Der Pat. bewegt zunächst aktiv bis an sein aktuelles Bewegungsende. Der Th. bewegt *etwas* vom Bewegungsende weg (ca. 5–10°). Dann bewegt der Pat. vorsichtig aktiv weiter in die gewünschte Bewegungsrichtung. Einige Male wiederholen, bis keine Bewegungszunahme mehr erreicht wird.

**Beispiel** eingeschränkte Knieflexion: Der Pat. bewegt das Knie gegen leichten Führungswiderstand des Th. in die max. mögliche Flex., dann etwas in die Ext., anschließend wieder in die Flex. usw.

1

#### Reziproke Hemmung (Sherrington 2)

Am Bewegungsende den Agonisten einige Sek. statisch gegen den Widerstand des Th. anspannen lassen, wodurch es zu einer Hemmung des antagonistischen Muskels kommt. Anschließend durch Nachlassen des therapeutischen Widerstands in die gewünschte Richtung weiterbewegen.

**Beispiel** eingeschränkte Knieflexion: In max. möglicher Knieflex. spannt der Pat. einige Sekunden stat. in die Flex. an (reziproke Hemmung des M. quadriceps). Anschließend bewegt er *ohne* zwischenzeitliche Entspannung aktiv weiter in die Flex.

! Bei bewegungsstabilen Frakturen *nicht* mit Widerständen dist. der Fraktur und langen Hebeln arbeiten.

#### Agistisch-exzentrische Kontraktion (AEK)

▶ 2.7

Der Pat. geht aktiv an sein aktuelles Bewegungsende. Der Th. bewegt nun den betr. Körperabschnitt exzentrisch vom Bewegungsende weg (Kommando: „bremsen"); anschließend wird erneut konzentrisch in die eingeschränkte Richtung bewegt (Verhältnis Exzentrik : Konzentrik = 2 : 1). Wiederholungen, so lange keine Schmerzen und/oder Ausweichbewegungen auftreten und die Kraft des Pat. nicht nachlässt.

**Beispiel** eingeschränkte Knieflexion: Aus max. Knieflex. bremst der Pat. die Bewegung des Th. in Richtung Knieext. ab (exzentrische Muskelaktivität). Anschließend bewegt er wieder konzentrisch in die max. Knieflex.

! Bei bewegungsstabilen Frakturen *nicht* mit Widerständen dist. der Fraktur und langen Hebeln arbeiten.

#### Postisometrische Relaxation (PIR)

Den hypertonen Muskel am aktuellen Bewegungsende für mind. 30 Sek. gegen leichten Widerstand anspannen. Anschließend zunächst entspannen, dann den betr. Körperteil mit der Eigenschwere sinken lassen oder aktiv in die gewünschte Richtung bewegen.

**Beispiel** eingeschränkte Knieflexion: In max. möglicher Knieflex. spannt der Pat. statisch in Richtung Knieext. an. Anschließend erst entspannen, dann den Unterschenkel mit der Eigenschwere in die Flex. sinken lassen oder aktiv in Flexion bewegen.

#### Quermassage

Den Muskel in eine schmerzfreie Dehnstellung bringen und die Extremität in dieser Stellung unterstützen. Auf dem Muskelbauch, quer zum Faserverlauf, mit dem Handballen flächig und langsam, mit gleichbleibendem Druck, massieren. Bei sicht- oder spürbarer Tonussenkung weiter in die Dehnstellung gehen.

! Nicht direkt im Wundgebiet sowie über Osteosynthesematerial massieren.

**Beispiel** eingeschränkte Knieflexion: Das Knie befindet sich in max. möglicher Knieflex. (z. B. im Überhang). Die Quermassage wird auf dem M. quadriceps durchgeführt.

#### Querfriktion (Deep Friction) nach Cyriax

▶ 2.10

Die Ausgangstellung des betr. Gelenks richtet sich nach der zu behandelnden Struktur: Muskeln/Sehnen mit direktem Ansatz am Knochen werden in Annäherung, bei indirektem Ansatz in leichter Vorspannung eingestellt. In dieser Position erfolgt die Friktionsmassage *quer* zum Faserverlauf mit Druck in *eine* Richtung (Therapeutenhand bewegt ohne Druck zurück). Durch den mechanischen Reiz

kommt es u. a. zu einer lokalen Durchblutungssteigerung und vermehrten Histaminausschüttung im Gewebe, was sich wiederum positiv auf die Wundheilung auswirkt (▶ 4.1.1).
Die Friktionsmassage wird für 3–5 Min. mit gleichbleibendem Druck durchgeführt. Die Dosierung wird so gewählt, dass ein evtl. auftretender Schmerz gut erträglich ist und innerhalb der ersten 1–2 Min. verschwindet.

! Rücksprache mit dem Pat.

Bleibt der Schmerz gleich oder nimmt zu:

- Dosierung überprüfen
- Gelenkeinstellung überprüfen
- Vorbereitende Maßnahmen überdenken
- Struktur für die Maßnahme evtl. noch zu gereizt (ggf. den Muskel mehr in Annäherung bringen)

! *Nicht* nach lokalen Kortisoninjektionen innerhalb der letzten 5 Tagen oder bei vorhandenen Kalkdepots.

#### Funktionsmassage nach Evjenth/Terrier

Vor Beginn wird das Gelenk einige Male passiv bewegt, um das schmerzfreie Bewegungsausmaß zu testen. Dann in Annäherung des Muskels mit dem Handballen der einen Hand einen manuellen, längs zum Faserverlauf nach proximal gerichteten Druck auf den Muskelbauch ausüben (Hautreserve geben). Gleichzeitig mit der anderen Hand den Muskel über eine anguläre Bewegung *in Dehnstellung* bewegen (ggf. unter leichter Traktion). Anschließend den Muskel wieder annähern und den Druck lösen. So den ganzen Muskelbauch durcharbeiten.
**Beispiel** eingeschränkte Knieflexion: Das Knie befindet sich zunächst in Ext. Die Funktionsmassage wird auf dem M. quadriceps durchgeführt, während die andere Hand des Th. das Knie passiv, soweit schmerzfrei möglich, in Flex. bewegt.

#### Mobilisierende Massage nach Klein-Vogelbach

▶ 2.14

Im Gegensatz zur Funktionsmassage werden bei der mobilisierenden Massage die Muskulatur und das umliegende Gewebe bevorzugt *in Annäherung* bearbeitet. Während der Th. den zu behandelnden Muskel über die Extremität in Annäherung bewegt, wird der Muskel quer zum Faserverlauf bearbeitet. Dadurch zielt die mobilisierende Massage v. a. auf die Verbesserung der intra- und intermuskulären Koordination.
**Beispiel** eingeschränkte Knieflexion: Der Pat. liegt in RL. Der Th. steht neben der Bank und hält den Unterschenkel des Pat. auf seinem Unterarm. Er umgreift von medial gelenknah den dist. Oberschenkel und den prox. Unterschenkel. Dann bewegt er das Knie des Pat. über Gewichtsverlagerung aus der Extension/AR in die Flexion/IR, während er mit beiden Händen die Muskulatur gegenläufig massiert.

### Behandlung strukturell bedingter Bewegungseinschränkungen

Erhält ein Gewebe über einen längeren Zeitraum keine ausreichenden Bewegungsreize, kommt es zunächst zur Bildung sog. **wasserlöslicher Cross-Links.** Diese sind i. d. R. durch die gleichen Maßnahmen zu beeinflussen wie reflektorische Bewegungseinschränkungen. Allerdings wird hierbei stärker in den Gewebewiderstand hinein bewegt.
Bei andauernder Immobilisation entstehen daraus wasserunlösliche, sog. **pathologische Cross-Links** innerhalb der verschiedenen Bindegewebsstrukturen bzw. Adhäsionen innerhalb der Kapsel (z. B. Recessus suprapatellaris). Diese zeigen sich klinisch u. a. durch ein verändertes, sehr fest-elastisches Endgefühl (Manuelle

Therapie, ▶ 2.21). Die Beeinflussung dieser pathologischen Cross-Links erfordert eine deutlich höhere Intensität und Dauer der Behandlung. Der Behandlungserfolg ist deshalb in hohem Maße von der Compliance des Pat. und der regelmäßigen Durchführung von Eigenübungen abhängig. Im Vordergrund stehen **regelmäßige, endgradige Belastungen** des betr. Gewebes.

### Ziele

- Abbau pathologischer Cross-Links/Lösen von Adhäsionen innerhalb der Gelenkkapsel, des intramuskulären bzw. intraneuralen Bindegewebes, zwischen angrenzenden Gewebeschichten
- Organisation und Ausrichtung der kollagenen Faserstruktur innerhalb des Gewebes
- Wiederherstellen des physiologischen Rollgleitverhaltens innerhalb des Gelenks (Arthrokinematik)

Je nach Gewebeart kommen spezifische Techniken zum Einsatz:

### Bewegungseinschränkungen durch die Gelenkkapsel

**Traktions- und Gleitmobilisation**

Manuelle Therapie ▶ 2.21.

In möglichst endgradiger Gelenkstellung erfolgt die Mobilisation zwischen Stufe 2 und 3 (Straffen und Dehnen) senkrecht zur Behandlungsebene (Traktion) bzw. parallel zur Behandlungsebene (Gleitmobilisation).

! *Nicht* bei starken Schmerzen, Hinweis auf eine Arthritis oder knöchernem Bewegungsstopp.

**Beispiel** eingeschränkte Knieflexion: Knie in max. Flex. bringen und dort stabilisieren. Dann die Patella parallel zum retropatellaren Gleitlager bis Stufe 3 nach distal schieben. Dort etwa 10 Sek. halten. Dann lösen bis Stufe 2, danach erneut in Stufe 3 bewegen.

! Eine Gleitmobilisation kann auch in Kombination mit angulären Bewegungen erfolgen (Mulligan, ▶ 2.24).

! Eine Gleitmobilisation unter Kompression fördert die Stimulation der Matrixproduktion des hyalinen Gelenkknorpels und verbessert die physiologische Gleitfähigkeit zwischen den Gelenkflächen.

### Bewegungseinschränkungen durch (intramuskuläres) Bindegewebe

**Manuelles Querdehnen**

ASTE so wählen, dass der Th. mit der Schwerkraft dehnen kann. Den Muskel über das Gelenk soweit wie möglich in Vordehnung einstellen. Den Muskelbauch mit einer Hand flächig umfassen (Hautreserve geben), während die andere Hand die Gelenkstellung stabilisiert. Dann den Muskel *quer* zum Faserverlauf in der Tiefe verschieben. Gleichzeitig kann der Pat. den Muskel während der Dehnung für einige Sek. gegen Widerstand anspannen. Anschließend erst entspannen, dann weiter dehnen.

**Beispiel** verkürzte Hüftadduktoren: In RL das Bein in max. möglicher Abd. einstellen, die Adduktoren großflächig umfassen und quer zum Faserverlauf dehnen.

! *Nicht* bei stark ansatzgereizten Muskeln.

**Längsdehnen**

Manuelles statisches Dehnen über ein oder mehrere Gelenke. Bei strukturellen Verkürzungen die Dehnung regelmäßig und über längeren Zeitraum (mind. 3 Min.) durchführen.

Alternativ während der Dehnung den betr. Muskel am Bewegungsende ca. 10 Sek. gegen Widerstand des Th. anspannen. Anschließend zunächst entspannen, dann aktiv (unter Ausnutzung der reziproken Hemmung) oder passiv weiter in die eingeschränkte Richtung bewegen (**Anspannungs-Entspannungs-Dehnen**). Eine Vorbereitung der Dehnung kann durch lokale Wärmeanwendung, z. B. Heiße Rolle (▶ 1.3.12), erfolgen.

! Bei arthrogener Problematik das betr. Gelenk einstellen und über das nicht betr. Nachbargelenk dehnen.

! Insbesondere durch intermittierende Dehnungen kommt es zur Freisetzung des Enzyms Kollagenase, das den Abbau pathologischer Cross-Links unterstützt.

**Beispiel** eingeschränkte Knieflex. durch verkürzten M. rectus femoris: Kniegelenk in max. Flex., Hüftgelenk in max. Ext. einstellen und längs zum Faserverlauf dehnen (auf mögliche Ausweichbewegungen, z. B. in der LWS, achten). In max. Dehnstellung des Muskels spannt der Pat. statisch in Richtung Knieext. oder Hüftflex. an. Anschließend erst entspannen, dann passiv oder aktiv weiter in die Knieflex. bewegen.

! Bei der Dehnung zweigelenkiger Muskeln muss bei der Ausgangsstellung darauf geachtet werden, dass es nicht zu einer Irritation neuraler Strukturen (z. B. N. femoralis) kommt. Bei Auftreten eines neuralen Dehnschmerzes oder Parästhesien im neuralen Versorgungsgebiet den entsprechenden Nerv über das distale Gelenk entlasten.

**Querfriktion (Deep Friction) nach Cyriax**

▶ 2.10

Neben dem positiven Einfluss auf die Wundheilung können Querfriktionen helfen, Adhäsionen zwischen verschiedenen Gewebeschichten zu lösen. Daher können sie auch bei der Behandlung struktureller Einschränkungen angewendet werden (▶ Behandlung reflektorisch bedingter Bewegungseinschränkungen).

**Faszientechniken**

▶ 2.12, ▶ 2.13

Faszien sind bindegewebige Hüllen, die alle Organsysteme und Muskeln umschließen und somit über den gesamten Körper ein Kontinuum bilden. Sie ermöglichen u. a. die reibungsfreie Bewegung verschiedener Strukturen gegeneinander (z. B. zwischen Muskeln und/oder Organen). Ist diese Mobilität gestört, können daraus Bewegungseinschränkungen resultieren, die sich über entsprechende Techniken beeinflussen lassen.

**Narbenmobilisation**

Narbengewebe ist häufig unelastisch und kann Adhäsionen mit tiefer liegenden Gewebeschichten aufweisen. Dadurch kann es zu Bewegungseinschränkungen und Störungen in anderen Körperabschnitten kommen. Der Behandlung von Narben direkt im Anschluss an die Wundheilung kommt daher eine wesentliche Bedeutung zu, wobei die physiologischen Wundheilungsphasen zu berücksichtigen sind (▶ 4.1.1). Vorrausetzung ist eine reizlose Wundsituation.

Die wichtigste Adhäsionsprophylaxe sind auch hier **endgradige anguläre Bewegungen,** die regelmäßig aktiv und/oder passiv mit max. Bewegungsausschlag durchgeführt werden. Am Bewegungsende ca. 2–3 Min. halten.

Die eigentliche Narbenmobilisation beginnt mit sanften Verschiebungen am Narbenrand, z. B. Zirkelungen, Knetungen, vorsichtige Längsdehnung der Narbe, Hautrollungen auf die Narbe zu, sanftes Verschieben der Narbe quer zum Verlauf.

! Durch den Einsatz spezieller Narbensalben (z. B. Gelée royale, Ringelblumensalbe, Contractubex®) kann die Elastizität des Narbengewebes erhöht werden.

Mit zunehmender Stabilität des Gewebes (▶ 4.1.1) wird schmerzabhängig mehr in die Tiefe gearbeitet:

- BGM (▶ 2.4): Anhaken der Narbenränder
- Fixieren der Narbe bei gleichzeitiger Gelenkbewegung durch den Patienten
- Ggf. Schröpfen der Narbe
- E-Therapie: Iontophorese mit Kaliumjodat, Ultraschall (▶ 1.3.13)
- Elastisches Taping (▶ 3.3.6) direkt auf der Narbe (auch spez. Narbentapes)
- Dehnen der Narbe in Längsrichtung, auch über Dehnlagen und TAZ (▶ 1.3.4)

! *Kein* Auseinanderziehen der Narbenränder

### Bewegungseinschränkungen durch neurale Strukturen

Nach Verletzungen oder durch Immobilisation kann es zu Adhäsionen innerhalb des Nervs (intraneural) und/oder mit dem angrenzenden Gewebe (extraneural) kommen. Dies führt zu einer Dysfunktion der mechanischen und physiologischen Eigenschaften des betr. Nervs.
Zur Wiederherstellung der physiologischen Gleitfähigkeit kommen spezifische neurodynamische Mobilisationstechniken zum Einsatz (Neurodynamik, ▶ 2.27), die hier nur kurz dargestellt werden.

**Bewegen der angrenzenden Gewebe**

Hierbei wird der Nerv über alle beteiligten Gelenke in eine schmerzfreie Vorspannung gebracht und dann das entsprechende Gewebe über angemessene Techniken behandelt (z. B. Funktionsmassagen, Gelenkmobilisation).
**Beispiel** verminderte Gleitfähigkeit des N. ischiadicus: Der Pat. steht vor der Bank und legt den Oberkörper ab. Th. bewegt die Lendenwirbel über kleine Impulse auf den Querfortsätzen nach ventral oder massiert die ischiokrurale Muskulatur quer zum Verlauf des Nervs.

**Bewegen des Nervs**

Auch hier wird der Nerv zunächst über alle beteiligten Gelenke in Vorspannung gebracht. Dann wird der betr. Nerv über ein Gelenk wiederholt bewegt, bei gleichzeitiger Entlastung der Spannung über ein anderes Gelenk. Je nach Intensität und Bewegungsausmaß unterscheidet man Slider- bzw. Tensioner-Techniken (▶ 2.27).
**Beispiel** verminderte Gleitfähigkeit des N. ischiadicus (Slider): In SL die WS flektieren, Hüfte flektieren, Knie und Sprunggelenk extendieren. Dann abwechselnd Nackenflex. mit gleichzeitiger PF im Sprunggelenk und Nackenext. mit gleichzeitiger DE ausführen.

### Literatur


Chaitow L. Muskel-Energie-Techniken. München: Elsevier/Urban & Fischer, 2008.
De Coninck SLH. Cyriax compact. Stuttgart: Thieme, 2005.
Kaltenborn FM, Evjenth O. Manuelle Therapie nach Kaltenborn. Untersuchung und Behandlung. Teil 1: Extremitäten. 11. A. Oslo: Olaf Norlis Bokhandel, 2005.
Lewit K. Manuelle Medizin bei Funktionsstörungen des Bewegungsapparates. 8. A. München: Elsevier/Urban & Fischer, 2012.
Melzack R, Wall PD. Pain mechanisms: a new theory. Science, 1965; 150(3699): 971–979.
Mohr G, Spirgi-Gantert I, Stüvermann R. FBL Klein-Vogelbach Functional Kinetics. Behandlungstechniken. 3. A. Berlin: Springer, 2015.
Rock CM, Petak-Krueger S. Brügger-Techniken (1). Arbeitshandbuch. Agistisch-exzentrische Kontraktionsmaßnahmen bei Funktionsstörungen des Bewegungssystems. Zürich: Eigenverlag, Dr. Brügger-Institut, unv. A. 2007.
Shacklock M. Angewandte Neurodynamik: Neuromuskuloskeletale Strukturen verstehen und behandeln. München: Elsevier/Urban & Fischer, 2008.
Van den Berg F (Hrsg.). Angewandte Physiologie. Band 1. Das Bindegewebe des Bewegungsapparates verstehen und beeinflussen. 3. A. Stuttgart: Thieme, 2010.
Van den Berg F (Hrsg.). Angewandte Physiologie. Band 3: Therapie, Training, Tests. 2. A. Stuttgart: Thieme, 2007.

## 1.3.6 Patiententransfers

*Claudia Kiesewetter*

Transfers von Patienten sind mit vollständiger, partieller oder ohne Unterstützung möglich. Grundsätzlich sollte eine körpergerechte Hebe- und Tragetechnik zum Schutz vor Überlastung angewandt werden.

**Prinzip der Hebetechnik**

Die WS ist während des Hebevorgangs aufgerichtet, die Unterbauchmuskulatur angespannt, die Ausgangsstellung ist stabil. Die benötigte Kraft wird primär durch den Einsatz der Beine und durch Gewichtsverlagerung entwickelt. Zusätzlich genutzte Stützpunkte, z.B. OS an der Bettkante, erleichtern die Durchführung.

**Ökonomischer Hebe- und Tragevorgang**

- Große Unterstützungsfläche (breitbeiniges Stehen oder Schrittstellung)
- Tiefe Verlagerung des Körperschwerpunkts (Knie- und Hüftgelenke beugen)
- Körperschwerpunkt und die zu transferierende Last über dem Balancepunkt der Unterstützungsfläche zentrieren
- Kurzen Lastarm nutzen durch rumpfnahes Heben und Tragen → geringerer Kraftaufwand
- Pat. ökonomisch unterstützen, z. B. durch die Fazilitation von Schlüsselpunkten

**Transfertechniken**

Pat. aktiv in den Transfer einbeziehen, um Hilfeleistende zu entlasten und Pat. zu aktivieren. Die Techniken entsprechend der Fähigkeiten von Pat. und Hilfeleistenden auswählen. Abhängig vom Grad der Immobilisation den Transfer zusammen mit einem oder zwei weiteren Th. durchführen.

**Transfer im Bett**

- **Situation:** Pat. ist an das Fußende des Betts gerutscht.
- **Vorbereitung:** Kopfteil flach stellen. Höhenverstellbares Bett in arbeitsgerechter Höhe positionieren.
- **Keine Aktivität des Pat.:** Der Pat. wird in RL von zwei Th. transferiert. Diese stehen seitlich neben dem Bett, jeder auf einer Seite, auf Rumpfhöhe des Pat. Evtl. lehnen die Th. ihre OS am Bettrahmen an. Die Th. schieben jeweils einen UA unter das Becken des Pat., den anderen unter dessen Schulterblätter. Hinter dem Rücken des Pat. umfassen sie gegenseitig ihre Hände. Die Th. heben den Pat. an und transferieren ihn in Richtung des Kopfendes. Der Pat. hebt dabei (wenn möglich) selbstständig den Kopf.

! Ist ein Stecklaken vorhanden, so kann dieses rumpfnah auf Höhe der o.g. Körperpunkte umfasst und für den Transfer genutzt werden.

- **Geringe Aktivität des Patienten:** Pat. in den Langsitz bringen und im Gesäßgang rückwärts rutschen lassen. Die Fazilitation des Gesäßgangs erfolgt rückwärts über die Sitzbeinhöcker. Position des Th.: seitlich-schräg zum Pat. am Bettrand stehend. Hände seitlich re./li. unter das Becken des Pat. schieben und dessen Sitzbeinhöcker umfassen. Der Th. stabilisiert während des Transfers mit seinem Oberkörper die Oberkörperrückseite des Pat. Sind zwei Th. anwesend, stehen diese seitlich am Bettrand und fassen mit beiden Händen je einen Sitzbeinhöcker. Der Pat. lehnt sich an die Schultern der Th. an. Während des Transfers schieben die Th. mit ihren Schultern den Oberkörper des Pat. nach hinten.

### Transfer Bett/Bank – Stuhl

- **Situation:** Pat. sitzt an der Bank- bzw. Bettkante.
- Ggf. rutscht der Pat. im Gesäßgang an die Kante.
- **Keine Aktivität des Patienten:** Der Th. steht frontal zum Pat. Seine Füße umschließen die Füße des Pat. seitlich von vorne (V-Stellung) und seine Knie umklammern in gleicher Weise die Knie des Pat. Die Arme des Th. umschlingen den Pat. unterhalb der Achseln und Schulterblätter; die Arme des Pat. liegen über den Schultern des Th. Durch die rückwärtige Gewichtsverlagerung des Th. wird das Gesäß des Pat. angehoben und dieser mit dosiertem Schwung zum Stuhl gedreht. Durch die Gewichtsverlagerung nach vorne und die Beugung seiner Beine setzt der Th. den Pat. auf dem Stuhl ab.
- **Geringe Aktivität des Patienten:** Transferprinzip s. o. Griffvariante: Pat. hält sich mit seinen Armen an den Schultern des Th. fest, Th. greift unter die Sitzbeinhöcker.

! Achtung: Ängstliche Pat. „klammern" bei Panik und können den Th. evtl. umreißen!

### Transfer Tetraplegiker Rollstuhl – Sitz

- Rollstuhl wird seitlich zur Sitzfläche (z. B. Bank) positioniert. Seitenteile herausnehmen. Sitzhöhe von Rollstuhl und Bank sollten sich in etwa entsprechen. Auswahl der Transfertechniken nach dem Leistungsstand des Pat. (z. B. Stehfähigkeit) und Möglichkeiten des Th. (z. B. Konstitutionstyp).
- **Sehr viel Hilfe (zwei Helfende):** Ein Th. steht hinter dem Rollstuhl, greift unter den OA des Pat. hindurch und umfasst dessen über dem Bauch verschränkten UA. Banknahes Knie auf die Bank stützen. Zweiter Helfer steht seitlich des Pat. und unterfasst mit seinen UA dessen Beine (unter den Kniekehlen und Achillessehnen). Auf gemeinsames Kommando Pat. umsetzen.
- **Viel Hilfe („Wippe", ein Th.):** Th. steht frontal zum Pat. Dieser sitzt an der Vorderkante des Rollstuhls. Knie des Pat. von vorne umfassen, Hände liegen unter dessen Sitzbeinhöckern, Pat. liegt mit Oberkörper über der Schulter des Th. Ellenbogen auf den eigenen Knien abstützen, über rückwärtige Gewichtsverlagerung (eigenes Gesäß fußwärts senken) das Gesäß des Pat. anheben, Pat. um 90° drehen und auf Sitzgelegenheit absetzen (▶ Abb. 1.19). Absichern

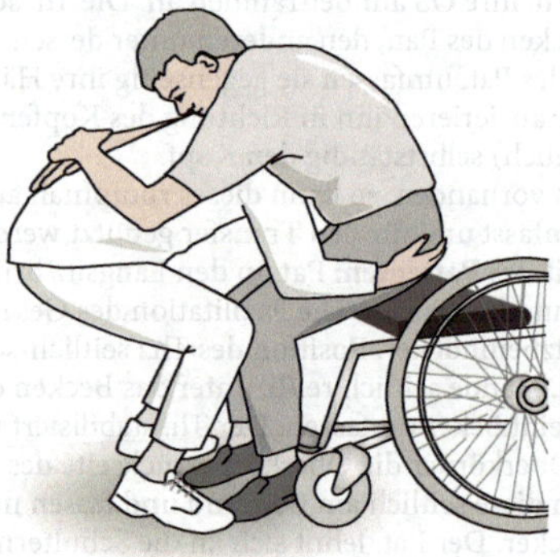

Abb. 1.19 Patiententransfer Rollstuhl → Sitz [L157]

des Sitzes! Alternative Grifftechnik: Th. umfasst anstelle der Sitzbeinhöcker den Brustkorb des Pat., dieser legt die Arme auf die Schultern des Th. (Gefahr der Umklammerung, Pat. entsprechend instruieren).

- **Unterstützend (Transfer mit Rutschbrett):** Brett von der Bankseite aus unter das Gesäß des Pat. schieben. Vor oder hinter dem Pat. stehen und unter die Sitzbeinhöcker greifen, um von dort die Rutschbewegung zu unterstützen. Transfer mit Rutschbrett auch bei schwergewichtigen Pat.
- **Selbstständig:** Pat. stützt sich auf dem höchsten Punkt des Reifens und der Bank ab, stemmt sich hoch, hebt das Gesäß an und platziert es auf der Bank. Zum Weiterschieben des Gesäßes auf die Bank die Hand vom Reifen auf die Rollstuhlsitzfläche setzen.

### Aufsetzen eines aus dem Rollstuhl gestürzten Patienten

**Voraussetzung:** Pat. hat sich keine Verletzungen durch den Sturz zugezogen und ist voll ansprechbar.

- Pat. liegt in RL. Rollstuhl rückwärts umkippen und seitlich parallel neben dem Pat. positionieren (Rückenlehne etwa auf Gesäßhöhe des Pat.).
- 1. Helfer (steht auf freier Seite des Pat.): Beide Knie des Pat. mit einem UA unterfassen. Mit dem anderen Arm über den Pat. greifen und die Hand unter die rollstuhlseitige Gesäßhälfte schieben. Beine des Pat. beugen und Gesäß vom Boden zu sich hin rollen.
- 2. Helfer: Rollstuhl mit Rückenlehne unter den Pat. schieben, Bremsen feststellen.
- Beide Helfer gehen in den Einbeinkniestand und setzen den Rollstuhl auf (am Handgriff, später am Lehnengestell fassen).
- Patientensicherung: Zu Beginn des Aufrichtens Kopf und Schultern des Pat. unterstützen. Beim weiteren Aufrichten Pat. am Brustbein sichern.
- Bei ausreichender Hand- und Schultergürtelfunktion kann der Pat. den Aufrichtevorgang durch Betätigung der Reifen unterstützen.

### Tragen oder vom Boden hochheben (▶ Abb. 1.20)

Transfer erfolgt durch zwei Th., die den Pat. in den Langsitz/Sitz bringen.
Die Th. stehen in Schrittstellung oder im Einbeinkniestand jeweils seitlich neben dem Pat. mit Blickrichtung zu dessen Hinterhauptsseite. Die OS des Pat. werden mit einer Hand jeweils von medial umfasst, mit der freien Hand stützen sich die Th. auf dem eigenen OS ab. Der Pat. legt seine Arme über die Schultern der Th. Die Th. stützen sich beim Anheben des Pat. mit der freien Hand am eigenen OS hoch. Während des Tragevorgangs stützt die freie Hand der Th. das Gesäß oder Becken des Pat.

#### Tipps und Fallen

- Verunsicherte Pat. nicht zu Aktivitäten bewegen, die sie sich nicht zutrauen (hohes Sturzrisiko).
- Transfer durch Vorübungen und/oder in Teilschritten erarbeiten.
- Vor jedem Transfer den Pat. über Durchführung und benötigte Eigenaktivität informieren.
- Evtl. Hilfsmittel einsetzen (z. B. Lifter → Einsatz nach Gebrauchsanweisung/Schulung).
- Erst Hebevorgang beenden, dann Pat. transferieren.

### Literatur

Pape A. Heben und heben lassen. Bewegen und bewegen lassen. Der Umgang mit bewegungsbehinderten Menschen. 3. A. München: Pflaum, 2000.

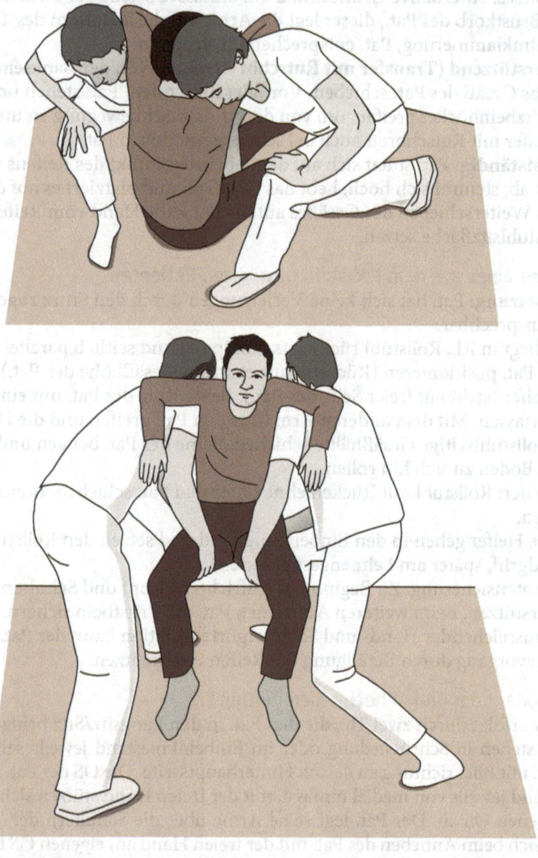

Abb. 1.20 Hochheben eines Patienten [L157]

## 1.3.7 Haltungsschulung

*Astrid Frank*

Übungsprogramme zur Bewältigung von alltäglichen motorischen Anforderungen mit optimaler Belastung aller Strukturen, z. B. beim Sitzen, Stehen, Gehen und anderen Alltagsbewegungen.

### Ziel

Erlernen der aufrechten Körperhaltung mit Übertragung auf Bewegungsmuster im täglichen Leben:

- Alle Strukturen werden entsprechend ihrer Funktion optimal belastet.
- Biegespannungen werden so weit möglich reduziert.

- Alle Strukturen erhalten ihren spezifischen optimalen Bildungsreiz.
- Die Muskulatur befindet sich in einer optimalen Arbeitssituation.

### Indikationen

Da Belastungshaltungen im Alltag überwiegen, ist praktisch jeder Mensch angesprochen.

### Kontraindikationen

Es gelten die allg. gültigen KI für eine PT-Behandlung.

! Eine Haltungskorrektur darf keine Schmerzen verursachen.

### Grundlagen

Bedingt durch äußere Faktoren (z. B. enge Kleidung, ungünstige Alltags- und Arbeitsumgebung, Narben) und/oder innere Faktoren (z. B. Erkrankungen der inneren Organe) kommt es zu Fehlhaltungen und -belastungen → Überbelastungen aller Strukturen des Bewegungsapparates entstehen, z. B. Biegespannungen im WS-Bereich, die großen Körperhöhlen werden eingeengt, die Atmung beeinträchtigt, Muskeln in ungünstiger Arbeitssituation beansprucht.

### Optimale Lagerung (▶ Abb. 1.21)

In dieser ASTE werden alle Muskeln, die häufig überanstrengt und verkürzt sind, gedehnt, der Rücken entlastet.

- Abgewandelte Durchführung in einer dem Pat. angepassten Lagerung, z. B.:
  - Kissen unter dem Kopf
  - Arme unterlagert
  - Einen Arm neben dem Rumpf in AR gelagert
- Gut geeignet:
  - Zur Entspannung nach Alltagsbelastungen, wie z. B. langem Sitzen oder Stehen
  - Zur Schmerzreduktion, vor allem bei Rückenschmerzen
  - In Verbindung mit Bauchatmung und Puzzlefango bzw. Heißer Rolle (▶ 1.3.12)

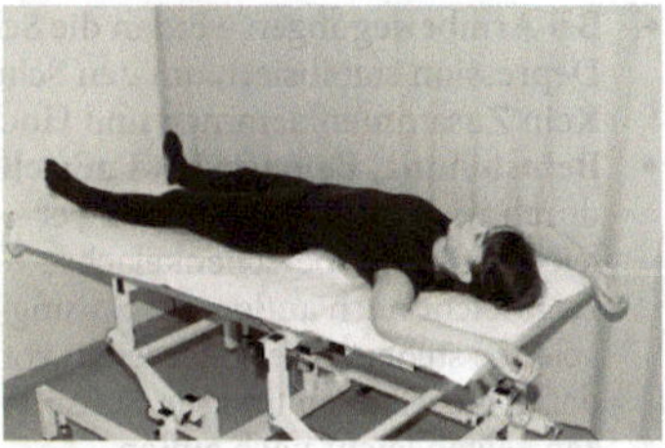

Abb. 1.21 Optimale Lagerung [O475]

### Aufrechte Haltung im Sitz (▶ Abb. 1.22)

Voraussetzungen für die optimale Haltung im Sitz:

- **Physiologische Beckenkippung:** Beckenkämme nähern sich den OS, die Belastung liegt vor den Sitzbeinhöckern, ohne dass diese sich von der Unterlage heben.
- **Brustkorbhebung:** Schambein- und Brustbeinspitze entfernen sich voneinander, das Brustbein wandert im Raum nach vorne-oben.
- Beckenkippung und Brustbeinheben gleichzeitig bewirken eine gleichmäßige thorakolumbale Lordose bis Th5.

! *Hyper*extension in einzelnen WS-Segmenten, z. B. im thorakolumbalen oder lumbosakralen Übergang vermeiden.

- **Gestreckter Nacken:** den Nacken lang machen (= Hinterhauptschub); das Kinn nähert sich dabei der HWS.

! Die untere HWS darf dabei nicht in Flex. positioniert werden.

- **Mittlere Schultergürtelposition:** großer Schulter-Ohr-Abstand; die Arme hängen seitlich in Rotationsnullstellung neben dem Körper.

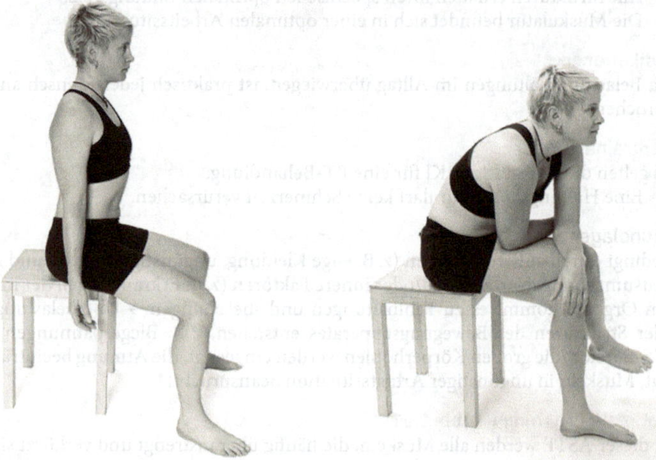

Abb. 1.22 Haltung im Sitz: a) korrekte, aufrechte Haltung; b) falsche Sitzhaltung [K162]

- Bei Armbewegungen werden die Schulterblätter muskulär in der posterioren Depression stabilisiert, um den Schultergürtel in mittlerer Position zu halten.

! Kein Zusammenklemmen und Hochziehen der Schulterblätter.

- **Beinstellung, Beinachsen, Fußstellung:** Beine stehen in leichter Abd. (dadurch wird die Beckenkippung erleichtert), die Oberschenkelachse zeigt leicht nach außen, die Sprunggelenke stehen unter oder leicht vor den Kniegelenken und die Fußspitzen zeigen leicht nach außen.

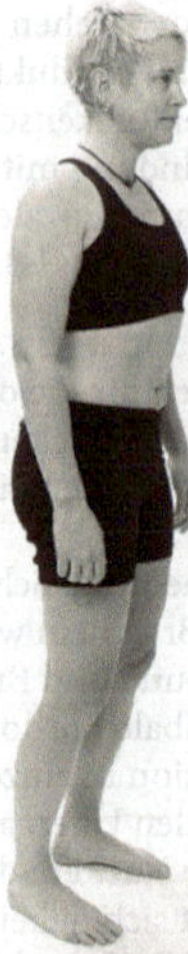

Abb. 1.23 Aufrechte Haltung im Stand [K162]

### Aufrechte Haltung im Stand (▶ Abb. 1.23)

Voraussetzungen für die aufrechte Haltung im Stand:

- Physiologische Beckenkippung: Beckenkämme nähern sich etwas den Oberschenkeln
- Brustkorbhebung
- Gestreckter Nacken
- Mittlere Schultergürtelposition
- Beinstellung, Beinachsen, Fußstellung: Füße stehen unter den Hüftgelenken, die Fußspitzen sind leicht nach außen gedreht, die Kniegelenke sind locker gestreckt

! Keine Überstreckung in Hüft- und Kniegelenken!

### Gehen in aufrechter Haltung

- **Füße:** leicht nach außen gedreht, Abrollen vom leicht lateralen Rand der Ferse über Klein- zum Großzehenballen (Abrollphase Großzehenballen). Zu Beginn der Abrollphase Supinationsstellung, zum Ende der Abrollphase Pronationsstellung des Fußes.

! Die Fußstellung ist u. a. von der Stellung der Hüftgelenke (z. B. Coxa antetorta) abhängig.

- **Kniegelenk:** je nach Phase zwischen lockerer Streckung und etwa 60°-Flex.
- **Standbeinphase in der Hüfte:** Ext. und leichte IR
- **Spielbeinphase:** Flex. und AR, Beckenkippung, Brustkorbaufrichtung, Nackenstreckung, mittlere Schultergürtelposition, Arme in leichter AR, schwungvoller Armpendel (reaktiv) im Kreuzgang, leicht gebeugte Ellenbogengelenke
- **Steigerungen:** Seitwärts-, Rückwärtsgehen, Treppengehen, Joggen

### Alltagsbewegungen – ADL

- Beispiel **Bücktraining** (▶ Abb. 1.24):
  - Beine stehen leicht gegrätscht, in sich gerade Beinachsen, Beckenkippung, Brustkorbaufrichtung, gestreckter Nacken, mittlere Schultergürtelposition (Schulterblätter müssen nun aktiv stabilisiert werden).
  - Bückbewegung erfolgt durch Knie- und Hüftflex. bei gleichzeitigem Absenken des Rumpfs und Beibehalten der Beckenkippung (die Winkelstellung ist abhängig von Ober- und Unterlänge), der Rumpf ist überwiegend horizontal eingestellt. Die Ausnutzung der Bewegungen innerhalb des Bewegungssektors, der durch die Beinachsen und die Abd. der Beine begrenzt wird, ermöglicht eine optimale Belastung der WS-Strukturen. Der Teilkörperschwerpunkt (ca. in Höhe des Bauchnabels) befindet sich in etwa über den Kniegelenken.

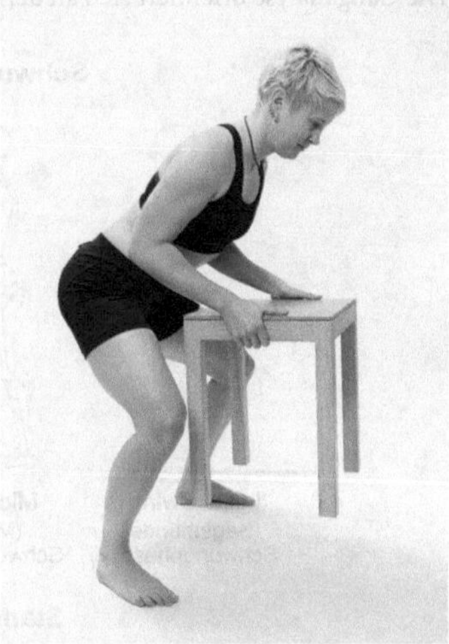

Abb. 1.24 Bückbewegung beim Anheben von Lasten [K162]

- Bewegungsverhalten in allen Alltagssituationen wie Beruf (Arbeitsumgebung, z. B. Schreibtisch, Friseurarbeitsplatz), Haushalt, Hobby, Sport analysieren und verändern.

! *Haltungs*änderung = *Verhaltens*änderung ist mit viel Mühe und vielen Wiederholungen verbunden, da neue Bewegungen automatisiert werden müssen. Behandlungserfolge sind nur mit positiver Einstellung und guter Compliance des Pat. zu erreichen.

### Literatur


Brügger A. Gesunde Körperhaltung im Alltag. 4. A. Zürich: Brügger, 1996.

Koch-Remmele C, Kreutzer R. Funktionskrankheiten des Bewegungssystems nach Brügger. Berlin: Springer, 2006.

Kubalek-Schröder S, Dehler F. Funktionsabhängige Beschwerdebilder des Bewegungssystems. Berlin: Springer, 2004.

## 1.3.8 Gangschulung

*Gisela Ebelt-Paprotny, Claudia Kiesewetter, Gudrun Taxhet*

Die Wiederherstellung/der Erhalt eines physiologischen Gangbilds stellt für viele Patienten ein wichtiges Behandlungsziel dar, weil damit Sicherheit und Mobilität gefördert werden.

### Ziele

- Optimierung bzw. Erhalt eines physiologischen, harmonischen Gangbilds
- Vermeidung bzw. Verringerung/Beseitigung sekundärer muskuloskelettaler Syndrome, die durch ein pathologisches Gangmuster auftreten können (z. B. LWS-Syndrom)

### Ganganalyse

Die Ganganalyse orientiert sich an den einzelnen Gangphasen (▶ Abb. 1.25).

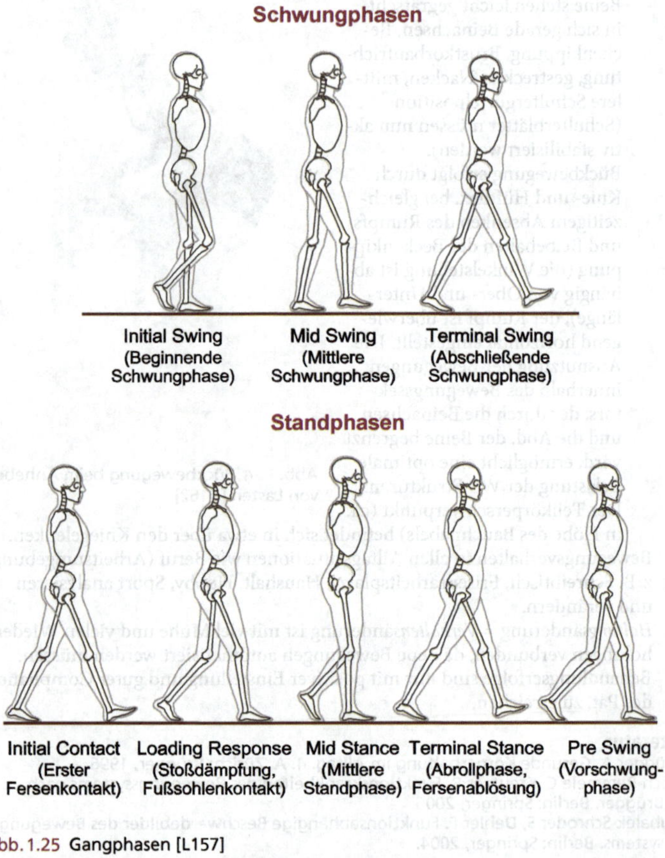


Abb. 1.25 Gangphasen [L157]

Zusätzlich ist die Betrachtung folgender Kriterien von Bedeutung:
- Sicherheit, Gleichgewicht
- Schrittrhythmus
- Schrittlänge (2,5–4 Fußlängen)
- Spurbreite (5–13 cm); je schneller der Gang, desto schmäler die Spurbreite
- Kadenz (durchschnittlich 120 Schritte/Min. beim Erwachsenen)
- Geschwindigkeit (durchschnittlich 82–84 m/Min. beim Erwachsenen)

## Häufige Abweichungen vom normalen Gangbild

**Trendelenburg-Zeichen**
Stand auf dem betr. Bein, Absinken der kontralat. Beckenseite.
**Urs.:** Insuffizienz der kleinen Glutaeen auf der betr. Seite.

**Duchenne-Zeichen**
Lateralflexion des Rumpfs zur betr. Seite in der Standphase.
**Urs.:** Belastungsschmerz oder Muskelschwäche des betr. Beins. Häufig auch zur Kompensation eines Trendelenburg-Zeichens.

**Verkürzung der Standphasen: Mid Stance, Terminal Stance, Pre Swing**
**Urs.:** Schmerz; Bewegungseinschränkungen der UEX (v. a. HG-Ext., DE im OSG).

## Gehhilfen

Gehhilfen werden eingesetzt bei:
- schmerzbedingter Belastungseinschränkung der UEX.
- notwendiger Entlastung/Teilbelastung, z. B. nach Frakturen.
- mangelnder Muskelkraft, z. B. unvollständiger Querschnittslähmung.
- allgemeiner Gangunsicherheit.
- schlechtem AZ, z. B.: eingeschränkte kardiopulmonale Belastbarkeit, pAVK.

### Gehwagen

Voraussetzung: ausreichend Kraft, um sich darin zu halten und die Beine vorzusetzen. I. d. R. wird mit den UA gestützt. Entlastender, minimal, teil- oder vollbelastender Gang sind durchführbar. Wird v. a. postop. zur Frühmobilisierung genutzt.

### Gehbock

Voraussetzungen: ausreichende Stützkraft der OEX sowie Koordinationsvermögen. Es gibt eine starre und eine bewegliche Ausführung, die bewegliche ermöglicht einen reziproken Gang. Entlastender, minimal, teil- oder vollbelastender Gang sind durchführbar. Nutzung als Gehilfe, wenn das Gehen an UA-Stützen nicht möglich ist. Wird v. a. bei älteren, unsicheren Pat. zur Förderung der Selbstständigkeit genutzt.

### Rollator

Voraussetzungen: ausreichende Stützkraft der OEX. Die koordinativen Anforderungen sind im Vergleich zum Gehbock höher. Entlastender, minimal, teil- oder vollbelastender Gang sind prinzipiell durchführbar, aufgrund des hohen koordinativen Anspruchs empfiehlt sich die Nutzung v. a. bei möglicher Teil-/Vollbelastung. Wird v. a. als Gehilfe für ältere, gangunsichere Pat. mit eingeschränktem AZ genutzt. Der Rollator bietet eine Sitzgelegenheit (z. B. zur Pause bei langen Gehstrecken) und die Möglichkeit, Gegenstände zu transportieren.

**!** Kontrollieren, ob die Bremsen ausreichend kräftig und schnell bedient werden können → Sturzrisiko.

### Deltarad

Einsatz wie Rollator, das Deltarad rollt jedoch schneller weg. Die dreieckige Unterstützungsfläche bewirkt eine gewisse Instabilität. Voraussetzung: selbstständiges Stehen, nur leichte Gangunsicherheiten. Gut geeignet bei erlaubter VB, Einsatz v. a. bei älteren Pat., die für die Anwendung eines Gehstocks (s. u.) eine zu starke Gangunsicherheit zeigen.

### Unterarmstützen (UA-Stützen)

Voraussetzungen: volle Koordinations- und Gleichgewichtsfähigkeit, ausreichend Kraft für das Stehen und Gehen, für den Armstütz und die Rumpfaufrichtung. Nutzung für alle Gangarten und Entlastungsformen.

### Achselstützen

Finden in Westeuropa kaum Verwendung. Nutzung i. d. R. nur bei Pat. mit gleichzeitiger, nicht belastbarer Arm- und Beinfraktur. Einsatz wie UA-Stützen.
Bei zu hoch eingestellten Stützen kann es zu Nervenläsionen (Plexus brachialis) und Durchblutungsstörungen der Arme kommen.

### Vierpunkt-/Dreipunktstütze

Voraussetzungen: ausreichend Kraft zum Gehen und Stehen sowie für den Armstütz. Ausreichende Koordinations- und Gleichgewichtsfähigkeit. Durch die drei bzw. vier Füße ist diese Stütze stabiler als die UA-Stütze oder der Handstock. Vorteil: höhere Standstabilität. Nachteil: Behinderung eines flüssigen Gangbilds. Einsatz v. a. bei neurologischen Pat.

### Handstock

Synonym: Fritzstock.
Voraussetzungen: volle Koordinations- und Gleichgewichtsfähigkeit sowie sicherer Stand und Gang. Nutzung für den vollbelastenden Gang (mit 1 oder 2 Handstöcken). Einsatz häufig bei schmerzhaften Beschwerden der Beine.

! Bei Einsatz *eines* Handstocks auf symmetrische Körperhaltung achten.

### Gehbarren

Übungsgerät zum sicheren Training der Stand- und Gangfunktionen sowie des Transfers Sitz – Stand (s. u.). Alle Gangarten sind möglich. Auch geeignet zur PNF-Gangschulung (▶ 2.32).

### Einstellung der Gehhilfen

- Pat. steht aufrecht, Schultern ruhen entspannt auf dem Brustkorb (sind nicht hochgezogen), Ellenbogen minimal gebeugt, Füße stehen parallel, ggf. (Teil-) Entlastung des betr. Beins.
  Die Stützen/Stöcke befinden sich seitlich auf Vorfußhöhe des Pat.
  Der Pat. steht *im* Gehbock/Rollator.
- Die Handgriffe werden auf Handgelenkshöhe eingestellt.

! Einseitig genutzte Gehhilfen immer auf der nicht betr. Seite einsetzen.

! Beim Einstellen der Stützen muss der Pat. die Schuhe tragen, die er auch zum Gehen wählt. Schuhpaare unterschiedlicher Höhe erfordern eine Anpassung der Stützen.

## Praktische Durchführung der Gangschule

- Pat. geht barfuß oder trägt feste Schuhe. Barfußgehen v. a. im Rahmen der Therapie zur Fokussierung des Abrollverhaltens.

- Maßnahmen zur Gangschule finden im/am Gehbarren, am Handlauf oder im freien Raum statt (in Abhängigkeit von der Gangsicherheit).
- Entweder einzelne Gangphasen u./o. einen vollständigen Gangzyklus üben.
- Dabei gibt der Th. verbale Instruktionen und taktile Reize.

! Am Ende der Therapieeinheit geübte Teilkomponenten in ein flüssiges Gangbild integrieren.

### Belastungsstufen des Gehens

Die Höhe der Belastung ist abhängig von der Art der Beschwerden/Verletzung und wird vom Arzt vorgegeben.

#### Entlastender Gang

Nur bei nicht erlaubtem Bodenkontakt. Der „Schritt" des betr. Beins wird „in der Luft" imitiert. Vorsicht: Eine zu starke Schwungbewegung des betr. Beins birgt ein Sturzrisiko!

#### Minimalbelastender Gang

Belastung des betr. Beins bis max. 10 kg (Eigengewicht des Beins). Vorteile gegenüber dem entlastenden Gang: Eine entlastungsbedingte Muskeldysbalance mit Hypertonus der „Spielbein-" und Hypotonus der „Standbeinmuskulatur" fällt geringer aus. Die minimale Belastung schützt den Knochen vor ausgeprägter Entkalkung.

#### Teilbelastender Gang

Einübung der Teilbelastung: Pat. steht mit dem re./li. Bein auf je einer Personenwaage bzw. Druckmessplatte. Er verlagert sein Körpergewicht soweit auf die betr. Seite, bis er die erlaubte Teilbelastung erreicht hat, z. B. 30 kg. Die Belastung wird erst mit, später ohne optische Kontrolle geübt.

#### Vollbelastender Gang

Das betr. Bein muss das volle Körpergewicht übernehmen können, d. h. die verletzten Strukturen müssen verheilt oder osteosynthetisch belastungsstabil versorgt sein.

### Arten des unterstützten Gehens

#### 3-Punkte-Gang (▶ Abb. 1.26)

Das betr. Bein wird gemeinsam mit den UA-Stützen vorgesetzt. Der 3-Punkte-Gang wird v. a. bei entlastendem, minimal- und teilbelastendem Gang eingesetzt. Vollbelastender 3-Punkte-Gang ist sinnvoll bei starker Gangunsicherheit.

#### 2-Punkte-Gang (▶ Abb. 1.27)

UA-Stütze und kontralaterales Bein werden gemeinsam vorgesetzt. Anschließend folgt die jeweilige Gegenseite. Der 2-Punkte-Gang darf nur bei erlaubter VB gewählt werden.
Vorteil: Rumpfrotation, stärkere Annäherung an ein physiologisches Gangbild.

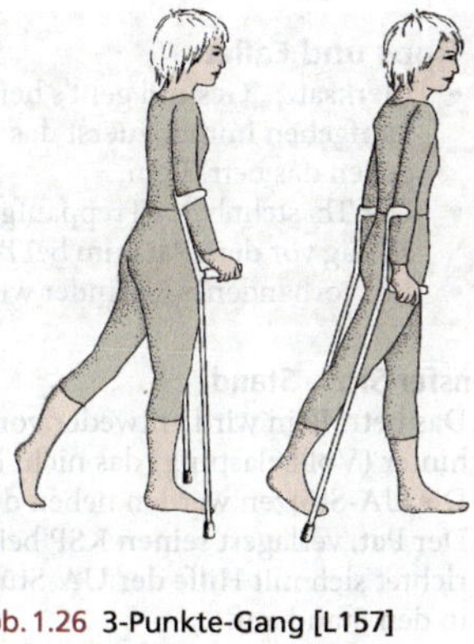

Abb. 1.26 3-Punkte-Gang [L157]

1

### Gehen mit einer UA-Stütze (▶ Abb. 1.28)

Die UA-Stütze befindet sich auf der nicht betr. Seite und wird gemeinsam mit dem betr. Bein vorgesetzt. Das Gehen mit einer UA-Stütze erfordert die volle Belastbarkeit des betr. Beins. Der Vorteil liegt v. a. in der Möglichkeit, mit der freien Hand Alltagsgegenstände (Teller, Tasse, etc.) zu transportieren.

! Bei Einsatz einer UA-Stütze auf sym. Körperhaltung achten. Vor allem bei längeren Strecken empfiehlt es sich, mit zwei UA-Stützen zu gehen.

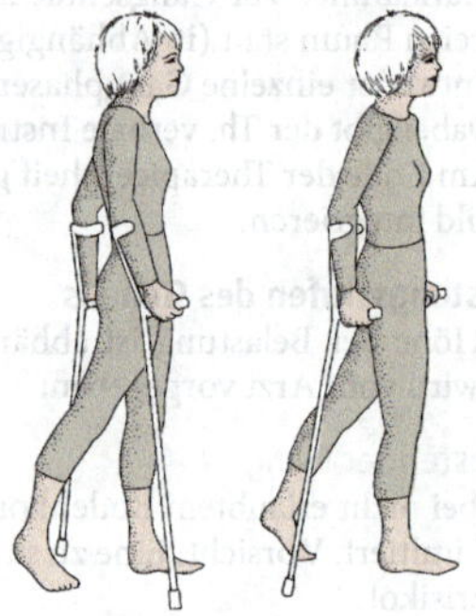

Abb. 1.27 2-Punkte-Gang [L157]

### Zuschwunggang/Durchschwunggang

Bei Paraplegie (Querschnittslähmung, ▶ 9.10.1): Beide Beine gleichzeitig bis zu den bzw. durch die UA-Stützen schwingen.

### Treppensteigen im 3-Punkte-Gang (▶ Abb. 1.29)

- **Hinauf:** Das nicht betr. Bein geht voran, beide UA-Stützen (oder eine UA-Stütze, eine Hand am Geländer) und das betr. Bein werden gemeinsam nachgeführt und auf die gleiche Stufe gesetzt.
- **Hinunter:** Beide UA-Stützen (oder eine UA-Stütze, eine Hand am Geländer) sowie das betr. Bein gehen gemeinsam voran. Das nicht betr. Bein wird nachgeführt und auf die gleiche Stufe gesetzt.

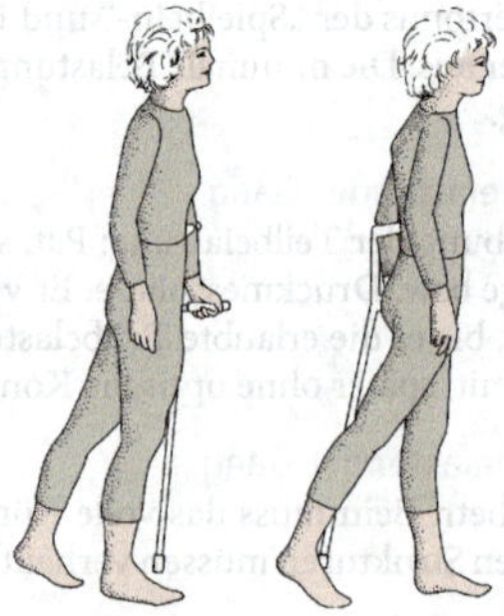

Abb. 1.28 Gang mit einer UA-Stütze [L157]

### Tipps und Fallen

- Merksatz: „Gesund geht's bergauf, krank geht's bergab." – d. h. beim Hinaufgehen immer zuerst das nicht betr. Bein vorsetzen, beim Hinuntergehen das betr. Bein.
- Der Th. steht beim Treppaufgehen schräg hinter und beim Treppabgehen schräg vor dem Pat., um bei Bedarf dessen Sturz abfangen zu können.
- Ein vorhandenes Geländer wird grundsätzlich genutzt (von Pat. *und* Th.).

### Transfer Sitz – Stand

- Das betr. Bein wird entweder vor (Entlastung), neben (Teilbelastung) oder hinter (Vollbelastung) das nicht betr. Bein gestellt.
- Die UA-Stützen werden neben den Füßen positioniert.
- Der Pat. verlagert seinen KSP bei aufgerichtetem Oberkörper nach vorne und richtet sich mit Hilfe der UA-Stützen und dem nicht betr. Bein/beiden Beinen in den Stand auf.

- Nicht betr. Bein/beide Beine weit nach hinten stellen, um den KSP leichter über die Unterstützungsfläche zu bringen. Fußsohle(n) vollständig aufsetzen.
- Anfangs sind Armlehnen günstig (stabile Unterstützungsfläche).

! Je höher die Sitzfläche desto leichter der Transfer.

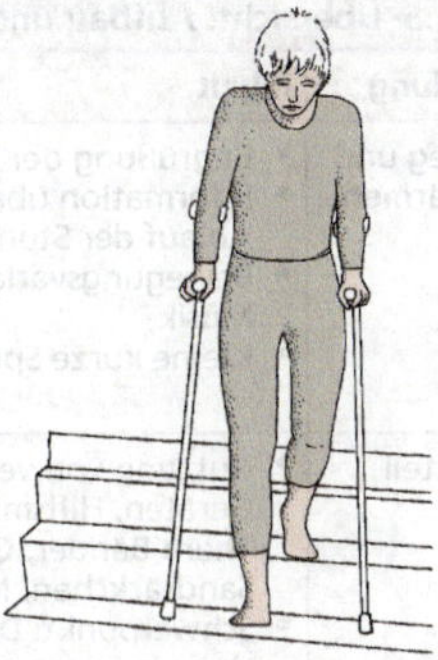

Abb. 1.29 Treppabgehen im 3-Punkte-Gang [L157]

**Transfer Stand – Sitz**

- Die Rückkehr in den Sitz erfolgt umgekehrt zum Transfer Sitz – Stand.
- Der Pat. dreht sich dicht vor dem Stuhl und geht dann mit den UA-Stützen so weit rückwärts, bis er mit den Beinen den Sitz berührt (Risikoreduktion).
- Anschließend langsam hinsetzen, ggf. das betr. Bein nach vorne schieben.

! Der Pat. muss den Transfer durch exzentrische Muskelaktivität kontrollieren, er darf sich nicht fallen lassen.

**Tipps und Fallen**

Während der Transfers werden die UA-Stützen als Handstock genutzt, die UA des Pat. liegen *nicht* in der Spange der UA-Stütze → Verletzungsgefahr für Ellbogen- und Schultergelenk!

**Literatur**

Baumgarten R, Geitemann B. Grundkurs technische Orthopädie. 3. A. Stuttgart: Thieme 2015.

Götz-Neumann K. Gehen verstehen. Ganganalyse in der Physiotherapie. 2. A. Stuttgart: Thieme, 2006.

Perry J. Ganganalyse. Norm und Pathologie des Gehens. München: Elsevier/Urban & Fischer, 2003.

## 1.3.9 Gruppentherapie

*Denise Komorek*

In der Gruppentherapie können gleiche oder ähnliche Ziele der Teilnehmer (TN) gemeinschaftlich erarbeitet werden. Im Mittelpunkt stehen neben den physiologischen Zielen vor allem auch die sozialen Aspekte gemeinsamer Bewegung. Die Gruppentherapie nimmt sowohl im stationären als auch im ambulanten Gesundheitssektor einen hohen Stellenwert ein. Auch aus ökonomischer Sicht stellt sie eine wichtige Säule der Gesundheitsförderung, Prävention und Rehabilitation dar.

**Ziele**

Neben der Mobilisation, Kräftigung, Steigerung der allgemeinen Belastbarkeit und der Förderung von Bewegungsfreude stehen auch langfristige Ziele wie Schmerzfreiheit, Selbstsicherheit und die kognitive Einsicht zur Bewegungsnotwendigkeit im Fokus (▶ Tab. 1.5).

1

**Tab. 1.5 Übersicht: Aufbau und Durchführung der Gruppentherapie**

| Einteilung | Inhalt | Ziel |
|---|---|---|
| Einstieg und Aufwärmen | • Begrüßung der TN<br>• Information über Ziel und Ablauf der Stunde<br>• Bewegungsvariationen mit Musik<br>• Kleine kurze Spiele | • Einstimmung auf die Gruppe<br>• Aktivierung des Herz-Kreislaufsystems<br>• Sensibilisierung für noch folgende Bewegungsaufgaben<br>• Steigerung der physischen und psychischen Leistungsbereitschaft |
| Hauptteil | • Nutzung von verschiedenen Geräten, Hilfsmitteln (Bälle, Thera-Bänder, Gewichte, Sandsäckchen, Matten etc.)<br>• Schwerpunkt: Demonstration, Anleitung, Erklärung und Korrektur der einzelnen Übungen | • Anpassung auf die Zielgruppe und das Lernziel<br>• Steigerung von einfachen zu schwereren und kombinierten Übungen<br>• Erlernen neuer und Optimierung bekannter Bewegungsabläufe |
| Schlussteil und Ausklang | • Allgemeine Entspannungstechniken<br>• Muskelrelaxationstechniken<br>• Atemübungen<br>• Körperwahrnehmungstechniken | • Steigerung des Wohlbefindens und der Körperwahrnehmung<br>• Normalisierung der Herz-Kreislaufsituation<br>• Entspannung<br>• Feedback, Zusammenfassung |

**Kontraindikationen**

TN mit unzureichender Belastungsfähigkeit (z. B. kardiopulmonal, Frakturheilung, akute Schmerzen).

**Grundprinzipien – Durchführung und Aufbau der Gruppenstunde**

Die **Gruppenzusammensetzung** orientiert sich an den individuellen Zielen, dem Alter und dem Leistungsstand der TN.
Die **Gruppengröße** liegt zwischen 8 bis max. 12 Teilnehmern.

**Literatur**

Kempf HD (Hrsg.). Die neue Rückenschule. Heidelberg: Springer Medizin, 2010.

## 1.3.10 Massagetherapie

*Franka Zeisler*

Die Massagetherapie ist eine befundorientierte, manuelle Behandlungstechnik, die mechanische Reize auf Haut, Unterhaut und Muskulatur ausübt. Sie ist eines der ältesten Heilverfahren.
Die Massagetherapie kann in „Klassische Massage" und „Sonderformen der Massage" unterschieden werden.

### Klassische Massage

Die klassische Massage dient der Behandlung klinischer Symptome und findet im medizinischen Bereich Anwendung.

**Ziele**

Übergeordnete Ziele sind Schmerzreduzierung und Verbesserung der Beweglichkeit durch:
- Normalisierung des Muskeltonus → Tonuserhöhung oder -senkung

- Mobilisation verschiedener Gewebsschichten
- Durchblutungssteigerung

### Indikationen

- Myogen bedingte Schmerzzustände
- Adhäsionen von Gewebeschichten
- Myofasziale Triggerpunkte

### Kontraindikationen

Für die klassische Massage lassen sich Kontraindikationen in absolute, örtlich begrenzte und relative Kontraindikationen einteilen.

**Absolute Kontraindikationen:**

- Entzündungen und Infektionen der Haut (z. B. Hautemphysem, ausgeprägte Psoriasis)
- Ansteckende Hauterkrankungen (z. B. Fußpilz, Stechwarzen)
- Tumorerkrankungen
- Strahlenschäden (Radiofibrose)
- Entzündlichen Erkrankungen:
  - des Muskels (z. B. Myositis)
  - des Knochens (Osteomyelitis)
  - des Lymphsystems
- Gefäßerkrankungen:
  - Thrombophlebitis (akute Thrombose und Entzündung der oberflächlichen Venen)
  - Phlebothrombose (Thrombose der tiefen Venen)
  - Schwere Arteriosklerose mit peripheren Durchblutungsstörungen
- Schwere Herzinsuffizienz, Z. n. akutem Herzinfarkt
- Schlechter AZ, hohes Fieber

**Örtlich begrenzte Kontraindikationen,** die nur für einen begrenzten Körperabschnitt gelten:

- Myositis ossificans
- Frische Verletzungen (z. B. Muskelfaserriss, Frakturen)
- Z. n. Operationen

**Relative Kontraindikationen,** also Erkrankungen bzw. Zustände, bei denen es abzuwägen gilt, ob Massage indiziert ist, oder nicht:

- Gestörte Blutgerinnung (Antikoagulanzien, Hämophilie)
- Schwere Osteoporose
- Schwangerschaft
- Reduzierter AZ, leichtes Fieber

## Wirkfaktoren der klassischen Massage

### Lokale Wirkung

- Steigerung von Durchblutung und Stoffwechsel:
  - Gesteigerte Haut- und Muskeldurchblutung → verbesserte Versorgung der Zellen
  - Stoffwechselsteigerung → verstärkte Resorption von Stoffwechselendprodukten
- Tonusveränderung:
  - Erhöhung des Muskeltonus durch schnelle, kurze Dehnreize, die auf die Muskelspindeln wirken (z. B. Klopfungen, Klatschungen, Hackungen)
  - Senkung des Muskeltonus durch ruhige, langsame und verformende Techniken

- Gewebemobilisation: Lösen von Adhäsionen durch intensive, lokale Techniken wie Zirkelungen oder Funktionsmassagen
- Schmerzlinderung durch lokale Effekte wie Durchblutungssteigerung, verbesserte Beweglichkeit des Muskels und Reduzierung von Adhäsionen sowie vermehrte Ausschwemmung von Stoffwechselendprodukten

#### Zentrale Effekte

Hemmung von absteigenden, schmerzhemmenden Bahnen aus dem ZNS: Durch die Massage werden Mechanorezeptoren gereizt. Diese mechanorezeptiven Afferenzen werden zunächst im Hinterhorn des Rückenmarks verschaltet → Schmerzhemmung nach dem Prinzip der Gate-Control-Theorie.

#### Biochemische Effekte

- Verringerung der Kortisol- und Adrenalinausschüttung
- Erhöhte Endorphinausschüttung
- Gesteigerte Ausschüttung der Neurotransmitter Dopamin und Serotonin

#### Positive Beeinflussung der zellulären Immunantwort

- Zunahme der Anzahl natürlicher Killerzellen
- Gesteigerte Zytotoxizität

#### Vegetative Wirkung

- Senkung der Atem- und Herzfrequenz
- Blutdrucksenkung

#### Psychische Wirkung

- Steigerung des Wohlbefindens
- Möglicher angstlösender und antidepressiver Effekt

### Befunderhebung

Die Massagebehandlung erfordert, wie jede andere therapeutische Intervention, eine vorherige individuelle Befunderhebung (▶ 1.2). Dabei sind folgende Aspekte besonders zu berücksichtigen:

- Anamnese:
  - Genaue Lokalisation der Beschwerden
  - Hinweise auf mögliche Kontraindikationen
- Inspektion:
  - Muskelrelief
  - Beurteilung des Hautzustands: Oberfläche, Färbung (Rückschluss auf Durchblutungssituation)
  - Umfangveränderungen (Hinweis auf Ödeme)
- Palpation:
  - Hautoberfläche: Feuchtigkeit, Temperatur
  - Hautkonsistenz: Verschiebbarkeit
  - Muskulatur: Muskeltonus als Widerstand gegenüber dem direkten Palpationsdruck
  - Sensibilität: Anästhesie, Hypoästhesie, Hyperästhesie
  - Schmerzprovokation: Wird der für den Pat. typische Schmerz durch Druck hervorgerufen?

! Die Ergebnisse aus Inspektion und Palpation können helfen, den Behandlungsaufbau der Massage zu planen und Intensität bzw. Dosierung einzuschätzen.

**Behandlungsprinzipien**

- Großflächige und oberflächlich wirkende Griffe *vor* kleinflächigen und tiefenwirksamen Griffen einsetzen.
- Flüssiges Kombinieren der Handgriffe (weich, rhythmisch)
- Auswahl und Dosierung der Handgriffe richtet sich nach:
  - Körperdeckenstärke
  - Vegetativer Reaktionslage
  - Muskulärer Situation
  - Vaskulärer Situation
  - Alter, Konstitution, Erkrankung
- Ggf. Nachruhe → den Pat. entsprechend lagern und abdecken
- Für die Verwendung von Massagemitteln (Öl, Lotion, Crème) gilt: so wenig wie möglich, so viel wie nötig.

## Klassische Grifftechniken

### Streichungen (Effleurage)

- Großflächige, streichende Bewegung
- Behandelnde Hand schmiegt sich dem zu massierenden Körperteil kontinuierlich an
- Von peripher nach zentral
- Im Muskelfaserverlauf oder quer zum Faserverlauf
- **Indikationen:** erste Kontaktaufnahme, als Zwischengriffe zur Reizmilderung, als abschließender Griff
- **Mögliche Formen:**
  - Gesamtausstreichung (deckt das gesamte, zu behandelnde Gebiet ab)
  - Längsstreichungen (Knöchelausstreichung, ringförmige Ausstreichung)
  - Querstreichungen: wechselhändige Ausstreichung („Hand über Hand")

### Knetungen (Petrissage)

- Intensiv wirkende Handgriffe
- Bestehen aus schräg oder quer zum Muskelfaserverlauf ansetzenden Dehnungen, Verwringungen und Auspressungen einzelner Muskeln oder Muskelgruppen
- Von distal nach proximal
- **Wirkung:** Tonusregulierung, starke Mehrdurchblutung
- **Mögliche Formen:**
  - Längsknetungen (Einhandknetung)
  - Querknetungen (Zweihand- bzw. Fingerspitzenknetung): Daumenballen- bzw. Handballenknetungen (kann sowohl längs, als auch quer zum Faserverlauf erfolgen)

### Zirkelungen (Friktion)

- Intensiv und tief wirkende, kleinflächige, kreis- oder schneckenförmige Bewegungen mit an- und abschwellendem Druck
- **Wirkung:** stark durchblutungsfördernd, schmerzlindernd
- **Mögliche Formen:**
  - Daumenballenzirkelung (flache Zirkelungen)
  - Fingerzirkelungen (tiefere Zirkelungen)
  - Quer zum Muskelfaserverlauf

### Klopfungen, Hackungen

- Senkrecht auf den Körper treffende Schlagbewegungen mit Hohlhand, lockerer Faust, Handkante oder Fingern

- **Wirkung:** muskelaktivierend, mehrdurchblutend, selten detonisierend (bei sehr geringer Intensität)

### Zusätzliche Griffe

- Vibrationen (örtliche Zitterbewegung, ohne Fortbewegung und unabhängig vom Faserverlauf)
- Schüttelungen
- Hautreizgriffe (Sägegriff, Hautrollungen)

## Sonderformen der Massage

Sonderformen der Massage sind mit der klassischen Massage artverwandt, haben jedoch andere Schwerpunkte (z. B. Entstauung, Bewegungswahrnehmung und -erziehung, Entspannung, reflektorische Wirkung).
Hierzu zählen z. B.:

- MLD (▶ 2.20)
- Manipulativmassage nach Terrier
- Bindegewebsmassage (▶ 2.4)
- Unterwassermassage
- Mobilisierende Massage nach Klein-Vogelbach (▶ 2.14)

### Literatur

▶ 1.3.12

# 1.3.11 Hydro- und Balneotherapie

*Franka Zeisler*

## Hydrotherapie

Therapeutische Interventionen mit einfachem Wasser werden als Hydrotherapie bezeichnet. Im englischen Sprachraum bezeichnet Hydrotherapie die Bewegungstherapie im Wasser.
Hydrotherapie wird häufig in der Prävention und Rehabilitation sowie im Zusammenhang mit Naturheilverfahren eingesetzt.

### Wirkfaktoren der Hydrotherapie

#### Wassertemperatur

- Sehr kalt 10–15 °C
- Kalt 16–25 °C
- Kühl 26–30 °C
- Lau 31–33 °C
- Indifferent 34–35 °C (Im Indifferenzbereich wird kein thermischer Einfluss wahrgenommen.)
- Warm 36–37 °C
- Sehr warm 38–39 °C
- Heiß 40–45 °C (nur kurz dauernd örtlich anwendbar, da nahe der Schmerztoleranzgrenze)

> **Tipps und Fallen**
> Wie stark ein Temperaturreiz wirkt, hängt davon ab, wie weit die Temperatur vom Indifferenzbereich entfernt liegt.
> Je weiter die angewandte Temperatur von diesem Bereich entfernt ist, desto intensiver ist die Reizwirkung (▶ 1.3.12).

### Hydrostatischer Druck und Auftriebskraft des Wassers

- Der hydrostatische Druck nimmt mit der Eintauchtiefe des Körpers zu.
- Er beeinflusst vor allem das Niederdrucksystem (Kapillaren, Venen, Lymphgefäße) → Förderung des venösen und lymphatischen Rückstroms.
- Das Herz reagiert mit gesteigertem Schlagvolumen.

! Bei vasolabilen Personen kann es zum Kreislaufkollaps kommen, wenn der Kompressionsdruck auf die Gefäße plötzlich nachlässt (bei zu schnellem Verlassen des Wassers).

- Auftriebskraft des Wassers: Der Körper verliert im Wasser so viel an Gewicht, wie die von ihm verdrängte Wassermenge wiegt; dadurch können Bewegungen im Wasser leichter ausgeführt werden.
- Reibungswiderstand des Wassers: Wasser stellt einen Widerstand dar, der umso größer ist, je schneller Bewegungen im Wasser ausgeführt werden und je größer die bewegte Fläche ist (z. B. Vergrößerung der Handfläche durch Handschuhe).

### Chemische/elektrolytische Faktoren

- In Kombination mit Arzneimitteln oder anderen Zusätzen (▶ Balneotherapie)
- In Kombination mit Elektrotherapie (▶ 1.3.13)

## Durchführung

### Grundregeln

- Die Reizstärke muss individuell angepasst werden.

! Nicht alle Menschen reagieren gleich – Reaktionsstärke und -geschwindigkeit können sehr unterschiedlich sein.

- Kälteanwendungen dürfen nur auf vorgewärmten Körpern appliziert werden; auf die anschließende Wiedererwärmung (passiv oder aktiv) achten.
- Während der Menstruation *keine* Kälteanwendungen im Beckenbereich durchführen.
- Zwischen den Anwendungen soll ausreichend Zeit für physiologische Reaktionen und die Erholung des Pat. liegen (1–4 Stunden je nach Reizstärke).
- Eine hydrotherapeutische Maßnahme soll nicht unmittelbar vor oder nach Mahlzeiten erfolgen (es sei denn, sie soll verdauungsfördernd wirken).
- Auf Nikotinkonsum vor und nach der Anwendung verzichten (kann die Wirkung der Maßnahme beeinträchtigen).
- Nach kalten Anwendungen soll das Wasser nur abgestreift, nicht vollständig abgetrocknet werden – durch die Verdunstungskälte wird die Reizstärke erhöht (Ausnahme: stark behaarte Körperstellen, zwischen den Zehen).
- Wechselwarme Anwendungen sollen zwischen warm und kalt, nicht zwischen sehr warm und sehr kalt erfolgen (Fehlreaktionen vermeiden).
- Bei allen Anwendung das Wohlbefinden des Pat. beachten.

## Therapieformen der Hydrotherapie

### Wickel, Packungen, Auflagen, Kompressen

**Wickel**

Als Wickel bezeichnet man ein feuchtes Tuch, das Teile des Körpers umhüllt. Ein Wickel, der zwei Drittel oder mehr der Körperoberfläche bedeckt, wird als **Packung** bezeichnet.

- Kalte Wickel: wärmeentziehende Wickel (z. B. Waden-, Lenden- oder Brustwickel bei Fieber)

! Vor allem größere Wickel fördern den Gesamtstoffwechsel.

- Warme/heiße Wickel:
  - Warme, temperierte Wickel bei fröstelnden Pat. und neuronalen Reizerscheinungen
  - Heiße Wickel zur Behandlung von Koliken oder chronisch entzündlichen Gelenkveränderungen
- Wickel mit Zusätzen: z. B. Lehmzusatz (bei kalten Wickeln zur Entzündungshemmung), Heublumenabsud oder Senfwickel (heiße Wickel bei z. B. chron. Bronchitis als Brustwickel)

**Auflagen, Kompressen**

Eine Auflage umschließt einen Körperabschnitt nicht vollständig, sondern wird nur einseitig aufgelegt.

Eine Kompresse ist ein mehrfach zusammengefaltetes Tuch, das abgedichtet auf die betr. Körperpartie aufgelegt wird.

### Waschungen

Waschungen zählen zur mildesten Form der Hydrotherapie. Darunter versteht man das Auftragen eines dünnen Wasserfilms (mit oder ohne Zusätze) auf den gesamten Körper oder einzelne Körperteile mit Hilfe eines Tuchs oder eines Handschuhs. Waschungen werden nur noch selten in stationären Einrichtungen (Krankenhaus, Kurklinik) oder im Bereich der häuslichen Pflege bzw. zur Eigentherapie eingesetzt.

### Kneipp-Güsse

Unter einem Kneipp-Guss versteht man die Anwendung eines gebundenen, nahezu drucklosen Wasserstrahls, der sich flächig über die Hautoberfläche ausbreitet und einen Wassermantel um die Extremität bzw. den Körperabschnitt bildet.

**Allgemeine Hinweise**

- Ein Guss beginnt immer in der Peripherie des Körpers und steigt nach zentral auf.
- Es wird immer mit kleineren Güssen begonnen (Knie- oder Armguss), bevor größere Güsse (Unterguss, Rückenguss) angewendet werden.
- Bei sehr kälteempfindlichen Pat. beginnt man mit leicht temperierten Güssen.
- In der Regel werden sog. *Flachgüsse* eingesetzt:
  - Ein gebundener, druckloser Wasserstrahl legt sich um die Hautoberfläche, kein Spritzen!
  - Ein kalter Flachguss dauert bis zu 2 Min. (je nach Reaktion → Hautrötung).
- In der Kneipp-Hydrotherapie werden außerdem *Blitzgüsse* (Druckstrahlgüsse) beschrieben:
  - Hierbei wird der thermische Reiz des Flachgusses durch die mechanische Kraft des Wassers ergänzt, sodass ein zusätzlicher Massageeffekt eintritt.
  - Die Gießfolge ähnelt der Abfolge der Flachgüsse.

**Wirkungen**

- Durchblutungsförderung
- Stoffwechselförderung
- Je nach Anwendungsgebiet wirken Güsse regulierend bei Beschwerden im Magen-Darm-Trakt, Meteorismus, Obstipation.
- Anregung von Atmung und Herz-Kreislauf-System
- Güsse können tonisierend auf die Muskulatur wirken.

**Güsse der unteren Extremität**

Im Bereich der unteren Extremität unterscheidet man Knie-, Schenkel- und Unterguss.

**Durchführung**

- Bei diesen Gussfolgen ist der Pat. nicht vollständig entkleidet.
- Die Füße müssen vorgewärmt sein.
- Bei allen drei Gussvarianten wird an der dorsalen, re. Kleinzehenseite des Fußes begonnen und über die Wade aufsteigend gegossen.
- Je nach Guss reicht dieser bis zur Kniekehle (Knieguss), zur Gesäßmuskulatur (Schenkelguss) oder bis zum Angulus inferior der Scapula (Unterguss).
- Nach dem ersten Aufsteigen wird der Wasserstrahl ca. 5 Sekunden auf einer Stelle gehalten, sodass sich ein Wassermantel bilden kann.
- Über die mediale Seite (Knie- und Schenkelguss) bzw. rechts entlang der Wirbelsäule (Unterguss) wird der Guss wieder herunter geführt.
- Nach dem gleichen Prinzip wird die linke, dorsale Körperhälfte behandelt.
- Danach wird nach ventral gewechselt (zunächst rechts, danach links).
- Analog zur ventralen Seite wird lateral aufsteigend begonnen, der Abgang erfolgt medial.
- Zum Abschluss werden die Fußsohlen begossen.

**Rückenguss**

Der Rückenguss ist einer der wirkungsstärksten Kneipp-Güsse.

**Durchführung**

- Pat. ist völlig entkleidet, Füße müssen vorgewärmt sein.
- Herzgegend und Stirn vor Beginn abkühlen.
- Start am re. Arm, über die Schulter zum Schulterblatt, dort 5 Sekunden verweilen, sodass ein breiter Wassermantel den Rücken hinunterläuft (es darf *kein* Wasser nach ventral fließen!).
- An der re. Rückenhälfte steigt der Guss abwärts, wechselt auf Gesäßhöhe zum li. Arm → gleiches Vorgehen.
- Absteigend bis zur li. Gesäßhälfte gießen.
- Noch einmal nach re. und li. wechseln, danach an der li. medialen Seite des Beins abgießen.
- Zum Abschluss die Fußsohlen begießen.

**Güsse der oberen Extremität**

Im Bereich der oberen Extremität unterscheidet man Arm-, Ober- und Brustguss. An dieser Stelle wird exemplarisch der Oberguss beschrieben.

**Durchführung**

- Der Pat. beugt sich mit entkleidetem Oberkörper über einen Gießbock, der als Spritzschutz dient.
- Am re. Arm beginnen, lateral bis zur Schulter gießen, 5 Sek. verweilen (Wassermantel umschließt den Arm), an der medialen Armseite zurück bis zur Hand.
- Den gleichen Ablauf li. wiederholen.
- Nach dem Aufsteigen am li. Arm wird der Wasserstrahl in einer liegenden Acht im Brustbereich und in Form von Querstrichen über die Schlüsselbeine geführt.
- Unter der re. Achselhöhle wird zur re. Rückenhälfte gewechselt, um den dorsalen Anteil des Obergusses auszuführen.
- Abschluss des Obergusses erfolgt über die re. Schulter entlang der Innenseite des re. Arms.

**Vollguss**

Dieser Guss wirkt sehr intensiv und darf *nur* bei kreislaufstabilen Pat. angewendet werden. Vorab sollte eine Gewöhnung durch kleinere Güsse erfolgt sein.

Er beginnt dorsal (analog zum Schenkelgusses) und entspricht in der weiteren Abfolge der Gießfolge des Rückengusses.

### Abreibungen und Abklatschungen

Hierbei wird ein leichter Kältereiz durch eine mechanische Einwirkung ergänzt.

**Durchführung**

- Ein längs gefaltetes Handtuch wird in kaltes Wasser getaucht, ausgewrungen und in rhythmischen Schleuderbewegungen nahe der Hautoberfläche des Pat. bewegt, sodass es die zu behandelnde Oberfläche leicht berührt.
- Wird v. a. im dorsalen Thoraxbereich zu atemtherapeutischen Zwecken angewendet (atemvertiefender Kältereiz, Sekretlösung).

### Bäder

Bei den Bädern unterscheidet man:

- Teilbäder (Hand-, Arm-, Fuß- oder Unterschenkelbad; Sitzbad),
- Halbbäder (Pat. sitzt in der Wanne, das Wasser reicht bis zur Nabelhöhe),
- Vollbäder (Pat. liegt bis zum Nackenhaaransatz im Wasser).

Darüber hinaus gibt es:

- Bäder *ohne* Zusätze,
- Bäder *mit* verschiedenen Zusätzen (▶ Balneotherapie).

### Bewegungsbad

Das Bewegungsbad ermöglicht die Durchführung physiotherapeutischer Übungsbehandlungen, bei denen gleichzeitig die positiven Eigenschaften des Wassers (Temperatur, hydrostatischer Druck und Auftriebskraft) genutzt werden. So können Bewegungen leichter und schmerzärmer durchgeführt werden. Bewegungsbäder eignen sich für Kleingruppen oder die Einzeltherapie.

Bewegungsbäder werden v. a. im Bereich der Prävention und Rehabilitation eingesetzt.

**Ziele**

- Mobilisation
- Kräftigung
- Herz-Kreislauf-Förderung

**Häufige Indikationen**

- Alle Krankheitsbilder, die mit schmerzhafter Bewegungseinschränkung einhergehen (z. B. Arthrosen, WS-Syndrome, Erkrankungen des rheumatischen Formenkreises).
- Im Rahmen der postop. Rehabilitation bei reizloser Wundsituation (z. B. zur Gangschule, Kräftigung, Koordinationsschulung).
- Im Rahmen der neurologischen Rehabilitation zur Bewegungserleichterung (z. B. bei zentralen Lähmungen, Rückenmarkssyndromen).

**Grundlagen**

- Voraussetzung für eine Behandlung im Bewegungsbad ist ein Therapiebecken von ausreichender Wassertiefe (mind. 1,35 m).
- Es existiert eine Vielzahl an Therapiegeräten für das Bewegungsbad (z. B. Brettchen, Nudel, Stäbe, Handeln, Bälle, Matten, Handschuhe), die als Auftriebskörper wirken oder beschwerend an Extremitäten angelegt werden können.
- Die Übungsbehandlung im Wasser (insbesondere bei Gruppentherapien, ▶ 1.3.9) sollte logisch aufgebaut sein:

1. Erwärmungsteil
   a. Eingewöhnung, Möglichkeit der Herz-Kreislauf-Anpassung an den Wasserdruck
   b. Einfache Übungen (z. B. Gangvarianten im und durch das Wasser)
2. Hauptteil
   a. Kräftigung, Mobilisation, Koordination
   b. Einsatz von Übungsgeräten und Auftriebskörpern zur Erhöhung des Widerstands
3. Entspannungsteil
   a. Nutzung der Auftriebskörper zur Entspannung

## Balneotherapie

Die therapeutische Verwendung von natürlichen Mineralwässern, Heilgasen und Peloiden (z. B. Torfe, Moorerden und Schlamme) wird als Balneotherapie bezeichnet.

### Therapieformen der Balneotherapie

- Bäder mit Zusätzen:
  - Arzneilichen Zusätze (z. B. Harnstoff)
  - Mineralischen Badezusätze (z. B. Solebad, Schwefelbad, Jodbad)
  - Pflanzliche Zusätze (z. B. Extrakte aus Fichtennadel, Heublumen, Schachtelhalm, Haferstroh, Weizenkleie oder Kamillenblüten)
  - Ortsgebundenen Kurmittel (Heilquellen, Heilgase, Peloide)
- Schwefelhaltige Wässer, Moor-, Schlamm- und Schlickbäder
- Peloid- oder Fangopackungen (▶ 1.3.12)

### Literatur

▶ 1.3.12

## 1.3.12 Thermotherapie

*Franka Zeisler*

Der Begriff der Thermotherapie umfasst zwei grundsätzliche physikalische Anwendungsformen:

- Wärmetherapie (→ Wärmezufuhr)
- Kryotherapie (Kältetherapie → Wärmeentzug)

## Wärmetherapie (WT)

### Wirkungen

- Vasodilatation
- Stoffwechselsteigerung im Gewebe
- Allg. Entspannung
- Erhöhte Elastizität kollagener Fasern (zwischen 37 °C und 40 °C)

! Wärmetherapie eignet sich gut als begleitende Therapie bei einer manuellen Behandlung; Tiefenwärme (Ultraschall oder Kurzwelle, ▶ 1.3.13) ist dabei wirksamer als oberflächliche Wärme.

### Anwendungsformen

#### Heiße Umschläge

Ein nasses, heißes Innentuch, ein trockenes Zwischentuch und eine Wolldecke.

### Heiße Rolle

Ein längs gefaltetes Frotteetuch wird mit hohem Zug zu einer trichterartigen Rolle geformt, ggf. mehrere Tücher zur Vergrößerung des Durchmessers verwenden. Dann 0,5–1 Liter kochendes Wasser *langsam* in die Vertiefung gießen; die Rolle soll nicht tropfen; ein weiteres trockenes Handtuch bereitlegen.

**Anwendung:**

- Anfangs in tupfenden Bewegungen (kurze Berührungszeit und sanfter Druck) den zu erwärmenden Bereich benetzen.
- Hat sich die Haut an die Hitze gewöhnt, die Berührungszeit verlängern.
- Kühlt die Außenfläche der Rolle ab, das äußere Tuch etwas abwickeln – durch die Tuchwindungen bleibt die Anfangstemperatur bis ins Innere der Rolle erhalten.

### Peloidpackungen

Packungen mit Schlamm, Schlick, Torf (werden als Einmalpackungen angeboten).

### Fangopackungen

Schlamme, die überwiegend von mineralischer Substanz und vulkanischer Herkunft sind (sog. „heilkräftiger Schlamm").

## Kryotherapie

### Wirkungen

- Vasokonstriktion → oberflächliche Durchblutung und Gewebeperfusion wird vermindert
- Senkung der Gewebetemperatur

! Nach 3 bis 8 Min. jedoch paradoxe Zunahme des Blutflusses.

! Länger anhaltende Kühlung sowie kurze, kräftige Kältereize führen zu einer sekundären Vasodilatation → starke Mehrdurchblutung.

- Schmerzhemmung (daher sinnvolle Unterstützung einer manuellen Behandlung in Form von Kühlpackungen oder Crushed Ice).
- Beeinflussung des Muskeltonus:
  - Kurzzeitige Eisanwendung → Tonussteigerung
  - Länger als 5 Min. → Detonisierung

! Eine mögliche entzündungshemmende Wirkung ist nicht sicher belegt.

- Anwendung im Sport:
  - Senken der Stoffwechselrate im verletzen Gewebe
  - Sekundären Zelluntergang vermindern
  - Analgesie
  - Schnellere Rehabilitation

> **! Klinischer Hinweis**
> Auf die Dehnfähigkeit kollagener Strukturen haben Wärmeanwendung einen positiveren Effekt als Kälte.

### Formen der Eisanwendung

- **Crushed Ice:** gebrochenes Eis in einer flexiblen Hülle (z. B. Plastiktüte). Erreicht in 5 Min. die schnellste Absenkung der Hauttemperatur auf ein klinisch relevantes Niveau von unter 10 ° Celsius.
- **Eislolly:** im Becher geformtes Eis; insbesondere zur punktuellen Eisbehandlung geeignet.

! *Nicht* auf der Stelle verharren, sondern immer bewegen.

- **Kalter Umschlag:** ein mehrfach zusammengelegtes, feucht-kalt getränktes Tuch (dieses muss während der Anwendung nass gehalten werden).
- **Kältepackung:** z. B. Quarkpackung
- **Cool-Packs:** zur flächigen Kühlung

! *Nicht* direkt auf die Haut legen, sondern dünnes Tuch unterlegen.

- **Kältespray**
- **Eisbäder**

**Tipps und Fallen**

Die Intensität der Kältewirkung ist an Stellen mit dünner Haut (z. B. an Knochenvorsprüngen) deutlich höher, als an Stellen mit mehr Unterhautfettgewebe oder auf Muskulatur.

**Literatur**

Ammer K. Balneotherapie und Evidenz basierte Medizin. ÖZPMR, Österreichische Zeitschrift für Physikalische Medizin und Rehabilitation, 2010; 20(2): 47–50.
Brenke R, Conradi E. Hydrotherapie. In: Kraft K, Stange R (Hrsg.). Lehrbuch Naturheilverfahren. Stuttgart: Hippokrates Verlag; 2010. S. 181–183.
Gillert O, Rulffs W. Hydrotherapie und Balneotherapie. München: Pflaum Verlag, 1990.
Glasgow P. Eisanwendung in der Sportphysiotherapie. Sportphysio, 2013; 1(1): 37–44.
Gutenbrunner C, Bender T, Cantista P, Karagülle Z. A proposal for a worldwide definition of health resort medicine, balneology, medical hydrology and climatology. International Journal of Biometeorology, 2010; 54(5): 495–507.
Hüter-Becker A, Dölken M. Physikalische Therapie, Massage, Elektrotherapie und Lymphdrainage. Stuttgart: Georg Thieme Verlag, 2011.
Reißhauer A. Massagetherapie. In: Gutenbrunner C, Glaesener JJ. Rehabilitation, Physikalische Medizin und Naturheilverfahren. Heidelberg: Springer Medizin Verlag; 2007. S. 61–63.
Stehlik A. Zur Peloidanalytik. In: Marktl W (Hrsg.). Theorie und Praxis der Peloidtherapie. Wien: Facultas-Universitätsverlag; 1995. S. 21–24.
Zimmermann C, Dawils M. Heiß und Eis – Bewegungseinschränkungen behandeln. Physiopraxis, 2015;13(5): 30–32.

## 1.3.13 Elektrotherapie

*Frank-Peter Bossert*

Die Elektrotherapie zählt zu den wesentlichen **adjuvanten** Therapiemaßnahmen in der Physiotherapie. Sie macht sich die Energie des elektrischen Stroms zu Nutze. Durch Stromimpulse innerhalb verschiedener Frequenzbereiche werden die natürlichen Heilungsprozesse im Körper aktiviert und unterstützt.
Die positive Wirkung der Elektrotherapie bei der Behandlung unterschiedlicher Krankheitsbilder konnte in verschiedenen evidenzbasierten Studien belegt werden. Zur der Behandlung von Schlaganfällen wird sie in der S2-Leitlinie der DGNR (Deutsche Gesellschaft für Neurorehabilitation e. V.) angeführt.

### Indikationen

Die Elektrotherapie eignet sich prinzipiell zur Behandlung aller Störungsbilder, bei denen die unten beschriebenen Wirkmechanismen einen positiven Einfluss haben (z. B. Schmerzzustände am Bewegungsapparat, muskuläre und neuronale Dysfunktionen, Durchblutungsstörungen oder im Rahmen der Geweberegeneration).

**Kontraindikationen**

Bei den Kontraindikationen lassen sich unterscheiden:

- Regionale KI (z. B. offenen Wunden, Metallimplantate im Behandlungsgebiet)
- Temporäre KI (z. B. hoch fieberhafte Infekte, frische Thrombosen, Schwangerschaft)

## Niederfrequenz

Die Niederfrequenz bewegt sich zwischen 0 und 1000 Hz (Hertz). Diesem Frequenzbereich werden folgende Wirkungen zugesprochen:

- Beeinflussung von Schmerzen
- Beeinflussung der Durchblutung
- Beeinflussung der Motorik

Innerhalb der Niederfrequenz unterscheidet man verschiedene Stromformen, die im Folgenden erläutert werden.

### Galvanischer Strom

Der galvanische Strom zählt zu einem der ältesten Verfahren in der Elektrotherapie. Die Elektrizitätsträger (Elektronen, Ionen) bewegen sich in dem leitendem Medium stets in die gleiche Richtung (konstanter Gleichstrom).

**Wirkungsweise**

**Hyperämisierung:** Durch die Beeinflussung der Vasomotorik und die Freisetzung vasoaktiver Gewebsstoffe (Acetylcholin) kommt es zu einer Durchblutungsförderung, dem sog. **galvanischen Erythem**.

**Schmerzlinderung:** In Bezug auf die analgetische Wirkung des Stroms wird derzeit davon ausgegangen, dass der **Anelektrotonus** (AET) unter der Anode zu einer Hemmung der Erregbarkeit und somit zur Abnahme des Schmerzempfindens führt.

! Insbesondere bei der Behandlung ischämischer Schmerzen wird durch die Durchblutungssteigerung eine kausale Wirkung erzielt.

**Tonusregulierung:** Nahe der Kathode kommt es durch die Depolarisation des Ruhepotenzials der Zellmembran zu einer gesteigerten Erregbarkeit und verbesserten Erregungsausbreitung. Diesen Mechanismus bezeichnet man als **Katelektrotonus** (KET).

**Verbesserung der Trophik:** Durch eine nachweisliche Verschiebung des Ionenmilieus kommt es zu einer Verbesserung des Stoffwechsels im Gewebe.

**Elektrolytische Wirkung:** Die elektrolytische Wirkung ist auf eine Verkettung mehrerer elektrolytischer Reaktionen zurückzuführen. Bei der Elektrolyse von NaCl entsteht unter der Kathode Natriumlauge, wobei unter der Anode Salzsäure unter Abspaltung von $O_2$ entsteht.

> **Tipps und Fallen**
>
> Bei unsachgemäßer Anwendung des galvanischen Gleichstroms können durch die Laugen- und Säurebildung auf der Haut bei falscher Dosierung und falscher Elektrodenanlage Verätzungen hervorgerufen werden.

Bei Ausschluss der Applikationsfehler können diese chemischen Vorgänge auch therapeutisch eingesetzt werden.

! **Anwendungsbeispiel:** Frische Hämatome (nicht älter als 10–12 Stunden) werden mit der Anode auf dem Hämatom behandelt (dabei kommt es zur Eiweißkoagulation). Bei älteren Hämatomen wird die Kathode direkt auf dem Hämatom appliziert (Eiweißkolliquation).

**Iontophoretische Wirkung:** (s. u. Iontophorese).

**Dosierungs- und Applikationshinweise**

Beim galvanischen Gleichstrom ist stets auf eine ausreichende Abpolsterung (z. B. mit Viskoseschwammtaschen) zu achten. Die Empfehlung liegt bei mind. 3 cm je Elektrode. Dabei müssen die Schwammtaschen vor *jeder* Therapie gründlich ausgewaschen werden, um Rückstände von etwaigen Abspaltungsprodukten (Laugen oder Säuren) oder Desinfektionsmitteln restlos zu entfernen. Die Elektroden müssen mit gleichmäßigem Druck (z. B. mit Klettverschlussbändern) sicher befestigt werden. Um die Wirksamkeit zu erhöhen und evtl. unerwünschte Nebenwirkungen zu vermeiden, empfiehlt es sich, das zu behandelnde Hautareal vor der Therapie mit normaler Seife zu reinigen.

! Es darf kein „Wundbenzin" oder Desinfektionsmittel zur Hautreinigung verwendet werden.

Die Stromtoleranz ist individuell unterschiedlich. Um die gewünschte Wirkung zu erreichen, soll die Dosierung im Bereich von **sensibelschwellig** (erstes Stromgefühl) bis **überschwellig** (deutlich spürbares Stromgefühl) liegen.

Für Pat. mit einer gestörten Sensibilität (z. B. bei bekannter Polyneuropathie) oder Patienten, die nicht die erforderliche Compliance aufbringen, empfiehlt sich ein Richtwert von 0,1–0,3 mA (Milliampere)/cm² Elektrodenfläche.

### Iontophorese

Unter der Iontophorese versteht man das Einbringen von Medikamenten durch die intakte Haut unter Einsatz eines elektrischen Stroms.

Die Iontophorese zeichnet sich durch folgende Vorteile aus:

- Hohe lokale Wirkung im Behandlungsareal
- Geringe Belastung des Gastrointestinaltrakts
- Gleichmäßige Verteilung der Medikamente

Demgegenüber sind als relative Nachteile zu sehen:

- Nicht alle Medikamente sind für die Iontophorese geeignet.
- Die genaue Dosierung des Wirkstoffs ist schwer zu bestimmen.

**Dosierungs- und Applikationshinweise**

Die für die Iontophorese verwendeten Medikamente müssen in ionisierter Form vorliegen und für diese Form der Medikation freigegeben sein. Konzentration, Menge und die Polung des einzubringenden Medikaments sind der Packungsbeilage zu entnehmen. Kann die Polarität nicht ermittelt werden, wird das einzubringende Medikament jeweils unter beide Pole gegeben. Dabei ist zu beachten, dass die abstoßende Wirkung des gleichgepolten Wirkstoffs eines Medikaments (Ionen) 90 % beträgt. Die anziehende Wirkung ungleichgepolter Wirkstoffe hingegen beträgt lediglich 10 %. Aus diesem Grund ist die Platzierung der Gegenelektrode weniger von Bedeutung.

Einige Medikamente dringen direkt in das Gefäßsystem ein, andere bilden Depots und geben die wirksamen Substanzen kontinuierlich über mehrere Tage ab.

Das einzubringende Medikament wird auf eine Kompresse aufgetragen. Zwischen Kompresse und Viskoseschwammtasche wird eine permeable Membran (Folie) gelegt, die verhindert, dass Wirkstoffe des Medikaments in die Schwammtaschen transportiert werden. Darüber hinaus ist darauf zu achten, dass das zu behandelnde Hautareal zuvor gründlich gereinigt wurde (▶ Dosierungs- und Applikationshinweise bei Galvanisation).

1

**Tipps und Fallen**
Wird eine Iontophorese bei einer Arthrose durchgeführt, empfiehlt es sich, das betr. Gelenk nach der Behandlung über einen angemessenen Zeitraum aktiv oder passiv zu bewegen, damit sich die Wirkstoffe gut im Gelenk verteilen.

### Transcranial Direct Cortical Stimulation (tDCS)

Die transkranielle Gleichstromstimulation (tDCS) ist eine elektrotherapeutische Methode, mit der die Erregbarkeit der Hirnrinde mittels schwacher Gleichstromstimulation über Elektroden an der Kopfhaut erhöht oder vermindert werden kann. Die Therapie ist einfach und für den Pat. komfortabel durchzuführen, da die Reize unterschwellig angeboten werden.
Der grundlegende Wirkmechanismus ist eine unterschwellige Verschiebung des Ruhemembranpotenzials, je nach Stimulationspolarität in hyper- oder depolarisierender Richtung, die zu Veränderungen der Erregbarkeit kortikaler Neurone führt. Diese Methode wurde von Nitsche für die motorische Neurorehabilitation aufgegriffen. Bei speziellen Indikationen konnte in verschiedenen wissenschaftlichen Untersuchungen eine positive Wirkung nachgewiesen werden. Funktionelle Studien belegen z. B. die Wirksamkeit der Therapie zur Verbesserung der visomotorischen Koordination sowie des motorischen Lernens (▶ 1.3.1).

### Diadynamische Ströme (nach Bernard)

Bei diadynamischen Reizströmen handelt es sich um gleichgerichtete Wechselströme von 50 Hz, d. h. monophasische, sinusförmige Halbwellen in unterschiedlichen Modulationen. Grundbaustein der diadynamischen Ströme ist ein 10 ms dauernder unidirektionaler Impuls.
**Diphasé fixe (DF):** DF ist eine Modulation, bei der die negative Halbwelle invertiert („hochgeklappt") wird. Die Impulsfrequenz liegt somit bei 100 Hz. Die Amplitude bleibt konstant. Durch die relativ lange Impulsdauer (10 ms) und die nach oben verlagerten negativen Halbwellen entsteht, bei einer gedachten Verbindung der Amplituden, nahezu ein Gleichstrom. Demzufolge sind die Wirkungen dieser Modulation vergleichbar mit denen der Galvanisation (Analgesie und Hyperämie).
**Modulé en courtes périodes (CP):** Bei dieser Modulation liegt die Frequenz bei 100 Hz und 50 Hz im rhythmischen Wechsel. Die Amplitude bleibt auch hier konstant. Durch den rhythmischen Wechsel der Frequenz kommt es v. a. zu einer Resorptionssteigerung.

### Mikroampere Ströme

Microcurrent Electrical Neuromuscular Stimulation (MENS) sind Ströme im Mikroamperebereich. Daraus resultierend können die Ströme kaum oder nicht wahrgenommen werden. Die Stromstärken liegen zwischen 10 µA und 700 µA. Es kommen biphasische Rechteckimpulse mit einer Impulsdauer von 250 ms und einer gleichbleibenden Pausendauer zur Anwendung.

**Tipps und Fallen**
Aufgrund der geringen Intensität des meist biphasischen Stroms können Mikroampere-Ströme auch bei Implantaten eingesetzt werden.

### TENS-Ströme

Die transkutane elektrische Nervenstimulation (TENS) wird in verschiedenen Bereichen eingesetzt, z. B.:

- Hautschädigungen und Funktionsstörungen der Haut (z. B. Hyperhidrosis)
- Inkontinenz
- Stimulation der Muskulatur
- Schmerztherapie

**TENS zur Inkontinenzbehandlung**
Insbesondere die Behandlung der Harn- und Stuhlinkontinenz stellt Physiotherapeuten vor eine große Herausforderung. Bei den Elektroden zur Behandlung der Harn- und Stuhlinkontinenz sind beide Pole in einer Elektrode vereint. Es werden biphasische Ströme mit einer Frequenz von 30 Hz eingesetzt. Durch die vaginale und anale Stimulation werden die motorischen Fasern der Nn. pudendi angesprochen, wodurch es zu einer Kontraktion der Beckenbodenmuskulatur kommt. Untersuchungen zeigten, dass durch eine Langzeitstimulation die Anzahl der Slow-twitch-Fasern zunahm.

> Klinische Studien zeigten, dass durch die Reizung des Beckenbodens zur Behandlung der Harnstressinkontinenz ebenfalls eine hemmende Wirkung auf den M. detrusor vesicae erreicht werden konnte. Dies kann u. a. zur Behandlung einer Urge-Inkontinenz (▶ 11.6.2) eingesetzt werden.

Eine aktuelle Entwicklung bei den TENS-Geräten zur Behandlung der Inkontinenz ist die Erweiterung um einen **Biofeedbackanteil.** Dabei bekommt der Pat. eine akustische und/oder optische Rückmeldung über die korrekte aktive Anspannung der willentlich angesteuerten Muskulatur. Moderne Geräte verfügen darüber hinaus über eine **EMG-Triggerung,** sodass eine nicht vollständig ausgeführte Kontraktion durch den elektrischen Strom vervollständigt wird. Der Pat. kontrahiert, soweit er dazu in der Lage ist. Wird der eingestellte Wert der Ausgangsempfindlichkeit des Biofeedbackanteils nicht erreicht, setzt ein Strom ein, der die Kontraktion vollendet.

**TENS zur Muskelstimulation**
Im Rahmen der physiotherapeutischen Rehabilitation kann die **Elektromyostimulation** (EMS) ergänzend eingesetzt werden (z. B. mit Polystim®). Indikationen hierfür sind muskuläre und neuronale Dysfunktionen (z. B. postoperative Funktionsstörungen), bei denen jedoch *keine* Kontinuitätsunterbrechung der versorgenden neuralen Strukturen vorliegt. Die EMS kann außerdem beim propriozeptiven Training integriert werden.
Dabei ist auf eine klare Zieldefinition, die daraus resultierenden Therapieparameter für den Strom sowie auf die Anwendungszeit zu achten.
Weitere TENS-Verfahren zur Stimulation der Muskulatur sind die funktionelle Elektrostimulation (FES) und der Peroneus-Stimulator.

**TENS zur Schmerztherapie**
Bei TENS-Verfahren zur Schmerztherapie kommen i. d. R. selbstklebende Elektroden zum Einsatz, die segmental oder im Schmerzgebiet appliziert werden. TENS-Ströme zur Behandlung von Schmerzzuständen werden mit unterschiedlichsten Frequenzen und Modulationen angeboten. Dabei scheinen die klassischen TENS-Ströme mit Frequenzen von 80 Hz (kontinuierlich) analgetisch effektiver zu sein als andere Stromformen. TENS sollte immer dann eingesetzt werden, wenn die Schmerzen auftreten. Die Behandlungszeit sollte mind. 20 Min. betragen. Eine Dokumentation über ein Schmerztagebuch, z. B. mit Hilfe der VAS, ist empfehlenswert.

! Studien konnten bei richtigem Einsatz des TENS eine Reduzierung der Schmerzmedikation um bis zu 50 % zeigen.

### Behandlung peripherer Nervenläsionen

Periphere Nervenläsionen führen entweder vollständig oder teilweise zu einer Denervation des Muskels. Im Fall einer Axonotmesis (Kontinuitätsunterbrechung des Axons bei erhaltener Nervenhülle) ist eine Reinnervation und Regeneration möglich. Komplette Denervationen nach Neurotmesis (komplette Durchtrennung der Nervenfaser und der Nervenhülle) dagegen führen ohne operative Revision dauerhaft zu einer schlaffen Lähmung mit Atrophie der Muskulatur. Bei der Behandlung peripherer Nervenläsionen kommen niederfrequente elektrische Reizströme zum Einsatz. Der Therapieansatz ist dabei von der Art der Läsion abhängig.

#### Ziele und Anwendungshinweise

**Erhalt bzw. Wiederaufbau der Muskulatur:** Bei einem vollständig denervierten Muskel mit umfangreichen Lähmungen ist der Erhalt bzw. Wiederaufbau der Muskulatur von Bedeutung, entweder für den späteren Versuch einer funktionellen Nutzung oder zur Vorbereitung einer Reinnervation. Dabei kommt vor allem die spezifische Therapie mit langen, bidirektionalen Rechteckimpulsen von mind. 20 ms Impulsdauer (sog. LIB-Stimulation nach Mokrusch) zum Einsatz. Dadurch kann der Verlust von Muskelmasse, Anzahl der Fasern sowie der Kontraktionskraft begrenzt werden.

**Förderung der Reinnervation:** Unter bestimmten Bedingungen kann die Reinnervation der Muskulatur unterstützt und beschleunigt werden. Dies gilt insbesondere bei Pat. mit hochgradigen, ausgedehnten Lähmungen, deren Muskeln jedoch nicht komplett, sondern nur teilweise denerviert sind oder die bereits Zeichen der Reinnervation zeigen. Bei der Therapie geringgradiger Läsionen (Neurapraxien) oder Läsionen im Stadium der Reinnervation wird mit geschwellten Serienimpulsen (z. B. faradischem Schwellstrom = 1 ms Impulsdauer, 20 ms Pausendauer; ca. 20 Schwellungen/Min.) stimuliert.

> **! Klinischer Hinweis**
> Der zeitliche Endpunkt einer Elektrotherapie ergibt sich nach klinischen Kriterien zumeist aus dem Beginn einer relevanten Reinnervation.

Ist die faradische Erregbarkeit „erloschen“, kommt es zum „Durchschlagen“ der Kontraktion auf die Antagonisten oder zu einer wurmförmigen Kontraktion. In diesem Fall müssen die Therapieparameter für die Einzelimpulse (Rechteck- oder Dreieck- bzw. wahlweise Exponenzialströme) definiert werden. Die Methode der Wahl stellt dabei die I/t-Kurve dar.

#### I/t-Kurve

Die I/t-Kurve (Intensitätsreizzeitkurve) ermittelt das Verhältnis zwischen Intensität und Reizdauer. Sie wird nicht mehr diagnostisch eingesetzt, hat jedoch therapeutisch nach wie vor eine große Bedeutung. Sie ist entscheidend für den Erfolg einer gezielten Elektrostimulation.

Unter ständiger Verkürzung der Impulsdauer (gemessen in ms) und einer gleichbleibenden Pausendauer (von 2000 ms) können die **relevanten Therapieparameter** ermittelt werden.

**Bestimmung**
Im ersten Schritt wird die I/t-Kurve mit einem Rechteckimpulscharakter (RIC) geschrieben. Direkt im Anschluss wird, zu jeder einzelnen Impulsdauer (gemessen in ms), die Kurve mit einem Dreieckimpulscharakter (DIC) geschrieben.
Auf einem Formblatt, das auf der Abszisse (x-Achse) in logarithmischer Reihenfolge die Impulsdauer abbildet, wird unter ständiger Verkürzung der Impulsdauer der geschädigte Muskel getestet und auf seine Kontraktionsqualität hin beurteilt. Begonnen wird bei 1000 ms Impulsdauer unter der Berücksichtigung der geringsten Stromstärke, gemessen in Milliampere (mA).
Bei der geringsten Stromstärke und einer deutlich sichtbaren Kontraktion ist die Optimierung des Therapieparameters erreicht. Zur weiteren Therapie wird ein Dreieckstrom, wahlweise ein Exponenzialstrom, verwendet, da die Akkommodationsfähigkeit höher ist als beim Einsatz eines Rechteckstroms.

! Die einzelnen Schritte müssen vor *jeder* Therapie durchgeführt werden, damit jeweils die optimalen Parameter gefunden werden.

### Behandlung zentraler Paresen
Zentrale Paresen lassen sich mit den unterschiedlichsten Stromformen behandeln. Die Auswahl der jeweiligen Stromform ist dabei von der Zielsetzung abhängig. Wesentliche Ziele sind:

- Tonusregulation, Kontrolle der Spastik
- Funktionelle Elektrostimulation im Sinne einer Bahnungstherapie
- Verbesserte Mobilität
- Kontraktur- und Dekubitusprophylaxe

Hierbei soll die Dysbalance zwischen spastischen Agonisten und hypotonen Antagonisten ins Gleichgewicht gebracht werden. Für die Zielumsetzung stehen die in den vorherigen Abschnitten angesprochenen Ströme zur Verfügung.
Dabei ist die hemmende Wirkung des galvanischen Stroms zur Kontrolle der Spastik von großer Bedeutung, ebenso wie die EMG-getriggerte Elektrostimulation. Wie bereits beschrieben, besteht dabei die Möglichkeit der Kombination zwischen Biofeedback-Therapie und Elektrostimulation. Ziel ist es, durch repetitives Bewegen die verloren gegangenen Funktionen wieder zu erlangen.
Dabei werden grundsätzlich zwei Möglichkeiten unterschieden:

- Der Pat. führt die Bewegung soweit aus, wie er in der Lage ist. Danach wird die Bewegung durch einen elektrischen Impuls vervollständig.
- Der Pat. bekommt einen initialen elektrischen Impuls und vervollständigt aktiv die Bewegung bis zum vorgegebenen Schwellenwert.

## Mittelfrequenz (MF)
Der therapeutisch wirksame Bereich der mittelfrequenten sinusförmigen Wechselströme liegt zwischen 1.000 Hz und 300 kHz. Dabei ist die Periode der Wechselstromimpulse kürzer als die Refraktärzeit (Zeit bis zur Repolarisation des Ruhemembranpotenzials) des Gewebes.
Mittelfrequente Ströme zeichnen sich durch eine gute Verträglichkeit aus, da die sensible Belästigung auch bei hoher Dosierung relativ gering ist. Ursache hierfür ist der elektrische Widerstand der Epidermis, der aufgrund seiner kapazitiven Eigenschaften bei höheren Frequenzen abnimmt. Er verhält sich reziprok proportional zur Frequenz. Das heißt bei niedrigen Frequenzen steigt der Hautwiderstand, bei Zunahme der Frequenz nimmt er ab.
Um einen Summationseffekt (und damit eine Kontraktion) auszulösen, sind jedoch mehrere Perioden eines mittelfrequenten Stroms erforderlich.

1

**Tipps und Fallen**
Durch den geringen Widerstand der Epidermis können hohe Stromstärken appliziert werden und tiefer gelegene Gewebsschichten erreicht werden.

Mittelfrequente Ströme sind polaritätsneutral, wodurch eine Verätzungsgefahr ausgeschlossen ist. Anode und Kathode haben dieselbe aktive Rolle bei der wirksamen Stromzuführung.
Bei allen Geräten der MF-Therapie liegt eine mittelfrequente Trägerfrequenz zu Grunde. Durch die damit einhergehende Überwindung des Hautwiederstands kann wiederum eine niederfrequente Wirkung im Gewebe (z. B. Hyperämisierung, Stoffwechselförderung) erreicht werden.
Innerhalb der Mittelfrequenz werden verschiedene Stromarten unterschieden:
**Unmodulierte Ströme:** Die Amplitude bleibt über die gesamte Anwendungsdauer gleich. Diese MF-Ströme werden von jedem MF-Gerät abgegeben. Die Hauptwirkung liegt in der Stoffwechselförderung. Es handelt sich um ein sog. Einstromkreisverfahren.
**Amplitudenmodulierte Ströme** (AMS bzw. AMF = amplitudenmodulierte Frequenz): Diese Stromform wird genutzt, um die niederfrequente Wirkung reizarm zu applizieren. AMS kommen im Einkreisverfahren zum Einsatz. Ist die faradische Erregbarkeit noch erhalten, können diese Ströme auch für Muskelkontraktionen bzw. zur Förderung der Reinnervation eingesetzt werden.
**Interferenzströme:** Unter diesem Begriff wird das Überlagern von Wellen verstanden. Im Therapiefeld zweier sich kreuzender MF-Ströme konstanter Intensität entsteht, durch das leichte Abweichen der Frequenzen, eine niederfrequente Wirkung (Bsp.: ein Stromkreis mit 4.000 Hz, zweiter Stromkreis mit 3.900 Hz → niederfrequente Wirkung von 100 Hz). Wenn der „Wellenberg" eines Stromkreises dem „Wellental" des zweiten Stromkreises gegenübersteht, kommt es zur Aufhebung der Stromwirkung. Bei der **stereodynamischen Interferenz** werden drei MF-Wechselströme eingesetzt. Die Applikation erfolgt über drei Stromkreise. Grundidee dieses Verfahrens ist, dass eine dreidimensionale Durchflutung erfolgt. Die Pole der jeweiligen Stromkreise sind in einer Elektrode (Saug- oder Sternelektrode) vereint.
**Hochtontherapie** (HiTOP®): Diese Therapieform stellt eine Sonderform und zugleich ein relativ neues Verfahren der Mittelfrequenztherapie dar. Die Hochtontherapiegeräte arbeiten im Frequenzbereich zwischen 4.096 Hz und 32.768 Hz. Durch die schnellen Schwingungen werden die in Flüssigkeiten gelösten Substanzen (Mineralien, Nähr- und Schlackenstoffe), aber auch Schmerz- und Entzündungsmediatoren im Körper verteilt. Daraus resultieren ein beschleunigter Zellstoffwechsel und eine Schmerzreduktion. Bei der niederfrequenten Reizwirkung (20 Hz) der Hochtonströme kommt es zur Muskelkontraktion, was u. a. zu positiven Ergebnissen bei der Behandlung der diabetischen Polyneuropathie führt.

## Hochfrequenz

Der Frequenzbereich der Hochfrequenztherapie liegt oberhalb 300 kHz. Seit der Vereinheitlichung des Leistungskatalogs „Physiotherapie" stellt die Hochfrequenztherapie (Diathermie) keine abrechnungsfähige Leistungsposition mehr dar und wird i. d. R. nur noch in Arztpraxen, Kliniken oder Reha-Einrichtungen angewendet. Aus diesem Grund wird an dieser Stelle nicht näher auf die einzelnen Verfahren eingegangen.

Zur Hochfrequenztherapie zählen Verfahren wie:

- Kurz- und Langwellen
- Dezimeter- und Mikrowelle

Kurz- und Langwellen werden in der therapeutischen Anwendung als elektromagnetische Felder der Hochfrequenz bezeichnet, Dezimeter- und Mikrowellen als elektromagnetische Wellen.

Die wesentliche Wirkung dieser Verfahren liegt in einer Tiefenerwärmung, da ab ca. 100.000 Hz die Wärmeentwicklung im Vordergrund steht. Die nach Absorption in Wärme umgesetzte Energie stellt bislang die einzig nachweisbare Wirkung der Hochfrequenztherapie dar. Durch die hohe Frequenz kommt es darüber hinaus zur Rotation der Dipole, sodass zusätzlich aus mechanischer Energie thermische Energie entsteht.

## Ultraschall

Da es sich bei der Ultraschalltherapie um die Anwendung mechanischer Energie handelt, wird der Ultraschall losgelöst von der Hochfrequenztherapie beschrieben, auch wenn er aufgrund seiner Frequenz gelegentlich zur Hochfrequenztherapie gezählt wird.

Die Frequenz des therapeutischen Ultraschalls liegt oberhalb von 800 kHz. Die gängigen Geräte arbeiten mit einer Frequenz von 1 und/oder 3 MHz.

Dabei wird einem Quarzkristall ein hochfrequenter Strom zugeleitet, der die elektrische Energie in mechanische Energie umwandelt (**reziproker piezoelektrischer Effekt**). Zwischen dem Quarzkristall und der Schallkopfmembran befindet sich eine Feder. Die mechanische Energie, die vom Quarzkristall ausgeht, wird auf die Feder übertragen, die dann die Membran des Schallkopfs in Schwingungen versetzt.

Über ein Kontaktmittel (z. B. Gel oder subaqual im Wasserbad) werden diese Schwingungen auf den Körper übertragen und pflanzen sich als longitudinale Wellen im Gewebe fort.

**Wirkungsweisen**

**Thermische Wirkung:** Durch die Absorption und Reflexion der Schallwellen kommt es an Grenzschichten zur Umwandlung in Wärme. Daraus resultieren eine Stoffwechselsteigerung und eine erhöhte Permeabilität der Zellmembran.

**Mechanische Wirkung:** Die Ausbreitung der longitudinalen Schallwellen führt zur Kompression und Expansion elastischer Gewebsbestandteile. Durch den Schallwellenwechseldruck entsteht außerdem eine intrazelluläre Reizwirkung, die Protoplastenstörungen innerhalb der Zelle auflösen kann.

**Physikalisch-chemische Wirkung:** Steigerung des Regenerationsvermögens (z. B. erhöhte Zellteilung der Osteoblasten).

**Dosierungs- und Applikationshinweise**

Bei der Durchführung wird eine Dauerschall- von einer Impulsschallbehandlung unterschieden.

Der Schallkopf kann

- statisch (ruhender Schallkopf, nur für die geübte Therapeutenhand, da es hierbei zu Zellzerstörungen kommen kann),
- semistatisch oder
- dynamisch

geführt werden. Die Behandlungszeit liegt bei 5 Min., sofern das Behandlungsgebiet nicht größer als die Schallkopffläche ist. Größere Areale können bis zu 15 Min. behandelt werden.

Die mittlere Einstiegdosis liegt bei 0,7 Watt/Quadratzentimeter Schallkopffläche. Spezielle Indikationen, wie z. B. Ultraschalltherapie zur Förderung des Knochenanbaus, müssen deutlich niedriger (0,2 W/cm²) dosiert werden.

**Literatur**

Aliyev RM. Ergebnisse der stationären Rehabilitation nach Knie-Endoprothetik mit und ohne zusätzliche Mikrostromtherapie. Phys Rehab Kuror, 2010; 20(4): 201–206.

Björdal JM, Johnson MI, Ljunggreen AE. Transcutaneus electrical nerve stimulation (TENS) can reduce postoperative analgesie consumption. A metaanalysis with assessment of optimal treatment parameters for postoperative pain. Europan Journal of Pain, 2003; 7(2): 181–188.

Bossert FP, Vogedes K. Elektrotherapie, Licht- und Strahlentherapie. 3. A. München: Elsevier/Urban & Fischer, 2014.

Bossert FP, Jenrich W, Vogedes K. Leitfaden Elektrotherapie. München: Elsevier/Urban & Fischer, 2006.

Luedtke K, Rushton A, Wright C, Jürgens T, Polzer A, Mueller G et al. Effectiveness of transcranial direct current stimulation preceding cognitive behavioural management for chronic low back pain: sham controlled double blinded randomised controlled trial. BMJ, 2015; 350: h1640.

Mokrusch T, Nitsche M. Transkranielle Gleichstromstimulation in der motorischen Rehabilitation. Neue Methode, neue Behandlung? Physiotherapie med., 2011; 4: 26–28.

Mokrusch T, Bossert FP, David E, Lange A, Blum B. Die Wertigkeit EMG-gesteuerter Elektrostimulation in der Therapie und Rehabilitation zentralnervöser Störungen. ZEE, 1999; 1(1): 30–35.

Mokrusch T. Die Elektrotherapie des denervierten Muskels – Durchbruch zum Erfolg. Aktuelle Neurologie, 1990; 17: 164–166.

Reichstein L, Nickell S, Ziegler D, Scherbaum WA, Martin S. Effective Treatment of symptomatic diabetic polyneuropathy by high-frequency external muscle stimulation. J Diabethologial, 2005; 48(5): 824–828.

Schmitzer W, Kröling P, Claussen A, Muryarosy I. Die Abschwächung (Desensibilisierung) des galvanischen Erythems durch wiederholte Gleichstromreizung. Phys Med Rehab Kuror, 2003; 13: 145–148.

## 1.4 Umgang mit besonderen Patientengruppen

*Claudia Kiesewetter*

Bestimmte Patientengruppen erfordern besondere Vorkenntnisse und Verhaltensweisen des Therapeuten. Im Folgenden werden Hinweise für den Umgang mit einigen dieser Patientengruppen gegeben.

### 1.4.1 Verängstigte Patienten

Angst entsteht in Situationen, die als bedrohlich empfunden werden und ein Gefühl des Kontrollverlusts und der Hilflosigkeit mit sich bringen. Klinische Symptome der Angst können sein: Veränderungen von Herzfrequenz und Blutdruck, Schwitzen, Blässe, erhöhter Muskeltonus, Einschränkungen der Wahrnehmung, Hilfe suchender Blick, Formulierung vieler Fragen.

**Konkrete Handlungsvorschläge**

- Ängste nicht bagatellisieren, sondern ernst nehmen
- Ursachen für Ängste klären, den Pat. jedoch nicht zu Aussagen drängen
- So viele sachliche Informationen geben, wie der Pat. erfassen und zulassen kann
- Therapie in kleinen Schritten erarbeiten, Gefühl der Überforderung vermeiden
- Unterhalb der Schmerzgrenze arbeiten und ggf. Alternativtechniken suchen

## 1.4.2 Infizierte Patienten

Ursachen für Infektionen sind Bakterien, Viren, Pilze usw. Infektionswege sind z. B. Tröpfchen-, Kontakt- und Schmierinfektionen, Austausch von Körperflüssigkeiten, blutsaugende Insekten. Um die Erkrankung einzudämmen, wird versucht, den Infektionsweg zu unterbrechen. Im Wesentlichen werden hierzu hygienische Maßnahmen eingesetzt (s. u.).

### Beispiel Gastroenteritis

Infektionen des Magen-Darm-Trakts durch Bakterien (z. B. Salmonellen) oder Viren (z. B. Adenoviren) führen zu Symptomen wie Erbrechen und Durchfall. Die Übertragung erfolgt meist über die fäkal-orale Schmierinfektion, z. B. wird infektiöser Stuhl über unzureichend gesäuberte/desinfizierte Hände oral aufgenommen. Einige Viren (z. B. Noro-Viren) werden durch Tröpfcheninfektion übertragen. Beim Sprechen/Husten usw. werden feine Tröpfchen in die Luft freigesetzt, die andere Personen über den Atemweg infizieren.

### Beispiel MRSA

Der Methicillin-resistente Staphylococcus aureus (MRSA) ist gegen einen Großteil der verfügbaren Antibiotika resistent. MRSA kommen häufig vor und besiedeln u. a. die oberen Atemwege und die Haut. Bei einem geschwächten Immunsystem kann es z. B. zu Meningitis, Lungenentzündung oder Endokarditis kommen. Träger von MRSA bleiben bei fehlender Erkrankung unerkannt; dadurch liegt ein permanentes Übertragungsrisiko vor.

**Allgemeine Hygieneregeln**
- Isolierung der betroffenen Patienten.
- Bei Tätigkeit am Pat. Einmalhandschuhe, Schutzkittel, Kopfhaube und Mundschutz tragen.
- Einreiben der Hände mit speziellen Händedesinfektionsmitteln unter Beachtung der Einwirkzeit (ca. 30–60 Sek.).
- Desinfektion von Oberflächen durch Flächendesinfektionsmittel. Hautdesinfektionsmittel haben i. d. R. keine Wirkung auf Oberflächen (z. B. Therapiematten).
- Hygieneregeln immer befolgen.

## 1.4.3 Immunschwache Patienten

Ein defektes Immunsystem kann eindringende Erreger nicht ausreichend bekämpfen. So können sich harmlose Infektionen zu lebensbedrohlichen Krankheiten entwickeln. Unter anderem bei folgenden Erkrankungen ist ein systematischer Schutz des Pat. indiziert: SCID (schwere kombinierte Immundefizienz), AIDS, Immunsuppression bei Organtransplantation.

Auch eine verstärkte Belastung des Immunsystems oder immunschädigende Faktoren können zu erhöhter Anfälligkeit führen (z. B. chronische Erkrankungen, Mangelernährung, Magersucht, Strahlentherapie, Chemotherapie). Alte Pat. oder Säuglinge mit unreifem Immunsystem sind ebenfalls gefährdet.

! Der Th. ist durch seinen häufigen Kontakt mit Keimen ein potenzielles Ansteckungsrisiko für diese Patientengruppen.

**Konkrete Handlungsvorschläge**

- Hygieneregeln genau beachten (s. o.).
- Bereits „im Zweifelsfall" Mundschutz und/oder Handschuhe tragen, z. B. bei Verdacht einer Erkältung oder eines Magen-Darm-Virus des Th.
- Bei überschießenden Immunreaktionen keine allergieauslösenden Stoffe am Pat. verwenden – z. B. Zusätze in Cremes (Ringelblumen- oder Kokosextrakt), Latexhandschuhe, Heukissen. Fegen/Saugen oder Aufschütteln von Decken/Kissen bei Stauballergikern vermeiden.

## 1.4.4 Onkologische Patienten

Onkologische Erkrankungen stellen die zweithäufigste Todesursache in Deutschland dar. Bei Frauen sind Brustkrebs, Dickdarmkrebs und Lungenkrebs am häufigsten, bei Männern Prostatakrebs, Dickdarmkrebs und Lungenkrebs. Bei Kindern und Jugendlichen zählen Leukämien, Tumore des ZNS sowie Lymphknotenkrebs zu den häufigsten Formen. Ursachen können diverse Faktoren sein, z. B. UV-Strahlen, Zigarettenrauch, Chemikalien, Virusinfektionen. Auch erbliche Veranlagungen spielen eine Rolle.

**Allgemeiner Umgang mit onkologischen Patienten**

Der Th. entwickelt häufig ein engeres Verhältnis zum Pat., als es allgemein üblich ist. Eigene menschliche Erschütterung und Trauer bleiben nicht aus. Deshalb ist es wichtig, im Privaten ausreichend Abstand zur beruflichen Tätigkeit zu schaffen und „abzuschalten", z. B. durch bewusste Freizeitgestaltung oder persönliche Gespräche mit Freunden.

Eine strukturierte Therapieorganisation schafft eine ruhige Atmosphäre und begünstigt den Aufbau eines Vertrauensverhältnisses. Der Th. kann individuell und gezielt auf den Pat. eingehen, wenn er dessen private Situation, Fakten und Daten kennt.

**Konkrete Handlungsvorschläge**

- Ärztlichen Therapieplan notieren: welche Therapieformen, Arztbesuche, Kontrolltermine.
- Behandlungstermine entsprechend den Bedürfnissen des Pat. vergeben, z. B. zeitlich ausreichender Abstand zur Chemotherapie.
- Zeit für Gespräche einplanen, z. B. auch während passiver Maßnahmen.
- Keinen falschen Optimismus verbreiten.
- Gedanken/Einstellungen des Pat. akzeptieren.
- Empathie zeigen: weint der Pat., evtl. eine kurze Behandlungspause einlegen, die Hand des Pat. halten, nahestehende Pat. ggf. auch in den Arm nehmen.
- Konkrete Sorgen des Pat. aufgreifen:
  - Schmerzen müssen nicht ertragen werden. Medikamente können richtig dosiert ausreichend Hilfe leisten, ohne das Bewusstsein zu trüben.
  - Prothesenversorgung: Möglichkeiten aufzeigen, falsche Vorstellungen ausräumen.
  - Mut für individuelle Lösungen machen (z. B. Kopftuch anstelle einer Perücke).
  - Selbsthilfegruppen können zu Beginn der Krankheit eine Unterstützung für den Pat. darstellen, Todesfälle in der Gruppe können jedoch belastend sein.
  - Pat. profitieren häufig von einer psychologischen Begleitung (Vorteile aufzeigen).
- Mit unvorhersehbaren Ereignissen rechnen, z. B. Änderung einer Beurteilung/Diagnose.

## 1.4.5 Suchtkranke Patienten

„Sucht" beschreibt die Abhängigkeit von Stoffen oder einem bestimmten Verhalten (z. B. Spielsucht). Eine Sucht kompensiert häufig Bedürfnisse nach Zufriedenheit, Glück, Kontakt, Beziehung etc.

### Beispiel Alkoholsucht

Alkoholmissbrauch kann zu körperlichen und/oder psychosozialen Schäden führen:
- **Neurologische Schäden:** Polyneuropathie (insbesondere Funktionsausfälle in den Beinen), Sehstörungen, Schädigungen des Gehirns etc.
- **Internistische Schäden:** z. B. Magen-, Leber-, Stoffwechselerkrankungen
- **Psychoorganische Auswirkungen:** Dämmer- und Erregungszustände, Desorientierung, hochgradige Angst, Aggressivität, Halluzinationen u. a.

### Konkrete Handlungsvorschläge

- Eigene Unsicherheiten/Unkenntnisse beseitigen (sich fachlich informieren), evtl. auch ein Gespräch mit dem Pat. führen.
- Störendes Verhalten des Pat. nicht ignorieren, sondern konstruktiv thematisieren.
- Probleme mit Arzt, Pflegepersonal oder Kollegen besprechen.
- Bei Bedarf einfache, klar strukturierte Aufträge und Übungen nutzen. Komplexe Anleitungen werden u. U. nicht verstanden; mangelnde Umsetzung nicht als Weigerung deuten.
- Unzulänglich ausgeführte Übungen nicht „ständig" korrigieren oder ungeduldig werden. Der Pat. erfasst i. d. R. seine Situation.
- Pat. nicht provozieren (Affektlabilität, Vertrauens- und Motivationsverlust).
- Suchtmittel nicht in Gegenwart des Pat. verwenden.
- Speziell bei alkoholabhängigen Pat.: kein Abklatschen und Einreiben mit alkoholhaltigen Mitteln (z. B. Franzbranntwein) – Alkohol kann vom Pat. inhaliert werden. Alkoholhaltige Mittel nicht unbeaufsichtigt stehen lassen.
- Alkoholsüchtige Pat. nicht im Bewegungsbad behandeln. Während eines Krampfanfalls kann der Pat. ertrinken.

## 1.4.6 Hospitalisierte Patienten (Deprivationssyndrom)

Pat., die lange ohne individuelle Zuwendung gewesen sind, können „verlernt" haben, ihre eigenen Bedürfnisse wahrzunehmen und Notwendigkeiten (z. B. Therapienotwendigkeit) zu erkennen. Die Pat. sind u. U. schwer zur PT zu motivieren.

### Konkrete Handlungsvorschläge

- Persönlichen Kontakt zum Pat. suchen.
- Verständlich über Ziele, Möglichkeiten und Konsequenzen der Therapie aufklären.
- Durch „Freude an der Bewegung" zum Mitmachen anregen (z. B. mit ansprechenden Geräten, Musik).
- Ziele auf Aktivitäts-/Partizipationsebene finden, die der Pat. erreichen möchte (z. B. Gang zum Supermarkt), und diese in Teilschritten erarbeiten.
- Sparsam mit Korrekturen umgehen.
- Indirekten Zwang in Form von Mahnen, Drängen usw. vermeiden. Dies kann zum Vertrauensverlust führen.
- Bei Ablehnung der physiotherapeutischen Behandlung Lösungen im multi-/interprofessionellem Team (behandelnder Arzt, Pflegepersonal etc.) suchen. Gegebenenfalls Änderung oder Absetzen der Therapie erwägen. Eine Notiz in der Krankenakte muss zur rechtlichen Absicherung erfolgen.

1

## 1.4.7 Psychosomatisch erkrankte Patienten

Somatoforme Störungen drücken sich in körperlichen Symptomen aus, die nicht ausreichend auf organische Störungen zurückgeführt werden können. Neben Schmerzen werden von Pat. häufig Müdigkeit, Erschöpfung, Herz-Kreislauf-Beschwerden, Magen-Darm-Beschwerden etc. genannt. Chronifizierte Symptome nehmen im Leben der Pat. häufig eine zentrale Rolle ein (▶ 1.5).
Als Ursache wird eine Kombination von biologischen, sozialen und seelischen Faktoren angenommen. Auch Regulationsabweichungen des VNS spielen eine Rolle. Häufig liegen weitere Störungen wie Persönlichkeits-, Angst- oder depressive Störungen vor.
Nach Ausschluss von organischen Ursachen wird eine psychische Diagnostik eingeleitet. Die umfassende Therapie verfolgt verschiedene Ansätze: gesunde Lebensweise, Entspannungsverfahren, PT, psychotherapeutische Behandlung usw.
Beim Befund zu beachten:
Die Pat. geben häufig viele Symptome an und beschreiben einen langen Krankheitsverlauf.
Ein genaues Notieren jeder einzelnen Information ist aufgrund der Fülle z.T. nicht möglich. Deshalb versuchen, die wichtigsten Daten in übersichtlicher Form zu erfassen.

**Konkrete Handlungsvorschläge**

- Ausreichende Gespräche mit dem Pat. führen und Vertrauensbasis schaffen, Ängste abbauen.
- Realistische Erwartungen vermitteln.
- Faktoren, die den Schmerz erhalten, erkennen und im Alltag beseitigen: ergonomische Alltagsstrategien erarbeiten (▶ 1.2.6).
- Aktive Techniken nutzen. Sie regulieren die Funktion des VNS und stärken die Eigenverantwortung des Pat.
- Ausgleichssport finden, bei dem der Pat. Spaß hat und nicht nur eine „Pflicht erfüllt".

## 1.4.8 Psychisch erkrankte Patienten

Bei psychischen Störungen können das Denken, Fühlen und Handeln eines Individuums von der Norm abweichen. So können z.B. die Merk- und Planungsfähigkeit eingeschränkt sein und der Pat. kann eine Interaktionsstörung aufweisen (durch mangelnde Informationsaufnahme oder das unzureichende Erkennen von Zusammenhängen). Kritische Ereignisse, wie z.B. der Verlust des Arbeitsplatzes oder die Trennung vom Partner, erzeugen zusätzlichen seelischen Stress und können das Ausmaß der Störung erheblich steigern. Problematisch sind zudem die Nebenwirkungen verordneter Medikamente (i.d.R. Neuroleptika und Antidepressiva; ▶ 3.4.6). Sie führen ggf. zur Einschränkung motorischer und geistiger Fähigkeiten, Antriebsminderung, Gewichtszunahme usw.
Mögliche Folgen für die physiotherapeutische Behandlung:

- Motivationsmangel und Verlangsamung
- Mangelnde muskuläre Grundspannung
- Bewegungsabläufe werden verzögert und nicht in gewünschter Qualität erlernt.
- Erhöhtes Unfallrisiko durch mangelndes Erkennen von Gefahren

**Konkrete Handlungsvorschläge**

- Ausreichende Informationen über den Krankheitsverlauf einholen, um persönlich auf den Pat. eingehen zu können.

- Wirkung der Medikamente kennen, ggf. verordnenden Arzt befragen.
- Änderungen der Medikation durch regelmäßiges Nachfragen bei Arzt/Betreuer/Pat. erfassen.
- Aufsichtspflicht nicht verletzen.
- Ablenkung/Unruhe vermeiden.
- Bei Bedarf Kommunikation über eigene Gestik und Mimik verstärken.
- Motivation fördern, z. B. durch Lieblingsspiel.
- Überforderung vermeiden.
- Pathologie nicht bestätigen: Wenn der Pat. z. B. behauptet, jemand spräche aus dem Wasserhahn, nicht zustimmen. Auf Realität verweisen, aber nicht versuchen, den Gegenbeweis anzutreten (z. B. durch Aufdrehen des Wasserhahns).
- Telefon bereithalten, um evtl. Mitarbeiter/Angehörige herbei zu bitten.
- Bei Bedarf mit Angehörigen, Pflegepersonal und/oder Arzt das Verhalten/den Zustand des Pat. thematisieren.

## 1.4.9 Ältere Patienten

Der Umgang mit dieser Personengruppe wird in ▶ Kapitel 8.3 behandelt.

## 1.4.10 Umgang mit Sterbenden

Einen sterbenden Menschen zu therapieren, bedeutet auch, ihn in seiner letzten Lebensphase zu begleiten. Häufig löst dies bei den Begleitern die Auseinandersetzung mit eigenen Lebensthemen aus, wie die Vorstellung vom eigenen Sterben/Tod, Abschiednehmen und Trauern.

### Kommunikation

In der Kommunikation spiegelt sich das Verhältnis zum Sterbenden wieder. Die Begleiter sollten sich um eine „offene Haltung" bemühen. Dies bedeutet u. a.:

- zuzuhören.
- Wünsche und Willen des Sterbenden zu respektieren.
- nonverbal zu kommunizieren: gemeinsam schweigen bzw. innehalten, seinem Gegenüber durch Gestik/Mimik/Körperhaltung Verständnis signalisieren und durch bewusste Berührung Nähe und Geborgenheit vermitteln.
- bei Bedarf auf psychologische Unterstützung (Seelsorger, spezialisierte Psychologen) zurückzugreifen. Dies kann sowohl für den Sterbenden als auch für dessen Begleiter hilfreich sein.
- auf das Nutzen von notwendigen Hilfsmitteln (Brille, Hörgerät, Talker usw.) zu achten.

Die Kommunikation mit speziellen Patientengruppen (z. B. Menschen mit Demenzerkrankung oder Kinder) sollte individuell/spezifisch/altersgerecht gestaltet werden. So muss z. B. auf die Desorientierung und die damit potenziell einhergehenden Ängste eines an Demenz erkrankten Menschen eingegangen werden. Das besondere Zeitgefühl von Kindern muss beachtet werden etc.

**Tipps und Fallen**

- Der Umgang mit Sterbenden erfordert viel Einfühlungsvermögen.
- Angehörige und professionelle Begleiter sollten stets die Kommunikation mit den Sterbenden aufrechterhalten/fortsetzen.

1

- Nonverbale Kommunikation kann genauso bedeutsam sein wie ein Gespräch.
- Bei Berührungen Schmerzareale meiden.
- Die Autonomie der Sterbenden ist stets zu respektieren.

### Palliativversorgung

Die Palliativversorgung (lat. pallium: mantelartiger Überwurf) umfasst die ganzheitliche Versorgung schwerstkranker und sterbender Menschen. Im Fokus stehen die individuellen Bedürfnisse der Betroffenen, v. a. die Linderung ihrer Beschwerden und die Steigerung ihrer Lebensqualität.
Die Palliativversorgung erfolgt i. d. R. im interprofessionellen Team. Hier sollte eine offene Atmosphäre herrschen, die Raum für individuelle Themen (der Sterbenden *und* der Begleiter) ermöglicht.
Die Selbstbestimmung der Betroffenen steht an oberster Stelle. Gleichzeitig darf die Belastung der Angehörigen nicht außer Acht gelassen werden. Hier können Physiotherapeuten in vielerlei Hinsicht unterstützend einwirken, z. B. durch die Anleitung zur Einnahme entlastender Lagerungen, zum ökonomischen Transfer, zu schmerzlindernden Maßnahmen.
Die Palliativversorgung ist in drei Phasen gegliedert: die Rehabilitationsphase, die Terminalphase und die finale Phase/Sterbephase.
Die **Rehabilitationsphase** ist die erste Phase der Palliativversorgung. Durch eine effektive Symptomkontrolle wird die bestmögliche Lebensqualität der Pat. angestrebt (z. B. Schmerzfreiheit). Nach Möglichkeit soll die Teilhabe am sozialen Leben gemäß der individuellen Wünsche der Pat. gewährleistet werden. Ziel ist die Aufrechterhaltung eines möglichst eigenbestimmten Lebens.
Die **Terminalphase** ist die Vorstufe zur Sterbephase. Die Symptome geraten zunehmend außer Kontrolle (schleichend oder abrupt) und fordern ihren Tribut (z. B. Müdigkeit mit häufigem Schlafen). Die Pat. werden mit unterschiedlichsten Einschränkungen und z. T. auch mit einem Gespür/Bewusstsein für das nahende Ende konfrontiert.
Die **finale Phase** stellt die unmittelbare Phase vor dem Tod dar und kann Stunden bis Tage dauern. In dieser Phase ist es besondere Aufgabe der professionellen Begleiter, auf die evtl. nicht mehr klar geäußerten Bedürfnisse der Sterbenden und die Unsicherheiten/Ängste der Angehörigen zu reagieren.

In Deutschland existiert eine „spezialisierte ambulante Palliativversorgung (SAPV)". Sie kann nach ärztlicher Verordnung von allen Krankenversicherten in Anspruch genommen werden, die an einer unheilbaren und in absehbarer Zeit zum Tode führenden Krankheit leiden. Ziel der SAPV ist die Begleitung der Pat. in ihrem häuslichen/familiären Umfeld sowie stationären Pflegeeinrichtungen oder Hospizen. Unerwünschte und belastende Krankenhauseinweisungen können so z. T. vermieden werden.

### Sterbephasen nach Kübler-Ross

Die Ärztin und Sterbeforscherin Elisabeth Kübler-Ross (1926–2004) verdeutlichte die psychische Auseinandersetzung von unheilbar kranken Menschen mit dem nahenden Tod durch die Beschreibung von fünf Sterbephasen.

Die Sterbephasen werden individuell durchlaufen, sind an kein Zeitraster gebunden, können übersprungen oder wiederholt werden. Auch die Begleiter und Angehörigen durchlaufen sichtbar oder nicht sichtbar diesen individuellen Prozess. Erfährt ein Mensch von seiner unheilbaren Krankheit/seinem nahenden Tod, so setzt eine Form der **Verweigerung/Abwehr** ein (erste Phase).
Diese kann übergehen in eine Phase des **Grolls/Zorns** (zweite Phase). Häufig ist diese Phase für das Umfeld des sterbenden Menschen besonders belastend, da der Zorn z. T. auf die Weiterlebenden gerichtet wird.
In der dritten Phase beginnt der Mensch, den nahenden Tod zu akzeptieren. Gleichzeitig versucht er in dieser Phase, mit seinem Umfeld/Schicksal zu **„verhandeln“.** Zum Beispiel kann der Mensch einer Therapie/einem Medikament zustimmen, um ein bestimmtes Ereignis (z. B. die Geburt des Enkels) noch zu erleben.
Die vierte Phase wird bestimmt von **depressiven Gefühlen.** Der Sterbende betrauert u. a. sein Schicksal, den nahenden Verlust geliebter Menschen, Erlebnisse und Versäumnisse seines Lebens. Gleichzeitig besitzt der Sterbende immer noch Hoffnung (z. B. auf den Stillstand seiner Krankheit, ein leidarmes/-freies Sterben).
In der letzten Phase (fünfte Phase) erreicht der Sterbende ein Stadium der **Akzeptanz,** er stimmt seinem Ende zu. Der Sterbende wird ruhig und frei von Emotionen. Die Bedeutung von Ereignissen aus seinem Umfeld ist für ihn gering.
Das Wissen um die Sterbephasen und das daraus erwachsende Verständnis für den Sterbeprozess können für professionelle Begleiter, Angehörige und z. T. auch für den betroffenen Menschen selbst sehr hilfreich kann. Gleichwohl dürfen Betroffene und Angehörige nicht zur Auseinandersetzung gedrängt werden.

#### Literatur

Dörner K, Plog U, Teller C, Wendt F. Irren ist menschlich: Lehrbuch der Psychiatrie/Psychotherapie. 4. A. Rehburg – Loccum: Psychiatrie, 2015.
Kübler-Ross E. Interview mit Sterbenden. Freiburg: Kreuz, 2014.
Neuenschwader H, Cina C. Handbuch Palliativmedizin. 3. A. Bern: Huber/Göttingen: Hogrefe, 2015.
Suttorp N, Mielke M, Kiel W, Stück B. Infektionskrankheiten verstehen, erkennen, behandeln. Stuttgart: Thieme, 2003.

## 1.5 Umgang mit chronischem Schmerz

*Kerstin Hafenbrack, Michael Hamel, Anne Klein, Ulf Marnitz und Katja Witter*

**Tab. 1.6 Unterscheidung akuter und chronischer Schmerzen**

| | Akut | Chronisch |
|---|---|---|
| **Funktion des Schmerzes** | Biologisches Warnsignal | Keine physiologische Funktion, eigenständiges Krankheitsbild |
| **Auftreten und Dauer des Schmerzes** | Unmittelbar nach einer Gewebeschädigung | Etwa ab 3–6 Mon. nach ursprünglicher Gewebeschädigung |
| **Lokalisation des Schmerzes** | Dem Bereich der Gewebeschädigung eindeutig zuordenbar | Ungenaue, häufig großflächige Umschreibung, meist mehrere Areale betroffen |
| **Begleiterscheinungen (Reaktionsverhalten)** | Schonverhalten, Ruhigstellung des verletzten Areals | Passivität, Dekonditionierung, Hilflosigkeit; ▶ 1.5.2, ▶ 1.5.3 |

**Tab. 1.6 Unterscheidung akuter und chronischer Schmerzen** *(Forts.)*

| | Akut | Chronisch |
|---|---|---|
| **Therapieziele** | Schmerzfreiheit, Wiederherstellung der Funktion des verletzten Gewebes | Strategien zur Bewältigung von Schmerzepisoden, Erlangen körperlicher Leistungsfähigkeit; ▸ 1.5.4 |
| **Therapieprinzipien** | Vorerst passiv: manuelle Therapie, Elektrotherapie, Medikamente, Injektionen etc., schrittweise Aktivierung unter Berücksichtigung der Gewebeschädigung | Interdisziplinär, mit Betonung eines aktiven, eigenverantwortlichen Ansatzes; ▸ 1.5.4 |

## 1.5.1 Unterscheidung zwischen akutem und chronischem Schmerz

Definition: Schmerz ist ein unangenehmes Sinnes- und Gefühlserlebnis, das mit aktueller oder potenzieller Gewebeschädigung (▸ Tab. 1.6) verknüpft ist und mit Begriffen einer solchen Schädigung beschrieben wird (IASP, International Association for the Study of Pain).

## 1.5.2 Risikofaktoren der Chronifizierung

Bislang ist die Ursache für die Chronifizierung von Schmerzen nicht definierbar. Jedoch sorgt eine Vielzahl von (biopsychosozialen) Faktoren für eine erhöhte Wahrscheinlichkeit, daran zu erkranken.

### Somatische Faktoren

Bei einer Chronifizierung lassen sich die Schmerzen nur selten mit objektiv diagnostizierbaren Erkrankungen in Verbindung bringen.

### Psychologische Faktoren

- Depressivität
- Angst-Vermeidungs-Überzeugungen (fear-avoidance-beliefs):
  - Angst vor Schmerz oder erneuter Verletzung
  - Vermeidung körperlicher Belastung und normaler Alltagsaktivität
- Katastrophisieren, Hilf- und Hoffnungslosigkeit
- Passives Schmerzverhalten in der Erwartung positiver Konsequenzen:
  - Vermeidung konfliktbesetzter Situationen und unangenehmer Tätigkeiten
  - Aufmerksamkeit und Zuwendung vom sozialen Umfeld
  - Wunsch, von sozialen Aufgaben entlastet zu werden
- Distress

### Arbeitsplatzbezogene Faktoren

- Unzufriedenheit und Monotonie am Arbeitsplatz
- Mangelnde Kontrolle über den Arbeitsplatz
- Subjektive Gefährlichkeit des Arbeitsplatzes
- Schichtzugehörigkeit

### Familiäre Faktoren

- Fürsorge des Partners aufgrund von Schmerzverhalten
- Familienangehöriger als Schmerzpatient

### Faktoren im Therapieprozess

Faktoren im Therapiegeschehen, die sich negativ auf das Therapieergebnis auswirken:

- **Schmerzfreiheit als therapeutisches Ziel**
- **Schonung, passive Maßnahmen**
- Kontroverse Diagnosen
- Ungenügende Aufklärung
- Somatisches Krankheitsmodell, mangelnde Eigenverantwortung und passive Veränderungshaltung des Patienten

### Sozioökonomische Faktoren

- Anzahl der Arbeitsunfähigkeitstage
- Versicherungsansprüche

Liegen psychologische Faktoren vor, ist die Wahrscheinlichkeit einer Chronifizierung am größten. Soziodemografische Faktoren (Alter, Geschlecht, Familienstatus, Bildungsniveau, Einkommen, Lebensstil, soziale Schicht) stellen nur in Wechselwirkung mit den oben genannten psychosozialen Bedingungen einen Risikofaktor dar (▶ 1.5.3).

## 1.5.3 Mechanismen der Chronifizierung

Bedingungen der Aufrechterhaltung und Verstärkung von Schmerzen sind in einem komplexen Zusammenwirken biologischer und psychosozialer Prozesse zu sehen.

! Es besteht keine proportionale Beziehung zwischen Merkmalen einer Schädigung und der Schmerzempfindung.

### Neurophysiologische Mechanismen

Der Signalstrom des nozizeptiven Systems wird auf verschiedenen Ebenen – an den Rezeptoren in der Peripherie, im Rückenmark sowie im Gehirn – verschaltet und verarbeitet. Unter Dauererregung des neuronalen Systems der Nozizeption erhöht sich dessen Empfindlichkeit und es kommt zu plastischen Veränderungen, die das Nervensystem wiederum sensibilisieren und so die neuronale Schmerzinformation verstärken können. Es entsteht auf diese Weise ein sich selbst verstärkender Mechanismus, sozusagen eine „Schmerzspirale". Unter Umständen können so Schmerzen verstärkt werden, selbst wenn die auslösende Pathologie unverändert bleibt oder sogar zurückgeht.

„Zentrale Sensitivierung" nach Schmerzereignissen bezeichnet eine weitreichende Umstrukturierung des ZNS durch einen Zustand gesteigerter Erregbarkeit mit tiefgreifenden biochemischen bzw. physiologischen Veränderungen. Dieser Prozess kann sich von den ursprünglich auslösenden Reizbedingungen abkoppeln. Die nachhaltigen Veränderungen im Nervensystem werden unter dem Begriff „Schmerzgedächtnis" zusammengefasst.

### Beispiel

Sinnesreize werden von der Körperoberfläche in Hirngebieten (Thalamus, Kortex) zu einer neurologischen Landkarte aufbereitet: Signale aus Hautpartien, die nebeneinander liegen, werden so verschaltet, dass sie in der Hirnrinde ebenfalls in benachbarten Regionen erscheinen. Im Kortex entsteht ein Projektionsfeld der einzelnen Körperpartien. Diese Projektionsfelder weiten sich bei anhaltenden Schmerzreizen aus einer bestimmten Region in Richtung benachbarter Projektionsfelder aus. Je größer die Ausweitung ist, desto stärker ist die Schmerzwahrnehmung.

1

**Tipps und Fallen**

Das Fehlen somatischer Befunde ist kein Beweis für die Nichtbeteiligung somatischer, insbesondere neuronaler und humoraler Prozesse am Schmerzgeschehen. So ist „unspezifischer Rückenschmerz" nicht gleichbedeutend mit psychogen verursacht!

### Psychologische Mechanismen

▶ 1.5.2

Neben somatischen Faktoren sind vor allem psychosoziale Faktoren am Prozess der Chronifizierung beteiligt (▶ Abb. 1.30).

Hierzu zählen eine depressive Stimmungslage, eine ungünstige emotionale, kognitive und verhaltensbezogene Schmerzverarbeitung sowie chronische Stressoren im privaten und beruflichen Alltag. Bei der Aufrechterhaltung dieser Faktoren kommt Prozessen der klassischen und operanten Konditionierung eine zentrale Bedeutung zu. Ein empirisch begründetes Wissen existiert derzeit innerhalb der klinischen Schmerzforschung vorrangig für das Krankheitsbild des Rückenschmerzes. Das Angst-Vermeidungs-Modell (Waddell et al. 1993) veranschaulicht die genannten Faktoren: Eine ängstliche oder depressive Stimmungslage sowie die dysfunktionale Bewertung der Schmerzen wirken sich erheblich auf das Verhalten und den Umgang mit der Schmerzerfahrung aus. So führen vor allem eine Überbewertung der Schmerzen (Katastrophisieren mit Hilf- und Hoffnungslosigkeitserleben) und damit häufig einhergehende Angst-Vermeidungs-Überzeugungen zu einem habituellen Schon- und Vermeidungsverhalten mit Rückzug aus körperlichen und sozialen Aktivitäten (Krankheitsverlust). Dieses Verhalten kann jeden Lebensbereich betreffen und sich erheblich negativ auf das Selbstbild des Patienten und die Lebensqualität auswirken. Es können gravierende Belastungen, z. B. in Form von wirtschaftlichen oder sozialen Problemen, entstehen. Eine hohe Inanspruchnahme von Behandlungen, häufiger Behandlerwechsel und ein steigender Medikamentengebrauch kennzeichnen häufig die weitere Entwicklung. Mit der Aufmerksamkeitsfokussierung auf den Schmerz werden in der Interaktion ungünstige kommunikative Muster (z. B. häufiges Äußern vielfältiger körperlicher Beschwerden) begünstigt und können zu zwischenmenschlichen Problemen führen. Dieser Prozess des „Aufschaukelns" mündet schließlich in einen Teufelskreis chronischer Schmerzen: Schmerz, körperliche Dekonditionierung, neurophysiologische Veränderungen und psychische Befindlichkeit wirken wechselseitig aufrechterhaltend.

! Liegt bei einem Patienten mit akutem lumbalem Bandscheibenvorfall und radikulärer Schmerzsymptomatik eine depressiv getönte Stimmungslage vor, so ist in über 80 % der Fälle davon auszugehen, dass der Betroffene von einer Operation allein nicht profitieren, sondern ein chronisches Schmerzbild entwickeln wird.

Das Schmerzverhalten eines Pat. kann auch im Zusammenhang mit einem (häufig unbewussten) Zielkonflikt oder „sekundärem Krankheitsgewinn" auftreten (z. B. vermehrte Zuwendung, Vermeidung unangenehmer Tätigkeiten, Sozialleistungsbegehren etc.) und trägt dann ebenfalls zu einer Aufrechterhaltung der Schmerzen bei.

**Tipps und Fallen**

Auffällige Psychopathologien im Zusammenhang der Schmerzverarbeitung (z. B. Depression oder sekundärer Krankheitsgewinn) sind nicht gleichbedeutend mit primär psychogen verursachten Schmerzen! Psychosoziale Aspekte sollten immer im Gesamtbild des Patienten betrachtet werden. Eine interdisziplinäre Diagnostik ist wichtig.

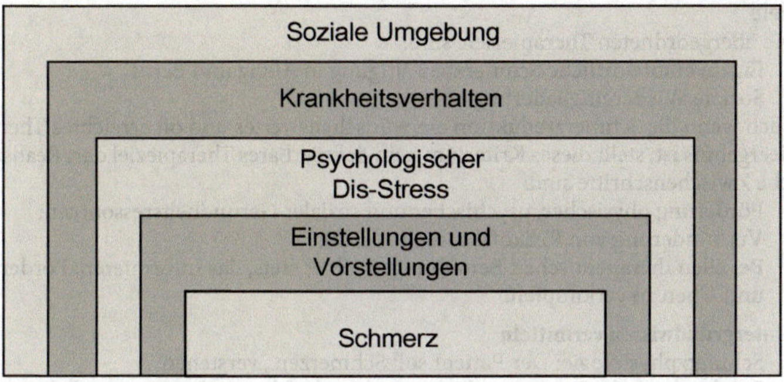


Abb. 1.30 Glasgow-Illness-Modell (nach Waddell et al. 1984) [V492]

### Iatrogene Mechanismen

Neben den Faktoren auf der Seite des Patienten sind am Gesamtgeschehen der Chronifizierung auch Behandler- und Systemfaktoren beteiligt. So können therapeutische Empfehlungen zu einer Verschlechterung der Symptomatik beitragen.

- **Überdiagnostik und Vernachlässigung psychosozialer Ursachen:** Häufig kommt es innerhalb eines kurzen Zeitraums zu mehr als z. B. einer radiologischen Diagnostik, ohne dass sich dadurch ein neuer Befund ergibt. Wird vor allem der radiologische Befund zur Bestimmung des weiteren Vorgehens herangezogen, so besteht die Gefahr einer falsch angelegten Behandlung und einer falschen Ursachenzuschreibung, denn bildgebende Verfahren liefern keinen eindeutigen Aufschluss über die Schmerzursachen. Arzt und Patient werden in einem somatischen Krankheitskonzept (▶ 1.5.2) bestärkt, und es kann zu einer Vernachlässigung psychosozialer Ursachen kommen. Auch die Fachspezialisierung des Arztes und ökonomische Zwänge (z. B. wenig Zeit für die Anamneseerhebung) verstärken eine mangelnde Berücksichtigung psychosozialer Faktoren.
- **Falsche Informationen,** z. B. über die Notwendigkeit/pos. Wirkung einer längeren Bettruhe bzw. Schonung, begünstigen eine Chronifizierung.
- **Fehler bei der Medikation:** Mehrere Behandler verordnen insgesamt zu viele Präparate und verstärken damit beim Pat. das Gefühl, krank zu sein. Zudem führt eine ungenügende Information des Pat. über die Medikamenteneinnahme zu mangelnder Wirkung und damit zu einer Chronifizierung.
- **Schmerzkontingente Medikamenteneinnahme** führt über lernpsychologische Prozesse zur Chronifizierung. Eine zeitkontingente Einnahme entkoppelt die Medikation vom Schmerz und macht eine Reduktion der Medikation möglich.

## 1.5.4 Allgemeine Therapieprinzipien bei chronischen Schmerzen

Voraussetzung für eine erfolgreiche Bewältigung des komplexen Charakters chronischer Schmerzen ist eine interdisziplinäre Zusammenarbeit (u. a. Medizin, Psychologie, Bewegungstherapie) in einem multimodalen Handlungsrahmen. Die Führung der Patienten gilt in der Gruppe als vorteilhafter.

1

**Ziele**

Die übergeordneten Therapieziele sind:

- Eigenverantwortliche Schmerzbewältigung in Alltag und Beruf
- Soziale Wiedereingliederung

Auch wenn die Schmerzreduktion ein wünschenswertes und oft erreichtes Therapieergebnis ist, stellt dieses Kriterium kein definierbares Therapieziel dar. Realistische Zwischenschritte sind:

- Förderung physischer, psychischer und sozialer Gesundheitsressourcen.
- Verminderung von Risikofaktoren (▶ 1.5.2).

! Bei allen therapeutischen Bemühungen gilt es stets, das Informieren, Fördern und Üben zu verknüpfen.

**Hintergrundwissen vermitteln**

- Schmerzphysiologie: Der Patient soll Schmerzen „verstehen".
- Psychophysische Zusammenhänge und Risikofaktoren bewusst machen.

**Psychologische Profile berücksichtigen**

- „Vermeider": aktivieren.
- „Durchhalter": positive Erfahrung mittels Dosierung ermöglichen.

**Kommunikative Prinzipien beachten**

- Zuhören, Vertrauen schaffen, Verständnis aufbringen
- Informationen direkt und einfach übermitteln
- Realistische Therapieziele gemeinsam erarbeiten

! In Gesprächen nicht auf das Thema Schmerz fokussieren!

- Angehörige in dieses Vorgehen mit einbeziehen.

**Stufenweises patientenangepasstes Erarbeiten**

- Alltagsmotorischer Bewegungsmuster
- Berufsspezifischer Belastungen
- Sportspezifischer Handlungen

**Zum aktiven Selbstmanagement erziehen**

- Selbstständig durchführbare Schmerzbewältigungsstrategien erlernen lassen
- Krankheitsverhalten reduzieren, Gesundheitsverhalten fördern

**Tipps und Fallen**

Passive Techniken (z. B. MT) sind nur sinnvoll, wenn sie die aktiven Maßnahmen vorbereiten bzw. ergänzen. Als alleinige oder hauptsächliche Maßnahme sind sie kontraproduktiv.

**Dauerhafte Bindung an selbstständig durchgeführte Aktivitäten fördern**

- Positive Erfahrungen mit möglichen Aktivitätsformen sammeln
- Selbstwirksamkeitserwartung steigern
- Über weiterführende Sportangebote (Gesundheits- u. Rehabilitationssport etc.) informieren
- Konkrete Adressen, Telefonnummern und Ansprechpartner organisieren

**Tipps und Fallen**

Den vielfältigen „Ausreden" (Schichtdienst, weite Wege, Finanzen etc.), die zur Vermeidung organisierter Sportaktivitäten angeführt werden, sollte mit organisatorischen Alternativangeboten (z. B. unterschiedliche Trainingsorte und -zeiten) begegnet werden.

**Sozialmedizinische Versorgung anbieten**

- Aufklärung über sozioökonomische Folgen bei andauernder Arbeitsunfähigkeit
- Erarbeiten individueller berufsspezifischer Lösungen (Hamburger Modell, Arbeitsplatzwechsel, Umschulung)

### Literatur

Butler D, Moseley GL. Schmerzen verstehen. Berlin: Springer, 2004.
Gifford L. Perspektiven zum biopsychosozialen Modell. Teil 1: Müssen einige Aspekte vielleicht doch akzeptiert werden? Manuelle Therapie, 2002; 6: 139–145.
Kröner-Herwig B. Rückenschmerz. Göttingen: Hogrefe, 2000.
Kröner-Herwig B, Frettlöh J, Klinger R, Nilges P (Hrsg). Schmerzpsychotherapie. 7. A. Berlin: Springer, 2011.
Thacker MA. Schmerzbehandlung – eine neue Perspektive für die Physiotherapie. In: van den Berg F (Hrsg.). Angewandte Physiologie. Bd. 3: Therapie, Training, Tests. 2. A. Stuttgart: Thieme, 2007.
Waddell G, Newton M, Henderson I, Somerville D, Main CJ. A fear-avoidance beliefs questionnaire (FABQ) and the role of fear-avoidance beliefs in chronic low-back pain and disability. Pain,1993; 52: 157–168.
Weiß T, Schaible HG. Physiologie des Schmerzes und Nozizeption. In: van den Berg F (Hrsg.). Angewandte Physiologie. Bd. 4: Schmerzen verstehen und beeinflussen. Stuttgart: Thieme, 2003.

# 1.6 Arbeitsbereiche und rechtliche Aspekte

## 1.6.1 Arbeiten in der Physiotherapiepraxis

*Claudia Kiesewetter*

### Physiotherapieverordnung

Die verwaltende Tätigkeit ist ein wichtiger Bestandteil der physiotherapeutischen Arbeit. Eine unsachgemäße Ausführung kann zu finanziellen Verlusten führen, wesentliche Vorgaben sind Heilmittelrichtlinien und Heilmittelkatalog.

### Gesetzliche Vorgaben

#### Heilmittelrichtlinien (HMR)

Die HMR regeln die Versorgung der Mitglieder der gesetzlichen Krankenversicherung (GKV) mit Heilmitteln (HM) durch die Vertragsärzte. Ziel ist die Verordnung medizinisch zweckmäßiger, ausreichender und wirtschaftlich vertretbarer Leistungen.

#### Heilmittelkatalog (HMK)

Der HMK ist Bestandteil der HMR und das Nachschlagewerk der verordnungsfähigen HM im Zusammenhang der gestellten Diagnose. Physiotherapeutische Leistungen werden (gemeinsam mit podologischen Leistungen beim diabetischen Fußsyndrom) den HM der physikalischen Therapie zugeordnet. Die Kapitelgliederung des HMK für die physikalische Therapie erfolgt anhand folgender Diagnosegruppen:

1. Erkrankungen der Stütz- und Bewegungsorgane
2. Erkrankungen des Nervensystems
3. Erkrankungen der inneren Organe
4. Sonstige Erkrankungen
5. Podologische Therapie

1

### Heilmittelverordnung

Die „Heilmittelverordnung Nr. 13" (▶ Abb. 1.31) bildet die Grundlage für die physikalische Therapie und die Abrechnung der physiotherapeutischen Leistungen mit der GKV. Eine nicht korrekt ausgestellte oder nach Fristablauf begonnene Verordnung ist ungültig und evtl. nicht/nur bedingt abrechnungsfähig, was zu finanziellen Verlusten führen kann.

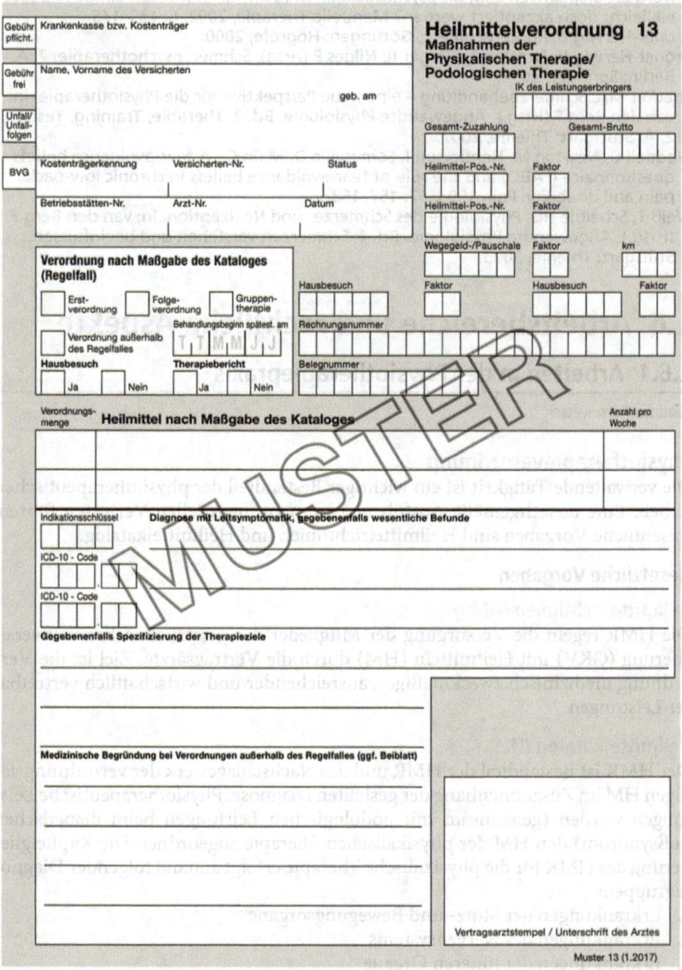
Gebühr pflicht.
Gebühr frei
Unfall/ Unfallfolgen
BVG
Krankenkasse bzw. Kostenträger
Name, Vorname des Versicherten
geb. am
Kostenträgerkennung
Versicherten-Nr.
Status
Betriebsstätten-Nr.
Arzt-Nr.
Datum

**Heilmittelverordnung 13**
**Maßnahmen der Physikalischen Therapie/ Podologischen Therapie**
IK des Leistungserbringers
Gesamt-Zuzahlung
Gesamt-Brutto
Heilmittel-Pos.-Nr.
Faktor
Heilmittel-Pos.-Nr.
Faktor
Wegegeld-/Pauschale
Faktor
km
Hausbesuch
Faktor
Hausbesuch
Faktor
Rechnungsnummer
Belegnummer

**Verordnung nach Maßgabe des Kataloges (Regelfall)**
Erst-verordnung
Folge-verordnung
Gruppen-therapie
Behandlungsbeginn spätest. am
T T M M J J
Verordnung außerhalb des Regelfalles
Hausbesuch
Ja
Nein
Therapiebericht
Ja
Nein

Verordnungs-menge
**Heilmittel nach Maßgabe des Kataloges**
Anzahl pro Woche

Indikationsschlüssel
**Diagnose mit Leitsymptomatik, gegebenenfalls wesentliche Befunde**
ICD-10 - Code
ICD-10 - Code
**Gegebenenfalls Spezifizierung der Therapieziele**
**Medizinische Begründung bei Verordnungen außerhalb des Regelfalles (ggf. Beiblatt)**
Vertragsarztstempel / Unterschrift des Arztes
Muster 13 (1.2017)

MUSTER

Abb. 1.31a Heilmittelverordnung, Vorderseite

### Schlagwörter

**Diagnosegruppen:** Im HMK sind Einzeldiagnosen zu Diagnosegruppen zusammengefasst, z. B.: Verletzungen/Operationen und Erkrankungen der Extremitäten und des Beckens, Lymphabflussstörungen, periphere Nervenläsionen.
**Leitsymptomatik (LS):** Die LS gibt die funktionelle/strukturelle Schädigung an, z. B. Schmerzen, segmentale Bewegungsstörung, muskuläre Dysbalance, Koordinationsstörung.

**Genehmigung der Krankenkasse bei Verordnung außerhalb des Regelfalles**

☐ Die verordnete Behandlung wird genehmigt. ☐ Die verordnete Behandlung wird nicht genehmigt.

Datum T T M M J J

Begründung bei Ablehnung

____________________________

____________________________

Unterschrift und Stempel der Krankenkasse

Bitte immer unmittelbar nach der Abgabe Ihrer Leistungen durch Unterschrift quittieren lassen!

**Empfangsbestätigung durch den Versicherten**

Ich bestätige, die im Folgenden aufgeführten Behandlungen erhalten zu haben

| | Datum | Maßnahmen (erhaltene Heilmittel, ggf. auch Hausbesuche) | Unterschrift des Versicherten |
|---|---|---|---|
| 1 | | | |
| 2 | | | |
| 3 | | | |
| 4 | | | |
| 5 | | | |
| 6 | | | |
| 7 | | | |
| 8 | | | |
| 9 | | | |
| 10 | | | |

MUSTER

☐ Behandlungsabbruch am Datum T T M M J J

Nach Rücksprache mit dem Arzt:

☐ Änderung von Gruppen- in Einzeltherapie

☐ Abweichung von der Frequenz

Begründung:

____________________________

____________________________

Stempel und Unterschrift des Leistungserbringers

Abb. 1.31b Heilmittelverordnung, Rückseite [W181]

**Indikationsschlüssel (IS):** Der IS ist eine Kombination aus Buchstaben und Zahlen und setzt sich aus der Diagnosegruppe und der LS zusammen.
**ICD-10-Code:** Kennzeichnung der Erkrankung im Standard des internationalen ICD-Schlüsselsystems (International Statistical Classification of Diseases and Related Health Problems).

### Schritte der Verordnung

Die konkrete Diagnose/der ICD-10-Code wird einer Diagnosegruppe und LS des HMK zugeordnet. Dann wird der IS bestimmt.
Beispiel: Die Diagnose „Bänderzerrung li Knie" (ICD-10-Code: S83.40G) erhält den IS „EX2a" → Diagnosegruppe: EX2 = Verletzungen/Operationen und Erkrankungen der Extremitäten mit prognostisch mittelfristigem Behandlungsbedarf; LS: a = Gelenkfunktionsstörungen, Bewegungsstörungen, Kontrakturen.

### Angaben auf einer Verordnung

Die folgenden Angaben sind notwendig, um die Abrechnungsfähigkeit zu gewährleisten:

- Name, Geburtsdatum, Anschrift des Pat.
- Krankenkasse und Patientenstatus → z. B.: 1 = Mitglied, 3 = Familienangehöriger, 5 = Rentner
- Versicherungsnummer bei der Krankenkasse
- Ausstellungsdatum
- Art der Verordnung: Kreuz bei Erstverordnung, Folgeverordnung, Verordnung (VO) außerhalb des Regelfalls
- Hausbesuch: Kreuz bei ja/nein

! Pat. bis zum vollendeten 18. Lj. oder bis zum Abschluss der schulischen Ausbildung können in ganztägig auf die Förderung von Pat. ausgerichteten Tageseinrichtungen ausnahmsweise ohne Abrechnung der Position Hausbesuch außerhalb der Praxis behandelt werden.

- Gruppentherapie: angekreuzt (= ja)/nicht angekreuzt (= nein)
- Therapiebericht an Arzt: Kreuz bei ja/nein
- Konkrete Diagnose mit dazu passendem IS (z. B. WS1a) und optional LS
- ICD-10-Code der Diagnose (wird z. T. von den Krankenkassen auch anstelle der ausgeschriebenen Diagnose anerkannt)
- Nach dem HMK verordnungsfähige Therapie/Heilmittel
- Verordnungsmengen des Regelfalls: begrenzte Behandlungsanzahl gemäß HMK
- Praxis mit Anschrift des Arztes
- Unterschrift des Arztes

### Erweiterte Angaben

Zusätzlich kann auf der ärztlichen Verordnung angegeben werden:

- Therapieziel
- Therapiefrequenz (Anzahl pro Woche)
- Medizinische Begründung (nur bei Verordnung außerhalb des Regelfalls und für längerfristige Genehmigungen; dann ist die Angabe zwingend)
- Datum für den spätesten Behandlungsbeginn (ohne Angabe → 14-Tages-Frist)

### Auf der Rückseite der Verordnung

▶ Abb. 1.31b

! Genehmigungsfeld der Krankenkasse
! Behandlungsdatum, Leistungen und Patientenunterschrift
! Ggf. Behandlungspausen mit Begründung (Ferien/Krankheit des Pat./Th.)

! Ggf. Behandlungsabbruch mit Datum
! Nach Rücksprache mit dem Arzt: Änderungsvermerk Gruppen- in Einzeltherapie bzw. Abweichung von der angegebenen Frequenz mit Begründung
! Praxisstempel und Unterschrift des Leistungserbringers

### Verordnung außerhalb des Regelfalls

Ist die Regelmenge an Verordnungen/Therapieeinheiten (z. B. 3 Verordnungen à 6 Therapieeinheiten) ausgeschöpft, so muss der Pat. nach der letzten Behandlung 12 Wochen pausieren oder der Arzt stellt unter Angabe einer medizinischen Begründung und prognostischen Einschätzung eine Verordnung „außerhalb des Regelfalls" aus. Dabei darf die Anzahl der verordneten Therapieeinheiten über der Regelfallmenge liegen. Eine ärztliche Befundkontrolle muss spätestens alle 12 Wochen erfolgen. Bei einer Behandlungsfrequenz von 2 Einheiten pro Woche wären somit pro Verordnung max. 24 Behandlungen verordnungsfähig.

**Genehmigungsverfahren**

Verordnungen außerhalb des Regelfalls müssen vor Behandlungsbeginn der zuständigen Krankenkasse zur Genehmigung vorgelegt werden (durch Pat./Th. oder Dritte, per Fax oder im Original). Der Genehmigungsantrag muss binnen der **Gültigkeitsfrist** (spätester Beginn der Verordnung) bei der Genehmigungsstelle eingegangen sein.
Die Ersatzkassen verzichten jedoch auf die Genehmigung der Verordnungen. Viele Primärkassen (z. B. AOKn, BKKn, IKKn, LKKn, Knappschaft) haben sich diesem Verzicht angeschlossen. Dadurch müssen die Genehmigungsverfahren nur bei einem Teil der Primärkassen eingeleitet werden. Bei Bedarf kann die PT-Praxis dies übernehmen. In der Regel wird die Verordnung der Krankenkasse mit Bitte um Genehmigung zugefaxt.

! Bei Ablehnung der Genehmigung muss die Krankenkasse die Behandlungskosten vom Zeitpunkt des Zugangs des Genehmigungsantrags bis zur Inkenntnissetzung über die Ablehnung tragen → Behandlungen vor dem Genehmigungsantrag/nach der Ablehnung werden nicht bezahlt.

**Praxisbesonderheiten und langfristiger Behandlungsbedarf**

Das GKV-Versorgungsstrukturgesetz regelt die sog. „Praxisbesonderheiten" und den „langfristigen Behandlungsbedarf" von Pat. mit Heilmitteln. Anhand einer zwischen dem GKV-Spitzenverband und der Kassenärztlichen Bundesvereinigung vereinbarten Liste von ICD-10-codierten Diagnosen ist definiert, ob eine Verordnung zu den Praxisbesonderheiten gezählt werden kann.

! Heilmittelkosten auf der Grundlage von Praxisbesonderheiten und langfristigem Therapiebedarf werden in der Wirtschaftlichkeitsberechnung/bei Regressprüfungen aus dem Budget des Arztes herausgerechnet.
! Bei langfristigem Behandlungsbedarf erteilt die Krankenkasse eine Genehmigung der Heilmittelverordnung für mindestens ein Jahr.

### Verordnungen zulasten der Sozialbehörde

Nur sehr wenige Pat. sind noch direkt über die Sozialbehörde versichert. Im Feld „Kostenträger" steht dann z. B. die Abkürzung BAGS (Behörde für Arbeit, Gesundheit und Soziales), SOZI o. ä. Für diese Verordnungen (i. d. R. auf Vordruck Nr. 13 ausgestellt) muss eine Genehmigung *vor* Beginn der Behandlung vorliegen → sonst keine Kostenübernahme durch die Sozialbehörde.
Das Genehmigungsverfahren kann z. T. mehrere Monate dauern.

1

### Verordnungen zulasten der Asylbehörde

Nach §4 des Asylbewerberleistungsgesetzes können Asylbewerber medizinische Leistungen in Anspruch nehmen. Die Form der PT-Verordnungen ist uneinheitlich. Für diese Verordnungen (z. T. auf Vordruck Nr. 13 ausgestellt) muss eine Genehmigung *vor* Behandlungsbeginn vorliegen → sonst keine Kostenübernahme durch die Asylbehörde.

### Verwaltung der Physiotherapieverordnung

Je nach Praxisorganisation (mit oder ohne Rezeptionskraft) muss der Th. die Verordnungen selbst verwalten. Um negativen Konsequenzen vorzubeugen, sollte die Prüfung der Verordnung möglichst schon vor der ersten Behandlung erfolgen. Bei Ausstellungsfehlern muss umgehend eine Änderung, Ergänzung oder Neuausstellung durch den Arzt erfolgen.
Die Verwaltungstätigkeit kann grob in Eingang, fortlaufende Führung und Beendigung der Verordnung gegliedert werden.

### Eingang der Verordnung

- **Richtiger Vordruck:** Heilmittelverordnung Nr. 13 (▶ Abb. 1.31)?
- **Ausstellungsdatum:** Liegen zwischen Ausstellungsdatum und 1. Behandlung mehr als 14 Tage?
- **Therapieeinheiten pro Verordnung:** Ist das Maximum überschritten?
- **Indikationsschlüssel:** Passt der IS zur Diagnose?
- **Leitsymptomatik** (sofern noch auf der Verordnung eingetragen): Passt die LS zum IS und zur Diagnose?
- Handelt es sich um eine **Verordnung außerhalb des Regelfalls**? Liegt dafür eine medizinische Begründung vor?
- ! Handelt es sich um eine Verordnung von der **Sozialbehörde/Asylbehörde?**
- Klären, ob der Pat. zum ersten Mal in der PT-Praxis ist → ggf. Versichertenkarte in den Computer einlesen, Karteikarte ausdrucken.

### Tipps und Fallen

- Die Kostenübernahme durch die GKV erfolgt nur auf der Grundlage einer ärztlichen Verordnung.
- Eine Änderung der Verordnung ist ggf. nach telefonischer Rücksprache mit dem Arzt möglich → Änderung handschriftlich auf der Verordnung vermerken. Vor Abrechnung mit der GKV sind Unterschrift und Praxisstempel des Arztes neben der Änderung erforderlich!
- Beginnt die erste Behandlung später als 14 Tage nach Ausstellungsdatum? → Arzt kontaktieren und klären, ob eine neue Verordnung ausgestellt oder das Ausstellungsdatum geändert wird.
- Eine Änderung der Verordnung durch den Arzt ist nach Ablauf des Quartals i. d. R. nicht mehr möglich.
- Eine Behandlungsunterbrechung darf ohne Grund max. 14 Tage dauern, sonst muss die Therapie ganz abgebrochen und eine neue Verordnung ausgestellt werden. Die begründete Unterbrechung erlaubt eine Unterbrechungsfrist > 14 Tage → Kürzel neben Termin kennzeichnen (K = krank/F = Ferien).
- ! Einige Krankenkassen akzeptieren max. 4 Wo. bei K und max. 6 Wo. bei F.
- In einigen Bundesländern werden die PT-Praxen ohne Vorankündigung durch die GKV geprüft → Unstimmigkeiten der Verordnung können auch nach Abrechnung noch zur Absetzung der Verordnung führen. Es können Rückzahlungsforderungen an die Praxis gestellt werden.

### Fortlaufende Führung der Verordnung

- Pat. müssen eine Zuzahlung zur Verordnung leisten, wenn sie nicht nachweislich davon befreit sind. Eingang dokumentieren, Quittung ausstellen.
- Auf der Rückseite der Verordnung (▶ Abb. 1.31b) im Feld „Leistungserbringer" Unterschrift des Th. und Praxisstempel einfügen.
- Nach jeder Behandlung muss der Pat. auf der Verordnungsrückseite den Behandlungsempfang bestätigen. Der Th. trägt dazu das Tagesdatum und die Therapieleistungen in die dafür vorgesehenen Felder ein. Behandlungsdatum zusätzlich in die Kartei/Dokumentation setzen, wenn nicht computergestützt gearbeitet wird.
- Den Behandlungsverlauf protokollieren. Dies ist bei den Ersatzkassen zwingend vorgeschrieben: Bei Praxisprüfung kann das Fehlen des Protokolls zur Leistungskürzung/Rückzahlung führen.
- Kinder unter 7 Jahren benötigen die Unterschrift eines Erziehungsberechtigten.

### Beendigung der Verordnung

- Unterschriften komplett?
- Behandlungsprotokolle komplett?
- Verordnungszuzahlung kassiert?
- Evtl. Befund an Arzt weitergeleitet?
- Ggf. Folgeverordnung beantragen.

### Art der Behandlung

- Vorbereitende Maßnahmen, z. B. Heiße Rolle, Fango, Heißluft, werden von der eigentlichen PT unterschieden.
- Die physiotherapeutische Behandlung ist eine Einzeltherapie. Ausnahmen sind z. B. orthopädisches Turnen, Psychomotorik und Koronarsport. Verordnet der Arzt eine Gruppentherapie, ist dies auf der Vorderseite der Heilmittelverordnung angekreuzt.
- Rechtlich ist die Verordnung der im HMK aufgelisteten Heilmittel, z. B. Krankengymnastik (KG), Manuelle Therapie (MT), ausreichend. Die konkreten Therapiemaßnahmen können dann vom Th. frei gewählt werden.
- Werden ärztlicherseits konkrete Therapiemaßnahmen vorgegeben, so ist dieser Weisung Folge zu leisten.
- Zur Abrechnung bestimmter Heilmittel (MT, KG-ZNS [Bobath, Vojta, PNF], MLD) muss eine per Zertifikatskurs erworbene Qualifikation nachgewiesen werden.
- Ärztlich verordnete Heilmittel im Zusammenhang der Geburtsvorbereitung unterliegen (derzeit) nicht den HMR.
- Im Dezember 2016 wurde eine HMR für Zahnärzte/Kieferorthopäden beschlossen, die am 01.07.2017 in Kraft treten soll (Stand: Mai 2017).

### Mitteilung an den Arzt

Neben dem kommunikativen Aspekt bietet die Mitteilung dem Arzt die Möglichkeit, im Fall einer Prüfung durch die kassenärztliche Vereinigung die Wirtschaftlichkeit seiner Heilmittelverordnung nachzuweisen. Für die Mitteilung an den Arzt gilt:

- Die Ausstellung ist Pflicht, wenn der Arzt das Kästchen „Therapiebericht: ja" angekreuzt hat.
- Sie ist in der letzten Behandlung zu erstellen, dem Pat. mitzugeben oder dem Arzt zu schicken (Post/Fax/E-Mail).
- Die Mitteilung ist evtl. wichtig für Folgeverordnung/Verordnungen außerhalb des Regelfalls (medizinische Begründung).

1

## Abrechnung von Heilmittelverordnungen

Die Praxen rechnen die Verordnungen mit den gesetzlichen Krankenkassen oder bei Privatpat. mit diesen selbst ab. Sie führen die Abrechnung entweder eigenständig durch oder beauftragen hierzu einen Abrechnungsdienstleister.

! Wechselt ein Pat. die Krankenkasse, ist am Tage des Übertritts die bestehende Verordnung abzubrechen. Die Behandlung kann nur weitergeführt werden, wenn der Arzt eine neue Verordnung ausstellt (neuer Kostenträger).

### Abrechnung von Heilmittelverordnungen der GKV

Bei den gesetzlichen Krankenkassen richten sich die Gebührensätze nach den Heilmittelpositionen. Diese sind zwischen Verbänden der Leistungserbringer und den Spitzenverbänden der GKV in einem Vergütungsvertrag geregelt.
Die Abrechnungsbedingungen und Gebührensätze unterscheiden sich je nach Kasse (Primär- oder Ersatzkasse) und Bundesland.
Bei den Primärkassen finden sich abhängig vom Bundesland z. T. unterschiedliche Abrechnungssätze, die Sätze der Ersatzkassen sind bundeseinheitlich gestaltet.

### Zuzahlung

Seit dem Jahr 2004 beträgt die Zuzahlung für gesetzlich Krankenversicherte 10 € Verordnungspauschale plus 10 % des Verordnungswertes. Die Zuzahlung muss durch die Praxen vom Pat. kassiert und ein Guthaben bei Behandlungsabbruch erstattet werden. Folgende Personengruppen sind von der Zuzahlung befreit:

- Versicherte der:
  - Postbeamtenkrankenkasse A
  - Berufsgenossenschaft (bei Arbeitsunfall)
  - Landesunfallkasse
- Angehörige der freien Heilfürsorge (z. B. Polizei)
- Durch die Sozial- oder Asylbehörde versicherte Personen
- Pat. ≤ 18. Lj.
- Bundeswehrangehörige
- Pat., deren finanzielle Aufwendungen für medizinische Leistungen im Kalenderjahr bereits 2 % ihres Bruttoeinkommens überstiegen haben (bzw. 1 % bei chronischen Erkrankungen) und die sich durch ihre Kasse von weiteren Zuzahlungen haben befreien lassen.

! Der Th. ist verpflichtet, sich den Befreiungsausweis vom Pat. zeigen zu lassen. Die Gültigkeitsdauer wird auf der Karteikarte/der Verordnung vermerkt.

### Erhöhte Abrechnungsfähigkeit

Zur Abrechnung einiger Leistungen müssen spezielle Kurse mit Prüfung absolviert werden. Hierzu gehören KG-ZNS (Bobath ▶ 2.5, ▶ 2.6, Vojta ▶ 2.40, PNF ▶ 2.32) MT (▶ 2.19, ▶ 2.21) und MLD (▶ 2.20). Die Abrechnungsfähigkeit wird mit einem formlosen Antrag und Fotokopie des Zertifikats bei den Spitzenverbänden der Krankenkassen beantragt. Genauere Auskünfte erteilen Berufsverbände und Krankenkassen.

### Private Heilmittelverordnungen

Für die Ausstellung einer privaten Heilmittelverordnung existiert kein Standardformular. Auch die Angaben auf der Privatverordnung weichen von der Heilmittelverordnung der GKV ab. In der Regel werden nur folgende Daten angegeben: Patientenname, Geburtsdatum, Diagnose, verordnete Therapie, Ausstellungsdatum sowie die Kontaktdaten des Arztes.

Bei Privatpat. erfolgt die Abrechnung direkt mit dem Pat., der die Rechnung zur Rückerstattung wiederum bei seinem Versicherungsträger einreichen muss.
Bei Privatpat. kann das Behandlungshonorar individuell vereinbart werden. Liegt es über dem Rückerstattungssatz der jeweiligen privaten Krankenkasse, so muss der Pat. für die Differenz aufkommen.

### Tipps und Fallen

- Das Honorar vor der ersten Behandlung schriftlich mit Patientenunterschrift festhalten. Nach Behandlungsbeginn ohne Honorarfestlegung kann der Pat. auf dem GKV-Satz bestehen.
- Auf der Honorarvereinbarung den Hinweis anbringen, dass das Honorar unabhängig davon zu zahlen ist, ob es durch die private Krankenkasse ganz oder nur z. T. erstattet wird. Eine Vorab-Anfrage bei der Kasse ist empfehlenswert.
- Für die schriftliche Vereinbarung können Vordrucke erworben werden.
- Beamte sind auch Privatpat., werden aber nach dem sog. Beihilfetarif (bundeseinheitlich) abgerechnet (50 % Beihilfe, 50 % Privatversicherung).

## Aufklärungspflicht

Das Patientenrechtegesetz aus dem Jahr 2013 (PatRG) verpflichtet nicht nur Ärzte zur Aufklärung, sondern auch Physiotherapeuten. Die Pat. sind vor Therapiebeginn über alle geplanten Maßnahmen aufzuklären („Informed Consent").

- Zur Dokumentation einen Vordruck mit Durchschlag für die Praxis verwenden (bei Druckverlagen und Berufsverbänden erhältlich).
- In der EDV einen Vordruck einpflegen und direkt nach Erfassung der Patientendaten ausdrucken.
- Die Aufklärung ist nur einmal pro Pat. und Behandlungsserie vorgeschrieben.

## Dokumentationspflicht von Behandlungen

Seit Inkrafttreten des Rahmenvertrags (2004) mit den Krankenversicherungsträgern des Ersatzkassenverbands (vdek) sind Physiotherapeuten zur Dokumentation von Behandlungsverläufen verpflichtet. Dies dient u. a. der:

- Übersicht für den Th. (falls nach 3. Behandlung keine Besserung → Überdenken der Therapie → neuer Therapieansatz).
- Dokumentation der Therapiewirksamkeit gegenüber dem Arzt.
- Dokumentation der Therapiewirksamkeit gegenüber der Krankenkasse.

### Form der Dokumentation

Eine Basisform ist die einfache Notation des Patientenzustands neben den Behandlungsterminen mit den Zeichen „+/–/0". Eine aussagekräftigere Dokumentation stellt die Notation messbarer/vergleichbarer Daten dar:

- Veränderung objektiver Befundparameter, z. B.: Bewegungsamplitude, Kraft, maximale Gehstrecke/Anzahl Treppenstufen, Blutdruck, Puls, Atemfrequenz.
- Veränderung subjektiver Befundparameter, z. B.: beseitigte/reduzierte Schmerzsymptomatik (→ Dokumentation z. B. anhand NRS).
- Korrelierende Angaben, z. B.: Pat. kann nachts wieder durchschlafen/wird nur noch einmal wach.
- Rezidive: Wann? Wodurch?

## Arbeitsablauf in der Praxis

Die Behandlungsdauer pro Pat. richtet sich nach den vom GKV-Spitzenverband vorgegebenen Regelbehandlungszeiten für physiotherapeutische Leistungen. So beträgt z. B. die Regelbehandlungszeit für KG und MT 15–25 Min., für eine MLD (Ganzbehandlung) werden 60 Min. veranschlagt. Die Mindestbehandlungsdauer darf nur aus medizinischen Gründen unterschritten werden. Vor oder nach der eigentlichen Behandlung sind ggf. vor- oder nachbereitende Maßnahmen (z. B. Fango/Heißluft/Eis) durchzuführen.
Zu den Tätigkeiten innerhalb der Behandlungszeit gehören z. B.: Auf- und Abbau von Geräten/Material, Desinfektion von Matten, Befund/Abschlussbericht schreiben usw.

### Probleme und Lösungsvorschläge

- Bei einem 15-minütigen Behandlungsrhythmus sind Verspätungen schwer aufzuholen → vormittags und nachmittags je einen Termin als „Zeitpuffer“ freihalten. Sofern dieser Zeitpuffer nicht als Arbeitszeit anerkannt wird, diesen als eigene Pause nutzen/eintragen (zur Reduktion des eigenen Stresses). Häufig erhält man in Praxen mit 15-Minuten-Rhythmus höhere Gehälter, die diesen Nachteil „ausgleichen“.
- Regelung von Ausfallzeiten: Bei unerwartetem Ausfall eines Pat. versuchen, die „Lücke“ durch einen anderen Pat. zu schließen. Ist dies nicht möglich, „Rahmenarbeit“ leisten, z. B.: Telefondienst, Terminvergabe, Instandhaltung und Pflege der Therapiemittel (Behandlungsbälle aufpumpen, Wasserbad für Wärmeträger reinigen u. a.).
- Bei Vertretungen, z. B. im Krankheitsfall, die Fortbildungen und Kenntnisse des vertretenden Physiotherapeuten berücksichtigen. Eine aussagekräftige Behandlungsdokumentation stellt die Grundlage für eine effektive Übergabe dar.
- Interne Fortbildungen durchführen, um den Wissensstand der Teammitglieder der Praxis anzugleichen.

### Interprofessionelle Zusammenarbeit

Zur Optimierung der Therapie ggf. einen interprofessionellen Informationsaustausch pflegen (Pflegepersonal, Logopäden, Ergotherapeuten, Orthopädische Schuhmacher, Arzt etc.).
Evtl. zu praxisinternen Fortbildungen einladen.

### Haus- und Heimbesuche

Die Verordnung von Hausbesuchen dient dazu, Patienten, die aufgrund der Schwere ihrer Erkrankung die PT-Praxis nicht aufsuchen können, eine Therapie zu ermöglichen. Der Th. muss sich auf einen individuelleren Kontakt einstellen. Dies setzt eine große Toleranz und Flexibilität des Th., fachlich wie menschlich, voraus. Eingeschränkte Therapiemöglichkeiten, z. B. das Fehlen einer Therapieliege, erfordern Improvisationsvermögen. Kompensatorisch kann die Behandlung z. B. im Patientenbett, auf dem Sofa oder ggf. auch auf dem Boden erfolgen. Auf Aktivitäts- und Partizipationsebene bietet der Hausbesuch auch Vorteile, da verschiedene Aktivitäten im direkten Setting gefördert werden können.
Die **physiotherapeutische Behandlung in sozialen Einrichtungen** erfordert u. U. die Zusammenarbeit mit anderen Berufsgruppen (z. B. Pflegepersonal, Erzieher) und unterliegt dem Tagesrhythmus der jeweiligen Institution.

Bei langen Aufenthalten in soz. Einrichtungen oder durch Vereinsamung verlernen manche Pat., Eigeninitiative zu ergreifen und können u. U. Schwierigkeiten haben, sich auf die Therapie einzulassen (Hospitalismus, ▶ 1.4.6).

### Tipps und Fallen

**Hausbesuche**

Die Therapie findet im Privatbereich des Pat. statt. Um Missverständnisse und Unstimmigkeiten zu vermeiden, allgemeine Umgangsregeln beachten!

- Erst nach Rückfrage handeln:
  - Wohnung mit Schuhen betreten oder ausziehen?
  - Andere Räume betreten?
  - Schränke öffnen, um z. B. Wäsche zu entnehmen?
- Den evtl. gewohnten großzügigen Umgang mit Wäsche und Materialien den Gegebenheiten anpassen und ggf. einschränken.
- Keine wertenden Äußerungen über den Pat. oder sein häusliches Umfeld treffen.
- Nichts vom Pat. ausleihen.

### EDV als Arbeitsmittel

Häufig ist in PT-Praxen ein PC vorhanden, Grundkenntnisse sind daher vorteilhaft. Spezielle Software zur Praxisverwaltung ermöglicht bzw. erleichtert z. B.:

- Erfassung der Patientendaten.
- Erfassung und Prüfung von Verordnungsdaten.
- Terminvergabe und Raumplanung.
- Dokumentation der Zuzahlungs- und Privatliquidation sowie Kassenabrechnung.
- Honorarabrechnung freier Mitarbeiter.
- Ausdruck aller gebräuchlichen Vordrucke (z. B. Befundvorlagen und Genehmigungsanträge).
- Erstellen von Statistiken (Verordnungsverhalten der Ärzte) und Prüfungen („vergessene" Pat., noch ungenehmigte Verordnungen).

### Freie Mitarbeiter

Der freie Mitarbeiter (FM) übt eine selbstständige Tätigkeit in den Räumen des Praxisinhabers aus. Für die Nutzung der Einrichtung sowie die Abrechnung der Verordnungen erhält der Praxisinhaber einen prozentualen Anteil des Abrechnungsbetrags. Es gibt keine beruflichen Voraussetzungen für den Status des FM.

### Tipps und Fallen

**Freie Mitarbeit**

- Der größte Unterschied zum Angestellten ist, dass der FM nicht weisungsgebunden ist. Er bestimmt selbst, wann und wie viel er arbeitet.
- Nur für tatsächlich erbrachte Behandlungsleistungen erhält der FM ein Honorar.
- Der FM muss sich eigenständig sozialversichern (Krankenversicherung, Pflegeversicherung, Rentenversicherung). Er muss sich finanziell absichern für Zeiten der Arbeitslosigkeit, Phasen schlechter Auftragslage, Urlaubs- und Krankheitszeiten etc.

1

- Der FM ist zur Anmeldung beim Finanzamt, bei der Berufsgenossenschaft, der Rentenversicherung und bundeslandabhängig auch beim Gesundheitsamt verpflichtet. Der Abschluss einer eigenen Berufshaftpflichtversicherung (Deckungssumme mind. 500.000 €) ist erforderlich. Es besteht keine Verpflichtung zum Abschluss einer Krankentagegeldversicherung. Diese ist jedoch empfehlenswert, da im Krankheitsfall kein Honorar gezahlt wird.

! Gefahr „Scheinselbstständigkeit“: Die Klärung der Sozialversicherungsfreiheit von FM vor Arbeitsaufnahme ist unbedingt erforderlich. Am besten durch die rechtssichere Beratung von Berufsverbänden oder durch Statusfeststellungsverfahren der Deutschen Rentenversicherung (DRV).

! In einigen Bundesländern unterwerfen die Finanzbehörden Praxen mit FM der Umsatzsteuer. Einige Praxen bieten zur Vermeidung dieses Problems eine Teilhaberschaft an der Praxis durch Bildung einer GbR an.

## 1.6.2 Arbeiten in der Klinik

*Claudia Kiesewetter*

Nach der PT-Ausbildung ist die Arbeit in der Klinik grundsätzlich jedem Th. bekannt. Klinik- oder stationsspezifische Schwerpunkte erfordern evtl. eine zusätzliche Einweisung/Einarbeitung.

### Verordnung in der Klinik

- Die physiotherapeutische Verordnung erfolgt in der Klinik i. d. R. auf einem krankenhausinternen Formular. Ausstellungsberechtigt sind nur Ärzte.
- Meistens wird keine konkrete Behandlungsanzahl verordnet, da von einer Behandlung bis zur Entlassung oder Verlegung ausgegangen wird.
- Turnus mit dem Arzt festlegen, wenn keine tägliche Behandlung nötig ist.
- Mündlich vereinbarte Therapieänderungen zur rechtlichen Absicherung vom Arzt in der Akte vermerken lassen.

Zur Leistungserfassung, Qualitätssicherung und zu statistischen Zwecken werden i. d. R. die durchgeführten Behandlungen (Zielsetzung, Maßnahmen, Therapieverlauf) in einem Datenverarbeitungssystem dokumentiert.

### Arbeiten im Stationsteam

Interprofessionelle Zusammenarbeit ist ein wichtiger Faktor für eine bestmögliche Patientenversorgung. Hierzu ist ein regelmäßiger Informationsaustausch erforderlich.

### Kontakt zu Ärzten

Der Informationsaustausch kann z. B. im Rahmen der Teilnahme an Visiten erfolgen. Gegebenenfalls (zusätzlich) feste Termine für Besprechungen einrichten. Zur effektiven Darstellung von Therapiemöglichkeiten und -erfolgen kann auch die Demonstration einer Behandlung sinnvoll sein.

### Tipps und Fallen

- Häufig halten sich Ärzte mit Verordnungen aus Unkenntnis oder Unsicherheit zurück → Therapievorschläge machen.
- Dringende Therapieprobleme umgehend mit dem Arzt besprechen.

**Zusammenarbeit mit dem Pflegepersonal**

- Zum Informationsaustausch z. B. an den Übergaben (Schichtwechsel) teilnehmen.
- Physiotherapeutische Versorgung des Pat. durch entsprechende Information des Pflegepersonals optimieren. Bei Bedarf sinnvolle Handlungsstrategien (z. B. Lagerungen, Handling, Aktivierung des Pat. im Rahmen von Alltagstätigkeiten) demonstrieren oder gemeinsam umsetzen.
- Zusammenarbeit zeitlich optimieren, z. B.: Medikamentengabe vor/Umlagerung nach der physiotherapeutischen Behandlung.
- Der Physiotherapeut sollte in die Pflegestandards eingearbeitet werden (soweit nötig).
- Zusammenarbeit klar definieren. Abgrenzung der Tätigkeiten von Pflegepersonal und Physiotherapeuten anhand von Tätigkeitsmerkmalen.
- Ein Tätigkeitskatalog mit Kennzeichnung der Tätigkeiten, die als „typisch pflegerisch" einzuordnen sind, ist bei der Pflegedienstleitung erhältlich.

**Tipps und Fallen**

- Verständnis für das Pflegepersonal aufbringen, das häufig den verschiedensten Anforderungen gerecht werden muss.
- Bei Bedarf Schulungen und Fortbildungen für das Stationspersonal anbieten, z. B. zum korrekten Handling von Pat. mit Hemiplegie.

**Therapieorganisation**

**Einzeltherapie**

- Die Patientenakte und die „Kurve" vor Therapiebeginn einsehen.
- Therapie möglichst sinnvoll in die Abläufe der Station integrieren.
- Im Patientenzimmer: ggf. Besucher bitten, das Zimmer für die Zeit der Therapie zu verlassen.
- Belegungsplan für die Nutzung physiotherapeutischer Behandlungsräume erstellen/berücksichtigen.

**Tipps und Fallen**

- Störungen reduzieren:
  - Vor Behandlungsbeginn Namensschild des Th. an die Tür des Patientenzimmers hängen.
  - Weitere Untersuchungs- und Behandlungstermine des Pat. (z. B. Röntgenkontrolle, Ergotherapie, Logopädie) erfragen. Überschneidungen vermeiden, bei Bedarf zeitliche Umplanung organisieren.
- Tipps zur Müllvermeidung, z. B.: statt einer Einmalunterlage bei der Heißen Rolle eine Gummiunterlage verwenden, diese kann nach dem Trocknen für den Pat. wiederverwendet werden; statt Pappnierenschalen Edelstahlnierenschalen nutzen.
- Hygieneregeln beachten, z. B.:
  - Alle Therapiemittel, die der Pat. nutzt (Thera-Band, atemtherapeutische Hilfsmittel etc.), nach Abschluss der Therapie entsorgen oder vor Weiterverwendung ausreichend desinfizieren.
  - Händedesinfektion vor und nach der Patientenbehandlung.

1

#### Gruppentherapie

Gleiche o. ä. Therapieziele lassen sich z. T. in einer Gruppentherapie erarbeiten. Zusammensetzung, Aufbau und Durchführung der Gruppentherapie: ▶ 1.3.9.

#### Lagerung von Geräten

„Vorräte" anlegen, z. B. in der Chirurgie/Orthopädie: Unterarmstützen, Handstöcke, Arthrodesekissen.

#### Entlassung und Anschlussbehandlung

- Gegebenenfalls wird durch das Krankenhaus eine Anschlussheilbehandlung eingeleitet.
- Alternativ kann nach der Entlassung durch den weiterbehandelnden Arzt eine Verordnung für ambulante Physiotherapie ausgestellt werden.

! Eine Liste der ortsansässigen PT-Praxen, geordnet nach Therapieschwerpunkten, als Orientierung für den Pat. bereithalten.

! Pat. eine Dokumentation der bisherigen Therapie mitgeben → Arbeitserleichterung für die Kollegen in der Praxis. Bei schwierigen Behandlungsverläufen ggf. zusätzlich um telefonische Rücksprache bitten.

## 1.6.3 Arbeiten auf der Intensivstation

*Claudia Kiesewetter, Ralf Cornelius*

Intensivstationen sind Bereiche, in denen Pat. mit Störungen und/oder Ausfall eines oder mehrerer Organe überwacht und therapiert werden. Im Vordergrund steht die Aufrechterhaltung und Wiederherstellung vitaler Funktionen. Die Erkrankung und die Therapie dieser Organstörungen verursachen Folgeprobleme, die von allen medizinischen Kräften erkannt und in geeigneter Weise vermieden oder behandelt werden müssen. Folgende Störungen erfordern besondere Beachtung, da sie den Pat. gravierend einschränken und den Heilungsverlauf verzögern können:

- Thrombose
- Kontraktur
- Dekubitus
- Pneumonie (durch Hypoventilation, Sekretretention sowie ventilatorassoziierte Pneumonie [VAP])
- ICU (Intensive Care Unit)-aquired-weakness: Critical-Illness-Polyneuropathie (CIP) und Critical-Illness-Myopathie (CIM)
- Delir

▶ 1.3.3 (Prophylaxe).

#### Überwachung

Die Überwachung der Vitalfunktionen (Monitoring) sowie der Ernährung, Diagnostik und Therapie erfolgen auf der Intensivstation über unterschiedliche Zugangswege.

- Elektroden an der Brust des Pat. mit entsprechenden Ableitungskabeln zum Bedside-Monitor dienen der Überwachung der Herztätigkeit. Bei therapeutischen Interventionen im Bereich der Elektroden kann es zu Artefakten (verfälschten Ableitungen) kommen: abwarten, ob Normalisierung eintritt und ggf. Pflegepersonal bzw. Arzt benachrichtigen.
- Eine Messung der venösen Sauerstoffsättigung geschieht i. d. R. über einen Empfänger an einem Finger oder Ohrläppchen. Rücksprache mit Pflegepersonal bzw. Arzt halten, ob die Klemme zur Behandlung abgenommen werden

kann und ggf. zeigen lassen, wie man sie wieder befestigt. Zur Atemtherapie nicht entfernen, da ein Anstieg der $O_2$-Sättigung beweist, dass die Therapie erfolgreich war.

- Invasive Blutdruckmessung geschieht durch Katheterisierung einer Arterie. Liegt ein art. Katheter in der Nähe eines Gelenks, z. B. des Hüftgelenks (A. femoralis) oder Handgelenks (A. radialis), muss die Mobilisation dieses Gelenks entfallen. Risiken sind Funktionsstörungen durch Abknicken des Katheters (Materialbeschaffenheit), Dislokation oder Diskonnektion des Systems (gravierende art. Blutungen).
- Messung des Herzzeitvolumens (HZV) erfolgt durch die sog. „PICCO"-Methode. Dazu wird ein Katheter in die A. femoralis implantiert. Das Hüftgelenk nicht mobilisieren, da die Gefahr einer Fehlfunktion besteht.
- Pulmonalisdruckmessung wird mittels Katheterisierung einer Vene und Vorschieben des Katheters bis in die A. pulmonalis durchgeführt. In der Regel wird die V. jugularis interna, die V. subclavia oder die V. brachialis punktiert.
- Hirndruckmessung geschieht durch Implantation eines entsprechenden Katheters oder einer Sonde. Die Messung erfolgt subdural, intraventrikulär (II. Hirnventrikel) oder intrazerebral (Gewebedruck).

! Nie den Kopf von Pat. mit zerebralen Kathetern bewegen, keinen Druck oder Zug auf den Katheter ausüben → Gefahr der Schädigung von Hirngewebe.

- Nasensonden oder Gesichtsmasken dienen der Zuführung von Sauerstoff.
- Parenterale Ernährung wird über einen zentral liegenden venösen Katheter (ZVK), enterale Ernährung über eine Magen- oder Dünndarmsonde zugeführt.
- Beispiele für weitere Katheter:
  - Harnblasenkatheter (entweder transurethral oder durch suprapubische Punktion)
  - Peritonealkatheter (z. B. zur Therapie eines Nierenversagens)
  - Periduralkatheter im Bereich des Rückenmarkkanals (zur Schmerztherapie)
  - Darmrohr/Fäkalkollektor im Rektum
- Anus Praeter (AP): künstlich geschaffene Verbindung zwischen Darm und Körperoberfläche
- Urostoma: künstlich geschaffene Verbindung zwischen Nierenbecken und Körperoberfläche
- Drainagen: dienen der Ableitung krankhafter oder vermehrter Körperflüssigkeiten (Wunddrainagen, Gallengangsdrainagen, Hirnventrikeldrainagen zur Ableitung von Liquor, Drainagen des Pleuraraums, z. B. bei Pneumothorax).

**Beatmung**

- Intubation: invasive Beatmung:
  - **Oropharyngeale Intubation:** Tubus wird durch Mund und Rachen in die Luftröhre geschoben.
  - **Nasopharyngeale Intubation:** Tubus wird durch Nase und Rachen in die Luftröhre geführt; wird v. a. zur Langzeitbeatmung angewendet.
  - **Tracheotomie:** Luftröhrenschnitt mit Trachealkanüle bei absehbarer Langzeitbeatmung.
- **Non-invasive Ventilation (NIV):** Eine Maske wird durch Gurte und Klettverschlüsse (Kopfgeschirr) über Nase (Nasenmaske) oder Mund und Nase (Gesichtsmaske) luftdicht aufgesetzt. Sonderform Helm: wird über den gesamten Kopf gestülpt.

- Beatmungsgeräte (Respiratoren) führen dem Pat. je nach Bedarf an Atemunterstützung ein definiertes Volumen Atemgas mit festgelegter Sauerstoffkonzentration zu. Vorteile: Die Maske ist kurzzeitig abnehmbar (für Pflegemaßnahmen, Kommunikation, Ernährung), der Pat. ist i.d.R. ansprechbar und mobil. PT ist ohne Störung der Atmung oder des vorgegebenen Rhythmus des Beatmungsgeräts möglich.

### Maschinelle Beatmung

**Beatmungstechniken**

**Mechanisch kontrollierte Beatmung:** Beatmung ohne notwendige Mitwirkung des Pat. In der Inspirationsphase wird durch Überdruck Luft in die Lungen gebracht, die Exspiration erfolgt passiv.
Ziele: Sauerstoffzufuhr (zur Verbesserung der Oxygenierung), Eröffnung von Atelektasen, Sekretolyse, Verminderung der Atemarbeit. Einsatzbereiche: Dauerbeatmung bei (künstlicher) Bewusstlosigkeit, Verringerung der Atemarbeit bei diversen Lungenerkrankungen, z.B. COPD (chronisch-obstruktive Lungendysfunktion), postop. in Kombination mit Vernebler und Sekretolytika, Prophylaxe pulmonaler Komplikationen.
Wird ein Pat. „kontrolliert“ beatmet, d.h. übernimmt das Beatmungsgerät die gesamte Funktion der Atmung, dürfen von physiotherapeutischer Seite keine Aktivitäten mit ventilatorischen Effekten durchgeführt werden. Das Beatmungsgerät ventiliert den Pat. bereits optimal.
Eine Sonderform stellt hier die **BiPAP-Beatmung** (biphasic positive airway pressure) dar: druckkontrollierte Beatmung mit Spontanatmungsmöglichkeit.
**Mechanisch assistierte Spontanatmung:**

- **ASB** (assisted spontaneous breathing): Pat. leitet Inspiration selbst ein, dann hilft die Maschine, den vorgegebenen Druck zu erreichen.
- **PEEP** (positive end-exspiratory pressure): positiver Druck am Ende der Ausatemphase bei maschineller Beatmung. Ziel: offene Bronchiolen und Alveolen in dieser Phase, Vermeiden von Atelektasen.
- **CPAP** (continuous positive airway pressure): Kombination von ASB (s.o.) mit einem positiven endexspiratorischen Druck (PEEP). Die EA wird erleichtert und während der AA werden die Atemwege, v.a. die kleinen und kollabierten Alveolen, freigehalten.

**Weaning**

Die Entwöhnung vom Respirator wird als „Weaning“ bezeichnet. Je selbstständiger ein Pat. unter der Respiratortherapie atmet, umso wichtiger ist die Funktion der PT in Bezug auf ventilationssteigernde und sekretmobilisierende Maßnahmen. Aktuelle Informationen darüber, wie die Zusammenarbeit „Beatmungsgerät – Patient“ eingestellt ist, müssen jedes Mal neu beim Stationspersonal erfragt werden.

**Extubation**

Der Tubus kann entfernt werden, wenn diverse Kriterien auf eine gute eigenständige Atemfunktion hindeuten; neben einer ausreichenden Atemkraft sollte der Pat. in der Lage sein, Sekret abhusten zu können.

### Verhalten auf der Intensivstation

Die Einweisung und Einarbeitung auf einer Intensivstation durch erfahrene Kollegen ist unumgänglich. Sie ist die Grundlage für eine patientengerechte Arbeitsweise und einen sicheren Umgang mit den Geräten.

### Allgemeines Verhalten

- Hygieneregeln beachten: zum Eigen- und Patientenschutz Bereichskleidung (z. B. farblich gekennzeichnete Kleidung) anziehen, Hände vor jedem Patientenkontakt korrekt desinfizieren, Einmalhandschuhe anziehen.
- Bestimmte pathogene Keime (z. B. multiresistente Keime) und/oder meldepflichtige Infektionskrankheiten erfordern besondere Schutzmaßnahmen (z. B. Haube und/oder Mundschutz, spezielle Schutzkleidung). Pat. sind in der Regel „gekennzeichnet". Spezielle Verhaltensregeln beim Personal erfragen.
- Uhren und Schmuck ablegen (Unfallverhütungsvorschriften).
- Vor Behandlungsbeginn Informationen einholen, dazu Patientenakte einsehen und mit Pflegepersonal und Arzt sprechen, wenn möglich, an Visiten und Besprechungen teilnehmen. Wichtige Informationen sind:
  - Aktuelle Erkrankung (Einweisungsdiagnose), ggf. OP-Verfahren, Grund für Intensivaufenthalt (z. B. Komplikationen)
  - Atemfunktion: spontan oder beatmet, Messdaten, Röntgenbefund (z. B. Atelektasen), Vorerkrankungen, Risikofaktoren (z. B. Raucher), Befunde bei der Auskultation (z. B. Sekret, Atemgeräusche), Atemmechanik bei spontanatmenden Pat.
  - Kreislauffunktion
  - Infekt, Fieber
  - Erkrankungen bzw. Einschränkungen des Bewegungsapparats (z. B. Paresen, Kontrakturen), Dekubitus
  - Bewusstseinslage (z. B. sediert, Durchgangssyndrom)
  - Soziale Anamnese: Deutschsprachig? Kultureller Hintergrund? Ggf. Geschlecht des Th. für den Pat. von Bedeutung.

! Beachte die Medikation: Sie ist ausschlaggebend zur korrekten Beurteilung des Pat.

- Mit dem Pflegepersonal und Arzt über Therapieerfolge, Beobachtungen, Probleme usw. sprechen.
- Jeweilige Tagesverfassung berücksichtigen: Bei lebensbedrohlicher Verschlechterung kann PT kontraindiziert sein.

! Bei Unsicherheit immer erst Rücksprache halten.

### Patientenbezogene Besonderheiten

- Störungen in der Blutgerinnung: Hier müssen besonders schonende PT-Maßnahmen gewählt werden, um therapiebedingte Blutungen zu vermeiden.
- Minimal Handling: Nur die allernotwendigsten Handgriffe werden am Pat. durchgeführt, i. d. R. beim kritisch kranken Pat., v. a. in der Pädiatrie, Neurologie oder Neurochirurgie verwendete Strategie; physiotherapeutische Maßnahmen sind hier nicht indiziert.
- Sedierte und analgesierte Pat. sind im Empfinden und Erleben einer Situation/Maßnahme evtl. beeinträchtigt. Neue Erkenntnisse und entsprechende Pharmaka in der Sedierung/Analgesie ermöglichen dem Pat., die Maßnahmen mitzuerleben und evtl. auch mitzugestalten. Zu beachten ist:
  - Der Pat. spürt die Maßnahmen und kann/möchte sich verbal oder nonverbal (Mimik, Gestik) äußern.
  - Der Pat. wird begrüßt und über alle Tätigkeiten informiert; z. B. sind bei Bewegungsabläufen verbale Bewegungsaufträge zu erteilen, auch wenn der Pat. nicht ansprechbar erscheint.
  - Therapeutische Konzepte sind mit dem Pat. abzusprechen (aktive Beeinflussung der Genesung).

! In Gegenwart des Pat. wird nur *mit* ihm und nicht *über* ihn gesprochen.

### Vorsichtsmaßnahmen während der Behandlung

- Grundsätzlich nicht an Schläuchen oder Kabeln ziehen, da Sonden, Elektroden, Katheter, Drainagen ihre Position verändern können oder Unterbrechungen entstehen, mit Gefahr der Funktionseinschränkung und erhöhtem Infektionsrisiko. Wurde versehentlich eine Sonde, Elektrode, Katheter, Drainage deplatziert, Pflegepersonal bzw. Arzt sofort benachrichtigen.
- Im Bereich von Sonden, Elektroden, Kathetern, Drainagen nicht direkt manuell arbeiten: erhöhte Infektionsgefahr.
- Liegen Sonden, Elektroden, Katheter, Drainagen bei Bewegungen im Arbeitsbereich, z. B. an der zu bewegenden Extremität, abwägen, ob und in welchem Ausmaß eine Mobilisation sinnvoll und schmerzfrei möglich ist. Übungen vermeiden, bei denen an Zu- und Abgängen gezogen wird. Beachtung der Zu- und Abgänge insbesondere bei Vertikalisierungsmaßnahmen.
- Die Überwachungsmonitore stets beobachten, um vegetative Reaktionen möglichst früh zu erkennen (z. B. Veränderungen von HF, RR und Atmung). Vor Beginn der Behandlung Ausgangswerte notieren. Vorsicht bei:
  - Abfall des Blutdrucks
  - Pulsanstieg (Schmerzen?), Pulsabfall, Artefakten im EKG (schlecht sitzende oder lose Elektroden, Kabel?)
  - Abfall der $O_2$-Sättigung
  - Steigerung der Atemfrequenz um mehr als 20–30 % des für den Pat. gültigen Normwerts. Ursachen: z. B. Schmerzen, Sauerstoffmangel, kardiale Probleme, Angst. Dies gilt nicht für beatmete Pat.
  - Zusätzlichen vegetativen „Alarmzeichen": z. B. Kaltschweißigkeit (Patientengesicht beginnt zu glänzen, Stirn fühlt sich feucht und kalt an), abgeflachte Atembewegungen, weißes Munddreieck.

### Arbeitsablauf

Der Arbeitsablauf wird in Abhängigkeit von den zu betreuenden Patienten gestaltet:

- Zuerst wird mit den Pat. gearbeitet, die in besonderer Weise vor Infektionen zu schützen sind (z. B. nach Transplantationen, bei Abwehrschwäche).
- Als zweites werden „Routinepatienten" behandelt.
- Zuletzt werden Pat. mit hoher Keimlast behandelt (z. B. Pat. mit infizierten Wunden, mit nosokomialen Infektionen).

Die Behandlung der einzelnen Pat. wird zunächst in „sauberen" und dann in „unsauberen" Körperarealen durchgeführt. Kann die Reihenfolge nicht eingehalten werden, ist nach den jeweiligen Arbeitsschritten eine Händedesinfektion nötig.

## Physiotherapie auf der Intensivstation

Die Aufgabe der Physiotherapie ist es, einige negative Auswirkungen der Intensivtherapie zu lindern, Komplikationen zu vermeiden und den Heilungsverlauf zu beschleunigen.

Das „Erlebenmüssen" einer schweren Krankheit und invasiver therapeutischer Maßnahmen kann beim Pat. zu psychischen Reaktionen führen, z. B. zu Ängsten, Erregung, Stupor (geistig-körperlicher Erstarrungszustand), deliranten Zuständen und Bewusstseinsstörungen. Die Reaktionen sind Ausdruck einer individuellen Verarbeitungsstrategie.

! Während der Behandlung versuchen, den Pat. zu verstehen und auf seine spezielle Problematik einzugehen. Viele Verhaltensweisen sind Ausdruck seines Leidens und von den Symptomen seiner primären Erkrankung zu unterscheiden.

**Lungenfunktion und Pneumoniefreiheit wiederherstellen**
Prophylaxe (▶ 1.3.3), AT (▶ 1.3.4).

**Assistiert beatmete und sedierte Patienten**
Zum Einsatz kommen Umlagerungen und Dehnlagerungen kombiniert mit Vibrationen, Kontaktatmung und Thoraxkompression, Hautrollungen und Packegriffe sowie Ausstreichungen. Evtl. thermische Reize (z. B. kalten Waschlappen) verwenden.
Wird geplant, den Pat. zu extubieren, sollte 2-mal tgl. intensive AT, v. a. mit atemvertiefenden Maßnahmen, durchgeführt werden.

! Es werden keine Klopfungen durchgeführt, da sie zu belastend für die Herz-Kreislauf-Situation sind und die bronchiale Schleimhaut reizen. Zudem wird das Sekret nicht ausreichend verflüssigt, um mit dem kontinuierlichen Ausatemstrom stoßhaft Richtung Bronchien getrieben zu werden. Auch die Bronchialmuskulatur kann durch Klopfung provoziert werden → Bronchospasmus. Statt der Klopfungen werden manuelle Vibrationen in der Ausatemphase eingesetzt. Während der Einatmung manuellen Hautkontakt halten.

**Extubierte Patienten**
Zum Einsatz kommen atemerleichternde ASTEn, Dehnlagerungen, modifizierte Drainagelagerungen, atemvertiefende und sekretmobilisierende Maßnahmen, Hustentechniken, z. B. Huffing (▶ 1.3.4).

**Kontraktur und Dekubitus verhindern**
▶ 1.3.3

**Beatmete und sedierte Patienten**
- Alle Gelenke endgradig in alle Bewegungsrichtungen passiv bewegen, auch Zehen und Fingergelenke. Größere Gelenke in funktionellen Bewegungsmustern, z. B. PNF-Mustern, bewegen (▶ 2.32), Schulterblatt nicht vergessen.

! Sanft und vorsichtig bewegen, da die natürliche Muskelspannung und Blutgerinnung herabgesetzt ist.

- Lagerung der Gelenke in Funktionsstellung, z. B. Spitzfußprophylaxe und Lagewechsel ca. alle 2 Std.

! Bei der Umlagerung können erhebliche Kreislaufschwankungen auftreten. Terminliche Absprachen mit den Pflegekräften reduzieren unnötige Lagerungswechsel.

**Tipps und Fallen**
Passive Bewegungen mit sensorischem Input kombinieren: Dazu z. B. die Hand des Pat. zu seinem Kopf führen und über Haare, Gesicht, Hals, Brust streichen.

**Wache Patienten**
Assistives und/oder aktives Bewegen aller Gelenke. Bei eingeschränkter Beweglichkeit am Bewegungsende manuelle Techniken einsetzen.

**Kreislaufsituation und Wahrnehmung verbessern**
Sobald möglich mit assistiven/aktiven Bewegungsübungen beginnen. Pat. im Bett (Sitzbett) und an der Bettkante aufsetzen, wenn möglich in einen Sessel setzen. Aufstehen evtl. mit Stehbrett (auch schon möglich mit beatmeten Pat., wenn Pflegepersonal und Arzt zur Überwachung anwesend sind).

**Tipps und Fallen**
Nach langer Immobilitätsphase sind Orthostase- und Stellreaktion deutlich verzögert.

**Betreuung der Patienten in Spezialbetten und -matratzen**
Zur Verbesserung der Atmung bei Oxygenierungsproblemen (z. B. durch Ansammlung von Sekret in den Atemwegen) und zur Vermeidung und/oder Behandlung von Dekubitalgeschwüren werden Pat. vermehrt auf Spezialbetten und -matratzen gelagert.

- **Rotationsbetten** (kinetische Therapie): Der Pat. wird *kontinuierlich* links und rechts in eine definierte Seitenlagerung (bis 60°) gebracht. Vorteile: kontinuierliche Druckentlastung, verbesserter Abfluss von Sekret aus den Atemwegen. PT nach Absprache mit dem Pflegepersonal, da der Abbau der patientenfixierenden Systeme aufwendig und zeitintensiv ist (PT z. B. mit der Grundpflege des Pat. kombinieren).
- **Weichlagerungsmatratzen:** Auflagesystem, das i. d. R. mit Luft gefüllte Kammern besitzt. Die Matratze reduziert den Auflagedruck auf einen Wert, der Durchblutungsstörungen vermeidet. Nachteil: mangelnder Kontakt mit der Auflagefläche.
- Bariatrische Systeme: Betten für Pat. mit Körpergewicht bis 450 kg. Unterstützung bei Vertikalisierung durch verschiedene Funktionen (z. B. Sitzfunktion, Heckausstieg).
- Therapieschwerpunkt: Lagerung, basal-stimulierende Elemente (Ausstreichungen, Vibrationen etc.), Mobilisation im Bett und außerhalb des Betts.

! Pat. so schnell wie möglich vertikalisieren.

## 1.6.4 Arbeiten in der Prävention und Gesundheitsförderung

*Gudrun Taxhet*

Für die Physiotherapie gewinnen die Arbeitsfelder Prävention und Gesundheitsförderung zunehmend an Bedeutung. Verschiedene Faktoren wie die stetig älter werdende Gesellschaft, Umweltbelastungen und ein bewegungsarmer Lebensstil führen zu einer Verschiebung des Krankheitsspektrums mit der Zunahme chronischer Erkrankungen. Die damit einhergehenden Einbußen der Lebensqualität und nicht zuletzt auch die damit verbundenen Kostensteigerungen im Gesundheitssystem bedingen den Wechsel von einer traditionell kurativen hin zu einer komplexeren, auf den Gesundheitserhalt ausgerichteten Sichtweise.

### Ziele

Das gemeinsame Ziel gesundheitsfördernder und krankheitsvermeidender (präventiver) Interventionsformen ist der individuelle und kollektive (gesellschaftliche) Gesundheitsgewinn. Dieser dient u. a.:

- der Steigerung der Lebensqualität.
- dem Erhalt der Mobilität bis ins hohe Lebensalter → Erhalt der Selbstständigkeit, Unabhängigkeit, Möglichkeit zur gesellschaftlichen Teilhabe (ICF, ▶ 1.1.3).
- dem Erhalt der Arbeits- und Leistungsfähigkeit.
- der Entlastung des Krankenversicherungssystems und anderer Sozialversicherungssysteme.

Unterschiede finden sich in der Perspektive der beiden Interventionsformen.

## Gesundheitsförderung

Die Gesundheitsförderung wurde von der WHO 1986 in der Ottawa-Charta gesundheitspolitisch etabliert und zielt auf die Stärkung der Gesundheitsressourcen (Schutzfaktoren) der Menschen zur Steigerung ihrer gesundheitlichen Entfaltungsmöglichkeiten ab. Gesundheitsförderung verfolgt damit einen salutogenetischen Ansatz. Die Leitfrage lautet: *Was hält Menschen gesund?*

### Schutzfaktoren

Gesundheitliche Schutzfaktoren lassen sich unterteilen in:

- genetische (psychische und physiologische) Dispositionen.
- psychologische Faktoren, z. B. Optimismus, Kohärenzgefühl, Eigenverantwortung.
- verhaltensbedingte (behaviorale) Faktoren, z. B. ausreichende Bewegung, gesunde Ernährung, Work-Life-Balance.
- soziale und wirtschaftliche Faktoren, z. B. gute Arbeitsplatzbedingungen, Einkommen, stabiles soziales Netzwerk (Familie, Freunde).
- Umweltfaktoren, z. B. gute Luft- und Wasserqualität.
- Zugang zu gesundheitsrelevanten Leistungen, z. B. zu ausreichenden Bewegungs- und Bildungsangeboten (Schule, Arbeit, Freizeit), zu Leistungen der Krankenversicherung (Vorsorgeuntersuchungen, Medikamente u. a.).

Die genannten Faktoren beeinflussen sich wechselseitig.

**Salutogenese**

Das Konzept der Salutogenese (lat. salus: Heil, Gesundheit; griech. genesis: Entstehung) wurde von dem Medizinsoziologen Aaron Antonovsky (1923–1994) entwickelt. Antonovsky beschäftigte sich mit der Frage, was Menschen gesund hält. Als zentrale Ressource identifizierte er das „Kohärenzgefühl". Menschen mit diesem Grundgefühl erleben die Welt als überwiegend sinnhaft, verstehbar und handhabbar. Ihr Denken, Fühlen und Handeln stützt sich auf die Überzeugung, genügend Ressourcen zu besitzen, um auch schwierige Herausforderungen bewältigen zu können.

## Prävention

Die Prävention (lat. praevenire: zuvorkommen) basiert auf einem pathogenetischen Ansatz. Die Leitfrage lautet: *Was macht Menschen krank?* Der Blick ist auf die Verringerung gesundheitlicher Risikofaktoren gerichtet. Ziel ist die Krankheitsvermeidung sowie die Begrenzung der Auswirkungen bereits bestehender Erkrankungen.

### Primäre Prävention

Primäre Präventionsmaßnahmen umfassen alle spezifischen Aktivitäten *vor* Auftritt einer Erkrankung. Sie zielen darauf ab, die Entstehung von Krankheiten durch die Beseitigung bzw. Verringerung von Risikofaktoren (s. u.) zu verhindern. Vielen „Volkskrankheiten" kann durch eine gesunde Lebensweise vorgebeugt werden, u. a. Adipositas, Diabetes mellitus Typ 2 (▶ 7.5), Herz-Kreislauf-Erkrankungen (▶ 7.2, ▶ 7.3), Osteoporose (▶ 4.15.1), Rückenbeschwerden (▶ 4.11), Depressionen.

### Sekundäre Prävention

Die sekundäre Prävention ist in erster Linie auf die Früherkennung symptomloser Krankheitsstadien ausgerichtet. Ziel ist die möglichst frühe Eindämmung von Erkrankungen. Ein Beispiel stellen die Vorsorgeuntersuchungen U1–U9 im Zusammenhang der kindlichen Entwicklung dar.

### Tertiäre Prävention

Die tertiäre Prävention umfasst alle vorbeugenden Maßnahmen bei Vorliegen einer klinisch manifesten Erkrankung. Ziele können in der Verhinderung der Chronifizierung oder Verschlechterung der Erkrankung liegen, aber auch in der Vermeidung bzw. Hinauszögerung von Folgeerkrankungen. Im Fokus der tertiären Prävention steht die Wiederherstellung bzw. der Erhalt einer bestmöglichen Funktionalität (ICF, ▶ 1.1.3). Medizinische, berufliche und soziale Rehabilitation fallen inhaltlich unter die tertiäre Prävention.

### Risikofaktoren

Gesundheitliche Risikofaktoren lassen sich analog zu den Schutzfaktoren (s. o.) kategorisieren. Im Folgenden werden sie in *verhaltensbedingte* und *verhältnisbedingte* Risikofaktoren unterteilt.

**Verhaltensbedingte Risikofaktoren** umfassen krankheitsfördernde Gewohnheiten, Einstellungen und Handlungsweisen von Einzelpersonen oder Gruppen. Dazu gehören z. B.:

- Bewegungsarmut
- Ungesunde Ernährung
- Chronisches Schlafdefizit
- Mangelnde Entspannungsphasen
- Konsum von Suchtmitteln (Tabak, Alkohol u. a.)

**Verhältnisbedingte Risikofaktoren** entstehen durch krankheitsfördernde Einflüsse der biologischen und sozialen Umwelt.

- Ökologische Risikofaktoren: u. a. Elektrosmog, permanente Lärmbelästigung, Luft-, Wasser- und Nahrungsmittelbelastung mit Schadstoffen.
- Soziale Risikofaktoren: u. a. dauerhafte Arbeitslosigkeit, geringes Einkommen, instabiles soziales Netz (mangelnder Rückhalt durch Familie, Freunde, Bekannte), fehlende/unzureichende Bildungsmöglichkeiten, mangelnder Zugang zu gesundheitsrelevanten Leistungen.
- Arbeitsplatzbedingte Risikofaktoren: u. a. anhaltender Stress (Termindruck, hohes Arbeitstempo, Multitasking), geringe/fehlende Möglichkeiten der Einflussnahme auf Arbeitsprozesse, mangelnde Anerkennung durch Kollegen u./o. Vorgesetze, einseitige oder schwere körperliche Arbeit.

**Tipps und Fallen**

Vor der Konzeption gesundheitsfördernder und krankheitsvermeidender Programme steht die Identifizierung verhaltens- und verhältnisbedingter Schutz- und Risikofaktoren.

Auf der Basis der genannten Faktoren haben sich Strategien zur *Verhältnisprävention* und *Verhaltensprävention* entwickelt.

### Verhältnisprävention

Die Verhältnisprävention zielt nicht auf die Verhaltensänderung des Einzelnen ab, sondern auf die Optimierung der Verhältnisse, in denen Menschen leben. Verhältnispräventive Maßnahmen sind häufig an politische Entscheidungen geknüpft (z. B. Arbeitsschutzgesetz, Rauchverbot, Besteuerung von Suchtmitteln, Subventionierung gesunder Lebensmittel). Indirekt wird durch die Steuerung der Verhältnisse auch das Verhalten der Bevölkerung beeinflusst.

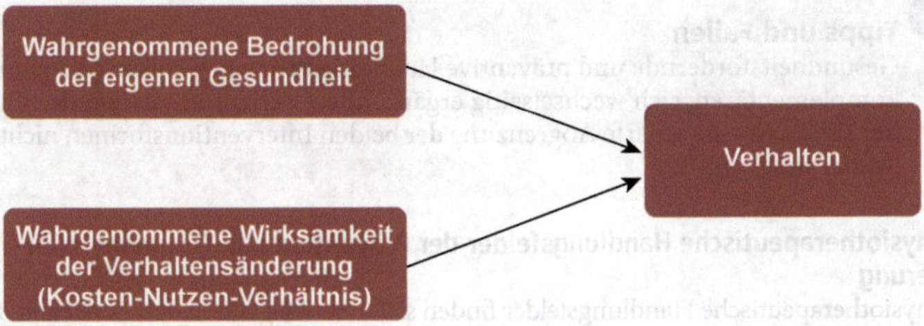


Abb. 1.32 Health-Belief-Modell (mod. nach Rosenstock et al.) [P272]

### Verhaltensprävention

Gesundheitsorientiertes Verhalten ist ein Kernelement der Prävention. Dementsprechend zielen viele Präventionsangebote darauf ab, die einzelnen Mitglieder der Gesellschaft zu einem gesundheitsbewussten Verhalten zu motivieren und zu qualifizieren (**Individualansatz**). Doch wie schafft man es, Menschen dazu zu bringen, sich dauerhaft gesundheitsbewusst zu verhalten? Unter anderem beeinflusst das Verhältnis zwischen der wahrgenommenen Gesundheitsbedrohung und dem subjektiven Gewinn einer Verhaltensänderung das Gesundheitsverhalten (▶ Abb. 1.32).

Darüber hinaus werden Verhaltensänderungsprozesse stark von den Erwartungen an die **Selbstwirksamkeit** beeinflusst. Eine hohe Selbstwirksamkeitserwartung ist geprägt von der subjektiven Überzeugung, neue und auch schwierige Situationen mit Hilfe der eigenen Fähigkeiten meistern zu können (vgl. auch Kohärenzgefühl). Viele Präventionsprogramme greifen die o. g. Aspekte auf und versuchen, mit Hilfe geeigneter Interventionsstrategien wie z. B. *Aufklärung, Beratung, Anleitung und Empowerment* das Gesundheitsverhalten der Menschen zu fördern.

**Empowerment**
Empowerment (engl.: Befähigung, Stärkung) umfasst Strategien und Maßnahmen, die Menschen zur Entdeckung und Nutzung ihrer persönlichen Stärken ermutigen und sie bei der selbstbestimmten Gestaltung ihrer Lebensräume unterstützen.

### Setting-Ansatz

Aufbauend auf dem Gesundheitsverständnis der WHO ist der Setting-Ansatz entstanden. Er gilt als Kernstrategie der Gesundheitsförderung und bewertet den alltäglichen Lebensraum der Menschen (das „Setting") als den Ort, an dem gesundheitsfördernde Interventionen am besten wirken. Settings können z. B. Kindertagesstätten, (Hoch-)Schulen, Betriebe, Pflegeeinrichtungen oder auch Städte sein. Die WHO hat Programme für eine Vielzahl von Settings entwickelt. Das übergeordnete Ziel aller Interventionen ist die Schaffung eines gesundheitsfördernden Alltags im jeweiligen Setting und die Stärkung der gesundheitsbezogenen Interessen und Kompetenzen (Empowerment) der dort agierenden Zielgruppe(n). Einer der großen Vorteile des Setting-Ansatzes besteht darin, dass die Lebensbedingungen und die Verhaltensweisen der Menschen in ihrer Wechselwirkung konkret betrachtet und beeinflusst werden können (vgl. Verhältnis- und Verhaltensprävention).

1

**Tipps und Fallen**
Gesundheitsfördernde und präventive Handlungsstrategien stehen in einem komplementären, sich wechselseitig ergänzenden Verhältnis zueinander. In der Praxis ist eine scharfe Abgrenzung der beiden Interventionsformen nicht immer möglich.

### Physiotherapeutische Handlungsfelder der Prävention und Gesundheitsförderung

Physiotherapeutische Handlungsfelder finden sich überwiegend in den Bereichen *Bewegungsförderung, Stressmanagement* und *ergonomische (Arbeitsplatz-)Beratung* (▶ 1.2.6).

#### Bewegungsförderung

Ein bewegungsarmer Lebensstil zählt zu den bedeutsamsten gesundheitlichen Risikofaktoren. Eine Vielzahl von Menschen ist heute vorwiegend mit Computerarbeit konfrontiert. Umso wichtiger ist ein regelmäßiger Bewegungsausgleich *neben* und *während* der Arbeitszeit.

#### Stressmanagement

Die moderne Arbeitswelt ist vielerorts geprägt von einem hohen, psychosozialen Stresslevel (▶ Arbeitsplatzbedingte Risikofaktoren). Auch das Privatleben vieler Menschen ist Reiz- und Anforderungsüberflutungen ausgesetzt. Häufige Folgen sind:

- Schlafstörungen
- Störungen des Herz-Kreislaufsystems
- Störungen des Verdauungssystems
- Immunschwäche
- Migräne
- Chronische Erschöpfung
- Depression

! Wer dauerhaft unter Stress leidet, ist häufiger krank und wird langsamer wieder gesund.

Zu einem multimodalen Stressmanagement gehört neben der Umorganisation von Arbeitsprozessen und der Anwendung kognitiver Bewältigungsstrategien auch die *aktive Entspannungsförderung*. Hier können verschiedene Konzepte zum Einsatz kommen, z. B.: Autogenes Training, Progressive Muskelrelaxation nach Jacobson (▶ 2.31), Hatha Yoga, Tai Chi, Qi Gong. Kursangebote zu den genannten Konzepten können im Zusammenhang der Primärprävention durch die gesetzlichen Krankenkassen bezuschusst werden (s. u.).

**Tipps und Fallen**
Jede gesundheitsorientierte, körperliche Aktivität unterstützt den Stressabbau.

Bewegungs- und Entspannungsangebote in der Prävention und Gesundheitsförderung stellen i. d. R. Gruppenangebote dar (Gruppentherapie, ▶ 1.3.9). Für unterschiedliche Zielgruppen findet sich eine Vielzahl von konkreten Kursangeboten, u. a. zu den Themen:

- Herz-Kreislauf-Training
- Schwangerschafts- und Rückbildungsgymnastik (▶ 11.7.6, ▶ 11.9.3)
- Förderung der kindlichen Entwicklung (▶ 10.1)

- Gesunde Muskeln, Knochen und Gelenke
- Lifetime-Sportarten (z. B. Nordic Walking, Aqua-Training, Tanzen)
- „Gesund ins Alter, gesund im Alter"
- Sturzprophylaxe (▶ 8.3.2)
- Rückenschule (▶ 2.25)

Die Angebote können an Orten angeboten werden, zu denen sich die Mitglieder der jeweiligen Zielgruppe aktiv hinbewegen müssen (z. B. PT-Praxis, Sporthalle, Natur). Sie können aber auch in verschiedene Settings hineingetragen werden (z. B. „bewegte Schule").

**Die neue Rückenschule der KddR**
Ein gutes Beispiel für ein Kurskonzept im Handlungsfeld der Prävention und Gesundheitsförderung bietet die *Neue Rückenschule der KddR.* Im Kapitel 2.25 werden u. a. Leit- und Kernziele, Zielgruppen, zentrale Inhaltsbausteine und Anbieterqualifikationen vorgestellt.

**Förderung durch die gesetzlichen Krankenkassen**
Der GKV-Spitzenverband gibt den „Leitfaden Prävention" heraus. Dieser legt u. a. die Leistungen der Krankenkassen in der Primärprävention (§ 20 SGB V) und Betrieblichen Gesundheitsförderung (§ 20a SGB V) fest. Der Leitfaden bildet die inhaltliche Grundlage für die Anerkennung von Präventionskursen durch die gesetzlichen Krankenkassen. Diese haben die *Zentrale Prüfstelle Prävention (ZPP)* mit der Zertifizierung der Kursangebote beauftragt. Die Kassen übernehmen nach erfolgter Zertifizierung einen Teil der Kursgebühren. Anerkannte Kurse werden in der zentralen Datenbank der ZPP gelistet, auf die sowohl Versicherte als auch Mitarbeiter der Kassen zugreifen können. Das Zertifikat für das jeweilige Kursangebot ist drei Jahre lang gültig, dann muss eine Rezertifizierung erfolgen. Änderungen der Kursstruktur oder der Kursinhalte erfordern eine erneute Prüfung.

**Tipps und Fallen**
Primärpräventive Leistungen sind **nicht** an eine ärztliche Verordnung gebunden. Alle Anbieter können ihre Kursangebote zertifizieren lassen und so den Teilnehmern die finanzielle Unterstützung durch die GKV ermöglichen. Die Voraussetzungen für die Zertifizierung sind im Leitfaden Prävention festgelegt.

### 1.6.5 Arbeiten in der Rehabilitation

*Claudia Kiesewetter*

Rehabilitationsmaßnahmen werden von unterschiedlichen Einrichtungen durchgeführt. Gesetzliche Regelungen und Auflagen sind in den jeweiligen Bundesländern unterschiedlich. Die medizinische Rehabilitation beinhaltet die Wiederherstellung von körperlichen Strukturen, Funktionen und der Teilhabe am gesellschaftlichen Leben (Partizipation). Sie wird in folgende Phasen gegliedert: Akutphase, Frührehabilitation, Anschlussrehabilitation sowie Nachsorge/berufliche Rehabilitation.
Der Arbeitsablauf und die interne Struktur einer Einrichtung gestalten sich entsprechend dem Schwerpunkt der Reha-Maßnahme (z. B. Neurologie, Kardiologie,

Geriatrie). In der Regel sind die Therapieräume mit einem höheren Standard eingerichtet: Lifter, adaptierbare Bänke/Kipptische, separate Gangschule, Bewegungsbad usw. Der Patient durchläuft täglich einen individuellen Therapieplan (feste Zeiten für verschiedene Maßnahmen). Neben PT werden weitere Maßnahmen wie logopädische Behandlungen, Ergo- und Psychotherapie, Ernährungsberatung usw. durchgeführt. Außer den stationären gibt es auch teilstationäre und ambulante Rehabilitationseinrichtungen verschiedener Fachbereiche.
Der Th. muss für bestimmte Rehabilitationseinrichtungen entsprechende Qualifikationen/Fortbildungen erbringen. Einzelheiten werden in den Rahmenverträgen geregelt (beim Träger der entsprechenden Einrichtung nachfragen). Für die ambulante Rehabilitation benötigt ein Physiotherapeut mindestens zwei Jahre vollzeitige Berufserfahrung in Schwerpunkteinrichtungen.

## 1.6.6 Arbeiten in der physiotherapeutischen Forschung

*Ursula Wappelhorst*

Die aktuellen und künftigen Anforderungen an die Therapieberufe bedingen die Notwendigkeit einer theoretischen Fundierung ihres beruflichen Handelns (▶ 1.1.1). Als klassisch „praktischer“ Beruf begründet die Physiotherapie ihr Handeln in vielen Bereichen bislang überwiegend auf Erfahrungswerten und Beobachtungen. Darüber hinaus bedient sie sich der Wissensbestände von Bezugswissenschaften wie z. B. Medizin, Psychologie, Gesundheits- oder Sportwissenschaften. Der Weg hin zur Profession erfordert jedoch u. a. die Etablierung einer eigenständigen physiotherapeutischen Forschung. Diese ist die Voraussetzung für

- die Entwicklung eines theoretischen Bezugsrahmens für die physiotherapeutische Praxis,
- die wissenschaftliche Fundierung physiotherapeutischer Behandlungskonzepte, v. a. im Hinblick auf Effektivität und Effizienz, und deren Legitimation gegenüber den Kostenträgern,
- die Verbesserung und langfristige Sicherstellung der Gesundheitsversorgung für die Patienten, auch im Rahmen der Prävention und Gesundheitsförderung (▶ 1.6.4).

Damit eröffnen sich für Therapeuten neue assoziierte Tätigkeitsfelder außerhalb der Patientenversorgung, z. B. im Rahmen wissenschaftlicher Mitarbeit in Forschungsprojekten an Hoch- bzw. Fachhochschulen oder im klinischen Bereich. Die physiotherapeutische Praxis bietet hierzu eine Fülle von Fragestellungen, die es zu beantworten gilt. Voraussetzung sind entsprechende Kenntnisse im Bereich des wissenschaftlichen Arbeitens sowie der Umgang mit verschiedenen Forschungsmethoden, die in den diversen Bachelor- und Masterstudiengängen (▶ 1.1.1) vermittelt werden.

**Mögliche Gegenstandsbereiche physiotherapeutischer Forschung**
Mögliche Gegenstandsbereiche physiotherapeutischer Forschung nehmen ihren Ausgangspunkt häufig in der beruflichen Praxis. Neben konkreten anwendungsbezogenen Fragen nach der Wirksamkeit und Effizienz therapeutischer Interventionen (**Ist** eine Intervention wirksam?) kommt auch der Frage nach sekundären Einflussfaktoren (**Warum** ist eine Intervention wirksam?) in diesem Zusammenhang eine wesentliche Bedeutung zu.
Physiotherapeutische Forschung beschäftigt sich demzufolge z. B. mit:

- der Untersuchung der Wirksamkeit und Effizienz physiotherapeutischer Interventionen und/oder Untersuchungsmethoden,

- dem Einfluss sekundärer Wirkfaktoren, z. B. der Rolle der therapeutischen Beziehung oder einer patientenzentrierten Kommunikation, auf den Therapieerfolg,
- der Wahrnehmung und dem Erleben von Krankheiten und damit einhergehenden Beeinträchtigungen aus Sicht der Patienten sowie deren Einfluss auf den Therapieprozess,
- der Entwicklung standardisierter, anwendungsorientierter Assessmentverfahren,
- der Entwicklung von Leitlinien für die Praxis,
- der Formulierung berufsethischer Normen für die Physiotherapie.

Je nach Fragestellung bieten sich hier vielfältige Möglichkeiten für quantitative, aber auch für qualitative Forschungsarbeiten.

### 1.6.7 Rechtliche Aspekte

*Claudia Kiesewetter*

#### Schweigepflicht [§ 203 StGB]

Die Schweigepflicht betrifft die Wahrung von Privatgeheimnissen eines Patienten oder Betriebs, die dem Th. bei der Berufsausübung bekannt geworden sind. Sie besteht über den Tod des Pat. hinaus. Verstöße können mit einer Freiheitsstrafe von bis zu einem Jahr geahndet werden. Die Schweigepflicht:

- **bezieht sich auf** alle Privatangelegenheiten/die Krankheit des Pat. (z. B. Röntgenaufnahmen, eigene Behandlungsnotizen), innerbetriebliche und geschäftliche Angelegenheiten,
- **besteht gegenüber** Familienmitgliedern, Freunden und Bekannten des Pat. sowie gegenüber nicht am Behandlungsgeschehen beteiligten Personen (z. B. Kollegen und Bekanntenkreis des Th.),
- **wird eingeschränkt** zur Verhinderung von Straftaten.

Die Schweigepflicht **gilt nicht:**

- wenn die betroffene Person den Th. (gegenüber bestimmten Personen oder Institutionen) schriftlich von der Schweigepflicht entbindet,
- bei Aussagen vor Gericht, wenn der Th. selbst angeklagt ist,
- bei meldepflichtigen Krankheiten (Details zur Meldepflicht siehe Infektionsschutzgesetz, IfSG).

**Tipps und Fallen**

- Bei Befundbesprechungen möglichst keine Patientennamen nennen.
- Keine Gespräche mit entsprechenden Inhalten vor anderen Pat. führen.
- Auch telefonisch keine Auskünfte über Pat. erteilen.

#### Weisungs-/Direktionsrecht [§ 106 GewO]

Das Weisungs-/Direktionsrecht ist das Recht des Arbeitgebers (oder einer von ihm beauftragten Person), die Tätigkeit des Arbeitnehmers hinsichtlich Inhalt, Umfang, Zeit und Ort einseitig zu bestimmen, soweit es für den Betriebszweck erforderlich ist und den bestehenden Verordnungen und Gesetzen entspricht.
Weisungs-/direktionsberechtigte Personen sind u. a.: Vorgesetzte (z. B. leitende PT), zuständige Ärzte bei Therapieanordnungen, Stationsleitungen.
Beispiele:

- Praxis: Der Praxisinhaber kann festlegen, wie viele Hausbesuchspat. wann und wo von Angestellten besucht werden (Arbeitsumfang, Zeit, Ort).

1

- Krankenhaus: Der leitende PT kann den Einsatz der PT auf den (verschiedenen) Stationen festlegen (Ort).

Einer Weisung braucht nicht Folge geleistet zu werden, wenn sie:
- von einer nicht weisungsberechtigten Person erteilt wird, z. B. von einem Kollegen,
- gegen bestehende Vorschriften oder Rechtsgrundlagen verstößt, z. B. gegen die Schweigepflicht,
- unzumutbar ist, z. B. aufgrund fehlender Fachkompetenz oder aufgrund von Überlastung wegen zu hoher Stundenzahl,
- inhaltlich falsch ist, z. B. Anordnung einer falschen Therapiemaßnahme mit vermutbaren Folgeschäden.

**Tipps und Fallen**

Die Weigerung, einer rechtmäßigen, zumutbaren Weisung Folge zu leisten, stellt einen Kündigungsgrund dar.

### Haftpflichtansprüche

Jeder Betrieb (Krankenhaus, Arzt-, PT-Praxis) ist verpflichtet, für seine Angestellten und Arbeitskräfte in nichtselbstständiger Tätigkeit eine Betriebshaftpflichtversicherung abzuschließen. Sie regelt alle Berufshaftpflichtansprüche im Schadensfall (Übernahme finanzieller Lasten). Wer auf eigene Rechnung arbeitet, z. B. als freier Mitarbeiter, ist dazu verpflichtet, eine eigene Berufshaftpflichtversicherung abzuschließen.

! Berufshaftpflichtansprüche bestehen nur bei einer nicht fahrlässigen Schädigung des Pat. Bei Nachweis einer fahrlässigen Schädigung (z. B. Durchführung kontraindizierter Maßnahmen oder Verletzung der Aufsichtspflicht) entfällt der Versicherungsschutz.

**Tipps und Fallen**

- Der Arbeitgeber haftet für das Verschulden seiner Angestellten. Ausnahme: unerlaubte Handlungen, z. B. Verstoß gegen die Schweigepflicht.
- Der Arbeitgeber kann Schadensersatzansprüche gegen seine Angestellten geltend machen.

### Internetadressen

Deutsches Netzwerk zur Frühmobilisierung beatmeter Patienten auf der Intensivstation: www.fruehmobilisierung.de

Zentrale Prüfstelle Prävention: www.zentrale-pruefstelle-praevention.de

### Literatur

BMG (Hrsg.). Ratgeber zur Prävention und Gesundheitsförderung. www.bundesgesundheitsministerium.de/fileadmin/dateien/Publikationen/Praevention/Broschueren/150724_BMG_Praevention.pdf

Braxenthaler M et al. Manual Physiotherapie in der Intensivmedizin. Berlin: Medizinisch Wissenschaftliche Verlagsgesellschaft, 2016.

Gärtner U, Roth GR. Physiotherapie in der Intensivmedizin. München: Pflaum, 1999.

GKV Spitzenverband (Hrsg.). Leitfaden Prävention. www.bdem.de/pdf/Leitfaden-Praevention.pdf

GKV Versorgungsstrukturgesetz (GKV – VStG) – Bundesgesetzblatt Teil I, 2011 Nr. 70.

Gosselink R et al. Physiotherapy in the Intensive Care Unit. Netherlands Journal of Critical Care, 2011; 15(2): 66–75.

HMR und HMK. www.g-ba.de/informationen/richtlinien/12.
HMR Zahnärzte. www.g-ba.de/informationen/beschluesse/2814/
Hurrelmann K, Klotz T, Haisch J. Prävention und Gesundheitsförderung. 3. A. Bern: Huber, 2010.
Hüter-Becker A, Dölken M. Prävention. Stuttgart: Thieme, 2008.
Klemme B, Geuter G, Willimczik K. Physiotherapie – über eine Akademisierung zur Profession. physioscience, 2007; 3: 80–87.
Klemme B, Geuter G, Willimczik K. Physiotherapie – über eine Akademisierung zur Profession II. physioscience, 2008; 4: 83–91.
Klemperer D. Sozialmedizin – Public Health. Lehrbuch für Gesundheits- und Sozialberufe. Bern: Huber, 2010.
Kool J, de Bie R. Der Weg zum wissenschaftlichen Arbeiten. Ein Einstieg für Physiotherapeuten. Stuttgart: Thieme, 2001.
Mayer H, van Hilten E. Einführung in die Physiotherapieforschung. Wien: Facultas, 2007.
Nedbahl A. Tipps zur Anerkennung von Präventionskursen. physiopraxis, 2015; 13(9): 54–56.
Patientenrechtegesetz (PatRG) – Bundesgesetzblatt Teil I, 2013 Nr. 90.
Physio Deutschland. Berufsordnung für Physiotherapeuten. www.physio-deutschland.de/fileadmin/data/bund/Dateien_oeffentlich/Beruf_und_Bildung/Ausbildung/ZVK-Verband-Berufsordnung-BroschA5-2012-RZ.pdf
S2e-Leitlinie der Deutschen Gesellschaft für Anästhesiologie und Intensivmedizin (DGAI). Lagerungstherapie und Frühmobilisation zur Prophylaxe oder Therapie von pulmonalen Funktionsstörungen. www.awmf.org/uploads/tx_szleitlinien/001-015l_S2e_Lagerungstherapie_Fr%C3%BChmobilisation_pulmonale_Funktionsst%C3%B6rungen_2015-05.pdf
S2k-Leitlinie der Deutschen Gesellschaft für Pneumologie und Beatmungsmedizin e.V. Prolongiertes Weaning. www.awmf.org/uploads/tx_szleitlinien/020-015l_S2k_Prolongiertes_Weaning_2014_01_verlaengert.pdf

# 2 Physiotherapeutische Konzepte

# 2.1 Affolter-Modell

*Farouk Bouachba*

Das Modell wurde von der Schweizerin Félicie Affolter (*1926) entwickelt. Die Sprachheillehrerin, Psychologin und Psychotherapeutin hat unter anderem bei Jean Piaget studiert, einem der wichtigsten Entwicklungspsychologen des 20. Jahrhunderts bis in die Gegenwart. Piagets Kernaussage ist, dass ein Kind sich am besten in der Erkundung und in der Auseinandersetzung mit seiner Umwelt entwickelt. F. Affolter hat die Theorie Piagets in die therapeutische Praxis umgesetzt und dort weiterentwickelt. In den 1950er-Jahren beschäftigte sie sich dabei hauptsächlich mit Kindern, ab Ende der 1970er-Jahre auch mit erwachsenen neurologischen Patienten.

### Ziel

Ziel ist der Erwerb von kulturgebundenen Alltagskompetenzen.

### Indikationen

Klinische Bilder aus der Neuropädiatrie:

- Wahrnehmungsstörungen aufgrund von Entwicklungsstörungen bzw. Dysfunktionen und Bewegungsstörungen, die eine Normalentwicklung behindern
- Verhaltensauffälligkeiten mit Bewegungsunruhe
- Autistische Störungen
- Sprech- und Sprachstörungen (hier ist eine enge Zusammenarbeit mit Logopäden und Ergotherapeuten besonders zu empfehlen)

Klinische Bilder aus der Neurorehabilitation Jugendlicher und Erwachsener:

- Erwachsene und Jugendliche mit Z. n. Schädel-Hirn-Trauma (SHT)
- Hemiplegie
- Schwere Apraxien und Dyspraxien
- Ataxie
- Schwere Zustände bei Morbus Parkinson
- Patienten mit Demenzerkrankung

### Kontraindikationen

- SHT-Patienten im akuten vegetativen Stadium, akute Schlaganfälle
- Akute Einschränkungen des AZ (z. B. fieberhafte Infekte)
- Nicht belastbare Verletzungen des Bewegungsapparats (z. B. Frakturen)

## Grundlagen

Beim Affolter-Modell geht es um die Behandlung von Menschen, die den Zusammenhang „Ursache-Wirkung" nicht herstellen können. Der Zusammenhang zwischen Ursache und Wirkung entsteht in der Normalentwicklung wie selbstverständlich: Durch die Erkundung der Umwelt und die Interaktion mit dieser entwickelt das Kind die elementaren „Regeln des Sich-Zurechtfindens".

Verschiedene Ereignisse, vorgeburtlich, direkt nach der Geburt oder im Säuglings- und Kleinkindalter, können zu Abweichungen von der Normalentwicklung führen. Das Kind kann die „Regeln des Sich-Zurechtfindens" nicht oder nur sehr mangelhaft entwickeln (sog. Aufbau-Syndrom). Beim Erwachsenen mit einer erworbenen Hirndysfunktion (SHT, Hemiplegie u. a. m.) zeigt sich das Problem dagegen anders: Er kann auf seine gesammelten Erfahrungen im elementaren Bereich nicht mehr zurückgreifen und daher den Zusammenhang „Ursache-Wirkung" nicht mehr herstellen (sog. Verlust-Syndrom).

F. Affolter hat sowohl Möglichkeiten zum Aufbau nicht vorhandener Basisleistungen beim Kind als auch zur Wiedererlangung des Zugriffs auf bestehende Erfahrungen beim Erwachsenen entwickelt. Dabei verweist sie auf die „Wurzeln" der Entwicklung von Wahrnehmungsleistungen. Wichtigste Bestandteile dieser Wurzeln werden dem *taktil-kinästhetischen* (T-K) System und dem *sensomotorischen* (S-M) System zugeschrieben. Aber auch andere in- und externe Faktoren wie Emotion, Motivation, Gedächtnis, soziale Bindung, Sicherheit, Nahrung und Pflege beeinflussen die Entwicklung der Wahrnehmungsleistungen.

2

## Durchführung

Das therapeutische Kernelement des Affolter-Modells bildet die „geführte Bewegung" – heute zutreffender als „gespürte Interaktionstherapie" bezeichnet. Dabei wird die Umwelt vom Pat. und vom Th. gemeinsam exploriert.
Taktil-kinästhetische, sensomotorische, kognitive und emotionale Aspekte werden in sinnvolle Alltagsaktivitäten eingebettet und dem Pat. durch geführte Bewegungen zugänglich gemacht. Die Informationen, die dadurch gesammelt werden, ermöglichen dem Pat., seine Informationssuche sowohl zum „Was" (Zusammenhang „Ursache-Wirkung"), als auch zum „Wo" (Position seines Körpers in Bezug zur Umwelt) angemessen zu organisieren.
Der Therapeut/die betreuende Person sitzt oder steht hinter dem Pat., umfasst diesen und führt bzw. begleitet dessen Aktivität in einer Alltagssituation. Dies kann z. B. eine vorbereitende Maßnahme für die Nahrungsaufnahme oder für die Körperpflege sein. Der Umgang mit Naturmitteln (insbesondere Nahrungsmitteln) bietet dabei grundsätzlich mehr Informationen als der Einsatz von Kulturmitteln (Übungsgeräte, Werkzeug usw.) – sowohl in Bezug auf die Informationsfülle als auch auf die Informationsvielfalt.

## Wirkungen

- Verbesserung der Selbst- und Fremdwahrnehmung
- Verbesserung des neuromuskulären Tonus (sofern keine starke Spastik vorliegt)
- Verbesserung der vegetativen Lage
- Verbesserung der emotionalen Lage

Im Zusammenhang der genannten Effekte spielen zwei Faktoren eine wesentliche Rolle: die *Interozeption* und die *H.-H.-N.-Achse* (Hypothalamus-Hypophyse-Noradrenalin-Achse).
Die Interozeption umfasst die Viszerozeption und Propriozeption und bezeichnet die Wahrnehmung und Interpretation von Signalen aus dem Inneren des Körpers. Die interozeptiven Afferenzen aktivieren verschiedene Zentren des Gehirns, die mit der Bildung von Emotionen in Verbindung gebracht werden. Aus diesem Grund hat die Förderung der körpereigenen Wahrnehmung auch einen wesentlichen Einfluss auf das subjektive Wohlbefinden.
Menschen, die in ihrer Wahrnehmung und ihren Handlungskompetenzen eingeschränkt sind, erleiden durch die daraus resultierende Desorientierung häufig Angstzustände. Dies aktiviert unkontrolliert die H.-H.-N.-Achse. Sie gehört zu den neurobiologischen Systemen, die unser Verhalten mitsteuern. Im Alltag trägt die Aktivität der H.-H.-N.-Achse dazu bei, dass wir unsere Probleme lösen können. In einer bedrohlichen, unüberschaubaren oder unlösbaren Situation verstärkt sich jedoch die Aktivität der Achse, und der Körper wird mit Stresshormonen überschüttet. Durch die erhöhte Stresslage verschlechtert sich die Fähigkeit des Patienten, mit seiner Umwelt erfolgreich zu interagieren, seine Alltagskompetenz sinkt.

Die wohlwollende Berührung bei der therapeutischen Arbeit aktiviert die Interozeption. Dadurch verbessern sich Selbstwahrnehmung und Orientierung des Pat. und seine Angst reduziert sich. Die Aktivität der H.-H.-N.-Achse sinkt und die damit verbundene Regulation der Stresslage wirkt sich förderlich auf die Lernbereitschaft und Lernfähigkeit des Pat. aus. In dieser Grundstimmung fällt es ihm leichter, kulturgebundene Alltagskompetenzen aufzubauen.

### Literatur

Affolter F, Bischofberger W. Nichtsprachliches Lösen von Problemen in Alltagssituationen bei normalen Kindern und Kindern mit Sprachstörungen. Villingen-Schwenningen: Neckar, 2007.

Affolter F, Bischofberger W, Hofer A, Neuweiler M. Wurzelwerk. Villingen-Schwenningen: Neckar, 2010.

Affolter F, Bischofberger W. Gespürtes Wirken in der Wirklichkeit. Villingen-Schwenningen: Neckar, 2013.

Craig AD. Interoception: The sense of the physiological condition of the body. Current Opinion in Neurobiology, 2003;13(4): 500–505.

Craig AD. How do you feel – now? The anterior insula and human awareness. Neuroscience, 2009;10(1): 59–70.

Hofer A. Das Affolter-Modell. München: Pflaum, 2009.

Jänig W. Neurobiologie viszeraler Schmerzen. Der Schmerz, 2014;28(3): 233–251.

Rüegg JC. Psychophysiologische Grundlagen. In: Rudolf G, Henningsen P (Hrsg.). Psychotherapeutische Medizin und Psychosomatik. Stuttgart: Thieme, 2008.

## 2.2 Akrodynamische Therapie (ADT)

*Thomas Wolf*

Die Akrodynamische Therapie (ADT) ist ein ganzheitlich orientiertes, neurophysiologisches Bahnungssystem nach dem Brunkow-Konzept, entwickelt 1965 von der Krankengymnastin Roswitha Brunkow. Die Konzeptinhalte resultierten aus ihren erlebten Erfahrungen im Rollstuhl, auf den sie nach einem Unfall eine Zeitlang angewiesen war. Sie beobachtete, dass die Stützaktivitäten der Hände und Füße in geradezu gesetzmäßiger Art und Weise die Aufrichtung des Rumpfs beeinflussten. Über anfangs verbal instruierte und willkürlich durchgeführte Stemmübungen behandelte sie Patienten mit Rückenbeschwerden und entwickelte weiterhin manuelle Hilfen zur nonverbalen Behandlung spastischer Paresen und zur Aktivierung der rumpfaufrichtenden Muskulatur.

Ausgangspunkt der *Akrodynamischen Therapie* ist die aktive Entfaltung der *Akren* (Füße und Hände), die *dynamische*, definierbare Muskelkettenprozesse in Gang setzen. Diese bewirken eine Veränderung des Haltungshintergrunds und schaffen damit physiologische Voraussetzungen für das Wiedererlangen spezifischer Funktionen.

### Ziele

Das charakteristische Merkmal der ADT ist die **Beeinflussung der Haltung.** Ganz gleich, ob eine veränderte Atmung, eine beeinträchtigte Psyche, mangelhafte neurale Kontrolle und/oder Beeinträchtigungen des muskuloskelettalen Systems vorliegen, die Haltung spiegelt diese Störungen wider. Dieser Ansatz verfolgt das Ziel, mit einer optimierten Haltung funktions- und -aktivitätsbezogen zu behandeln.

Je nach Therapieziel kann der Schwerpunkt beim Aufbau muskulärer Synergien unterschiedlich vollzogen werden: Zur **Verbesserung der Bewegungsqualität oder Stabilität** eines Gelenksystems spielt aufgrund des Zusammenspiels der Muskelketten die Feineinstellung der Akren in der jeweiligen Ausgangsstellung eine zentrale Rolle. Ist das Therapieziel hingegen eine **verbesserte Krafteigenschaft** oder eine **wiederzuerlangende Bewegung** (z. B. die Hand-Mund-Koordination bei einem Schlaganfallpatienten), konzentriert sich die therapeutische Arbeit auf den Aufbau des Haltungshintergrunds.

#### Therapeutische Handlungsfelder und Indikationen

Die ADT ist in den therapeutischen Handlungsfeldern der Prävention, Gesundheitsförderung und in allen Formen der Rehabilitation einsetzbar. Die ADT lässt sich keinem der klinischen Fachbereiche zuordnen, sondern folgt einer patientenorientierten Denkweise, die der biomedizinischen, rein krankheitsbildorientierten Denkweise widerspricht. Sie orientiert sich im Rahmen ihrer Handlungsstrategien an motorikgenerierenden Prozessen, wie wir sie in der Phylogenese und motorischen Ontogenese wiederfinden, sowie an kinesiologischen Kompensationsmechanismen in der Pathologie. Die ADT eignet sich demnach zur Behandlung aller Motorikstörungen, die über den Haltungshintergrund beeinflusst werden können.

#### Kontraindikationen

Kontraindikationen ergeben sich aus der Bewertung der jeweiligen Patientensituation im Abgleich mit den Kenntnissen der Wundheilung sowie einer Einschätzung der personenbezogenen Faktoren. Für die therapeutische Arbeit mit der ADT sollten zumindest eine Übungsstabilität der betreffenden Gelenksysteme und keine ausgeprägten psychotischen Veränderungen des Pat. vorliegen. Ebenso ist die kardiale Belastung für den Pat. bei Verwendung kreislaufbelastender Ausgangsstellungen zu berücksichtigen.

### Grundlagen und Durchführung

Die Therapieentscheidungen in der ADT beruhen im Wesentlichen auf den Gesetzmäßigkeiten des motorischen Reifungsprozesses.

#### Auseinandersetzung mit der Schwerkraft – Wahl der Ausgangsstellung

Für die Entwicklung der Motorik ist die Auseinandersetzung mit der Schwerkraft ab dem Säuglingsalter in allen Ausgangsstellungen die zentrale Herausforderung – eine Erkenntnis, die für das Wiedererlernen motorischer Fertigkeiten des Pat. eine große Rolle spielt. Die Wahl der Ausgangsstellung orientiert sich an ihrer Ausrichtung zur Wirklinie der Schwerkraft und den vorhandenen motorischen Voraussetzungen des Patienten. Sie definiert die erforderliche Muskelaktivität und kann zum gezielten Training spezifischer Muskelfunktionen eingesetzt werden.

#### Das kraniokaudale Entwicklungsprinzip

Die Kenntnis des kraniokaudalen Entwicklungsprinzips ist für die Therapie grundlegend. So trägt z. B. die Aufrichtung der Halswirbelsäule, des zervikothorakalen Übergangs und des Schultergürtels zu einer freien Schultergelenkbeweglichkeit bei. Mit der ADT wird in erster Linie der funktionskreisbezogene Haltungshintergrund erarbeitet und erst in einem weiteren Schritt die erwünschte selektive Bewegung. Für die Therapie einer strukturell bedingten Problematik (z. B. Facettengelenkblockade) im Bereich der Lumbalregion wird eine ausreichende Aufrichtung kranial gelegener Wirbelsäulenabschnitte in die Therapie integriert.

#### Auseinandersetzung mit der Instabilität: Symmetrie geht vor Asymmetrie

Im ersten Lebensjahr der motorischen Entwicklung erarbeitet sich der Säugling in jeder Position zuerst symmetrische Stützmuster (▶ Abb. 2.1).

Es ermöglicht ihm eine großflächige Stützaufnahme mit maximaler motorischer und emotionaler Stabilität. Erst wenn der Säugling gelernt hat, sich symmetrisch stabil zu halten und zu bewegen, kann er das Gleichgewicht verlagern und asymmetrische sowie höhere Positionen einnehmen.

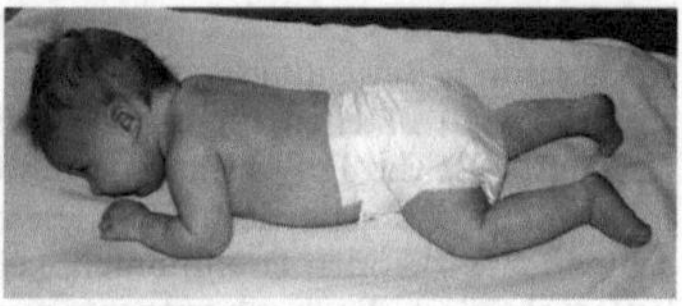

Abb. 2.1 Unterarmstütz eines zwei Monate alten Säuglings [K380]

Für den Pat. sind z. B. hohe Ausgangsstellungen (hoher Sitz, Stand) unter Umständen labile, unsichere Positionen. Durch manuelle Hilfen in der zu erlernenden Position wird dem Pat. die Möglichkeit geboten, die Sensomotorik zu schulen, und Stabilität und Sicherheit zu gewinnen. So ist z. B. die Rehabilitation des Gehens von den motorischen Fertigkeiten in der Symmetrie (beidbeiniger Stand) abhängig. Gewichtsverlagerungen auf ein Bein ohne die Fähigkeit, auf beiden Beinen stehen zu können, ist nicht möglich.

**Aufrichtung gegen die Schwerkraft**

Die Aufrichtung gegen die Schwerkraft erfolgt über einem Punctum fixum. Dieses Prinzip ist der wichtigste essenzielle Grundsatz der motorischen Reifung. Die Aufrichtung geschieht immer über einem Punctum fixum und legt die dafür notwendigen Muskelaktionsfolgen und Wirkrichtungen fest. Die motorischen Fertigkeiten und Fähigkeiten, die in einer Position erarbeitet werden, werden genutzt, um die nächsthöhere Position zu erreichen. So ist für den Säugling z. B. der Einzelellenbogenstütz die Voraussetzung, um die nächsthöhere Position des Handstützes zu erreichen. Folgt man diesem Grundsatz, kann eine differenzierte, selektive Funktionsschulung im Rahmen der Therapie nur unter Ausnutzung einer Stützbasis und dem entsprechenden Haltungshintergrund erfolgen.

Die Akrodynamische Therapie verfolgt die Strategie, wiederzuerlangende Fertigkeiten zunächst in horizontalen (Bauch- und Rückenlage), dann in halbhohen (z. B. Einbeinkniestand, Sitz) und schließlich in hohen Ausgangsstellungen zu erarbeiten. Diese Reihenfolge ist nicht zwingend, sondern den motorischen Möglichkeiten des Pat. angepasst. Damit schafft die ADT zunächst kinesiologische Voraussetzungen, die für die Umsetzung einer motorischen Funktion notwendig sind.

### Die Rolle der Akren in der Akrodynamischen Therapie

Die Akren (die Hände, die Füße und der Kopf) sind wichtige Informationsquellen für das gesamte Bewegungssystem. Sie nehmen wichtige Aufgaben innerhalb des motorischen Verhaltens wahr und zeichnen sich durch ihre spezifischen Funktionen aus:

- Die Füße richten uns auf, tragen und balancieren den Körper aus.
- Die Hände stützen und sind ein vielfältiges Handlungswerkzeug.
- Der Kopf sorgt mit seinen vielfältigen Wahrnehmungsfunktionen für Orientierung und Gleichgewichtsbewahrung.

Hände und Füße spielen v. a. für die Haltungsregulation eine entscheidende Rolle. Von diesen Eckpunkten aus definieren sich die geschlossenen Muskelketten und haben damit einen wesentlichen Einfluss auf das Bewegungsverhalten. Die Aufrichteprozesse und Stellungen der Akren sind für die Diagnostik von Bedeutung, da jegliche Störung im Bewegungssystem in der Gestalt der Hände und Füße ihren Ausdruck findet.

### Die Aufrichtung des Fußes in der Akrodynamischen Therapie

Im gesamten Bewegungssystem finden sich Verwringungsmechanismen, insbesondere an den Stellen, die hohen Belastungen ausgesetzt sind. Innerhalb der Belastungsphase des Fußes während des Gangs wird der Körper über das Punctum fixum „Fuß" transportiert. Bei diesem Transport werden aufgrund der unterschiedlich wirkenden Drehmomente einzelner Körperteile kinematische Gliederketten aktiviert, die durch entgegengesetzt wirksame muskuläre Synergien beantwortet werden. Innerhalb der ADT geht man daher von spiraligen Fußverwringungsmechanismen aus. Diese hängen von den unterschiedlichen Phasen des Standbeins ab und können sich, je nach Anforderung (wie Dämpfung oder Kraftübertragung im Sinne eines Antriebs für die Fortbewegung) in zwei gegenläufige Verwringungsmuster von Vor- und Rückfuß verändern.

### Die Hand im akrodynamischen Konzept

Die menschliche Hand ist ein kompliziert gebautes, jedoch absolut konsequent und optimal an seine Funktionen angepasstes Organ. Mit ihr ergreifen und fertigen wir Gegenstände, wir stützen uns, spüren und tasten unterschiedliche Strukturen und nutzen sie, um unsere Umwelt im wahrsten Sinne des Wortes zu begreifen. Die Entwicklung der komplexen Handfunktionen steht in einem untrennbaren Zusammenhang mit der gesamten oberen Extremität, einschließlich des Schulterblatts und letztlich der Wirbelsäule. Dieser Zusammenhang wird aus der Betrachtung der Handentwicklung im Rahmen der motorischen Entwicklung des Säuglings bezogen auf die Abhängigkeit einzelner Funktionsentwicklungen von primitiven Reflexen und dem Haltungshintergrund deutlich.
Innerhalb der ADT wird die obere Extremität in die Funktion der geschlossenen Muskelkette eingebunden, um über die Differenzierungsprozesse von Muskelsynergien auf die zugehörigen prox. Funktionsbereiche (Schultergürtel, Wirbelsäule und Kopf) zu wirken. Die Erarbeitung der Handentfaltung steht daher immer unter dem Gesichtspunkt der Rumpfaufrichtung, was eine spezifische Auswahl der manuellen Reizsetzungen (Druckstauchimpulse, Wisch- und Streichtechniken) innerhalb der betreffenden myofaszialen Kette erfordert.

## Therapieaufbau – ein Fallbeispiel

Das folgende Fallbeispiel beschreibt die akrodynamische Behandlungsstrategie nach einer Lapidusarthrodese (operative Versteifung des Gelenks zwischen Mittelfußknochen und Fußwurzel) zur Korrektur eines Hallux valgus.

### Anamnese

Die Pat. berichtete über seit einem Jahr nach der Operation bestehende Schmerzen dorsal im Intertarsalraum zwischen der 1. und 2. Zehe. Die Beschwerden traten nach längerem Gehen auf. Die Schmerzcharakteristik ließ eine belastungsabhängige Kompressionsproblematik des N. peroneus profundus vermuten, die über neurale Provokationstests bestätigt werden konnten.

### ADT-spezifische Diagnostik

Die Beurteilung der Fußaufrichtung zeigte eine mangelnde Aufrichtung des medialen Längsgewölbes, die sich im Gang und in der tiefen Hocke bestätigte. Innerhalb der nach kranial verlaufenden, kinematischen Kette waren v. a. auf der betr. Seite Abweichungen in Form einer Valgusstellung der Knie zu erkennen.

### Zielplanung

Das Ziel eines schmerzfreien Gangs geht mit der Erreichung der folgenden Teilziele als Voraussetzungen einher:

- Verbesserte Aufrichtung und Stabilität der Fußgewölbe
- Verbesserte exzentrische Arbeitsweise der Wadenmuskulatur
- Verbesserte Kraftausdauer der fußgewölbeaufrichtenden Muskulatur in hohen Ausgangspositionen und den Standphasen beim Gehen

## Gewählte Ausgangsstellung

**Bridging**
Diese Ausgangsstellung dient in erster Linie der Schulung bilateraler symmetrischer Standphasen. Der Fersenkontakt ist eine wichtige Reizsetzung für die Kaudalisierung des Kalkaneus als Grundlage der Gewölbeaufrichtung am Fuß. Die Ausgangsstellung bietet die Möglichkeit, mit geringer Belastung die komplexe Koordination der Fußmuskulatur für eine verbesserte Aufrichtung der Fußgewölbe auch in hohen Ausgangsstellungen zu schulen.

**Abgewandelte Neugeborenenstellung**
Diese Ausgangsstellung bezieht die gesamte dorsale myofasziale Kette unter Vorspannung und eine vermehrte Schwerkrafteinwirkung ein (▶ Abb. 2.2). Ist die Kaudalisierung des Kalkaneus in der entlasteten Situation (vgl. „Bridging") möglich, fordert die abgewandelte Neugeborenenstellung ein verstärktes exzentrisches Nachlassen des M. triceps surae, um das Absinken und die Belastung des Kalkaneus zu ermöglichen. Zudem können weitere Verkürzungszustände dieser Muskelkette auch weiter kranial bearbeitet werden.

**Symmetrischer und asymmetrischer hoher Sitz**
Diese Ausgangsstellungen stellen eine Übergangssituation dar mit der Möglichkeit, die Schwerkrafteinwirkung dosieren zu können. Die Belastungsintensität wird über die Höheneinstellung der Therapiebank und zusätzliches Aufstehen gesteuert.

**Effektkontrolle und Eigenprogramm**
Das Eigenübungsprogramm für die Pat. ergab sich aus den Inhalten der jeweiligen Behandlungseinheiten. Sie erhielt die Aufgabe, in den angewendeten Ausgangsstellungen die erlernte Fußmuskelaktivität zu imitieren und zusätzlich in den hohen Ausgangspositionen mit dem Aufstehen die dynamische Belastung zu steigern.

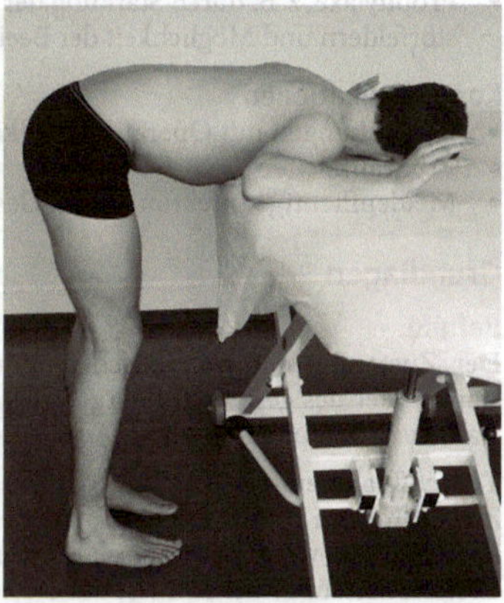

Abb. 2.2 Abgewandelte Neugeborenenstellung [K380]

## Literatur

Kapandji IA. Funktionelle Anatomie der Gelenke. Obere Extremität Bd. 1. Stuttgart: Enke, 1992.

Sobel JS, Winters JC, Gronier K, Arendzen JH, de Meyboom Jong B. Physical examination of the cervical spine and shouldergirdle in patients with shoulder complaints. J Manipulative Physiol Ther, 1997;20(4): 257–262.

Uebele M, Wolf T. Akrodynamik. Ganzheitliche Therapie nach dem Brunkow-Konzept. Berlin, Heidelberg: Springer, 2013.

## 2.3 Akupunkt-Massage nach Penzel (APM)

*Johannes Müller*

Die APM basiert auf der traditionellen chinesischen Medizin. Sie geht u. a. von einer im Organismus auf genau definierten Bahnen (Meridianen) zirkulierenden Lebensenergie aus, die alle Funktionen des Körpers steuert.
W. Penzel (1918–1985) entwickelte auf dieser Basis eine dem westlichen Verständnis entsprechende neue Therapiemethode, die Krankheit als Energieflussstörung definiert.

2

**Ziele**
Ausgleichen des gestörten Energieflusses, wodurch die Harmonie im Kreislauf der Lebensenergie wiederhergestellt wird.

**Indikationen**
- Funktionelle Störungen von Bewegungsapparat, Verdauung, Urogenitalsystem, Hormonsystem, Vegetativum, Atmung, Stoffwechsel und Kreislauf. Das fkt. Krankheitsstadium ist das entscheidende Kriterium der Indikationsstellung, während die Art der Störung (Über- oder Unterfunktion) oder ihre Lokalisation nur von geringem Interesse sind.
- Schmerzzustände, z. B. Kopf-, Rücken oder Gelenkschmerzen, chron. Schmerzen, Migräne, Ischialgien, rheumatische Schmerzen
- Prophylaxe, z. B. durch Stärkung der Abwehrkräfte, Beseitigung von Narbenstörfeldern und Möglichkeit der Beeinflussung präklinischer Krankheitsphasen

**Kontraindikationen**
- Erkrankungen mit Operationsindikation
- Erbkrankheiten
- Meldepflichtige Infektions- und Geschlechtskrankheiten

### Grundlagen

#### Befund

Der Zustand einer energetischen Störung (Energiefülle- bzw. Energieleerezustand) oder des gesamten Energiekreislaufs wird erfasst. Hierauf basiert die Auswahl der Therapiemethode.

**Testmaßnahmen**
Zur indirekten Ermittlung der energetischen Ausgangslage; bei Pat. mit aktuellen Beschwerden werden spezifische Reize gesetzt. Die Reaktion der Pat. auf diese Testreize erlaubt Rückschlüsse auf die zugrundeliegende Energieflussstörung. Beispielsweise kann bei Schmerzen im LWS-Bereich der „Probestrich" angewandt werden:
- Pat. bitten, die Intensität und Ausbreitung der Beschwerden vor Beginn des Tests bewusst zu registrieren. Dann mehrmals mit dem Massagestäbchen ein Teilstück des Konzeptionsgefäßes (KG) vom Schambein bis zum Bauchnabel tonisieren.
- Bei Besserung basieren die Beschwerden vermutlich auf einer Energiefülle. Therapieansatz: Verlagerung der Energiefülle aus dem LWS-Bereich in die ventralen Körperregionen durch Tonisierung der dort verlaufenden Yin-Meridiane.
- Bei Verschlimmerung der Symptomatik basieren die Beschwerden eher auf einer Energieleere. Therapieansatz: Meridiane, die die LWS mit Energie versorgen (z. B. Gouverneurgefäß [GG] und Blasenmeridiane), tonisieren.

**Tastmaßnahmen**

Zur direkten Erfassung des energetischen Zustands; Tastmaßnahmen erlauben auch bei beschwerdefreien Pat. eine energetische Befundung. Häufig eingesetzt werden Hauttasttechniken („Energetische Striche", „Samt- und Seidenstriche") oder die energetische Befunderhebung über die Ohrmuschel.

- **„Samt- und Seidenstriche":** zart mit der Fingerkuppe des Tastfingers über die zu befundende Meridianstrecke tasten. Das Handgelenk des Th. weist dabei in Energieflussrichtung des betreffenden Meridians. Die Fingerbeere soll nicht eigentlich die Hautbeschaffenheit, sondern in erster Linie die Energieabstrahlung des Meridians prüfen. Folgende Tastempfindungen können registriert werden:
  - Seidenstrich: Gefühl, über glatte Seide zu streichen. In Energieflussrichtung ertastet, weist der Seidenstrich auf einen Energiemangel hin.
  - Samtstrich: Die Fingerbeere gleitet anscheinend über eine raue Fläche, wird abgebremst, arbeitet „gegen den Strich". In Energieflussrichtung getastet, weist er auf eine Energiefülle hin.
  - Indifferenzstrich: Die abgetastete Haut ist weder rau noch seidig. Er zeigt ausgewogene Energieverhältnisse an.
- **„Energetische Striche":** erfordern die gleiche Tasttechnik wie die Samt- und Seidenstriche. Der Unterschied besteht in der vergrößerten Auflagefläche. Bei energetischen Strichen wird anstatt einer Fingerbeere die gesamte Handfläche als Tastfläche benutzt, sodass eine gesamte Meridiangruppe, z. B. die der kurzen Yin-Meridiane (Lungen-, Kreislauf-Sexus-, Herz-Meridian), befundet werden kann.
- **Ohrbefund** (s. u. Spezialtherapien)
- **Pulsdiagnose:** Der Energiezustand der zwölf Hauptorgane lässt sich am Puls der A. radialis am Handgelenk ertasten. Die APM-Pulsdiagnose interessiert sich nur für den Stärkegrad des Pulses, wobei ein harter Puls eine Energiefülle im Organ anzeigt, ein weicher Puls eine Energieschwäche und ein Puls mittlerer Stärke für die energetische Harmonie im Organ steht. Diese rein quantitative Beurteilung des Pulses im Sinne von Energiefülle bzw. Energieleere kann im Gegensatz zur qualitativen Pulsdiagnose der traditionellen chinesischen Medizin, die bis zu 28 verschiedene Pulsqualitäten unterscheidet, leicht erlernt werden.

## Durchführung

### Meridiantherapie

Die vorangegangenen Testmaßnahmen geben Aufschluss über den Energiestatus. Im Vordergrund der Therapie steht der Energieausgleich bzw. das Erzielen einer energetischen Balance der Meridiane. Dazu werden die betreffenden Meridiane mit einem speziellen Metallstäbchen massiert.

### Punktbehandlung

Die zu behandelnden Akupunkturpunkte werden aufgrund des energetischen Befunds individuell ausgewählt. Mit einem speziellen Vibrationsgerät werden die jeweiligen Akupunkturpunkte mechanisch so lange stimuliert, bis der Pat. die am Punkt ankommende Energie deutlich wahrnimmt – je nach Stimulationsart z. B. ein deutliches „Stichgefühl" oder ein deutliches „Wärmegefühl". Vorteil der Akupunkt-Massage (im Vergleich zur Akupunktur): Die Haut des Pat. bleibt unverletzt und es besteht kein Infektionsrisiko.

2

## Spezialtherapien

**Narbentherapie**

Narben können den Energiefluss stören und damit den Organismus belasten. So kann z. B. eine Blinddarmnarbe nicht nur lokal im Unterbauch Beschwerden verursachen, sondern auch Fernstörungen wie Kopfschmerzen, Schulterprobleme, Schwindel u. a. hervorrufen. Vor der Behandlung werden die Energiezustände der infrage kommenden Meridiane untersucht. Als Therapiemöglichkeiten werden spezielle Akupunkturpunkte und elektrische Therapieströme eingesetzt.

**Wirbelsäulentherapie**

Die Wirbelsäule und der zugehörige Muskel- und Bandapparat werden energetisch hauptsächlich vom GG und dem paarigen Blasenmeridian versorgt; Energieflussstörungen führen zu fkt. Beschwerden im Bereich der WS. Die WS wird durch sanfte Schwingungen mit der flachen Hand und dem Daumen angeregt, ihre normale Statik wieder aufzubauen. Ein evtl. blockiertes ISG wird durch leichte Rollschwingungen des Oberschenkels – die Bewegung wird über das Hüftgelenk auf das ISG übergeleitet – gelöst.

**Der kleine Kreislauf (KKL)**

Der KKL verläuft über die beiden zentralen übergeordneten Energiegefäße der Körpermitte (KG und GG) und regt den Energiefluss im gesamten Organismus an. Er besitzt eine vegetativ ausgleichende Wirkung und eignet sich u. a. auch vorzüglich zur energetischen Schwangerschaftsbetreuung und Geburtsvorbereitung.

**Durchführung:** Zunächst erfolgen tonisierende Striche im Verlauf des KG vom Schambein bis zur Unterlippe. Eine Hautrötung (Dermografismus) im Verlauf der Strichrichtung ist als positives Zeichen zu bewerten. Im nächsten Schritt wird die Energie um die Mundwinkel herum in das nachfolgende GG geleitet. Es verläuft von der Oberlippe bis zur Steißbeinspitze und wird ebenfalls bis zur eintretenden Hautrötung behandelt. Schließlich wird die Energie seitlich am Genitale vorbeigeführt und der Kreislauf am Schambein geschlossen. Dieser Zyklus wird ggf. mehrmals wiederholt und häufig noch mit den Anfangs- und Endpunkten des KG und GG kombiniert.

**Elektrotherapie**

Therapie mit niederfrequenten elektrischen Therapieströmen unter energetischen Gesichtspunkten. Wichtig ist z. B. die Abstimmung von Energie- und Stromflussrichtung.

**Ind.:** massive Energiemangelzustände oder besonders intensive Energieflussstörungen.

**Ohrtherapie**

Die Ohrmuschel entspricht einem Spiegelbild des Körpers. Deshalb können Energieflussstörungen des Körperkreislaufs über einen sorgfältigen Tastbefund am Ohr aufgespürt werden. Hyper- bzw. hyposensible Ohrpartien liefern den Befund und damit die Basis der Ohrakupunkt-Massage. Sie ergänzt die Befunderhebung und Therapie am Körper.

**Yin-Striche**

Yin-Striche bewirken ohne Eigenleistung des Pat. eine körperliche und seelische Entspannung. Dabei arbeitet der Th. mit sehr zarten Reizen im Sinne der energetischen Striche, die Haut des Pat. wird gerade noch berührt: zunächst im Bereich des KG arbeiten, also vom Schambein über die vordere Körpermitte bis zur Unterlippe, und anschließend im linken und dann im rechten Yin-Gebiet (von der Fußsohle über die Innenseiten der Beine, die vorderen Rumpfhälften, weiter über die

Innenseiten der jeweiligen Arme bis zu den Handflächen und den Fingerspitzen). Diese Striche so lange ausführen, bis ein raues Hautgefühl in Energieflussrichtung des gesamten Yin-Gebiets ertastet wird. Damit wird die Entspannung eingeleitet, anschließend ruht der Pat. in eine Decke eingehüllt.

### Reaktionen

Die APM löst unterschiedliche körperliche Reaktionen aus, die das für die Heilung notwendige Ansprechen des Organismus auf die Therapie anzeigen:

- Ausscheidungsreaktionen über Blase, Darm oder Haut, z. B. vermehrte Wasserausschwemmung, Durchfall oder intensivierte Hautausdünstung. Sie reinigen den Organismus von abgelagerten Stoffwechselschlacken.
- Kurzfristige Zunahme der Beschwerden („Erstverschlimmerung"), nach deren Abklingen dann die Heilung einsetzt.
- Kurzfristiges Auftreten von alten, jedoch nicht völlig ausgeheilten Krankheitsbildern. Das momentane Akutwerden bietet dem Organismus Gelegenheit, diese Krankheit endgültig zu überwinden.
- Stetige Besserung bis zur Beschwerdefreiheit.

### Literatur

Franke A, Gebauer S, Kranke K. et al. Akupunktmassage versus klassische Teilmassage. Forsch Komplementärmed Klass Naturheilkd, 2000;7(6): 286–293.

Kalbantner-Wernicke K, Müller J, Tetling C, Waskowiak A. Handbuch Reflextherapie-Shiatsu. Akupunkt-Massage nach Penzel. Heidelberg: Springer, 2005.

Penzel W. Energetisch-physiologische Behandlung der Wirbelsäule. 11. A. Heyen: Penzel-Verlag, 2015.

Penzel W. Meridian-Atlas. 13. A. Heyen: Penzel-Verlag, 2013.

Penzel W. Spannungs-Ausgleich-Massage. Bd. 1. 22. A. Heyen: Penzel-Verlag, 2010.

Penzel W. Energielehre. Bd. 2. 14. A. Heyen: Penzel-Verlag, 2013.

Rist E, Mitznegg P. Deutliche Verbesserung der gesundheitsbezogenen Lebensqualität nach Akupunkt-Massage nach Penzel – Eine längerfristige Nachbeobachtungsstudie unter Verwendung des SF-36. Comed, 2004;4(4): 1–4.

Strohauer M. Akupunkt-Massage nach Penzel – Die energetisch-physiologische Behandlung des Bewegungsapparates. Heyen: Penzel-Verlag, 2004.

### Internetadressen

www.apm-penzel.de

## 2.4 Bindegewebsmassage (BGM)

*Ulrike Kröncke*

Die Bindegewebsmassage (BGM) gehört zu den Reflexzonentherapien.
Die Bindegewebsmassage wurde – teils unabhängig voneinander, teils in Zusammenarbeit – von Frau Elisabeth Dicke und Frau Teirich-Leube entwickelt. Angewendet wurde sie v. a. in den fünfziger Jahren, d. h. zu einer Zeit, als die medikamentöse Therapie für Erkrankungen innerer Organe noch weniger ausgereift war als heute.

### Ziele

- Lösen von Verklebungen zw. Haut und Unterhaut bzw. Unterhaut und Körperfaszie
- Hemmung der sympathischen und damit Stärkung der parasympathischen Reflexaktivität
- Harmonisierung der Funktion von inneren Organen

- Durchblutungssteigerung im Bereich der Haut sowie reflektorisch im Bereich von Organen (kutiviszeraler Reflex)
- Schmerzlinderung

### Indikationen

Reflektorische Bindegewebsveränderungen durch:
- Schmerzsyndrome (z. B. Migräne)
- Funktionelle Störungen innerer Organe
- Menstruationsstörungen (z. B. Dysmenorrhö)
- Rheumatische Erkrankungen des Bewegungssystems
- pAVK der unteren Extremitäten
- Nichtentzündliche Venenleiden (z. B. Ulcus cruris varicosum)
- CRPS I: Hauttechniken in Frühphase, weitere Techniken in Spätphase

### Kontraindikationen

- Akute Erkrankungen
- Bestrahlungsgebiete, offene Wunden, Hautinfektionen
- Z. n. Herzinfarkt innerhalb der ersten 8 Wochen, dekompensierte Herzinsuffizienz
- Z. n. Magenoperation mit Vagotomie
- Akute Thrombosen, Thrombophlebitis
- Lymphangitis
- Myositiden, Myositis ossificans
- Tumoren
- Akute Nervenkompressionssyndrome
- Behandlung während der Menstruation
- Behandlung in der Schwangerschaft (indiziert: flächige BGM ab dem 4. SS-Monat bei normal verlaufender SS)
- Behandlung von Kindern unter 12 Jahren (Hautschichten noch nicht klar abgegrenzt)

## Grundlagen

In der BGM werden innere Organe über Reflexzonen beeinflusst. Darunter versteht man umschriebene Gewebebereiche, die mit bestimmten inneren Organen reflektorisch verschaltet sind. Veränderungen in den Reflexzonen weisen auf eine Störung des korrespondierenden Organes hin.

### Reflexzonen

- **Bindegewebszonen** sind Aufquellungen und Einziehungen der Unterhaut. Die **Einziehungen** sind die den entsprechenden Organen zugeordneten Reflexzonen, weshalb man sie auch als Zonen 1. Ordnung bezeichnet. Die **Aufquellungen** sind eine Reaktion auf in der Nähe liegende Einziehungen, weshalb sie als Zonen 2. Ordnung bezeichnet werden. Die Bindegewebszonen, am deutlichsten sichtbar am Rücken (▶ Abb. 2.3), dienen der Befunderhebung.
- **Head-Zonen** sind Hautzonen, die bei Funktionsstörungen oder Erkrankungen eines Organs (z. B. Lunge ▶ Abb. 2.4 oder Herz ▶ Abb. 2.5) über den viszerokutanen Reflexbogen Überempfindlichkeiten in Bezug auf Schmerz, Temperatur und Berührung in den entsprechenden Hautarealen aufweisen können (nach Hansen und Schliack).
- **Hyperalgetische Muskelzonen** (nach McKenzie) und **Maximalpunkte** (nach Kohlrausch, ▶ Abb. 2.6) liegen zumeist in der Muskulatur des ventralen und dorsalen Rumpfbereichs und im Gesicht.

- **Periostpunkte** sind Veränderungen am Periost, die meist sehr druckschmerzhaft sind.

### Befunderhebung

▶ 1.3.10

Für die Befundung sitzt der Pat. auf einem Hocker mit 90° Knie- und Hüftflexion; die Füße haben Bodenkontakt, die Hände sind auf den Oberschenkeln abgelegt. Beurteilt werden Bindegewebszonen am Rücken.

#### Inspektion

Einziehungen (Zonen 1. Ordnung) stellen sich dar als umschriebene Hautbereiche mit geringerer Höhe als umgebende Regionen und weisen direkt auf eine mögliche Funktionsstörung des betr. Organes hin. Aufquellungen haben ein verglichen mit der Umgebung erhöhtes Hautniveau. Sie deuten auf eine in der Nähe befindliche Einziehung hin und gelten als Zonen 2. Ordnung.

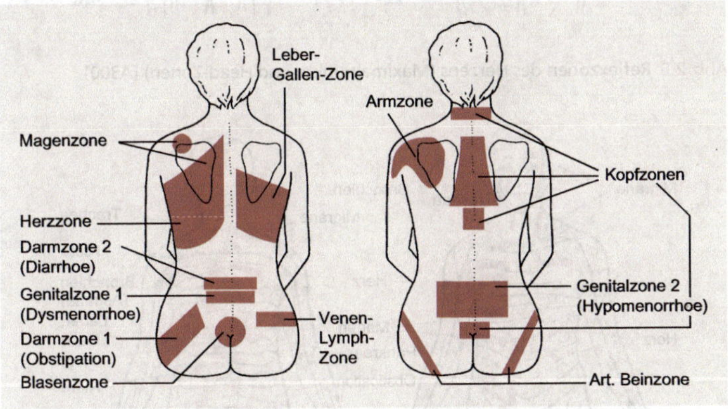


Abb. 2.3 Einziehungszonen der Unterhaut (Bindegewebszonen) [A300]

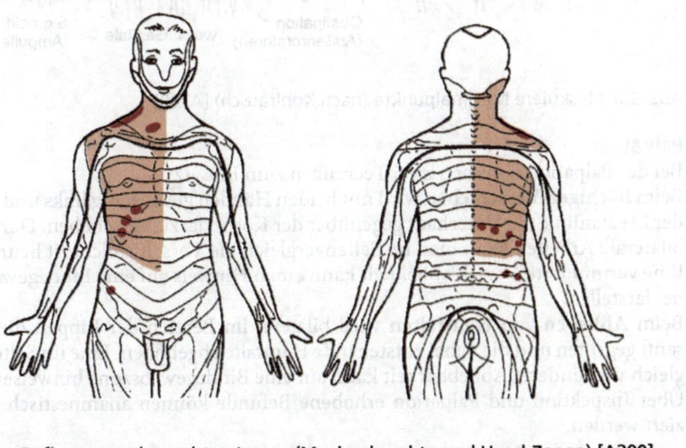

Abb. 2.4 Reflexzonen der rechten Lunge (Maximalpunkte und Head-Zonen) [A300]

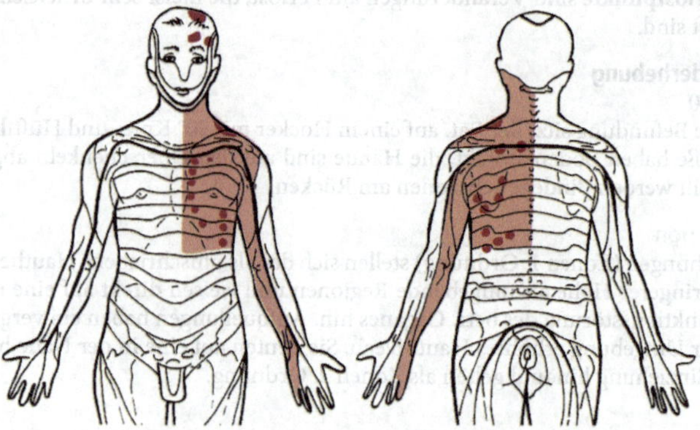

Abb. 2.5 Reflexzonen des Herzens (Maximalpunkte und Head-Zonen) [A300]

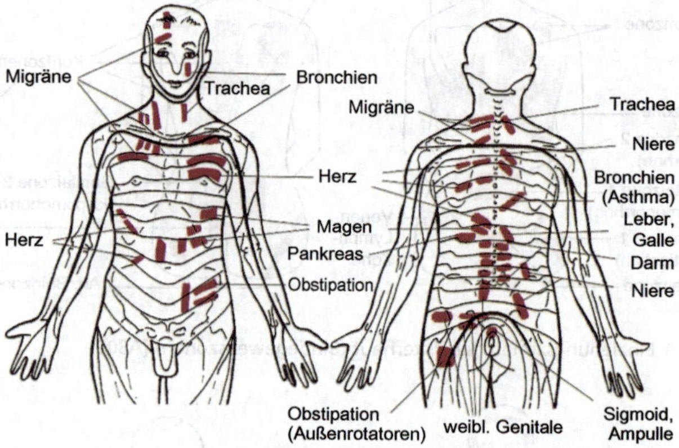


Abb. 2.6 Muskuläre Maximalpunkte (nach Kohlrausch) [A300]

### Palpation

Bei der Palpation kommen zwei Techniken zum Einsatz:

Beim **flächigen Verschieben** wird mit beiden Händen gleichzeitig links und rechts der Medianlinie die Unterhaut gegenüber der Körperfaszie verschoben. Durch das bilaterale Arbeiten kann man im Seitenvergleich die Verschieblichkeit beurteilen. Eine verminderte Verschieblichkeit kann einen Hinweis auf eine Bindegewebszone darstellen.

Beim **Abheben von Hautfalten** wird bilateral im Bereich der Rippen die Haut sanft gegriffen und die dabei entstehende Hautfalte abgehoben. Eine im Seitenvergleich verminderte Abhebbarkeit kann auf eine Bindegewebszone hinweisen.

Über Inspektion und Palpation erhobene Befunde können anamnestisch verifiziert werden.

## Techniken

Mit tangentialen Zugreizen am subkutanen Bindegewebe werden die Verschiebeschichten zwischen Haut und Unterhaut bzw. Unterhaut und Körperfaszie sowie die Körperfaszie selbst behandelt.
Dabei unterscheidet man verschiedene Techniken:

- **Flächige BGM (nach Dicke):** Technik mit geringem therapeutischen Reiz; ein Schneidegefühl wird nicht notwendigerweise ausgelöst; behandelt wird der Rücken in SL.
- **Haut- bzw. Unterhaut- und Faszientechnik (nach Teirich-Leube):** Technik mit stärkerem therapeutischem Reiz. Beim Pat. wird ein charakteristisches Schneidegefühl ausgelöst.
  - **Hauttechnik:** für Reflexzonen in oberen Schichten; sehr flächige Technik mit wenig Druck und längeren Arbeitsgängen. Aufbau von kaudal nach kranial zur Schmerzlinderung und Tonussenkung.
  - **Unterhaut- und Faszientechnik:** für Reflexzonen in tieferen Schichten. Gearbeitet wird mit den Fingerkuppen („anhaken"). Der Zug ist stärker mit kurzen Arbeitsgängen.

! Bei der Durchführung Überstreckung in den Fingergelenken unbedingt vermeiden.

## Durchführung

Die Behandlung beginnt grundsätzlich am Rücken („kleiner Aufbau" und „großer Aufbau"). Befundabhängig kann die Behandlung auch auf andere Körperbereiche ausgeweitet werden.
Abhängig vom Körperabschnitt wird in verschiedenen ASTEn behandelt:

- **Rücken:** Sitz auf der Behandlungsbank mit 90° Hüft- und Knieflexion; die Füße sind auf einem Hocker abgestellt.
- **Abdomen, unt. Extremität, Hals-Kopf-Bereich:** Rückenlage, ggf. Knierolle.
- **Obere Extremität:** Sitz an der Behandlungsbank.

Den Pat. aufklären, dass:

- 1 bis 2 Stunden nach der Behandlung eine massive Müdigkeit auftreten kann (Arbeiten bzw. Bedienen von Maschinen in diesem Fall vermeiden);
- nach den ersten Behandlungen blaue Flecken auftreten können.

Flächige BGM kann als alleinstehende Maßnahme oder auch einleitend in einer Behandlungsserie durchgeführt werden; gut geeignet für empfindsame Patienten. Bei den anderen Techniken wird üblicherweise mit dem „kleinen Aufbau" begonnen; anschließend erfolgt, je nach Indikation, die Behandlung eines weiteren Körperteils.

! Die Reaktionen des Patienten immer wieder erfragen (s. u.).

Durch eine **Nachruhe** (ca. 10–20 Minuten) kann eine Vertiefung der Wirkung erzielt werden.

### Erwünschte Reaktionen

- Ggf. helles, klares Schneidegefühl, je nach Technik
- Hautreaktion: Dermographia rubra (scharf begrenzte Hautrötung)
- Weitere mögliche Reaktion: Dermographia elevata (Quaddelbildung), kann sich bei erhöhter Gewebespannung aus der Dermographia rubra entwickeln.

! Schmerzlose blaue Flecken sind nach den ersten Behandlungen möglich.

### Unerwünschte Reaktionen

- Fehlreaktionen wie Kopfschmerzen, Atemnot, Juckreiz, Muskelzuckungen, Blasendruckgefühl, Herzklopfen oder -beklemmungen

- Im Fall von Fehlreaktionen werden diese durch Ausgleichsstriche behandelt (z. B. der Beckenrandstrich aus dem „kleinen Aufbau"); falls nicht möglich: Behandlung abbrechen und den Pat. hinlegen.

**Tipps & Fallen**

- Überschießende sympathikotone Reaktionen möglich, spürbar als innere Unruhe, Gereiztheit, Schlafstörungen.
- Vermehrter Vagotonus in Form von Atembeklemmung, Müdigkeit, vermehrtem Stuhl- und Harndrang möglich.
- Allg. Beschwerden wie Zerschlagenheit, Mattigkeit, Kribbeln in Händen und Füßen sind Zeichen einer Kreislaufdysregulation, die zum Kollaps führen können.
- Bei Fehlreaktionen oder Präkollaps muss die Behandlung sofort unterbrochen werden und der Pat. soll sich hinlegen.
- Bei vegetativ labilen Pat. BGM ggf. im Liegen durchführen.
- Unmittelbar nach einer BGM *nicht* Auto fahren oder Maschinen bedienen.

**Literatur**

Kolster BC, Marquardt H. Reflextherapie. Berlin: Springer, 2004.
Schiffter R, Harms E. Bindegewebsmassage, 15. A. Stuttgart: Thieme, 2009.
Teirich-Leube H. Grundriss der Bindegewebsmassage, 13. A. München: Elsevier/Urban & Fischer, 1999.

## 2.5 Bobath-Konzept für Erwachsene

*Anke Hengelmolen-Greb*

Das Bobath-Konzept verfolgt eine lösungsorientierte Herangehensweise an die Befundaufnahme und die Behandlung von Individuen mit funktionellen Störungen, Bewegungsstörungen und Störungen der posturalen Kontrolle aufgrund einer Läsion des zentralen Nervensystems. Der Therapie- und Rehabilitationsansatz wird für Erwachsene, Kinder und Säuglinge genutzt (Bobath-Konzept für Kinder, ▶ 2.6).

Sein Ursprung begründet sich in der klinischen Arbeit der Physiotherapeutin Berta Bobath. Ihr Mann, der Arzt Dr. Karel Bobath, untermauerte ihr praktisches Tun mit den damaligen wissenschaftlichen Erkenntnissen. Seit den 1950er-Jahren werden weltweit Therapeuten und Ärzte in der Behandlung nach dem Bobath-Konzept ausgebildet. Die Bobaths starben 1991. Instruktoren der IBITA (International Bobath Instructors Training Association) führen seither das Konzept weiter und passen es dem aktuellen Wissensstand über motorische Kontrolle, motorisches Lernen, neurale und muskuläre Plastizität sowie Biomechanik an. Konzeption und prinzipielle Vorgehensweise eignen sich für Pat. in allen Phasen der neurologischen Rehabilitation. Evidenzbasierte therapeutische Ansätze, wie z. B. die Kernelemente des motorischen Lernens, sind in die Lehre und Umsetzung des Bobath-Konzepts integriert worden.

**Ziele**

Optimierung der Handlungsfähigkeit im Alltag.

## Wichtigste theoretische Annahmen des Konzepts

### Koppelung von Partizipation, Aktivität und Impairments

Gemeinsam mit der Familie, den Pflegenden und den Betroffenen selbst werden die Einschränkungen der Betroffenen auf der Partizipationsebene analysiert. Um diese Einschränkungen überwinden zu können, findet dann eine Analyse der dazu notwendigen funktionellen Aktivitäten statt. Die Bewegungsanalyse befähigt den Th., die spezifischen zugrunde liegenden Störungen der Körperfunktionen und -strukturen (im Folgenden „**Impairments**") zu erkennen, die wiederum im Zusammenhang mit zielgerichteter Bewegung und posturaler Kontrolle stehen. Die Einzigartigkeit der Problematik jedes Menschen und die daraus entstehende Notwendigkeit, die Zielsetzung und Art der Intervention für jedes Individuum spezifisch festzulegen, sind im Bobath-Konzept von jeher von entscheidender Bedeutung gewesen.

### Organisation menschlichen Verhaltens und motorischer Kontrolle

Das menschliche Verhalten beinhaltet Komponenten der Interaktion zwischen Individuum, Umgebung und Aufgabe. Beim Erlernen motorischer Handlungen bezieht sich die Konzentration des lernenden Individuums eher auf die zu bewältigende Aufgabe als auf deren spezifische Bewegungskomponenten.
Gut kontrolliertes motorisches Verhalten erlaubt es dem Individuum, seine Bewegungen selektiv zu begrenzen und so zu kombinieren, dass die gewünschte funktionelle Aktivität unter einer Vielzahl unterschiedlicher Umgebungsbedingungen durchzuführen ist.

### Konsequenzen aus Verletzung und Dysfunktion für die Bewegungsausführung

Aus der neurologischen Dysfunktion resultieren Defizite der motorischen Kontrolle und der Perzeption; möglicherweise werden diese von Veränderungen des Verhaltens, der Emotionen und der Kognitionsfähigkeit begleitet. Beeinträchtigungen der **posturalen Kontrolle** können sowohl zu Verzögerungen der antizipatorischen posturalen Anpassung und Störungen der zeitlichen Reihenfolge von Handlungsabläufen als auch zu einer herabgesetzten Amplitude posturaler Antworten führen. Defizite der **motorischen Kontrolle** zeigen sich als Minus-Symptomatik und als Fixationen (Koaktivierung von Agonisten und Antagonisten). Veränderungen **im Muskel** selbst präsentieren sich als adaptive Merkmale.
Obwohl erhöhter Tonus („Spastizität") zum oberen Motoneuron-Syndrom gezählt wird, wird er nicht mehr als primäre Ursache der Bewegungsdysfunktion betrachtet.
Eine beachtenswerte Konsequenz aus dem Verlust dynamischer Stabilität ist die Entwicklung von **Kompensationsmechanismen.** Auf funktioneller Ebene können diese Mechanismen dafür sorgen, dass eine Aufgabe bewältigt wird. In diesem Fall wird das Kompensationsverhalten verstärkt. Gleichzeitig behindert die kompensatorische Aktivität auf neuraler Ebene die Reaktivierung physiologischer Bewegungsmuster.

### Regeneration

Unterschiedliche Komponenten einer zu bewältigenden Aufgabe werden in verschiedenen Bereichen des Gehirns verarbeitet; daher führt die Schädigung eines einzelnen Bereichs nicht zum vollständigen Verlust der Fähigkeit zur Aufgabenbewältigung. Andere Gehirnareale können Ausfälle kompensieren und es ist davon auszugehen, dass eine auf diese Prozesse abzielende Rehabilitationsbehandlung Einfluss auf die Regeneration nehmen kann. Auch in den stärker betroffenen Körperregionen existiert ein Regenerationspotenzial.

Regeneration erfolgt nicht nach dem Zufallsprinzip; sie wird von vielen Faktoren beeinflusst:

- Veränderungen im ZNS, selbst weit entfernt von der Läsion (innerhalb von Sekunden)
- Lagerung und Handhabung durch die Pflegenden (innerhalb von Tagen)
- Die Art der Bewegungsversuche des Individuums (innerhalb von Tagen)

! Funktionelle Wiederherstellung bedeutet mehr als nur die Erholung der geschädigten Strukturen. Der Gebrauch effektiver Verhaltensstrategien kann zu einer Verbesserung motorischer Fähigkeiten führen.

### Neurale und muskuläre Plastizität

Die neurale und muskuläre Plastizität nimmt eine Schlüsselrolle bei der Wiederherstellung von Funktionen in der neurologischen Rehabilitation ein. Die plastische Anpassung des neuralen und muskuloskelettalen Systems geschieht als Reaktion auf ein Trauma oder auf Veränderungen der inneren und äußeren Umgebung. Diese Veränderungen entstehen nach Verletzung, finden aber auch als Ergebnis sensomotorischen Lernens und sensomotorischer Erfahrungen statt.

Neurale Plastizität kann entweder zu unvorteilhaftem motorischem Kompensationsverhalten führen oder zu einer Ausbildung alternativer Leitungsbahnen, die den Erwerb normalerer Funktionen begünstigen.

Die plastische Umgestaltung der Muskulatur ist eine Reaktion auf die pathologisch veränderte Art der Muskelnutzung. Dieser Vorgang umfasst Veränderungen der Sarkomere bezüglich ihrer Anzahl und Länge, Vermehrung von Cross-Bridge-Formationen, Änderungen des Muskelfasertyps und Veränderungen extrazellulärer Elemente.

! Die Kenntnis der Plastizitätsmechanismen ermöglicht es dem Th., den Regenerationsprozess (alltags-)zielgerichtet zu unterstützen und die angestrebten Rehabilitationsziele auf allen Ebenen der ICF zu erreichen.

### Motorisches Lernen

Motorisches Lernen (▶ 1.3.1) steht im Zusammenhang mit dem Erwerb und der Modifikation von Bewegung. Motorisches Lernen erfordert zum einen die Absicht, die Aufgabe auszuführen, zum anderen erfordert es Übung, die an in- und extrinsisches Feedback gekoppelt ist.

Die nötige Zeitspanne zum Erlernen motorischer Fähigkeiten ist übungsabhängig und besteht aus spezifischen Phasen: Konsolidierung (Verfestigung des Gelernten), Spezifität (spezifische Herausarbeitung, was richtig und was falsch ist), Transfer (Übertragung in den Alltag) und Interferenz (wo wiederholt sich das Gelernte). Das Verständnis für diese Lernprozesse ermöglicht die Optimierung der einzelnen Therapieinhalte, der Anzahl der Wiederholungen und der Behandlungsintervalle.

Das **Wiedererlangen verlorener motorischer Fähigkeiten** zeichnet sich durch bestimmte Charakteristika aus:

- Gradueller Abbau kognitiver Kontrolle
- Gradueller Abbau perzeptiver und visueller Kontrolle
- Verbesserte Anpassungsfähigkeit und Flexibilität (Transferfähigkeit)
- Verbesserte Fähigkeit, mit Störungen (im Kontext) umzugehen

### Beurteilung/Bemessung der Rehabilitationsergebnisse

Therapeutische Anwendungen müssen sich am Rehabilitationserfolg messen lassen. Es existieren eine Reihe von Testverfahren für die neurologische Rehabilitation (▶ 9.2). Das Hauptaugenmerk liegt dabei auf der Beurteilung von Impairments sowie der Aktivität und Partizipationsfähigkeit. Es ist wichtig, Testverfahren zu nutzen, die nicht ausschließlich die Reduktion der Impairments oder die Verbesserung bestimmter Aktivitäten in den Blick nehmen. Sinnvolle, wahrnehmbare und anhaltende Veränderungen im Leben der betroffenen Person und ihrer Familie müssen ebenso beurteilt werden.

## Kernaspekte therapeutischer Anwendung

Das Bobath-Konzept gilt primär als eine Möglichkeit, die Ausführung einer Handlung/Aktivität zu beobachten, zu analysieren und zu interpretieren. Diese Definition setzt voraus, dass das Bobath-Konzept als Prozess des Clinical Reasoning (▶ 1.1.4) betrachtet wird und nicht lediglich als eine Serie von Behandlungen oder Techniken.

## Struktur des Konzepts

Das Konzept beinhaltet grundsätzliche Prinzipien, die dem therapeutischem Handeln zugrunde liegen. Zur Umsetzung werden Methoden und Techniken verwendet. Die Denk- und Handlungsebenen des Konzepts und die Wechselwirkungen der einzelnen Teilaspekte werden in folgendem Strukturmodell verdeutlicht (▶ Abb. 2.7):

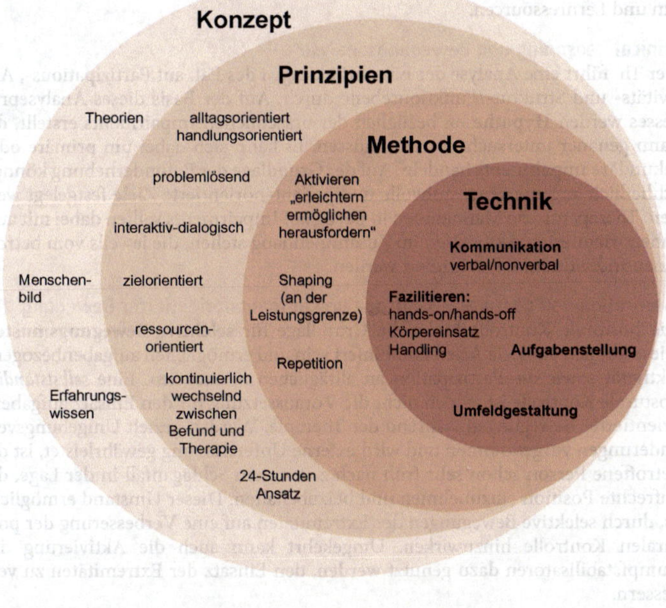


Abb. 2.7 Das Strukturmodell im Bobath-Konzept (Grafmüller-Hell et al. 2010, modif. 2014 von Eckart) [H010]

**Die Konzept-Ebene** spiegelt den gedanklichen Hintergrund des Therapeuten. Er nutzt das biopsychosoziale Modell der ICF, sein Fachwissen und sein Menschenbild, um mit dem Pat. einen individuellen Lernprozess zu entwickeln.
**Die Prinzipien-Ebene** leitet das Clinical Reasoning und setzt den Handlungsrahmen für die Therapie. Pat. lernen, ihre Ressourcen auszuschöpfen und ihre motorischen Handlungen an die veränderten Bedingungen anzupassen. Prinzipielle Herangehensweisen sind alltags-, handlungs-, ziel- sowie ressourcenorientiert und problemlösend.
Die Umsetzung der Patientenziele ist abhängig von den individuell vorhandenen Fähigkeiten und Beeinträchtigungen. Deshalb kann eine Behandlung bei gleicher Zielstellung sehr unterschiedlich aussehen.
**Beispiel:** Ein Pat. möchte das Treppensteigen erlernen, damit er in sein Schlafzimmer kommen kann. Befundabhängig wird der Th. entscheiden, ob der Pat. direkt die Koordination der Bewegungsabfolge erlernen kann oder ob vorweg eine Gelenkmobilisation, eine Muskelkräftigung oder ein Ausdauertraining erfolgen muss.
Die Prinzipien *kontinuierlicher Wechsel zwischen Befund und Therapie* und *interaktiver dialogischer Prozess* haben in der Orientierungsphase des Lernens die größte Bedeutung. Die interdisziplinäre, interprofessionelle Ausrichtung des Bobath-Konzepts ermöglicht eine koordinierte Arbeit vieler Fachgruppen, die am Wiedergewinn von Teilhabe und Eigenständigkeit des Pat. mitarbeiten (24-Std.-Ansatz).
**Methoden und Techniken** (▶ Abb. 2.7) kommen für die Umsetzung des Lernprozesses zur Anwendung. Ihre Auswahl ist abhängig von Ziel, Rehabilitationsstadium und Lernressourcen.

### Clinical Reasoning und Bewegungsanalyse

Der Th. führt eine Analyse der Einschränkungen des Pat. auf Partizipations-, Aktivitäts- und Struktur-/Funktionsebene durch. Auf der Basis dieses Analyseprozesses werden **Hypothesen** bezüglich der ursächlichen Impairments erstellt, die dann genauer untersucht werden müssen. Es kann sich dabei um primäre oder sekundäre Impairments handeln. Auf der Grundlage der Befunderhebung können schließlich angemessene, sinnvolle und patientenorientierte **Ziele** festgelegt werden. Therapeutische Maßnahmen in Bezug auf Impairments sollten dabei mit aufgabenorientierten Aktivitäten im Zusammenhang stehen, die jeweils vom betroffenen Individuum selbst initiiert werden.

### Integration von posturaler Kontrolle und aufgabenorientierter Bewegung

Die posturale Kontrolle bildet die Grundlage für **selektive Bewegungsmuster**. Diese können auf viele Arten kombiniert sein und ermöglichen aufgabenbezogene Aktivität sowie die Partizipation an alltäglichen Situationen. Eine *selbstständige* posturale Kontrolle ist jedoch nicht die Voraussetzung für den Einsatz aufgabenorientierter Bewegungen während der Therapie. Werden gezielt Umgebungsveränderungen vorgenommen und wird externe Unterstützung gewährleistet, ist die betroffene Person schon sehr früh nach z. B. einem Schlaganfall in der Lage, die aufrechte Position einzunehmen und beizubehalten. Dieser Umstand ermöglicht es, durch selektive Bewegungen der Extremitäten auf eine Verbesserung der posturalen Kontrolle hinzuwirken. Umgekehrt kann auch die Aktivierung der Rumpfstabilisatoren dazu genutzt werden, den Einsatz der Extremitäten zu verbessern.
In der Behandlung werden sowohl symmetrische als auch asymmetrische Bewegungsmuster genutzt, so wie sie beim täglichen Gebrauch der oberen Extremität oder beim Gehen vorkommen. **Alternierende Asymmetrie** setzt den Einsatz des gesamten Körpers voraus.

Durch die Nutzung bestimmter therapeutischer Strategien wird der Pat. dazu gebracht, seine stärker betr. Extremitäten zu gebrauchen. Diese Vorgehensweise ist dem Einsatz von Maßnahmen vorzuziehen, die den Gebrauch der weniger betroffenen Seite einschränken. Das Prinzip des erzwungenen Gebrauchs wird auf den ganzen Körper angewandt und nicht nur auf die betr. Extremität.

**Nutzung sensorischen und propriozeptiven Inputs**

Die Wahrnehmung und Verarbeitung eines sensorischen und propriozeptiven Inputs ist ausschlaggebend für die Generierung eines zielgerichteten motorischen Outputs. Afferente Information ist sowohl für das Initiieren und Modifizieren von Bewegung als auch für das Erzeugen der inneren Repräsentation von Haltung und Bewegung wichtig. Der vom Th. angebotene sensorische Input muss relevant und angemessen sein; entscheidend ist dabei das Timing des Applizierens und des Entzugs des Inputs. Der sensorische Input sollte nicht widersprüchlich sein. Ziel ist es, afferente Informationen in etwa so anzubieten, wie sie normalerweise durch Bewegungen oder das Ausführen einer Handlung erfahren werden.

**Fazilitation**

Fazilitation soll die betroffene Person bei der Problemlösung unterstützen, indem die dazu notwendigen Bewegungserfahrungen gemacht werden und eine erfolgreiche Aufgabenbewältigung ermöglicht wird. Sie ist Bestandteil eines aktiven Lernprozesses und aktiviert diejenigen Komponenten, über die die betroffene Person nicht die notwendige Kontrolle besitzt, um eine Bewegung zu initiieren oder auszuführen. Die Fazilitation eines Handlungsvorgangs erlaubt das Steigern der Wiederholungshäufigkeit und Variationen.

Fazilitation kann in erster Linie auf die posturale Kontrolle ausgerichtet sein, die für eine aufgabenbezogene Bewegung nötig ist, sie kann sich aber auch auf diese Bewegung selbst oder auf beides gleichzeitig beziehen. Durch manuellen Kontakt wird dabei die Aufnahme sensorischer und propriozeptiver Informationen angeregt, Muskulatur aktiviert und/oder Bewegung gelenkt. Fazilitation ist damit niemals passiv.

Fazilitation kann:

- Muskelfunktion ermöglichen,
- Aktivität erfordern,
- Reaktion erfolgen lassen.

Eine erfolgreiche Fazilitation führt zu einer Veränderung des motorischen Verhaltens. Um diese Veränderung zu gewährleisten, wird das Maß der Fazilitation sowohl während der einzelnen Behandlung als auch im Verlauf des gesamten Behandlungszyklus so lange reduziert, bis die betroffene Person in der Lage ist, die fragliche Handlung selbstständig zu initiieren und zu vollenden.

**Problemstellung des aktiven Tonus**

Probleme des Tonus werden unter aktiven und passiven Umständen befundet. Veränderungen im passiven Zustand müssen unterschieden werden von den Tonusveränderungen, die die Aktivität betreffen. Veränderungen, die Bewegung beeinflussen, können auf neurale oder nichtneurale Elemente zurückgeführt werden. Die Behandlung richtet sich nach den zugrunde liegenden spezifischen Ursachen – diese können u. a. inadäquate posturale Kontrolle, kutane Hypersensibilität, Störungen der Muskelaktivierung oder auch das Unvermögen sein, efferente Bewegungsreize zum Muskel hin zu unterbinden.

2

## Therapie

### Allgemeine Behandlungsstrategien

Eine Schädigung des ZNS hat in der Regel die Entwicklung von Kompensationsstrategien zur Folge. Einige dieser Strategien limitieren das vorhandene Potenzial der Betroffenen. Im Bobath-Konzept wird die Ansicht vertreten, dass Handlungen nicht vermieden werden sollen, um die Entwicklung von Kompensationsmechanismen zu unterbinden. Ziel ist, potenziell einschränkende Strategien zu erkennen und die aufgabenorientierte Leistung diesbezüglich zu modifizieren.
Eine effektive therapeutische Intervention umfasst einen 24-Stunden-Ansatz (präventive und fördernde Maßnahmen). Hierbei müssen Handlungsrichtlinien zu Gestaltung der Umwelt, Positionierung, Transfers etc. sowohl von allen interdisziplinär zusammenarbeitenden Berufsgruppen als auch von den Angehörigen beachtet werden.

### Früh-/Akutphase

**Zustand der neuromuskulären Flaccidity (Schlaffheit)**

Das ZNS ist nach der Schädigung in einem Schockzustand (biochemische Störung). Die Dauer dieses Zustands ist, je nach Stoffwechsellage des Pat., individuell unterschiedlich. Im Schockstadium gibt es keine normale Auseinandersetzung mit der Schwerkraft und der Unterstützungsfläche, keine neuromuskuläre Aktivität und somit keine posturale Kontrolle (Schockstadium der absoluten Hypotonie). Die „nicht betroffene Seite" kann oft nicht bewegt werden, da eine stabile Referenz auf der betr. Seite fehlt.

**Zustand der neuromuskulären Hypotonie**

Der Pat. ist inaktiv. Tiefe Muskelfasern (ca. 50 % der neuromuskulären Einheiten) sind unter Umständen schon aktiv. Sowohl die vegetativen Reaktionen als auch die perzeptiven und motorischen Möglichkeiten des Pat. sind begrenzt. Eine spezifische Stimulation ist notwendig, um korrekte Bewegungsantworten zu erhalten.

### Positionierung (ehemals: Lagerung)

Jede Positionierung muss für den Pat. sicher und schmerzfrei sein. Die Prinzipien der Positionierung beziehen sich auf die individuellen Impairments des Pat.; die Art der Positionierung gilt es aufgrund der Befundaufnahme immer wieder neu zu überdenken und an die aktuell gegebene Situation anzupassen.
Eine sinnvolle Positionierung soll die stabile Voraussetzung für Bewegung schaffen, die eine Handlung ermöglicht. Der Pat. soll sich über seiner Unterstützungsfläche bewegen (z. B. um die Klingel zu erreichen). Der Sitz bietet sich an, wenn der Pat. wach und aktiv ist (z. B. Besuch empfängt). Schlafen im Sitz bzw. im Rollstuhl sollte vermieden werden (Pat. mehrmals am Tag heraussetzen).

### Störungen der Perzeption

Pat. sind oft nicht dazu in der Lage, Veränderungen ihrer sensorischen Welt zu beschreiben, sie interpretieren ihren Zustand teilweise falsch. Daher ist es wichtig, die Wahrnehmungsfähigkeit der Pat. in allen Kanälen gut zu beschreiben, um den Verlauf der Symptomatik dokumentieren zu können.

### „Pusher"-Symptomatik

Pat. mit Pusher-Symptomatik haben meist große, multifokale Läsionen. Die rechte Hemisphäre ist häufiger betroffen und die Remissionsdauer ist länger als bei Pat. ohne diese Symptomatik. Ein frühzeitiges Erkennen ermöglicht eine spezifische Behandlung, die sich positiv auf die Prognose auswirkt.

Diese Pat. sind sehr hypoton im unteren Rumpf (mangelhafte Core Stability) und haben oft eine veränderte Augenbeweglichkeit im Sinne einer Kompensationsstrategie des visuellen Systems. Sie zeigen Veränderungen in der taktilen Wahrnehmung und in der räumlichen Orientierung.
Durch das Kippen des unteren (hypotonen) Rumpfs zur paretischen Seite verlieren die Pat. ihre Mittellinie – dies kompensieren sie mit einer Lateralflexion des Rumpfs zur weniger betroffenen Seite. Sie zeigen eine massive Flexionsaktivität, um das Fallen zu verhindern. Das bedeutet, dass sie sich nicht zur paretischen Seite hindrücken, sondern sie ziehen sich zur weniger betr. Seite zurück, um ihre Mittellinie wiederzufinden. Die Pat. sind sich der Störung nicht bewusst.



### Therapeutische Grundprinzipien

Das Konzept der Herangehensweise ist individuell anzupassen, je nach Schweregrad der Symptomatik. Wichtig ist, dass die Fazilitation als aktiver Lernprozess für den Pat. gestaltet wird – der Pat. muss den Prozess des Befunds und der therapeutischen Interaktion bewusst miterleben und verfolgen können, um zunächst seine momentane Haltung erkennen zu können. Nur dann ist es möglich, diese Erkenntnis zu reflektieren, um die Kompensation zu verändern. Shaping-Elemente (Anpassungen an die Leistungsgrenzen) werden eingebaut, und die neue, individuelle Leistungsgrenze des Pat. wird im Rehabilitationsprozess und im Alltag konsolidiert.

### Schulter-Arm-Symptomatiken bei Hemiparese

#### Die subluxierte Schulter

- Wichtig in der Therapie:
  - Keinen weiteren Schmerz verursachen.
  - Bei allen Aktivitäten korrektes Handling beachten. Zug vermeiden.
- Wiederherstellung des passiven Einrastmechanismus durch Korrektur und Stabilisation der Skapulastellung. Hierzu ist die Erarbeitung der posturalen Kontrolle erforderlich.
- Stimulation und Tonusaufbau der stabilisierenden Muskulatur um das Schultergelenk und die Skapula. Erhalt der schmerzfreien Beweglichkeit durch Bewegungen in korrektem Alignment und Lagerung.

#### Die schmerzhafte Schulter

- Prophylaktisch jede Bewegung/Lagerung vermeiden, die weiteren Schmerz verursacht – insbesondere Bewegungen in die Flexion mit innenrotiertem Humeruskopf.
- Fehlerhaftes Handling (z. B. an Armen/Händen ziehen oder unter betr. Achsel hebeln) vermeiden.
- Alle beteiligten Personen (insbesondere Pat.) in Lagerung und Handling schulen, damit eine korrekte Biomechanik (Rollgleiten, AR, skapulohumeraler Rhythmus) gewährleistet ist.

**Therapie**

- Grundlage ist die genaue Analyse der Schmerzursache.
- Keine Schmerzmittelgabe vor der Therapie → ungenaue Schmerzbeurteilung des Pat.
- Alle abschwellenden, entzündungshemmenden, schmerzlindernden physikalischen Maßnahmen einsetzen.
- Aktive Bewegungen prox. gegen dist. Gelenkanteil, z. B. Rumpf bewegt gegen den gelagerten, stabilen Arm.

- Aktives Erarbeiten der Skapula- und Schultergürtelbewegung und der Bewegungen des GHG (AR, Rollgleiten).
- Aktivierung der physiologischen Muskelketten durch Bewegen von Thorax/Rumpf und Schultergürtel.
- Bei starken Entzündungszeichen Kortisongabe (Arzt) zur Reduktion der Entzündung.

**CRPS (Complex Regional Pain Syndrome, ▶ 4.20.4)**



! Die Therapie muss sofort beginnen, Bewegungen der Wirbelsäule sind wichtig, da die Ursache im vegetativen Nervensystem liegt.

**Therapie**

- Selektive Bewegungen des Rumpfs (BWS-Grenzstränge erreichen, Tonusregulation v. a. im Bereich des Schultergürtels).
- Wenn der Pat. die schmerzfreie aktive Mobilisation toleriert: Beweglichkeit erhalten (Zirkulation, Muskelpumpe). Keine weiteren Traumen setzen. Bewegungen proximal gegen distal.
- Abschwellende Maßnahmen: Hochlagerung der Extremität (evtl. mit volarer Gipsschiene bei hypotoner Situation der Hand, v. a. nachts zum Schutz vor Verletzungen) und Lymphdrainage.

! Eine Therapie pro Tag ist *nicht* ausreichend. Häufigere, kleinere Bewegungen der Hand sind sinnvoll. Grundsätzlich sollen abschwellende Maßnahmen und Mobilisation/Aufbau von Bewegungen zeitnah hintereinander erfolgen. Interdisziplinäre Zusammenarbeit von PT/ET/Pflege ist wichtig.

### Fußschienenversorgung

Ziel ist es, dem Fuß Stabilität zu geben, um:

- dem Pat. das Stehen/Gehen zu ermöglichen bzw. zu erleichtern, sodass er nicht mehr so stark mit seinem ganzen Körper kompensieren muss, um sein Bein nach vorn zu bringen,
- Verletzungen des Fußes zu vermeiden,
- Einfluss auf den Tonus des gesamten Körpers zu nehmen.

Es geht um die bessere Ökonomie beim täglichen Bewegen, z. B. um das Erreichen einer längeren Gehstrecke. Daher muss die Schienenversorgung so früh wie möglich erfolgen. Hat der Pat. erst die Kompensationen etabliert, so macht eine Schienenversorgung oft keinen Sinn mehr. Die häufige Annahme, dass Schienen eine Wiederkehr von Funktion verhindern, ist absolut nicht haltbar – eher das Gegenteil ist der Fall. Natürlich bedeuten Schienen immer einen Kompromiss (viel Stabilität, wenig Eigenkontrolle, häufig kompensatorische Bewegungen).

„Erstes Hilfsmittel" ist der benutzte Patientenschuh (mit funktionsfähigem Fuß geformt). Bei einer Schienenversorgung ist es wichtig, eine individuelle Anpassung vorzunehmen/auszuprobieren. Prinzipiell sind Schienen *im* Schuh aus therapeutischer Sicht günstiger als Schienen *außerhalb* des Schuhs.

Die Mitarbeit des Pat. ist wichtig; er muss z. B. bereit sein, neue Schuhe zu kaufen oder Zeit/Motivation zu investieren, um mit der Schiene zu arbeiten. Schienenversorgung sollte nicht endgültig sein, sondern eine Lösung für die momentane Problematik darstellen.

### Evidenzbasierte Kernelemente im Bobath-Konzept

Die aktuelle Literaturlage zeigt keine Überlegenheit eines Behandlungskonzepts der Neurorehabilitation gegenüber anderen. Der holistische Ansatz des Bobath-Konzepts macht es schwierig, spezifische Teilaspekte der Vorgehensweise zu identifizieren, nachvollziehbar darzustellen und zu untersuchen. Das Konzept erweist

sich in Einzelstudien als effektive therapeutische Maßnahme, aber eine Studie mit großer Fallzahl steht noch aus. Dennoch wird das Bobath-Konzept von Experten und in Leitlinien empfohlen. So fordern z. B. die 2013 neu aufgelegten Leitlinien für die Rehabilitation nach Schlaganfall acht Bestandteile, die alle im Bobath-Konzept umgesetzt werden.
Die Umsetzung der wissenschaftlichen Empfehlungen bleibt aber offen und eine Aneinanderreihung von Kernelementen ergibt noch keine zielgerichtete Therapie. Auch sind begleitende, nichtmotorische Fähigkeitsstörungen noch nicht ausreichend untersucht. Therapeuten müssen diese dennoch bei ihrer Arbeit berücksichtigen. Dies erfordert ein konzeptionelles Denken der Th. Das Bobath-Konzept bietet genau das und bezieht evidenzbasierte Kernelemente in die methodische und technische Vorgehensweise ein.



## Resümee

Das Bobath-Konzept eignet sich zur Untersuchung und Behandlung aller neurologischen Erkrankungen, wie z. B. Hemiparese, SHT, entzündliche Erkrankungen des zentralen und peripheren Nervensystems sowie radikuläre Wirbelsäulensyndrome. Untersucht und therapiert werden die Symptome einer Erkrankung. Die Diagnose ist nicht ausschlaggebend für das Handeln des Therapeuten.
Den Grundpfeiler des Konzepts bildet die Analyse der Beeinträchtigungen des Pat. hinsichtlich seiner Aktivitäten und Möglichkeiten zur Teilhabe am sozialen Leben (Aktivitäts- und Partizipationsebene). Die Zerlegung der Aktivitäten in Einzelkomponenten ermöglicht eine Analyse der vorhandenen Impairments (Störungen auf Struktur- und Funktionsebene). Daraufhin erfolgt die Erarbeitung der Einzelkomponenten mit Repetition, um diese dann wieder zu Aktivitäten zusammenzusetzen, die auf eine verbesserte Teilhabe des Pat. abzielen. Alltagshandlungen wie Waschen, An- und Ausziehen, Essen, Hobbys und Tätigkeiten aus dem Beruf des Pat. werden in jede Therapie mit einbezogen. Angehörige und andere beteiligte Personen werden im Rahmen des Alltags in die Therapie integriert (24-Stunden-Konzept).
Das Bobath-Konzept ist ein Denkmodell, keine Technik. Daher gibt es keine festgelegten Übungen. Die praktische Umsetzung des Konzepts erfolgt mit evidenzbasierten Methoden. Ihre Auswahl hängt von den individuellen Zielstellungen und dem individuellen Lernstand des Pat. ab. Zur Umsetzung der Methoden steht eine Vielzahl an Techniken zur Verfügung. Klinische Erfahrung und wissenschaftliche Evidenz leiten einen Bobath-Therapeuten bei der Erarbeitung der Therapieziele.

### Literatur


Brock K, Hasse G, Rothacher G, Cotton S. Does physiotherapy based on the Bobath Concept, in conjunction with a task practice, achieve greater improvement in walking ability in people with stroke compared to physiotherapy focused on structured task practice alone? A pilot RCT. Clinical Rehabilitation, 2011; 25(10): 903–912.

Eckhardt G et al. The Interactive-Dialogue in the Bobath concept: a mixed methods study, International Journal of Therapy and Rehabilitation, 2016; 23(2): 81–89.

Grafmüller-Hell C, Eckhardt G, Viebrock V. Komplex und Spezifisch – ein Widerspruch? Das Bobath-Konzept und Evidenz Basierte Medizin. Bewegung und Entwicklung, 2010; 33(1): 6–17.

Greb A. Das Bobath-Konzept in der gegenwärtigen klinischen Praxis – Ein theoretischer Rahmen für künftige Forschung. Bewegung und Entwicklung 2011; 34(1): 28–35.

Hengelmolen-Greb A. Evidence Based Practice (EBP) in der neurologischen Rehabilitation. München: Elsevier/Urban & Fischer, 2015.

Hengelmolen-Greb A. Bobath-Konzept – Überprüfung der Lehrinhalte von Bobath-Grundkursen: Enthält der Lehrplan evidenzbasierte Maßnahmen? PhysioScience, 2016; 12(1): 17–25.

Ritter G, Welling A, Eckardt G. Die 10 Prinzipien im Bobath-Konzept. Castrop-Rauxel: Vereinigung der Bobath Therapeuten Deutschland e. V., 2014.
Vaughan-Graham J, Eustace C, Brock K, Swain E, Irwin Carruthers S. The Bobath-Concept in Contemporary Clinical Practice.Topics in Stroke Rehabilitation, 2009; 16(1): 57–68.
Vaughan-Graham J, Cott C, Wright FV. The Bobath (NDT) concept in adult neurological rehabilitation: what is the state of knowledge? A scoping review. Part I: conceptual perspektives. Disability and Rehabilitation, 2015; 37(20): 1793–1807.
Vaughan-Graham J, Cott C, Wright FV. The Bobath (NDT) concept in adult neurological rehabilitation: what is the state of knowledge? A scoping review. Part II: intervention studies perspectives. Disability and Rehabilitation, 2015; 37(21): 1909–1928.

**Internetadressen**
www.vebid.de
www.ibita.org (Theoretical Assumptions der IBITA, 2008)
www.bobath-konzept-deutschland.de

## 2.6 Bobath-Konzept für Kinder

*Silke Schellhammer*

Das Ehepaar Berta (1907–1991) und Karel (1906–1991) Bobath entwickelte die Grundlagen des gleichnamigen Therapiekonzepts. Berta Bobath erkannte die Einflüsse von Schwerkraft, Bewegungsmustern und Muskelspannung auf die Bewegung. Sie beobachtete Menschen mit neurologischen Störungen und deren Reaktion auf eigene Bewegung, passives bewegt werden und die spastischen Einflüsse (Bobath-Konzept für Erwachsene, ▶ 2.5). Diese Beobachtungen konnte sie später auf die Behandlung von Kindern mit Zerebralparese übertragen und etablierte mit der Entwicklung ihrer Erkenntnisse nicht nur eine neue Behandlungsform, sondern auch einen ganzheitlichen therapeutischen Ansatz.
Karel Bobath arbeitete als Kinderarzt (Neurologie, Psychiatrie) und lieferte die medizinischen Erklärungen und Antworten, um die empirischen Ergebnisse seiner Frau wissenschaftlich zu untermauern.

**Ziele**

„*We do not teach movements, we make them possible* …" (Berta Bobath 1981)
Das Bobath-Konzept verfolgt das Ziel,

- funktionelle Möglichkeiten auszuschöpfen bzw. zu erweitern,
- alltagsrelevante Handlungen und Selbstständigkeit zu verbessern,
- Lebensqualität (auch der Angehörigen) zu verbessern.

Die frühere Vorstellung, dem Kind normale Haltung und Bewegung zu vermitteln, scheiterte an der Erkenntnis, dass Schädigungen im ZNS kompensierbar, aber nicht reparabel sind.

**Indikationen**

Angeborene oder erworbene Hirnschädigungen vor Abschluss der Hirnreife.

**Kontraindikationen**

Keine.

### Grundlagen

#### Neurophysiologische Basis

Wie es vom Ehepaar Bobath gewünscht war, haben sich durch die Erkenntnisse der Hirnforschung auch die neurophysiologischen Grundlagen ihrer Therapie verändert. Das Gehirn wird als ein sich selbst organisierendes, lernendes Organ gesehen, das sich strategisch mit Problemen und deren Lösung auseinandersetzen kann. Bei der Behandlung werden dem Gehirn innerhalb der sensomotorischen Funktionskreise Alternativen angeboten, die das motorische Repertoire vergrößern und dem Patienten zu einer größeren Selbstständigkeit verhelfen.

#### Motorische Entwicklung

Motorische Entwicklung als vielschichtiger Prozess wird von komplexen Faktoren, wie z. B. individuellen Erfahrungen, Umweltbedingungen und genetischen Gegebenheiten beeinflusst. Motorische Fertigkeiten lernt das Kind im Dialog mit seiner Umwelt. Nur im System des sensomotorischen Funktionskreises können sich neuronale Netze so entwickeln, dass Aktivitäten adäquat auf die äußeren Gegebenheiten abgestimmt werden können. Selbsterfahrene Bewegungen vermitteln Lerninhalte, die das Gehirn in seinen motorischen Programmen verarbeiten kann. Das funktionelle Ziel determiniert die Bewegung. Die Bedingungen des motorischen Lernens gelten für Kinder mit und ohne zentrale Läsion gleichermaßen.

#### Ganzheitliche Aspekte

Ein Hauptanliegen Berta Bobaths war, den Menschen in seiner Vielschichtigkeit auch therapeutisch zu erfassen. Diese Perspektive gewinnt, gestützt durch die Erkenntnisse der Hirnforschung, immer mehr an Bedeutung:

- Differenzierte Muskelarbeit ermöglicht nicht nur zielgenaue Bewegungen, sondern ist auch für Essen, Reden, nonverbale Kommunikation (Mimik, Gestik), freie Atmung etc. notwendig. Haltung bedeutet nicht nur die optimale Voraussetzung für Bewegung, sondern spiegelt auch die seelische Verfassung wider. Aufgrund dieser Erkenntnisse wird in der Bobath-Therapie besonderer Wert darauf gelegt, den Patienten ganzheitlich zu erfassen. Das bedeutet, dass sich die Therapie des Kindes in seinem individuellen Umfeld mit all seinen Problemen, Wünschen, Hoffnungen und Zielen annimmt. Im Idealfall stimmt sich ein Team von Physiotherapeuten, Ergotherapeuten, Logopäden, Eltern, Lehrern, Erziehern, Pflegekräften und Ärzten so ab, dass die Möglichkeiten für das Kind optimal ausgenutzt werden.
- Der ganzheitliche Anspruch beinhaltet auch ein grundlegendes Verständnis für die Vielschichtigkeit von Motorik. Bewegung muss als komplexe und auf mehreren Ebenen gesteuerte Handlung verstanden werden. Isolierte Betrachtungen einzelner Körperabschnitte oder Bewegungen sollten in die zentralen Fragen von Befund und Behandlung einfließen:
  - Wie bewegt sich das Kind?
  - Warum bewegt es sich so?

#### Normale Bewegungen

Unter „normalen Bewegungen“ versteht man Bewegungen, deren Steuerung der neurophysiologischen Norm entspricht. Sie ermöglichen einem Menschen, innerhalb seiner koordinativen und konstitutionellen Grenzen eine Vielzahl motorischer Aktivitäten zu planen und problemfrei auszuführen. Die Bewegungsausführung verändert sich nachhaltig, wenn eine Störung innerhalb dieses Steuerungssystems vorliegt. Die Bewegungen weichen dann hinsichtlich ihrer Effektivität und Ökonomie deutlich von der Norm ab.

#### Termini

Die folgenden Begriffe sind die wichtigsten des Bobath-Konzepts.

**Posturale Kontrolle**
Unter „posturaler Kontrolle" wird die Haltungskontrolle verstanden. Dies bezieht sich nicht auf eine starre Position, sondern beinhaltet die muskuläre Dynamik, die dafür sorgt, dass der Körper bei jeder noch so klein scheinenden Bewegung (z. B. Atmung) in seiner entsprechenden Position bleibt. Posturale Kontrolle ist Voraussetzung und Teil jeder Bewegung.



**Haltekontrollmechanismus**
Alle neuronalen Steuerungselemente der posturalen Kontrolle (reziproke Innervation, Stellreaktionen, statokinetische und vestibuläre Reflexe, Schutzreaktionen) wurden von Karel Bobath unter dem Begriff „Haltekontrollmechanismen" zusammengefasst.

**Posturales Alignment**
Unter „posturalem Alignment" versteht man die Ausrichtung einzelner Körperabschnitte zueinander im Zusammenhang des Schwerkrafteinflusses und der Unterstützungsfläche. Über die automatischen Stellreaktionen wird der Körper, entsprechend seiner Konstitution, individuell unterschiedlich ausgerichtet. Die Anordnung der Körperabschnitte beeinflusst unter anderem die Auswahl der Bewegungsstrategien, anhand derer das ZNS die Bewegungspläne erstellt.

**Assoziierte Reaktionen**
Über die Rekrutierung muskulärer Einheiten kann das ZNS selektiv Faserverbände der Muskulatur aktivieren und dadurch die Kontraktionsstärke eines Muskels steuern. Neuromuskulär gesehen sind assoziierte Reaktionen Fehlsteuerungen in der Rekrutierung der muskulären Einheiten. Da über dieses System die Dosierung der Muskelkontraktion aller Skelettmuskeln geregelt ist, können auch an allen quergestreiften Muskeln assoziierte Reaktionen auftreten. Erkennbar sind sie als unwillkürliche, nicht steuerbare Bewegungen, die verstärkt bei fehlender posturaler Kontrolle oder bei feinmotorischen Aktivitäten aber auch in Ruhe auftreten.

## Techniken

Von Anfang an wehrte sich das Ehepaar Bobath gegen die Bezeichnung „Methode", die ihres Erachtens die Vorstellung einer starren Abfolge von Übungen impliziert. Ihnen war wichtig, dass ihrer Therapieform ein Konzept zugrunde liegt, das Dynamik und Integration neuer Erkenntnisse zulässt. Der Weiterentwicklung des Bobath-Konzepts sind vor allem die Techniken zum Opfer gefallen. Ging man früher davon aus, dass sich über Inhibition und Stimulation langfristige Ergebnisse für die Motorik erzielen lassen, so überwiegt heute die Erkenntnis, dass situationsbedingte Erfahrungen den weitaus besseren Lerneffekt haben. *„Es gilt der Grundsatz, dass Erfahrungen nur in der Funktion selber gemacht werden können."* (Gisela Ritter, in Biewald 2004).

**Handlungsorientierte Therapie:** Haltung und Bewegung sind die Mittel für die eigenbestimmte Handlung. Das Ziel bestimmt die Parameter, nach denen Bewegung und Haltung gesteuert werden. Diese zwei Faktoren sind so untrennbar miteinander verbunden, dass eine Bewegung ohne Handlungsziel vollkommen unsinnig erscheint. Nur durch die vom Kind selbst gewählten motorischen Ziele und Strategien ist das ZNS in der Lage, über Ist- und Sollwertabgleichungen Bewegungserfahrungen zu machen und den motorischen Lernprozess in Gang zu bringen. Möchte man z. B. ein Kind dazu bringen, nach einem Spielzeug zu greifen, so zeigt man ihm das Spielzeug, lockt es ein bisschen und weckt somit sein Interesse dafür. Das Kind ersinnt die Strategie, mithilfe der Hand das Spielzeug zu greifen.

Es entwickelt alleine den Plan, wie es den Arm im Raum einstellen muss, um die Hand richtig zu platzieren und zuzugreifen. Das ist eigenbestimmte Handlung.
**Direkte Einflussnahme auf die Bewegung:** Die taktile Korrektur der Bewegung durch den Th. sollte genau dosiert werden. Fazilitation dient in erster Linie dem Zweck, Reaktionen auszulösen, die dem Therapieziel dienen. Die internen Prozesse der Bewegungssteuerung erschweren es dem Th., die Bewegung im richtigen zeitlichen und räumlichen Kontext zu beeinflussen.
**Gestaltung der Umgebung:** Durch den Einsatz von Polstern, Kästen, Kissen, Keilen, Rollen usw. lässt sich das direkte Umfeld der Kinder so gestalten, dass die Funktionalität der Bewegung verbessert wird. Die ASTEn sollten so modifiziert werden, dass das Kind in der Lage ist, zu handeln und gleichzeitig die Position zu halten. Die Gestaltung der Umgebung beschränkt sich nicht allein auf die therapeutische Situation, sondern bezieht alle Lebenslagen des Kindes und die Hilfsmittelversorgung mit ein.
**Kommunikation:** Verständigung über den verbalen Informationsaustausch hinaus. Kinder verbinden gerne Geräusche mit Bewegungen: Fingerspiele, Abzählreime, Gesang, Töne. Aber auch Mimik und Gestik nehmen vielfältigen Einfluss auf die Aufmerksamkeit, Haltung und Bewegung des Kindes. Die stimmlichen Möglichkeiten in der Therapie dienen häufig mehreren Zielen, nicht nur der Kommunikation. Genauso wichtig ist es für den Th., auf die nonverbale Kommunikation zu achten. Auch wenn Kinder noch nicht oder nicht richtig reden können, teilen sie vieles mit, das beachtet werden sollte.

### Fazilitation

*„Hilf dem Patienten, es selbst zu tun."* Fazilitation ist eine Interaktion zwischen Pat. und Th., um Bewegung nach funktionellen Gesichtspunkten zu fördern und Bewegungsalternativen zu vermitteln. Der Pat. erhält neue sensorische Informationen, die aufgenommen, interpretiert und bei einer spezifischen Handlung umgesetzt werden. Aufgabe des Th. ist es, durch taktile Reize zusätzliche Informationen da anzubieten, wo sie notwendig sind, und die Hände dort wegzunehmen, wo der Pat. selbst in der Lage ist, die Kontrolle zu übernehmen.

- Der Pat. ist während der Fazilitation immer aktiv.
- Die Bewegungssequenzen sollten den Pat. weder unter- noch überfordern.
- Die Unterstützung des Th. sollte so minimal wie möglich und so maximal wie nötig sein. Fazilitation muss immer unter dem Aspekt der therapeutischen Hilfestellung gesehen werden, die die Eigenaktivität des Kindes verringert.
- Fazilitation darf den Pat. in seiner Bewegung nie stören, sondern muss ihn in seiner Aktivität unterstützen.

### Handling

Handling ist keine konkrete Behandlungstechnik, sondern eine therapeutische „Handhabung" in alltäglichen Situationen. Der Begriff verbindet die individuelle Anwendung von Bewegungsförderung, Situationsgestaltung und den Einsatz von Hilfsmitteln, um dem Kind weitgehend selbstständiges Handeln zu ermöglichen. Es ist wichtig, dass alle Personen im Umfeld des Kindes in das Handling eingebunden werden, um einen möglichst lückenlosen Input zu erreichen. Die Kinder sollen beim Essen bzw. Füttern, An-/Ausziehen, Tragen, Hochheben oder Hinlegen, Spielen usw. so unterstützt werden, dass sie so selbstständig wie möglich handeln können. Gleichzeitig können dem ZNS des Kindes durch ein geschickt eingesetztes Handling Haltungs- und Bewegungsalternativen offeriert werden.
Handling bezieht sich auf das Finden von:

- ASTEn und Lagerungen für Aktivitäten, wie Schreiben, Malen, Spielen, Essen, Ausruhen oder Schlafen,
- Unterstützung bei feinmotorischen Bewegungen (z. B. schreiben, Knöpfe schließen oder öffnen, Schuhe binden, basteln, kauen, schlucken, mit Besteck essen und Körperpflege),
- Assistenz bei Bewegungen, um komplexere Abläufe wie An- und Ausziehen, Positionswechsel (vom Boden aufstehen, aus dem Rollstuhl auf den Boden kommen etc.) und Fortbewegung zu gewähren.



Handling lässt sich gleichermaßen bei Säuglingen, Kindern aller Altersstufen und bei Jugendlichen anwenden.

## Durchführung

Die unter „Befund" und „Aspekte der Therapie" dargestellten Punkte sollen die Grundstruktur des Therapiekonzepts verdeutlichen und erheben keinesfalls Anspruch auf Vollständigkeit.

### Befund

Bei der Befunderhebung darf nie vergessen werden, dass es sich um eine Momentaufnahme des Kindes handelt. Je kleiner das Kind ist, umso stärker stehen die eigenen Bedürfnisse im Mittelpunkt seines Interesses. Seine Reaktionen hängen davon ab, ob es hungrig oder satt ist, wie gut es geschlafen hat, ob es Schmerzen hat. Man kann nicht davon ausgehen, dass das Kind alles, was es kann, während der Befundsituation zeigt. Trotzdem ist es meist möglich, sich anhand dessen ein grobes Bild zu machen. Entsprechend dem Bobath-Grundsatz *„Befund ist Behandlung und Behandlung ist Befund"* werden die Informationen aus dem Befund im Verlauf der Behandlung immer weiter differenziert.

**Was kann das Kind?**

Das motorische Repertoire jedes Kindes ist im Hinblick auf die entsprechende Entwicklungsstufe zu betrachten. Die Spontanmotorik ermöglicht einen weitgehend unbeeinträchtigten Blick auf das Bewegungsverhalten des Kindes. Man lässt das Kind zuerst ungestört seine Umgebung wahrnehmen. Bei kleineren Kindern sollte Spielzeug in Greifnähe liegen. Es sollte aber weder vom Th. noch von der Bezugsperson anfangs explizit angeboten werden. Folgende Punkte sollten neben den motorischen Beobachtungen fokussiert werden:

- Reaktion des Kindes auf neue Situation: Wirkt es ängstlich, schüchtern, neugierig oder offen?
- Wie viel Spaß hat es an Bewegung? Wie groß ist sein Bewegungsdrang?
- Interaktion zwischen dem Kind und seiner Bezugsperson: Wie viel Hilfestellung wird dem Kind angeboten? Wird die Eigenaktivität des Kindes in die Hilfestellung mit einbezogen?
- Ziele des Kindes: Wenn es möglich ist, sollte sich das Kind zu seinen Vorstellungen, was ihm die Therapie bringen soll, äußern.
- Aufmerksamkeit: Wie reagiert das Kind auf Veränderungen in der Umgebung? Wie gut kann es Geräusche aus der Umwelt selektieren? Ist es sehr schreckhaft? Lässt es sich schnell ablenken? Wie gut kann es sich konzentrieren?
- Kommunikation zwischen dem Kind und der Bezugsperson: Wie kommunizieren Kind und Bezugsperson? Spricht die Bezugsperson für das Kind, obwohl es selbst reden könnte? Wird das Kind in das Gespräch einbezogen oder wird eher über es hinweg mit dem Therapeuten verhandelt?
- Einbeziehung der Bezugsperson: Wie schätzt die Bezugsperson die Situation ein? Kann sie Ziele oder Wünsche für das Kind formulieren? Was sind ihre Hauptanliegen? Wo wünscht sie sich Veränderungen?

**Wie bewegt sich das Kind?**
Die Sequenzen der einzelnen Bewegungsabläufe unterteilen sich nach bewegungsanalytischen Gesichtspunkten. Die zeitliche und räumliche Koordination der Teilabschnitte zeigt den genauen Bewegungsverlauf:
- Aktive Gewichtsverlagerung innerhalb der Unterstützungsfläche, Position wird nicht geändert.
- Aktive Gewichtsverlagerung mit Veränderung der Unterstützungsfläche, Positionswechsel.
- Reaktive Gewichtsverlagerung aufgrund einer Extremitätenbewegung, Gleichgewicht.
- Einzelne Bewegungskomponenten der Extremitäten, wie z. B. Extensionsmuster, Kombinationen von Extension mit Rotation usw.

**Warum bewegt das Kind sich so?**
Die Interpretation der Beobachtung zeigt den Weg zur Therapie. Kann man die motorischen Schwierigkeiten anhand eines bestimmten Punkts im Bewegungsablauf festmachen, weiß man auch, durch welche Faktoren sich die Bewegungen verbessern lassen.
- Welche Bewegungssequenzen bereiten dem Kind Schwierigkeiten?
- Lassen sich Punkte im Bewegungsablauf erkennen, bei denen gehäuft assoziierte Reaktionen auftreten?
- Wie verändert sich die Haltung in der Phase der motorischen Zielerfassung, Bewegungsplanung und Bewegungsausführung?

## Aspekte der Therapie

Da das Bobath-Konzept keine Übungsfolgen kennt, liegt es an der Kreativität des Th., den Handlungsspielraum der Kinder so zu verändern, dass die Bewegungsqualität davon profitiert. Die zielorientierte Handlung des Kindes steht an oberster Stelle. Verändert man den sensorischen Input der folgenden Kriterien (ohne Anspruch auf Vollzähligkeit), modifiziert sich die Anforderung an die Systeme der Bewegungssteuerung.

**Unterstützungsfläche – Ausgangsstellung (Position)**
- Qualität der Unterstützungsfläche: Ist sie weich, hart, mobil, labil, stabil, indifferent?
- Größe der Unterstützungsfläche: Je kleiner die Unterstützungsfläche, desto größer der Anspruch an die posturale Kontrolle und desto schwerer fallen zielgerichtete Bewegungen.
- Höhe der Unterstützungsfläche: Einen Stuhl am Rande eines Hochhausdachs fände niemand besonders entspannend, obwohl die Unterstützungsfläche im Vergleich zum Boden die gleiche wäre. Für manche Kinder mit Bewegungsstörung gleicht der Sitz auf der Behandlungsbank jenem Stuhl auf dem Hochhausdach.
- Qualität der Position: Welchen Anspruch hat man an die Position? Ein entscheidendes Kriterium bei der Wahl der Ausgangstellung ist die Sichthöhe des Kindes. Im Sitzen sieht die Welt ganz anders aus als im Liegen. Die Sinneseindrücke der Umgebung sollten dem Kind für seine Wahrnehmungen zugänglich gemacht werden. Deshalb ist es besonders wichtig, mit der Positionen (zur Not mit entsprechenden Hilfsmitteln) dem Entwicklungsstand und den Möglichkeiten des Kindes zu entsprechen. Ruhepositionen sollten einen entspannenden und reizarmen Charakter haben.

2

**Erfassen des Raums**

- **Distanzen erkennen:** für Kinder mit Bewegungsstörung nicht selbstverständlich. Das Raumempfinden wie auch das dreidimensionale Sehen entwickeln sich erst bei der Bewegung durch den Raum.
- **Zielgerichtete Bewegungen im Raum:** Nicht nur das Gehen oder Rollen im Raum, auch die Bewegung der Arme und Beine zu den einzelnen Bezugspunkten im Raum verstärken die räumliche Wahrnehmung.
- **Sensorische Orientierung im Raum:** Eine Grundlage der Bewegungsplanung ist die Orientierung im Raum, dazu gehört auch die akustische und visuelle Ausrichtung.
- **Bewegung durch den Raum:** sich selbst durch den Raum bewegen, Dinge durch den Raum bewegen.

**Handlungen mit Gegenständen**

- Mit Gegenständen zu hantieren bedeutet, einem sehr großen feinmotorischen Anspruch gerecht zu werden. Mit speziellen Griffen oder bestimmten Größen der Objekte kann die Anforderung den Möglichkeiten des Kindes angepasst werden, um im Verlauf der Therapie gesteigert zu werden.
- Spielen muss für alle Kinder möglich sein. Spielzeug sollte ggf. so modifiziert werden, dass die Kinder damit umgehen können und auch der Spaß nicht zu kurz kommt.
- Im Hinblick auf die größtmögliche Selbstständigkeit und die Chancen, Handlungen zu lernen, sind Kompromisse notwendig. **Beispiel:** Auch wenn ein Kind seine Zähne nach dentalhygienischen Gesichtspunkten nicht perfekt putzt, sollte es doch jeden Tag allein mit der Zahnbürste hantieren. Zur Not kann die Bezugsperson nachputzen, aber nicht die Putzbewegung des Kindes führen. Wenn ein Kind einmal spürt, wie es seine Zahnbürste selbst durch den Mund bewegt, ist das für die Bewegungserfahrung mehr wert, als jedes Mal die Hand beim Zähneputzen geführt zu bekommen.

## Grundsätze der Therapie

- Das Kind sollte mit der Therapie angenehme Gefühle, Spaß, Vertrauen und Freude verbinden. Angst und Schmerzen sind zu vermeiden.
- Das Kind mit seinen Bedürfnissen und Zielen ernst nehmen.
- Das Kind bei seinen Aktivitäten und in Ruhe beobachten. Langsam und feinfühlig taktilen Kontakt aufnehmen.
- Mit dem Kind, egal welchen Alters, sprechen, in Kontakt treten.
- Dem Kind Zeit für Reaktionen geben, Pausen setzen.

## Literatur

Biewald F (Hrsg.) Das Bobath-Konzept. München: Elsevier/Urban & Fischer, 2004.

Kandel ER, Schwartz JH, Jessell TM. Principles of Neural Science. New York: Mcgraw-Hill Education, 2012.

Steding-Albrecht U (Hrsg.) Das Bobath-Konzept im Alltag des Kindes. Stuttgart: Thieme, 2002.

# 2.7 Brügger-Konzept der Funktionsstörungen des Bewegungssystems

*Carmen-Manuela Rock*

1955 entdeckte Dr. med. A. Brügger, dass zentralnervöse Schutzreaktionen die Ursache von schmerzhaften Bewegungsstörungen sein können. Er begann ein Therapiekonzept zu entwickeln, das später von R. Boner und C.-M. Rock aktualisiert und weiterentwickelt wurde.



**Ziele**

- Störfaktoren beseitigen, Fehlhaltung korrigieren, Bewegungsprogramme verbessern
- Falls Störfaktoren nicht zu beseitigen sind: Kompensationsprogramme erarbeiten
- Chronifizierung von Schmerzzuständen vorbeugen
- Therapieergebnisse durch ADL-Übungen und funktionelles Körpertraining stabilisieren
- Systematische Aktivitäts- und Belastungssteigerung im Alltag
- Aktives Schmerzmanagement (s. u.)

**Indikation**

Alle schmerzhaften Bewegungsstörungen.

**Kontraindikationen**

Erkrankungen des ZNS (können nur in der Spätphase nach Brügger behandelt werden).

## Grundlagen

Nach Brügger gehen die meisten Erkrankungen des Bewegungssystems primär nicht auf strukturelle Schäden zurück, sondern auf zentralnervöse Schutzmechanismen des Gehirns. Diese werden bei Fehl- und Überbeanspruchung durch nozizeptive Afferenzen gestartet. Dies führt zu veränderten Bewegungsprogrammen (pathophysiologische Prioritätsprogramme). Das arthromuskuläre System reagiert reflektorisch mit Tonusveränderungen. Bei entsprechend hohem nozizeptivem Input werden die nozizeptiven Signale bis zum Kortex weitergeleitet, um dort u. a. zum Schmerz als wahrnehmbares Warnsignal verarbeitet zu werden.
Bei chron. Fehlbelastungen entstehen zuerst funktionelle Störungen im Bewegungssystem. Später können sich aus den nicht beseitigten Funktionsstörungen Strukturveränderungen entwickeln. Dies kann umgangen werden, wenn das Bewegungssystem (posturales und lokomotorisches System) optimal eingesetzt wird. Diese Anforderung kann nur durch eine physiologisch-dynamische Körperhaltung in Verbindung mit einem ausgeglichenen Bewegungsverhalten erfüllt werden.

### Aufrechte Körperhaltung (AH) und Bewegung

Die aufrechte Körperhaltung ist gekennzeichnet durch eine ausgewogene thorakolumbale Lordose (vom Sakrum bis Th5). Die Wirbelsäule bildet zusammen mit dem Becken, dem Thorax und dem Kopf die Funktionseinheit des „Stamms". Die drei Zahnräder (▶ Abb. 2.8) stellen die Primärbewegungen (PB: Nackenstreckung, Heben des Thorax und Beckenkippung) der AH dar. Die Stellung der Extremitäten ergibt sich reaktiv durch die von den PB auslaufenden Bewegungen.
Nur auf dieser Basis kann sich ein optimales neurophysiologisches Bewegungsprogramm entwickeln. Unter den erwähnten neurophysiologischen Bedingungen arbeitet die Muskulatur funktionell synergistisch.

2

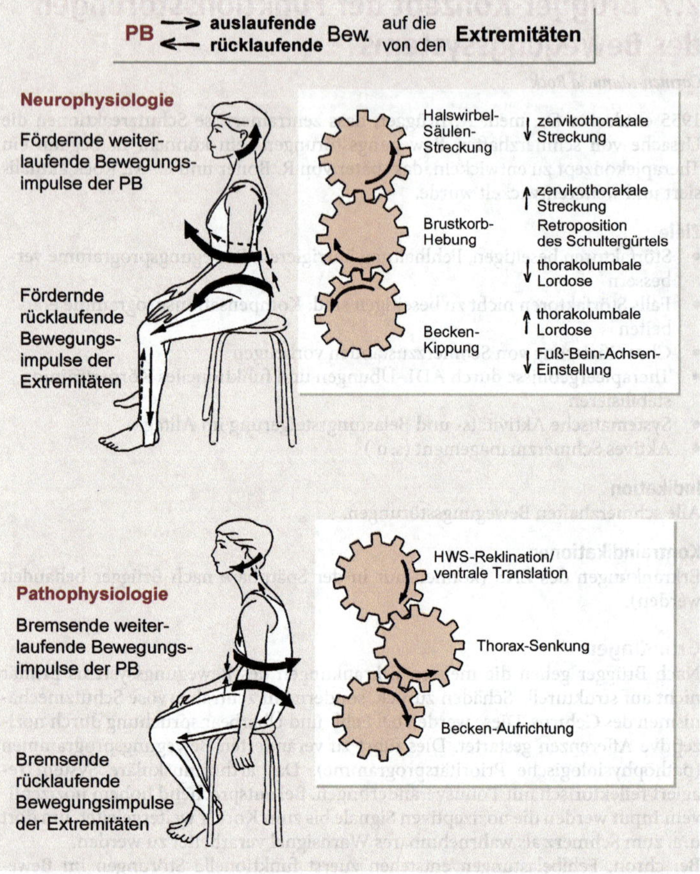


Abb. 2.8 Das Zahnradmodell nach Brügger und die Bedeutung der Primärbewegungen mit ihren weiterlaufenden Bewegungen (nach Rock 1993) [M421]

## Durchführung und Techniken

### Funktionsorientierte Diagnostik und Qualitätssicherung

Die Befunderhebung im Sinne von Eingangs-, Zwischen- und Abschlusstests ist zusammen mit der Therapieverlaufsdokumentation und den hierzu gehörenden geeigneten Funktionstests wichtiger Bestandteil der Qualitätssicherung. Zur besseren Objektivierung und Vergleichbarkeit der Therapieergebnisse werden standardisierte Tests, z. B. die Visuelle Analogskala (VAS) zur Dokumentation der Schmerzintensität, eingesetzt.

### Funktionsanamnese

Das Alltagsverhalten des Pat. wird analysiert. Ziel ist es, zu erkennen, wo die Quellen von Fehlbelastungen (Störfaktoren) sind.

- **Funktionsquantitäten:** Sitzen, Stehen, Liegen, Bewegung und Transfer
- **Funktionsqualitäten:** monoton-statisch, monoton-dynamisch oder abwechslungsreich
- **Funktionsüberwiegen** (FÜ): Welche konzentrischen Muskelfunktionen überwiegen? Wo entstehen funktionelle Kontrakturen? Welche Prioritätsprogramme bestehen?
- **Funktionsbeeinträchtigung:** Welche Funktionen sind wie beeinträchtigt?

### Inspektion

- Transitorische Störfaktoren, z. B. einengende Kleidung und Schuhe, schlechte Sitzmöbel, Belastungshaltung (BH)
- Persistierende Störfaktoren, z. B. Narben
- Infrastrukturelle Störungen, z. B. Durchblutungsstörungen, funktionsbedingte Überlastungsödeme (OGE)

### Funktionsdiagnostik

Zunächst wird das habituelle Bewegungsverhalten beurteilt: Wie stark weichen Haltung und Bewegung des Pat. im Alltag von der neurophysiologischen Norm der AH ab? Beurteilt wird der Grad der Belastungshaltung. Anschließend werden die Auswirkungen auf das posturale und lokomotorische System analysiert: Wie gut kann sich der Pat. auskorrigieren? Beurteilt wird das Defizit der korrigierten Haltung zur Norm der AH. Der Vergleich von habituellen und korrigierten Haltungs- und Bewegungsprogrammen ergibt erste Prognosen über den Umfang der Funktionsstörungen.

### Funktionstests zur Evaluation

Sie werden im Sitzen, Stehen oder während der Bewegung durchgeführt und dienen der Evaluation während des Befunds und der Behandlung. Tests aus RL sind nur ergänzend, da ihre Ergebnisse aufgrund der stark reduzierten Stellreflexe einen zu geringen Alltagsbezug haben. Die Auswahl der Funktionstests richtet sich nach der aktuellen Fragestellung. Mögliche Funktionstests sind z. B. Th5-Wippen (Brügger-Standardtest, der die Auswirkungen von Störfaktoren der Extremitäten und dem Körperstamm auf die Beweglichkeit der Wirbelsäule in einer alltagsspezifische Position wie dem Sitzen testet), Hüftfunktionstests, HWS-Rotation und HWS-Inklination, Skapuladrehung, Beckenrotation, Gangablauf, Transferbewegungen und die jeweiligen eingeschränkten Bewegungen. Ein Funktionstest sollte als konstanter Parameter für die Dauer der Therapie beibehalten werden.

### Arbeitshypothese und Testverfahren

Die Arbeitshypothese stellt das Ergebnis der Analyse aller Bestandteile der Befunderhebung dar. Sie wird durch Funktionstests ständig überprüft und ggf. modifiziert. Aus der aufgestellten Arbeitshypothese ergeben sich die spezifischen Therapiemaßnahmen.

Vier Beispiele validierter Testverfahren, die (z. B. bei Rückenschmerz) eingesetzt werden: Visuelle Analogskala (VAS) bzw. Numerische Ratingskala (NRS), Quebec Back Pain Disability Questionnaire (QBPDQ), European Quality of Life Questionnaire mit VAS (EQol-5D/VAS), PRISM (nonverbales krankheitsunspezifisches Messinstrument, das den Leidensdruck erfasst).

**Funktionsorientierter Therapieansatz**
Hierbei wird davon ausgegangen, dass z. B. das Überwiegen der konzentrischen Aktivität einzelner Muskelgruppen, Überlastungsödeme (OGE) oder blockierte Gelenke zur Belastungshaltung führen. Indem die verantwortlichen Störfaktoren reduziert werden, kommt es reaktiv zu einer Verbesserung der motorischen Zielprogramme. Im Bewegungssystem werden statt pathologischer reaktiv wieder physiologische Bewegungsprogramme ausgelöst.



**Funktionsorientierte Techniken**
Agistisch-exzentrische Kontraktionsmaßnahmen (AeK), funktionelle Schüttelungen, Theraband-Übungen, Heiße Rolle in Kombination mit leichten Quermassagen, Heißwasserprogramm, funktionelle retrokapitale Stimulationen mit Polycushion, Wärmepflaster, funktionelle Tapes, Elektrotherapie und andere manuelle Maßnahmen.

**Agistisch-exzentrische Kontraktionsmaßnahmen (AeK)**
Die Wirkungsweise der AeK liegt in der Wiederansteuerung derjenigen Funktionen, die im Alltag nicht oder im Verhältnis zu wenig angesteuert werden. Das übermäßige Ansteuern einzelner Funktionen bezeichnet man als Funktionsüberwiegen (FÜ) bzw. als funktionelle Kontraktur.
**Beispiel:** AeK gegen das FÜ der Plantarflexoren/Supinatoren am linken Fuß:
- **ASTE:** Aufrechte Körperhaltung (AH) im Sitz, rechte Th.-Hand auf dem Fußrücken des Pat., linke Th.-Hand fixiert den US, indem der Th. von ventral die Tibia umgreift.
- **Ausführung:** Der Th. gibt dem Pat. Widerstand in die Dorsalext./Pron., der Pat. bremst die Bewegung des Th. in die Plantarflex./Sup. ab. Wie oft die Übung wiederholt wird, hängt von verschiedenen Parametern ab.
  - Positive Parameter: Kraft ↑, Bewegungsausmaß ↑, Rigor ↓, Koordination ↑
  - Negative Parameter: umgekehrt, außerdem Schmerz und Ausweichbewegungen

**Funktionsorientierte Thera-Band-Übung**
Sowohl beim Hinweg (konzentrische Kontraktion) als auch beim Rückweg (exzentrische Kontraktion) wird die Funktion angesteuert, die im Alltag zu wenig aktiviert wird. Das Thera-Band wird so gewickelt, dass es in Richtung des FÜ zieht (▶ Abb. 2.9). Auf dem Hinweg wird schnell und konzentrisch (Rhythmus: 1–2) bewegt, danach ca. 2–3 Atemzüge in der Endstellung gehalten, bevor auf dem Rückweg langsamer und exzentrisch (Rhythmus: 3–4–5–6) gearbeitet wird. Bei Aus-

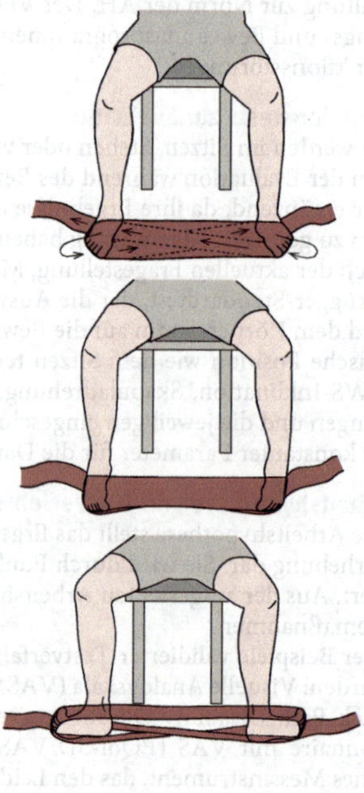

Abb. 2.9 Thera-Band-Grundübung [L157, M421]

weichbewegungen wird die Übung beendet und bewertet. Bei positivem Ergebnis wird die Übung Teil des Eigenübungsprogramms. Die Häufigkeit der Thera-Band-Übungen pro Tag richtet sich nach der Stärke des vorhandenen FÜ und des FÜ durch Alltagsaktivitäten. Je stärker das FÜ, desto häufiger muss geübt werden.

**Eigentherapie (Autotherapie)**
Der Pat. erhält im Verlauf der Therapie sein individuelles Eigentherapieprogramm, dessen Durchführung sowohl therapeutische als auch präventive Funktion hat. Mit fortschreitender Therapie sollten die funktionsorientierten Autotherapiemaßnahmen reduziert und soweit wie möglich durch globale ersetzt werden (Gesundheitstraining, ADL, Kompensationsübungen).

**Heiße Rolle, Heißwasserapplikationen**
Bei sehr starken funktionsbedingten interstitiellen Ödemen (OGE) kann durch die gezielte Anwendung feuchter Hitze die Ödemreduktion gefördert werden. Hierzu soll der Pat. das betreffende Gebiet mind. 1- bis 2-mal/Tag heiß abduschen. Im Bereich der oberen Extremitäten ist es effizienter, die Heißwasseranwendung unter dem Wasserhahn durchzuführen als mit der Dusche.

### Globaler Therapieansatz

Dabei geht man u. a. davon aus, dass sich die ureigensten artspezifischen Bewegungsprogramme des Menschen, die Vertikalisation und die bipedale Fortbewegung in aufrechter Körperhaltung, gegenüber den erworbenen pathologischen Bewegungsprogrammen durchsetzen können. Dies ist jedoch nur dann möglich, wenn das bestehende Schutzbedürfnis nicht vorrangig bleiben muss.

**Programmorientierte Therapiemaßnahmen**
Pathologische (flexorische) Prioritätsprogramme werden in das neurophysiologische Bewegungsprogramm der AH umgewandelt.
- **ASTE:** sternosymphysale Belastungshaltung bzw. pathophysiologisches Bewegungsprogramm
- **ESTE:** AH bzw. neurophysiologisches Bewegungsprogramm
- **Maßnahmen:** z. B. Brügger-Grundübungen, Kompensationsbewegungen

**Bewegungsablauforientierte Therapiemaßnahmen**
Automatisierte Bewegungen laufen unbewusst ab. Wird der Bewegungsablauf bewusst erlebt, indem die stattfindende Bewegung sehr langsam ausgeführt oder nur mental erlebt wird, können bestehende pathologische Prioritätsprogramme verbessert werden.
- **ASTE/ESTE:** AH
- **Maßnahmen:** langsames, bewusstes Bewegen in aufrechter Körperhaltung: z. B. Atem-, Yoga- oder Qi-Gong-Übungen

**Automatisierungsorientierte Therapiemaßnahmen**
Das Umsetzen der individuell bestmöglichen AH in die Alltagsaktivitäten sowie globale Bewegungsübungen in AH gehören zu jeder Therapiesitzung.
- **ASTE/ESTE:** AH
- **Maßnahmen:** ADL-Übungen, Brügger-Walking (sog. Body-Walking), Body-Sliding (Rutschmatte), Übungen auf instabiler Unterstützungsfläche etc.

**Gesundheitstraining**
- **Trainingsvoraussetzungen:** Beseitigung vorhandener Störfaktoren
- **Trainingsform:** individuelles, zielgerichtetes, kontextspezifisches Training; Alltagsrelevantes Training (A. R. T.)

- **Trainingsziel:** Steigerung der Leistungsfähigkeit und der Belastbarkeit
- **Trainingsmittel:** eigenes Körpergewicht und Trainingsgeräte, z. B. Thera-Band, Balance Pad, Step, Slide, Zugapparat, Galileo

**Tipps & Fallen**

Kontrollen im Abstand von 3–6 Mon. nach Therapieabschluss sind eine Motivationshilfe für den Patienten. Sie helfen, die aufrechte Körperhaltung konsequent in den Alltag zu integrieren sowie das Eigentherapie- und Trainingsprogramm weiterhin korrekt und effizient durchzuführen, und stellen somit einen wichtigen Bestandteil der präventiv ausgerichteten Therapie dar.

### Schmerzmanagement im Rahmen des Brügger-Konzepts

Hierbei geht es darum, Störfaktoren und damit den nozizeptiven Input zu reduzieren, und Gewohnheitsmuster in physiologische Bewegungsmuster umzuwandeln. Der Körper kann somit nicht mehr auf die alten, schmerzauslösenden Bewegungen zurückgreifen. Die individuelle Edukation und die Verbesserung der Körperwahrnehmung des Pat. stehen dabei im Mittelpunkt. Die Pat. lernen zum einen, ihr Alltagsverhalten so zu verändern, dass sie ihren Körper weniger fehlbelasten und ihre Belastbarkeit individuell steigern. Zum anderen werden sie befähigt, unvermeidliche Fehlbelastungen zu erkennen und mit geeigneten Mitteln zu kompensieren. Ziel ist es, dass der Pat. die Selbstkontrolle über seinen Körper wiedererlangt und dadurch ein selbstverantwortliches, präventives Schmerzmanagement betreiben kann, bei dem der Therapeut zunehmend in den Hintergrund tritt.

#### Information und Aufklärung

- Erklärung des Phänomens „Schmerz“ mit praktischer Demonstration am Körper des Pat., wie er diesen selbst durch Maßnahmen des Brügger-Konzepts beseitigen kann.
- Akzeptanz der momentanen Schmerzen als veränderbare Handlungsbasis
- Individuelle, flexible Zielanpassung
- Steigerung der Lebensqualität

#### Aktive Physiotherapie nach Brügger

- Stimuliert körpereigene (intrinsische) schmerzhemmende Modulationsmechanismen.
- Reduziert den nozizeptiven Input durch physiologische Belastung des Körpers.
- Hilft, ein erworbenes negatives Schmerzgedächtnis durch ein neues, dominantes, adaptives therapeutisches Gedächtnis an den Synapsen zu überlagern bzw. zu löschen.
- Lenkt vom Schmerz ab durch Konzentration auf eine neue Bewegung.
- Reduziert die Angst vor der Bewegung und das damit verbundene Vermeidungsverhalten durch das Aufzeigen neuer schmerzfreier bzw. schmerzreduzierter Lösungswege.
- Motiviert zur Verhaltensänderung durch verbesserte Eigenkompetenz.
- Gibt individuell gezielte Anleitungen zu Eigentherapiemöglichkeiten zur Steigerung der Selbstwirksamkeitserfahrung.
- Fördert die Unabhängigkeit und das Selbstvertrauen.

**Literatur**

Alt B. Mentales Üben – Hilfe für die aufrechte Haltung? Z Funktionskrankheiten Bewegungssystem 1996; 7(2): 110–117.

Brügger A. Die Erkrankungen des Bewegungssystems und seines Nervensystems. 2. A. Stuttgart: Fischer, 1980.

Brügger A (Hrsg.). Gesunde Körperhaltung im Alltag. 4. unv. A. Benglen-Fällanden: Brügger, 2014.

Brügger A. Lehrbuch der funktionellen Störungen des Bewegungssystems. Benglen-Fällanden: Brügger, 2000.

Käser L. Physiologische Grundlagen der Funktionskrankheiten. Z Funktionskrankheiten Bewegungssystem, 1991; 5(1): 8–29.

Rock CM. Brügger-Therapie-Plus. Kursskriptum. Zürich, 2016.

Rock CM. Die Lagerung in aufrechter Körperhaltung (AH) als wichtiger Bestandteil des Brügger-Konzeptes. Z Funktionskrankheiten Bewegungssystem 1998; 9(1): 101–111.

Rock CM, Petak-Krueger S. Thera-Band-Grundübungen. 2. A. Zürich: Eigenverlag, Dr. Brügger-Institut, 2004.

Rock CM, Petak-Krueger S. Brügger-Techniken (1). Arbeitshandbuch. Agistisch-exzentrische Kontraktionsmaßnahmen bei Funktionsstörungen des Bewegungssystems. Zürich: Eigenverlag, Dr. Brügger-Institut, 2. unv. A. 2007.

Rock CM, Stoess I. Brügger-Gesundheitstraining. Kursskriptum. Zürich: Eigenverlag, Dr. Brügger-Institut, 2008.

Rock CM. Einführung in den funktionellen Gebrauch des Thera-Bandes. Zürich: Eigenverlag, Dr. Brügger-Institut, 2. unv. A. 2011.

Zusman M, Moog-Egan M. Problembewusster Umgang mit Schmerzpatienten. Kursskript. Zürich, 2006.

## 2.8 CRAFTA®-Konzept

*Harry von Piekartz und Ruth Zoremba*

Die Cranio Facial Therapy Academy (CRAFTA®) wurde durch Prof. Dr. Harry von Piekartz gegründet. Sie verfolgt einen interdisziplinären Ansatz im Management von Pat. mit akuten oder chronischen Kopf-, Gesichts- und Nackenschmerzen. Beschwerden in dieser Region führen meist zu einer starken Beeinträchtigung der subjektiven Lebensqualität. Da die Ursachen häufig multifaktoriell begründet sind, stellt die Expertise und Vernetzung unterschiedlicher Disziplinen (spez. Physiotherapeuten, Logopäden, Sprachtherapeuten, Zahnärzte, Kieferorthopäden) eine essenzielle Voraussetzung für ein positives Therapieresultat dar.

Die CRAFTA®-Ausbildung umfasst ein standardisiertes Kurssystem von mind. 270 Unterrichtsstunden. Evidenzbasierte Daten werden hierbei mit an Fallbeispielen verdeutlichten Clinical-Reasoning-Prozessen verknüpft. Die Ausbildung ist modular aufgebaut. Primäres Ziel der drei Grundkurse ist die Vermittlung der elementaren theoretischen Hintergründe und praktischen Fertigkeiten in der Therapie von Pat. mit kraniomandibulären, -fazialen und -neuralen Dysfunktionen. Verschiedene Aufbaukurse fokussieren darüber hinaus spez. Krankheitsbilder wie z. B. „Kopfschmerz bei Kindern", „kraniozervikale Dysfunktionen" oder „kraniookuläre Dysfunktionen".

Die CRAFTA®-Organisation agiert international mit standardisierten Kursangeboten innerhalb Europas sowie in den USA, Kanada und in Asien. Zur Qualitätssicherung der Lehrinhalte dient ein wissenschaftlicher Beirat sowie eine Researchgruppe, die Forschungsvorhaben in diesem Bereich unterstützt bzw. durchführt.

### Ziele

Individuell abgestimmtes Therapiemanagement von Pat. (Erwachsene und Kinder) mit Beschwerden im Kopf-, Nacken-und Gesichtsbereich auf Struktur-, Aktivitäts- und Partizipationsebene (ICF, ▶ 1.1.3):

- Schmerzlinderung
- Normalisierung dysfunktioneller Bewegungen
- Erkennen und Vermeiden von Parafunktionen
- Erlernen von Selbstmanagementstrategien

**Indikationen**

Beschwerden im Kopf-, Nacken-und Gesichtsbereich wie z. B:

- kraniomandibuläre Dysfunktionen (z. B. Diskusverlagerungen, Kieferklemme, Krepitationen, Hyper-/Hypomobilität, Bruxismus, Luxation, muskuläre Dysbalancen)
- Kopfschmerzen, Migräne, Tinnitus, Gleichgewichts- und Visusstörungen
- Zervikale funktionelle Instabilitäten
- Dysfunktionen/Neuropathien kranialer Nerven (z. B. Trigeminusneuralgie, Fazialislähmung, atypische Gesichts- oder Zahnschmerzen)

**Kontraindikationen**

Neben allg. KI gelten spezifische Warnhinweise für den Kopf-/Nackenbereich (▶ 4.12.2).

## Grundlagen

Das CRAFTA®-Konzept orientiert sich an biopsychosozialen Erklärungsmodellen und basiert auf den Grundpfeilern der EBP, Clinical-Reasoning-Prozessen sowie profunden Kenntnissen der relevanten (neuro-)anatomischen Strukturen. Zudem haben kommunikative Fähigkeiten des Th. und ein klientenzentriertes Vorgehen einen hohen Stellenwert.

Der Fokus des CRAFTA®-Konzepts liegt auf der Funktion der orofazial-zervikalen Region sowie der neurophysiologischen, biomechanischen und funktionellen Beziehungen zur/zum

- **kraniozervikalen Region:** Beachtet wird die wechselseitige Beeinflussung der zervikalen, hyoidalen und mandibulären sowie der vestibulären und visuellen Subsysteme.
- **kranialen Nervensystem:** Die Kontinuität des Nervensystems bedingt, dass Bewegungen in o. g. Strukturen Auswirkungen auf die Neurodynamik, insbesondere im Bereich des Hirnstamms sowie an den Austrittspunkten bzw. „Engstellen" der Hirnnerven haben und zu Symptomen führen können.
- **Kranium:** Mobilisationstechniken am Schädel beeinflussen nach dem „Stress-transducer-System-Modell" nicht nur das Gewebe im Bereich des applizierten Drucks, sondern können auch in anderen Regionen des Kraniums Druckveränderungen zur Folge haben. Klinische Relevanz besitzen die Parameter:
  - Widerstand des Gewebes während des applizierten Drucks,
  - Rebounce (Reaktion des kranialen Gewebes auf passive, externe Kräfte),
  - sensorische Antwort: Reaktion des Pat. während der passiven Techniken (z. B. Schmerzen, lokale Empfindlichkeit, Schwindel, veg. Reaktionen, Tinnitus).

> Die hier beschriebene kraniofaziale Therapie basiert auf Forschungsergebnissen aus der Kieferorthopädie, plastischen Chirurgie und Neurochirurgie und unterscheidet sich damit grundsätzlich von der CranioSacralen Therapie.

## Durchführung

### Befund

Grundlage bildet eine ausführliche patientenzentrierte Anamnese, die zu einer ersten klinischen Entscheidung der primär zu untersuchenden Region führt:

- Kraniozervikale Region
- Kraniofaziale Region
- Kraniomandibuläre Region
- Kraniales Nervensystem

Die subjektive Untersuchung gibt zudem Hinweise auf mögliche (Red) Flags (▶ 4.12.2), dominierende Schmerzmechanismen und dient einer ersten prognostischen Einschätzung.

### Allgemeine physische Untersuchung

- Inspektion und Haltungsscreening inkl. spezifischer (Profil-)Messungen extra- und intraoral (ggf. über ein computergestütztes Klinimetrieprogramm)
- Funktionelle Demonstration der schmerzhaften/eingeschränkten Bewegungen mit ersten Differenzierungstests (z. B. kraniozervikal vs. kraniomandibulär vs. zervikookulär)
- Screening der kraniomandibulären Region (▶ Tab. 2.1)
- Screening der kraniofazialen Region (▶ Tab. 2.2)
- Screening des kranialen Nervensystems (▶ Tab. 2.3)
- Evtl. spez. Assessments bei kindlichem Kopfschmerz/Migräne bzw. zervikookulären Störungen

### Spezifische Untersuchung der kraniomandibulären Region

**Tab. 2.1 Screening der kraniomandibulären Region**

| Parameter | Durchführung | Mögl. Hinweis auf Dysfunktion |
|---|---|---|
| Bewegungsqualität/-quantität:<br>• Mundöffnung/Depression<br>• Propulsion<br>• Repulsion<br>• Laterotrusion | • Aufrechter Sitz unter Palpation der Capiti mandibulae<br>• Korrektur von Ausweichbewegungen (Nacken)<br>• ROM-Messung mittels Lineal oder sog. Schiebelehre | • Shift/Deviation<br>• Muskelspasmen der Kaumuskulatur<br>• Gelenkgeräusche<br>• Eingeschränkte Bewegung (Normwerte ▶ 4.12.2) |
| Kraft, Koordination, Ausdauer, Bewegungsbereitschaft | Statische Muskeltests in RL | • Schmerzhemmung<br>• Ansteuerungsprobleme<br>• Schmerz, Gelenkgeräusche<br>• Assoziierte Nackenbewegungen<br>• Assoziierte mimische Aktivität |
| Muskellänge | Passive Dehnung | • Unterschied im re./li. Vergleich<br>• Schmerzen |
| Druckalgometrie | Palpation von Triggerpunkten | Starke Druckschmerzhaftigkeit |
| Passive Gelenkbeweglichkeit | Manuelle Zusatzbewegungen | Beurteilung von Steifheit, Schmerz, Schutzspasmus |

### Spezifische Untersuchung der kraniofazialen Region

Bei den Untersuchungstechniken handelt es sich um akzessorische (passive) Bewegungen am Neurokranium (Hirnschädel) sowie am Viszerokranium (Gesichtsschädel).

Generell sind nur kleine Bewegungsamplituden möglich. Unterschieden werden generelle Techniken von spezifischen, lokal begrenzten Techniken.

Der ausgeübte Druck variiert je nach Lokalisation zwischen wenigen Gramm bis ca. 5 kg. Die Bewegungsrichtungen werden in Anlehnung an das dreidimensionale Körperachsenachsenmodell beschrieben.



**Tab. 2.2 Screening der kraniofazialen Region**

| Region | Technik | Beurteilungskriterien |
|---|---|---|
| Neurokranium | • Kompression okzipitofrontal<br>• Rotation temporal<br>• Kompression okzipital<br>• Kompression/Distraktion frontal<br>• Kompression/Distraktion parietal<br>• Transversale Bewegung spheno-okzipital | • Bewegungsausmaß<br>• Widerstand des Gewebes (Compliance)<br>• Sensorische Reaktion:<br>– **Neurokranium:** häufig eher diffus, tief, evtl. neurovegetative Reaktionen<br>– **Viszerokranium:** meist lokal, oberflächlich, scharf |
| Viszerokranium<br>• Orbital<br>• Os zygomaticum<br>• Os maxillaris | • Kompression/Distraktion Orbita<br>• Bilaterale Bewegung Zygoma<br>• Unilaterale Bewegung anterior-posterior Zygoma<br>• Bilaterale intraorale Bewegung Maxilla | |

### Spezifische Untersuchung des kranialen Nervensystems

Unterteilung in drei Kategorien (von generell zu spezifisch); beim Testen einzelner Hirnnerven werden die Neurodynamik, die Leitfähigkeit sowie spez. Reaktionen auf Palpation (sofern möglich) beurteilt.

**Tab. 2.3 Screening des kranialen Nervensystems**

| | 1. Kategorie | 2. Kategorie | 3. Kategorie |
|---|---|---|---|
| **Test** | Nackenflexion, -extension | Screening der Hirnnerven:<br>V, VII, IX, X, XI | Spez. Tests für die Hirnnerven:<br>I, II, III, IV, VI, VIII, X |
| **Relevanz** | Erste Hinweise auf kraniodynamische Dysfunktionen | Screening der in der Praxis am häufigsten vorkommenden kranialen Dysfunktionen | Spez. kraniale Dysfunktionen |
| **Beispiel** | Verstärkung atypischer Zahnschmerzen im Unterkiefer durch passive Nackenflexion | Neurodynamischer Test für N. mandibularis: Auslösung des Zahnschmerzes | Test des N. opticus bei Angabe eines brennenden Augenschmerzes |

**! Klinischer Hinweis**

**Cluster**

Einzelne Befunde (z. B. Gesichtsasymmetrie, Shift bei Mundöffnung) sind *kein* Indiz für eine Dysfunktion, sondern gelten lediglich als prädisponierende Faktoren; erst die Anhäufung (Clusterbildung) mehrerer subjektiver wie objektiver Befunde lässt auf eine therapierelevante Problematik schließen.

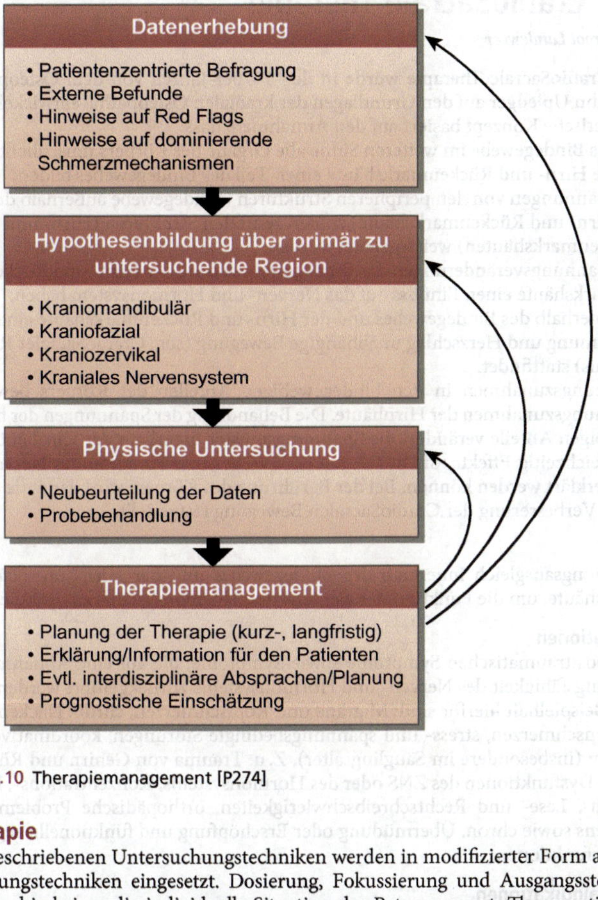


Abb. 2.10 Therapiemanagement [P274]

## Therapie

Die beschriebenen Untersuchungstechniken werden in modifizierter Form als Behandlungstechniken eingesetzt. Dosierung, Fokussierung und Ausgangsstellung werden hierbei an die individuelle Situation des Pat. angepasst. Therapeutischen Einsatz finden zudem Selbstmanagementstrategien sowie präventive Maßnahmen. Kontinuierliche Wiederbefunde während und nach der Therapie dienen der Evaluation der Wirksamkeit der therapeutischen Interventionen. Zur Dokumentation wird die Verwendung des standardisierten CRAFTA®-Befundbogens empfohlen.

### Zusammenfassung Therapiemanagement

Für ein optimales Therapiemanagement sollte nach folgendem Algorithmus (▶ Abb. 2.10) verfahren werden.

### Literatur

Von Piekartz H. Kiefer-, Gesichts- und Zervikalregion: Neuromuskuloskelettales Assessment und Behandlungsstrategien. 2. A. Stuttgart: Thieme, 2015.
Von Piekartz H. Kraniofaziale Dysfunktionen und Schmerzen: Untersuchung – Behandlung – Management. Stuttgart: Thieme, 2001.

## 2.9 CranioSacrale Therapie

*Gert Groot Landeweer*

Die CranioSacrale Therapie wurde in den 1970er-Jahren von dem Osteopathen Dr. John Upledger auf den Grundlagen der kranialen Osteopathie entwickelt. Das theoretische Konzept basiert auf den Annahmen, dass:

- das Bindegewebe im weiteren Sinne alle Organe des Körpers umschließt,
- die Hirn- und Rückenmarkshäute einen Teil des Bindegewebes bilden,
- Spannungen von den peripheren Strukturen (Bindegewebe außerhalb der Hirn- und Rückenmarkshäute) zu den zentralen Strukturen (Hirn- und Rückenmarkshäuten) weitergeleitet werden,
- Spannungsveränderungen des Bindegewebes sowie der Hirn- und Rückenmarkshäute einen Einfluss auf das Nerven- und Hormonsystem haben,
- innerhalb des Bindegewebes und der Hirn- und Rückenmarkshäute eine von Atmung und Herzschlag unabhängige Bewegung (sog. CranioSacraler Rhythmus) stattfindet.

Spannungszunahmen in den bindegewebigen Anteilen des Körpers bewirken Spannungszunahmen der Hirnhäute. Die Behandlung der Spannungen der bindegewebigen Anteile verändert die Spannungsmuster innerhalb der Hirnhäute und hat gleichzeitig Effekte, die nur durch eine verbesserte Funktion des Nervensystems erklärt werden können. Bei der Berührung des Körpers wird dann die qualitative Verbesserung der CranioSacralen Bewegung festgestellt.

### Ziel

Spannungsausgleich innerhalb des Bindegewebes und der Hirn- und Rückenmarkshäute, um die Funktion des Nerven- und Hormonsystems zu optimieren.

### Indikationen

Alle posttraumatischen Symptome sowie Symptome, die auf eine Abnahme der Leistungsfähigkeit des Nerven- und Hormonsystems zurückgeführt werden können. Beispielhaft hierfür sind: Migräne und Kopfschmerzen, chron. Nacken- und Rückenschmerzen, stress- und spannungsbedingte Störungen, koordinative Störungen (insbesondere im Säuglingsalter), Z. n. Trauma von Gehirn und Rückenmark, Dysfunktionen des ZNS oder des Hormonsystems, Konzentrations-, Lern-, Sprach-, Lese- und Rechtschreibschwierigkeiten, orthopädische Probleme des Rückens sowie chron. Übermüdung oder Erschöpfung und funktionelle vegetative Dysfunktionen.

### Kontraindikationen

Vor allem – aber nicht ausschließlich – Situationen, in denen das Nervensystem durch mechanische Kräfte weiter geschädigt wird oder werden könnte: insbesondere intrakranielle oder intraspinale Blutungen, Tumoren, Entzündungen, Ödeme, Hämatome oder Aneurysmen, Frakturen des Schädels, Sakrums, Steißbeins oder der Wirbelsäule, Kompressionen des Gehirns, der Medulla oblongata oder des Rückenmarks, andere Verletzungen und Krankheiten, die durch Kompressions- oder Dehnungskräfte verschlimmert werden können.

### Durchführung

Die CranioSacrale Therapie ist eine sanfte, nichtinvasive manuelle Technik, mit deren Hilfe die o. g. Ungleichgewichte aufgespürt und behandelt werden. Die Untersuchung und Behandlung kann sowohl nach einem vorgegebenen Schema (10-Schritte-Programm) als auch patientenindividuell (Lösung von EnergieZysten, SomatoEmotionale Entspannung und Arbeit mit therapeutischen Bildern) durchgeführt werden.

### 10-Schritte-Programm

Das durchgängige Element innerhalb des 10-Schritte-Programms ist die rhythmische CranioSacrale Bewegung, die durch Druckschwankungen innerhalb des Liquor cerebrospinalis ausgelöst werden soll. Zur Überprüfung des Behandlungserfolgs wird vor und nach jeder Behandlung die CranioSacrale Bewegung an Beinen, Sakrum, Becken, Brustkorb, Armen, Schultern und Hirnschädel palpiert. Die qualitativen Veränderungen der CranioSacralen Bewegung (Amplitude und inhärente Energie) werden ertastet. Ziel ist eine Qualitätszunahme der Bewegung.
Der Therapieaufbau erfolgt von peripher nach zentral. Bei den Techniken werden sanft ausgeführte Druck- und Zugkräfte angewandt. Diese Kräfte geben in das zu behandelnde Gewebe einen Impuls, wobei eine Lösungsbewegung im Gewebe des Pat. vom Behandler wahrgenommen wird. Die Lösungsbewegung wird vom Behandler unterstützt, während Ausweichbewegungen zugelassen werden. Dies führt zu einer Gewebeentspannung, die als ein Weicher- und Weiterwerden des Gewebes wahrnehmbar ist.

**Lenken von Energie**
Zum Lösen sehr fester Einschränkungen bei allen unten beschriebenen Techniken.
**Technik:** Ring- und Mittelfinger einer Hand gespreizt über das eingeschränkte Gewebe legen. Auf der gegenüberliegenden Gewebeseite ein oder zwei Finger platzieren. „Energie" durch das Gewebe „lenken", bis das eingeschränkte Gewebe weiter und weicher wird.

**1. Ruhepunkttechnik**
Allgemein ausgleichende und entspannende Technik, die am Anfang und Ende einer Behandlung angewandt wird. Kann an jeder Körperstelle durchgeführt werden, bevorzugt an Füßen, Sakrum und Okziput.
**Technik** (Beispiel Füße): Fersen des Pat. in die Handflächen nehmen, Daumen jeweils auf die fibulare Fußkante legen. CranioSacralen Rhythmus ertasten. In der „Entleerungs-" oder „Extensionsphase" des Rhythmus dem Fuß in Innenrotation folgen, Außenrotationsbewegung in der „Füllungs-" oder „Flexionsphase" nicht zulassen. Wiederholen, bis keine Außenrotation mehr stattfindet (Ruhepunkt). Technik ist zu Ende, wenn eine starke Füllungs- oder Flexionsbewegung in Außenrotation stattfindet.

**2. Körperquerstrukturen 1–4**
Die Körperquerstrukturen 1–4 sind Strukturen, die im Körper einen überwiegend horizontalen Verlauf haben, z. B. das Zwerchfell.
**Technik:** Eine Hand auf die Vorderseite, die andere Hand auf die Rückseite der zu behandelnden Struktur legen. Danach mit beiden Händen die Struktur leicht komprimieren (bis ca. 100 g pro Hand), bis die Lösungsbewegung wahrgenommen wird. Dieser Bewegung bis zur Gewebeentspannung folgen (Gewebe wird weicher und weiter), Ausweichbewegungen zulassen.
Reihenfolge der Behandlung: 1. Beckenboden, 2. Zwerchfell, 3. obere Brustkorbapertur und 4. Zungenbein.

**3. Körperquerstruktur 5**
Die Körperquerstruktur 5 ist die okzipitale kraniale Basis (kraniozervikaler Übergang).

**Technik:** Hände unter den Kopf legen. Fingerspitzen langsam durch die obere Nackenmuskulatur bis zum hinteren Bogen des Atlas bewegen. Den Atlas im Anschluss mit leichtem Druck nach ventral und danach das Okziput nach kranial mobilisieren. Lösungsbewegungen von Atlas und Okziput folgen, Ausweichbewegungen zulassen. Am Ende mit einer leichten Spreizbewegung in Höhe der Hinterhauptskondylen Spannungen in Höhe des Foramen magnum lösen.

**4. Becken**
Zuerst den lumbosakralen Übergang und dann die beiden Iliosakralgelenke behandeln.
**Technik:** Eine Hand unter das Sakrum, die andere Hand mit den Fingern auf die Dornfortsätze der unteren Lendenwirbel legen. Die Hand unter dem Sakrum übt eine sanfte Traktion nach kaudal aus. Der Lösungsbewegung bis zur Gewebeentspannung folgen, Ausweichbewegungen zulassen. Dann Hand unter dem Sakrum belassen und leichte Traktion nach kaudal ausführen. Andere Hand mit UA und Fingerspitzen auf beide SIAS. Durch leichte Kompression auf beide SIAS nach innen eine leichte Traktion auf die beiden ISG ausführen. Hand am Sakrum nimmt die auftretende Lösungsbewegung wahr und folgt dieser bis zur Gewebeentspannung, Ausweichbewegungen werden zugelassen.

**5. Dura mater spinalis**
**Technik:** Hände werden jeweils unter Okziput und Sakrum gelegt. Beide Hände gleichzeitig nach kaudal und kranial bewegen (Gleitbewegung), bis Bewegungsgrenzen weicher geworden sind. Danach beide Hände gleichzeitig nach unten und oben kippen, bis Bewegungsgrenzen weicher sind.

**6. Hirnhäute**
Behandlung über Abhebetechniken (Traktionstechniken) der Schädelknochen.
**Technik:** Für Falx cerebri und cerebelli Os frontale nach ventral und beide Ossa parietalia nach kranial abheben; für Tentorium cerebelli Os sphenoidale nach ventral und Ossa temporalia nach lateral abheben (durch eine Traktionstechnik in der jeweiligen Richtung). Alle Techniken durchführen, bis die Bewegungsgrenze weicher geworden ist.

**7. Schädelbasis**
Bei Verkeilung zwischen Os occipitale, Os sphenoidale und Os temporale erfolgt eine spezifische „Mobilisation" der Schädelbasis. Die sphenookzipitale Sutur wird in drei Ebenen behandelt.
**Technik:** Kopf des Patienten in beide Hände nehmen, Daumenkuppen auf die Alae majores des Os sphenoidale legen. Danach in allen drei Ebenen die Bewegungsmöglichkeiten des Os sphenoidale feststellen. Die freieste Bewegung in jeder Ebene zuerst behandeln, danach die eingeschränkte Richtung. Alle Techniken durchführen, bis die Bewegungsgrenze weicher geworden ist. Die Suturen rund um das Os temporale in Sagittal- und Frontalebene mobilisieren, ebenfalls bis die Bewegungsgrenze weicher wird.

**8. Weichteile des Gesichtes**
Behandlung der Hals- und Rachengewebe, des Mundbodens und der Zunge mit der Körperquerstruktur-Technik (s. o.).

**9. Gesichtsknochen**
Folgende Knochen mit Traktionstechnik behandeln: Maxilla (ventral), Os vomer (ventrokaudal), Ossa nasalia (ventrokaudal) und Ossa zygomatica (lateroventral). Ossa palatina und Zähne mobilisieren. Ossa palatina zuerst in kraniolateraler und danach in mediokaudaler Richtung, Zähne in Richtung des jeweiligen Kieferkno-

chens. Zum Schluss Mandibula mit Traktion nach kaudal behandeln. Alle Techniken durchführen, bis die Bewegungsgrenze weicher wird.

**10. Ruhepunkttechnik**
Kann an jeder Körperstelle durchgeführt werden, bevorzugt an Füßen, Sakrum und Okziput.

## Lösen von EnergieZysten, SomatoEmotionale Entspannung und Arbeit mit therapeutischen Bildern

**EnergieZysten**
Das Konzept der EnergieZyste besagt, dass physische Kräfte, die durch einen Unfall oder eine Verletzung gleich welcher Art (toxisch, mechanisch, psychisch) auf den Körper eines Opfers einwirken, in Form einer EnergieZyste als „unorganisierte Energie" lokal im Körper abgekapselt und festgehalten werden. Der wichtigste Faktor, der zur Bildung einer EnergieZyste führt, ist der emotionale Zustand des Opfers zum Zeitpunkt der Verletzung. Wenn starke, als negativ erlebte Gefühle wie Wut, Groll, Angst oder Trauer im Patienten zum Zeitpunkt des Traumas überwiegen, wird die während der Verletzung eindringende Energie erfahrungsgemäß in der EnergieZyste festgehalten. Der Körper adaptiert diesen Zustand, indem er die normale Körperenergie auf einem Umweg um die Zyste herum organisiert. Die EnergieZyste behindert somit die normale Körperfunktion. Die EnergieZyste stört das sie umgebende Gewebe. Ein mehr oder weniger gesunder Körper wird sich an diese EnergieZysten anpassen. Der erforderliche erhöhte Energieaufwand kann das die EnergieZyste umgebende Gewebe jedoch devitalisieren und in der Folge zu Funktionsstörungen im weitesten Sinne führen.
Wenn die EnergieZyste gelöst wird, können sich Funktionsstörungen normalisieren und sich die mit ihnen in Verbindung stehenden Symptome verbessern. Die Lösung kann stattfinden durch das Freisetzen: 1. der festgehaltenen Energie (Lösen von EnergieZysten), 2. der festgehaltenen negativen Gefühle (SomatoEmotionale Entspannung) oder 3. der traumatischen Bilder (Arbeit mit therapeutischen Bildern).
Die Überprüfung des Behandlungserfolgs geschieht, wie beim 10-Schritte-Programm, über die Palpation des CranioSacralen Rhythmus am gesamten Körper.

**Behandlung von EnergieZysten**
Zu Beginn der Behandlung lokalisiert der Th. die vorhandene EnergieZyste. Diese Region wird mit leichten Zug- und Druckkräften mobilisiert und mit Positionierungstechniken, zur Lösung der festgehaltenen Energie, entspannt. Wenn der CranioSacrale Rhythmus während der Durchführung einer Behandlungstechnik plötzlich aufhört, ist das für den Th. ein **Signifikanzanzeiger** dafür, dass etwas Wesentliches beim Patienten passiert. Im Falle des Lösens einer EnergieZyste verharrt der Th. in der momentanen Position. Die Behandlung endet mit einem spürbaren Lösen der EnergieZyste; die im Gewebe festgehaltene traumatische Energie wird spürbar freigesetzt und der CranioSacrale Rhythmus ist wieder fühlbar.

**SomatoEmotionale Entspannung**
Der Th. folgt den Bewegungen des gesamten Körpers in für die festgehaltene Energie lösende Positionen hinein, was „**Entwirren**" genannt wird. Wenn der CranioSacrale Rhythmus während der Durchführung einer Entwirrtechnik plötzlich aufhört, verharrt der Th. auch hier in der momentanen Position. Während des Lösungsprozesses werden Emotionen freigesetzt, wobei negative Erlebnisse und Eindrücke im Gewebe entschwinden. Nach Abschluss des Prozesses führt die Behandlung zu einer generalisierten Entspannung des gesamten Körpers. Der CranioSacrale Rhythmus ist dann erneut wahrnehmbar.

**Arbeit mit therapeutischen Bildern**
Die Arbeit mit therapeutischen Bildern und Gesprächen kann stattfinden, wenn der CranioSacrale Rhythmus während der Durchführung einer Behandlungstechnik plötzlich aufhört und keine entwirrende Bewegung oder kein Lösen von Energie wahrnehmbar ist. Das Auftreten des Signifikanzanzeigers zeigt in diesem Fall, dass etwas dabei ist, in das Bewusstsein des Pat. zu gelangen. Diesen Prozess unterstützt der Th., indem er den Pat. fragt, ob vor seinem inneren Auge ein Bild auftaucht, oder er bietet dem Pat. ein Bild an, das in seiner eigenen Wahrnehmung aufgetaucht ist. Im Gespräch wird die Bedeutung des Bildes für den Pat. geklärt. Dieser therapeutische Prozess setzt ein hohes Maß an Achtsamkeit dem Pat. gegenüber voraus und auch die Fähigkeit, sich in den Dienst des Prozesses zu stellen, sodass sich der Pat. dem Th. in einem Gefühl von Vertrauen und Sicherheit mitteilen kann.

### Literatur

Groot Landeweer G. Einführung in die CranioSacrale Therapie – Wie man körperliche Blockaden selbst lösen kann. Kreuzlingen/München: Irisiana, 2007.
Upledger JE. Im Dialog mit der Zelle – Cell Talk. Stuttgart: Haug, 2006.
Upledger JE. Auf den inneren Arzt hören – Eine Einführung in die CranioSacral Therapie. Kreuzlingen/München: Hugendubel, 2004.
Upledger JE. Die Entwicklung des menschlichen Gehirns und ZNS – A Brain is Born. Stuttgart: Haug, 2003.
Upledger JE, Vredevoogd JD. Lehrbuch der CranioSacralen Therapie I. 5. A. Stuttgart: Haug, 2003.
Upledger JE. Lehrbuch der CranioSacralen Therapie II – Beyond the Dura. Stuttgart: Haug, 2002.
Upledger JE. SomatoEmotionale Praxis der CranioSacralen Therapie – SomatoEmotional Release. 2. A. Stuttgart: Haug, 2000.

## 2.10 Cyriax

*Claudia Kiesewetter*

Die Methode nach Cyriax gehört zu den Manuellen Therapien. Sie dient der funktionellen Diagnostik und Behandlung des Bewegungsapparats und fokussiert dabei insbesondere dessen Weichteilstrukturen. Eine spezifische Befunderhebung erfolgt mit dem Ziel, Strukturläsionen des Bewegungsapparats zu lokalisieren und zu therapieren. Die Methode wird hauptsächlich in der Orthopädie angewendet.

### Ziele

Verringerung/Beseitigung muskuloskelettaler Schmerzen und Funktionsstörungen.

### Indikationen

Schmerzhafte Funktionseinschränkungen des Bewegungsapparats aufgrund von Störungen/Läsionen:

- der Gelenke,
- des Kapsel-Band-Apparats,
- des Muskel-Sehnen-Komplexes,
- der Schleimbeutel,
- der Bandscheiben.

### Kontraindikationen

- Gerinnungsstörungen (z. B. durch die Einnahme von Antikoagulanzien)
- Gefäßerkrankungen
- Verkalkungen von Weichteilstrukturen
- Ausgeprägte Arthrose mit knöchernem Endgefühl
- Frakturen

- Akute entzündliche Erkrankungen
- Maligne Tumoren
- Ausgeprägte Osteoporose
- Kompressionssyndrome von Rückenmark und Cauda equina
- Starke Angst des Patienten

## Grundlagen

### Strukturläsionen

Im Cyriax-Konzept werden Läsionen des Bewegungsapparats wie folgt gegliedert:

**Läsionen inerter Strukturen – Gelenke**

- Gelenkerkrankungen/-läsionen:
  - Traumatisch: Verstauchung, (Sub-)Luxation
  - Nichttraumatisch: z. B. infektiöse Arthritis, entzündlich-rheumatische Erkrankungen, Arthrose, angeborene Gelenkdeformitäten
- Gelenkschmerzen ohne erkennbare Strukturläsion. Entweder ist die Schädigung des Gelenks noch nicht nachweisbar oder es handelt sich um einen weitergeleiteten Schmerz aus einem anderen Körperabschnitt.

**Läsionen inerter Strukturen – Kapsel**

Klassisches Symptom ist das sog. **Kapselmuster.** Es tritt bei einer Fibrose der Gelenkkapsel auf. Dabei besteht in jedem Gelenk ein charakteristisches Muster der Bewegungseinschränkung.

**Beispiel:** Kapselmuster des Schultergelenks: Die AR ist stärker eingeschränkt als die Abd., diese ist wiederum stärker eingeschränkt als die IR (Einschränkung im Verhältnis 3 : 2 : 1).

Kapselmuster treten in Gelenken auf, die muskulär stabilisiert werden (z. B. Hüftgelenk, Kniegelenk, Schultergelenk). Gelenke, die ausschließlich durch den Kapsel-Band-Apparat gesichert werden (z. B. ISG, ACG), zeigen kein Kapselmuster.

**Läsionen inerter Strukturen – Bänder**

- Akute Verletzungen (traumatische Bandverletzungen): Überdehnung, Teilruptur, Totalruptur
- Chronische Verletzungen:
  - Funktionell stabil: typisches Symptom sind Schmerzen, z. B. bei Überlastung
  - Funktionell instabil: typisches Symptom ist die Gelenkunsicherheit, z. B. nach nicht stabil verheilter Ruptur

**Läsionen des Muskel-Sehnen-Komplexes (▶ Tab. 2.4)**

Tab. 2.4 Läsionen des Muskel-Sehnen-Komplexes

| Erkrankung/Verletzung | Schadensart/-lokalisation |
|---|---|
| Chronisch | |
| Tendopathie | Degeneration von Sehnenansatz, Sehne, Muskel-Sehnen-Übergang |
| Myositis ossificans | Knochenbildung im Muskelbauch nach Trauma |
| Myosynovitis | Reizung des Muskelbauchs im Übergang zur Sehnenscheide |
| Tendosynovitis | Entzündung der Sehnenscheiden-Innenhaut |
| Tendovaginitis stenosans | Reizung der Sehnenscheide → Verengung der Sehnenscheide → Blockierung der durchlaufenden Sehne (z. B. schnellender Finger) |

| Tab. 2.4 Läsionen des Muskel-Sehnen-Komplexes *(Forts.)* | |
|---|---|
| **Erkrankung/Verletzung** | **Schadensart/-lokalisation** |
| Akut | |
| Überdehnung | Muskelbauch und Sehne |
| Teilruptur | Sehnen- und Muskelfasern |
| Totalruptur | Häufig: Muskel-Sehnen-Übergang |

**Läsionen der Schleimbeutel**
Traumatische, infektiöse oder tumorbedingte Schleimbeutelentzündung (Bursitis).

! Keine lokale Therapiemöglichkeit nach den Grundsätzen des Cyriax-Konzepts.

**Läsionen der Bandscheiben**
(▶ 4.10.12)

- **Protrusion:** Vorwölbung des Anulus fibrosus. In der Regel keine neurologischen Ausfälle.
- **Prolaps:** vollständige Ruptur des Anulus fibrosus → Austritt des Gallertkerns. Neurologische Ausfälle (Sensibilitäts- und Kraftminderung, Reflexabschwächung) sind möglich.

**Läsionen der Wirbelgelenke (Facettengelenke)**
Bei einer Bandscheibenschädigung mit Höhenverlust kommt es zu erhöhter Druckbelastung und segmentaler Instabilität der Wirbelgelenke → diffuse Schmerzen (Facettensyndrom).

**Läsion des Nervensystems**
Eine neurale Kompression kann zu Einschränkungen der mechanischen Eigenschaften und/oder der Leitfähigkeit des Nervensystems führen (▶ 2.27). Kleine Nerven, der Nervenstamm, die Nervenwurzel oder das Rückenmark können betroffen sein. Zeichen für ein Nervenkompressionssyndrom können Haltungsdeformitäten (Lateraldeviation LWS, HWS u. a.), Missempfindungen (Hyper-, Hypo-, Anästhesie) und motorische Defizite sein.

## Reizprojektion in die Dermatome

Nozizeptive Afferenzen (Schadensmeldungen) aus funktionsgestörten/geschädigten Strukturen des Bewegungsapparats (s. o.) oder der inneren Organe können Reizprojektionen in zugehörige und daran angrenzende Dermatome verursachen. Die Folge ist ein Schmerz im Dermatom (▶ Tab. 2.5). Dieser kann innerhalb des Dermatoms an einer beliebigen Stelle auftreten. Er breitet sich selten im gesamten Dermatom aus. Die Pat. empfinden den Schmerz als „tief liegend". Das Dermatom

| Tab. 2.5 Reizprojektion – Beispiele | |
|---|---|
| **Gestörte Struktur** | **Typische Lokalisation des fortgeleiteten Schmerzes** |
| Schultergelenk | Dermatom C5: lateraler OA-Bereich, insbesondere in Höhe des Ansatzes des M. deltoideus |
| Hüftgelenk | Dermatom L3: Glutealbereich, Vorderseite des OS und Knies. Die Reizprojektion kann eine Störung im Kniegelenk vortäuschen. |
| Iliosakralgelenk | Dermatom S1–S2: dorsales Bein |

liegt selten über der gestörten Struktur, aber häufig in dessen Nähe, d.h., der Schmerz tritt entfernt von der tatsächlichen Schmerzquelle auf (fortgeleiteter, ausstrahlender Schmerz = **Referred Pain**). Typisch bei einer Schädigung des Bewegungsapparats sind ipsilateral ausstrahlende Schmerzen.

## Durchführung

### Standardisierter Untersuchungsablauf

Für jedes Gelenk gibt es einen speziellen Befunderhebungsbogen. Die Befunderhebung beinhaltet die im Folgenden ausgeführten acht Punkte in der genannten Reihenfolge.

**Allgemeine Angaben**
Personenbezogene Daten, Überweisung, ärztl. Diagnose.

**Spezifische und allgemeine Anamnese**
Situation des Pat. analysieren/Bodychart erstellen.

**Tipps & Fallen**

Das Schmerzempfinden ist subjektiv, gleiche Schmerzursachen können bei verschiedenen Pat. zu unterschiedlichen Aussagen in der Anamnese führen. Wichtig bei der Befragung:

- Der Pat. soll die Schmerzqualität beschreiben (dumpf, schneidend, stechend) → Hinweis auf die betr. Struktur und Abgrenzung von „scheinbaren Problemen", wie z.B. einem einfachem Dehngefühl.
- Den Pat. fragen, ob der in der Untersuchung ausgelöste Schmerz mit dem typischen Beschwerdebild übereinstimmt oder diesem ähnelt → Abgrenzung des angegebenen Problems von anderen, nicht erkannten.

! Pat. mit verändertem Körperstoffwechsel (z.B. Diabetes mellitus) haben häufig ein reduziertes Schmerzempfinden.

**Inspektion**

- Haltungs- und Bewegungsbild überprüfen. Kriterien, die in Ruhe aufgefallen sind, unter Bewegung erneut beurteilen (z.B. Asymmetrien).
- Bei schwer auszulösenden Beschwerden die Bewegung zeigen lassen, die zu Problemen führt.

**Grundlegende funktionelle Untersuchung**
Die Untersuchung der Gelenke erfolgt grundsätzlich in folgenden Schritten:

- **Aktive Bewegungen:** Ermittlung von Schmerzen, der Bewegungsbereitschaft, des Koordinationsvermögens und des max. Bewegungsumfangs.
- **Passive Bewegungen:** Der Pat. soll keine Mitbewegungen durchführen. Passives Bewegungsausmaß mit den aktiven Bewegungsausschlägen vergleichen. Schmerzerleben und Endgefühl (Qualität des Bewegungsendes) geben Hinweise auf die Schädigungsart bzw. die geschädigte Struktur.
- **Isometrische Widerstände:** zum Aufdecken eines Muskelkraftverlusts und evtl. damit einhergehender Schmerzen.
- **Zusatztests** (nicht obligatorisch): Konkretisierung der Funktionsprüfung. **Beispiel:** V.a. Läsion der Bizepssehne im Ursprungsbereich → isometrischer Widerstandstest aus der Nullstellung ergibt keinen klaren Hinweis auf die Affektion der Bizepssehne. Deshalb zusätzlich den Test aus der Dehnposition des Muskels durchführen, dadurch verstärkt sich die Zugbelastung auf die Sehne.

**Zusätzliche funktionelle Untersuchung**
Wenn erforderlich:

- Weitere Tests zur Differenzierung der Struktur (z. B. einzelner Muskel in einer Muskelgruppe)
- Instabilitätstests
- Diagnostische Traktion: Schmerzhaft komprimierte Strukturen können durch Traktion entlastet werden → Reduktion der Symptome (z. B. Nervenwurzelkompression).
- Wiederholte Bewegungen
- Nervensystem: Untersuchung der mechanischen Eigenschaften (z. B. Straight Leg Raise, Upper Limb Tension Tests)

2

**Palpation** (▶ Tab. 2.6)

**Tab. 2.6 Beispiele von Tastkriterien**

| Kriterien | Mögliche Interpretation |
|---|---|
| Konsistenz | Teigigkeit/Schwammigkeit z. B. bei synovialer Schwellung, prall-elastisch bei Ganglion oder Zyste |
| Temperatur | Überwärmung bei Entzündung |
| Strukturstörungen | Unregelmäßige Verläufe/deutliche Asymmetrien sind als abnormal zu werten, z. B. Tumor, Knochenvorsprünge |
| Fluktuation | Abszess oder Gelenkerguss |

Die Palpation erfolgt von der Oberfläche in die Tiefe (Haut, Weichteile, Knochen). Sie wird grundsätzlich *nach* der zusätzlichen funktionellen Untersuchung durchgeführt, weil palpatorischer Druck therapeutisch wirken kann, d. h. Symptome können dadurch beeinflusst werden.

**Schlussfolgerung**
Hypothesenbildung bzgl. der potenziell betroffenen Strukturen.

**Behandlungsverfahren/Analyse**
Planung der Therapie mit Behandlungstechniken und -anzahl, Formulierung des gewünschten Behandlungsergebnisses, Dokumentation des Therapieverlaufs.

**Tipps & Fallen**
**Inhärente Wahrscheinlichkeit**
Jede Läsion hat ihr typisches, klinisches Erscheinungsbild (inhärent: *lat.* der Sache innewohnend). Weichen die Befundergebnisse und das klinische Bild zu stark voneinander ab, ergibt sich ein unstimmiges Untersuchungsergebnis. Ursachen hierfür können sein: ungenaue Befunderhebung, ungenaue Patientenauskunft bzw. Kommunikationsprobleme, Beschwerden aufgrund anderer Erkrankungen (z. B. Karzinom), chronifizierte Schmerzen, Vorliegen soziopsychologischer Faktoren (z. B. Wunsch, Versicherungsansprüche durchzusetzen).

**Therapie**
▶ 1.3.5, ▶ 2.21
In akuten Fällen sind anfängliche Ruhigstellung, Kühlung, Kompression und Hochlagerung erforderlich (max. fünf Tage, Phasen der Wundheilung ▶ 4.1.1). Im

weiteren Verlauf der Wundheilung führt eine zu geringe Bewegung/Belastung des Läsionsbereichs i. d. R. zu einer unzureichenden Neubildung der Matrix, das Narbengewebe verklebt.

**Tiefe Querfriktion**
**Synonym:** Deep Friction, Querreibung (▶ 1.3.5).

**Manuelle Mobilisation**
Unterscheidung zwischen einer Mobilisation der Muskulatur (Dehnung) und einer Mobilisation der Gelenke (▶ 2.21).

**Injektionen und Infiltrationen**
Injektionen und Infiltrationen von Lokalanästhetika und Kortikosteroiden sind der ärztlichen Therapie vorbehalten.

**Literatur**
De Coninck SLH. Cyriax compact. Stuttgart: Thieme, 2005.
Streeck U, Focke J, Klimpel L, Noack DW. Manuelle Therapie und komplexe Rehabilitation. Band 1 + 2. Berlin: Springer, 2006.

## 2.11 Dreidimensionale Skoliosetherapie nach Schroth

*Petra Auner-Gröbl*

Das Problem der Behandlung der Skoliose ist weder auf dem konservativen noch auf dem operativen Sektor gelöst. Obenan steht die Forderung, die Deformität zu korrigieren und das Korrekturergebnis bestmöglich zu halten. Die Methode Schroth, ursprünglich von Katharina Schroth entwickelt, besteht bereits seit über 95 Jahren und ist eine sehr gut durchdachte und mittlerweile exakt fundierte Methode zur physiotherapeutischen Behandlung von Patienten mit Wirbelsäulendeformitäten. Sie bedient sich dabei atemtherapeutischer, mobilisierender und trainingstherapeutischer Elemente.

**Ziele**
Oberstes Behandlungsziel ist das Erreichen eines muskulären Rumpfgleichgewichts bei optimaler Ausrichtung der Wirbelsäule. Die Wirbelsäule wird bestmöglich so korrigiert und eingestellt, dass konvex-seitige Muskulatur gekräftigt und konkav-seitige gedehnt wird. Diese Korrektur der Wirbelsäule erfolgt über eine Aufrichtung und eine Derotation bei optimaler Lagerung bzw. Positionierung. Durch eine gleichzeitige asymmetrische Atmung (Drehwinkelatmung) bewirken die Übungen einen einseitigen Schub am Wirbelkörper und fördern damit die Derotation der WS und vergrößern das Atemvolumen.

**Indikationen**
Die Methode ist für sämtliche Wirbelsäulendeformitäten in allen Ausprägungen indiziert. Eine genaue Befundaufnahme mit einer korrekten Indikationsstellung geht der Behandlung voraus. Die individuell erarbeiteten Korrekturübungen werden nach Möglichkeit für die eigenständige Durchführung eingeübt. Bei gleichzeitiger Korsettbehandlung werden darüber hinaus Korsettschulungen durchgeführt.

**Kontraindikationen**
Keine.

## Grundlagen

Die Übungen nach Schroth wurden im Laufe der Jahre im europäischen Raum in neuen Konzepten weiterverwendet. Allen Methoden liegt aber die ursprüngliche Grundidee der atemunterstützten **Elongation** und **Derotation** unter Berücksichtigung der Dreidimensionalität zugrunde. Die Zweckmäßigkeit liegt ausschließlich in gezielten, individuell adaptierten Maßnahmen.



Skoliosepatienten ruhen bevorzugt in ihrer Krümmung und übertragen dieses Phänomen unbewusst in alle Aktivitätsmuster. Daher ist ein vorrangiges Therapieziel, die Pat. dahingehend zu schulen, die gestreckte und korrigierte Haltung der Wirbelsäule und damit des Rumpfs bei verschiedensten Bewegungsaufgaben beibehalten zu können. Neben der Korrektur von ungünstigen Alltagshaltungen sind speziell korrigierende therapeutische Übungen der Schlüssel zu einer Optimierung der Wirbelsäulenstellung. Diese werden für die eigenständige Durchführung exakt eingeübt. Insbesondere bei Kindern und Jugendlichen ist es damit möglich, eine Progredienz der Verkrümmung zu minimieren. So kann bei schwach ausgeprägten Skoliosen die Notwendigkeit einer Korsettversorgung signifikant herabgesetzt werden.

Den Einfluss unphysiologischer Zug- und Druckkräfte auf die Knochen der Wirbelsäule führt Schroth unter anderem auf die stabilisierende Funktion der Rückenmuskulatur zurück, die einerseits gedehnt und überlastet, andererseits kontrakt und atrophisch ist. Damit ergibt sich bei einem Ungleichgewicht zwischen linker und rechter Seite eine laterale Abweichung im Sinne einer Translation des Oberkörpers. Schroth teilt nun den Rumpf in drei physiologischerweise rechteckige Blöcke ein. Bei einer Skoliose werden diese Blöcke trapez- bis keilförmig und verschieben sich in der Frontalebene gegeneinander, sodass das Lot insgesamt nicht gewahrt bleibt. Daraus ergibt sich eine für die Übungsauswahl wesentliche Einteilung in dreibogige, dreibogige mit Beckenbeteiligung und vierbogige Skoliosen (3B, 3BH, 4B oder 4BH).

Zusätzlich kommt es zu einer Rotation der Wirbelkörper, es entstehen ein Rippenbuckel und/oder ein Lendenwulst. Diese Komponenten bewirken eine Höhenminderung der WS mit Einschränkung der Rippenbeweglichkeit. Beides führt zu einer eingeschränkten Wirbelsäulenbeweglichkeit gekoppelt mit einseitiger Atembewegung und einer Reduktion des Atemvolumens.

### Korrekturprinzipien (Auswahl)

**Aktive Streckung**

Drei- und vierbogige Skoliosen unterscheiden sich, auch abhängig von Scheitelwirbelhöhe und Ausprägung, in der Therapie – zweckmäßige Übungen für eine dreibogige Skoliose sind für eine vierbogige oft falsch! Bei beiden Formen sollten nach entsprechender Vorpositionierung Fuß- und Beckenkorrekturen vorgenommen werden, ebenso eine Korrektur des Schultergürtels und der Hals-Kopf-Haltung.

**Dreh-Winkel-Atmung**

Ziel ist das Erlernen gezielter dreidimensionaler Atemlenkung. Diese wird immer an den Konkavstellen (Keilspitzen) angesetzt und mit einer Zwerchfellsenkung kombiniert.

## Durchführung

Die Korrekturprinzipien können bei Übungen in jeder ASTE mit oder ohne Hilfsmittel (z. B. Stab, Thera-Band) eingesetzt werden. Die Korrekturrichtung kann durch manuellen Gegendruck (vom Th. oder Pat.) bewusst gemacht werden. In der bestmöglichen ESTE soll bewusst in die verkürzte Seite geatmet werden.

Im Behandlungsaufbau kommen vier Arten von Übungen zum Einsatz:

- **Hangübungen,** die die Schwerkraft bei gleichzeitiger aktiver Muskelspannung nutzen.
- **Mobilisationsübungen,** die die Beweglichkeit der WS verbessern.
- **Formungsübungen,** die aktive Muskelspannung und Dreh-Winkel-Atmung in korrigierter ASTE kombinieren, z. B. aus dem Sitz, dem Überhang, der Seitlage, im Stand.
- **Isometrische Kräftigungsübungen mit Streckung,** die in korrigierter Stellung die Muskulatur aktivieren sollen, um die Stellung dauerhaft halten zu können.

### Kontrollen

Zur Evaluierung des Therapieverlaufs sollten Körperlängenmessung, Spirometrie und Fotodokumentation herangezogen werden.

## Übungsbeispiel Muskelzylinder in Seitlage

Der Hintergrund dieser Übung liegt in der Pathophysiologie der an der Lendenwirbelsäule entspringenden bzw. ansetzenden Muskulatur. Im Falle einer dreibogigen rechtsthorakalen Skoliose mit daraus folgender Linkskonvexität der LWS ist der M. quadratus lumborum der rechten Seite angenähert und abgeschwächt. Gegensätzlich dazu hat er an der linken Seite fallverhindernde Haltearbeit zu leisten und ist hypertroph. Durch die Lage des Muskels und seine Verankerung an den Querfortsätzen der LWS bringt er die Wirbelsäule in eine Konvexität und Rotation der Wirbelkörper zur ipsilateralen Seite, im speziellen Fall im Sinne einer Linksrotation. Eine ähnliche Situation herrscht auch für den M. psoas major, der ebenso an den Wirbelkörpern des 1.–4. Lendenwirbels ansetzt und symmetrisch kontrahiert eine flektierende, einseitig aber eine rotatorische Kraft entwickelt. An der rechten Seite der Pat. entsteht so auf Höhe der LWS eine „schwache Stelle" mit Translation des Oberkörpers und Verlagerung des Schwerpunkts über das rechte Becken. An der linken Seite erscheint der „Lendenwulst".

Um die „schwache Stelle" zu trainieren und die entsprechende Muskelseite dem Kraftstatus der kontralateralen Seite anzunähern, ist es nötig, die Pat. in Seitlage vorzulagern, um die angenäherte Muskulatur in eine normale Stellung zu bringen und ihr damit eine optimale Trainingssituation in Mittelstellung zu bieten (▶ Abb. 2.11a). Die Pat. liegt dazu auf der Seite der LWS-Konvexität. In der Übungsposition „Muskelzylinder in Seitlage" wird der Lendenwulst mit einem

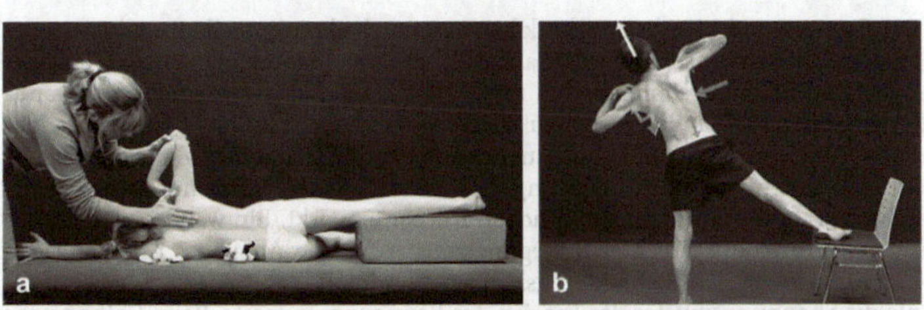


Abb. 2.11 a) Muskelzylinder in Seitlage, rechtsthorakal; b) Muskelzylinder im Stand, rechtsthorakal. Schraffierter Pfeil: Drehwinkelatmung; weißer Pfeil: Richtungspfeil mit korrigierender Bewegung und Streckung; beidseitiger Pfeil: Muskelanspannung im Sinne einer Stabilisation in korrigierter verlängerter ASTE; einseitiger grauer Pfeil: Muskelkontraktion, Raffen der Muskulatur im Sinne einer isometrischen Anspannung. [T857]

Säckchen unterlagert, ebenso die Schulter. Der Arm ist flektiert, um die Konkavität der BWS auszugleichen. Über einen Kaudalschub des kontralateralen gestreckten Beins erfolgt die Optimierung der LWS in die physiologische Mittelstellung und durch Abduktion desselben Beins werden sowohl der M. quadratus lumborum als auch der M. psoas major aktiviert und trainiert.

### Übungsbeispiel Muskelzylinder im Stand

Der Hintergrund dieser Übung liegt in der Pathophysiologie der an der Brustwirbelsäule und den Rippen entspringenden bzw. ansetzenden Muskulatur. Der M. latissimus dorsi ist im Fall einer dreibogigen rechtsthorakalen Skoliose an der linken Seite angenähert, abgeschwächt und oftmals verkürzt. Derselbe Muskel an der rechten Seite ist überdehnt und damit insuffizient. Durch die Lage des Muskels und seine Verankerung bringt er die Brustwirbelsäule in eine Konvexität und Rotation der Wirbelkörper zur ipsilateralen Seite, im dargestellten Fall im Sinne einer Rechtssrotation. An der linken Seite des Pat. entsteht auf Höhe der BWS eine „schwache Seite" mit Lateralflexion der BWS nach links. An der rechten Seite erscheint das „Paket" oder der „Rippenbuckel" mit protrahierter Scapula bei insuffizienter M.-serratus-Schleife. Die Halswirbelsäule reagiert über eine Lateralflexion zu Gegenseite. Der „Muskelzylinder im Stand" wirkt an der gesamten Wirbelsäule. Die Intervention über diese Übung liegt darin, die kontrakte konkave Seite zu dehnen und in Mittelstellung den M. latissimus dorsi und die Skapulafixatoren zu kräftigen (▶ Abb. 2.11b). Auf der konvexen Seite wird die Scapula in Retraktion gebracht und „rafft" über isometrische Anspannung der Skapulafixatoren die Paketseite. Im optimalen Fall erfolgt die Inspiration mit Atemlenkung dorsal auf die Konvexseite bei der Einatmung, die Ausatmung mit Atemlenkung dorsal auf die Paketseite. Die Übung ist koordinativ sehr anspruchsvoll, da im selben Zuge die Entwringung der Lendenwirbelsäule nach dem in der Übung „Muskelzylinder in Seitlage" genannten Prinzip berücksichtigt wird.

### Literatur

Lehnert-Schroth C., Gröbl P.; Dreidimensionale Skoliosebehandlung, Atmungs-Orthopädie System Schroth. 8. A. München: Elsevier/Urban & Fischer, 2014.

## 2.12 Faszien- und Membrantechnik

*Peter Schwind*

Die Faszien- und Membrantechnik hat wesentliche konzeptuelle Impulse von der amerikanischen Biochemikerin Ida P. Rolf erhalten. Ida Rolf gilt heute als eine der herausragenden Persönlichkeiten unter den Pionieren der manuellen Behandlungsformen von Bindegewebsstrukturen. Das klassische Rolfing besteht aus einer Folge von zehn aufeinander aufbauenden Behandlungsstunden. Ziel der Behandlung ist eine mühelose Aufrichtung des menschlichen Organismus in Bezug zur Schwerkraft, die auf den menschlichen Körper einwirkt. Ein weiteres Ziel ist das Erlernen funktionsgerechter Bewegungsmuster für den Alltag des Klienten (Rolfing Movement). Das Behandlungskonzept von Ida P. Rolf fokussiert in erster Linie die Spannungsmuster der Faszien des Bewegungsapparats. Beim Rolfing wird die umfassende Vielfalt der Muskelfaszien buchstäblich von Kopf bis Fuß, von den Sprunggelenken bis zu den Wirbelgelenken des Nackens in die Behandlung einbezogen. Rolfing will die Haltungsmuster des menschlichen Körpers positiv beeinflussen. Es versteht sich als eine Art Prävention für die Funktionstüchtigkeit des gesamten myofaszialen Systems.

Im Gegensatz zum klassischen Rolfing geht es im Konzept der Faszien- und Membrantechnik darum, neben den Muskelfaszien auch die Gewebeschichten der inneren Körperhöhlungen, die Membranen des kraniosakralen Systems und die tiefliegenden Membranschichten der Extremitäten zu behandeln. In dieser Form lässt sich die Faszien- und Membrantechnik in unterschiedliche Vorgehensweisen der physiotherapeutischen Praxis integrieren.

**Ziele**

- Verbesserung der physiologischen Funktion des Fasziensystems im Rahmen der vaskulären und lymphatischen Versorgung aller Körperabschnitte
- Wiederherstellung gestörter Gelenkfunktionen im Bereich des Rumpfs und der Extremitäten
- Steigerung der Leistungsfähigkeit des Fasziensystems als dreidimensionales Stütz- und Gliederungssystem des Organismus

**Indikationen**

- Bewegungseinschränkungen der Gelenke durch mechanisch bedingte Traumen (z. B. Schleudertrauma, Bandverletzungen und Faszienrupturen der Extremitäten)
- Bewegungseinschränkungen nach Ruhigstellung und Schienentherapie
- Störungen der Atmungsfunktion
- Strukturschwächen der Fußgewölbe
- Bewegungseinschränkungen von Extremitätengelenken im Kontext von myofaszialem Hypertonus; Störungen der Nervenfunktion im Bereich der Extremitäten (z. B. Karpaltunnelsyndrom, Tarsaltunnelsyndrom, Epicondylitis, Impingement-Syndrom der Schulter)
- Juvenile Skoliosen
- Bandscheibenprotrusionen im Bereich HWS, BWS und LWS
- Kiefergelenksdysfunktionen mit myofaszialer Ätiologie

**Kontraindikationen**

- Nicht abgeschlossene Wundheilungsprozesse
- Systemerkrankungen mit entzündlicher Manifestation im Bereich der Gelenke
- Aortenaneurysma
- Schwere psychische Störungen

## Grundlagen

Bis in das erste Jahrzehnt des 20. Jahrhunderts hinein fanden die Faszien nur selten die Aufmerksamkeit der anatomischen Forschung. Man betrachtete sie in ihrer umfassenden Gliederungsfunktion, man wusste, dass sie ein universales System bilden, das wie das kardiovaskuläre System und das Nervensystem in alle Einheiten des menschlichen Körpers reicht. Aber letztlich sah man die Faszien als relativ leblose Stützschicht an, die man der Bedeutung des Muskelsystems unterordnete. Bei traditionellen Sektionen wurden die Faszienschichten entfernt, um den Verlauf von Muskeln und Sehnen und die Topografie der Organe sichtbar zu machen.

Seit der ersten Fascial Research Conference (2007) kam es zu einem profunden Paradigmenwechsel in der Sicht auf die Faszien. Es entwickelten sich neue, praxisrelevante Perspektiven auf die enge Verflechtung des Fasziensystems mit dem Nervensystem und dem Immunsystem. Heute beachtet die Forschung die Präsenz einer Vielfalt von Rezeptoren, die nicht innerhalb der Muskelfasern, sondern in den Faszien liegen, z. B.:

- die nachweisliche Präsenz von sensorischen Nervenendigungen innerhalb der Hüll- und Gliederungsschichten der Muskelfaszien,
- die nachweisliche Präsenz von sensorischen Nervenendigungen in den großflächigen Gliederungsschichten des Rumpfs im parietalen Bauchfell.

Die neue Sicht der Forschung legt nahe, dass durch die manuelle Behandlung ein vielschichtiger Wirkungsmechanismus in Gang gesetzt wird. In den Pionierzeiten der Faszienbehandlung ging man davon aus, dass sich das Fasziengewebe durch gezielten Druck direkt dehnen lässt. Ida P. Rolf sprach von der Plastizität, der Formbarkeit der Faszien. Heute setzt sich die Auffassung durch, dass dem direkten Dehnungsspielraum enge Grenzen gesetzt sind. Die Kollagenfasern der Muskelfaszie lassen sich auch unter starker Kraftanwendung nur um etwa 5 % dehnen. Dieser Dehnungseffekt wird offenbar durch die Einwirkung auf die extrazelluläre Matrix der Faszie gesteigert. Diese enthält wesentlich mehr Flüssigkeitsanteile als die Kollagenfasern. Gezielte fasziale Dehnung trägt nach jetzigem Kenntnisstand zu einem neuen Raumgleichgewicht zwischen Kollagenfasern und extrazellulärer Matrix bei. Gleichzeitig fördert die Dehnung starrer Gewebeschichten eine bessere lymphatische und arterielle Versorgung innerhalb der unterschiedlichen Grenzschichten, die mit der einzelnen Faszie in Verbindung stehen. Aber auch damit lässt sich der nachhaltige Effekt manueller Faszienbehandlung nur teilweise erklären. Offenbar spielt die Präsenz von Rezeptoren und die daran gekoppelte nervale Verbindung zum Gehirn eine wichtige Rolle. Die Hypothese von der Plastizität der Faszien, die ausschließlich die lokale Wirkung im Gewebe beschreibt, wird mehr und mehr durch die weiter gefasste Hypothese von der Wechselwirkung der Gewebespannung mit der Plastizität des Gehirns ergänzt. In jüngster Zeit ließen sich sogar Hinweise auf biochemische Vorgänge im faszialen Gewebe finden, die durch manuelle Behandlungstechniken ausgelöst wurden.

## Durchführung der Therapie

Die praktische Anwendung der Faszien- und Membrantechnik erfordert eine palpatorische Untersuchung der Gelenke, die eine Dysfunktion aufweisen. Zudem ist – unabhängig vom Beschwerdebild – eine Untersuchung bestimmter Kernstellen des Körpersystems hilfreich. Solche Kernstellen finden sich am Rumpf im Bereich der Zonen, wo die Krümmungen der Wirbelsäule ineinander übergehen: am Übergang zwischen Beckenraum und Lendenwirbelsäule, zwischen Lenden- und Brustwirbelsäule, zwischen Brust- und Halswirbelsäule und zwischen Halswirbelsäule und Kopf. Ebenso wichtig sind die Abschnitte des Rumpfs, wo die Körperhöhlungen aufeinander treffen: an der Ober- und Untergrenze des Zwerchfells zwischen Bauch- und Brustraum und im Beckenbereich an den membranösen Berührungsflächen zwischen Peritoneal-, Subperitoneal- und Retroperitonealraum. An den Extremitäten finden sich die Kernstellen dort, wo Nerven und Gefäße durch Engpässe treten: am Übergang zwischen Schultergürtel und Oberarm, Ober- und Unterarm, Unterarm und Hand sowie am Übergang zwischen Becken und Oberschenkel, Ober- und Unterschenkel, Unterschenkel und Fuß.

In der Praxis ist darauf zu achten, dass sich Spannungsmuster über das Endlossystem der Faszien von der unteren Extremität bis in den Nacken und den Kopf übertragen können. Dieser Übertragungsvorgang von Spannungsmustern kann in beide Richtungen ablaufen.

**Tipps & Fallen**

In der Praxis ist auf eine sorgfältige Abstimmung der Berührungsintensität in Relation zur Gewebestruktur zu achten.

Muskelfaszien sprechen gut auf intensiven, direkten Kontakt an. Dabei sollten Nerven nicht gegen Knochenstrukturen gepresst werden, um unnötige Schmerzen während der Behandlung zu vermeiden.
Tiefliegende Membranen erfordern ein subtiles, indirektes Vorgehen.

Faszien- und Membrantechniken kommen in folgenden Gewebeschichten zur Anwendung:

- Hüll- und Gliederungsschichten der Skelettmuskulatur (z. B. Rückenstrecker)
- Flächige, übergreifende Verbindungsschichten (z. B. thorakolumbale Faszie)
- Retinacula in Verbindung mit Sehnen (z. B. Retinacula am Sprung- und Handgelenk)
- Flexible Bandstrukturen in Verbindung mit großflächigen Muskelfaszien (z. B. Lig. nuchae in Verbindung mit der Faszie des M. trapezius)
- Bandstrukturen mit Ursprung am Knochen und Ansatz an Muskelfaszien (z. B. Lig. arcuatum) mit Ursprung am Unterkiefer und Ansatz an der Faszie des M. sternocleidomastoideus
- Intermuskuläre Septen (z. B. Septen des Oberarms)
- Zwischenknochenmembranen (Membrana interossea cruris und antebrachii)
- Aponeurosen (z. B. Lacertus fibrosus des M. biceps brachii)
- Fasziale Hüllschichten der Höhlungen des Rumpfs (z. B. endothorakale Faszie, Bauchfell)
- Fasziale Brücken zwischen Muskulatur und Organsystem (z. B. Faszie der Mm. scaleni und Bandaufhängung der Lunge)
- Fasziale Brücken zwischen Muskelfaszien und Bändern des Skeletts (z. B. Muskelfaszien an der Rückseite des Oberschenkels in Verbindung mit den sakrotuberalen Bändern)

**Behandlungsbeispiel**
Die Behandlung der Faszienschichten der ischiokruralen Muskulatur und des Sitzhalfters (▶ Abb. 2.12, ▶ Abb. 2.13) lässt sich für eine Reihe unterschiedlicher Dysfunktionen anwenden. Häufig entsteht über diese Verbindung eine Wechselwirkung zwischen den Spannungsmustern der unteren Extremität und dem gesamten Bandapparat des posterioren Beckenabschnitts. Sowohl rezidivierende Ischialgien als auch akute Lumbalgien sind somit in den zähen Faszienschichten

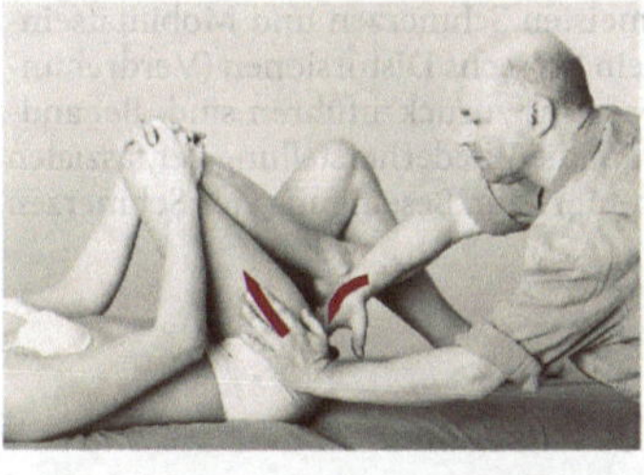

Abb. 2.12 Behandlung der Tiefenschicht des Tractus iliotibialis in Verbindung mit dem Sitzhalfter [K341]

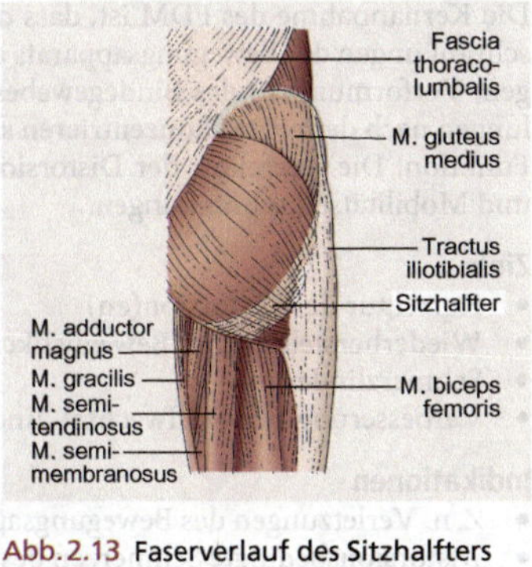


Abb. 2.13 Faserverlauf des Sitzhalfters [L190]

der Rück- und Außenseite des Oberschenkels buchstäblich „verankert". In der Praxis ist es daher ratsam, die Faszien der unteren Extremität in Kombination mit den Faszien der Rückenmuskulatur zu behandeln.

Auch in kaudaler Richtung spielen die genannten Faszienschichten der Oberschenkelrückseite eine wichtige Rolle. Unterhalb des Knies stehen sie in Verbindung mit der Fascia cruris. Damit besteht eine Gewebekontinuität bis zur Zwischenknochenmembran (Membrana interossea). Aufgrund dieser „inneren Brücke" zwischen Muskelfaszie und Membran lässt sich die am Oberschenkel ansetzende Faszienbehandlung wirkungsvoll bei Dysfunktionen des Knies und der Sprunggelenke einsetzen.



### Literatur

Myers TW. Anatomy Trains. Myofasziale Leitbahnen für Manual- und Bewegungstherapeuten. München: Elsevier/Urban & Fischer, 2015.

Rolf, IP. Rolfing: Strukturelle Integration. Wandel und Gleichgewicht der Körperstruktur. Hrsg. Schwind P, 2.A. München: Irisiana, 1997.

Schleip R (Hrsg.). Lehrbuch Faszien. Grundlagen, Forschung, Behandlung. München: Elsevier/Urban & Fischer, 2015.

Schwind P. Faszien – Gewebe des Lebens. Das geheimnisvolle Netzwerk des Körpers und seine Bedeutung für unsere Gesundheit. München: Irisiana/Random House, 2014.

Schwind P. Faszien- und Membrantechnik: Handbuch für die Praxis mit 20 Behandlungsvideos. 3. A. München: Elsevier/Urban & Fischer, 2015.

Schwind P. Das Croissant im Gehirn. Die ungewöhnliche Osteopathie des Jean-Pierre Barral. Irisiana/Random House, 2015.

Stecco C. Atlas des menschlichen Fasziensystems. München: Elsevier/Urban & Fischer, 2016.

### Internetadressen

www.muenchnergruppe.de

## 2.13 Fasziendistorsionsmodell nach Typaldos (FDM)

*Lars Werner*

Das Fasziendistorsionsmodell (FDM) wurde Anfang der 1990er-Jahre von dem amerikanischen Arzt und Osteopathen Dr. Stephen Phillip Typaldos (1957–2006) entwickelt.

Die Kernannahme des FDM ist, dass die meisten Schmerzen und Mobilitätseinschränkungen des Bewegungsapparats auf ein bis sechs Distorsionen (Verdrehungen, Verformungen) des Bindegewebes (Faszien) zurückzuführen sind. Behandlungen nach dem FDM konzentrieren sich auf die Wiederherstellung der faszialen Funktion. Die Korrektur der Distorsionen führt zur Beseitigung der Schmerzen und Mobilitätseinschränkungen.

### Ziele

- Korrektur der Distorsion(en)
- Wiederherstellung der Beweglichkeit
- Schmerzlinderung
- Verbesserung von Stoffwechsel- und Heilungsprozessen

### Indikationen

- Z. n. Verletzungen des Bewegungsapparats
- Distorsionsbedingte Schmerzen des Bewegungsapparats

- Bewegungsverlust von Gelenken und Körperabschnitten
- Neurologische Krankheitsbilder (z. B. Hemiplegie)
- Parästhesien

### Kontraindikationen

Das FDM ist ein anatomisches Diagnose- und Therapiemodell. Es existieren keine absoluten Kontraindikationen. Bei folgenden Diagnosen sollte die Therapie jedoch in Rücksprache mit dem behandelnden Arzt durchgeführt werden:

- Frakturen
- Hautverletzungen/offene Wunden
- Thrombosen
- Aneurysmen
- Inkarzernierte Hernien
- Kollagenosen
- Infektionen
- Fehlende Compliance des Patienten

## Grundlagen

Das myofasziale System bildet die Grundlage für das FDM. Typaldos ging davon aus, dass:

1. die Faszien im Köper eine *Kontinuität* bilden.
   Das omnipräsente Bindegewebe verbindet alle Körperstrukturen miteinander, umhüllt und schützt Muskeln, Organe, Knochen, Nerven, Gefäße und gibt dem Körper seine Form. Typaldos verglich die Fasern der Faszien mit den Saiten eines Instruments, die Schwingungen durch den Körper leiten. Diese werden von den sensorischen Zentren des ZNS empfangen und bewertet. Störungen im faszialen System werden vom ZNS als Schmerzen oder sensible Störungen interpretiert.
2. das fasziale Gewebe ein *Kontinuum* darstellt.
   Typaldos unterschied nicht zwischen verschiedenen Körpergeweben (z. B. zwischen einem Band und einem Knochen). Beide Strukturen betrachtete er als fasziales Gewebe, ein Kontinuum, in unterschiedlicher Qualität, Spezialisierung und Funktion.

Das FDM kategorisiert die Körperfaszien in folgende **Faszientypen:**

- **Bandartige Faszie,** z. B. Bänder, Sehnen
- **Glatte Faszie,** z. B. Gelenkoberflächen
- **Faltfaszie,** z. B. Gelenkkapseln
- **Zylindrische Faszie,** z. B. Oberflächenfaszien, umgeben den Rumpf und die Gefäße

### Entstehung von Fasziendistorsionen

Das FDM unterscheidet zwei Entstehungsmöglichkeiten für Distorsionen:

1. Ein plötzliches Ereignis (z. B. ein Sturz oder ein einmaliges „Umknicken" beim Joggen) verursacht eine Verformung der Faszie.
2. Immer wiederkehrende Haltungs- und Bewegungsmuster (z. B im Zusammenhang beruflicher Aktivitäten) provozieren eine Verdrehung der Faszie. Im verdrehten Gewebe bilden sich minimale Risse.

### Sechs Distorsionen

Die Ursachen für die Beschwerden des Pat. werden sechs verschiedenen Distorsionen zugeschrieben (▶ Tab. 2.7). Diese können entweder einzeln oder in unterschiedlichen Kombinationen auftreten.

| Tab. 2.7 Distorsionen in der Reihenfolge ihrer Entdeckung | |
|---|---|
| **Triggerband (TB)** | Verdrehtes oder zerknittertes Faszienband |
| **Hernierter Triggerpunkt (HTP)** | Abnorme Vorwölbung von Gewebe durch eine Faszienebene |
| **Kontinuumdistorsion (CD)** | Übergangsstörung zwischen Band/Sehne und Knochen |
| **Faltdistorsion (FD)** | Dreidimensionale Verdrehung einer Faszienebene |
| **Zylinderdistorsion (CYD)** | Verdrehung der zylindrischen Fasern der Oberflächenfaszie |
| **Tektonische Fixation (TF)** | Verlust der Gleitfähigkeit benachbarter Faszienoberflächen |



Jede Distorsion hat ihren eigenen klinischen Charakter (Symptomort, -art, Körpersprache/Gestik), der sich von den anderen Distorsionen unterscheidet. Pat. zeigen und beschreiben die Distorsionen auf eine spezifische Weise, wodurch der geschulte Th. in der Lage ist, die Art der Distorsion zu diagnostizieren und zu therapieren (▶ Tab. 2.8).

Tab. 2.8 Eigenschaften und Lokalisationen der unterschiedlichen Distorsionen

| Typ | Gestik | Symptome | Faszie | Therapie |
|---|---|---|---|---|
| **Triggerband (TB)** | Pat. streicht entlang einer Linie | Ziehender, brennender Schmerz | Bandartig | TB-Technik |
| **Hernierter Triggerpunkt (HTP)** | Pat. drückt mit einem oder mehreren Fingern in das Gewebe | Dumpfer Schmerz | Glatt | HTP-Technik |
| **Kontinuums-distorsion (CD)** | Pat. zeigt mit einem Finger auf einen Punkt | Stechender Schmerz am Knochen | Bandartig | CD-Technik |
| **Faltdistorsion (FD)** | Pat. umgreift ein Gelenk | Schmerz tief im Gelenk | Faltfaszie | Falttechnik |
| **Zylinderdistorsion (CYD)** | Pat. knetet und reibt im betr. Bereich | Springender, nervender Schmerz | Zylinder-faszie | Zylinder-technik |
| **Tektonische Fixation (TF)** | Pat. bewegt das betr. Gelenk durch | Kein Schmerz | Glatte Faszie | Tektonische Techniken |

## Durchführung

Ein Patient kommt mit einer ärztlichen Verordnung (z. B. Inversionstrauma) in die physiotherapeutische Praxis. Im Arztbericht finden sich Aussagen zum Unfalltag, Röntgenbefund, zur Schwellung und zum Schmerz. Darauf aufbauend wird ein **FDM-Befund** erstellt. Im Fokus stehen dabei folgende Fragen:

- **Was ist passiert?** Die Schilderung des Unfallhergangs enthält wichtige Informationen, welche Distorsionen in der Behandlung eine Rolle spielen könnten (z. B. Richtung des Traumas).
- **Wann ist es passiert?** Je nachdem wie lange der Unfall her ist, können unterschiedliche Prognosen zum Therapieverlauf gestellt werden (Adhäsionen, keine Adhäsionen?).

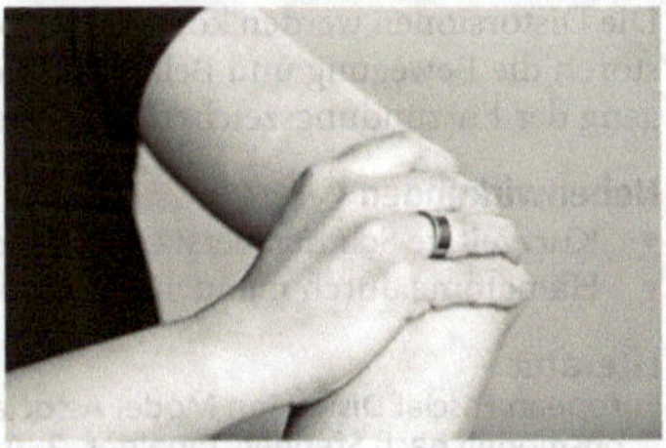

Abb. 2.14 FD am Ellbogen. Pat. umgreift das Gelenk. [P273]

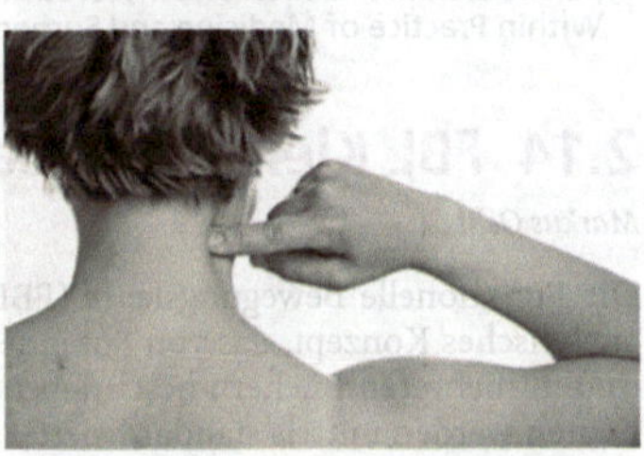

Abb. 2.15 CD an der HWS. Punktueller Schmerz, Pat. zeigt mit einem Finger auf einen Punkt. [P273]

- **Was geht, was geht nicht?** Die alltäglichen Belastungen und damit verbundenen Probleme können ebenfalls Hinweise auf die Art der Fasziendistorsion geben.
- **Was macht es besser, was macht es schlechter?** Verschiedene Fasziendistorsionen reagieren z. B. unterschiedlich auf thermische Reize und Schmerzmittel. Entfaltungen mögen keine Kompression, Faltungen keine Zugbelastung.
- **Wo tut es weh?** Die typische Gestik/Körpersprache der Distorsion sichert die Diagnose. Der Pat. zeigt unbewusst, was er hat, ohne zu wissen, welche Informationen er dem geschulten Th. damit gibt (▶ Abb. 2.14, ▶ Abb. 2.15).

An den **FDM-Befund** lehnt sich die **Therapie** mit spezifischen Techniken für die jeweilige Distorsion an.

## Fallbeispiel

### Sportverletzung einer 16-jährigen Feldhockeyspielerin

**Diagnose:** Inversionstrauma des re. Sprunggelenks durch „Umknicken" beim Feldhockey während eines schnellen Richtungswechsels.

- Ärztlicher Befund :
  - V. a. Teilruptur der Außenbänder des Sprunggelenks
  - Eine Fraktur wird radiologisch ausgeschlossen. Es besteht eine deutliche Schwellung im Bereich des Malleolus lateralis. Das Auftreten schmerzt.
- Ärztliche Therapie: Die Pat. wurde mit einer Orthese versorgt und soll diese für die nächsten 3–6 Wochen tragen. Schmerzabhängige Teilbelastung für 1–2 Wochen. Zusätzlich werden Kryotherapie und Lymphdrainage 1–2 mal pro Woche verordnet.

**Diagnose und Therapie nach dem FDM-Modell**

Der Unfallhergang, die Gestik der Pat. und das klinische Bild ergeben folgende **FDM-Diagnose:**

- Keine Fraktur feststellbar (Röntgenbild)
- Pat. zeigt mit einem Finger auf einen schmerzhaften Punkt am Malleolus lateralis. (CD).
- Pat. streicht entlang einer Linie um den Malleolus lateralis (TB).
- Umfang der Dorsalextension beträgt ¼ der Normalbewegung, schwer auszuführen (CD).

**Therapie:**

Eine kombinierte Knöchelverstauchung, die mehrere Distorsionen beinhaltet, sollte nach diesem Schema behandelt werden:

1. CD-Technik im vorderen Knöchelbereich
2. CD-Technik im lateralen Knöchelbereich
3. TB-Technik im lateralen Knöchelbereich

Die Distorsionen werden korrigiert. Sie sind dadurch nicht mehr schmerzhaft und stören die Bewegung und Belastung nicht weiter. Nach dem vollständigen Rückgang der Entzündungszeichen kann wieder mit dem Training begonnen werden.

#### Nebenwirkungen

- Kurzzeitige Schmerzverstärkung für 2–3 Tage nach der Therapie
- Hämatome durch manuelle Techniken oder z. B. Schröpfköpfe



#### Literatur

European Fascial Distorsion Model Association (EFDMA) (Hrsg). Das Fasziendistorsionsmodell nach Stephen Typaldos. 2. A. Wien: EFDMA, 2012.
Typaldos S. Orthopathische Medizin – die Verbindung von Osteopathie und Orthopädie. 3. A. Verlag für ganzheitliche Medizin Dr. Erich Wühr, 2010.
Typaldos S. FDM – Clinical and Theoretical Application of the Fascial Distortion Model Within Practice of Medicine and Surgery. Typaldos Publishing Co., 2002.

## 2.14 FBL Klein-Vogelbach – Functional Kinetics

*Markus Oehl*

Die Funktionelle Bewegungslehre (FBL) Functional Kinetics ist ein bewegungsanalytisches Konzept, das von Susanne Klein-Vogelbach (1909–1996) entwickelt und in mehreren Büchern beschrieben wurde. Haltung und Bewegung eines Patienten werden mittels standardisierter Beobachtungskriterien analysiert. Die darauf aufbauende Bewegungstherapie orientiert sich am funktionellen Problem des Patienten. Es handelt sich um ein lernbares Verfahren, das den Therapeuten dazu befähigt, durch didaktische und manipulativ-perzeptive Bewegungsschulung den Gesundheitszustand eines Menschen zu verbessern.

#### Ziele

- Analyse des individuellen Bewegungsverhaltens mittels standardisierter Beobachtungskriterien
- Förderung des motorischen Lernprozesses
- Verbesserung der sensomotorischen Leistungsfähigkeit
- Schulung und Ökonomisierung von Haltung und Bewegung

#### Indikationen

Die Beobachtungskriterien und der funktionelle Status liefern wertvolle Informationen bei der Beantwortung ergonomischer Fragestellungen und der Analyse komplexer Bewegungsabläufe.
Die Behandlungstechniken und therapeutischen Übungen der FBL können sowohl in der Prävention als auch in der Rehabilitation bei Erkrankungen im muskuloskelettalen Bereich, wie auch in der Neurologie und der Inneren Medizin bei allen Altersstufen angewendet werden.

#### Kontraindikationen

Eine Kontraindikation liegt nur dann vor, wenn Bewegung oder muskuläre Aktivität generell nicht erlaubt ist.

### Grundlagen

Die FBL Klein-Vogelbach Functional Kinetics ist ein Verfahren der unmittelbaren Beobachtung und Analyse von Haltung und Bewegung und orientiert sich am Bewegungsverhalten des Gesunden und nicht an der Pathologie.

Um Abweichungen wahrnehmen zu können, nutzt der Therapeut das Leitbild der sog. **„hypothetischen Norm“** als Referenz zum aktuellen Bewegungsverhalten des Patienten.

Basis einer funktionell orientierten Bewegungstherapie ist die Befunderhebung mithilfe eines Schemas für die Untersuchung von Haltung und Bewegung, dem **funktionellen Status.** Dabei werden u. a. überprüft:

- Die Kondition
- Die Konstitution: Das Bewegungsverhalten des Menschen ist abhängig vom Verhältnis der Längen, Breiten und Tiefen des Körpers sowie von der Verteilung des Gewichts. Abweichungen von der hypothetischen Norm des Körperbaus verändern das Bewegungsverhalten des Pat. in vorhersehbarer Weise und erfordern u. a. entsprechende Anpassungen bei der Ausführung von Behandlungstechniken und therapeutischen Übungen.
- Die Beweglichkeit von Wirbelsäule und Extremitätengelenken
- Die Beinachsen (belastet und unbelastet)
- Die Statik
- Das Bückverhalten
- Der Gang: Mithilfe von acht Beobachtungkriterien werden charakteristische Merkmale des normalen Gangs erfasst.
- Die Atmung

Mit der **Formulierung des funktionellen Problems** wird der Einfluss erklärt, den die beobachteten Auffälligkeiten des Pat. auf seine Beschwerden haben. In der Therapieplanung werden aus der Vielfalt der Behandlungstechniken und therapeutischer Übungen diejenigen gewählt, die das funktionelle Problem des Pat. positiv beeinflussen können. Dazu müssen die therapeutischen Interventionen an die im funktionellen Status gefundenen Abweichungen laufend angepasst werden.

Ein zentraler Punkt im Konzept der FBL ist das **„reaktive Üben“**. Dabei wird nicht das therapeutische Bewegungsziel einer Übung instruiert; dieses soll vielmehr durch das Auslösen von einer oder mehreren Gleichgewichtsreaktionen erreicht werden.

**! Klinischer Hinweis**

Die aus dem Bewegungsauftrag folgenden Reaktionen werden dem Übenden **nicht bewusst** gemacht. Der Therapeut sieht sie voraus und plant sie als eigentliches Therapieziel.

## Techniken

Bei den Behandlungstechniken der FBL handelt es sich um ein verbal-/manipulativ-didaktisches Konzept, bei dem Gelenke mobilisiert, Muskulatur bearbeitet und gleichzeitig die kinästhetische Wahrnehmung des Pat. gefördert wird.

Die **hubfreie Mobilisation** ist eine aktive Bewegungstherapie. Sie fördert die sensomotorische Leistungsfähigkeit des Patienten. Die hubfreien Bewegungen sind durch alternierende und segmentale „Mikrobewegungen“ gekennzeichnet, die vom Pat. mit einer niedrigen Intensität durchgeführt werden. Dabei werden Teile des Körpers auf horizontalen Ebenen bewegt. Es finden keine Bewegungen des Körpers gegen die Schwerkraft statt, d. h. es werden keine Teilgewichte des Körpers gegen die Schwerkraft gehoben oder bremsend abgelassen. Dies führt zu einer hohen Differenzierung der geübten Bewegungsabläufe. Dabei werden grobmotorische Muskelaktivitäten reduziert und feinmotorische Muskelaktivitäten aktiviert.

2

Bei der Behandlungstechnik der **widerlagernden Mobilisation** werden weiterlaufende Bewegungen durch den manipulierenden Einsatz von gezielten Gegenbewegungen begrenzt. Diese Technik kann sowohl passiv, als auch aktiv durchgeführt werden. Dabei werden einzelne Bewegungsniveaus selektiv bewegt. Die Bewegungstoleranzen werden erweitert und Ausweichbewegungen vermieden oder reduziert.

Bei der **mobilisierenden Massage** werden die Muskulatur und das umliegende myofasziale Gewebe manuell bearbeitet. Die Verschieblichkeit und Elastizität des Gewebes wird verbessert, der Spannungszustand der Muskulatur reguliert und die inter- und intramuskuläre Koordination stimuliert.

**Therapeutische Übungen** sind Modellübungen für verschiedene Körperbereiche, die an die individuelle Situation des Pat. ständig angepasst werden (▶ Abb. 2.16). Bei der Wahl der Übungen steht die Alltagsrelevanz im Vordergrund. Das Bewegungsproblem des Pat. wird minimiert, sein Bewegungsverhalten ökonomisiert.

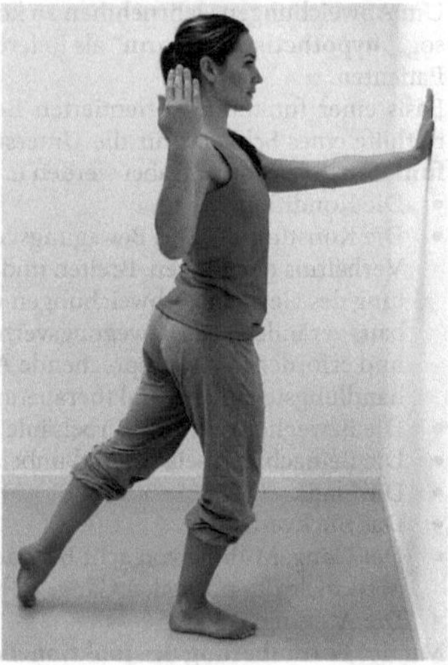

Abb. 2.16 Anpassung der ASTE des „klassischen Vierfüßler" [P271]

Bei den **Ballübungen** werden durch gezielte Bewegungen des Balls spezifische Aktivitäten oder Bewegungen des Körpers im Sinne von Gleichgewichtsreaktionen ausgelöst (▶ Abb. 2.17, ▶ Abb. 2.18) und therapeutisch genutzt. Der Transfer in ein ökonomisches Bewegungsverhalten wird geprägt und automatisiert.

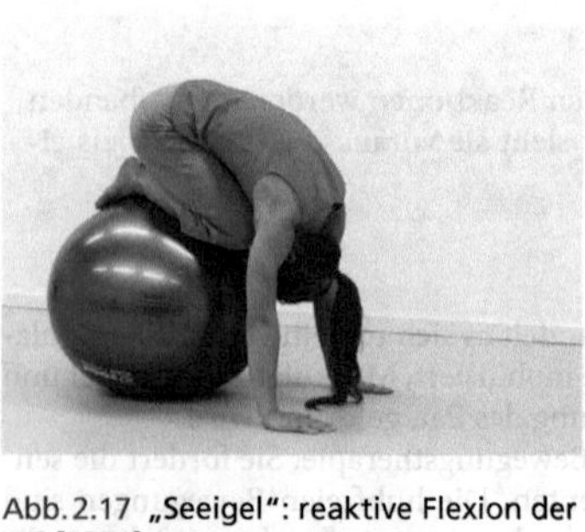

Abb. 2.17 „Seeigel": reaktive Flexion der WS [P271]

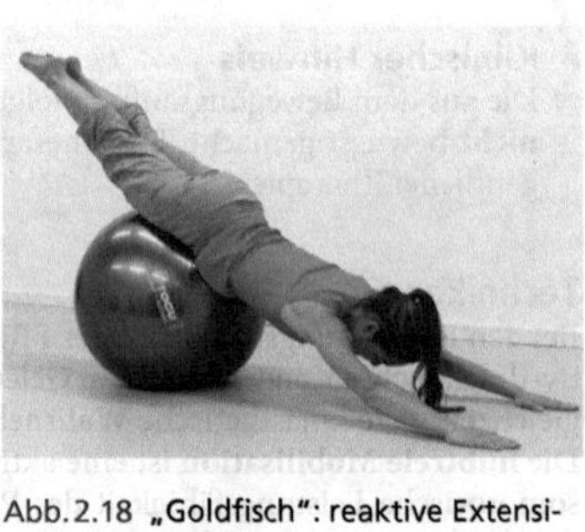

Abb. 2.18 „Goldfisch": reaktive Extension der WS [P271]

## Literatur


Mohr G, Spirgi-Gantert I, Stüvermann R. FBL Klein-Vogelbach Functional Kinetics. Behandlungstechniken. 3. A. Berlin: Springer, 2015.

Spirgi-Gantert I. FBL Klein-Vogelbach Functional Kinetics. Therapeutische Übungen. 6. A. Berlin: Springer, 2012.

Spirgi-Gantert I, Oehl M, Grillo T. FBL Klein-Vogelbach Functional Kinetics. Ballübungen. 6. A. Berlin: Springer, 2016.

Suppé B. FBL Klein-Vogelbach Functional Kinetics. Die Grundlagen. 7. A. Berlin: Springer, 2015.
Suppé B, Bacha S, Bongartz M. FBL Klein-Vogelbach Functional Kinetics. Praktisch angewandt: Becken und Beine untersuchen und behandeln. Berlin: Springer, 2011.
Suppé B, Bongartz M. FBL Klein-Vogelbach Functional Kinetics. Praktisch angewandt: Brustkorb, Arme und Kopf untersuchen und behandeln. Berlin: Springer, 2013.
Suppé B, Bongartz M. FBL Klein-Vogelbach Functional Kinetics. Praktisch angewandt: Gehen-Analyse und Intervention. Berlin: Springer, 2013.

2

## 2.15 Feldenkrais-Methode

*Wolfgang Dahlgrün*

Der Physiker Moshe Feldenkrais (1904–1984) wurde u. a. durch eigene Kniebeschwerden dazu angeregt, Zusammenhänge zwischen Bewegungsmechanik, Neurophysiologie und Psychologie zu erforschen. Ganz aus der Sicht eines Physikers ging er zunächst von folgenden auf Biomechanik und Schwerkraft beruhenden Grundbedingungen aus:

- Jeder Organismus bewegt sich innerhalb eines Gravitationsfelds, das die Stammesentwicklung (Phylogenese) und Individualentwicklung (Ontogenese) grundlegend geprägt hat. Gravitation und, in unerheblichem Maß, Luftdruck erleben wir als das aktuelle Gewicht aller Dinge, also auch unseres Körpers.
- Jeder Organismus unterliegt aufgrund seines Skelett-, Muskel-, Faszien- und viszeralen Systems biomechanischen Grundgesetzen, z. B. thermodynamischen, Hebel- und Arbeitsgesetzen.

### Ziele

Die Feldenkrais-Methode ist keine Therapie, da sie nicht an starren Zielen orientiert ist, auch nicht an den Begriffen „gesund" oder „krank". Sie ist als Lernmethode bzw. Unterricht, als organisches Lernen zu begreifen, wie bei jedem Säugling und Kleinkind in den ersten Lebensjahren. Dementsprechend wendet sich die Feldenkrais-Methode an alle Menschen, die auf der Suche nach Entwicklung und Verbesserung ihrer individuellen Potenziale sind, unabhängig von Alter und Krankheit.

- Auf der motorischen Ebene steht das Erkennen der individuellen Bewegungsabläufe im Vordergrund: Wie hebe ich mein Bein? Was bewege ich zuerst und in welche Richtung, mit welchem Kraftaufwand? Wie reagieren darauf andere Körperteile, meine Atmung etc.?
- Durch die Bewusstheit dieser Bewegung werden über sensomotorische Rückkopplung Körperbild und Umwelt erfahren.
- Durch die spielerische, zwangfreie und schmerzlose Schaffung von Bewegungsalternativen werden stereotype Bewegungsmuster durchbrochen, die über sensomotorische Rückkopplung zu einer veränderten Körper- und Umwelterfahrung führen.
- Durch den Vergleich der Absicht mit der Ausführung der Bewegung, durch weiteres Experimentieren mit und Modifizieren der Bewegung wird es leichter, die Bewegung der individuellen Absicht anzugleichen.

*„Erst wenn man eine Handlung auf 5–6 verschiedene Arten ausführen kann, benutzt man das Potenzial des Gehirns"*, sagte Feldenkrais und weiter (sinngemäß): *„Erst wenn ich weiß, wie ich was mache, kann ich machen, was ich will."*

### Indikationen

Ein direkter Bezug auf Krankheitsbilder ist wenig sinnvoll; die Feldenkrais-Methode zielt auf die Entwicklung individueller Potenziale ab. Indiziert ist die Anwendung jedoch bei zahlreichen orthopädischen und neurologischen Krankheitsbildern, z. B. degenerativen Erkrankungen des Bewegungsapparats, Encephalitis disseminata (Multiple Sklerose), Zerebralparese, Apoplexie.

#### Kontraindikationen

Die Feldenkrais-Arbeit ist keine Therapie im eigentlichen Sinne; sie unterscheidet auch nicht zwischen den Kategorien „krank" oder „gesund", daher lassen sich keine konkreten Kontraindikationen benennen.



### Durchführung

Die Feldenkrais-Arbeit umfasst zwei Hauptbestandteile:

- Gruppenarbeit mit dem Ziel der „Bewusstheit durch Bewegung": Hierbei stehen Bewegungssequenzen im Vordergrund, die der Feldenkrais-Lehrer verbal angibt (Übungsbeispiele s. u.).
- Einzelarbeit mit dem Ziel der „funktionalen Integration": Bei der Einzelarbeit findet eine nonverbale Kommunikation zwischen Lehrer und Schüler statt, indem Bewegungen am und im Körper mit den Händen des Lehrers hervorgerufen werden.

Die beiden nachfolgenden Beispiele sind Übungen, die dazu dienen, stereotype, alltägliche Bewegungsmuster bewusst zu machen und wahrzunehmen.

### Übungsbeispiele

#### Wahrnehmungsübung 1

- Stellen Sie sich an einen beliebigen Ort im Raum und beobachten Sie zunächst, wie das Gewicht auf Ihren beiden Füßen verteilt ist. Wo liegt das Gewicht auf Ihren Fußsohlen: Vorne? Hinten? Außen? Innen? Mehr auf dem rechten oder dem linken Fuß?
- Versuchen Sie jetzt 5 Min. still zu stehen. Sie werden merken, dass dies selbst unter größten Anstrengungen nicht möglich ist.
- Erklärung: Im Stehen liegt der Schwerpunkt des Menschen sehr hoch (etwas unterhalb des Nabels). Dadurch ist bei der sehr kleinen Unterstützungsfläche der Fußsohlen kein stabiles Gleichgewicht möglich. Blutzirkulation, Atmung, kleinste Bewegungen mit den Extremitäten, mit dem Rumpf, dem Kopf und den Augen zwingen unser Nervensystem und unseren Körper zur ständigen Gleichgewichtsanpassung, die sogleich wieder zur Instabilität tendiert. Dieser Verlust von Stabilität wird jedoch in hohem Maß von Flexibilität belohnt: Durch geringe Verlagerung des Schwerpunkts stehen uns die drei Dimensionen des Raums offen.

#### Wahrnehmungsübung 2

- Falten Sie Ihre Hände, sodass Ihre Finger miteinander verschränkt sind. Betrachten Sie jetzt Ihre Hände und bemerken Sie, dass immer der Daumen, Zeige-, Mittel-, Ring- und kleine Finger der einen Hand vor den Fingern der anderen Hand liegt. Wechseln Sie jetzt beim Falten Ihre Hände so, dass immer die Finger der anderen Hand zuerst kommen. Lassen Sie sich etwas Zeit, dieses „Falten" zu erspüren.
- Aufgrund unserer Gewohnheit haben wir meist nur eine Art, unsere Hände zu falten, entwickelt. Die andere Art – obwohl weder richtiger noch falscher – fühlt sich dann ungewohnt, fremd und komisch an.
- Wenn schon bei einer relativ einfachen Handlung wie dem Falten der Hände das gewohnheitsbedingte Muster so stark ausgeprägt ist, wie sieht es dann mit den Handlungen Liegen, Sitzen, Stehen und Gehen aus?

**Literatur**

Feldenkrais M. Bewusstheit durch Bewegung – Der aufrechte Gang. 9. A. Frankfurt/Main: Suhrkamp, 2004.

Feldenkrais M. Das starke Selbst. Frankfurt/Main: Suhrkamp, 2005.

Feldenkrais M. Die Entdeckung des Selbstverständlichen. Frankfurt/Main: Suhrkamp, 2004.

# 2.16 Flossing

*Christian Burkert*

Unter Flossing versteht man die lokale Kompression von Körperregionen mittels
- elastischer Gummibandagen
- über die Dauer von ein bis drei Minuten
- bei gleichzeitiger aktiver oder passiver Bewegung.

Wegen seiner überraschenden Behandlungseffekte wird es auch als Voodoo- oder Ninja-Flossing bezeichnet. Seit 2013 propagiert der amerikanische Physiotherapeut Kelly Starrett das stramme Abbinden von Extremitäten im Fitnessbereich (sog. Functional Training). Bereits in der Antike bestiegen römische Gladiatoren die Arena mit Abschnürbandagen zur Steigerung der Leistungsfähigkeit. Aktuell wiederentdeckt, erweitert sich der Zielbereich um physiotherapeutische Aspekte. Flossing wird als eigenständiges Konzept mit Diagnostik, Behandlungsplan und Selbstbehandlungsverfahren unterrichtet, lässt sich aber auch in Therapiekonzepte wie Manuelle Therapie (▶ 2.21), FBL (▶ 2.14), Mulligan (▶ 2.24), Mechanische Diagnostik und Therapie nach McKenzie (▶ 2.22) oder Neurac® (▶ 2.26) integrieren.

## Ziele

- Schmerzreduktion
- Verbesserte Beweglichkeit
- Ödemreduktion
- Optimierung von Heilungsprozessen
- Optimierung der Leistungsfähigkeit (z. B. Kraft, lokale Ausdauer, Koordination)

## Indikationen

- Schmerzen
- Bewegungseinschränkungen des aktiven und passiven Bewegungsapparats
- Störung von Heilungsprozessen (unter Berücksichtigung der Heilungsphasen)
- Optimierung von Regenerationsprozessen nach Belastungsphasen
- Lokales Hypoxietraining

## Kontraindikationen

- Frisches Trauma und offene Wunden im Behandlungsgebiet
- Tumoren
- Akute entzündliche Erkrankungen
- Herz-Kreislauf-Insuffizienzen
- Gefäßerkrankungen (z. B. Thrombosen, Varizen, pAVK)
- Einnahme von Antikoagulanzien
- Latex-Allergie
- Unverträglichkeit des Pat. gegenüber Einengung/Kompression

## Grundlagen

Über die Effektivität des Flossings liegen bisher nur Pilotstudien vor. Bislang wird von drei grundsätzlichen Wirkungsmechanismen ausgegangen:

- **Schwamm-Effekt:** Der bandapplizierte Druck reduziert sofort die Durchblutung und presst Gewebsflüssigkeit aus. Das schnelle Lösen des Bandes führt zu einer reaktiven Mehrdurchblutung. Dadurch werden nozisensorisch wirksame Stoffwechselprodukte ausgeschwemmt und Schwellungen abgebaut.
- **Kinetic Resolve:** Durch die Bewegung tiefer myofaszialer Gewebsschichten gegen die fixierte Haut kommt es zur Lösung von Crosslinks und damit zur Bewegungserweiterung.
- **Schmerzhemmung:** Das straffe Flossband übt zusammen mit Bewegung und Belastung einen massiven mechanischen Reiz auf das Behandlungsgebiet aus, der die nozisensorische Weiterleitung im Hinterhorn des Rückenmarks hemmt.

## Technik

Flossbänder werden in unterschiedlichen Stärken, Breiten und Längen für verschiedene Indikationen angeboten.

- Das Flossband wird straff (mit gleichbleibendem oder variablem Zug) von distal nach proximal um den zu behandelnden Köperteil gewickelt.
- Indikationsabhängige Zugstärke:
  - Gleichbleibender Zug (bis ca. 50 %), z. B. bei Schwellungen
  - Variabler Zug (ca. 60–80 %), z. B. bei lokalem Schmerz und Bewegungseinschränkung
- Die bandagierte Region wird aktiv (auch unter Belastung), ggf. assistiv oder passiv im vollen Bewegungsausmaß bewegt.
- Nach max. 3 Minuten wird das Flossband entfernt.

## Durchführung

**Beispiel:** Pat. mit schmerzhafter Flexionseinschränkung des re. Kniegelenks (Behandlung mit variablem Zug).

**Test:** Pat. beschreibt ventralen Knieschmerz beim Hinsetzen und demonstriert dies an der Behandlungsbank.

**Anlage des Flossbandes** (▶ Abb. 2.19a und b): Das Knie wird in Ruhestellung zirkulär umwickelt.

- Zunächst wird distal mit einem „Anker“ fixiert.
- Dann mit ca. 70 % der Zugelastizität des Bandes über der schmerzhaften Zone (z. B. Patellaregion) und
- mit ca. 50 % der Zugelastizität auf der Rückseite (z. B. Kniekehle)
- in halber Bandbreite überlappend nach proximal gewickelt.
- Das Ende des Flossbands wird am oberen Rand eingesteckt.

**Übungsausführung:** Der Pat. führt aktive Kniebeugen im vollen Bewegungsausmaß und möglichst unter voller Belastung durch (▶ Abb. 2.19c).

- Erwünschte Effekte:
  - Die typischen Schmerzen sind deutlich reduziert (mind. 30 %).
  - Die Beweglichkeit nimmt deutlich zu.
  - Der Pat. erreicht die Ermüdungsgrenze.
- Nach max. 3 Minuten: schnelle Entfernung des Flossbandes.
- Satzpause bis zur vollständigen Erholung (ca. 2–3 Minuten).
- Wiederholung in drei bis fünf Sätzen (je nach Indikation und Abbruchkriterien).

**Re-Test:** Hinsetzen auf Behandlungsbank ohne Flossband (Vergleich: besser, schlechter, unverändert?). Bei Beschwerdebesserung erfolgt die Anleitung des Eigenübungsprogramms.

### Tipps & Fallen

! Ausschließlich spezielle Flossbänder verwenden. Latex-Gymnastik-Bänder rollen sich zusammen, verkleben und lassen sich nach drei Minuten nicht mehr abwickeln.

- Bei Hautproblemen im Behandlungsgebiet kann über der Kleidung gearbeitet werden.
- Den Pat. vor der Behandlung darauf hinweisen, dass durch die Anlage des Flossbands moderate Schmerzen auftreten können.
- Nach der Behandlung können Hautreaktionen wie Quaddeln und Hämatome auftreten.
- In den Satzpausen das Schmerz- und Durchblutungsverhalten beobachten (auch proximal und distal des Behandlungsgebiets).
- Bei großflächigen Weichteilanwendungen (z. B. Flossing am Oberschenkel) sollten die Flossbänder im Liegen abgenommen werden, um Blutdruckschwankungen zu verhindern.

### Literatur


Ahlhorn A. Schmerzfrei und beweglich durch Abbinden. Medical Flossing. physiopraxis, 2015;13(9): 35–37.

Kreutzer R, Stechmann K, Eggers H, Kolster BC. Flossing. Berlin: KVM-Verlag, 2016.

Seidenspinner D, Kolster BC. Isokinetische und EMG-gestützte Untersuchung des Kniegelenks vor und nach einer Kompression mit einem elastischen Band. pt-Zeitschrift für Physiotherapeuten, 2015;67(12): 52–58.

Starrett K. Becoming a supple leopard. Las Vegas: Victory Belt Publishing, 2013.

Stechmann K. Flossing. Wirkungsweise und Anwendung. Physiojournal, 2016;1: 4–5.


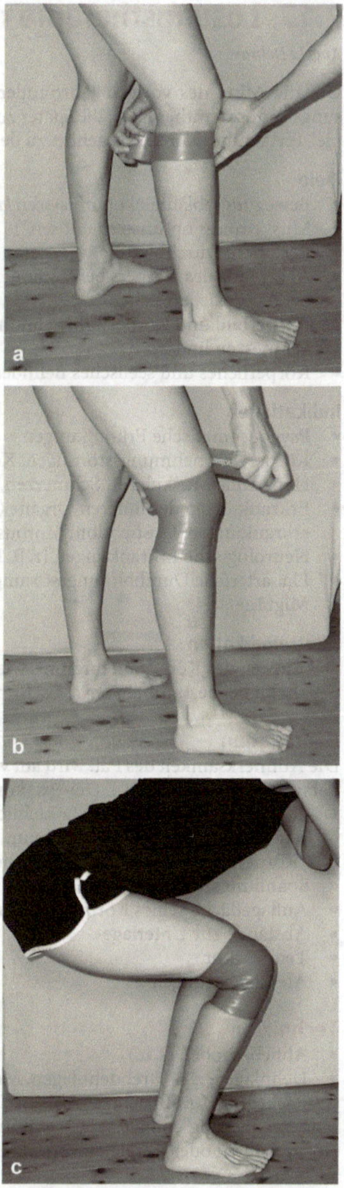


Abb. 2.19 a–c Beispiel einer Flossing-Anwendung bei verminderter Flexion im Kniegelenk [O477]

## 2.17 Lösungstherapie nach Haase

*Angela Debray*

Um die Mitte des vorigen Jahrhunderts entwickelte A. Schaarschuch die „Lösungs- und Atemtherapie", die später zusammen mit H. Haase als „Lösungstherapie" fortgeführt wurde. Sie gehört zu den Körperwahrnehmungstherapien.

**Ziele**
- Bewegungsabläufe ökonomisieren (z. B. auch die Atembewegung)
- Muskeltonus optimieren („lösen")
- Periphere Durchblutung verbessern
- Akzeptanz des Körpers bei Veränderungen, z. B. nach Ablatio mammae oder bei Anorexie, erreichen
- Körperbild und Körperwahrnehmung verbessern
- Schmerzen lindern
- Körperliches und seelisches Befinden verbessern

**Indikationen**
- Psychosomatische Erkrankungen
- Körperwahrnehmungsstörungen, Konzentrationsstörungen
- Hypertone Muskulatur, Schmerzen, Bewegungseinschränkungen
- Erkrankungen der inneren Organe (z. B. Atemwegserkrankungen, Herzerkrankungen, Obstipation, Morbus Crohn)
- Neurologische Erkrankungen (z. B. Morbus Parkinson, ED)
- Fkt. arterielle Durchblutungsstörungen
- Migräne

**Kontraindikation**
Das Spüren des Körperinnenraums, wie im ersten Übungsbeispiel (s. u.) beschrieben, kann bei bestimmten Psychoseformen zu starken Ängsten führen.

### Grundlagen
Die Aufmerksamkeit des Pat. wird auf verschiedene Wahrnehmungen seines Körpers gelenkt („Tastarbeit"). Der Pat. konzentriert sich dabei z. B. auf:
- „Körperräume": nicht nur tatsächlich vorhandene Körperräume wie z. B. Nasen-Rachen-Raum, Brustkorbraum, sondern auch z. B. Oberarm, Becken und „Körperhüllen" (= Körperoberflächen)
- Spannungszustand der Muskulatur
- Auflagefläche seines Körpers (z. B. in RL)
- Abstände zur Unterlage
- Temperatur
- Atembewegungen

### Techniken
- Abhebeproben (s. u.)
- Dehnlagen, z. B. Drehdehnlagen, Mondsichellage (▶ 1.3.4)
- Packegriffe (großflächiges Abheben einer Hautfalte mit beiden Händen)

Jede Behandlung enthält Wahrnehmungsaufträge für den Pat.: Vergleich beider Körperhälften oder Vergleich vor und nach einer der genannten Techniken.

### Übungsbeispiele

#### Abhebeprobe des Arms

ASTE RL (auf einer Therapiebank), die Arme liegen neben dem Rumpf. Der Th. steht neben der Bank.

- Mit einer Hand das Handgelenk des Liegenden untergreifen, verweilen.
- Die zweite Hand unter den OA dicht am Ellenbogen legen, verweilen.
- Mit beiden Händen gleichmäßig und ruhig den Arm 1–2 cm abheben, den Arm in die Abd. bewegen, wieder absenken, verweilen.
- Übung wiederholen.
- Die Übung endet in der ASTE. Bei liegendem Arm zweite Hand nach außen, erste Hand nach kaudal herausziehen.
- Nachspüren lassen.

! Bei zunehmender Spannung auf dem Bewegungsweg etwas zurückgehen, neu ansetzen, ggf. langsamer arbeiten.

#### Schnelles Lagern (Bsp. obere Extremität)

ASTE wie bei Abhebeproben.

- Beide Hände unter das Schulterblatt legen, verweilen.
- Schulterblatt anheben und senken, verweilen.
- Kaudale Hand auf die Schulter legen.
- Beide Hände ruhig und gleichmäßig den Arm entlang abwärts streichen.
- Zum Schluss flächig und sehr langsam die Auflagenfläche ausstreichen.
- Anderen Arm entsprechend behandeln.

#### Tastarbeit der Atmung

Entspannte ASTE. Der Pat. bekommt Wahrnehmungsaufträge:

- Wo spüre ich Atembewegung?
- Wie schnell ist der Atemrhythmus?
- Wo ist die meiste Bewegung zu spüren?
- Wie groß ist sie am Brustbein, am Bauch, in der Leistengegend usw.?
- Kann ich der Bewegung zuschauen, ohne sie willentlich zu verändern?

### Literatur


Haase H. Lösungstherapie in der Krankengymnastik. München: Pflaum, 1985.
Schaarschuch A. Der atmende Mensch. 6. A. Bietigheim: Lorber & Turm, 1995.


## 2.18 Lokale Gelenkstabilität

*Ursula Wappelhorst und Christine Hamilton*

Der Begriff der **lokalen** oder **segmentalen Gelenkstabilität** bezeichnet die Kontrolle der Bewegung zwischen Gelenkpartnern bzw. einzelnen Wirbelsegmenten. Bereits in der Mitte der 1990er-Jahre konnte in mehreren randomisierten kontrollierten Studien ein enger Zusammenhang zwischen einer Dysfunktion der tiefen, stabilisierenden Muskulatur und lumbalen Rückenschmerzen nachgewiesen werden (▶ Literatur). Auf deren Grundlage entwickelten Richardson et al. spezifische Tests und therapeutische Übungen.

Im Folgenden werden Grundlagen des stabilisierenden Muskelsystems der WS sowie die spezifische Befunderhebung und Rehabilitation beispielhaft für die lokale Stabilisation der LWS beschrieben. Die Technik lässt sich in ähnlicher Weise auf die HWS, die Iliosakralgelenke sowie die großen Extremitätengelenke übertragen und mit anderen Behandlungskonzepten, z. B. der Manuellen Therapie, kombinieren.

### Ziel

Ziel ist die Wiederherstellung der schützenden motorischen Kontrollfunktion des lokalen Muskelsystems, um bei allen Bewegungen eine optimale Stabilität zu gewährleisten und so die Gelenke vor schädlichen Belastungen zu schützen.

### Indikationen



Die lokale Gelenkstabilisation zielt auf die Behandlung akuter und rezidivierender Wirbelsäulenbeschwerden, die (unabhängig von der Diagnose) eine Assoziation mit einer Dysfunktion des stabilisierenden Muskelsystems aufweisen.
Darüber hinaus zeigen sich positive Effekte bei der Behandlung von zervikogenem Kopfschmerz und/oder Schwindel, nach Schleudertrauma sowie bei Inkontinenzbeschwerden.

### Kontraindikationen

Neben den allg. Kontraindikationen für eine physiotherapeutische Behandlung (Yellow/Red Flags, ▶ 1.2.1) ist bei bestimmten Pathologien besondere Vorsicht angezeigt. Hierzu zählen Frakturen im Bereich der Wirbelkörper oder der Querfortsätze sowie frische Bauchoperationen.

## Grundlagen

### Stabilisierendes Muskelsystem der Wirbelsäule

Die Rumpfmuskulatur lässt sich anhand ihrer anatomischen, biomechanischen und physiologischen Eigenschaften in zwei Systeme unterteilen (▶ Abb. 2.20):

- Globales System
- Lokales System

Muskeln des **globalen Systems** sind lange, oberflächlich gelegene, kräftige Muskeln zwischen Brustkorb und Becken, die *keinen* direkten Ansatz an den Wirbelsegmenten haben. Im Bereich der LWS sind das z. B. der M. rectus abdominis oder der laterale Trakt des M. erector spinae. Diese Muskeln sind v. a. geeignet, Bewegungen zwischen Becken und Brustkorb zu initiieren und zu kontrollieren sowie das Gleichgewicht aufrechtzuerhalten. Sie sind jedoch nur begrenzt in der Lage, die Bewegungssegmente zu stabilisieren.
Muskeln des **lokalen Systems** dagegen sind kurze, tief liegende Muskeln, die nah an den Bewegungssegmenten ansetzen und eng mit Gelenkstrukturen, wie den Gelenkkapseln der Facettengelenke, verbunden sind („aktive Zusatzkapseln"). Hierzu gehören v. a. der tiefe **M. multifidus** und der **M. transversus abdominis**. Im Gegensatz zu den globalen Muskeln eignen sie sich hervorragend zur Sicherung der intersegmentalen Stabilität.
Aufgrund ihrer Lage nah am Drehzentrum des Gelenks erreichen die Muskeln des lokalen Systems bereits mit etwa 25 % ihrer max. Kontraktionskraft eine optimale Stabilität der Bewegungssegmente. In der Ko-Kontraktion erzeugen sie eine Art elastischen Schlauch, der die Wirbelsegmente umschließt. So schützen sie die Gelenke während des gesamten physiologischen Bewegungsausmaßes vor unkontrollierten, schädlichen Bewegungen.
Da die Hauptfunktion der lokalen Muskeln in der motorischen Kontrolle der Gelenke besteht, sind die üblichen Messungen der Muskelkraft (z. B. MFT) für dieses System ungeeignet. Um ihre Kontrollfunktion zu beurteilen, muss man die Koordinationsfähigkeit der Muskulatur testen.

! Segmentale Stabilität ist keine Frage der Muskelkraft, sondern vielmehr eine Frage der optimalen motorischen Kontrolle.

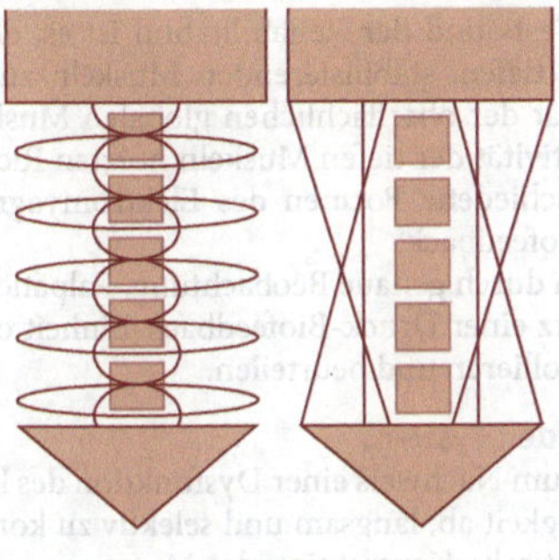

Abb. 2.20 Lokales und globales Muskelsystem der Lendenwirbelsäule [F213]

### Dysfunktion des lokalen Systems bei lumbalen Rückenschmerzen

Im Vordergrund der Untersuchungen von Richardson et al. standen die Funktion und Dysfunktion des M. transversus abdominis und des M. multifidus.

**M. transversus abdominis**

Während abwechselnder Flexions-/Extensionsbewegungen des Rumpfs zeigen globale Muskeln, wie der M. obliquus externus abdominis und der M. erector spinae, abwechselnde Aktivitäten im Elektromyogramm (phasische Aktivität). Diese Aktivität ist abhängig von der jeweiligen Bewegungsrichtung. Dagegen weisen der M. transversus abdominis und der tiefe M. multifidus bei allen Rumpfbewegungen eine niedrige, aber kontinuierliche Aktivität auf (tonische Aktivität). Gleichermaßen bestätigten Untersuchungen, dass der M. transversus bei schnellen Bewegungen des Arms bereits *vor* der Bewegung der Extremität reagiert (Feedforward). Im Gegensatz zu den globalen Muskeln ist die Aktivität des lokalen Systems *unabhängig von der Bewegungsrichtung* des Arms.

Der Muskel besitzt also normalerweise eine Art Vorprogrammierung durch das ZNS, womit er einen rechtzeitigen und konstanten Schutz für die WS gewährleistet.

Bei Rückenschmerzpatienten verliert der M. transversus jedoch seine richtungsunspezifische Vorprogrammierung und reagiert verzögert. Dadurch büßt er seine stabilisierende Funktion ein. Diese verspätete Aktivierung zeigte sich bei allen Probanden mit rezidivierenden lumbalen Rückenschmerzen, unabhängig von der Diagnose, Haltung und Beweglichkeit der Betroffenen.

! Das Problem der Muskeln besteht also nicht in einem Mangel an Kraft, sondern vielmehr in einem Defizit an motorischer Kontrolle.

**M. multifidus**

Mittels Ultraschall wurde beim M. multifidus der segmentale Muskelquerschnitt untersucht. Bei Pat. mit erstmalig aufgetretenen akuten Rückenschmerzen zeigte sich eine rasche, einseitige Atrophie des Muskels auf der Seite und Höhe der angegebenen Symptome. Als Ursache des veränderten Muskelquerschnitts wird eine reflektorische Hemmung angenommen.

Diese Erkenntnisse über Funktion und Dysfunktion bilden die Grundlage für die klinischen Tests und die Rehabilitation des lokalen Muskelsystems.

## Durchführung

Hauptmerkmal der Tests und der Rehabilitation ist es, dem Pat. zunächst eine gezielte Aktivität der tiefen, stabilisierenden Muskeln zu vermitteln, um diese dann von der Aktivität der oberflächlichen globalen Muskeln zu differenzieren. Zur Kontrolle der Aktivität der tiefen Muskeln nutzten Richardson et al. in ihren Untersuchungen verschiedene Formen des Elektromyogramms (EMG), Ultraschall sowie Druck-Biofeedback.
In der Praxis lässt sich durch genaue Beobachtung, Palpation und, sofern vorhanden, durch den Einsatz einer Druck-Biofeedback-Einheit oder EMG (▶ 1.3.1) die Muskelaktivität kontrollieren und beurteilen.

### Test des stabilisierenden Systems

Die klinischen Tests zum Nachweis einer Dysfunktion des lokalen Muskelsystems zielen auf dessen Fähigkeit ab, langsam und selektiv zu kontrahieren. Sie fordern eine submaximale, statische Kontraktion des M. transversus und des M. multifidus, die möglichst isoliert von der Ko-Kontraktion der übrigen Rumpfmuskeln erfolgen soll.

**M. transversus abdominis**

Der Pat. wird in BL auf ein speziell für diesen Test entwickeltes Luftkissen gelegt. Diese Druck-Biofeedback-Einheit ist an einen Druckmesser angeschlossen. Der Pat. wird nun aufgefordert, die Bauchwand langsam und sanft einzuziehen. Während der Anspannung achtet der Th. darauf, dass

- keine Bewegung zwischen Brustkorb und Becken stattfindet,
- andere oberflächliche Rumpfmuskeln, besonders der M. obliquus externus, nicht gleichzeitig aktiviert werden,
- der Pat. normal weiteratmet.

Der Pat. soll in der Lage sein, den Druck im Luftkissen 10-mal hintereinander um 2–6 mmHg zu reduzieren und für jeweils 10 Sek. zu halten.

! Steht kein Druck-Biofeedback zur Verfügung, wird die korrekte Ausführung der Anspannung anhand der genannten Kriterien durch den Th. beurteilt.

**M. multifidus**

Für den Test des M. multifidus gibt der Th. einen präzisen, fazilitierenden Stimulus auf den Muskelbauch des entsprechenden Segments. Der Pat. wird aufgefordert, den Muskel unter den Fingern des Th. statisch und submaximal anschwellen zu lassen. Diese Kontraktion soll für 10 Sek. gehalten werden. Während der Anspannung achtet der Th. darauf, dass

- keine Bewegung zwischen Brustkorb und Becken stattfindet,
- oberflächliche Muskeln, besonders der M. erector spinae, entspannt bleiben,
- der Pat. normal weiteratmet.

Die Muskelspannung wird nacheinander in den verschiedenen Segmenten palpiert und auf Qualität und Symmetrie der Anspannung im Seitenvergleich beurteilt. Eine Ko-Kontraktion des M. transversus abdominis während der Anspannung unterstützt die Funktion des M. multifidus.
Gewünscht ist eine langsame, kontrollierte, statische und symmetrische Kontraktion, die so weit wie möglich auf das entsprechende Wirbelsegment beschränkt ist. Der Pat. soll in der Lage sein, diese Anspannung in jedem lumbalen Segment 10 Sek. lang mit 10 Wdh. auszuführen.

### Rehabilitation des stabilisierenden Systems

Liegt eine Dysfunktion des stabilisierenden Muskelsystems vor, ist der Pat. *nicht* in der Lage, die oben beschriebenen Tests korrekt durchzuführen. Durch gezieltes

Training des lokalen Systems und häufiges Wiederholen der Übungen werden die koordinativen Fähigkeiten der Muskulatur wieder normalisiert.

**M. transversus abdominis**

Für die Fazilitation des M. transversus eignen sich verschiedene Strategien:

- Zunächst sollte der Pat. eine genaue Vorstellung von der Funktion des Muskels und der Art der erforderlichen Anspannung bekommen. Es kann hilfreich sein, die Lage und Form des Muskels auf einer Abbildung zu verdeutlichen oder den Muskel als „inneres Korsett" zu beschreiben.

! Dem Pat. muss deutlich werden, dass eine isolierte Anspannung des M. transversus *nichts* mit der Kraft der Bauchmuskulatur zu tun hat.

- Neben einer guten Beschreibung des Muskels kann die taktile Stimulation etwa 2 cm medial der SIAS die korrekte Anspannung unterstützen.
- Der Pat. soll sich das sanfte und langsame Einziehen des Unterbauchs bildlich vorstellen.
- Durch eine Ko-Kontraktion der Beckenbodenmuskulatur kann die Anspannung ebenfalls erleichtert werden.

Da die stabilisierende Funktion des M. transversus unabhängig von der Haltung ist, kann der Muskel prinzipiell in jeder ASTE beübt werden. Zum Erlernen der Anspannung eignen sich erfahrungsgemäß die SL oder RL. Abhängig von der Pathologie des Pat. sollte die gewählte ASTE möglichst schmerzfrei sein, da sich Schmerzen hemmend auf die Muskelfunktion auswirken. Ein weiteres Kriterium für die Wahl der ASTE ist die Entspannung globaler Muskeln.

! Die erwünschte Anspannung ist sanft und kontrolliert. Die Bewegung der Bauchdecke beginnt unterhalb des Nabels und nimmt langsam an Intensität zu.

**M. multifidus**

Um die stabilisierende Funktion des M. multifidus zu überprüfen, werden alle lumbalen Segmente getestet. Bei erstmaligen akuten Rückenschmerzen findet sich auf Höhe des schmerzhaften Segments gewöhnlich eine Abnahme des Muskelumfangs. In der Therapie wird das Augenmerk besonders auf das symptomauslösende Segment gelenkt und dieses gezielt beübt.

! Bei chron. Beschwerden können Fibrosen und Fetteinlagerungen im Muskel die Beurteilung des Tastbefunds erschweren.

- Die Fazilitation des Muskels kann wie der Test in entspannter BL oder in SL erfolgen.
- Die Bewegungsfunktion des oberflächlichen M. multifidus (z. B. Extension) kann als Zugang zur Muskelaktivität im Segment genutzt werden: Der Pat. stellt sich vor, unter den Fingern des Th. zunächst eine Art „Minihohlkreuz" zu machen. Der Th. kontrolliert die Kontraktion und reduziert dann die Bewegung mit verbalen und taktilen Hilfen so weit, bis der Pat. eine gezielte und koordinierte Aktivität im entsprechenden Bewegungssegment erreicht.
- Beherrscht der Pat. eine korrekte Kontraktion, kann in funktionellen ASTEn wie Sitz oder Stand geübt werden. Eine willkürliche Ko-Kontraktion des M. transversus kann die Fazilitation des M. multifidus unterstützen.
- Ziel ist eine kontrollierte, statische Anspannung, die vom Th. als langsam zunehmendes, symmetrisches Anschwellen des Muskelbauchs paravertebral der Dornfortsatzreihe in Höhe des entsprechenden Wirbelsegments wahrgenommen wird.

### Behandlungsaufbau

Der wesentliche und schwierigste Teil der Behandlung besteht darin, dem Pat. die isolierte Aktivierung des lokalen Muskelsystems *ohne* Ko-Kontraktion des globalen Systems korrekt zu vermitteln. Sobald die Aktivierung des lokalen Systems gelingt, steigert sich das Training durch eine Erhöhung der Kontraktionsausdauer und der Wiederholungszahl. Darauf aufbauend wird das Training in funktionelle ASTEn (z. B. Sitzen, Stehen) und Bewegungsabläufe (z. B. Gehen, Bücken) übertragen. Ist der Pat. in der Lage, seine stabilisierende Muskulatur sicher zu kontrollieren, können die Übungen in die MTT (▶ 2.23) oder globale Bewegungsabläufe (z. B. sportartspezifische Bewegungen) integriert werden.



### Literatur


Hamilton C. Physiotherapie bei Schleudertrauma. physiopraxis, 2006; 11–12: CPTE (Continuing Physiotherapy Education).

Hamilton C. Segmentale Stabilisation der LWS. Wissenschaftliche Untersuchung – therapeutische Konsequenzen. Krankengymnastik, 1997;4: 614–620.

Hamilton C, Richardson C. Neue Perspektiven zu Wirbelsäuleninstabilitäten und lumbalem Kreuzschmerz: Funktion und Dysfunktion der tiefen Rückenmuskeln. Manuelle Therapie, 1997;1: 17–24.

Hides JA, Jull GA, Richardson C, Hodges P. Lokale Gelenkstabilisation: Spezifische Befunderhebung und Übungen bei lumbalen Rückenschmerzen. Manuelle Therapie, 1997;3: 8–15.

Hodges PW, Richardson CA. Inefficient muscular stabilization of the lumbar spine associated with low back pain: a motor control evaluation of transversus abdominis. Spine, 1996;(21)22, 2640–50.

Hodges PW, Richardson CA. Delayed postural contraction of transversus abdominis in low back pain associated with movement of the lower limb. J Spinal Disord, 1998;11: 46–56.

Richardson C, Hodges P, Hides J. Segmentale Stabilisation im LWS- und Beckenbereich. München: Elsevier/Urban & Fischer Verlag, 2009.

Richardson C, et al. Therapeutic exercise for lumbopelvic stabilization. 2nd ed. Elsevier/Churchill Livingstone, 2004.

Richardson C, Jull GA, Hides JA. Therapeutic exercise for spinal stabilization in low back pain: Scientific basis and clinical approach. London: Churchill Livingstone, 1998.


## 2.19 Maitland-Konzept

*Claudia Kiesewetter*

Das Maitland-Konzept ist ein manualtherapeutisches Konzept zur spezifischen Beurteilung und Behandlung neuromuskuloskelettaler Dysfunktionen. Im Mittelpunkt steht der Pat. mit den verschiedenen Aspekten, die für die Entstehung, Aufrechterhaltung und Lösung seines jeweiligen Problems relevant sind.
Ein strukturierter Denkprozess des Th. ermöglicht, gesammelte Befundinformationen in einen sinnvollen Zusammenhang zu stellen. Daraus gewonnene und durchgeführte Behandlungsansätze (erfolgreich/nicht erfolgreich) bestätigen oder widerlegen die Arbeitshypothese des Th. und führen so zu einer Kontrolle des Therapieeffekts.

### Ziele

- Bestmögliche Wiederherstellung der körperlichen Gesundheit des Pat. durch Schmerzlinderung und Normalisierung der dysfunktionellen neuromuskuloskelettalen Einzelkomponenten.
- Verbesserung der Leistungsfähigkeit des Pat. im Alltag unter Einbeziehung aller beitragenden psychosozialen Faktoren.

### Indikationen

Funktionelle Störungen des Bewegungsapparats und daraus resultierende Einschränkungen der Alltagsaktivitäten und Partizipationsmöglichkeiten.

**Kontraindikationen**

Keine Mobilisation u. a. bei:

- Kompressionssyndrom von Rückenmark oder Cauda equina
- Psychosomatischen oder unklaren Gelenkschmerzen
- Malignen Tumoren
- Entzündlichen Prozessen, z. B. rheumatischer Arthritis, aktivem Morbus Bechterew, Osteomyelitis
- Frakturen
- Osteoporose (schweregradabhängig)

## Grundlagen

Die Arbeit mit dem Maitland-Konzept beruht auf der Nutzung verschiedener Kontrollmöglichkeiten, um Fehlinterpretationen und Ungenauigkeiten weitestgehend zu reduzieren und schnellstmöglich ein aussagefähiges und nachprüfbares Ergebnis zu erzielen.

### Strukturierter Denkprozess im Maitland-Konzept

Der strukturierte Denkprozess des Therapeuten findet auf zwei Ebenen statt. Dabei wird die klinische mit der theoretischen Ebene verglichen und in Beziehung gesetzt. Die Denkprozesse des Th. werden hauptsächlich von den klinischen Aspekten gesteuert, theoretisches Wissen wird überwiegend zum Erklären und Bestätigen der Hypothesen genutzt. Sich hieraus ergebende Hinweise und Folgerungen werden sinnvoll miteinander verknüpft und ausgewertet. Dieser strukturierte Denkvorgang wird für die Planung und Behandlung, die Beurteilung der Veränderung während der Behandlung und eine fortlaufende Prognosebildung eingesetzt.

### Kommunikation

Durch eine gezielte Kommunikation wird eine möglichst genaue Patientenaussage erzielt. In eigener Wortwahl beschreibt der Pat. sein Problem. Gezielte Nachfragen des Th. ermöglichen einen tiefer gehenden Einblick und gliedern das Gesamtproblem in zusammenhängende Teilprobleme. Der Pat. arbeitet hierbei aktiv mit.

Der Pat. wird über die Ursachen/Entstehungsmechanismen seiner Problematik sowie über bestehende Behandlungsmöglichkeiten aufgeklärt. Dies und ein regelmäßiges Feedback des Th. über bereits erzielte Teilerfolge im Behandlungsverlauf verringern die Unsicherheiten und Sorgen des Pat. und verbessern dessen Handlungskompetenz im alltäglichen Umgang mit seiner Erkrankung.

### Konzeptgliederung

Das Konzept besteht aus drei eng miteinander in Beziehung stehenden Hauptteilen:

- **Untersuchung:** zwei Bereiche (subjektiv und objektiv), deren Ergebnisse die Wahl der Techniken und Maßnahmen bestimmen. Untersucht wird vor, während und nach der Behandlung.
- **Beurteilung:** Schwerpunkt des Maitland-Konzepts: Jeder Aspekt des Krankheitsbilds und der Behandlung sowie deren Zusammenspiel werden ergründet und beurteilt. Ziele der Therapie werden festgelegt und Zukunftsprognosen erstellt. Diese werden in jeder nachfolgenden Behandlung entweder widerlegt, modifiziert oder bestätigt.
- **Behandlung:**
  - Der Th. plant jeden Teilschritt der Therapie → effektive Gestaltung der Behandlung.
  - Vor jedem Therapieabschnitt wird eine Analyse und Beurteilung (Clinical Reasoning, ▶ 1.1.4) der Befund- und Behandlungsresultate durchgeführt.

Die Ergebnisse der drei Bereiche werden schriftlich festgehalten und so ein umfassendes Gesamtbild erstellt. Die Dokumentation erfolgt in kurzer und präziser Form unter Verwendung definierter Abkürzungen und Zeichen.

## Techniken

### Passive Gelenkbewegung



Die passive Gelenkbewegung (Mobilisation) wird im Maitland-Konzept in Bewegungsausschläge bzw. Bewegungsgrade (▶ Tab. 2.9) eingeteilt. Diese Gelenkbewegungen werden oszillierend (schwingend) ausgeführt.

**Tab. 2.9 Definition der Bewegungsgrade nach Maitland**

| Grad | Bewegungsausschlag |
|---|---|
| I | Bewegung mit kleiner Amplitude am Beginn der Gelenkbewegung; kein Widerstand, d. h. Gelenkstrukturen werden nicht gedehnt |
| II | Großer Bewegungsausschlag im Bereich der freien Gelenkbeweglichkeit, kein Widerstand |
| III | Bewegung mit großer Amplitude, bis an das Bewegungsende reichend → mit Widerstand |
| IV | Geringer Bewegungsausschlag am Ende einer Gelenkbewegung |

**Bewegungsausschlag**

Ein Gelenkpartner wird gegen den anderen manuell verschoben. Er legt von seiner Ruheposition A zu seiner Endposition B eine bestimmte Strecke zurück, den Bewegungsausschlag oder Bewegungsweg (▶ Abb. 2.21).

Ergänzend zur Dokumentation des Bewegungsgrads wird ein Plus- oder Minuszeichen (+, –) zur Symbolisierung des Kraftaufwandes eingetragen (Bsp.: I+).

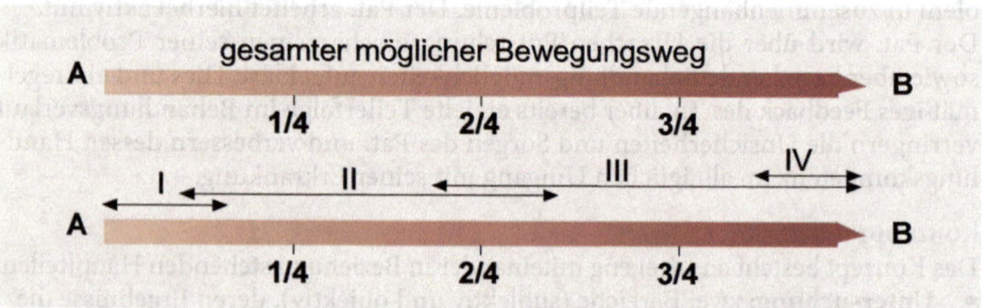


Abb. 2.21 Einteilung der Bewegungsstrecke und Bewegungsausschläge (vgl. ▶ Tab. 2.9) [L157]

**Oszillationen**

Oszillationen (Schwingungen) sind passive Bewegungen, die der Pat. ggf. jederzeit verhindern könnte. Sie werden innerhalb der Mobilisation angewendet. Oszillationen sind in zwei unterschiedlichen Formen durchführbar:

- Im Bereich der freien Gelenkbeweglichkeit mit langsamer (1 bis 2/Sek.) oder schneller (2 bis 3/Sek.) Frequenz (gleichmäßig oder stakkatoartig).
- Am Ende der Bewegung (die Gelenkpartner werden in Dehnstellung gehalten) mit sehr hoher Frequenz.

## Durchführung

### Untersuchung

Ziel ist eine möglichst genaue Beurteilung. Daher gilt für die Untersuchung:

- Der Pat. soll seine Problematik möglichst exakt beschreiben und dabei durch den Th. nicht vorschnell beeinflusst werden.
- Therapeutische Denkvorgänge strukturieren: zunächst möglichst assoziationsfrei Befunddaten sammeln. Erst nach Befundabschluss erfolgt die Verknüpfung und Interpretation der Daten auf der Grundlage des theoretischen Wissens.

**Subjektive Untersuchung (C/O, „complains of")**
Nachdem der Pat. sein Problem beschrieben und beurteilt hat, vollzieht der Th. folgende Untersuchungsschritte: Hauptproblem kurz umschreiben, Bodychart erstellen (▶ Abb. 1.2), Symptomverhalten über 24 Std. darstellen, Sicherheitsfragen stellen usw. Aus dieser subjektiven Untersuchung eine Hypothese bilden bezüglich:

- des Auftretens der Störung (Wann, wie tritt sie auf? Verlauf der Störung),
- der möglicherweise gestörten Gelenkstrukturen, die die Beschwerden auslösen könnten.

Auf der Grundlage der gewonnenen Informationen die objektive Untersuchung planen.

**Objektive Untersuchung (P/E, „physical examination")**
Gliederung der objektiven Untersuchung in Inspektion (evtl. mit Haltungskorrektur), fkt. Demonstration, aktive Tests, passive Tests usw. Die Testbewegungen sollen die in der subjektiven Untersuchung beschriebenen Symptome reproduzieren oder vergleichbare Zeichen auslösen → Lokalisieren/Eingrenzen der Strukturen, die das Beschwerdebild verursachen. Da mehrere Strukturen von einem Test belastet werden, ist die Anzahl der Kombinations- und Differenzierungstests groß.
Indikationsbeispiele zur Testauswahl:

- Lang anhaltende starke Belastung verursacht Schmerzen → Tests zur vollen Reproduktion des Schmerzes wählen.
- Problem, z. B. Widerstand oder Schmerz, am Bewegungsende → Tests wählen, die am Bewegungslimit arbeiten, abhängig von der Schmerztoleranz des Pat.

Ein wichtiges Prinzip der Untersuchung ist die Differenzierung. Nach Möglichkeit im Test den Schmerz durch eine spezielle Bewegung, z. B. IR des Arms, auslösen. Diese Bewegung wird passiv gehalten. Ein Gelenk (z. B. Schulter) wird dann aus dem „Stress" gelöst, die anderen (Ellenbogen und Handgelenk) in der IR gehalten. Verändert sich der Schmerz, sind dadurch erste Aussagen über die Schmerzquelle möglich. Danach die betroffene Struktur weiter untersuchen.

### Behandlungsplanung

Behandlungstechniken anhand der Symptome festlegen, da sonst die anschließende Beurteilung ungenau ausfällt.
**Beispiel:** Behandlungstechniken setzen hauptsächlich an konkreten Strukturen an (z. B. Gelenkkapsel). Bessern sich die Symptome (z. B. Bewegungseinschränkungen), ist dies ein Zeichen dafür, dass die als geschädigt angesehene Struktur (in diesem Fall die Gelenkkapsel) wirklich geschädigt ist (Bestätigung der Arbeitshypothese).
Vor der Behandlung anhand des Untersuchungsergebnisses entscheiden:

- Welche Aspekte des Problems sollen behandelt werden; mit welcher Zielsetzung soll behandelt werden?

- Welche Behandlungstechniken können generell eingesetzt werden?
- Welche Behandlungstechniken werden in dieser Behandlung eingesetzt?

**Auswahlkriterien:**

- Schmerzverhalten und andere Symptome (z. B. Gefühl der Gelenkinstabilität)
- Bewegungseinschränkungen oder andere Widerstände
- Schutzspasmen (unwillkürliche muskuläre Blockierung eines Gelenks)

**Auswahlbeispiele:**

- Bewegungsbegrenzende Störungen, z. B. Steifigkeit: Techniken wählen, die am Bewegungsende arbeiten. Sie werden in kräftiger Form ausgeführt und dehnen am Bewegungsende.
- Schmerzen, z. B. in einem Gelenk: Techniken wählen, die am Bewegungsanfang in der schmerzfreien Zone arbeiten. Sie werden langsam und sanft ausgeführt.

## Behandlung

In der Behandlung werden neben den passiv oszillierenden Bewegungen weitere passive und aktive Therapiemaßnahmen eingesetzt. Dem Pat. werden spezifische, individuelle Übungen zur selbstständigen Fortsetzung der erfolgreich angewendeten Behandlungsmaßnahmen vermittelt. Zusätzlich wird ein spezifisches ergonomisches Verhalten erarbeitet. Dabei wird der Pat. bei der eigenständigen Entwicklung von Alltagsstrategien unterstützt, die dazu beitragen, sein Problem zu verringern.

## Beurteilung und analytische Beurteilung

Es wird zwischen „Beurteilung" und „analytischer Beurteilung" unterschieden. Mit der *Beurteilung* werden die Behandlungstechniken bzgl. ihrer Wirkung geprüft und bewertet (Wiederbefund). Die *analytische Beurteilung* umfasst die Prüfung und Beurteilung aller Aspekte des Beschwerdeverlaufs, des Verhaltens des Pat., etc.

**Beurteilung während der Erstuntersuchung**

Die gewonnenen Informationen werden in Beziehung zueinander gesetzt. Folgende Punkte werden beurteilt:

- Diagnose, Vorgeschichte
- Beeinträchtigung des Pat. durch die Beschwerden (Symptome)
- Reaktionen (Schmerz, Widerstand, Schutzspasmus) während der Testbewegungen

**Beurteilung während der Behandlung**

- Angewendete Techniken bewerten: Sind die Zielsetzungen und angestrebten Veränderungen erreicht worden? Wenn nein, weshalb nicht?
  - Befundaufnahme zu Beginn einer Behandlung: Wirkung der vorangegangenen Behandlung ermitteln.
  - Befundaufnahme während des Anwendens der jeweiligen Behandlungstechnik: z. B. Verschlimmerung oder Linderung des Schmerzes (Wiederbefund).
  - Befundaufnahme zwischen den Ausführungen der einzelnen Behandlungstechniken: unmittelbare Wirkung der Behandlungstechnik bestimmen (Wiederbefund).
  - Befundaufnahme zum Abschluss der Sitzung: Auswirkung der gesamten Behandlungstechniken ermitteln (Wiederbefund).
- Mittelfristige Wirkung der Techniken beurteilen:
  - Aussage über Verbesserung/Verschlechterung des Beschwerdebilds über 24 Std.
  - Retrospektives Assessment: Gesamtbeurteilung des Effekts der Techniken über einen längeren Zeitraum (3–4 Behandlungseinheiten).

- Feststellen, ob der Behandlungserfolg stagniert oder sich verlangsamt (Ursachen?).
- Durch bewusste Unterbrechung den Nachweis erbringen, ob es sich um einen allgemeinen Heilungsprozess oder um die Wirkung der Techniken handelt.
- Erneute Beurteilung im Anschluss an die Unterbrechung, um den „Ausgangspunkt" der weiteren Behandlung festzulegen.



### Analytische Beurteilung

Durch die analytische Beurteilung wird der Zusammenhang zwischen Ursache und Wirkung hergestellt.

- Nach Abschluss der Therapie/Therapieeinheit den Behandlungserfolg rückblickend darstellen (Störungsbeseitigung spontan und/oder aufgrund der Behandlungen?).
- Nach Abschluss der Therapie/Therapieeinheit die Rückfallwahrscheinlichkeit einschätzen.

! Die permanente analytische Beurteilung ist die Basis des Maitland-Konzepts.

### Literatur

Hengeveld E, Banks K. Maitlands Manipulation der peripheren Gelenke. 4. A. München: Elsevier/Urban & Fischer, 2008.
Hengeveld E, Banks K. Maitlands Manuelle Therapie und Manipulation der Wirbelsäule. 5. A. München: Elsevier/Urban & Fischer, 2016.
Westerhuis P, Wiesner R. Klinische Muster in der Manuellen Therapie. 2. A. Stuttgart: Thieme, 2016.

## 2.20 Manuelle Lymphdrainage (MLD)

*Angela Debray*

Im Gegensatz zur klassischen Massage erzielt die MLD (nach Vodder) keine Hyperämie. Durch schonende manuelle Gewebsverformung überwiegend an der Körperoberfläche wird der Abtransport von Gewebeflüssigkeit über das Lymphsystem gefördert.
Die Griffe orientieren sich entlang dem Verlauf von Lymphgefäßen in Abflussrichtung. In bestimmter Abfolge werden einzelne Körperregionen behandelt: zuerst Regionen in der Nähe der Lymphgefäßmündungen am re. und li. Venenwinkel, danach entferntere. Die leichte Drucksteigerung sowie die Dehnung des Gewebes begünstigen die Aufnahme von Gewebsflüssigkeit in die Initialgefäße (Lymphkapillaren). Die Dehnung des Gewebes regt die glatte Muskulatur der Lymphgefäße zur Kontraktion an. Deren Aktivierung wird unterstützt durch eine Vagotonisierung, die als Folge der langen Dauer und des ruhigen Verlaufs der Behandlung auftritt. Die MLD wird an autorisierten Lehrinstituten (mind. 170 Unterrichtsstunden) unterrichtet.

### Ziele

- Eigenmotorik der glatten Muskulatur der Lymphgefäße fördern, Lymphtransportkapazität steigern
- Körperregion entstauen
- Schmerzen lindern
- Neubildung von Lymphgefäßen an Unterbrechungsstellen bewirken
- Vagotonisierung erreichen

2

**Indikationen**
- Sekundäres Lymphödem nach operativer Tumorentfernung mit Ausräumung und/oder Bestrahlung der regionären Lymphknoten, z. B. Tumoren der Brust (Armlymphödem), des kleinen Beckens (Beinlymphödem), des HNO-Bereichs (Gesichtslymphödem)
- Primäres Lymphödem bei Hypo- oder Aplasie der Lymphgefäße (v. a. untere Extremität)
- Schwellungen versch. Ursachen: Phlebödem mit und ohne Ulcus cruris, posttraumatisches und postoperatives Ödem, Lipödem, Ödem bei Erkrankungen des rheumatischen Formenkreises, Lähmungsödeme, ischämische und idiopathische Ödeme
- Neurovegetative Syndrome: CRPS I (Morbus Sudeck), Migräne, Trigeminusneuralgie

**Kontraindikationen**
- Akute Infektionen (Gefahr der bakteriellen Streuung)
- Dekompensierte Herzinsuffizienz (→ Lungenödem)
- Akute Phlebothrombose (→ Lungenembolie)
- Evtl. maligne Tumoren (abwägen: palliative Wirkung)
- Evtl. Asthma bronchiale (Vagotonisierung)
- Akute Ekzeme im Ödemgebiet

## Durchführung
- Möglichst entspannte, schmerzfreie und abflussfördernde Lagerung
- Abschnittsweise vorgehen: immer im Mündungsgebiet der Lymphgefäße im re. und li. Venenwinkel beginnen (Hals- und Schultergürtelbereich). Es folgen jeweils peripher liegende Gebiete, z. B. Bauch, Oberschenkel, Unterschenkel.

**Tipps & Fallen**
Bei bestehender Unterbrechung des Lymphabflusses, z. B. nach Entfernung von Lymphknoten, spezielle Reihenfolge einhalten.
**Beispiel:** Z. n. Mastektomie (mit Entfernung axillärer Lymphknoten): auf keinen Fall in Richtung Achselhöhle der betr. Seite arbeiten. Behandlungsabschnitte: Halsregion, gesunde Brustkorbhälfte in Richtung gleichseitiger Achselhöhle, betr. Brustkorbhälfte in Richtung gesunde Brustkorbhälfte, Oberarm der betr. Seite in Richtung dorsale Schulter, Unterarm in Richtung Oberarm.

## Techniken
### Griffeigenschaften
- Langsame, kreisförmige Gewebsverformungen
- Ein- und ausschleichender Druck
- Großflächig, druckschwach
- Auf der Stelle in Lymphknotenregionen
- Fortschreitend entlang der Lymphgefäße, in Fließrichtung
- Griffe 5- bis 7-mal wiederholen
- Spezielle Griffe bei bestehendem Ödem oder Fibrose

### Griffarten

#### Basisgriffe (nach Dr. Vodder)

- **Stehende Kreise** (vorwiegend in Lymphknotenregionen): Hände flächig auflegen, druckschwache Kreise auf der Stelle in Abflussrichtung, mehrmals wiederholen, sehr langsam arbeiten.
- **Drehgriff** (▶ Abb. 2.22): flach aufliegender Daumen und übrige vier Finger kreisen in gleiche Richtung, fortschreitend im Verlauf von Lymphbahnen, Bahnen mehrmals wiederholen.
- **Schöpfgriff** (▶ Abb. 2.22): flach aufliegender Daumen und übrige vier Finger kreisen in entgegengesetzte Richtung, wie Drehgriff ausführen.
- **Quergriff:** Kombination aus Schöpfgriff der fußwärtigen und stehendem Kreis der kopfwärtigen Hand, fortschreitend. Der Th. steht parallel zum Verlauf der Lymphbahnen.

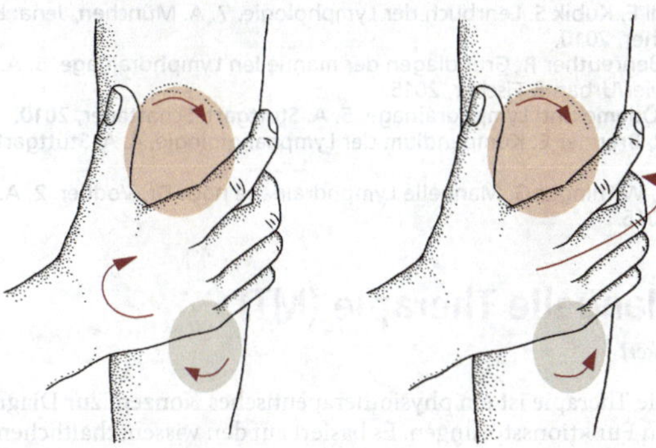

Abb. 2.22 Drehgriff (links), Schöpfgriff (rechts) [L157]

#### Ödemgriffe (nach Asdonk)

- **Ultrafiltratverdrängungsgriff:** flache Hand mit fest aneinander liegenden Fingern gibt langsam zunehmend Druck in die Tiefe, mind. 20 Sek. (→ Reabsorption der Ödemflüssigkeit über den Blutkreislauf).
- **Ödemverschiebegriffe:** Ödemflüssigkeit langsam und druckstark nach proximal verschieben:
  - **Rundumverschiebegriff:** Extremitäten beidhändig ringförmig umgreifen.
  - **Daumenverschiebegriff:** kräftige, langsame Kreise mit beiden flächig aufliegenden Daumen, gleichzeitig oder wechselweise.
  - **Vollhandverschiebegriff:** Beide Hände bilden mit abgespreizten Daumen ein „W", Finger zeigen in proximale Richtung.

#### Fibroselockerungsgriffe

! Nicht bei Strahlenfibrose.

- **Hautfaltengriff:** mit einer Hand Hautfalte abheben, Daumen der anderen Hand drückt die Hautfalte gleichzeitig gegen die Finger und führt eine Abrollbewegung in die Tiefe aus, mehrmals wiederholen.
- **Scheibenwischergriff:** flach aufliegende Hände, Drehachse der Scheibenwischerbewegung liegt etwa in den Grundgelenken der beiden Mittelfinger, mehrmals wiederholen.

**Tipps & Fallen**
Vermeiden ödembildender Reize an betr. Extremitäten: Verletzungen, OP, Injektionen, häufige Blutdruckmessungen, muskuläre Überlastung, Sonnenbrand, einschnürende Kleidungsstücke.

2

## Komplexe Physikalische Entstauungstherapie (KPE)

- **Zusätzlich zur MLD:** anschließende Kompressionstherapie (Bandagen, maßgefertigte Kompressionsstrümpfe)
- Entstauende Bewegungs- und Atemübungen
- Hautpflegende Maßnahmen

**Literatur**

Bringezu G, Schreiner O. Lehrbuch der Entstauungstherapie, Band 1 und 2, 4. A. Berlin: Springer, 2014.
Földi M, Földi E, Kubik S. Lehrbuch der Lymphologie, 7. A. München, Jena: Elsevier/Urban & Fischer, 2010.
Földi M, Stößenreuther R. Grundlagen der manuellen Lymphdrainage, 5. A. München, Jena: Elsevier/Urban & Fischer, 2015.
Herpertz U. Ödeme und Lymphdrainage, 5. A. Stuttgart: Schattauer, 2010.
Kasseroller R, Brenner E. Kompendium der Lymphangiologie, 4. A. Stuttgart: Thieme, 2007.
Wittlinger H, Wittlinger G. Manuelle Lymphdrainage nach Dr. Vodder. 2. A. Stuttgart: Thieme, 2016.

# 2.21 Manuelle Therapie (MT)

*Christian Burkert*

Die Manuelle Therapie ist ein physiotherapeutisches Konzept zur Diagnostik und Therapie von Funktionsstörungen. Es basiert auf den wissenschaftlichen Sichtweisen der funktionellen Anatomie, Biomechanik und Physiologie. Im Sinne eines klassischen „Hands-on-Konzepts" bedient sich der Th. spezieller Grifftechniken, mit denen er über Impulsstärke und -richtung so selektiv wie möglich auf das Gewebe einwirkt, das die Beschwerden verursacht.
Seit 1994 ist die Vermittlung von Grundlagen der MT fester Bestandteil der schulischen Ausbildung zum Physiotherapeuten in Deutschland. Die Manuelle Medizin oder Chirotherapie ist eine Zusatzqualifikation für Ärzte. Da beide auf denselben Prinzipien aufbauen, stellt die MT ein wertvolles Bindeglied im fachlichen Austausch zwischen verordnendem Arzt und behandelndem Physiotherapeuten dar.

**Ziele**

- Wiederherstellung der Gelenk- und Segmentfunktion des neuromuskuloskelettalen Systems
- Unterbrechung eines pathologischen Reflexgeschehens

**Indikationen**

- Störung der Gelenkfunktionen (v. a. Störung des translatorischen Gelenkspiels)
- Störung der Muskelfunktionen (Problem der Kontraktilität bzw. der Muskellänge)
- Störung der Nervenfunktionen (Längen- bzw. Leitungsproblem)

**Kontraindikationen**
- Frakturen im Behandlungsgebiet
- Tumoren
- Akute entzündliche Erkrankungen
- Gefäßerkrankungen, z. B. an der A. vertebralis bei HWS-Behandlung
- Ausgeprägte Osteoporose
- Schwere psychische Störungen
- Für Mobilisation und Manipulation der Wirbelsäule: knöchernes Endgefühl und nozireaktive Abwehrspannung



## Grundlagen

Zur exakten Bestimmung des symptomverursachenden Gewebes macht sich die MT die Grundannahme zunutze, dass jedes organische Gewebe, je nach Zustand und Reizintensität, in typischer Art auf „seinen" spezifischen Reiz reagiert:
- Gesundes Gewebe passt sich an seine Belastungsreize an (biologische Adaptation).
- Pathologisch verändertes Gewebe reagiert auf dieselben spezifischen Reize mit typischen Symptomen (vgl. ▶ Tab. 2.10).

**Tab. 2.10 Gewebespezifischer Reiz und Provokation des typischen Schmerzes (Reizantwort) zur Untersuchung pathologisch veränderter Strukturen**

| Symptomgenerator | | Zu testendes Gewebe | Richtung des Provokationsreizes | MT-Testung |
|---|---|---|---|---|
| Arthrogen | Artikulär | Knorpel, Knochen | • Globaler Druck | • Kompression<br>• Traktion |
| | Ligamentär (kapsulär) | Bänder, Gelenkkapsel | • Zug | • Traktion<br>• Gleiten |
| Myogen | Kontraktil | Kontraktiles Muskelgewebe | • Willkürliche Muskelkontraktion<br>• Lokaler Druck | • Aktives Bewegen (gegen Widerstand)<br>• Krafttests<br>• Palpation |
| | Ligamentär | Bindegewebige Muskelanteile, Faszien, Sehnen | • Zug<br>• Lokaler Druck | • Längsdehnung<br>• Palpation von Muskelansatz, -verlauf und -ursprung |
| Neurogen | | Peripheres Nervengewebe | • Zug<br>• Lokaler Druck | • Neurodynamik<br>• Druckpalpation |

In der MT nehmen das Gelenk und seine verschiedenen Gewebestrukturen eine zentrale Stellung ein.

### Das Arthron

Unter dem Begriff Arthron (griech.: Gelenk) werden in der MT alle Strukturen zusammengefasst, die mit dem Gelenk eine „funktionelle Einheit" bilden:
- Strukturen des Gelenks selbst und jene, die auf dieses einwirken
- Muskeln, Nerven und Blutgefäße

Entsprechend der verursachenden Struktur (**Symptomgeneratoren**) werden in der MT folgende Symptome unterschieden:

- **Arthrogene Symptome:** Ursache der Störung liegt im Gelenk bzw. in gelenkbildenden Strukturen; deshalb auch die Bezeichnungen arthrogen-artikulär, -ligamentär, -kapsulär usw.
- **Myogene Symptome:** Ursache der Störung liegt in der Muskulatur
- **Neurogene Symptome:** Ursache der Störung liegt im Nervensystem

## Grundlagen der Gelenkmechanik

**Anguläre und translatorische Gelenkbewegung**

- **Anguläre Bewegung:** aktive bzw. passive Bewegung, bei der es zu einer Winkelveränderung zwischen den Gelenkpartnern kommt. Voraussetzung für eine anguläre Bewegung ist das Rollen. Bei alleiniger Rollbewegung würde aufgrund des Weggewinns der Gelenkkopf seine Gelenkpfanne verlassen. Um das zu verhindern und um die anguläre Bewegungsachse ortskonstant zu halten, ist gleichzeitig zur Rollbewegung eine Gleitbewegung notwendig (Rollgleiten, ▶ Abb. 2.23).
- **Translatorische Bewegung:** geradlinige Bewegung des einen Gelenkpartners gegenüber dem fixierten Gelenkpartner. In der physiologischen Gelenkbewegung kommt sie in reiner Form nicht vor. Sie wird passiv vom Th. angewendet und dient der Beurteilung der passiven Beweglichkeit zwischen zwei Gelenkpartnern.

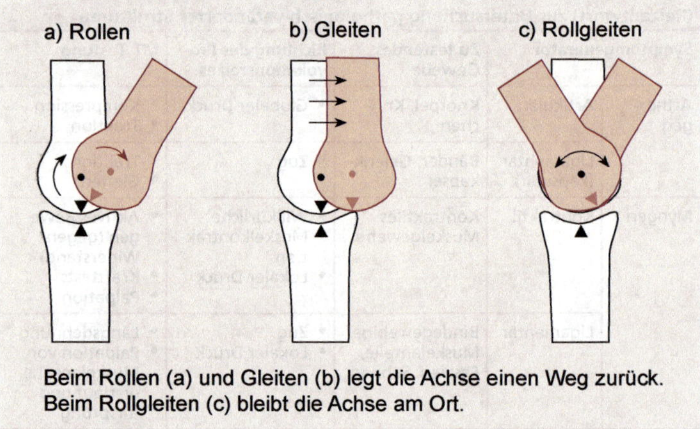


Abb. 2.23 Rollen und Gleiten als Komponenten angulärer Gelenkbewegung [L157]

**Anguläre und translatorische Bewegung bei verminderter Gelenkbeweglichkeit**

Jeder Verlust an angulärer Gelenkbeweglichkeit lässt sich am gleichzeitig verminderten translatorischen Gleitweg erkennen. ▶ Abb. 2.24 verdeutlicht den Bewegungsverlust bzw. die Luxationstendenz bei einer angulären Bewegung, wenn die Gleitbewegung fehlt.

**Tipps & Fallen**

Translatorische Bewegungen sind für das betroffene Gelenk schonender als anguläre. Deshalb können sie bereits in einer frühen Heilungsphase im Sinne der frühfunktionellen Rehabilitation zur Kontrakturprophylaxe eingesetzt werden, ohne das heilende Gewebe erneut zu schädigen.

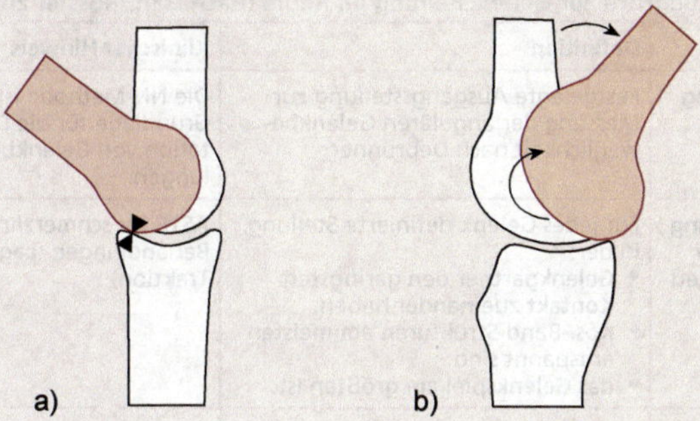


Abb. 2.24 Bewegungsverlust (a) bzw. Luxationsgefahr (b) bei angulärem Rollen ohne Gleitbewegung [L157]

**Konkav-Konvex-Regel nach Kaltenborn**

Während die Rollrichtung immer der räumlichen Bewegung des Knochens entspricht, ist die Gleitrichtung abhängig von der Form des bewegten Gelenkpartners. Diesen Zusammenhang beschreibt Kaltenborn (1999) in der Konkav-Konvex-Regel:

- Ist der bewegte Gelenkpartner konkav, findet die Gleitbewegung in die gleiche Richtung wie die Rollbewegung des Knochens statt.
- Ist der bewegte Gelenkpartner konvex, findet die Gleitbewegung entgegen der Rollbewegung des Knochens statt.

**Tipps & Fallen**

- Anguläre Gelenkbewegungen werden in der Neutral-Null-Methode nach Debrunner gemessen.
- Translatorische Gelenkbewegungen werden in der MT als Gelenkspiel-Test (Joint Play) zur qualitativen und quantitativen Beurteilung der passiven Beweglichkeit herangezogen und sind in der Behandlung die Grundlage der Gleitmobilisation.

**Gelenkstellungen im Raum**

▶ Tab. 2.11 beschreibt häufig verwendete Begriffe zur Stellung der Gelenkpartner im Raum.

**Gelenkebenen**

Die Richtung translatorischer Impulse (Gleit- und Traktionsbewegungen; ▶ Abb. 2.25) orientiert sich an der **Behandlungs**- oder **Tangentialebene.** Diese befindet sich bei Gelenken mit Kopf und Pfanne immer auf dem konkaven Gelenkpartner. Findet der Impuls:

- parallel zur Behandlungsebene statt, spricht man vom **translatorischen Gleiten;**
- senkrecht und weg von der Behandlungsebene statt, spricht man von einer **Traktion;**
- senkrecht und hin zur Behandlungsebene statt, spricht man von einer **Kompression.**

**Tab. 2.11 Begriffe zur Gelenkstellung im Raum (nach Dahl/Rössler 2002)**

| Begriff | Definition | Klinischer Hinweis |
|---|---|---|
| **Nullstellung (NN)** | Festgelegte Ausgangsstellung zur Messung der angulären Gelenkbeweglichkeit nach Debrunner | Die NN-Methode ist die Grundlage für die Dokumentation von Gelenkbehandlungen. |
| **Ruhestellung** (maximally loose-packed position) | Für jedes Gelenk definierte Stellung, in der: • Gelenkpartner den geringsten Kontakt zueinander haben. • Kps.-Band-Strukturen am meisten entspannt sind. • das Gelenkspiel am größten ist. | ASTE für schmerzlindernde Behandlungen (Lagerung, Traktion) |
| **Aktuelle Ruhestellung** | • Die definierte Ruhestellung kann nicht mehr eingenommen werden. • Stellung eines pathologisch gestörten Gelenks, in der der Pat. am wenigsten Beschwerden hat. | Beim gestörten Gelenk verschiebt sich die Zone des größten Gelenkspiels. |
| **Verriegelte Stellung** (maximally closed-packed position) | Für jedes Gelenk definierte Stellung, in der: • Gelenkpartner den engsten Kontakt zueinander haben. • Kapsel-Band-Strukturen am meisten gespannt sind. • das Gelenkspiel am geringsten ist. | • ASTE zur Untersuchung der Gelenkstabilität • ASTE zur Verhinderung weiterlaufender Bewegungen auf benachbarte Gelenke |
| **Aktuelle Untersuchungs- und Behandlungsstellung** | • Die Gelenkposition, in der der Pat. seine Symptome angibt. • ASTE für weitere spezifische Untersuchungen und Mobilisationstechniken. | • Schmerzsymptomatik: typischer Schmerz wird produziert oder verstärkt. • Bewegungseinschränkung: Pat. kann anguläre Bewegung aktiv nicht weiterführen. |

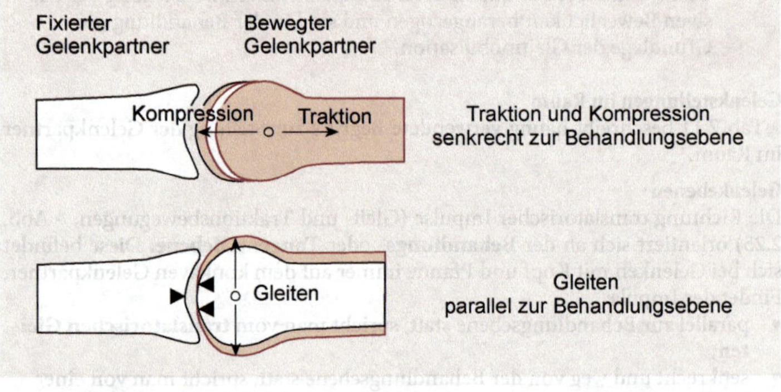


Abb. 2.25 Gleiten, Traktion und Kompression als translatorische Impulse orientieren sich an der Behandlungsebene [L157]

## Untersuchung

An dieser Stelle werden nur die wesentlichen Grundlagen beschrieben.

### Grundlagen der Untersuchung

In der Untersuchung wird ein möglicher Zusammenhang zwischen Symptomen und verursachender Struktur gesucht. Jede Struktur (Gelenkanteile, Muskulatur oder Nervengewebe), die für die Beschwerden des Patienten verantwortlich sein könnte, soll selektiv geprüft werden.

Die Untersuchung gliedert sich in folgende Bausteine:

- Orientierende Untersuchung mit dem Ziel der Strukturanalyse und dem Feststellen der Behandlungsrichtung
- Spezifische segmentale Untersuchung mit dem Ziel der regionalen Symptomlokalisation
- Informationen aus der ärztlichen Untersuchung
- Zusammenfassende Beurteilung
- Behandlungsplanung

### Orientierende Untersuchung

Bereits während der Anamnese (▶ 1.2.1) werden aus den Patientenangaben Informationen gewonnen, um eine erste Hypothese über die Ursachen des aktuellen Problems und den aktuellen Heilungszustand zu bilden. In der nächsten Untersuchungsphase wird die erste Hypothese durch Inspektion und systematische klinische Tests überprüft. Auswahl, Reihenfolge und Intensität der Testverfahren richtet sich nach dem aktuellen Heilungszustand. Über die Aktiv-Passiv-Bewegungsprüfung und allgemeine Provokationstests versucht der Th., die vom Pat. in der Anamnese beschriebenen typischen Symptome zu reproduzieren.

**Aktiv-Passiv-Bewegungsprüfung**

Pathologisch verändertes Gewebe reagiert mit der Reproduktion des typischen Schmerzes und lässt sich über die Richtung des Provokationsreizes bestimmen (▶ Tab. 2.10):

- Aus der **Aktivprüfung** gewinnt der Th. Informationen über:
  - die Motivation des Pat.,
  - die Kraft des Pat.,
  - Form, Tempo und Harmonie der Bewegung über den gesamten Bewegungsweg,
  - Schmerzen während der Bewegung,
  - das aktiv erreichbare Bewegungsausmaß.
- Die **Passivprüfung** ermöglicht den Vergleich zwischen den Beobachtungskriterien der aktiven Bewegungstests und der passiven Bewegung durch:
  - das Ausschalten der aktiven Strukturen über die gesamte Bewegungsbahn,
  - Bewegungen über das aktive Bewegungsausmaß hinaus (passiv weiter),
  - Beurteilung an der passiven Bewegungsgrenze (Endgefühl).
- Die Qualität des **Endgefühls**, abgestuft nach weich-, fest-, hart-elastisch sowie leer, lässt Rückschlüsse auf die Faktoren zu, die die passive Bewegung limitieren (Muskel, Kapsel-Band-Strukturen, Knochen sowie muskuläre Gegenspannung der Antagonisten).

**Tipps & Fallen**

- Aktives, kontrahierbares Muskelgewebe wird in der Aktivuntersuchung durch willkürliche Kontraktion des Patienten getestet.

- Passives Gewebe wird in der Passivuntersuchung durch Therapeutentechniken getestet.
- Symptomatische bindegewebige Muskelanteile werden sowohl in der Aktivprüfung in der Richtung der Kontraktionsbewegung als auch in der Passivprüfung in Richtung der Längsdehnung provoziert.

2

Lassen sich die typischen Beschwerden des Pat. in der klinischen Untersuchung nachvollziehen, sind folgende Schlussfolgerungen naheliegend:
- Generell sind MT-Verfahren für die Behandlung des Patientenproblems geeignet.
- Weil sich die typischen Symptome nur in einer oder mehreren Bewegungsrichtungen provozieren lassen, kann die Richtung der Behandlungsimpulse entsprechend festgelegt werden.
- Entsprechend der Annahme, dass symptomatisches Gewebe nur auf bestimmte, gewebetypische Provokationsrichtungen reagiert, kann auf die problemverursachende Struktur geschlossen und nach arthrogener, myogener bzw. neurogener Ursache klassifiziert werden (Strukturanalyse).

**Palpation**

Auf der Suche nach gestörten Strukturen ist der Tastbefund von Haut, Unterhaut, Bindegewebe, Knorpel, Bändern, Muskeln und Sehnen, Nerven und Gefäßen ein wesentlicher Teil der MT-Untersuchung. Dabei unterscheidet man zwischen der Palpation ruhender und bewegter Strukturen. Der Th. nimmt über die Oberflächen- und Tiefensensibilität seines Palpationsfingers pathologische Konsistenz- und Spannungsveränderungen auf, übt Druckprovokationen aus oder stellt Qualitätsveränderungen in der Bewegung fest.
- **Ruhepalpation:** Der Palpationsfinger des Th. bewegt sich über der ruhenden Struktur.
- **Bewegungspalpation:** Der Palpationsfinger ruht über der sich bewegenden Struktur.

**Symptomlokalisation**

Über Provokationstests soll herausgefunden werden, welche Region mit der pathologisch veränderten Struktur zusammenhängt und die in der Anamnese beschriebenen Symptome auslöst. Wenn der Patient keine Bewegung oder Position findet, die typische Symptome reproduziert, verstärkt bzw. reduziert, werden passive Handgriffe und ggf. Überdruck- bzw. Entlastungsverfahren nötig. Damit nur das Gelenk getestet wird, das für die Symptome am ehesten in Frage kommt, sollen alle Nachbargelenke in Ruhestellung bleiben oder entgegen der Testrichtung bewegt werden. Für diese Testung wird die gerade noch schmerzfreie ASTE gewählt.

### Spezifische/segmentale Untersuchung

Die spezifische Untersuchung besteht z. T. aus Techniken der orientierenden Untersuchung, die lediglich an die spezifischen Bedingungen des isoliert zu testenden Gelenks angepasst werden (z. B. anguläre Bewegungspalpation, segmentale Provokation). Als die manualtherapeutische Technik zur Gelenkuntersuchung sollen die Gelenkspieltests genauer beschrieben werden.

**Gelenkspieltest (Joint Play)**

Verminderte bzw. vermehrte Gelenkbeweglichkeit (Hypo- bzw. Hypermobilität) geht immer mit Störungen der translatorischen Beweglichkeit einher und wird in der MT-Untersuchung anhand des Gelenkspieltests (Joint Play) geprüft. Zwei Gelenkspieltechniken werden unterschieden:

- **Traktion** (oder auch Distraktion): Abheben eines Gelenkpartners
- **Gleiten:** geradliniges Parallelverschieben des einen gegenüber dem fixierten anderen Gelenkpartner

Am Ende der passiven Bewegung wird das strukturbedingte Endgefühl beurteilt. Sowohl bei der Traktion als auch beim Gleiten lassen sich drei Dehnstufen unterteilen (▶ Abb. 2.26):
- **Lösen** der Gelenkpartner zur Druckverminderung
- **Straffen** der Kapsel- und Bänderspannung
- **Dehnen** zur Mobilisation von Kapsel- und Bandstrukturen

Selbst bei stark eingeschränkter Beweglichkeit und verschobenen Bewegungsgrenzen sind in der aktuellen Untersuchungsstellung immer noch minimale Gleitbewegungen feststellbar.

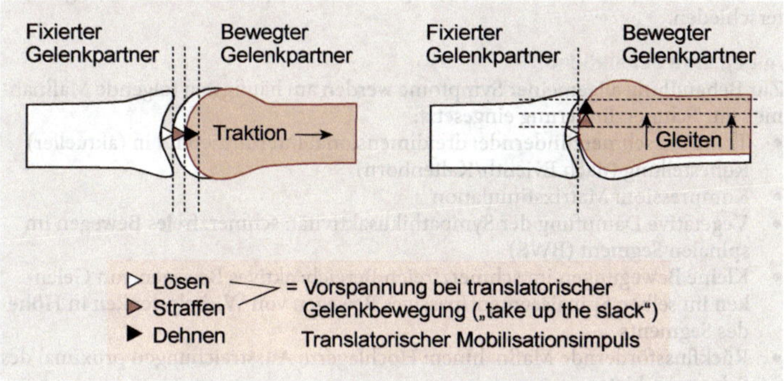


Abb. 2.26 Dehnungsstufen bei translatorischen Gelenkbewegungen [L157]

### Vorläufige Diagnose und Probebehandlung

Zunächst werden alle Einzelbefunde gesammelt und zur Erstellung einer vorläufigen Diagnose abgewogen. Die anschließende Probebehandlung überprüft die Stichhaltigkeit der vorläufigen Diagnose. Zur Beurteilung des Behandlungsergebnisses werden Merkmale aus dem Befund herangezogen, die einen Vorher-Nachher-Vergleich des Behandlungsverlaufs ermöglichen (Wiederbefundzeichen). Ist die Probebehandlung erfolgreich, kann die vorläufige Diagnose mit dem aktuellen Behandlungskonzept beibehalten werden. Bleibt sie ohne Effekt oder verschlechtert die Symptome, ist eine Neuuntersuchung, eine Revision der Diagnose bzw. eine Veränderung der Behandlungsmaßnahme erforderlich.

### Dokumentation

Die Dokumentation von Untersuchung und Behandlung stellt ein wichtiges Bindeglied zum Informationsaustausch zwischen verordnendem Arzt und Th. dar.

## Behandlung

Grundlage der Behandlungsplanung der MT ist das aktuelle Beschwerdebild des Patienten, das sich aus folgenden Komponenten zusammensetzt:
- Geschädigter Gewebetyp (Struktur)
- Bewegungsrichtung und Stärke des Störungsimpulses, durch den die typischen Symptome provoziert werden können
- Heilungszustand der betroffenen Struktur, der über die Auswahl und Dosierung der Behandlungsmaßnahmen entscheidet

**Tipps & Fallen**

Der Wiederbefund ist ein Test der wichtigsten Zeichen aus der Anamnese bzw. der klinischen Untersuchung. Ziel ist die Anpassung der therapeutischen Maßnahmen an das aktuelle Problem des Patienten (Evaluation). In der MT werden bevorzugt translatorische Testverfahren (Gelenkspieltests) eingesetzt.

2

Die Behandlung richtet sich nach der betroffenen Struktur. Obwohl die moderne MT zahlreiche aktive „Hands-off-Behandlungen" integriert (wie MTT ▶ 2.23, Automobilisation nach Mulligan ▶ 2.24, oder auch McKenzie-Patiententechniken ▶ 2.22), werden hier v. a. die passiven „Hands-on-Behandlungstechniken" vorgestellt. Je nach Symptomatik werden allgemeine von speziellen Behandlungen unterschieden.

### Allgemeine Behandlung

Zur Behandlung allgemeiner Symptome werden am häufigsten folgende Maßnahmen zur Schmerzlinderung eingesetzt:

- Traktion, schmerzlindernde: dreidimensional intermittierend in (aktueller) Ruhestellung (nach Evjenth/Kaltenborn)
- Kompression: Matrixstimulation
- Vegetative Dämpfung der Sympathikusaktivität: schmerzfreies Bewegen im spinalen Segment (BWS)
- Kleine Bewegungen im schmerzfreien Bereich: aktives Bewegen von Gelenken im selben Spinalsegment/passives Bewegen von Wirbelgelenken in Höhe des Segments
- Rückflussfördernde Maßnahmen: Hochlagern, Ausstreichungen proximal des Schmerzgebietes
- Querfriktionen

### Spezielle Behandlungen

- Mobilisation zur Behandlung von Bewegungseinschränkungen (Hypomobilität)
- Stabilisation zur Behandlung von Instabilitäten (Hypermobilität)
- Training zur Steigerung der Leistungsfähigkeit minderbelastbarer Strukturen oder Stoffwechselprozesse

**Mobilisation**

Behandlungsziel ist die Verbesserung strukturbedingter Bewegungseinschränkungen (Hypomobilitäten).

- Die Mobilisation arthrogener Hypomobilitäten erfolgt translatorisch über Traktion bzw. Gleiten. Prinzipiell wird in der aktuellen Behandlungsstellung, aber auch in der Ruhestellung mobilisiert. Dosiert wird entweder über die Dauer des gehaltenen oder über die Wiederholungszahl der intermittierenden Mobilisationsimpulse zwischen Dehnstufe 2 und 3 (Straffen und Dehnen).
- Für die Mobilisation myogener Hypomobilitäten stehen viele Mobilisationstechniken zur Verfügung (▶ 1.3.5), z. B. PIR, Funktionsmassage, Querfriktionen, manuelle Quer- und Längsdehnungen.

**Mobilisation des Nervensystems**

▶ Neurodynamik 2.27

**Stabilisation**

Neben der Mobilisation hypomobiler Gelenke spielt in der MT auch die Stabilisation überbeweglicher oder stark belasteter Gelenke eine Rolle. Neuere Behandlungsansätze beschränken sich nicht nur auf klassische stabilisierende Techniken, sondern beziehen insbesondere bei Beschwerden der Wirbelsäule, Schulter, Knie und Hüfte sensomotorische Konzepte zur Reaktivierung tiefer lokaler Muskulatur zur Gelenkstabilisation ein (Lokale Gelenkstabilität ▶ 2.18, Neurac® ▶ 2.26).

**Beispiel für den Aufbau einer stabilisierenden Behandlung**

- Bei bestehender Insuffizienz von aktiven (Muskulatur) und passiven Systemen (Ligamente, Kapsel) wird das Gelenk mittels Tapeverband, Korsett und/oder Orthese extern stabilisiert (Orthesen ▶ 3.1, Tapeverbände ▶ 3.3.5).
- Assistive, später stat. Stimulation der stabilisierenden Muskulatur über rotatorische und translatorische Bewegungsimpulse
- Übungs- und Progressionsprinzipien zur Verbesserung der Strukturstabilität und Propriozeption:
  - Zunächst in Ruhestellung, später in zunehmend instabilen Positionen üben
  - Von großer, stabiler zu kleiner, labiler Unterstützungsfläche übergehen
  - Von kleinem zu großem Hebel
  - Von statischen zu dynamisch-konzentrischen und dynamisch-exzentrischen Belastungsmustern wechseln
  - Von einfachen zu komplexeren alltags- bzw. sportartspezifischen ASTEn
  - Ergänzung durch Eigenübungen und MTT (▶ 2.23)

**Training**

Spezielle Behandlung zur Steigerung der Belastbarkeit defizitärer Strukturen (MTT). Mit Ausdauer- und Koordinationstraining wird der Rahmen der o. g. Stabilisationstechniken erweitert.

**Literatur**


Dahl H, Rössler A. Grundlagen der Manuellen Therapie für den Unterricht an Physiotherapieschulen. 2. A. Stuttgart: Thieme, 2002.

Frisch H. Programmierte Untersuchung des Bewegungsapparates. Chirodiagnostik. 9. A. Berlin: Springer, 2008.

Frisch H. Programmierte Therapie am Bewegungsapparat. Chirotherapie. 4. A. Berlin: Springer, 2002.

Jones MA, Rivett DA (Hrsg.). Clinical Reasoning in der Manuellen Therapie. München: Elsevier/Urban & Fischer, 2006.

Kaltenborn FM, Evjenth O. Manuelle Therapie nach Kaltenborn. Untersuchung und Behandlung. Teil 1: Extremitäten. 11. A. Oslo: Olaf Norlis Bokhandel, 2005.

Pfund R, Zahnd F. Leitsymptom Schmerz. Differenzierende manualtherapeutische Untersuchung und Therapie bei Bewegungsstörungen. Bd. 1: Oberer Abschnitt. Stuttgart: Thieme, 2001.

Shacklock M, Studer V. Manuelle Behandlung von Kreuzschmerzen und Ischialgien nach dem Konzept der klinischen Neurodynamik. Manuelle Therapie 2007;11(1): 17–23.

van den Berg, F. Angewandte Physiologie. Band 1. Das Bindegewebe des Bewegungsapparates verstehen und beeinflussen. 3. A. Stuttgart: Thieme, 2010.

Wolf U, Kolster U. Angewandte Manuelle Therapie, Bd. 1 u. 2. München: Elsevier/Urban & Fischer, 2001.

2

## 2.22 McKenzie-Konzept

*Jörg Schellbach*

**Der neuseeländische Physiotherapeut Robin McKenzie entwickelte in den 1960er-Jahren die Methode „Mechanische Diagnose und Therapie" (MDT), die sich von ihren manualtherapeutischen Wurzeln hin zu einer modernen, auf den Pat. zentrierten Untersuchungs- und Behandlungsform gewandelt hat.**
**Die essenzielle Philosophie dieser Methode ist es, den Pat. Wissen und Verständnis für ihr Problem zu vermitteln sowie die Maßnahmen, mit welchen sie ihren Schmerz behandeln und kontrollieren können.**
**Das McKenzie Institut International treibt die Weiterentwicklung voran und garantiert eine weltweit kompatible Ausbildung. MDT ist eines der strukturiertesten und wissenschaftlich am besten erforschten Konzepte und in weiten Teilen der Welt der Diagnose- und Therapiestandard für Störungen am Bewegungsapparat.**

**Ziele**

- Ausschluss von Kontraindikationen für Physiotherapie
- Sichere Diagnostik von muskuloskelettalen Störungen, z. B. Bandscheibenprotrusion
- Erstellen eines individuellen Behandlungsprogramms
- Aufklärung des Pat.
- Schmerzbeseitigung und Wiederherstellung der Beweglichkeit
- Ausschöpfen des Selbstbehandlungspotenzials des Pat.
- Verhinderung von langwierigen oder wiederkehrenden Beschwerden

**Indikationen**

- Orthopädisch-traumatologische Schadensbilder (konservativ, prä- und postoperativ)
- Schmerzhafte Störungen der Gelenkfunktion
- Neuromuskuloskelettale Störungen

**Kontraindikationen**

- Cauda-equina-Symptomatik (▶ 9.10.4)
- Pathologien im entzündlichen Stadium
- Frakturen im Behandlungsgebiet
- Tumore
- Schädigung des ZNS

### Grundlagen

#### Konzeptionelles Modell

Basierend auf seiner jahrzehntelangen klinischen Erfahrung mit orthopädischen Pat. entwickelte McKenzie das konzeptionelle Modell: Eine Störung/Verlagerung von Strukturen innerhalb des Gelenks, z. B. der Bandscheibe, führt zu Bewegungseinschränkungen und Schmerzen. Über die systematische Testung mit wiederholten endgradigen Bewegungen lässt sich differenzieren, ob der Pat. physiotherapeutisch behandelbar ist und mittels welcher Bewegungen die Verlagerung wieder revidiert werden kann. Klinisch zeigt sich dies durch Verbesserung der Schmerzen und der vormals eingeschränkten Beweglichkeit.

#### Wiederholte endgradige Bewegungen

Sie zeigen in der Diagnostik eine deutlich höhere Zuverlässigkeit als Palpation, Gelenkspielprüfung oder einmalige Testbewegungen. Sie werden vom Pat. aktiv durchgeführt und liefern in den meisten Fällen eine bevorzugte Bewegungsrichtung.

### Bevorzugte Bewegungsrichtung

Die Bewegung oder Positionierung des Pat., die seine Beschwerden verbessert oder zentralisiert. Typischerweise wird diese Bewegung auch die Eigenübung für den Pat., welche die eingeschränkte Beweglichkeit wieder normalisiert.

### Klassifikationssystem

Die systematische Analyse (Clinical Reasoning, ▶ 1.1.4) von häufigen klinischen Mustern in der Anamnese und die wiederholten Testbewegungen ermöglichen die Differenzierung in die Subgruppen **Haltungssyndrom, Dysfunktionssyndrom,** und **Derangementsyndrom.** Beim **Haltungssyndrom** entstehen die meist lokalen Schmerzen durch Überbeanspruchung gesunder Strukturen. Vernarbungen, z. B. nach einem Trauma, lösen Schmerzen beim **Dysfunktionssyndrom** aus. Das **Derangementsyndrom** ist eine Gelenkfunktionsstörung.

### Patientenaufklärung und Selbstbehandlung

*„Tue nichts für deinen Patienten, was er selbst für sich tun kann."* Gemäß diesem Grundsatz wird der Pat. über sein Beschwerdebild informiert und bezüglich seiner Selbstbehandlungsmöglichkeiten instruiert. Manuelle Therapeutentechniken, z. B. Mobilisationen, kommen zum Einsatz, wenn die Eigenübungen des Pat. nicht ausreichen.

## Durchführung

### Anamnese

Der Befund ist so aufgebaut, dass der Untersucher anhand des Befundblatts durch die Anamnese geleitet wird. Das gibt ihm einen roten Faden für die Untersuchung und gewährleistet, dass wesentliche Sicherheitsaspekte, wie der **Ausschluss von Kontraindikationen,** immer erfasst werden. Zugleich verkürzt diese zielgerichtete Befragung die Befundzeit.

Die zweite Zielsetzung der Anamnese ist es, die Beschwerdebilder zu erkennen, die **mechanisch aktuell nicht behandelbar** sind. Als Beispiel können hier LWS-Schmerzen durch Nierensteine oder ISG-Schmerzen bedingt durch die entzündliche Phase eines Morbus Bechterew genannt werden.

In den Seminaren werden die Teilnehmer darin geschult, **häufige klinische Muster zu erkennen,** wie z. B. Bandscheibenpathologien, Stenosen oder freie Gelenkkörper.

Mittels der **klinischen Beweisführung** (Clinical Reasoning, ▶ 1.1.4) werden während des Befunds die klinischen Muster geprüft, um herauszufinden, was der Pat. wirklich hat.

### Klinische Untersuchung

Die klinische Testung umfasst neben der ggf. notwendigen neurologischen Untersuchung die Prüfung von **Bewegungseinschränkungen.** Durch die vom Pat. ausgeführten **wiederholten Testbewegungen** wird die diagnostische Hypothese bestätigt. Dabei registriert der Untersucher fortlaufend die Symptomveränderungen sowie die Veränderung der Beweglichkeit des Pat.

Das **Zentralisationsphänomen,** welches von McKenzie 1981 beschrieben wurde, meint *„das Phänomen, welches auf bewusste Anwendung von Belastungsstrategien wie Bewegungen oder Lagerungen mit bleibendem Verschwinden des distalsten Schmerzes reagiert"* (McKenzie 2003). Dieses Phänomen (▶ Abb. 2.27) konnte in vielen Studien

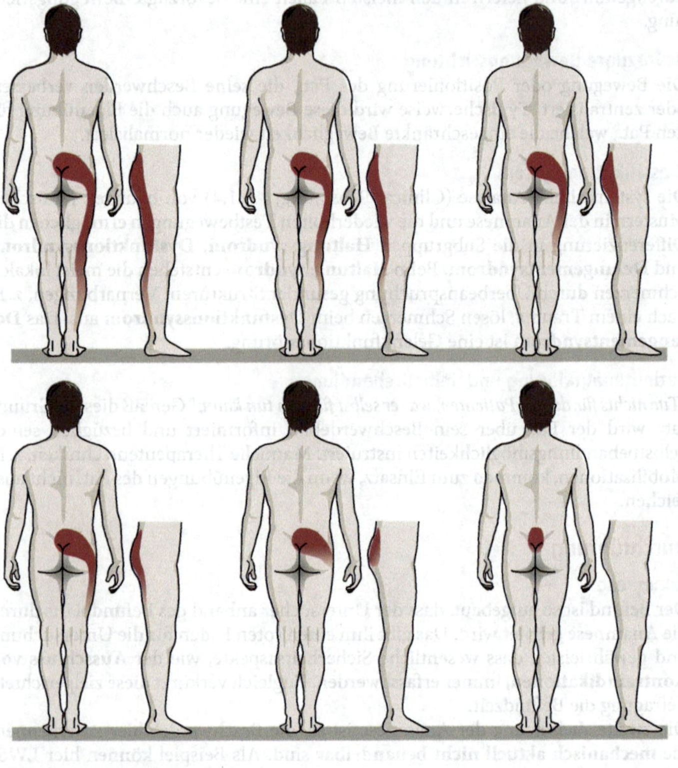

Abb. 2.27 Zentralisation [L157]

seine Zuverlässigkeit in Diagnostik, Ableitung der Therapiemaßnahmen und Prognose belegen.

### Edukation

Nun gilt es dem Pat. mit einfachen Worten zu erklären, was die Ursache seiner Beschwerden ist und mit welchen Eigenübungen er zu seiner Genesung beitragen kann. Der Behandlungsplan berücksichtigt vorrangig die Praktikabilität und Alltagstauglichkeit der **Selbstbehandlung.** Zum besseren Verständnis erhalten die Pat. schriftliche Informationen. Dies sind die wesentlichen Bausteine zur Erreichung von Selbstständigkeit und langfristigen Therapieerfolgen.

## Behandlungsbeispiel

**Patientendaten:** Mann, 42 Jahre, sitzende Bürotätigkeit 8 Std./Tag, Schmerzen im Bereich von LWS, Gesäß re. und dorsalem OS re. seit 8 Wochen. Auslöser war das Anheben einer Sprudelkiste aus dem Auto; die Schmerzen sind morgens, beim Strümpfe anziehen und bei längerem Sitzen (> 1 Std.) stärker; sie werden erträglicher durch Gehen und flache Rückenlage. Die klinische Untersuchung ergibt eine starke Einschränkung der Bewegung in die LWS-Extension. Bei den repetierten Bewegungen zeigt sich Zentralisation der Schmerzen durch Extension der LWS aus Bauchlage (EIL).

**Arbeitshypothese** ist eine reversible Gelenkfunktionsstörung der unteren LWS nach dorsal (Derangement), die durch die Eigenübung „wiederholte Extension aus Bauchlage" verbesserbar ist. **Hausaufgabe:** alle 2 Std. 10-mal EIL (die der Pat. auch während der Arbeit durchführen kann).

Zweite Behandlung (nach zwei Tagen): Der Schmerz ist 50 % besser und wird nur noch in der LWS und im re. Gesäß verspürt. Der Th. prüft die Ausführung der Eigenübung, klärt die Verständnisfragen und steigert die Therapiemaßnahme EIL durch den Therapeutenüberdruck (▶ Abb. 2.28). Nach 30 Wiederholungen ist der Gesäßschmerz verschwunden. Die Hausaufgabe der ersten Behandlung wird auf 10-mal pro Std. gesteigert.

Dritte Behandlung (nach vier Tagen): Der Schmerz ist nur noch in der LWS lokalisiert und insgesamt 70 % besser als bei der Erstuntersuchung. Als weitere Steigerung erfolgt die manuelle Mobilisation der unteren LWS in Extension mit dem Ergebnis, dass der Schmerz insgesamt 90 % besser ist. Die Hausaufgabe wird auf Eigenmobilisation der LWS in Extension im Stehen (EIS) 10-mal/Std. umgestellt.

Vierte Behandlung (nach sieben Tagen): Der Pat. ist komplett schmerzfrei. Nach zwei Stunden Sitzen traten leichte LWS-Schmerzen auf, die durch die neue Eigenübung EIS sofort verschwanden. Die Fortsetzung des Programms für drei Wochen sowie ein Kontrolltermine zur Rezidivprophylaxe werden vereinbart.

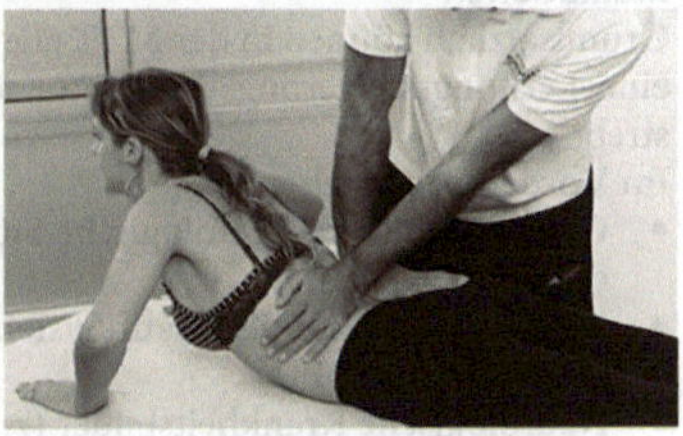

Abb. 2.28 EIL mit Überdruck [K319]

## Zusammenfassung

Das McKenzie-Konzept ist eines der am besten erforschten Konzepte für den muskuloskelettalen Bereich. Die Untersuchung ist logisch aufgebaut, zuverlässig und gibt dem Th. einen Handlungsleitfaden an die Hand. Die Behandlung fokussiert das Selbstbehandlungspotenzial des Pat. und zielt auf langfristige Therapieerfolge.

### Literatur

McKenzie R. The Human Extremities: Mechanical Diagnosis and Therapy. Spinal Publications New Zealand Ltd, 2000.

McKenzie R. The Lumbar Spine: Mechanical Diagnosis and Therapy. 2. A. Spinal Publications New Zealand Ltd, 2003.

McKenzie R. The Cervical and Thoracic Spine: Mechanical Diagnosis and Therapy. 2. A. Spinal Publications New Zealand Ltd, 2006.

McKenzie R. Behandle Deinen Rücken selbst. 8. A. Spinal Publications New Zealand Ltd, 2013.

McKenzie R. Behandle Deinen Nacken selbst. 3. A. Spinal Publications New Zealand Ltd, 2013.

Saner-Bissig J. Therapiekonzepte in der Physiotherapie: McKenzie-Mechanische Diagnose und Therapie. Stuttgart: Thieme, 2007.

### Internetadressen

www.mckenzie.de
www.mckenziemdt.org

2

# 2.23 Medizinische Trainingstherapie (MTT)

*Gerd Bungartz, Frank Diemer, Jens Gräuling und Volker Sutor*

Die Medizinische Trainingstherapie (MTT) ist eine komplexe, medizinische Heilbehandlung, die vom Arzt verordnet und/oder empfohlen wird. Die Aktivität des Patienten steht dabei im Vordergrund.

### Ziele

- Übergeordnetes Ziel der MTT ist das Training der motorischen Hauptbeanspruchungsformen Kraft, Ausdauer, Beweglichkeit, Schnelligkeit und Koordination/Sensomotorik.
- Der passive und aktive Bewegungsapparat soll durch regelmäßiges Training erhalten und ggf. aufgebaut werden.
- Neben den morphologischen und funktionellen Anpassungen stehen pädagogische, psychologische und kognitive Ziele im Vordergrund. Psychosoziale Faktoren haben großen Einfluss auf die Ergebnisse der Physio- und Sporttherapie.

### Indikationen

Grundsätzlich können in der MTT alle Indikationen behandelt werden, bei denen eine Leistungssteigerung der motorischen Hauptbeanspruchungsformen angestrebt wird.
Im Vordergrund stehen:

- Orthopädisch-traumatologische Störungsbilder (konservativ, prä- und postoperativ)
- Stärkung des Herz-Kreislauf-Systems bei internistischen Indikationen (z. B. Herzinfarkt, COPD)
- Neurologische Krankheitsbilder (z. B. Multiple Sklerose, Morbus Parkinson)
- Psychische Stabilisierung (z. B. Depressionen oder Stress)
- Allgemeine Konditionierung (z. B. Übergewicht, Bewegungsmangel)

### Kontraindikationen

Nicht belastbare Frakturen, Infektionen, Pathologien im entzündlichen Stadium.

## Grundlagen

Alle Trainingsmethoden müssen in Abhängigkeit vom individuellen Zustand des Patienten (z. B. Wundheilungsprozesse, geschwächte anatomische Strukturen nach Immobilisation, Systemerkrankungen) durchgeführt werden.

### Voraussetzungen des Therapeuten

Der Trainingstherapeut sollte folgende Fähigkeiten besitzen, um den Pat. sicher durch das Trainingsprogramm zu führen:

- Er muss mit den wissenschaftlichen Grundlagen vertraut sein: Trainingslehre, Biomechanik, Bewegungslehre, Anatomie und Physiologie.
- Er muss eine Funktionsuntersuchung durchführen können:
  - Manuelle Testverfahren
  - Funktionelle Testverfahren, um die aktuelle Leistungsfähigkeit und Funktionskapazität des Pat. zu bestimmen
- Er muss die Pathoanatomie bzw. -physiologie kennen und in die Trainingsplanung integrieren können:
  - Biomechanische Veränderungen nach operativer Versorgung eines Gelenks (z. B. Meniskektomie, Gelenkersatz)

- Belastbarkeit passiver und aktiver Strukturen nach einer Immobilisation
- Systemerkrankungen
- Er muss Erfahrung besitzen bezüglich Einsatz und Einstellung von Trainingsgeräten sowie dem Einsatz und der Durchführung funktioneller Trainingsübungen mit freien Gewichten oder dem eigenen Körpergewicht.

### Einsatz geführter Geräte und freier Gewichte

Trainingsübungen mit freien Gewichten sind koordinativ anspruchsvoller in der Durchführung, als Übungen an geführten Geräten und bedürfen einer intensiveren Betreuung durch den Therapeuten. Beide Arten benötigen eine gute Einführung, regelmäßige Kontrollen und Anpassungen im Trainingsprozess. Ein ausgewogenes Trainingsprogramm besteht immer aus einer Kombination von Übungen an geführten Geräten, Übungen mit freien Gewichten und Übungen mit dem eigenen Körpergewicht. In ▶ Tab. 2.12 sind die Vor- und Nachteile gegenübergestellt.

**Tab. 2.12 Vor- und Nachteile geführter Geräte und freier Gewichte**

| | Vorteile | Nachteile |
|---|---|---|
| **Geführte Geräte** (z. B. Funktionsstemme oder Kniestrecker) | • Oftmals keine Gleichgewichtssicherung notwendig (zu Beginn der Therapie)<br>• Muskelisolation leichter möglich<br>• Saubere Progression durch Feindosierung des Widerstands möglich<br>• Angleichung des Widerstands an die physiologische Kraftkurve des Muskels | • Teuer, räumliche Voraussetzungen<br>• Keine Gleichgewichtssicherung notwendig (späte Therapiephasen)<br>• Fixierte Drehachsen<br>• Eingeschränkter Transfer von Kraftleistungen und koordinativen Leistungen<br>• Explosive Bewegungsmuster nur bedingt möglich |
| **Freie Gewichte** (Lang- oder Kurzhantel) | • Kostengünstiger, geringe räumliche Voraussetzungen<br>• Gleichgewichtssicherung notwendig (späte Therapiephase)<br>• Transfer von koordinativen und Kraftleistungen gegeben<br>• Explosive Bewegungsmuster leichter zu realisieren<br>• Mehrgelenkige Übungen leichter umzusetzen | • Gleichgewichtssicherung notwendig (zu Beginn der Therapie)<br>• Konstanter Widerstand<br>• Feindosierung schwieriger umzusetzen |

### Arbeiten in geschlossener/offener kinetischer Kette

In der Nachbehandlung von orthopädisch-traumatologischen Störungsbildern wird der Auswahl von Übungen eine große Bedeutung beigemessen. Im folgenden Abschnitt soll auf bestimmte Aspekte von Übungen in der geschlossenen bzw. offenen kinetischen Kette eingegangen werden, um eine Strukturierung innerhalb des Trainings zu erleichtern.

- Definition **offene kinetische Kette:** Das distale Segment hat keinen Kontaktpunkt. Merkmale:
  - Erhöhte Distraktion und Rotationskräfte im Gelenk
  - Erhöhte Kongruenz der Gelenkpartner und dadurch höhere Stabilität
  - Verminderte Scherkräfte im Gelenk
  - Beispiel: aktive Kniestreckung im Kniestrecker (Gerät)

- Definition **geschlossene kinetische Kette:** Das distale Segment ist fest verankert. Merkmale:
  - Erhöhte Kompressionskräfte im Gelenk
  - Verminderte Kongruenz der Gelenkpartner und dadurch weniger Stabilität
  - Erhöhte Scherkräfte im Gelenk
  - Beispiel: vertikalisierte Kniebeuge oder Kniebeuge in der Funktionsstemme (Beinpresse)

2

### Kompressionskräfte

Kompressionskräfte entstehen durch die Aktivierung der das Gelenk umgebenden Muskulatur. Das Köpergewicht (und damit die ASTE) spielt dabei eine untergeordnete Rolle. Dies gilt insbesondere bei Bewegungen mit geringer Geschwindigkeit bzw. Beschleunigung.

**Beispiele:**

- Beim Anheben des gestreckten Beins in RL entstehen Kompressionskräfte im Kniegelenk, die das 1,7-Fache des Körpergewichts betragen können.
- Die Kompressionskräfte im Hüftgelenk können bei Abduktions-Seilzugübungen 8- bis 10-mal so hoch wie im Einbeinstand sein.

> **Tipps & Fallen**
>
> Die Höhe der Kompressionskräfte soll nie anhand einer ASTE (sitzend oder stehend) oder einer kinetischen Kette (offen oder geschlossen) beurteilt werden. Vor allem zu Beginn der Therapie sollten Übungen mittels der muskulären Intensität strukturiert werden. Folgender Leitsatz erleichtert das Vorgehen:
>
> ! Je höher die Kraftleistung der aktivierten Muskulatur, desto höher ist auch die Kompressionsbelastung.

### Scherkräfte

Scherkräfte werden ebenfalls durch die aktivierte Muskulatur produziert. Insbesondere der Verlauf der Wirkungslinie der Kraft ist dabei zu beachten. Des Weiteren spielen externe Kräfte (z. B. Bodenreaktionskraft, Schwerkraft) und die Form der Gelenkpartner eine Rolle.

**Beispiele:**

- Der M. quadrizeps produziert zwischen 0–60° Flex. anteriore Scherkräfte im Tibiofemoralgelenk. Jenseits davon (> 60°) verursacht er eine dorsale Schubbelastung.
- Durch das nach dorsal abfallende Tibiaplateau kommt es bei einer Gewichtsbelastung automatisch zu einer anterioren Schubbelastung der Tibia in Relation zum Femur.

! Je horizontaler die Wirkungslinie des Muskels zum Gelenkspalt verläuft, desto größer ist auch die Scherkraftkomponente.

### Muskelaktivierung

Aktivierungsmuster weisen im geschlossenen System eine große Variabilität auf:

- Die Kniebeuge in der Funktionsstemme ist durch eine geringe Aktivierung der ischiokruralen Muskulatur charakterisiert.
- Die vertikalisierte Kniebeuge dagegen zeigt eine höhere Aktivität der ischiokruralen Muskulatur.

**Tipps & Fallen**

Muskelaktivierungsmuster werden nicht automatisch gebahnt, sondern müssen durch eine Verlagerung des Körperschwerpunkts oder eine zielgerichtete Aktivität provoziert werden. Beide Arten sind wichtig und sollten in ein Trainingsprogramm unabhängig von der Indikation integriert werden. Vor- und Nachteile sollten individuell abgewogen werden.



## Durchführung

Für das zielgerichtete, individuelle Training der motorischen Hauptbeanspruchungsformen hat sich folgende Vorgehensweise bewährt:

- **Sollwert-Bestimmung:**
  - Therapieziele in Anlehnung an die Alltagssituation des Patienten (z. B. Überkopfarbeit beim Maler) und eventuell bestehender sportspezifischer Leistungsnormen (z. B. Springen beim Volleyball) festlegen
  - Präventionsstrategien erkennen
- **Istwert-Bestimmung:**
  - Aktuelles Leistungsniveau (motorische Hauptbeanspruchungsformen) analysieren
  - Strukturen analysieren (z. B. Ruptur vorderes Kreuzband)
  - Funktionelle Einschränkungen und Kompensationsmechanismen evaluieren

! Die Gegenüberstellung von Soll- und Istwert ermöglicht eine genaue Bestimmung des aktuellen Defizits und damit eine individuelle Therapiesteuerung.

### Krafttraining

Von Krafttraining wird gesprochen, wenn über 30 % des individuellen Kraftmaximums realisiert werden. Entsprechend der Intensität und der Geschwindigkeit werden folgende Kraftarten unterschieden:

- **Kraftausdauer:** Kraftleistung, die innerhalb einer Belastungsdauer von 45–120 Sek. eine Ermüdung hervorruft, bei minimaler Reduktion der Impulse.
- **Maximalkraft:** höchste Kraft, die das Muskel- und Nervensystem bei willkürlicher Kontraktion auszuüben vermag.
- **Schnellkraft:** Fähigkeit, einen möglichst großen Impuls oder Kraftstoß innerhalb kurzer Zeit zu entfalten.
- **Reaktivkraft/Power:** Schnellkraftleistung, die innerhalb eines Dehnungs-Verkürzungs-Zyklus einen größeren Kraftstoß generiert.

Die Trainingsparameter für das entsprechende Trainingsziel sind in ▶ Tab. 2.13 dargestellt. Die Gestaltung des Krafttrainings orientiert sich an den Phasen der Wundheilung (▶ 4.1.1).

#### Krafttrainingsmethoden

- **Dynamisches Krafttraining:** konzentrisch-exzentrischer Wechsel im vollen oder nur in einem bestimmten Bewegungsausmaß
- **Statisches Krafttraining:** isometrische Kontraktionen in bestimmten Gelenkwinkeln unterschiedlicher Dauer
- **Isokinetisches Krafttraining:** in der Regel konzentrische und/oder exzentrische Kontraktionen bei konstanter Bewegungsgeschwindigkeit (z. B. 60°/Sek.). Der Widerstand ist an die physiologische Kraftkurve angepasst.

2

**Tab. 2.13 Trainingsparameter für ausgewählte Krafttrainingsziele (Bird, Tarpenning und Marino 2005)**

| Parameter | Kraftausdauer | Hypertrophie | Maximalkraft | Power/ Reaktivkraft |
|---|---|---|---|---|
| Wiederholungen | 15–20 | 8–15 | 3–8 | 1–3 |
| Serien | 1–3 | 4–6 | 3–5 | 3–5 |
| Pause | 30–60 Sek. zwischen Sätzen und Übungen | 1–2 Min. zwischen Sätzen und Übungen | 3–5 Min. zwischen Sätzen und Übungen | 5–8 Min. zwischen Sätzen und Übungen |
| Tempo | 1–0–1 Sek. (Exzentrik – Pause – Konzentrik) | 2–1–2 Sek. (Exzentrik – Pause – Konzentrik) | 1-1-1 Sek. (Exzentrik – Pause – Konzentrik) | Explosiv |
| Ein-/Mehrgelenkig | Ein- und mehrgelenkig | Ein- und mehrgelenkig | Ein- und mehrgelenkig | Mehrgelenkig |
| Übungsreihenfolge nach Muskelgruppen | Variierend zwischen groß und klein | Groß zu klein | Groß zu klein | Groß zu klein |

**Weiches oder hartes Krafttraining**

Bei einem **harten Krafttraining** wird bei jeder Serie eine Ermüdung angestrebt. Diese lässt weitere Wiederholungen bzw. eine längere Haltedauer nicht zu. Ein **weiches Krafttraining** führt nicht zur Ermüdung, es wären weitere Wiederholungen innerhalb der Serie oder eine längere Haltezeit möglich.

! Je geringer das Ausgangsniveau des Trainierenden, desto effektiver schneiden weiche Trainingsmethoden im Vergleich zu harten Trainingsmethoden ab. Sportler mit viel Trainingserfahrung profitieren eher von einem harten Krafttraining.

**Mehrsatztraining oder Training mit nur einem Satz**

Beim Mehrsatztraining werden mehrere Sätze der gleichen Übung innerhalb einer Einheit durchgeführt. Der Trainingsumfang ist hoch. Beim Training mit nur einem Satz wird eine Serie bis zur Ermüdung durchgeführt. Der Umfang ist geringer.

! Das Training mit einem Satz führt gerade beim Anfänger zu ähnlich guten Kraftsteigerungen wie ein Mehrsatztraining. Bezüglich der Massebildung (Hypertrophie) und für den Trainingserfahrenen ist ein Mehrsatztraining effektiver.

### Koordinationstraining

**Tab. 2.14 Belastungsparameter des Koordinationstrainings**

| Parameter | Stufe 1 | Stufe 2 | Stufe 3 |
|---|---|---|---|
| Wiederholungszahl | 10-mal 10 Sek. | 1–20 (stat.), 10–15 (dyn.) | 10–12 |
| Belastungsdauer | 10 Sek. je Wdh. | Stat.: 1–30 Sek. Dyn.: 2–0–2 (exzentrisch – Pause – konzentrisch) | 10–20 Sek. |
| Pause | 10 Sek. | 60 Sek. | 2–3 Min. |
| Intensität | Nicht anstrengend | Nicht anstrengend | Nicht anstrengend |

Koordinative Fähigkeiten sind beim Erlernen, Steuern und Anpassen von Bewegungen wichtig. Koordination entsteht durch das Zusammenspiel aus zentralem Steuerungsorgan (peripheres und zentrales Nervensystem) sowie aktiven und passiven Strukturen.

### Methodischer Aufbau

(▶ Tab. 2.14)

**Stufe 1 – Aktivierung lokaler Stabilisatoren, kinästhetisches Training**

- Lokale Stabilität: Für jedes Gelenk werden die Muskeln aktiviert, die für die Stabilität des Gelenks verantwortlich sind und über Kompression die Zentrierung des Gelenks/Segments erhalten.
- Kinästhetisches Training:
  - **Beispiel 1:** Spiegeln von Lage und/oder Bewegungen bzw. Wiedereinnehmen von Positionen nach einer Bewegung (Mirroring).
  - **Beispiel 2:** Der Pat. steht oder sitzt im Abstand von 1,5 m vor einer Wand mit einer Zielscheibe oder einem Spiegel mit einer Skalierung. An einer stabilen Stelle wurde ein Laserpointer am Körper des Pat. befestigt, den er als Referenzmarker benutzen kann. Der Pat. nimmt selbstständig eine ASTE ein oder der Th. stellt die Position ein. Dabei zeigt der Laserpointer auf einen bestimmten Punkt der Zielscheibe. Der Pat. führt nun mit geschlossenen Augen eine Bewegung aus, bei der er wieder an den Ausgangspunkt zurückkehrt (z. B. Squat-Bewegung, Bein anheben). Wenn der Patient das Gefühl hat, an der Ausgangsstellung angelangt zu sein (intrinsisches Feedback), öffnet er die Augen und vergleicht diese Stellung mit der tatsächlichen Startposition. Bei einem Abstand von 1,5 m vom Orientierungspunkt sollte die Abweichung nicht mehr als 1–2 cm betragen.

**Stufe 2 – Feedback-Aktivitäten**

- Aktivitäten, bei denen genügend Zeit (mehr als 0,21 Sek.) besteht, um Anpassungen durch das ZNS zu nutzen (z. B. Reflexmechanismen).
  - **Beispiel:** Einbeinstand mit geschlossenen Augen. Dabei hat der Pat. genügend Zeit, sich an die neue Situation (Gleichgewicht, Stabilität eines Körperabschnitts oder eines Gelenks) anzupassen.
- Übungen zum Erhalt der Stabilität bzw. des Gleichgewichts im Raum, ohne bzw. mit Bewegung, mit dem Ziel, keine Bewegung oder eine Bewegung in guter Qualität zuzulassen. Kontrolle der Beinachse und des Rumpfs im Raum. Rumpfstellung wird abhängig von der Problematik gewählt. Es gibt keine zu bevorzugende ASTE.
- Aus didaktischen Gründen kann man diese Phase in eine statische und in eine dynamische Phase einteilen.
  - Statische Phase: Gelenke bzw. Wirbelsäulenabschnitte sollen statisch stabilisiert werden.
  - Dynamische Phase: Gelenke bzw. Wirbelsäulenabschnitte sollen in der Bewegung stabilisiert werden (z. B. bei einer Kniebeuge).

**Stufe 3 – Feedforward-Aktivitäten**

- Bewegungen (z. B. Sprünge), bei denen aufgrund der hohen Geschwindigkeit zu wenig Zeit (≤ 0,07 Sek.) besteht, um die Rückmeldung über das ZNS zu verarbeiten.
- Der Pat. muss antizipatorisch ausreichend Aktivität aufbauen, um das Gleichgewicht zu halten oder eine gute Bewegungsqualität zu erreichen.

Feedback- und Feedforward-Aktivitäten überschneiden sich im Alltag und in der Therapie. Die Steigerung der Belastung bzw. der Schwierigkeit der Übungen geschieht durch eine Veränderung der Geschwindigkeit der Bewegung, der muskulären Aktivierung und damit auch der Belastung der bindegewebigen Strukturen.

### Übungsbeispiele

**Stufe 2 – statisch:**

- **Ziel:** Optimale Kontrolle der Beinachse und des Körpers gegen die Schwerkraft.
- **Ausführung:** Es werden jeweils eine ASTE, eine Unterlage und ein Störfaktor für die Belastung des Pat. ausgewählt (▶ Tab. 2.15). Der Schwierigkeitsgrad kann so optimal eingestellt werden, wobei es weder zu einer Über- noch zu einer Unterbelastung kommen sollte. Beispiel: Einbeinstand auf einer Weichbodenmatte, Pat. führt Kopfbewegungen aus.

**Tab. 2.15 Variationsmöglichkeiten für die Stufe 2 (statische Stabilität)**

| ASTE | Unterlage | Störfaktor |
|---|---|---|
| 1. Sitz:<br>• Beide Füße auf dem Boden<br>• Halbsitz (ein Fuß auf dem Boden)<br>• Freier Sitz (nur Rumpf) | 1. Instabile Unterlagen, z. B.:<br>• Kissen<br>• Trampolin<br>• Weichbodenmatte<br>• Airex-Kissen | 1. Augen:<br>• Sicht beeinträchtigen (Licht reduzieren, auf die Füße schauen verhindern etc.)<br>• Augen schließen |
| 2. Zweibeinstand (TB, VB):<br>• Stand<br>• Schrittstellung<br>• Zehenstand<br>• Fersenstand | 2. Mobile Unterlagen, z. B.:<br>• Drehteller<br>• Freeman-Platte<br>• Dotte-Schaukel<br>• Kreisel<br>• Der Schweregrad ist sehr unterschiedlich und hier nicht klar zu unterteilen. | 2. Kopf:<br>• Kopfrotation<br>• Kopfext./-flex.<br>• Kopfseitneigung |
| 3. Einbeinstand (TB, VB):<br>• Stand<br>• Zehenstand<br>• Fersenstand | | 3. Motorische bzw. kognitive Aufgaben:<br>• Bewegung der Extremitäten<br>• Widerstände (Th., Seilzug)<br>• Fangen, Werfen, Schlagen etc.<br>• Rechnen, Reden, Zählen etc. |

**Stufe 2 – dynamisch:**

- **Ziel:** Dynamische Kontrolle der betroffenen Gebiete wiedererlangen.
- **Ausführung:** Bewegungen, z. B. Kniebeugen, die ohne große Anstrengung in guter Qualität ausgeführt und später mit erhöhtem Widerstand als Krafttraining durchgeführt werden können.

**Stufe 3:**

- **Ziel:** Vorbereitung auf Alltag und Sport, wobei die Qualität der Bewegung und nicht die Leistung (Sprunghöhe, Wurfweite etc.) im Mittelpunkt steht.
- **Ausführung:** Bewegungen mit hoher Geschwindigkeit (Sprünge, Würfe, koordinative Laufvorbereitungen, z. B. Kniehebeläufe, Ballenläufe).

**Beweglichkeitstraining**

Wichtige Maßnahme innerhalb der MTT (therapeutische Mobilisation bzw. Automobilisation).

- Abklärung, ob eine Mobilisation notwendig ist: Dies sollte nicht anhand allgemeingültiger Beweglichkeitsnormen, sondern individuell festgelegt werden. Folgende Parameter geben eine Orientierung: Alter, Geschlecht, Alltags-, Berufs- und Sportbelastung, Seitenvergleich.
- ! Eine im Seitenvergleich unterschiedliche Beweglichkeit ist nicht per se pathologisch.
- Analyse der beweglichkeitslimitierenden Faktoren: z. B. Kapsel, Muskulatur, Gelenk, Nerv.

Je nach Ursache der Einschränkung kommen unterschiedliche Mobilisationstechniken (▶ 1.3.5) bzw. -parameter (Intensität, Dauer, Häufigkeit) zum Einsatz. Schmerzen bei Mobilisationsübungen auf der Kompressionsseite sollten abgeklärt werden, da es sich hier um eine knöcherne Problematik handeln könnte, z. B. Impingement des Hüftgelenks, anteriores bzw. posteriores tibiotalares Kompressionssyndrom.

**Tipps & Fallen**

Damit es bei einer Mobilisationsbehandlung nicht ungewollt zur Mobilisation eines hypermobilen Gelenks oder WS-Abschnitts kommt, werden angrenzende hypermobile Abschnitte bei der Behandlung aktiv oder passiv widerlagert bzw. in einer sicheren Position verriegelt.

### Gestaltung des Beweglichkeitstrainings

Bei der Gestaltung des Beweglichkeitstrainings orientiert man sich an den Phasen der Wundheilung (▶ 4.1.1). Die Maßnahmen zur Verbesserung der Beweglichkeit werden an die jeweilige Phase angepasst, um eine Überlastung bzw. Schädigung des Gewebes zu vermeiden.

**Entzündungsphase**

- Betroffenen Abschnitt in einer schmerzfreien Position immobilisieren.
- Zur Vermeidung weiterer Schäden (z. B. am Knorpel) kann eine Motorschiene angelegt werden. Innerhalb der „toe region" (kollagene Fasern werden aus ihrer wellenlinienartigen Ausrichtung bewegt) kann ohne Schmerz und Spannungsgefühl passiv bewegt werden.

**Bsp.**: Dorsalextensionseinschränkung nach einer Achillessehnenoperation.

- ! In der Entzündungsphase ist noch keine intensive Mobilisation möglich, da die Stabilität des Gewebes dies nicht zulässt.

**Proliferationsphase**

- Aufgrund der noch geringen Stabilität weiterhin nur schmerz- und spannungsfreie Mobilisation.
- ! Trotz nachlassender Schmerzen Intensität *nicht* steigern. Erhöhte Traumatisierungsgefahr.
- ! Das Ende der Proliferationsphase ist klinisch nicht genau zu bestimmen. Man kann sich nur grob an der normalen Dauer der Proliferationsphase (▶ 4.1.1) der unterschiedlichen Gewebe orientieren. Jedoch können verschiedene Faktoren (z. B. Rauchen, Ernährung, Stress) den normalen Heilungsverlauf verlängern.
- Intermittierende und statische Mobilisationen erreichen eine Verbesserung. Welche Form eingesetzt wird, hängt von Pat. und Pathologie ab. Bei Knorpel-

pathologien sollte man z. B. nicht mit statischen Mobilisationen arbeiten, da der Knorpel unter statischer Belastung seine Syntheserate senkt.

**Bsp.:** Dorsalextensionseinschränkung nach einer Achillessehnenoperation: Schrittstellung. Unterschenkel des hinteren Beins wird mit gestrecktem oder gebeugtem Kniegelenk nach vorne bewegt. Ferse bleibt auf dem Boden. Hierbei soll *kein* Dehn- oder Spannungsschmerz entstehen, da die kollagenen Fasern noch keine vollständige Stabilität besitzen.

**Remodellierungsphase**

- Beseitigung noch vorhandener Bewegungseinschränkungen
- Wenn die Beschwerden insgesamt nicht verschlimmert werden, darf auch in den Schmerz hinein gearbeitet werden.
- Wenn andere Gewebe als Kapsel bzw. Muskulatur für Bewegungseinschränkungen verantwortlich sind (z. B. knöchernes Impingement der Hüfte), muss von Mobilisationen abgesehen werden.
- Wenn in dieser Phase noch Bewegungseinschränkungen vorhanden sind, die die Leistung bzw. das Wohlempfinden einschränken, müssen meist die Parameter des Beweglichkeitstrainings geändert werden.
- Nach ca. 6 Wo. haben sich meist schon stabile Schwefelstoffbrücken gebildet, die effektiv nur mit länger anhaltenden Dehnungen (über 40 Sek., 4–6 Wdh., mehrfach tgl.) mobilisiert werden können.

**Bsp.:** Dorsalextensionseinschränkung nach einer Achillessehnenoperation: Die Dorsalextension muss ausreichend lange und endgradig mobilisiert werden (s. o.), um die optimale Länge der kollagenen Fasern wieder zu erreichen. Herstellung der kompletten Beweglichkeit dauert hier meist 6–12 Mon. ASTE wie in der Proliferationsphase. Jetzt darf ein Dehn- oder Spannungsschmerz entstehen.

### Literatur

Baechle T, Earle R (Hrsg.) Essentials of Strength Training and Conditioning. National Strength and Conditioning Association. 2. A. Champaign, IL: Human Kinetics Publishers, 2000.

Bird SP, Tarpenning KM, Marino FE. Designing resistance training programmes to enhance muscular fitness: a review of the acute programme variables. Sports Med, 2005;35(10): 841–51.

Diemer F, Sutor V. Praxis der medizinischen Trainingstherapie. Stuttgart: Thieme, 2006.

Haber PA. Medizinische Trainingstherapie in der Rehabilitation bei Patienten mit COPD. Wien Med Wochenschr. 2005;155(5–6): 106–111.

Karandikar NI,Ortiz Vargas OS. Kinetic Chains: A review of the Concept and its Clinical Applications. PM R, 2011;3: 739–745.

## 2.24 Mulligan – Mobilisation with Movements (MWM)

*Carole J. Stolz*

Dieses Konzept der Manuellen Therapie wurde vom neuseeländischen Physiotherapeuten Brian Mulligan entwickelt. Die Hauptprinzipien sind die gleichzeitige Korrektur eines hypothetischen „Positionsfehlers" des Gelenks und eine schmerzfreie, verbesserte Beweglichkeit (Mobilisation with Movement). Im Gegensatz zu den gängigen Konzepten der Manuellen Therapie betont dieses Konzept die aktive Mitarbeit des Patienten.

**Ziele**
- Volle, schmerzfreie, aktive Beweglichkeit
- Ggf. erhöhte Muskelkraft

**Indikationen**
- Orthopädische Krankheitsbilder, v. a. schmerzhafte und/oder bewegungseinschränkende muskuloskelettale Störungen
- Neurologische Erkrankungen

**Kontraindikationen**
- Schmerzen

! Die Technik darf nicht angewendet werden, wenn der Th. das Gelenk während der aktiven Bewegung nicht in eine völlig schmerzfreie Position bringen kann.

- Sensible Störungen, z. B. Hyp- und Parästhesien

Ansonsten gelten die KI der Manuellen Therapie (▶ 2.21).

## Grundlagen

**Befund**
Der Befund seitens des Pat. konzentriert sich auf eine Darstellung seines vorliegenden Problems, das sich in Form von Schmerzen und/oder Bewegungseinschränkungen zeigen kann. Der Pat. muss in der Lage sein, die Bewegung zu demonstrieren, die sein Problem auslöst.
Der zweite Teil des Befunds erfordert das Geschick des Th., der hierbei eine Korrektur der hypothetischen Fehlstellung des Gelenks durchführt. Gleichzeitig führt der Pat. die vorher schmerzhaft eingeschränkte Bewegung jetzt ohne Beschwerden aus.
Eine Besonderheit im Mulligan-Konzept ist, dass die Befundung während der eigentlichen Behandlung stattfindet. Der Th. sieht, der Patient sieht und fühlt, dass die Bewegung schmerzfrei weiter geht.

**Behandlung**
Anhand spezieller Griffe positioniert der Th. das Gelenk und fordert den Pat. auf, sich in die vorher schmerzhafte oder eingeschränkte Richtung zu bewegen. Ist die Bewegung jetzt schmerzfrei und das Bewegungsausmaß größer, wird diese Bewegung bei der ersten Behandlung bis zu 30-mal wiederholt.

**Eigenübungsprogramm**
Um die Behandlung zu unterstützen oder sie sogar zu ersetzen, erlernt der Patient, wenn machbar, ein Eigenübungsprogramm, das der Behandlung so ähnlich wie möglich ist. Dies kann auch in Form eines angelegten Tapes geschehen.

## Behandlungsbeispiele

### SNAGs

**„Sustained natural apophyseal glides"** sind gehaltene Gleitbewegungen der Facettengelenke. Das Gelenk wird zunächst schmerzfrei in einer Öffnungsposition (Divergenz) gehalten und der Pat. wird aufgefordert, den Kopf in die eingeschränkte Richtung zu bewegen.
In ▶ Abb. 2.29 ist die eingeschränkte Bewegung eine Rotation. Der Pat. drückt am Ende der aktiven Bewegung weiter in die vorher eingeschränkte Richtung, um mehr Beweglichkeit zu erreichen (**„Überdruck"**). Anschließend (meist in der 3. Behandlung) lernt der Pat. ein Eigenübungsprogramm, um die Behandlung zu

unterstützen. Sowohl Behandlung, Überdruck als auch Eigenübungsprogramm müssen völlig schmerzfrei sein. Diese Schmerzfreiheit kann nicht genügend betont werden.

### MWM für die Schulter

In diesem Beispiel ist die vorhandene Einschränkung eine mangelnde Flex. der Schulter. Zunächst korrigiert der Th. die Stellung der Schulter durch eine posterolat. Gleitbewegung des Humeruskopfs. Dieser manuelle Griff muss schmerzfrei sein. Dann bewegt der Pat. den Arm in Richtung Flex. (▶ Abb. 2.30). Die Bewegung muss jetzt ebenfalls schmerzfrei und das Bewegungsausmaß größer sein, falls es vorher eingeschränkt war.

Der Pat. erlernt ein Eigenübungsprogramm, das der Behandlung so ähnlich wie möglich ist, um diese zu unterstützen oder sie sogar zu ersetzen.

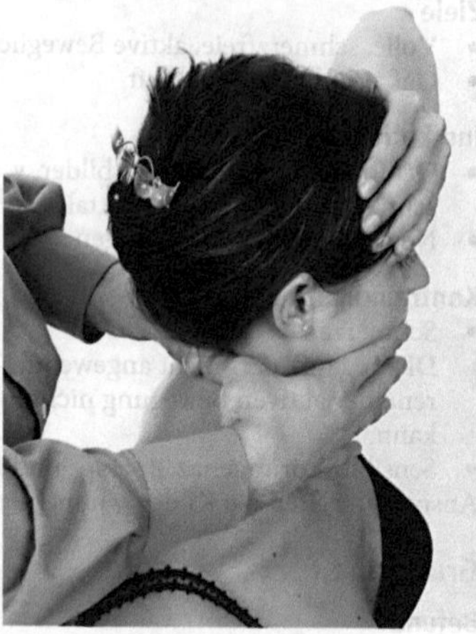

Abb. 2.29 Rechtsseitiger SNAG plus Überdruck [W259]

### MWM bei „Tennisellenbogen"

Eine der am besten erforschten Behandlungen in der Manuellen Therapie ist die nach Brian Mulligan durchgeführte Behandlung des Tennisellenbogens (Vicenzino et al. 2001, Bisset et al. 2006). Der Pat. führt die schmerzhafte Bewegung (z. B. Greifen) aus, während der Th. mit den Händen oder mithilfe eines Gurtes einen Druck nach lateral auf das Ellenbogengelenk ausübt. Durch diese Korrektur muss das vorher schmerzhafte Greifen jetzt schmerzfrei sein. Diese Bewegung wird 3- bis 10-mal (oder auch häufiger in folgenden Behandlungen) wiederholt, bis der Schmerz nicht mehr auszulösen ist (▶ Abb. 2.31).

Häufig braucht der Pat. einige Behandlungen, bis der Tennisellenbogen völlig „verschwunden" ist. Zusätzlich ist abzuklären, ob weitere Maßnahmen notwendig sind, wie z. B. Behandlung der HWS und/oder BWS, Mobilisation der Nerven oder Muskelkräftigung/Ausgleich von Dysbalancen.

Abb. 2.30 Mobilisation with Movement für die linke Schulter [W259]

Der Pat. kann die Behandlung anschließend selbst als Eigenübungsprogramm durchführen.

### MWM nach Inversionstrauma

Mulligan geht davon aus, dass Bewegungseinschränkung und Schmerz als Folge eines Inversionstraumas von einem Positionsfehler der Fibula herrühren. Die Vorstellung ist hierbei, dass das sehr starke Lig. tibiofibulare anterius die sehr bewegliche Fibula in eine distale und anteriore Fehlposition zieht. Im Mulligan-Konzept wird die Fibula nun durch einen korrigierenden Druck an ihrem distalen Ende in die normale Stellung zurückgeführt. Die Richtung dieses Drucks ist kranial-posterior und wird mit wenig Kraft ausgeübt (▶ Abb. 2.32).

Nun ist der Pat. in der Lage, die eingeschränkte Bewegung, nämlich Inversion, schmerzfrei durchzuführen.

Das Gelenk wird dann mithilfe eines Tapes in seiner neuen Position gehalten. Der Patient kann i. d. R. sofort schmerzfrei gehen und sogar springen.

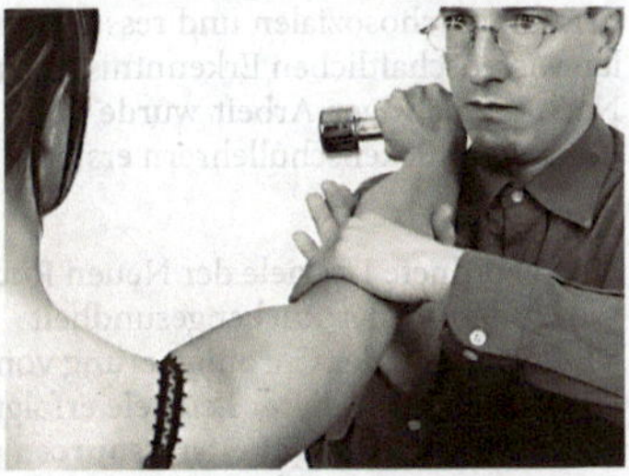

Abb. 2.31 Mobilisation with Movement für den rechten Ellenbogen („Tennisellenbogen") [W259]

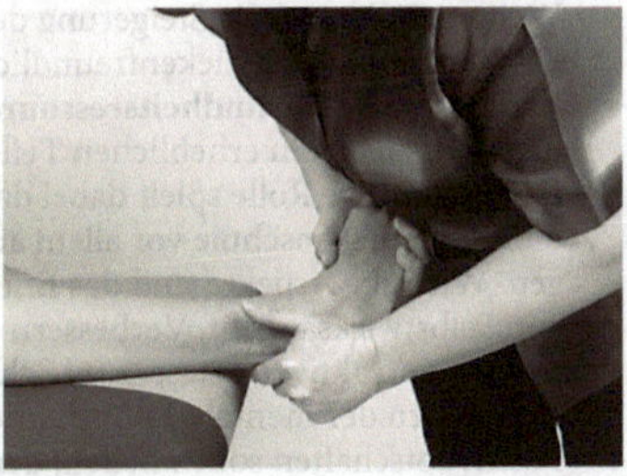

Abb. 2.32 Die Inversion kann schmerzfrei und aktiv ausgeführt werden. Überdruck durch den Therapeuten [W259]

### Literatur

Bisset L, Beller E, Jull G, Brooks P, Darnell R, Vicenzino B. Mobilisation with movement and exercise, corticosteroid injection, or wait and see for tennis elbow: randomised trial. BMJ, 2006;333: 939.

Bisset L, Hing W, Vicenzino B. A systematic review of the efficacy of MWM. In: Vicenzino B, Hing W, Rivett D, Hall T. Mobilisation with Movement – The Art and the Science. Sydney: Elsevier, 2011.

Bessler J, Beyerlein C. Manuelle Therapie nach Mulligan – Mobilisation with Movement. Stuttgart: Thieme, 2015.

Beyerlein C (Hrsg.). Mulligan – Therapiekonzepte in der Physiotherapie. Stuttgart: Thieme, 2009.

Mulligan B. Manual Therapy – NAGs, SNAGs, MWMs etc. Wellington: Plane View Services Ltd., 2004.

Vicenzino B, Paungmali A, Buratowski SW, Wright A. Specific manipulative therapy treatment for chronic lateral epicondylagia produces uniquely characteristic hypoalgesia. Manual Ther, 2001;6(4): 205–212.

### Internetadressen

www.mulligan-concept.de

## 2.25 Neue Rückenschule nach KddR

*Ulrich Kuhnt*

2004 gründeten die neun führenden deutschen Rückenschul- und Bewegungsfachverbände die Konföderation der deutschen Rückenschulen (KddR). Deren zentrale, gemeinsame Aufgabe ist die Vereinheitlichung und fortlaufende Aktualisierung des Kurskonzepts zur Neuen Rückenschule. Dieses Konzept basiert auf dem biopsychosozialen und ressourcenorientierten Modell sowie auf den aktuellen wissenschaftlichen Erkenntnissen zur Chronifizierung von Rückenschmerzen. Nach zweijähriger Arbeit wurde 2006 ein einheitliches Curriculum zur Fortbildung von Rückenschullehrern erstellt.

## Ziele

Übergeordnete Leitziele der Neuen Rückenschule:

- Förderung der Rückengesundheit
- Prävention der Chronifizierung von Rückenbeschwerden

Die Ansteuerung dieser Leitziele erfolgt über insgesamt fünf Kernziele:

- **Physische Gesundheitsressourcen stärken:** Es ist eindeutig nachgewiesen, dass körperliche Übungen und Bewegungstherapie zur Prävention von Rückenschmerzen geeignet sind. Vorrangig ist das Verbessern der rückenspezifischen Fitness mit Koordinationsübungen, Übungsprogrammen zur Kräftigung der Rumpf- und Extremitätenmuskulatur sowie der Beweglichkeit. Weitere Ziele sind die Steigerung der allg. Ausdauerleistungsfähigkeit und das Vermitteln von rückenfreundlichen Haltungs- und Bewegungsmustern.
- **Psychosoziale Gesundheitsressourcen stärken:** Das Rückenschmerzgeschehen wird zu einem erheblichen Teil durch psychosoziale Faktoren beeinflusst. Eine besondere Rolle spielt dabei das Angstvermeidungsverhalten. Daher zielt die Neue Rückenschule vor allem auf Einstellungs- und Verhaltensänderungen. Wichtige Aspekte sind das Erleben von Freude an der Bewegung, Aufbau von Selbstwirksamkeit, Verbessern der Stimmung und des Wohlbefindens, Aufbau von aktiven Stress- und Schmerzbewältigungsstrategien sowie das Verbessern der mentalen Entspannungsfähigkeit.

! Positivbotschaften sollen helfen, den Rückenschmerz zu entdramatisieren und die regelmäßige körperliche Aktivität zu fördern.

- **An langfristige gesundheitsorientierte Aktivitäten binden:** Dieses Ziel wird durch die Erkenntnis begründet, dass Bewegungsprogramme eine „pauschale" positive Wirkung auf das Auftreten von Rückenschmerzen und deren Folgen haben. Die Teilnehmer sollen verschiedene Formen körperlicher Aktivität erfahren, selbstständig durchführbare Übungs- und Trainingsformen kennen lernen und an den Gesundheits- und Lifetimesport herangeführt werden.
- **Für haltungs- und bewegungsförderliche Verhältnisse sensibilisieren:** Optimierte ergonomische Bedingungen in Beruf, Alltag und Freizeit können schädigende Belastungen für das Bewegungssystem vermeiden oder reduzieren. Die Teilnehmer sollen für die Inhalte der Verhältnisprävention sensibilisiert werden und in der Lage sein, ihr Umfeld im Sinne der Haltungs- und Bewegungsförderung eigenverantwortlich zu gestalten.
- **Risikofaktoren für Rückenschmerzen reduzieren:** Für das Auftreten von Rückenschmerzen gibt es eindeutige Risikofaktoren. Dazu zählen im Bereich der Psyche das Angst-Vermeidungs-Denken und psychische Beeinträchtigungen. Hinzu kommen die arbeitsplatzbezogenen Faktoren wie Ganzkörpervibrationen, schwere körperliche Belastung (z. B. Heben, Tragen, Schieben und Ziehen), Zwangshaltungen sowie Arbeitsunzufriedenheit. Ergänzend sind bereits stattgefundene Rückenschmerzen, Begleiterkrankungen (z. B. Osteoporose) und das Rauchen als wichtigste Risikofaktoren zu nennen.

## Indikationen

- Personen mit bewegungsarmem Lebensstil und Risikofaktoren, wie z. B. repetitive schwere körperliche Belastungen, wiederkehrende und langanhaltende monotone Körperhaltungen (z. B. Sitzen, Stehen), Zwangshaltungen

- Personen mit erlebten Rückenschmerzepisoden oder spannungsbedingten Muskel-, Gelenk- und/oder Rückenbeschwerden

**Kontraindikationen**
Personen mit nachfolgender klinischer Problematik werden nach medizinischer Abklärung in die präventive Rückenschule aufgenommen:
- Orthopädische, traumatologische, rheumatologische oder neurologische Problemstellungen
- Internistisch-kardiologische Problemstellungen



## Grundlagen

### Module
Zum Erreichen der Leit- und Kernziele stützt sich die Rückenschule auf neun Module (▶Tab. 2.16). Dieser Aufbau nach einem „Baukastenprinzip" gewährleistet, dass der Kursleiter unter Berücksichtigung der Teilnehmerbedürfnisse individuell maßgeschneiderte Kurse gestalten kann.

**Tab. 2.16 Zentrale Inhaltsbausteine der Rückenschule**

| Module | Zentrale Inhalte |
|---|---|
| **Körpererfahrung und Körperwahrnehmung** | • Elemente aus den bekannten Verfahren, z. B. Alexander-Technik, Feldenkrais, Eutonie<br>• Übungen zum Kontrastwahrnehmen und zur Aufmerksamkeitslenkung<br>• Fernöstliche Ansätze, z. B. Yoga, Meditation, Tai Chi, Qigong, Shiatsu |
| **Training der motorischen Grundeigenschaften** | • Übungen zur Kräftigung der Rumpf- und Extremitätenmuskulatur (unter besonderer Berücksichtigung des Tiefenmuskeltrainings)<br>• Dehn-, Lockerungs-, Mobilisationsübungen, Faszientraining<br>• Übungen zur Förderung der koordinativen Fähigkeiten<br>• Bewegungsformen zur Verbesserung der allgemeinen aeroben Ausdauer |
| **Kleine Spiele** | • Kennenlern- und Aufwärmspiele<br>• Kooperative und sensitive Spiele (z. B. „Das Spiegelbild", „Steifer Mann") |
| **Lifetime-Sportarten** | Z. B. Aerobic, Walking, Nordic Walking, Jogging, Schwimmen, Aqua-Fitness, Tanz, Skilanglauf, Klettern |
| **Haltungs- und Bewegungsschulung** | • Aufrecht-dynamisches Sitzen und Stehen<br>• Rückenfreundliches Heben, Tragen, Schieben und Ziehen |
| **Stress und Stressbewältigung** | • Die drei Ebenen des Stressgeschehens (Stressoren, persönliche Stressverstärker, Stressreaktion)<br>• Chronischer Stress und Rückenschmerzen<br>• Drei Hauptwege zur individuellen Belastungsbewältigung (instrumentelles, mentales und regeneratives Stressmanagement) |
| **Strategien zur Schmerzbewältigung** | • Informationen zur Schmerzphysiologie<br>• Übungen zur kognitiven Umstrukturierung<br>• Aufbau und Stabilisierung aktiver Coping-Strategien für den Umgang mit Rückenschmerz |

| Tab. 2.16 Zentrale Inhaltsbausteine der Rückenschule *(Forts.)* | |
|---|---|
| **Module** | **Zentrale Inhalte** |
| **Entspannung** | • Progressive Muskelrelaxation nach Jacobsen<br>• Autogenes Training<br>• Entspannung und Atmung<br>• Reise durch den Körper, Märchen und Phantasiereisen<br>• Selbst- und Partnermassagen |
| **Verhältnisprävention** | • Ergonomische Anforderungsprofile an z. B. Sitzmöbel, Arbeitstisch, Autositz, Fahrrad, Schuhwerk, Bettsystem<br>• Systemergonomische Gestaltung von Büro- und Produktionsarbeitsplätzen |

## Durchführung

### Anbieterqualifikation

Das Kurskonzept „Neue Rückenschule nach KddR" wird ausschließlich von staatlich anerkannten Bewegungsfachkräften (Physiotherapeuten, Sportwissenschaftler, Gymnastiklehrer, Ergotherapeuten) mit einer Rückenschullizenz nach den Inhalten des Curriculums der KddR durchgeführt. Der Kursleiter versteht sich als Pädagoge, Moderator und motivierendes Vorbild. Er vermittelt Handlungs- und Effektwissen zur Rückengesundheit, bewirkt Einstellungs- und Verhaltensänderungen und motiviert zur regelmäßigen körperlichen Aktivität. Er arbeitet induktiv-erarbeitend (d.h. das Lernziel nicht vorgebend sondern gemeinsam mit den Teilnehmern erarbeitend), erlebnis- und handlungsorientiert und setzt unterschiedliche Lehr- und Lernmethoden ein. Auf eine dogmatische „Falsch-Richtig-Dichotomie" wird verzichtet.

### Organisation

Die Dauer eines Rückenschulkurses soll mindestens 8–12 Einheiten à 60–90 Minuten/pro Woche betragen. Eine Gruppengröße von 12–15 Personen bietet erfahrungsgemäß optimale Bedingungen für die individuelle Betreuung und den Aufbau einer positiven gruppendynamischen Atmosphäre. Geeignet sind Räume mit einer Größe von 60–120 m². Es werden Eingangs- und Abschlussfragebögen zur Evaluation eingesetzt.

### Literatur


Flothow A et al (Hrsg.). KddR-Manual Neue Rückenschule. Professionelle Kurskonzeption in Theorie und Praxis. München: Elsevier/Urban & Fischer, 2011.

Hayden JA, et al. Meta-Analysis: Exercise theapy for nonspezific low back pain. Ann Intern Med, 2005;142: 765–775.

Hildebrandt J et al (Hrsg.). Rückenschmerz und Lendenwirbelsäule. Interdisziplinäres Praxisbuch entsprechend der Nationalen VersorgungsLeitlinie Kreuzschmerz. München: Elsevier/Urban & Fischer, 2012.

Kaluza G. Stressbewältigung. Tainingsmanual zur psychologischen Gesundheitsförderung. Heidelberg: Springer, 2015.

Kempf HD (Hrsg.). Die Neue Rückenschule. Heidelberg: Springer, 2014.

Lühmann D et al. Prävention von Rückenschmerz-Grundlagen und mögliche Interventionsstrategien. Bewegungstherapie und Gesundheitssport, 2005;21(4): 138–145.

Pfeifer K. Rückengesundheit. Grundlagen und Module zur Planung von Kursen. Köln: Deutscher Ärzte-Verlag, 2007.


### Internetadressen

www.kddr.de

# 2.26 NEURAC®-Konzept

*Christian Burkert*

NEURAC® (früher S-E-T = Sling-Exercise-Therapy) ist ein aktives, sensomotorisch orientiertes und evidenzbasiertes Physiotherapiekonzept. Es wird seit 1992 von norwegischen Ärzten und Physiotherapeuten auf wissenschaftlicher Grundlage entwickelt und wurde 2002 in Deutschland eingeführt. Seit 2009 wird es NEURAC®-Konzept genannt. Der Konzeptname setzt sich zusammen aus den Begriffen „**neu**romuskulär" und „**re-ac**tivation". Die Therapiehilfsmittel (früher TerapiMaster®) werden seitdem unter dem Namen Redcord Trainer® geführt. Neurac® ist Bestandteil des Redcord-Medical®-Konzepts, das durch Redcord-Active® und Redcord-Sport® ergänzt und erweitert wird.
Therapiekonzepte wie Manuelle Therapie (▶ 2.21), FBL (▶ 2.14), Mulligan (▶ 2.24) oder Mechanische Diagnostik und Therapie nach McKenzie (▶ 2.22) können integriert werden.

**Ziele**

NEURAC® zielt ursprünglich auf die Vorbeugung und Behandlung von Störungen im Muskel- und Skelettsystem bei orthopädischen und neurologischen Patienten ab. Darüber hinaus wird NEURAC® in vielen anderen physiotherapeutischen Arbeitsbereichen angewendet:

- Rehabilitation und Prävention
- Sport, Betriebssport/innerbetriebliche Gesundheitsförderung
- Eigentraining oder Gruppentraining

**Indikationen**

- Subakute und chronische Funktionseinschränkungen (nichtstrukturelle Ursache)
- Subakute und chronische Schmerzsyndrome (bes. unspezifische Schmerzen)
- Reduzierte lokale Stabilität der Gelenke
- Gestörte Sensomotorik

**Kontraindikationen**

- Provokation oder Verstärkung des typischen Schmerzes während der Behandlung
- Strukturdefekte, die den typischen Schmerz verursachen (nichtfunktionelle Ursachen)
- Akute entzündliche Infektionen
- Tumoren und Neoplasmen
- Frakturen im Therapiebereich

## Grundlagen

Moderne Konzepte zur Gelenkstabilisation unterteilen die Skelettmuskulatur nach der Art ihrer Aufgaben in lokale und globale Muskeln (▶ Tab. 2.17).
NEURAC® nutzt das sensomotorische Prinzip des Feedforward: In der normalen Bewegung aktivieren die physiologischen Haltungs- und Bewegungsprogramme (des ZNS) vor einer schnellen (Extremitäten-)Bewegung kleine, gelenknahe Muskeln mit Stabilisationsaufgaben, *bevor* eine äußerlich sichtbare Bewegung der Extremitäten erfolgt – und zwar unabhängig von der Bewegungsrichtung (Lokale Gelenkstabilität ▶ 2.18).

**Tab. 2.17 Unterscheidung von lokaler und globaler Muskulatur (Bacha 2003, Hamilton 2007)**

| Lokale Muskulatur | Globale Muskulatur |
|---|---|
| Primäre Stabilisatoren | Sekundäre, tertiäre Stabilisatoren |
| Gelenksichernde, statische Aufgaben | Bewegungen, dynamische Aufgaben |
| Tiefer gelenknaher Verlauf der Muskelfasern mit Kompressionswirkung | Oberflächlicher Verlauf der Muskelfasern mit Hebelwirkung |
| Überwiegend tonische Muskelfasern | Überwiegend phasische Muskelfasern |
| Eher unwillkürlich innerviert (Feedforward) | Eher willkürlich innerviert |
| Kontraktion geschieht unabhängig von der Bewegungsrichtung | Kontraktion mit einer Bewegungsrichtung gekoppelt (vor allem sagittal) |

Nozisensorische Afferenzen verändern die Haltungs- und Bewegungsprogramme so, dass die lokalen gelenkkontrollierenden Muskeln im betroffenen Segment nicht bzw. zu spät aktiviert werden. Bei ca. 30 % der Rückenschmerzpatienten bleiben die nozisensorisch veränderten Programme auch dann bestehen, wenn die Schmerzursache nicht mehr besteht. Das betr. Gelenk wird funktionell instabil. Nun müssen die globalen Muskeln zusätzlich zu ihren dynamischen Bewegungsaufgaben statische Haltearbeit übernehmen, für die sie jedoch weniger gut geeignet sind.

Die Folgen:

- Schmerz
- Verlust an Kraft, Ausdauer, Beweglichkeit und Koordinationsdefizite
- Das entsprechende Gelenk wird zum **Weak Link** (zum schwachen Glied) in der Bewegungskette.

**Weak Link**

*„Dysfunktionen des biomechanischen Systems", die Bewegungsschmerz und neuromuskuläre Dysfunktionen verursachen.* (Redcord AS, 2010, S. 39)

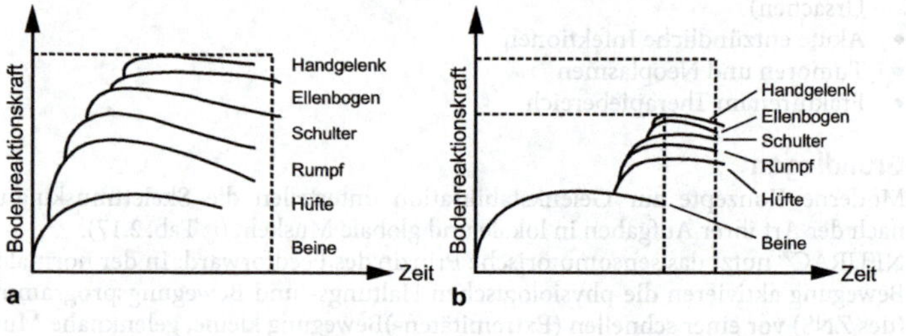


Abb. 2.33 Kraft-Zeit-Verhältnisse in der kinetischen Kette des Tennisaufschlags bei a) normalem Timing und b) gestörtem Timing durch ein Weak Link „Beine-Rumpf" mit Leistungsverlust (Groppel 1992). [F214]

Derartige Phänomene können im Alltag und im Sport, vor allem bei chronischen, unspezifischen Schulterbeschwerden, z. B. bei Wurfbelastungen (▶ Abb. 2.33), Knie- und Rückenschmerzen (bei Läufern) und beim Trendelenburg-/Duchenne-Hinken beobachtet werden. NEURAC® nutzt diesen funktionellen Zusammenhang in der Weak-Link-Diagnostik (▶ Befund).

## Techniken

**Prinzip der Variation des sensorischen Inputs:** Ziel der NEURAC®-Behandlung ist es, über systematische Variation von therapeutischen Übungen den neuronalen Input so zu verändern, dass pathologische Schon- und Schutzprogramme wieder in physiologische Bewegungsprogramme im Sinne der Aktivierung der tiefen Stabilisatoren durch den Feedforward-Mechanismus umgewandelt werden. Dabei macht es sich die Unabhängigkeit der Behandlungsrichtung zunutze. Reichen normale sensorische Bewegungsrückmeldungen nicht aus, wird der sensorische Input so weit verstärkt, bis das ZNS die motorischen Bahnen zu nicht benutzten lokalen Muskeln wieder freischaltet.
NEURAC® besteht aus vier Komponenten:

- Suspension Exercises (körpergewichtstragende Übungen im instabilen Seilsystem)
- Belastungsprogression (standardisierte Test- und Therapiebelastungen)
- Vibrationsimpulse an belasteten Seilen (manuell oder apparativ durch STIMULA®)
- Schmerzfreies Üben

### Stimula®

Die NEURAC®-Technik verwendet bewegungsbegleitende Vibrationen als Signaltraining in Form von Stimula®. In der Therapie werden apparativ variable Impulse zusätzlich zur jeweiligen gewichtstragenden Übung aufgeschaltet.

### Redcord®-Workstation als NEURAC®-Werkzeug

Das NEURAC®-Konzept arbeitet mit gezielten Variationen des sensorischen Inputs während gewichtstragender Übungen. Das Neurac®-Test- und Therapiekonzept lässt sich schnell, einfach und sicher mit der Redcord-Workstation® umsetzen. Sie besteht aus einer Deckenschiene, die bis zu drei stufenlos verschiebbare Traversen mit je einem eigenen höhenverstellbaren Seilzugsystem (Redcord-Trainer®) trägt. Darunter werden Behandlungsbänke, Matten, Therapiebälle und sonstige Therapiemittel platziert.
Da der Redcord-Trainer® über eine Deckenaufhängung bedient wird, gelten ähnliche biomechanischen Bedingungen wie beim klassischen Schlingentisch (▶ 2.36).

### Progressionen

Im NEURAC®-Konzept können die Suspension Exercises systematisch gesteigert werden:

- Hebelarmveränderung durch Umplatzierung der Schlinge am Patienten
- Aufhängepunktverschiebung über dem Patienten
- Schlingenhöhe
- Instabilität
- Zusatzbewegungen
- Zusatzgewichte

Die Progression wird erst unterbrochen, wenn Schmerz oder Seitenungleichheit in der Bewegungsausführung auftritt oder die angestrebte Endstellung nicht mehr erreicht wird.

## Durchführung

### Befund

Die Befundung im NEURAC®-Konzept verwendet Bausteine (z. B. Funktionstests) aus der klassischen funktionellen Physiotherapie (▶ 1.2). Darüber hinaus werden zwei neuracspezifische Diagnoseverfahren eingesetzt:

1. Prüfung der lokalen motorische Kontrolle (2-Minuten-Haltetest)
2. Prüfung der myofaszialen Ketten (5-stufiger Belastungstest mit Rechts-Links-Vergleich, ▶ Abb. 2.34)

**Weak-Link-Testung am Beispiel Neurac® Supine Pelvic Lift**

Die Tests erfolgen auf der Grundlage der Suspension Exercises. Sie werden so lange mit Progressionen gesteigert, bis der Patient in der Bewegung folgende Merkmale zeigt:

- Schmerz
- Ermüdung
- Fehlerhafte Ausführung (Nicht-Erreichen der Endstellung, Ausweichbewegungen, Stakkatobewegungen)
- Auffällige Differenz im Seitenvergleich

Auf den ersten beiden Teststufen erhält der Pat. Hilfe über die Entlastung des Eigengewichts durch den Einsatz elastischer Seile. Treten Abbruchkriterien hier auf, ist der Weak-Link-Test positiv und behandlungsbedürftig.

### Behandlung eines Weak Links in myofaszialer Kette

Zur Behandlung von Weak Links wird folgendes Vorgehen empfohlen:

- Auf der Teststufe beginnen, die der Pat. nicht mehr bewältigt
- Hilfe durch Expander und Abnahme des Beckengewichts
- Reicht Hilfe nicht aus: alternative Ausgangsstellungen wählen
- 3–6 Wiederholungen mit Varianten in jedem Satz
- 30 Sekunden Pause zwischen den Sätzen
- Progression in jedem Satz, sofern möglich
- Wiederholung so lange wie:
  - die Übung erschwert werden kann,
  - kein Schmerz entsteht,
  - die Übung korrekt durchgeführt werden kann.
- Erreicht Pat. Stufe 3 (normales Level): Seitenwechsel bzw. Wechsel der Neurac®-Übung.
- Der Behandlungserfolg wird wiederholt mit Test → Übung → Re-Test-Verfahren überprüft (Re-Test nach jedem 4. Satz):
  - Symptome reduziert oder eliminiert auf mind. Stufe 3: richtiger Therapieansatz → selbstständiges Üben/Trainieren.
  - Kein Effekt auf Symptome: falsche Diagnose oder unvollständige Neurac®-Diagnostik und Therapie (z. B. unvollständige Progressionen) → Neubefundung oder Wechsel der ASTE oder Einsatz von Progressionen.
  - Symptome verstärkt: wahrscheinlich strukturelle Beschwerdeursache → Einsatz richtungsabhängiger Therapiekonzepte notwendig.

! Bei der Reaktivierung der tiefen Stabilisatoren ist eine Bestimmung der Behandlungsrichtung prinzipiell nicht notwendig.

! Ist kein Erfolg oder sogar eine Verschlechterung erkennbar, liegt eher ein strukturelles Problem vor oder der Schaden ist akut (KI).

- Der Pat. sollte so früh wie möglich befähigt werden, selbstständig zu üben.

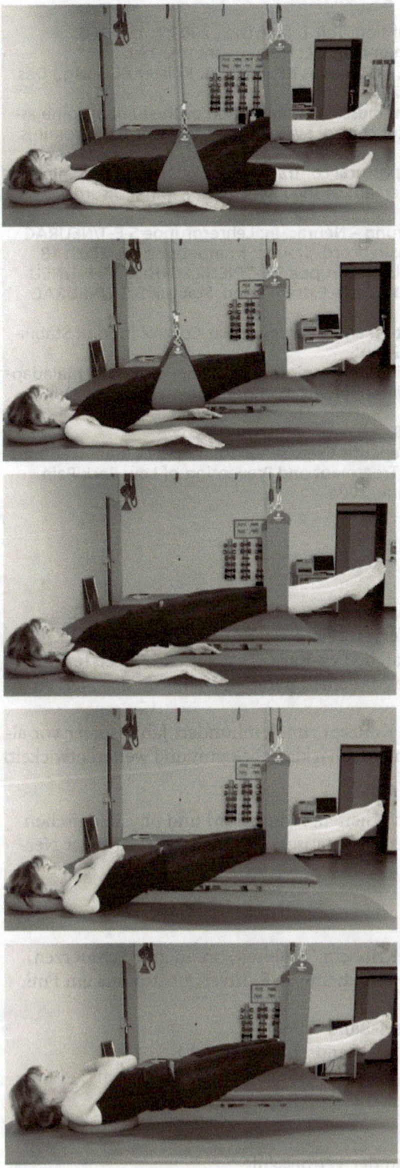

**Stufe 1: Starker Weak Link**
Keine korrekte Bewegungsausführung möglich trotz Expander-Hilfe am Becken

**Stufe 2: Moderater Weak Link**
Korrekte Bewegungsausführung nur mit Expander-Hilfe möglich

**Stufe 3: Normaler Level**
Korrekte Bewegungsausführung ohne Expander-Hilfe

**Stufe 4: Fortgeschrittener Level**
Korrekte Bewegungsausführung mit vor der Brust gekreuzten Armen

**Stufe 5: Athletik Level**
Korrekte Bewegungsausführung mit vor der Brust gekreuzten Armen und Ballkissen zwischen den Schulterblättern

Abb. 2.34 Fünfstufiges Neurac®-Testverfahren am Beispiel von Neurac® Supine Pelvic Lift [O477]

### Literatur

Bacha S. Klassifikation der Muskelfunktion, Teil 1. ManTher, 2003;7: 157–166.
Groppel JL. High Tech Tennis. 2. A. Champaign IL: Human Kinetics, 1992.
Hamilton C. Einführung und Anhang. In: Valerius KP, Frank A, Kolster BC (Hrsg.) Das Muskelbuch. 3. A. Stuttgart: KVM, 2007.
Hodges PW, Richardson CA. Inefficient muscular stabilization of the lumbar spine associated with low back pain: a motor control evaluation of transversus abdominis. Spine, 1996;(21)22: 2640–50.
Hodges PW, Richardson CA. Delayed postural contraction of transversus abdominis in low back pain associated with movement of the lower limb. J Spinal Disord, 1998;11: 46–56.
Kirkesola G. Neuromuskuläre Aktivierung – Neurac. In: Lehrergruppe S-E-T/NEURAC (Hrsg.) S-E-T/NEURAC 1. Vertiefung: Redcord. Staubo: Kompetanse AS, 2009: 18.
Kirkesola G, Jansen R. Weak Link. In: Lehrergruppe S-E-T/NEURAC (Hrsg.) S-E-T/NEURAC 1: Untere Extremitäten. Level 1: Obere Extremitäten. Staubo: S-E-T/NEURAC Kompetanse AS, 2007: 13.
Lephart SM, Fu FH (Hrsg.) Proprioception and Neuromuscular Control in Joint Stability. Pittsburgh PA: Human Kinetics, 2000.
O'Sullivan P. Diagnosis and classification of chronic low back pain disorders: Maladaptive movement and motor control impairments as underlying mechanism. ManTher, (10)4: 242–55
Redcord AS. Neurac 1 Kursskript. 2010.
Richardson C, Hides J, Hodges P. Therapeutic Exercise for Lumbopelvic Stabilization: A Motor Control Approach for the Treatment and Prevention of Low Back Pain. 2. A. Edinburgh: Churchill Livingstone, 2004.

## 2.27 Neurodynamik

*Monika Lohkamp*

Die Behandlung von peripheren Nerven reicht weit zurück. Bereits im 19. Jahrhundert beschrieb Lasègue den Staight-Leg-Raise-Test und 1872 setzte Johann Nepomuk von Nussbaum das erste Mal eine operative Dehnung der Nerven als Therapie ein.
In der Physiotherapie wurde dieses Konzept rund einhundert Jahre später vor allem durch R.L. Elvey, D.S. Butler und M. Shacklock bekannt und weiterentwickelt.

### Ziele

- Verbesserung der mechanischen (Gleiten, Elongation) und physiologischen Eigenschaften (Durchblutung, axoplasmatischer Transport) peripherer Nerven und Nervenwurzeln
- Schmerzlinderung

### Indikationen

- Neurologische Symptome (z. B. Kribbeln, Taubheit, brennende Schmerzen)
- Nach akuter muskuloskelettaler Verletzung (z. B. Inversionstrauma am Fuß, Muskelverletzung)
- Überlastungen des Muskel-Kapsel-Band-Apparats
- Affektionen der Nervenwurzel (z. B. Bandscheibenvorfall)
- Kompressionen peripherer Nerven (z. B. Thoracic-Outlet-Syndrom)

### Kontraindikationen

- Cauda-equina-Syndrom
- Tumoren des Nervensystems und der Wirbelsäule
- Akute Entzündung des Nervensystems
- Akute Verschlechterung der neurologischen Zeichen

2

## Grundlagen

Periphere Nerven besitzen *mechanische* (Elongation, Gleiten in Längs- und/oder Querrichtung und Anpassung an Kompression) und *physiologische* (Durchblutung, axoplasmatischer Transport und mechanische Irritierbarkeit) Eigenschaften, die dazu beitragen, dass auch bei Bewegungen und Veränderungen des umliegenden Gewebes ihre Funktion unbeeinträchtigt bleibt. Der Begriff Neurodynamik, der von Shacklock geprägt wurde, spiegelt dies gut wider.
Dysfunktionen können durch Veränderungen dieser Eigenschaften, z. B. nach Immobilisationen, bei Adhäsionen mit dem umliegenden Gewebe oder durch dauerhafte Kompression entstehen, die dann entsprechend behandelt werden. So kann eine Kompression des N. ischiadicus durch einen hypertonen M. piriformis das Gleiten und die Durchblutung beeinträchtigen, was sich in typischen Symptomen äußert. Folglich sollten sowohl der Nerv selbst, als auch die umgebene Struktur (M. piriformis) behandelt werden.

## Durchführung und Techniken

Zunächst erfolgt eine Diagnostik des betroffenen Nervs, bei der die jeweiligen Reaktionen beurteilt werden. Die anschließende Behandlung kann entweder durch den Therapeuten oder als Eigenübung durchgeführt werden. Sowohl die Tests als auch die Behandlungstechniken sollen langsam und vorsichtig durchgeführt und auftretende Reaktionen erfragt werden.

### Diagnostik

Ziel der Testung ist es, festzustellen, ob periphere Nerven in ihrer Funktion eingeschränkt sind. Dabei kann die Funktion entweder durch Veränderungen am/im Nerv selbst oder durch umliegendes Gewebe eingeschränkt sein.
Je nachdem, wo die Symptome auftreten, werden entsprechende Tests durchgeführt. Dafür wird der zu testende Nerv durch Einstellen bestimmter Gelenkpositionen verlängert, die sich vom anatomischen Verlauf des jeweiligen Nervs ableiten.
**Beispiel Medianus-Test I:** ASTE: RL, Schulter in 90° Abduktion, max. Außenrotation, Ellenbogen 90° Flexion, Handgelenk max. Dorsalextension und Finger in Extension. Dann wird der Ellenbogen extendiert, ohne dass die anderen Einstellungen verändert werden.
Andere neurodynamische Tests sind z. B.: Straight Leg Raise (SLR), Slump-Test, Femoraler Slump-Test, Medianus-Test II, Ulnaris-Test, Radialis-Test, Peroneus-Test, Tibialis-Test oder Suralis-Test.

! Die Bewegung wird bis zum zweiten Widerstand bzw. submaximalen Schmerz durchgeführt und soll nicht beim ersten unangenehmen Gefühl bzw. Schmerz abgebrochen werden.

Um festzustellen, welche Struktur (Muskel oder Nerv) die Ursache für die auftretenden Symptome ist, wird eine **strukturelle Differenzierung** durchgeführt. Dazu wird die Länge des Nervensystems verändert, ohne den Muskel, in dessen Region die Symptome auftreten, weiter zu verlängern (z. B. Anheben des Kopfs beim SLR).
Normale Reaktionen auf die Tests sind Empfindungen wie Ziehen, Schmerzen, Kribbeln oder auch Taubheit, die meistens im Versorgungsgebiet des Nervs oder im Dermatom der Wurzel auftreten. Umliegende Muskeln erhöhen ihre Spannung während der Testdurchführung.
Zur Beurteilung, ob das neurale System betroffen ist, muss man das Bewegungsausmaß messen, eine strukturelle Differenzierung durchführen und auftretende Symptome erfragen (▶ Abb. 2.35).

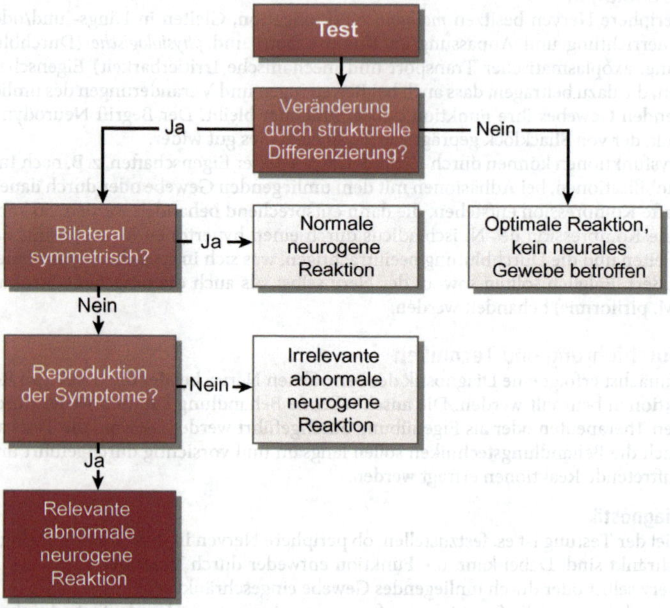


Abb. 2.35 Interpretation der Testergebnisse [T858]

**Behandlung**

Prinzipiell werden drei Behandlungsansätze unterschieden:

1. **Indirekte Behandlung:** Hierbei werden die Pat. beraten, Haltungen und Positionen zu vermeiden, in denen die betroffenen Nerven gespannt sind.
2. **Behandlung des umgebenden Gewebes:** Wenn z. B. Narbengewebe, hypertone Muskulatur oder bewegungseingeschränkte Gelenke die Gleitfähigkeit des peripheren Nervs einschränken, muss das entsprechende Gewebe mit angemessenen Techniken (z. B. Massage, Gelenkmobilisation ▶ 1.3.5) behandelt werden, um die Dysfunktion des Nervs zu regulieren.

**Tab. 2.18 Direkte Behandlung peripherer Nerven**

| Technik | Ziele | Durchführung |
|---|---|---|
| Slider | • Durchblutung fördern<br>• Schmerzlinderung<br>• Gleitfähigkeit verbessern | • Große Bewegungsamplitude im mittleren ROM<br>• Langsam bewegen |
| Tensioner | • Verbesserung der viskoelastischen Eigenschaften<br>• Herabsetzen der sensorischen Reaktion auf mechanische Reize | • Große Bewegungsamplitude im endgradigen ROM<br>• Endgradige Position ca. 10 Sek. halten<br>• Wenn Symptome wie z. B. Kribbeln ausgelöst werden, dann Sliders durchführen |

3. **Direkte Behandlung der peripheren Nerven:** Liegen Dysfunktionen innerhalb des Nervs vor, können diese direkt mit „Slider"- und „Tensioner"-Techniken behandelt werden (▶ Tab. 2.18). Grundsätzlich gilt es, mit einer geringen Wiederholungszahl und der Bewegung im Gelenk fernab der Problematik zu beginnen. Wichtig ist das stetige Erfragen der Reaktion des Patienten. Zur Progression kann entweder die Wiederholungsanzahl erhöht und/oder die Bewegungsamplitude vergrößert werden.

### Literatur

Boyd BS, Wanek L, Gray AT, Topp KS. Mechanosensitivity of the Lower Extremity Nervous System During Straight-Leg Raise Neurodynamic Testing in Healthy Individuals. Journal of Orthopaedic and Sports Physical Therapy, 2009;39(11): 780–790.

Butler DS. Mobilisation of the nervous system. Edinburgh: Churchill Livingstone, 1991.

Coppieters M, Stappaerts K, Janssens K, Jull G. Reliability of detecting "onset of pain" and "submaximal pain" during neural provocation testing of the upper quadrant. Physiotherapy Research International, 2002;7(3): 146–156.

van der Heide B, Allison GT, Zusman M. Pain and muscular responses to a neural tissue provocation test in the upper limb. Manual Therapy, 2001;6(3): 154–162.

Shacklock M. Neurodynamics. Physiotherapy, 1995;81(1): 9–16.

Shacklock M. Angewandte Neurodynamik: Neuromuskuloskelettale Strukturen verstehen und behandeln. München: Urban & Fischer Verlag, 2008.

Vanti C, Contedddu L, Guccione A, Morsillo F, Parazza S, Viti C, Pillastrini P. The Upper limb Neurodynamic Test I: Intra- and Intertester Reliability and the Effect of Several Repetitions on Pain and Resistance. Journal of manipulative and physiological therapeutics, 2010;33(4): 292–299.

## 2.28 Neurokognitive Rehabilitation nach Perfetti

*Silke Schellhammer*

In den 1970er-Jahren schuf der italienische Neurologe Prof. Carlo Perfetti mit der Entwicklung „kognitiv-therapeutischer Übungen" die Grundbausteine für das Konzept der neurokognitiven Rehabilitation. Das Konzept fokussiert Läsionen des zentralen Nervensystems (ZNS), die zu einer „Desorganisation" des Systems führen. Im Mittelpunkt des therapeutischen Handelns steht die gezielte Aktivierung kognitiver Prozesse zur Wiedererlangung motorischer Fähigkeiten.

Das Therapiekonzept sieht eine ständige Weiterentwicklung vor. Seit 1998 übernimmt der Verein für kognitive Rehabilitation (VFCR) in enger Zusammenarbeit mit Prof. Perfetti die Aus- und Weiterbildung der Therapeuten und sorgt für eine ständige Adaptation der Therapie an neueste Erkenntnisse der neurophysiologischen Forschung.

### Ziele

Das übergeordnete Ziel ist die motorische Reorganisation des ZNS. Dazu lernen die Patienten, Bewegungen **bewusst**

- mit allen Sinnen zu erfassen und den sensorischen Input verschiedener Bewegungen zu unterscheiden;
- zu steuern und zu dosieren, um sie als variable Strategien unter immer neuen internen und externen Bedingungen anwenden zu können.

### Indikationen

Anfang der 1970er-Jahre wurden die kognitiv-therapeutischen Übungen speziell für die Behandlung von Patienten mit Hemiplegie entwickelt. Inzwischen findet die Therapieform nicht nur bei einer Vielzahl neurologischer Krankheitsbilder Anwendung. Auch im orthopädischen, chirurgischen und pädiatrischen Bereich lassen sich damit sehr gute Erfolge erzielen.

### Kontraindikationen

Keine.



## Grundlagen

Bewegung wird in ihrer sensorischen und motorischen Funktion als eine funktionelle Einheit verstanden. Die Entwicklung einer Bewegungsidee und deren Planung gehen der Umsetzung in gezielte Muskelkontraktionen immer voraus. An dieser Reihenfolge orientiert sich die neurokognitive Rehabilitation. Sie fokussiert dabei die Aspekte, die im Folgenden erläutert werden.

### Wahrnehmung

Die Arbeitsweise des ZNS ist bei weitem nicht so linear, wie lange Zeit angenommen wurde. Als Reaktion auf einen sensorischen Input entwirft das ZNS zeitgleich eine Vielzahl von detaillierten Bewegungsstrategien. Diese können nach Bedarf aktiviert und kombiniert werden. Wahrnehmung und Bewegung stehen dabei über Feedback-Schleifen im ständigen Informationsaustausch: Afferente Informationen aus der Umwelt stellen die Voraussetzung für die Entwicklung und Durchführung einer Bewegung dar. Die Bewegung provoziert wiederum neue Afferenzen. Wird dieser Kreislauf unterbrochen oder gestört, so werden ökonomische Bewegungsabläufe behindert.

### Kognition

Die Kognition, verstanden als bewusster Denkprozess, stellt eine Voraussetzung dar, um mit der Umwelt in sinnhafter Weise interagieren zu können. Die kognitive Erfassung der eigenen motorischen Fähigkeiten ist eine Grundvoraussetzung für deren Einsatz und Ausbau im Rahmen der Interaktion mit der Umwelt. Erkenntnisse über die Umgebung werden über die bewusst durchdachte Instrumentalisierung von Bewegungen gewonnen. Die so gewonnenen Erkenntnisse können dann auf neue Situationen übertragen werden.

### Aufmerksamkeit

Wie jeder Lernerfolg ist auch der motorische von der Aufmerksamkeit des Pat. abhängig. So kann eine angenehme Berührung bei einem unaufmerksamen Pat. zu einer Tonuserhöhung führen. Konzentriert sich der Patient jedoch auf den Reiz, so normalisiert sich der Tonus. Die Reizantwort steht also in direktem Zusammenhang zur Aufmerksamkeit des Patienten. Taktile Reize führen nur dann zu einer strukturellen Vergrößerung des entsprechenden motorischen Kortexareals, wenn der Reiz aktiv wahrgenommen wird.

### Therapieprinzipien

**Perzeptive Hypothese:** Angestrebt wird die kognitive Verknüpfung und Vervollständigung von Sinneseindrücken (perzeptiven Informationen) zu einer komplexen Wahrnehmung. Der Patient bekommt einzelne, objektbezogene Sinneseindrücke vermittelt und soll bewusste Vorstellungen (Hypothesen) zu weiteren Eigenschaften des Objekts entwickeln. Beispiel: Der Pat. sieht einen Ball und stellt sich vor, wie sich dessen Oberfläche anfühlt, wie er den Ball berührt und er aufpassen muss, dass er ihm nicht wegrollt usw. Er vervollständigt damit gedanklich das „sensorische Set".

**Motorische Imagination:** Diese wird zur Verbesserung der Wahrnehmung und des Vorstellungsvermögens genutzt und basiert auf den Erkenntnissen des „Carpenter-Effekts“: Eine gedachte oder beobachtete Bewegung bewirkt eine komplexe motorische Planungsaktivität im Gehirn bis hin zu Veränderungen des Muskeltonus. Beispiel (Behandlung eines Pat. mit Hemiplegie): „Wie fühlt es sich an, wenn die Hand der nicht betr. Seite sich weit öffnet, alle Finger sich spreizen … nun versuchen Sie dieses Gefühl auf die andere Seite zu übertragen.“ Die Anwendungsmöglichkeiten der motorischen Imagination sind geeignet,

- um die Aufmerksamkeit des Pat. auf bestimmte Aspekte zu lenken;
- um Störungen der sensorischen Wahrnehmung aufzuspüren und zu verändern;
- um eine aktive Bewegung bewusst vorzubereiten;
- um neue Bewegungen zu erlernen;
- um die Erinnerung an komplexere Bewegungsabläufe zu erhalten, auch wenn der Pat. zu deren Ausführung aktuell nicht in der Lage ist.

**Sprache, Metaphern finden:** Bewegungen bildhaft zu beschreiben, unterstützt die motorische Imagination und die Bildung der perzeptiven Hypothese. Nicht nur der Pat. soll lernen, sich bildhaft auszudrücken, sondern auch die therapeutische Anleitung profitiert von einer bildhaften Diktion. Beispiel: „Muskeln fließen wie Honig, schmelzen wie Käse …“ → Metapher zur Senkung des Muskeltonus.

**Vergleich:** Dinge miteinander zu vergleichen ist ein wichtiger mentaler Aspekt des motorischen Lernens. Dabei kann die nicht betroffene Körperseite mit der betroffenen verglichen werden. Auch die Erinnerungen an eine Handlung vor und nach Erkrankungsbeginn können vergleichend aktiviert werden.

**Dosierung von Reizen:** Der Pat. schließt anfangs die Augen, um taktile und propriozeptive Informationen fokussieren zu können. Umgebungsreize werden durch den Einsatz von Therapiemitteln kontrolliert.

### Aspekte der motorischen Pathologie

Vier elementare Komponenten verändern potenziell den Muskeltonus bei einer „Desorientierung“ des ZNS und sind in der Therapie zu berücksichtigen:

- **Abnorme Reaktion auf Dehnung (ARD):** Die fehlende kortikale Hemmung setzt die Reizschwelle des monosynaptischen Eigenreflexes herab.
- **Abnorme Irradiation (AIR):** Das willkürliche Anspannen einer Muskelgruppe führt zu einer unwillkürlichen Anspannung einer anderen Muskelgruppe.
- **Elementare Bewegungsschemata:** Ein begrenztes motorisches Repertoire ermöglicht kaum Interaktion mit der Umwelt. Die Feedback-Schleife ist unterbrochen.
- **Defizit der Muskelrekrutierung:** Die Aktivierung der Muskulatur verschlechtert sich sowohl qualitativ (räumliche und zeitliche Summation) als auch quantitativ (Rekrutierung zu vieler oder weniger motorischer Einheiten).

### Verlauf

Der Ablauf der Therapie folgt keinem festen Programm. Befundabhängig werden für jeden Pat. individuell Übungen ausgewählt, die aufgrund ihres kognitiven Anspruchs in drei Grade eingeteilt sind.

**1. Grad:** Erarbeitung der perzeptiven Hypothese. Der Pat. konzentriert sich darauf, unterschiedliche Elemente (Gelenkstellung, Distanz, Richtung, Richtungswechsel) einer therapeutisch geführten Bewegung wahrzunehmen. Er lernt dabei, abnorme Reaktionen auf Dehnung (ARD) zu kontrollieren.

- Der Th. bewegt, keine aktive Bewegung des Patienten.
- Der Pat. spürt mit geschlossenen Augen der Bewegung nach.

**2. Grad:** Der Pat. übernimmt so viel Eigenaktivität innerhalb des Bewegungsablaufs, dass keine abnormen Irradiationen (AIR) auftreten. Er lernt dabei, den Bewegungsablauf bewusst zu antizipieren und seine Muskelaktivität zu kontrollieren (Verminderung des Rekrutierungsdefizits).

- Gemeinsame aktiv-assistive Bewegung von Pat. und Th.
- Schrittweiser Abbau der Unterstützung durch den Th.
- Geschlossene Augen zur Fokussierung auf taktil-kinästhetische Reize.

**3. Grad:** Die Aktivierung der motorischen Einheiten verschiedener Muskelgruppen schult die Fähigkeit der komplexen Bewegungsorganisation. Die Bewegungen werden an die gestellte perzeptive Hypothese angepasst.

- Selbstständiges Bewegen des Pat.
- Komplexität der Bewegungen steigert sich, Verlängerung der kinematischen Kette.
- Integration visueller Reize, die Augen sind geöffnet.

### Therapiemittel

Der sensorische Informationsgehalt von Alltagsgegenständen ist für die Therapie oftmals zu komplex. Spezielle Therapiemittel reduzieren diesen Anspruch auf wenige Sinneseindrücke. Sie stellen für den Pat. eine „vereinfachte Realität" dar. Er kann sich ausschließlich auf das Erkennen von Gewicht, Größe, Längen, Winkel, Oberflächenbeschaffenheit usw. konzentrieren.
**Beispiel:** Auf der Unterlage angebrachte Markierungen geben verschiedene Winkelgrade einer Gelenkstellung (z. B. Handgelenk) an. Durch die anfänglich geführten Bewegungen nimmt der Pat. die unterschiedlichen Winkelstellungen seines Handgelenks wahr, die er während des zweiten und dritten Grads der Therapie lernt, eigenständig einzunehmen. Die Engramme (gespeicherte Sinneseindrücke) dienen ihm dabei zur Differenzierung unterschiedlicher Positionen.

### Literatur

Daumüller M, Götze R. Das Kleinhirn und das zerebropontozerebelläre System. Ergotherapie und Rehabilitation, 2008;47(3): 10–16.
Haus KM. Neurophysiologische Behandlung bei Erwachsenen. Heidelberg: Springer, 2005.
Perfetti C. Rehabilitieren mit Gehirn. München: Pflaum, 2007.
Perfetti C. Der hemiplegische Patient. Kognitiv-therapeutische Übungen. München: Pflaum, 2008.

### Internetadressen

www.vfcr.de

## 2.29 Neuroorthopädische Aktivitätsabhängige Plastizität (N.A.P.®)

*Renata Horst*

Der grundlegenden Erkenntnis folgend, dass Aktivitäten Körperstrukturen und -funktionen beeinflussen und formen, beschreibt die Neuroorthopädische Aktivitätsabhängige Plastizität (N.A.P.®, früher Neuromuskuläre Arthroossäre Plastizität) die Anpassungsfähigkeit (Plastizität) des Individuums an Anforderungen. Prinzipien des motorischen Lernens sowie der Biomechanik und Anatomie zum „Begreifen" werden in Weiterbildungskursen seit 1991 gelehrt. Mit der Gründung der N.A.P.®-Akademie (NAPA) 2009 haben sich Instruktoren und wissenschaftliche Berater organisiert, um ein Netzwerk für N.A.P.®-Therapeuten zu bilden, das einen fortlaufenden Austausch und die Weiterentwicklung der Therapiemethoden auf Grundlage der zeitgemäßen Evidenz fördert.

### Ziele

- Klienten lernen zu handeln.
- Therapeuten lernen, aktives Handeln zu fördern, anstatt zu „behandeln."

Grundlage hierfür sind Kenntnisse der funktionellen Anatomie und Biomechanik sowie neurophysiologische Kenntnisse darüber, wie das Gehirn Alltagshandlungen organisiert. Der N.A.P.®-Therapeut lernt, im therapeutischen Prozess die individuellen Bedürfnisse seines Klienten zu erkennen und Lösungsstrategien zu finden.

### Indikationen

Da periphere Verletzungen zu zentralen Veränderungen führen und zentrale Verletzungen periphere Veränderungen hervorrufen können, werden die Methoden der N.A.P.®-Therapie sowohl bei neurologischen als auch bei orthopädischen und traumatologischen Pathologien angewendet. Entscheidend für die Indikation ist, ob eine gemeinsame Zielsetzung festgelegt werden kann.

### Kontraindikationen

Es existieren keine KI. Da alle Mobilisationsmaßnahmen nur in Verbindung mit einer zielmotorischen Handlung erfolgen, besteht auch in der akuten Wundheilungsphase bzw. bei Instabilitäten keine Gefahr, Strukturen zu verletzen.
Eine große Herausforderung stellen allerdings Pat. mit kognitiven Defiziten dar. Hier ist der Th. besonders gefordert, Grundbedürfnisse zu erkennen und diese zur Gestaltung der therapeutischen (Lern-)Situation zu nutzen.

## Grundlagen

Das Vorgehen in der Behandlung erfolgt anhand der in ▶ Tab. 2.19 dargestellten fünf Schritte. Die Umsetzung im Therapieprozess zeigt ▶ Abb. 2.36.

**Tab. 2.19 Prinzipien und Therapieprozess von N.A.P.®**

| Prinzipien der N.A.P.®-Therapie | Therapieprozess von N.A.P.® |
|---|---|
| 1. Analyse der Körperstrukturen, -funktionen und Aktivitäten zum Erstellen der klinischen Hypothese | Videodokumentation der aktiven Bewegungen, spezifische Tests |
| 2. Kognitives Aktivitäts-, Schmerz- und Angstmanagement:<br>a. Habituationstraining<br>b. Aerobes Training | • Aufklärung des Pat. mit dem Ziel, eine Einigung über das Therapieziel zu erlangen<br>• Wiederholung von aeroben Aktivitäten innerhalb der Angst- und Schmerztoleranz (Mechanorezeptorenstimulation) |
| 3. Nutzen der positiven Ressourcen:<br>a. Strukturen werden durch funktionelle Aktivitäten geformt<br>b. Assoziation von Reizen in einem relevanten Kontext (zeitliche und räumliche Summation)<br>c. Plastizität der Strukturen durch Anpassungsvorgänge | • Aktivität so einfach wie nötig wählen, damit Strukturen entsprechend belastet werden können<br>• Sinnvolle Alltagsaktivitäten wählen<br>• Während der distal gesteuerten Willkürmotorik Applikation von Längszug auf dem Muskel, der exzentrisch arbeiten muss (Aktionsmassage) |

**Tab. 2.19 Prinzipien und Therapieprozess von N.A.P.® (Forts.)**

| Prinzipien der N.A.P.®-Therapie | Therapieprozess von N.A.P.® |
|---|---|
| 4. Spezifische Nutzung verschiedener Inputsysteme | • Verbale und visuelle Informationen in Bezug zum Ziel und den distalen Körperteilen geben<br>• Propriozeptive und taktile Informationen für die Strukturen, die unter korrekten biomechanischen Bedingungen unwillkürlich gesteuert werden<br>• Verschiedene Inputs zeitlich abstimmen |
| 5. Gezielte Gestaltung der Therapiesituation | • Vertikale Körperpositionen zur Förderung der posturalen Reflexe<br>• Angereicherte Umwelt zur Förderung des motorischen Lernens<br>• Spezifische Bedürfnisse des Pat. und seiner Angehörigen berücksichtigen |



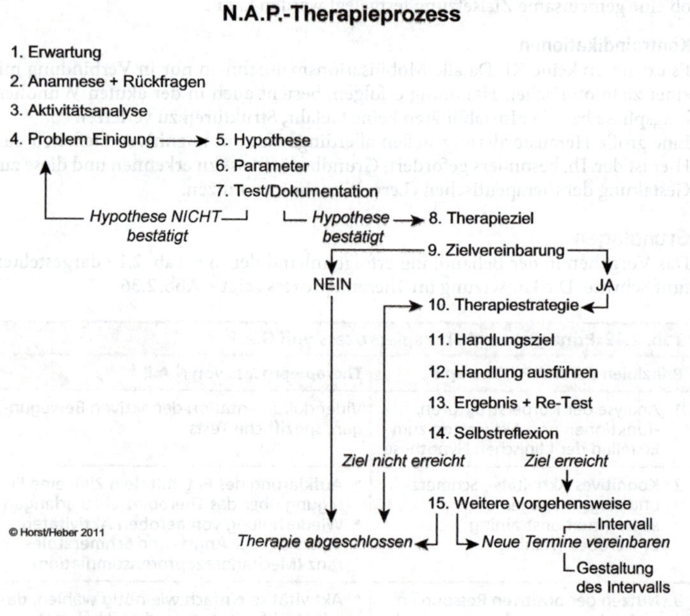


Abb. 2.36 Der N.A.P.®-Therapieprozess [V492]

## Fallbeispiel

### Erwartungen an die Therapie

Die 11-jährige Patientin Sara stellt sich mit der Diagnose „Coxa valga li." und Schmerzen in der li. Hüfte in der Praxis vor. Sie möchte Übungen lernen, um die Schmerzen zu lindern, damit sie wieder am Schulsport teilnehmen kann.

### Anamnese und Rückfragen

Sara bekommt seit ihrem 8. Lebensjahr 2-mal wöchentlich Physiotherapie. Trotz regelmäßiger Behandlung nehmen die Beschwerden der Schülerin zu und sie kann nicht am Schulsport teilnehmen. Ihr Arzt hat nun 4-mal wöchentliche Physiotherapie zuzüglich medizinischer Trainingstherapie verordnet.
Im Gespräch fällt auf, dass die Pat. ihren Kopf nach links neigt und sich vorzugsweise mit ihrem linken Auge im Raum orientiert. Hierbei belastet sie im Sitzen ihre linke, schmerzhafte Hüfte vermehrt. Auf Anfrage, ob eine Schwäche des re. Auges besteht, erwähnt Sara, dass sie „Blitze" vor ihrem re. Auge sehe und nur mit großer Anstrengung die Tafel sehen könne. Eine Augenärztin habe kürzlich eine Sehschwäche des re. Auges festgestellt.

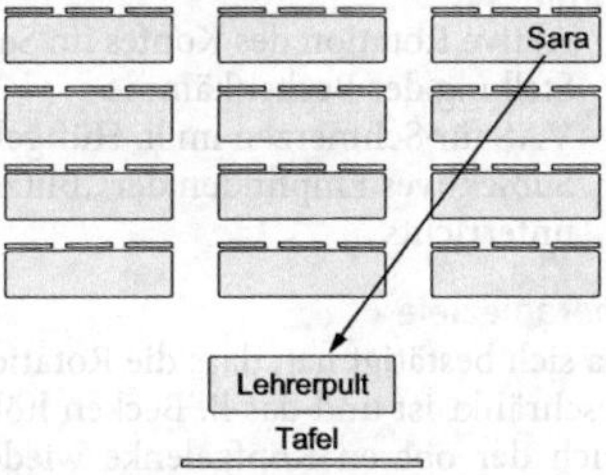


Abb. 2.37 Schematische Darstellung der Sitzposition in der Schule [V492]

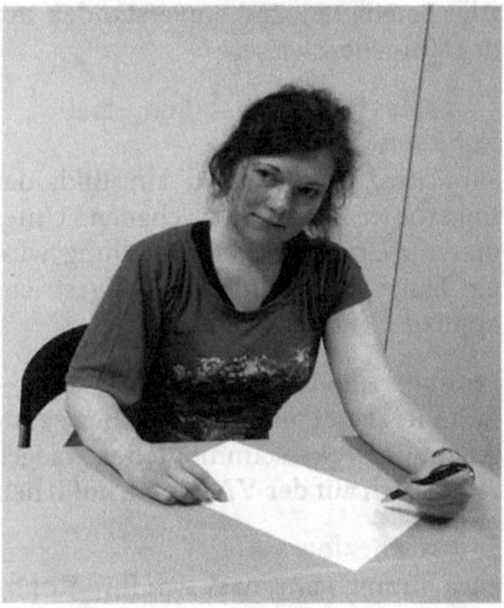

Abb. 2.38 Nachgestellte Sitzhaltung der Linkshänderin [M423]

### Aktivitätsanalyse

Sara zeigt, wo sie in ihrer Schulklasse sitzt (▶ Abb. 2.37, ▶ Abb. 2.38). Hier wird deutlich, dass ihre Sitzposition, begünstigt durch ihre Linkshändigkeit, zu einer Kompression ihres li. Hüftgelenks führt.

### Problemeinigung

Die Th. erklärt Sara und ihrer Mutter am Skelettmodell, wie die Position des Kopfs die Stellung des Beckens beeinflusst. Sie lässt die Mutter die Stellung der Beckenkämme tasten und von ihr bestätigen, dass der linke Beckenkamm höher steht als der rechte. Nach anfänglichen Unsicherheiten der Mutter wegen der ausdrücklichen Verordnung des Arztes, die Hüftmuskulatur zu trainieren, einigt man sich auf eine Probebehandlung im Bereich der HWS, um die Körpersymmetrie wiederherzustellen und eine bessere Voraussetzung für das Training der Hüftmuskulatur zu schaffen.

### Hypothese

Die Th. vermutet eine Fehlstellung im Bereich der oberen Kopfgelenke durch die dauerhafte Fehlhaltung in der Schule. Da die Augen sich an horizontalen und vertikalen Linien in der Umwelt orientieren, um Feedback über die Position des Kopfs im Raum zu erhalten, könnte eine Fehlfunktion in diesem Bereich zu einer Kompensationsstrategie im Beckenbereich führen. Durch Verlagerung des Gewichts auf die li. Beckenseite richten sich die Augen horizontal aus. Durch Aktivierung der Augenmuskulatur versucht die Th. eine reziproke Inhibition des M. digastricus zu erzielen, wodurch eine bessere Beweglichkeit zwischen Atlas und Axis ermöglicht und somit die Kompensation im Becken nicht mehr benötigt wird.

2

### Parameter

- Aktive Rotation des Kopfes im Seitenvergleich
- Stellung der Beckenkämme
- VAS für Schmerzen im li. Hüftgelenk beim Gehen
- Subjektives Empfinden der „Blitze“ vor dem re. Auge während des Schulunterrichts

### Therapieziele

Da sich bestätigt hat, dass die Rotation des Kopfs im Seitenvergleich nach li. eingeschränkt ist und das li. Becken höher steht, ist das Ziel, die Symmetrie im Bereich der oberen Kopfgelenke wiederherzustellen, um das li. Hüftgelenk zu entlasten.

### Zielvereinbarung

Alle Beteiligten sind einverstanden mit der Vorgehensweise.

### Therapiestrategie/Handlungsziel/ Handlung ausführen

Sara wird aufgefordert, ein Bild, das links oben hängt, anzuschauen. Unter dieser zielmotorischen Handlung wird ein Längszug am linken M. digastricus appliziert (▶ Abb. 2.39).

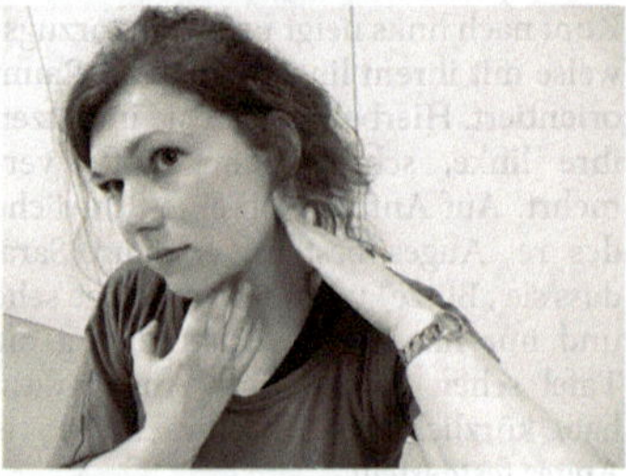

Abb. 2.39 Reziproke Hemmung des linken M. digastricus [M423]

### Ergebnis und Re-Test

Beim Re-Test ergibt sich eine Bewegungserweiterung der Kopfrotation nach links. Auch die Beckenkämme stehen waagerecht. Die Schmerzen im Hüftgelenk reduzieren sich auf der VAS von 8 auf 0 beim Gehen.

### Selbstreflexion

Sara nimmt wahr, dass sich ihre Kopfrotation verbessert hat und ihre Schmerzen nicht mehr vorhanden sind.

### Weitere Vorgehensweise

- Sara soll beobachten, ob sich das Blitzen im re. Auge verbessert.
- Sitzplatz in der Schule verändern
- Anleitung zu Eigenübungen: Hemmung des linken M. digastricus und M. sternocleidomastoideus sowie zur Stabilisierung der Hüftmuskulatur

! Wenn die Hüftschmerzen nicht wiederkehren: Rücksprache mit dem Arzt, ob ein 14-tägiges Therapieintervall ausreichend ist.

### Literatur


Horst R. N. A. P. – Therapieren in der Neuroorthopädie. Stuttgart: Thieme, 2011.

Horst R. Neuromuskuläre Arthroossäre Plastizität. Weiterentwicklung der traditionellen Konzepte. pt_Zeitschrift für Physiotherapeuten, 2009;61: 471–476.

Horst R. Neuromuskuläre Arthroossäre Plastizität als Grundlage für das Erlernen von motorischen Strategien im Alltag nach totaler traumatischer Armamputation anhand einer Fallstudie. Masterthese, Zentrum für Klinische Neurowissenschaften der Donau-Universität Krems, 2007.

Horst R. Neuromusculoskeletal Plasticity of the Craniomandibular Region: Basic Principles and Recommendations for Optimal Rehabilitation. von Pieckartz H. (Hrsg.) Craniofacial Pain. Butterworth Heinemann Elsevier, 2007.

Horst R. Ungenutzte Möglichkeiten der manuellen Therapie und der propriozeptiven neuromuskulären Fazilitation (PNF). Neuromuskuläre Arthroossäre Plastizität (N.A.P.®). FisoActive, 2003;10: 4–20.

# 2.30 Osteopathie

*René Assink und Gert Groot Landeweer*

Die Behandlungsmethode wurde Ende des 19. Jahrhunderts von dem amerikanischen Arzt Dr. Andrew Taylor Still entwickelt. Osteopathie ist eine manuelle Methode zur Diagnostik und Behandlung von **Bewegungseinschränkungen bindegewebiger Gleitflächen** und von **geweblichen Spannungen** im gesamten Körper, die in Zusammenhang mit dem Auftreten von Krankheiten vorhanden sind.



### Ziele

Mit den diagnostischen und therapeutischen Maßnahmen werden Mobilitätsveränderungen bindegewebiger Gleitflächen sowie gewebliche Spannungsveränderungen (Hyper- und Hypomobilität sowie Hyper- und Hypotonie) im gesamten Körper (auch von Nerven und Gefäßen) erfasst und behandelt. Das therapeutische Ziel ist die Wiederherstellung der Homöostase (selbstregulierende Mechanismen). Infolge verbesserter Beweglichkeit werden die Innervation und die Durchblutung optimiert. Hierdurch werden die natürlichen körperlichen Regenerations- und Reparationsmöglichkeiten stimuliert.

### Indikationen

Es gibt für eine osteopathische Behandlung keine typischen Indikationen im Sinne von Krankheiten oder Beschwerdebildern. Die Indikation ergibt sich aus dem Zusammenhang zwischen den Symptomen des Pat., dem Ergebnis der osteopathischen Diagnostik und dem daraus folgenden Behandlungsplan. Innerhalb der Osteopathie werden keine Krankheiten, sondern wird der kranke Mensch, unter Berücksichtigung der Kontraindikationen, behandelt.

### Kontraindikationen

Gegen eine lege artis durchgeführte osteopathische Behandlung sprechen nur allgemeine KI wie z. B. Fieber, Tumoren, Frakturen.

## Grundlagen

Die Methode beruht auf drei Grundsätzen:

- Der Mensch ist eine perfekt harmonisch adaptierte Einheit.
- Form und Funktion bedingen einander und sind über Bewegung miteinander verbunden.
- Das System besitzt selbstregulierende Mechanismen.

Diese Mechanismen sind von einer ausreichenden Durchblutung (Nahrung, Entsorgung und Atmung) und Innervation (neuroendokrinologisch) abhängig. Bewegungseinschränkungen von bindegewebigen Gleitflächen sowie erhöhte Gewebespannungen (osteopathische Dysfunktionen) können zu Druck auf Nerven und Blutgefäße führen. Dadurch kann das Gewebe nicht mehr optimal versorgt werden (Ungesundheit: Störung der Durchblutung und Innervation). Krankheiten können die Folge sein.

Jeder Mensch entwickelt eigene Mechanismen, die dafür sorgen, dass z. B. einwirkende Kräfte optimal verarbeitet werden. Hierdurch kann verhindert werden, dass Traumen auf das gesamte System einwirken. Unter bestimmten Umständen aber, z. B. bei Übermüdung, können Stressoren (z. B. Schleudertrauma) die Adaptationsfähigkeit zerstören. Die so entstandene Hypermobilität als Folge des Adaptationsverlusts wird als primäre Läsion angesehen. Daraufhin müssen bestimmte Anpassungsmechanismen (z. B. Muskelanspannung und Spannungserhöhung der Faszie) wirksam werden, um das System sowohl für die Verstärkung der lokalen

Hypermobilität als auch vor dem Kollaps oder Zusammenbruch zu schützen (schützende und kompensatorische Dysfunktionen). Einschränkungen sind also die Folge primärer Hypermobilitäten. Sie sind in der Regel globaler und auf vielen Ebenen vorhanden: entweder multisegmental in der Wirbelsäule oder im Segment verteilt (Myotom, Sklerotom, Dermatom, Viszerotom).
Es wird somit zwischen **primärer Hypermobilität** (osteopathische Läsion) sowie **schützender und kompensatorischer Einschränkung** (osteopathische Dysfunktion) unterschieden: Primäre Hypermobilitäten lassen normale Bewegungen in den persönlichen Bewegungsmustern nicht mehr zu und bewirken dadurch die Entstehung schützender und kompensatorischer Einschränkungen.



#### Beispiel

Nach einem Schleudertrauma (Stressor) ist die Beweglichkeit des 4. Halswirbels in Flex. vergrößert (primäre Läsion). Das persönliche Bewegungsmuster „Kopfbewegungen" wird nicht mehr im normalen Bewegungsausmaß zugelassen. Es entstehen Einschränkungen mit lokal-schützender oder entfernt-kompensatorischer Kompression und Bewegungseinschränkungen (Dysfunktionsketten mit Dysfunktionsmuster), z. B. muskuläre und fasziale Spannungen und Verkürzungen im Bereich von Nacken, Hals und Thorax. Die Folge ist eine reduzierte Innervation und Durchblutung.

## Durchführung

### Diagnostik

Der Osteopath testet durch Palpation und Beweglichkeitstests, wo sich im Körper des Pat. Bereiche mit Mobilitätsveränderungen von bindegewebigen Gleitflächen und/oder gewebliche Spannungsveränderungen befinden. Die Befunde müssen in logischen Zusammenhang gebracht werden, um verstehen zu können, welche Läsion ursächlich (primär) und welche Dysfunktion schützend oder kompensatorisch ist. Hierbei helfen die osteopathischen Kenntnisse bezüglich Biomechanik, Arthrokinematik und Dysfunktionsmechanismen, d. h. der Stressverarbeitungsmechanismen innerhalb mechanischer Ketten (z. B. mechanische Anpassung an eine Beinverkürzung), innerhalb des Segments und des Nervensystems, der Blutversorgungsregionen und der hormonellen Steuerung.
Obwohl diese Tests deskriptiv in drei Ebenen eingeteilt werden können (▶ Tab. 2.20, ▶ Tab. 2.21, ▶ Tab. 2.22), werden sie praktisch stets kombiniert durchgeführt.

### Behandlungsplan

Der Osteopath wird nach Möglichkeit die primäre Problematik, z. B. die Hypermobilität des 4. Halswirbels in Flex. nach einem Schleudertrauma, behandeln (z. B. mit einer Sutherland-Technik oder mit Counterstrain). Hierzu kann es u. U. nötig sein, zuerst die Kompensationsmuster (z. B. muskuläre und fasziale Spannungen und Verkürzungen in Nacken, Hals und Brustkorb) zu behandeln. Diese Kompensationsmechanismen können den primär lädierten Bereich so effektiv „schützen", dass eine Behandlung des Wirbels selbst nicht möglich ist.
Nach der Behandlung der primären Problematik werden sich die daraus entstandenen schützenden und kompensatorischen Einschränkungen von alleine lösen. Falls dies nicht der Fall sein sollte, wird so lange weiterbehandelt, bis die bestmögliche Bewegungsfreiheit und (Ent-)Spannung des Gewebes erreicht ist.

| Tab. 2.20 Muskuloskelettale Ebene – Diagnostik | | |
|---|---|---|
| **Parameter** | **Technik** | **Kriterium** |
| Gelenkmobilität | Passive Bewegungen mit Palpation der Muskeln | • Dehnbarkeit/Mobilität<br>• Muskelanspannung |
| Muskellänge | Passive Dehnung | Dehnbarkeit |
| Muskelkraft | • Isometrische Anspannung<br>• Isotonische Anspannung | • Kraftentwicklung<br>• Koordination |



| Tab. 2.21 Viszerale Ebene – Diagnostik | | |
|---|---|---|
| **Parameter** | **Technik** | **Kriterium** |
| Mobilität | Passive Dehnung der bindegewebigen Aufhängung der Organe | Dehnbarkeit/Mobilität |
| Motilität | • Passives Folgen der eigenen Rhythmik der Organe<br>• Initiieren der eigenen Rhythmik der Organe | • Amplitude, Symmetrie<br>• Amplitude |
| Spannungszustand | Kompressionen | Verformbarkeit |

| Tab. 2.22 Kraniale Ebene – Diagnostik | | |
|---|---|---|
| **Parameter** | **Technik** | **Kriterium** |
| Suturale Mobilität | • Passives Folgen der eigenen Rhythmik der Schädelknochen<br>• Initiieren der eigenen Rhythmik der Schädelknochen | • Amplitude, Symmetrie<br>• Amplitude |
| Intraossäre Mobilität | Passives Folgen der Spannung | Bewegungsausmaß |
| Länge der meningealen Membran | Passive Dehnung | Dehnbarkeit |
| Spannung der meningealen Membran (Sinus) | Kompression | Verformbarkeit |

### Therapie

Die osteopathische Therapie wird vollständig manuell ausgeführt und ist ausschließlich auf die Wiederherstellung der normalen geweblichen Mobilität und Spannung ausgerichtet (▶ Tab. 2.23, ▶ Tab. 2.24, ▶ Tab. 2.25).
Es werden hauptsächlich behutsame Techniken angewandt. Hierbei werden körpereigene Kräfte wie Lagerung, Atmung, Anspannung und Entspannung, Entfalten und Entwirren (▶ 2.9) benutzt. Zusätzlich kann der Th. an der Grenze der Bewegungsmöglichkeit passive Kräfte, entweder in die Richtung der Bewegungseinschränkung (direkte, mobilisierende Technik) oder in die entgegengesetzte Richtung (indirekte Technik mit Aktivierung von körpereigenen Regulationsmechanismen) anwenden.
Die Behandlungstechniken können wie die Techniken zur Befunderhebung in drei Ebenen (muskuloskelettal, viszeral, kranial) unterteilt werden. Im Allgemeinen werden aber nicht nur Techniken aus einer Ebene verwendet. Die osteopathi-

2

**Tab. 2.23 Muskuloskelettale Ebene – Therapie**

| Parameter | Technik | Kriterium |
|---|---|---|
| Gelenkmobilität | • Mobilisationen mit langem und kurzem Hebel, in bewegungsfreier (z. B. Sutherland-Technik) oder bewegungseingeschränkter Richtung (Mobilisation)<br>• Entspannung durch Positionierung (Counterstrain)<br>• Muskel-Energie-Techniken | Mobilitätszunahme, Zunahme der Dehnbarkeit |
| Muskellänge | Aktive und passive Dehnung | Zunahme der Dehnbarkeit |
| Muskelkraft | Muskel-Energie-Techniken | Zunahme der Kraft und Koordination |

**Tab. 2.24 Viszerale Ebene – Therapie**

| Parameter | Technik | Kriterium |
|---|---|---|
| Mobilität | Mobilisationen mit langem und kurzem Hebel, in bewegungsfreier (Induktionstechnik) oder bewegungseingeschränkter Richtung (Mobilisation) | Zunahme der Dehnbarkeit |
| Motilität | • Passives Folgen der eigenen Rhythmik der Organe<br>• Initiieren der eigenen Rhythmik der Organe | • Amplitude, Symmetrie<br>• Amplitude |
| Spannungszustand, Abflussstimulation | Kompressionen mit Vibrationen | Zunahme der Verformbarkeit |

**Tab. 2.25 Kraniale Ebene – Therapie**

| Parameter | Technik | Kriterium |
|---|---|---|
| Suturale Mobilität | • Passives Folgen der eigenen Rhythmik der Schädelknochen<br>• Initiieren der eigenen Rhythmik der Schädelknochen<br>• Kompressionen und Dekompressionen der Suturen<br>• „Flüssigkeitstechniken" (Ruhepunkt-Technik, V-Spreizen) | Zunahme der Amplitude und der Symmetrie |
| Intraossäre Mobilität | Passives Folgen der intraossären Spannung | Zunahme der Verformbarkeit |
| Länge der meningealen Membran | Passive Dehnung | Zunahme der Dehnbarkeit |
| Spannung der meningealen Membran (Sinus) | Kompression | Zunahme der Verformbarkeit |

sche Behandlung ist keine Behandlung einzelner Symptome, sondern die komplexe Behandlung des gesamten Körpers.
Die Grenzen der Methode werden durch anamnestische und diagnostische Kriterien bestimmt. Führt die osteopathische Therapie nicht zu einer für den Osteopathen wahrnehmbaren Veränderung oder treten immer wieder Rezidive auf, ist die Behandlung abzusetzen oder mit anderen Behandlungsmaßnahmen zu kombinieren. Es ist selbstverständlich, dass die Behandlung bei einer Zunahme der Beschwerden oder bei inadäquater Beschwerdelinderung ebenfalls beendet wird.

#### Literatur

Barall JP. Lehrbuch der Viszeralen Osteopathie. 2. A. München: Elsevier/Urban & Fischer, 2005.
Cloet E, Ranson G, Schallier F. Praxis der Osteopathie. 2. A. Stuttgart: Hippokrates, 1999.
Littlejohn JM. Osteopathische Diagnostik und Therapie. Pähl: Jolandos, 2013.
Mitchell FL, Mitchell PKG. Handbuch der MuskelEnergieTechniken, Band 1–3. Stuttgart: Hippokrates, 2006.
Still AT. Das große Still-Kompendium. 2. A. München: Jolandos, 2005.
Sutherland WG. Das große Sutherland-Kompendium. 2. A. München: Jolandos, 2008.
Upledger JE, Vredevoogd JD. Lehrbuch der CranioSacralen Therapie I. 5. A. Stuttgart: Haug, 2003.

## 2.31 Progressive Muskelrelaxation (PMR) nach Jacobson

*Nina Eidam*

Grundprinzip dieser Methode ist die (Tiefen-)Muskelentspannung durch vorherige Anspannung. Dem Pat. wird die Fähigkeit vermittelt, Spannungszustände im Nerv-Muskel-System zu erkennen und zu beeinflussen.

#### Ziele

- **Somatisch:**
  - Senkung der Pulsfrequenz, der Atemfrequenz und des Blutdrucks
  - Normotonus der Muskulatur
  - Verbesserte Durchblutung
  - Verbesserte Koordination
  - Gestärkte Immunabwehr
  - Schmerzlinderung
- **Psychisch:**
  - Verbesserte Körperwahrnehmung und Konzentration
  - Entspannung auch in angespannten Situationen

#### Indikationen

- Nach Herzinfarkt (Anspannungsphase max. 3–5 Sek., Intensität: 30–40 % der Maximalkraft)
- Essenzielle Hypertonie
- Allg. Nervosität, Einschlafstörungen
- Kopfschmerzen
- Körperwahrnehmungsstörungen
- Hypertonus der Muskulatur, Myogelosen, Muskelhartspann
- Asthma
- Depressionen, Neurosen (Verhältnis Anspannungs- zu Entspannungsphase 1 : 2)

### Kontraindikationen

- Mangelnde muskuläre Stabilität im Bereich der autochthonen Rückenmuskulatur
- Dekompensierte Herzinsuffizienz

## Durchführung

Das heute angewandte Standardverfahren beinhaltet 16 Muskelgruppen. Der Spannungsaufbau beginnt an kleinen Muskelgruppen und mit submaximaler Intensität. Nach jeder Anspannung folgt die optimale Entspannung. Das zeitliche Verhältnis Anspannung/Entspannung ist im Grundverfahren mit 1 : 3 bestimmt. Die Zeitdauer ist variabel.

! Schmerzen dürfen nicht entstehen oder stärker werden, Atembewegungen nicht anhalten. Der individuelle Zustand bestimmt die Intensität und den Aufbau der Übungen.

## Übungsbeispiel

- ASTE: RL, Augen möglichst geschlossen halten, Arme liegen neben dem Körper.
- Re. Hand mit submaximaler Intensität zu einer Faust schließen, einige Sek. halten, abrupt lösen, entspannen; noch einmal wiederholen, dabei den jeweiligen Spannungs- und Entspannungszustand spüren.
- Re. Ellenbogen beugen und den M. biceps brachii anspannen, Spannung einige Sek. halten, dann abrupt lösen, entspannen; noch einmal wiederholen, dabei den jeweiligen Spannungs- und Entspannungszustand spüren.

Die Übungen werden über einen Spannungsaufbau der Hand-, Unterarm-, Oberarmmuskulatur der re. und li. Seite, der Gesichts-, der Schulter-/Nackenmuskulatur, der Bauchmuskulatur, der Bein- und Fußmuskulatur der re. und li. Seite fortgesetzt.

### Literatur


Hering K. Hintergrundwissen Progressive Muskelrelaxation. Physiopraxis 2005;3: 20–22.

Olschewski-Hattenhauer A. Progressive Muskelrelaxation. In: Dornieden R, Liebenstund I (Hrsg.) Wege zum Körperbewusstsein. München: Pflaum, 2002.

Von Seckendorff R. Auswirkungen eines 6-wöchigen Entspannungstrainings (Progressive Muskelrelaxation nach Jacobson) auf Blutdruck, Herzfrequenz und Herzratenvariabilität sowie psychologische Parameter (Stresserleben, Angst, Ärger) bei gesunden Probanden. Dissertation Charite Berlin, 2009.

Hug P. Der Einfluss von Progressiver Muskelrelaxation nach Jacobson auf die Compliance in der physiotherapeutischen Rehabilitation mit Patienten, welche Depressionen als Komorbidität bei Herzinfarkt aufweisen. ZAHW, 2009.


# 2.32 Propriozeptive Neuromuskuläre Fazilitation (PNF)

*Gisela Ebelt-Paprotny*

PNF wurde in den 1940er-Jahren in den USA von dem Neurophysiologen Dr. Kabat zusammen mit der Physiotherapeutin Maggie Knott entwickelt. Dabei integrierten sie neurophysiologische Erkenntnisse von Sir Charles Sherrington in ein ganzheitliches Behandlungskonzept. Durch propriozeptive und exterozeptive Reize werden Bewegungen gebahnt („fazilitiert“).

Der Schwerpunkt der Behandlung liegt im Rahmen der ICF, neben der Funktionsebene, auf der Aktivitätsebene, um dem Patienten eine Partizipation (Teilhabe) im tgl. Leben zu ermöglichen.

Um die Aktivität „Treppe gehen" zu ermöglichen, wird bei z. B. schwacher Quadrizepsmuskulatur zunächst der Muskel gekräftigt (Funktion), anschließend das Treppe gehen geübt (Aktivität). Dadurch ist der Patient in der Lage, selbstständig z. B. seine Enkeltochter im ersten OG zu besuchen (Teilhabe).

### Ziele

- Koordinierung physiologischer Bewegungsabläufe
- Abbau pathologischer Bewegungsmuster
- Normalisierung des Muskeltonus
- Muskelkräftigung
- Muskeldehnung

### Indikationen

- Neurologisch:
  - Erkrankungen bzw. Verletzungen des ZNS
  - Periphere Nervenläsionen
- Orthopädisch/traumatologisch:
  - Degenerative Erkrankungen
  - WS-Operationen
  - Endoprothesen
  - Frakturen (konservativ oder operativ versorgt)
  - Weichteilverletzungen
  - Sportverletzungen
  - Amputationen
  - Muskelatrophien und Gelenkkontrakturen nach Ruhigstellung

### Kontraindikationen

- Schwere Herzerkrankungen
- Bösartige Tumoren mit Metastasen
- Fieber

! Bei bewegungsstabilen Frakturen: Hebelverhältnisse beachten, d. h. keine Widerstände distal der Fraktur geben (Belastungsstufen, ▶ 4.1.3).

! KI der jeweiligen Technik beachten.

## Grundlagen

Die Methode führt zur Bahnung von Bewegungen über die funktionelle Einheit von Nerv und Muskel. Dies lässt sich durch folgende Stimuli erreichen:

**Exterozeptive Reize (über Haut, Auge, Ohr)**

- **Taktile Stimulation** über manuellen Kontakt auf der Haut mithilfe des Lumbrikalgriffs (Beugung der MCP- und Streckung der PIP- und DIP-Gelenke durch die Mm. lumbricales und interossei)
- **Visuelle Stimulation** über den Blickkontakt zum Th. und zur übenden Körperregion
- **Verbale Stimulation** über das Präparationskommando (ausführlich beschreibende Anleitung) und das Aktionskommando (kurze und prägnante Anweisung)

**Propriozeptive Reize (über den Bewegungsapparat)**

- **Dehnung:** Durch Dehnung und kurzzeitige Überdehnung („Stretch") wird die Reaktionsbereitschaft des Muskels erhöht. Dadurch und durch zusätzlichen Einsatz exterozeptiver Reize erfolgt eine Bewegungsbahnung und Kontraktion der beübten Muskelgruppe.

- **Traktion** (Zug): Eine Distraktion der an der Bewegung beteiligten Gelenke wird genutzt bei der Vordehnung von Bewegungen, bei Bewegungen vor allem gegen die Schwerkraft (Bewegungserleichterung) und zur Schmerzlinderung.
- **Approximation** (Druck): Kompression der an der Bewegung beteiligten Gelenke und des Rumpfs wird z. B. zur Stabilisation von Gelenken und ASTEn (z. B. VFST, Kniestand) genutzt.

2

### Bewegungsmuster (Pattern)

Geübt wird in dreidimensionalen Bewegungsmustern, die sich an Bewegungen aus Alltag und Sport orientieren. Jeweils drei Bewegungskomponenten der prox. Extremitätengelenke (Flex. bzw. Ext., Abd. bzw. Add., AR bzw. IR) sind an einem Pattern beteiligt. Die Bewegungen verlaufen diagonal und spiralförmig.
**Bsp.:** Beinpattern in Ext./Abd./IR mit Knieext. zur Erarbeitung der Standphase nach Frakturen der unteren Extremität.

### Widerstand

Der Th. setzt der Bewegung des Pat. einen Widerstand entgegen, der so an die Kraft des Pat. angepasst sein muss, dass die Bewegung flüssig durchlaufen werden kann. Der Widerstand wird einer statischen, konzentrischen oder exzentrischen Muskelkontraktion entgegengesetzt.

### Irradiation (Overflow)

Irradiation ist das Streben des Körpers nach fkt. Stabilität. Die Aktivität kräftiger Muskelgruppen führt zu einer vermehrten Anspannung von schwächeren Muskelgruppen.
**Bsp.:** Pat. nach frischer Knieoperation: Geübt wird mit den nicht betr. Extremitäten oder dem Rumpf, um eine Irradiation der Muskelanspannung auf das operierte Bein zu erreichen.

## Techniken

Innerhalb der PNF werden verschiedene Techniken unterschieden. Zum Erlernen eines Bewegungsmusters eignet sich die Technik „Rhythmische Bewegungseinleitung“. Später werden die Techniken abhängig vom Behandlungsziel eingesetzt. Beispielhaft werden hier einige Techniken genannt.

### Rhythmische Bewegungseinleitung (Rhythmic Initiation)

Rhythmische Bewegung über den gesamten verfügbaren Bewegungsweg.

- **Ziele:** Bewegungsabläufe erlernen, Bewegungen bewusster durchführen, Muskulatur detonisieren und/oder aktivieren
- **Ausführung:** Zunächst passives Bewegen im vorgegebenen Muster, dann assistives, anschl. aktives Bewegen gegen Widerstand. Zuletzt führt der Pat. die Bewegung allein durch.

### Replikation (Replication)

Agonistische Technik, v. a. am Ende einer Bewegung.

- **Ziel:** Erlernen der Endstellung einer fkt. Bewegung
- **Ind.:** Sensibilitätsstörungen, Koordinationsstörungen
- **Ausführung:** Der Pat. wird in die ESTE eines Pattern gebracht. Diese Position hält er gegen einen stat. Widerstand. Nach einer Entspannung bewegt der Th. den Pat. ein kleines Stück zurück, anschl. bewegt der Pat. wieder in die vorherige ESTE. Der Th. vergrößert allmählich den Rückweg, sodass der Pat. nach und nach das gesamte Bewegungsmuster erlernt.

### Dynamische Umkehr (Dynamic Reversal)

Kontinuierlicher Bewegungswechsel von Agonisten und Antagonisten gegen Widerstand ohne zwischenzeitliche Entspannung.

- **Ziele:** Kraft und Ausdauer verbessern, Koordination fördern, Entspannungsfähigkeit verbessern, aktives Bewegungsausmaß vergrößern
- **Ind.:** Kraftdefizite, Koordinationsstörungen, Kontrakturen
- **KI:** bewegungsstabile Frakturen
- **Ausführung:** Beginn mit dem kräftigeren Bewegungsmuster, Wechsel zum schwächeren Bewegungsmuster, kontinuierlicher Wechsel zwischen Agonist und Antagonist mit zunehmendem Widerstand

### Agonistische Umkehr (Combination of Isotonics)

Anspannung der Agonisten in Kombination konzentrischer, exzentrischer und statischer Muskelarbeit.

- **Ziele:** Muskulatur aktivieren, intramuskuläre Koordination verbessern
- **Ind.:** Kraftdefizite, Koordinationsprobleme
- **Ausführung:** konzentrische, exzentrische und haltende Arbeit einer Muskelkette, z. B. Arm-Pattern

### Stabilisierende Umkehr (Stabilizing Reversal)

Antagonistische Technik zur Stabilisierung verschiedener Körperstellungen, z. B. VFST; minimale dynamische Aktivitäten werden zugelassen.

- **Ziele:** Stabilität eines Gelenks verbessern, Haltungskontrolle verbessern, Koordination fördern
- **Ind.:** instabile ASTEn, Koordinationsprobleme, Kraftdefizite
- **KI:** bewegungsstabile Frakturen
- **Ausführung:** Beginn mit schneller Approximation, die in eine anhaltende Approximation übergeht; gleich anschließend Widerstand für alle Bewegungskomponenten der Pattern nacheinander an Kopf, Schulterblatt, Becken und Extremitäten; immer nur eine Hand wechselt, die andere Hand hält den Widerstand kontinuierlich. Der Widerstand wird langsam gesteigert.

### Wiederholter Stretch (Repeated Stretch)

Durch Auslösen von Dehnreizen findet ein fazilitierender Effekt auf die vorgedehnte Muskulatur – **Wiederholter Stretch am Beginn des Bewegungswegs** – oder kontrahierte Muskulatur – **Wiederholter Stretch auf dem Bewegungsweg** – statt.

- **Ziele:** Kraft steigern, Ausdauer verbessern, aktives Bewegungsausmaß vergrößern
- **Ind.:** Kraftdefizite, aktive Bewegungseinschränkungen
- **KI:** instabiler Bewegungsapparat, Schmerzen
- **Ausführung:** max. passive Dehnung der Muskulatur im gesamten Pattern mit anschließender weicher, kurzer Überdehnung. Danach sofort angepassten Widerstand geben; Ausführung wiederholen. Bei nachlassender Kraft Stretch auf dem Bewegungsweg setzen.

## Durchführung

### Pattern (Bewegungsmuster)

PNF-Pattern sind dreidimensionale Kombinationsbewegungen der Extremitäten oder des Rumpfs, die sich an gedachten **Diagonalen** orientieren (▶ Tab. 2.26, ▶ Tab. 2.27, ▶ Tab. 2.28, ▶ Tab. 2.29). PNF-Pattern verlaufen spiralförmig und werden jeweils mit einer bestimmten PNF-Technik durchgeführt.

2

| Tab. 2.26 Armpattern „Flexion/Abduktion/Außenrotation" | | | | |
|---|---|---|---|---|
| | Schulter | Ellenbogen | Unterarm | Handgelenk |
| Ausgangsstellung | Ext./Add./IR | Ext. bzw. Flex. | Pron. | VF/Ulnarabd. |
| Endstellung | Flex./Abd./AR | Ext. bzw. Flex. | Sup. | DE/Radialabd. |

| Tab. 2.27 Armpattern „Flexion/Adduktion/Außenrotation" | | | | |
|---|---|---|---|---|
| | Schulter | Ellenbogen | Unterarm | Handgelenk |
| Ausgangsstellung | Ext./Abd./IR | Ext. bzw. Flex. | Pron. | DE/Ulnarabd. |
| Endstellung | Flex./Add./AR | Ext. bzw. Flex. | Sup. | VF/Radialabd. |

| Tab. 2.28 Beinpattern „Flexion/Adduktion/Außenrotation" | | | | |
|---|---|---|---|---|
| | Hüftgelenk | Knie | Fußgelenk | Zehen |
| Ausgangsstellung | Ext./Abd./IR | Ext. bzw. Flex. | PF/Pron. | Flex. |
| Endstellung | Flex./Add./AR | Ext. bzw. Flex. | DE/Sup. | Ext. |

| Tab. 2.29 Beinpattern „Flexion/Abduktion/Innenrotation" | | | | |
|---|---|---|---|---|
| | Hüftgelenk | Knie | Fußgelenk | Zehen |
| Ausgangsstellung | Ext./Add./AR | Ext. bzw. Flex. | PF/Sup. | Flex. |
| Endstellung | Flex./Abd./IR | Ext. bzw. Flex. | DE/Pron. | Ext. |

## Ausführung der Arm- bzw. Beinpattern

- Uni- und bilateral (▸ Abb. 2.40 und ▸ Abb. 2.41)
- Hin- oder/und Rückweg
- In unterschiedlichen ASTEn
- Mit veränderter Ellenbogen- bzw. Kniekomponente (Ext., Flex.)

Alle Bewegungsmuster bezeichnen die ESTE des prox. Gelenks, z. B. Armpattern Flex./Abd./AR mit Ellenbogenext.

## Schulterblatt- und Beckenpattern

- **Ziele:** Mobilität und Stabilität von Schulterblatt und Becken, Irradiation auf den Rumpf, Rollen beim Mattenprogramm (s. u.).
- Es gibt je zwei **Schulterblatt**- und **Beckenmuster:**
  - Anteriore Elevation und posteriore Depression
  - Anteriore Depression und posteriore Elevation

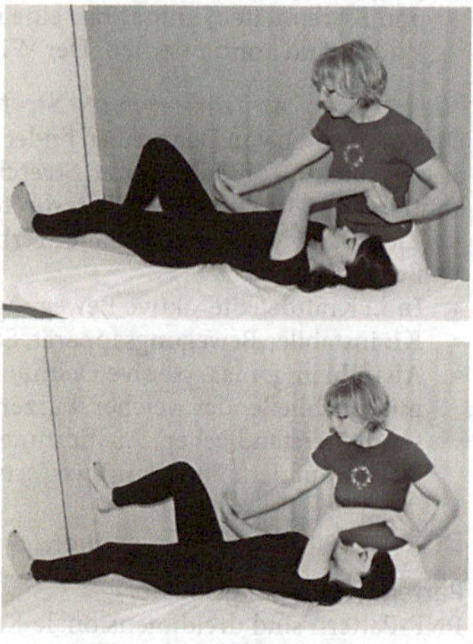

Abb. 2.40 Sprinter: Kombination aus bilateralen Arm- und Beinmustern [O475]

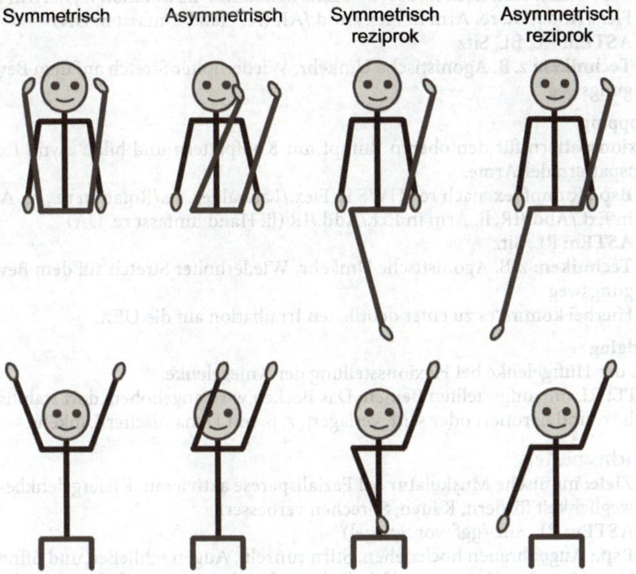


Abb. 2.41 Bilaterale Bewegungsdiagonalen [L157]

Schulterblatt- und Beckenpattern können einzeln ausgeführt oder miteinander kombiniert werden.

**Beispiel:** ASTE SL: Schulterblatt in ant. Elevation, Becken in post. Depression und umgekehrt mit der Technik „Dynamische Umkehr" (▶ Techniken) als Vorbereitung für die Rumpfaktivität beim Gehen.

### Kopf-Nacken-Pattern

- **Ziele:** Physiologische Kopfbewegung erarbeiten, Nackenmuskeln detonisieren/dehnen, tiefe Nackenflexoren aktivieren
- **Ind.:** Z. n. Schleudertrauma, HWS-Syndrom, CRPS I
- **Bewegungsmuster:**
  - Ext./Lateralflex. re./Rotation re.
  - Flex./Lateralflex. li./Rotation li.
  - **ASTEn:** Sitz, Ellenbogen-Knie-Stand, VFST u. a.

! Widerstände gut dosieren, ggf. nur Führungswiderstände geben. Vorsicht bei der Rotation.

! Keine Approximation am Kopf.

### Rumpfpattern

**Ziele:** Rumpfmuskulatur aktivieren, BWS-Ext. erarbeiten, Irradiation auf die untere Extremität etc.

**Lifting**

Extensionspattern für den oberen Rumpf, Kombination aus Kopfpattern und bilat. asym. Flexionspattern der Arme.

- **Bsp.:** Rumpfext. nach li., HWS in Ext./Lateralflex. li./Rotation li., li. Arm in Flex./Abd./AR, re. Arm in Flex./Add./AR (re. Hand umfasst li. UA)
- **ASTEn:** RL, BL, Sitz
- **Techniken:** z. B. Agonistische Umkehr, Wiederholter Stretch auf dem Bewegungsweg



**Chopping**
Flexionspattern für den oberen Rumpf mit Kopfpattern und bilat. asym. Extensionspattern der Arme.

- **Bsp.:** Rumpfflex. nach re., HWS in Flex./Lateralflex. re./Rotation re., re. Arm in Ext./Abd./IR, li. Arm in Ext./Add./IR (li. Hand umfasst re. UA)
- **ASTEn:** RL, Sitz
- **Techniken:** z. B. Agonistische Umkehr, Wiederholter Stretch auf dem Bewegungsweg
- Hierbei kommt es zu einer deutlichen Irradiation auf die UEX.

**Bridging**
Ext. der Hüftgelenke bei Flexionsstellung der Kniegelenke.
**ASTE:** RL mit aufgestellten Beinen. Das Becken wird angehoben, dort stabilisiert, nach re. und li. rotiert oder seitl. verlagert, z. B. mit Dynamischer Umkehr.

### Gesichtsmuster

- **Ziele:** mimische Muskulatur bei Fazialisparese aktivieren, Kiefergelenkbeweglichkeit fördern, Kauen, Sprechen verbessern.
- **ASTEn:** RL, Sitz (ggf. vor Spiegel)
- **Bsp.:** Augenbrauen hochziehen, Stirn runzeln, Augen schließen und öffnen, Nase rümpfen, Kussmund, lächeln (Mundwinkel auseinander), Zungenbewegungen gegen einen Holzspatel
- **Techniken:** z. B. Stretch auf entspannte und angespannte Muskulatur (Wiederholter Stretch auf dem Bewegungsweg)

### Vitale Funktionen

- **Ziele:** EA und AA fazilitieren, Thoraxmobilität vergrößern, Entspannung fördern
- **ASTEn:** RL, SL, BL, Sitz
- **Griff:** bilat. am Thorax
- **Techniken:** z. B. Wiederholter Stretch auf dem Bewegungsweg
- **Ausführung:** Die Hände folgen der Atembewegung, verstärkter Dehnreiz am Ende der AA fördert die EA.

! Vorsicht bei Osteoporose und Frakturen im Thoraxbereich.

### Mattenprogramm

Übungen aus dem Mattenprogramm können bei motorischen Störungen, z. B. bei zerebraler Parese, eingesetzt werden. Es wird in folgenden ASTEn gearbeitet: RL, SL, BL, Ellenbogenstütz, Ellenbogen-Knie-Stand, VFST, Fersensitz, Kniestand, Einbeinkniestand, Stand. Jede neue ASTE wird durch Widerstände an Kopf, Rumpf, Armen oder Beinen stabilisiert (mit Stabilisierender Umkehr). Die Übungen auf der Matte orientieren sich am Zustand des Patienten. Ist z. B. der Kniestand noch sehr unsicher, wird zunächst im VFST gearbeitet.
Folgende Aspekte werden beachtet:

- **Mobilität:** Der Pat. bewegt sich z. B. aus dem Ellenbogen-Knie-Stand zum VFST.
- **Stabilität:** Die neue ASTE (VFST) wird stabilisiert.

- **Mobilität auf stabiler Basis:** In der erarbeiteten Stellung führt der Patient Bewegungen aus, z. B. Gewichtsverlagerung im VFST.
- **Geschicklichkeit (Skills):** Aus dem VFST heraus bewegt der Patient sich fort, z. B. im Vierfüßlergang, oder führt Alltagsbewegungen durch wie Greifen.

### Gangschulung

- **Ziel:** Die Gangschulung soll dem Pat. ermöglichen, sich ohne Hilfsmittel koordiniert zu bewegen. Vorbereitend können kombinierte Skapula-Pelvis-Pattern zur Schulung der Rumpfaktivität eingesetzt werden.
- **Sitz:** Erarbeiten der Aufrichtung z. B. bei Sitz im Rollstuhl durch Widerstände ventral am Becken oder rotatorisch am Schultergürtel (eine Hand ventral, eine Hand dorsal). Stabilisation der aufrechten Haltung. Rollstuhlaktivitäten (Bremse lösen, Fußpedal hochstellen).
- **Transfer Sitz – Stand:** Vorrutschen auf dem Hocker (Scooting), Becken nach ventral bewegen (Rocking of Pelvis), Hochkommen zum Stand (anfangs nicht betr. Bein hinten oder Parallelstellung der Beine).
- **Stand:** Stabilisation, Erarbeiten der Loading-Response-Phase (▶ 1.3.8), Erarbeiten der Gewichtsverlagerung, Erarbeiten der Beckenbewegungen des Spielbeins (auch im Einbeinstand). Sprinter in RL (▶ Abb. 2.40) oder im Stand an der Wand.
- **Gang:** halber Schritt, ganzer Schritt, Fortbewegung, Seitwärtsgang, Rückwärtsgang, Treppengang.

Bei der Durchführung werden fazilitierende Reize wie Stretch und Approximation zur Erarbeitung von Teilbewegungen des Gangs gesetzt, bevor die verschiedenen Gangarten geübt werden.

### Literatur

Beckers D, Buck M, Adler S. PNF in der Praxis. 7. A. Berlin: Springer, 2013.
Hedin-Anden S. PNF – Grundverfahren und funktionelles Training. 2. A. München: Elsevier/Urban & Fischer, 2002.

## 2.33 Psychomotorik

*Ruth Sass-Bayer*

Psychomotorik versteht sich als ein pädagogisch-therapeutisches Konzept, das auf der Wechselwirkung psychischer und motorischer Prozesse beruht.
Über Bewegung wird versucht, eine Beziehung zum Kind bzw. Erwachsenen aufzubauen, seine psychische Befindlichkeit positiv zu beeinflussen und seine Gesamtentwicklung zu unterstützen. Das Konzept basiert auf theoretischen Überlegungen über die Ganzheitlichkeit des Menschen und ist in größere Fachdiskurse wie Sport- und Sonderpädagogik eingebettet.
Die Verwissenschaftlichung der Psychomotorik führte zur Entwicklung des Wissenschaftsgebiets der Motologie. Diese ist ein transdisziplinär angelegtes Wissenschaftsgebiet, das sich mit der menschlichen Bewegung und Körperlichkeit befasst, um daraus Erkenntnisse für die Entwicklungs- und Gesundheitsförderung über die gesamte Lebensspanne zu gewinnen. Bezugswissenschaften der Motologie sind Pädagogik, Psychologie, die Medizin (v. a. Kinder- und Jugendpsychiatrie), Bewegungswissenschaften, Philosophie und Soziologie.
Das Augenmerk der Psychomotorik ist stets auf die wechselseitige Beeinflussung von Bewegung, Wahrnehmung, Verhalten und Erleben gerichtet. Gekennzeichnet ist sie durch einen erlebnisbetonten und konkurrenzfreien Förderansatz. Nicht die Orientierung an Defiziten, sondern das Eingehen auf die individuellen Möglich-

keiten, Bedürfnisse und den jeweiligen Entwicklungsstand des Menschen prägt die Arbeitsweise der Psychomotorik und schließt ein schematisches Vorgehen in den psychomotorischen Förderstunden aus.

**Ziele**

- Stabilisierung der Persönlichkeit durch Bewegungserlebnisse, d. h. das Vertrauen in die eigenen Fähigkeiten zu fördern
- Unterstützung beim Aufbau eines positiven Selbstkonzepts
- Bearbeitung motorischer Schwächen und Störungen
- Bearbeitung der Probleme des Kindes mit sich selbst und in der Auseinandersetzung mit der Umwelt
- Förderung der Eigentätigkeit des Kindes („Selber-Wirksam-Sein")
- Anregung zu selbstbestimmtem Handeln
- Erweiterung der Handlungskompetenz und Kommunikationsfähigkeit durch Erfahrungen in der Gruppe

**Indikationen**

Die Psychomotorik richtet sich v. a. an Kinder mit:

- Nicht altersgemäß entwickelten sensomotorischen und/oder emotional-sozialen Fähigkeiten
- Auffälligkeiten in der Wahrnehmung und Bewegung sowie Verhaltensproblemen, die der sozialen Integration und somit der weiteren altersgemäßen Entwicklung entgegenstehen
- Problemen in der Handlungs- und Kommunikationsfähigkeit mit daraus resultierenden Gefühlen der Überforderung

Die Auffälligkeiten können sich z. B. äußern in:

- Motorischer Unruhe, Hyperaktivität
- Mangelndem Selbstwertgefühl, emotionaler Labilität, Aggressivität
- Geringer Frustrationstoleranz
- Hemmung, Blockierung, Ängstlichkeit, Resignation
- Beeinträchtigung von Konzentration, Ausdauer und Verhaltenssteuerung
- Rückzugsverhalten bzw. Isolation von Anderen

## Grundlagen

**Inhalte psychomotorischer Förderung**

Die Psychomotorik umfasst spezielle Fördermöglichkeiten in den Bereichen der Wahrnehmung, des Körpererlebens, der Körpererfahrung und des sozialen Lernens.

Zu den Inhalten gehören Körpererfahrungen, Materialerfahrungen und Sozialerfahrungen sowie in der Arbeit mit sehgeschädigtem Klientel Raumerfahrungen.

**Raumerfahrungen**

Die Vermittlung von Erfahrungen im Raum und die Förderung der Raumorientierung muss v. a. bei blinden und hochgradig sehgeschädigten Kindern, aber auch Erwachsenen ganz besonders und ausführlich berücksichtigt werden.

Sicheres, lustvolles und angstfreies Sich-Bewegen im Raum ist die Grundvoraussetzung zur Realisierung weiterer psychomotorischer Inhalte. Vielfältige und regelmäßige Erfahrungen mit den räumlichen Gegebenheiten sollten daher ein fester inhaltlicher Bestandteil von Bewegungsangeboten sein.

**Körpererfahrungen**

Damit werden die Wahrnehmung und das Erleben des eigenen Körpers, Sinneserfahrungen und das Erfahren der körperlichen Ausdrucksmöglichkeiten angesprochen.

Durch Körpererfahrungen soll beim Einzelnen das Bewusstsein von der eigenen Person und dem eigenen Körper gefestigt und ausdifferenziert werden. Das Körperschema kann sich nur auf Grundlage vielfältiger positiv erlebter Körpererfahrungen entwickeln und ist Basis für:

- Die Orientierung am und im Körper und im Raum
- Das Kennenlernen der Maße des eigenen Körpers als Bedingung allen Messens
- Die Integration der beiden Körperhälften
- Das Überkreuzen der Mittellinie
- Die Rechts-Links-Orientierung
- Geschicktes Agieren in der Umwelt

Die Entwicklung des Selbstkonzepts, d.h. die Einstellung und Überzeugungen zur eigenen Person, sind maßgeblich an die über Körper und Bewegung gemachten Erfahrungen gebunden. Über Bewegungshandlungen erfahren die Kinder etwas über sich selbst und über das, was sie können.

**Materialerfahrungen**
Durch die Auseinandersetzung mit den räumlichen und dinglichen Gegebenheiten der Umwelt sowie dem Anpassen an die Gesetzmäßigkeiten der Objekte wird ein erkundendes und experimentelles Lernen über Bewegung ermöglicht.
Materialien und Geräte in der Psychomotorik können sein:

- Rollbretter, Pedalos, drehbare Scheiben, Wackelbretter, Balancierbalken
- Schwungtücher, Tücher, Taue, Teppichfliesen, Sand- bzw. Bohnensäckchen
- Handelsübliche Sportgeräte
- Gewöhnliche Alltagsgegenstände (z.B. Klammern, Schüsseln, Zeitungen)
- Schaumstoffelemente in verschiedenen Formen und Größen
- Holzquader in unterschiedlichen Größen, Röhren, Walzen (z.B. zum Bauen und Transportieren)
- Herausklappbare Sprossenwände, Langbänke, Kästen, Leitern (z.B. zum Klettern, Hängen und Springen)
- Naturmaterialien

Im Spiel und über Bewegung erfährt das Kind seine Umwelt, lernt grundlegende physikalische Gesetzmäßigkeiten wie Schwerkraft, Beschleunigung, Gleichgewicht usw. kennen und erfährt spezifische Eigenschaften von Materialien. Darüber hinaus entwickelt das Kind so Sachkompetenz, die Basis für die Entwicklung der Intelligenz und die Fähigkeit, selbstgesteuert zu lernen.

**Sozialerfahrungen**
Unter Sozialerfahrungen ist das Sammeln von Erfahrungen im zwischenmenschlichen Bereich zu verstehen. Ziel der Psychomotorik ist es hier, die zunächst egozentrische Perspektive auf die Umwelt auszuweiten, sodass ein Einfühlen in andere Menschen und deren Beweggründe möglich wird. Soziale Kompetenz entsteht bei Auseinandersetzungen in der Gruppe, beim Erstellen von Regeln, beim Schlichten von Streit, beim Umgang mit Verlieren oder Gewinnen. Vertrauen und Rücksicht auf einander nehmen werden spielerisch erfahren. Durch Rückmeldungen aus der Umgebung lernen die Kinder, ihr Verhalten einzuschätzen und eine Balance zwischen Anpassung und Durchsetzung der eigenen Bedürfnisse herzustellen.

### Konzeptionelle Überlegungen/Prinzipien

Die Idee psychomotorischer Förderung wird durch folgende Prinzipien geleitet, die den Rahmen für die inhaltliche Gestaltung der Förderung darstellen und damit als didaktische Orientierung gelten können.

2

**Kindorientiertheit**
- Erziehung zur Selbstverwirklichung und Selbstbestimmung in sozialer Gemeinschaft
- Berücksichtigung von Neigungen und Interessen
- Möglichkeit, die eigenen Bedürfnisse und Wünsche zu realisieren
- Beteiligung an der Verantwortung und Mitgestaltung

**Ganzheitlichkeit**
- Keine isolierte Förderung einzelner Kompetenzbereiche
- Förderung der jeweiligen Gesamtpersönlichkeit mit ihren individuellen Fähigkeiten
- Keine Schwerpunktsetzung bezüglich der Schwächen oder Defizite

**Kommunikationsorientiertheit**
- Bewegungsförderung ist nicht nur am praktischen Vollzug orientiert, sondern dient auch der sprachlichen Auseinandersetzung.
- Offene Bewegungsangebote sollen Fragen herausfordern, Probleme entstehen lassen, bei denen in Kooperation mit anderen Kindern Lösungswege erarbeitet werden können.

**Handlungsorientiertheit**
- Eigentätigkeit der Kinder provozieren und fördern
- Bei Bewegungsaufgaben und in Spielsituationen die Kinder zur selbstständigen Suche nach Lösungswegen ermuntern
- Explorierendes und experimentierendes Verhalten ermöglichen und unterstützen

**Entwicklungsorientiertheit**
- Anpassung der inhaltlichen Struktur an das jeweilige Entwicklungsniveau
- Individuelle Lernfortschritte ermöglichen
- Bewegungssituationen gestalten, die unterschiedliche Erlebnisgehalte haben, vielseitige Erfolgserlebnisse bieten und unterschiedliche Einstiegsmöglichkeiten besitzen

**Offenheit**
- Abkehr von festgelegten und unverrückbaren Vorgehensweisen
- Weitgehend offene Spiel- und Bewegungssituationen
- Möglichst freie Wahl der Kinder zwischen Gruppenaktivität und individueller Tätigkeit
- Flexible Rolle der Gruppenleiter

### Diagnostik

Methoden der psychomotorischen Diagnostik sind die Motoskopie (Bewegungsbeobachtung) und motometrische Verfahren (motorische Tests) wie der MOT 4–6 nach Zimmer/Volkamer und der Körperkoordinationstest für Kinder (KTK) nach Kiphard/Schilling.

### Gestaltung psychomotorischer Förderstunden

Die Förderung findet i. d. R. in Gruppen (4 bis 6 Kinder) oder in Kleinstgruppen (2 bis 4 Kinder) 1- bis 2-mal wöchentlich statt. Die Zusammensetzung der Gruppen erfolgt unter alters- und entwicklungsspezifischen sowie gruppendynamischen Aspekten.

Der offene Handlungsrahmen der psychomotorischen Arbeitsweise ermöglicht die Einbeziehung vielfältiger Elemente aus der Körper- und Bewegungsarbeit wie Spiele zur Wahrnehmungsförderung, Bewegungsspiele, darstellende Spiele, kons-

truierende Spiele, Regelspiele, Experimentieren mit Materialien im freien Spiel, Einbezug von Tanz, Musik, Rhythmus, Entspannungssituationen, graphomotorische Übungen, Naturerlebnisse usw.
Der Gruppenleiter ist im Wesentlichen ein Begleiter des Kinds. Er kann aber auch als Helfer, als Mit-Spieler oder als sorgsamer Beobachter fungieren – immer auf Basis einer vertrauensvollen Beziehung zwischen dem Kind und ihm.

**Behandlungsbeispiel**

**Möglicher Stundenaufbau**

- *Begrüßungsritual*
- *Einstiegsspiel:* gewährt freie Bewegungsmöglichkeiten, viel Freiraum, ermöglicht individuelle Auseinandersetzung mit Gerät oder Material
- *Hauptteil:* Das Miteinander-Spielen, in gemeinsamer Auseinandersetzung mit Materialien und/oder Geräten steht im Vordergrund.
- *Ausklang:* Erfahren von Ruhe und Entspannung
- *Abschlussritual*

**Durchführung**

- **Begrüßungsritual:** Frage nach Erlebnissen, Befindlichkeiten o. ä., Stundenthema benennen
- **Einstiegsspiele:**

1. *Wie kann man auf dem Rollbrett fahren?* Jedes Kind erhält ein Rollbrett und lernt Sicherheitsvorschriften kennen (nicht im Stehen fahren, lange Haare zusammenbinden, Anrempeln der Gruppenmitglieder nicht erlaubt usw.). Die Kinder werden aufgefordert zu erproben, wie man sich mit dem Rollbrett fortbewegen kann (BL, RL, Schneidersitz, Knien, Schieben, „Roller fahren" usw.).
2. *Welche ist die schnellste Fortbewegungsart, welche die langsamste, welche die anstrengendste?* Jedes Kind kann gemäß seinen eigenen Möglichkeiten agieren und bekommt die Gelegenheit in der Gruppe Art und Weise der Fortbewegung vorzustellen, die ihm am besten gefällt. In der Gruppe werden dann die verschiedenen Vorschläge erprobt.
3. *Fahren und Bremsen:* Auf vorher vereinbarte Signale des Gruppenleiters reagieren die Gruppenmitglieder z. B. durch Anhalten, Positionsänderung, Richtungsänderung.
4. *Parcours:* Aus einem Kastenoberteil oder einer Langbank und Rollbrettern baut die Gruppe ein Fahrgerät und fährt damit gemeinsam einen vom bzw. mit dem Gruppenleiter aufgebauten Parcours ab (z. B. Slalom fahren, durch eine Unterführung, an einem Tau entlang hangelnd).

- **Freie Spielphase:** Die Kinder können sich verschiedene Fahrzeuge, Straßen oder Plätze bauen; in verschiedene Rollen schlüpfen (z. B. Automechaniker, Polizist). Verschiedenste Situationen können sich entwickeln (z. B. Unfall, Rettung durch Rettungswagen, Autos in Reparaturwerkstatt bringen, Autorennen, Überfahren von roten Ampeln). Dabei werden z. B. aufeinander Rücksicht nehmen, sich abstimmen, gegenseitige Unterstützung geben usw. spielerisch erfahren.
- **Zur Ruhe kommen/Entspannung:** In einer „Autowaschanlage" werden die „Autos" eingeseift, geschrubbt, poliert, getrocknet.
- **Abschlussritual:** gemeinsame Reflexion der Stunde: Was hat mir gut gefallen, was nicht; was wünsche ich mir für das nächste Mal?

### Literatur

Balgo R. Bewegung und Wahrnehmung als System. Systemisch-konstruktivistische Positionen in der Psychomotorik. Schorndorf: Hofmann, 1998.

Eggert D, Wegner-Blesin N. DITKA: Dortmund: verlag modernes lernen, 2000.

Eggert D. Theorie und Praxis der psychomotorischen Förderung. 2. A. Textband. Dortmund: borgmann, 1995.

Eggert D. Von den Stärken ausgehen. Individuelle Entwicklungspläne in der Lernförderungsdiagnostik – ein Plädoyer für andere Denkgewohnheiten und eine veränderte Praxis. 3. A. Dortmund: borgmann, 1998.

Fischer K. Einführung in die Psychomotorik. 3. A. München: Ernst Reinhardt, 2009.

Hachmeister B. Psychomotorik bei Kindern mit Körperbehinderungen. 2. A. München: Ernst Reinhardt, 2006.

Kesper G., Hottinger C: Mototherapie bei Sensorischen Integrationsstörungen. 7. A. München: Ernst Reinhard, 2007.

Kiphard EJ. Motopädagogik. Dortmund: verlag modernes lernen, 1992.

Kiphard EJ. Mototherapie – Teil 1. Dortmund: verlag modernes lernen, 1995.

Kiphard EJ. Mototherapie – Teil 2. Dortmund: verlag modernes lernen, 1995.

Kiphard EJ. Psychomotorik in Praxis und Theorie. Ausgewählte Themen der Motopädgogik und Mototherapie. Gütersloh: Flöttmann, 1994.

Motorik. Zeitschrift für Motopädagogik und Mototherapie. Schorndorf: Hofmann.

Praxis der Psychomotorik, Zeitschrift für Bewegungs- und Entwicklungsförderung, Dortmund: verlag modernes lernen.

Seewald J. Der verstehende Ansatz in Psychomotorik und Motologie. München: Ernst Reinhardt, 2007.

Zimmer R. Handbuch der Bewegungserziehung. 4. A. Freiburg: Herder, 2006.

Zimmer R. Handbuch der Psychomotorik. Theorie und Praxis der psychomotorischen Förderung. Freiburg: Herder, 2006.

Zimmer R. Handbuch der Sinneswahrnehmung. Freiburg: Herder, 2006.


## 2.34 Reflektorische Atemtherapie

*Gabriele Härtig*

Die Reflektorische Atemtherapie ist ursprünglich Teil der Atemheilkunst. Dieses umfassende, naturheilkundlich und ganzheitlich orientierte Therapiekonzept wurde in den 1920er-Jahren von Dr. med. Ludwig Schmitt in München erarbeitet und angewendet. Die Physiotherapeutin Liselotte Brüne erlernte diese Therapie, entwickelte sie nach dem Tod von Dr. Schmitt kontinuierlich weiter und etablierte sie als Reflektorische Atemtherapie in der Physiotherapie.

Die Reflektorische Atemtherapie verbessert den Muskeltonus, die Gelenkbeweglichkeit sowie die Dehnfähigkeit und Mobilität aller Weichteilstrukturen im gesamten Körper. Sie fördert die Wahrnehmung und unterstützt den Weg zu einer ausgeglichenen Psyche. All diese Faktoren sind Voraussetzung für den optimalen Atembewegungsablauf.

### Ziele

Hauptziel ist, die dreidimensionale Aktivität des Diaphragmas zu fördern und einen physiologischen Atembewegungsablauf herzustellen. Ein optimal arbeitendes Diaphragma wirkt darüber hinaus positiv auf alle Organsysteme des Körpers. Ein weiteres Ziel besteht im Wiederherstellen normaler Tonusverhältnisse der Atem- und Atemhilfsmuskulatur.

### Indikationen

Grundsätzlich in allen Bereichen einsetzbar, v. a. bei:

- Störungen der Atemmechanik (obstruktive und restriktive Ventilationsstörungen),
- Störungen des Bewegungsapparats,

- Dysregulationen des vegetativen Nervensystems,
- psychischen Störungen.

### Kontraindikationen

Infektionskrankheiten, Fieber, Myositis, Tuberkulose, Hautkrankheiten.

## Grundlagen

Atmung, Haltung und Bewegung bedingen einander. So versorgen z. B. tiefe Atemzüge nicht nur die Körperzellen mit Sauerstoff, sondern richten auch den Rumpf auf. Die Reflektorische Atemtherapie nutzt das Wechselspiel zwischen Atmung und anderen Organsystemen. Durch gezielte Reizsetzung an Körperstrukturen wird die Atembewegung beeinflusst. Vor allem Schmerzreize unterschiedlicher Intensität wirken reflektorisch auf das Atemzentrum. Jedoch ist die Reflektorische Atemtherapie nicht nur eine Therapie der Atmung, sondern wirkt über die Atmung auch auf den Bewegungsapparat, die inneren Organe und die Psyche.

## Durchführung

Nach der Befunderhebung wird der Pat. so gelagert, dass er sein Gewicht sicher abgeben kann und sich gut aufgehoben fühlt. Es kann in allen ASTEn gearbeitet werden.

Die Reflektorische Atemtherapie setzt sich aus drei „Therapiesäulen" zusammen:

- Heiße Kompressen
- Manuelle Techniken
- Therapeutische Körperstellungen (Übungen)

### Heiße Kompressen

Zu Beginn der Behandlung werden heiße Kompressen angelegt, die die Atem- und Rumpfmuskulatur lockern und die Beweglichkeit des Zwerchfells erhöhen. Die dabei einsetzende Entspannung ist gleichzeitig Vorbereitung für manuelle Techniken.

### Manuelle Techniken

Zu den manuellen Techniken gehören dehnende Streichungen, Druckverschiebungen, Klopfungen, Zirkelungen, Abziehgriffe und Vibrationen. Dabei werden gelenkige Verbindungen mobilisiert, die Muskulatur quer und längs gedehnt sowie Bindegewebe, Haut und Faszien gelöst.

Eine Basistechnik für den freien Atembewegungsablauf ist die Druckverschiebung auf die Wirbelsäule zu. Diese ist möglich, wenn der Patient die Ausgangsstellungen BL, SL oder Sitz einnehmen kann.

Bei den manuellen Techniken der Reflektorischen Atemtherapie orientiert sich der Therapeut an anatomischen Strukturen. Hauptindikatoren für die Vorgehensweise bei der Behandlung sind die Zwerchfellreaktion und der Atembewegungsablauf. Die Atemverschieblichkeit des Zwerchfells ist bei Pat. mit verspannter Muskulatur des Oberkörpers häufig eingeschränkt. Dies ist an verminderten oder fehlenden kostoabdominalen Atembewegungen zu erkennen. Durch manuelle Techniken wird eine Entspannung der Bauch- und Rückenmuskulatur angestrebt, sodass sich Thorax und Bauchwand nach ventral, lateral und lumbodorsal wieder optimal erweitern können, während das Zwerchfell sich inspiratorisch nach kaudal kontrahiert. Diesen Atembewegungsablauf bezeichnet man als kostoabdominalen Atemmechanismus, der bei Auslösung eines tiefen Atemzugs in den kostosternalen Atemmechanismus der oberen Rippen übergeht. Dieser Übergang von der einen zur anderen Form ist an der Hebung des Trigonum sternale zu erkennen. Bei einem tiefen Atemzug mit den oben beschriebenen Bewegungen erfolgt eine dreidimensionale Ausweitung des Thorax, die man als dreidimensionale Atembewegung bezeichnet.

**Die Art des Anfassens**

Der Th. setzt die Reize mit den Fingerkuppen und/oder den Knöcheln. Er kann aktivierend, detonisierend und/oder vestibulär stimulierend einwirken. Durch seine Reizsetzung, das bewusste Spüren der Wirkung und das Einsetzen von Pausen ist der Th. in einem ständigen nonverbalen Dialog mit dem Patienten.



Die Intensität der Reize ergibt sich aus den Reaktionen. Reaktionen können sein: verstärkte Zwerchfellaktivität während der manuellen Techniken oder in der Regulierungspause, Luft anhalten, Schmerzäußerungen, Stöhnen, komplexe Atembewegungen, vegetative Reaktionen u. Ä. Der Th. gestaltet die Behandlung auf Basis der Reaktion jeweils situativ.

**Therapeutische Körperstellungen**

Die dritte Säule der Reflektorischen Atemtherapie basiert auf der therapeutischen Körperstellung. Sie fördert den Atembewegungsablauf, dehnt, kräftigt, fördert die Ausdauer und das Gleichgewicht. Die Übungen werden von Th. und Pat. gemeinsam erarbeitet. Der Pat. führt sie dann eigenverantwortlich außerhalb der Behandlung durch. In der Ruhephase direkt nach der therapeutischen Körperstellung nehmen die Pat. die reflektorische Nachatmung wahr und erfahren die Wirkungen der Reflektorischen Atemtherapie.

**Literatur**

Brüne L, Bickel B. Reflektorische Atemtherapie. München: Pflaum-Verlag, 2009.
Schmitt JL. Atemheilkunst. Salzburg, Humata Verlag, 2009.

**Internetadressen**

www.reflektorische-atemtherapie.de

## 2.35 Reflexzonentherapie am Fuß (RZF)

*Hanne Marquardt*

Die Reflexzonentherapie am Fuß (RZF) zählt zu den Umstimmungs- und Ordnungstherapien und arbeitet mit der im Menschen vorhandenen Regenerationskraft. Sie bedient sich im „Mikrosystem Fuß" einer speziellen Grifftechnik, mit der die Gewebedurchblutung in den belasteten Reflexzonen normalisiert und geordnet wird.

RZF kann eingesetzt werden als:

- Monotherapie
- Kombinationsbehandlung mit anderen (z. B. naturheilkundlichen) Verfahren
- Hilfs- bzw. Differenzialdiagnostikum

**Ziele**

- Stabilisierung des vegetativen und emotionalen Gleichgewichts
- Verbesserung aller Organfunktionen
- Harmonisierung der Fließsysteme Harn, Blut, Lymphe

**Indikationen**

- Adjuvante Therapie bei statisch/muskulären Fehlhaltungen, z. B. Schulter-Arm-Syndrom, Ischialgien, Myogelosen, Blockaden der Iliosakral- und Wirbelgelenke, Zervikal- und Lumbalsyndrom
- Fkt. Organbeschwerden, z. B. Hepatopathien, Obstipation, Sinusitis, Harn- und Atemwegsinsuffizienzen, Menstruationsbeschwerden, Allergien

### Kontraindikationen

- Allg. Erkrankungen: akute Entzündungen im Venen- und Lymphsystem, infektiöse und hochfieberhafte Erkrankungen, operativ zu versorgende Krankheiten, Psychosen (auch im Intervall), Risikoschwangerschaft
- Erkrankungen des Fußes: akute rheumatische Erkrankungen, die die Fußgelenke schmerzhaft belasten, CRPS I (Morbus Sudeck), generalisierter Mykosebefall, Gangrän

## Grundlagen

### Hilfe zum Auffinden der einzelnen Zonen

▶ Abb. 2.42, ▶ Abb. 2.43, ▶ Abb. 2.44

**Körperzonenraster (nach Fitzgerald):** Wenn ein Organ, Gewebe oder Gelenk von einer der zehn Längskörperzonen (▶ Abb. 2.42) durchzogen wird, findet sich am Fuß der entsprechende Bereich als Reflexzone in der gleichen Längskörperzone.

**Beispiel:** Die Wirbelsäule ist wie ihre Reflexzone an den Füßen (Längsgewölbe) der Längskörperzone 1 zugeordnet, das Schultergelenk befindet sich auch am Fuß in der Längskörperzone 4/5 (Kleinzehengrundgelenk).

Drei Querzonen bilden eine Rasterung in der Horizontalen: Kopf und Hals finden die Zuordnung in den Zehen, Thorax und Oberbauch im Mittelfußraum und Bauchraum und Becken im Fußwurzelanteil bis an die Malleolen.

### Befunderhebung

Bei der Erstbehandlung wird ein Inspektions- und Palpationsbefund erstellt, der eine Übersicht über den augenblicklichen Zustand des Pat. gewährt. Belastete Zonen lassen sich am Fuß sowohl durch Schmerzhaftigkeit als auch durch vegetative Überreaktionen während der Behandlung erkennen.

**Inspektion**

Sie wird vor der Palpation durchgeführt. Es werden folgende Bereiche auf Fehlformen und Störungen überprüft:

- Statik des Fußes (Deformationen)
- Fußgewebe (Ödeme, Schwellungen)
- Beschaffenheit von Haut und Nägeln (Rhagaden, Mykosen, Verhornung)
- Temperatur der Füße als Übergang zur Palpation

**Palpation**

Mit sensibel tastenden Daumen oder Fingern werden beide Füße in sieben aufeinander folgenden Funktionsgruppen palpiert:

- Zonen des Kopfs und des Halses
- Wirbelsäule, Schultergürtel, Gelenke
- Harnableitende Wege
- Endokrinium
- Herz und Atmung
- Verdauungstrakt
- Lymphsystem

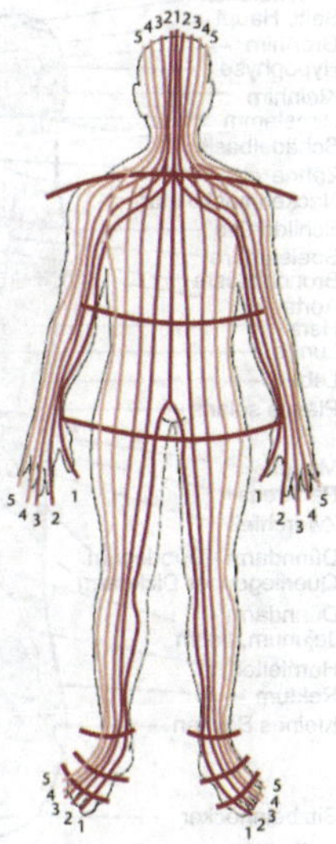


Abb. 2.42 Rasterbild: Zehn Zonen nach Fitzgerald [A300]

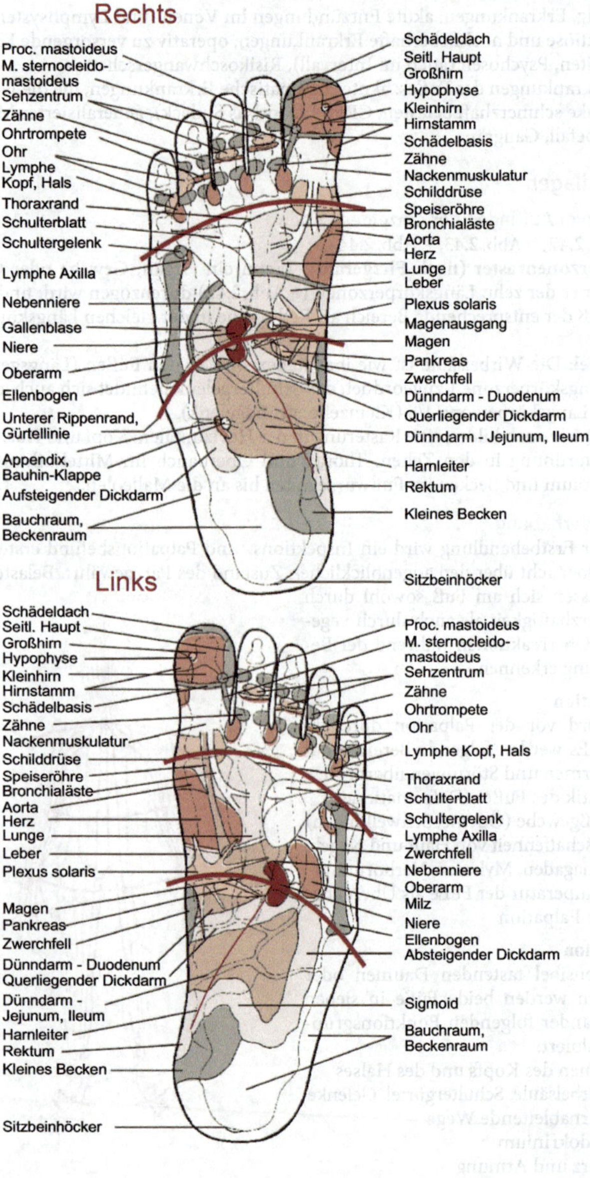


Abb. 2.43 Reflexzonen der Fußsohle rechts (oben) und links (unten) [L157]

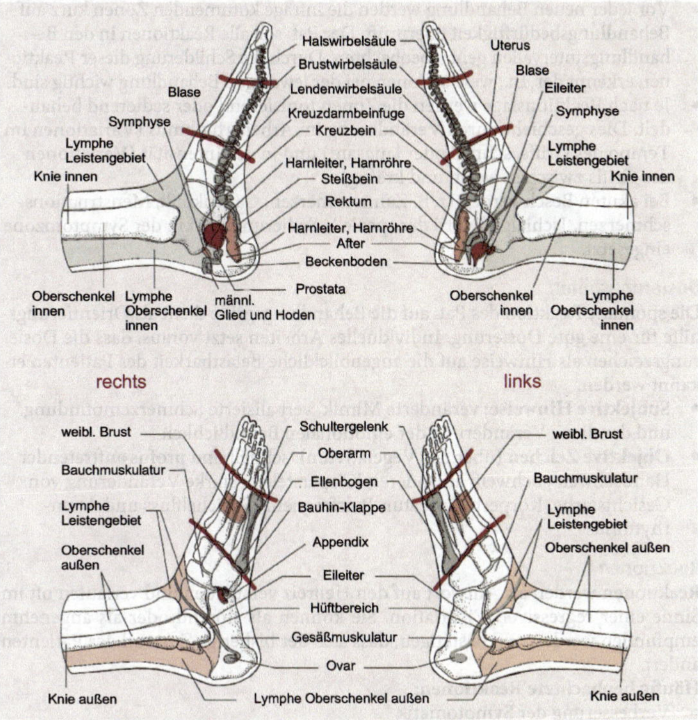


Abb. 2.44 Fußreflexzonen von medial und lateral, beide Füße [A300]

Bei jeder Behandlung wird zwischen Symptomzonen und Hintergrundzonen unterschieden:

- **Symptomzonen:** Zonen, an deren entsprechenden Organen bzw. Gelenken Beschwerden bestehen. Beispiel: Ein Pat. mit Otitis media hat die Symptomzone in der 4. Zehe, die dem Mittelohr zugeordnet ist.
- **Hintergrundzonen:** Zonen, die sich während des ersten systematischen Palpierens zusätzlich als behandlungsbedürftig erweisen. Sie kennzeichnen das belastete Terrain bzw. das gestörte Milieu, durch das die Symptomatik überhaupt erst entstehen kann. Beispiel: Bei Pat. mit Lumbalsyndrom können HWS, Nieren, Darm, Solarplexus, ISG und Narben Hintergrundzonen sein.

Am Ende der ersten Behandlung wird der erhobene Befund auf einer Befundkarte notiert. Sie bildet die Grundlage der folgenden Behandlungen.

! Verschiedenfarbige Eintragungen erleichtern die Dokumentation (z. B. schwarz für Sichtbefund, rot für Symptomzone, grün für Hintergrundzonen).

## Durchführung

- Behandlungsdauer: 2- bis 3-mal wöchentlich für etwa 20–25 Min. Später kann der zeitliche Abstand auf 1-mal wöchentlich bis 1-mal in 3–4 Wochen verlängert werden. Eine Serie besteht i. d. R. aus 6–12 Sitzungen.

- Vor jeder neuen Behandlung werden die infrage kommenden Zonen kurz auf Behandlungsbedürftigkeit überprüft. Der Pat. soll alle Reaktionen in den Behandlungsintervallen genau beobachten. Durch die Schilderung dieser Reaktionen erkennt der Th., welche Zonen bei der jeweiligen Behandlung wichtig sind.
- Je nach Reaktionslage werden die Zonen tonisierend oder sedierend behandelt. Dies geschieht durch Veränderung im Arbeitsrhythmus (Variationen im Tempo des Griffs, schnell oder langsam) und in der Intensität (Variationen des Griffs zwischen weich und kräftig).
- Bei akuten Beschwerden (z. B. Zahnschmerzen, Gallenkolik, Menstruationsschmerzen, Ischialgie) wird der spezielle Sedierungsgriff in der Symptomzone eingesetzt.

### Dosierungshilfen

Die spontane Reaktion des Pat. auf die Behandlungsgriffe dient als Orientierungshilfe für eine gute Dosierung. Individuelles Arbeiten setzt voraus, dass die Dosierungszeichen als Hinweise auf die augenblickliche Belastbarkeit des Patienten erkannt werden.

- **Subjektive Hinweise:** veränderte Mimik, verbalisierte Schmerzempfindung und deutliche Veränderung der emotionalen Befindlichkeit
- **Objektive Zeichen** (über das Vegetativum): schnell und profus auftretender Handschweiß, Schweiß an anderen Körperstellen; starke Veränderung von Gesichtsfarbe, Körpertemperatur, Pulsfrequenz, Speichelfluss und Atemrhythmus

### Reaktionen

Reaktionen werden als Antwort auf den Heilreiz verstanden und verlaufen oft im Sinne einer regressiven Vikariation. Sie können als störend oder als angenehm empfunden werden und bestätigen, dass sich der bisherige Zustand des Patienten ändert.

**Häufig beobachtete Reaktionen:**

- Verbesserung der Symptomatik
- Veränderung der Ausscheidungen über Darm, Niere, Haut und Schleimhäute in Qualität (Konsistenz, Farbe, Geruch) und Quantität
- Verbesserte Mobilität der großen und kleinen Gelenke
- Veränderte Schlafqualität, -quantität, vermehrte Träume
- Stabilisierung der psychischen Verfassung

### Spezielle Aspekte

- Der Pat. erlebt durch den achtsamen Umgang mit seinen schmerzhaften Zonen, dass diese ein wichtiges Warnsignal darstellen und die Chance zur Veränderung bieten. So kann er sich vom üblichen „Feindbild Schmerz" eher lösen und dessen konstruktive Funktionen erkennen und akzeptieren.
- Er erfährt zugleich, dass die empathische Zuwendung zu einem oft vernachlässigten Körperteil ihm im Wortsinn wieder „Boden unter den Füßen" geben kann.

### Literatur

Marquardt H. Praktisches Lehrbuch für Reflexzonentherapie am Fuß, 7. A. Stuttgart: Haug, 2012.

### Internetadressen

www.verlaghannemarquardt.de
www.fussreflex.de

## 2.36 Schlingentisch (ST)

*Corinna Völker*

Der Schlingentisch ist eine Gerätekonstruktion, die es ermöglicht, den ganzen Körper oder einzelne Körperabschnitte mit spez. Seilzügen und Schlingen so aufzuhängen, dass diese unter Abnahme der Eigenschwere bewegt werden können.

**Ziele**

- Schmerzfreie Lagerung
- Entspannung in stabiler Mehrpunktaufhängung
- Tonusregulation, Muskeldehnung
- Mobilisation von Gelenken, z. B. Schulter oder Hüfte
- Erleichterte Traktionsbehandlung
- Aktive Stabilisation von Gelenken
- Koordinationstraining in axialer Aufhängung
- Krafttraining mit Gewichten, Federn oder Expandern

**Indikationen**

- Degenerative Gelenkerkrankungen (z. B. Arthrosen, Impingement-Syndrom, Schulter-Arm-Syndrom)
- Wirbelsäulensyndrome (z. B. Lumbalgien, Ischialgien, Bandscheibenvorfälle)
- Verletzungen des Bewegungsapparats, operativ versorgt
- Schädigungen des Nervensystems (z. B. periphere Paresen, Plexusparesen, Apoplex, Querschnittsyndrom)

**Kontraindikationen**

- Großflächige Hautverletzungen, Verbrennungen oder Ekzeme (lokal)
- Epilepsie
- Ausgeprägter Schwindel bei Kopfaufhängung

### Grundlagen

#### Gerätetypen

**Standmodell**

- Metallrahmengestell mit zahlreichen Ösen, ggf. auch an Querstangen zur seitl. Fixierung
- Deckenteil entweder als Gitter oder mit Querstangen und Ösen

**Deckenmodell**

Reines Gittermodell, das an der Decke befestigt wird (keine seitl. Fixierung möglich).

**Modell nach Krell**

- Metallrahmen mit mehreren Möglichkeiten, Querstangen zu fixieren
- Querstangen am Deckenteil durch Kugellager zu verschieben; axiale Mehrpunktaufhängung mit Dekompressionsstab möglich

#### Seilzüge

- Einfacher Seilzug mit 2 Karabinern und Hölzchen (um die Länge des Seils einzustellen)
- Seilzug mit Umlenkrolle, 2 Karabinern und Hölzchen (Flaschenzugprinzip, erleichtert das Hochziehen der Körperteile)
- Seilzug mit doppelter Umlenkrolle, 2 Karabinern und Hölzchen (um mit wenig Kraftaufwand Körperteile anzuheben)

2

### Schlingen

- Hand- bzw. Fußschlinge, Arm- bzw. Beinschlinge
- Beckenschlinge (vier Ösen seitlich, um die physiologische Lordose der LWS einzustellen, eine Öse an der langen Seite der Schlinge, um Traktion der LWS zu ermöglichen)
- Brustkorbleibchen (für die Oberkörperaufhängung)
- Kopfschlinge mit Metallbügel
- Federn, Expander und Gewichte

### Aufhängeformen

Man unterscheidet:

- Teilaufhängung: z. B. ein Arm, ein Bein oder Kopf und Arme
- Ganzkörperaufhängung

### Aufhängetypen

Der Aufhängepunkt (AP) ist für die Therapie im Schlingentisch entscheidend. Je nach Lage des APs können Bewegungen erleichtert (Ziel: Mobilisation) oder erschwert (Ziel: Kräftigung) werden.

**Einpunktaufhängung**

Typisches Anwendungsbeispiel ist die **axiale Einpunktaufhängung.** Dabei befinden sich die APe aller Schlingen senkrecht über dem zu bewegenden Gelenk, wodurch eine hubfreie Bewegung unter Abnahme der Schwerkraft ermöglicht wird. Hierbei wird eine Kompression auf das jeweilige Gelenk ausgeübt.

**Einpunktaufhängung mit AP-Verschiebung**

Durch eine Verschiebung des APs ist es möglich, Bewegungen zu erleichtern bzw. zu erschweren.

- **AP-Verschiebung nach medial bzw. lateral:** erleichtert die Bewegung zum verschobenen AP und erschwert die Bewegung in die Nullstellung.
  - **Bsp. Schulterabdukion in RL:** Bei der AP-Verschiebung nach medial ist die Bewegung in die Abduktion erschwert, der Rückweg in die Nullstellung erleichtert. Bei der AP-Verschiebung nach lateral verhält es sich umgekehrt.
- **AP-Verschiebung nach distal:** erschwert die Bewegung in beide Bewegungsrichtungen und erleichtert den Rückweg in die Nullstellung.
  - **Bsp. Hüftabduktion und -adduktion in RL:** Die Bewegung sowohl in die Abduktion als auch in die Adduktion ist erschwert.
- **AP-Verschiebung nach proximal:** erleichtert die Bewegung aus der Nullstellung heraus und erschwert den Rückweg.
  - **Bsp. Hüftabduktion und -adduktion in RL:** Das Bein fällt in die Abduktion bzw. Adduktion und muss mit Kraftaufwand zurück in die Nullstellung geholt werden.

**Mehrpunktaufhängung**

Hierbei werden die Seilzüge direkt über der Schlinge am Schlingentisch fixiert. Es wird weder Zug noch Druck auf die Extremitäten bzw. den Rumpf ausgeübt. Sehr stabile Aufhängung, die hauptsächlich zur Entspannung geeignet ist.

**Axiale Mehrpunktaufhängung**

Die Aufhängung mit dem Dekompressionsstab (Krell-Modell) ermöglicht, dass die Bewegung axial über dem Gelenk stattfindet, jedoch direkt über den Schlingen aufgehängt werden kann. So entfällt der Druck auf das Gelenk.

Der Stab schwingt frei um den axialen AP und erzielt dadurch eine Bewegung *ohne* Eigenschwere.
V. a. nach Frakturen oder bei Wirbelsäulensyndromen können so Scherkräfte vermieden werden.

**Behandlungsbeispiele**

**Mobilisation der Schulter** (▶ Abb. 2.45)

**Bewegungsmöglichkeiten:**
- Abduktion in RL
- Flexion in SL
- Rotation im Sitz

**Material:** 1 Handschlinge, 1 Armschlinge, 2 Seilzüge
**AP:** Einpunktaufhängung direkt über dem Gelenk
**Techniken:**
- Pendeln
- Arbeiten am Bewegungsende
- PIR
- Reziproke Hemmung (je nach Krankheitsbild)
- Agistisch exzentrische Kontraktion (▶ 1.3.5)

! Auf Ausweichbewegungen der Scapula achten; ggf. fixieren oder aktiv in post. Depr. anspannen lassen.

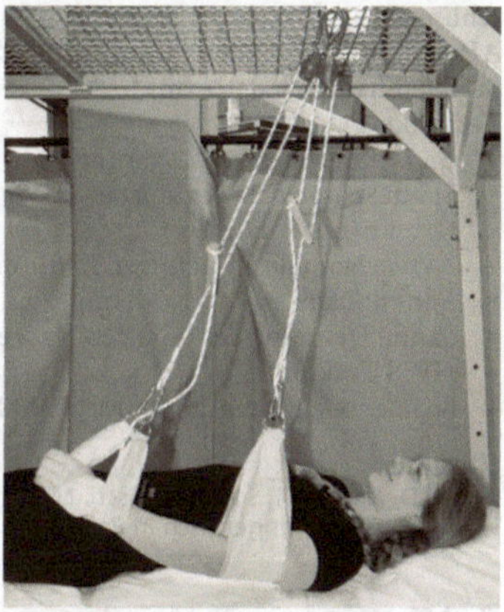
Abb. 2.45 Mobilisation der Schulter [P270]

**Schmerzbehandlung der LWS** (▶ Abb. 2.46)

**Ziel:** Tonusregulation
**ASTE:** RL, Hüft- und Kniegelenke in 90° Flexion; physiologische Lordose einstellen
**Material:** Beckenschlinge mit 5 Ösen, 2 Beinschlingen, 2 Fußschlingen, 8 Seilzüge (ggf. 2 Seilzüge im oberen Beckenbereich durch Federn ersetzen)
**AP:** Einpunktaufhängung im Bereich der Symphyse
**Techniken:**
- Kleinste passive Pendelbewegungen in die LWS-Lateralflexion
- Aktive Bewegungen in die LWS-Lateralflexion
- Kleinste passive Bewegungen in Achtertour (nur mit Federn möglich)
- Traktion mithilfe eines Seils, das in der Traktionsöse des Beckengurts eingehängt wird (kann den Zug erleichtern)

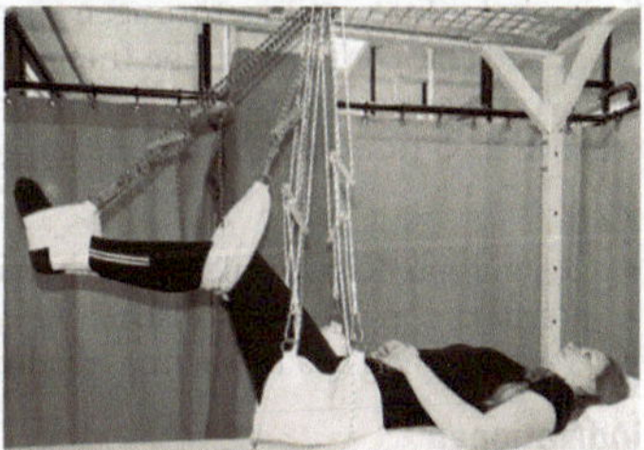
Abb. 2.46 Schmerzbehandlung der LWS [P270]

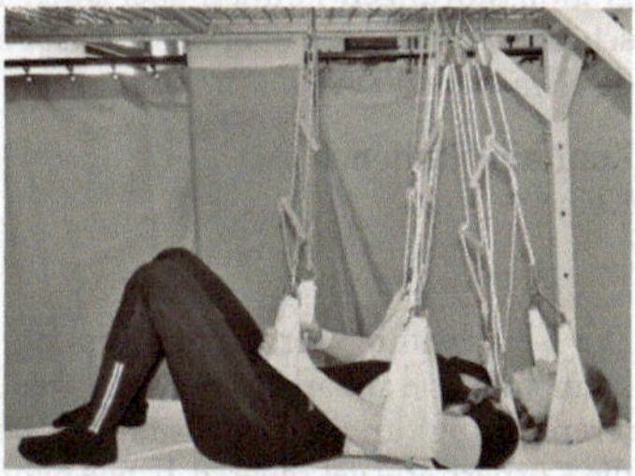
Abb. 2.47 Schmerzbehandlung im HWS-Schultergürtelbereich [P270]

2

**Schmerzbehandlung im HWS-Schultergürtelbereich** (▶ Abb. 2.47)

**Ziel:** Tonusregulation
**ASTE:** RL – Auflagefläche Schultergürtel, Kopfteil ggf. abklappbar
**Material:** 1 Kopfschlinge mit Metallbügel, 1 Seilzug, 2 Armschlingen, 2 Handschlingen, 4 Seilzüge
**AP:** Einpunktaufhängung auf Höhe des Kehlkopfs (Kopfaufhängung), Mehrpunktaufhängung der Arme
**Techniken:**

- Entspannung durch Lagerung
- Sanfte, passive Bewegung der HWS in die Lateralflexion, Rotation und Achtertour (nur mit Feder)
- Aktive Skapulabewegungen in die ant. Elev. und post. Depr.
- Funktionsmassage des M. trapezius
- Sanfte Dehnung der dorsalen Nackenmuskulatur
- HWS Traktion
- Segmentale Mobilisation der HWS Flex./Ext., Lateralflex., Rotation

### Literatur

Katzki D, Müller M. Schlingentisch. München: Elsevier/Urban & Fischer, 1999.
Wenk W. Der Schlingentisch in Praxis und Unterricht. 4. A. München: Pflaum, 2006.

## 2.37 Sensorische Integration (SI)

*Claudia Kiesewetter*

Sensorische Integrationsstörungen sind Störungen in der Verarbeitung von Sinnesqualitäten. Die Sensorische Integrationstherapie wurde maßgeblich von Anna Jean Ayres entwickelt. Motorische Störungen werden zu fehlerhaft verarbeiteten sensorischen Informationen in Bezug gesetzt.

### Ziele

- Regulation der zentralen Verarbeitungsmechanismen
- Verbesserung der sensorischen Integration
- Verbesserung des Bewegungsausdrucks und Bewegungsablaufs

### Indikationen

Alle Bereiche, in denen Motorik, Spannungsregulation, Körperwahrnehmung usw. optimiert werden sollen. Ursprünglich wurde die SI nur bei Kindern genutzt; primärer Einsatzbereich ist immer noch die Kinderbehandlung. Sensorische Integrationsstörungen können aber auch Erwachsene betreffen, z. B. bei neurologischen Erkrankungen oder bei älteren Patienten. Hier ist der Einsatz dieser Methode ebenso möglich.

### Kontraindikationen

Keine.

### Grundlagen

Die Verarbeitung der Wahrnehmung ist eine komplexe Leistung des ZNS. Erkennbar ist sie anhand des qualitativen Bewegungsausdrucks (z. B. Bewegungsdifferenzierung) und des quantitativen Bewegungsausdrucks, z. B.: Wie häufig wird die Körpermitte gekreuzt, d. h. wie häufig arbeitet der Pat. mit der li. Hand auf der re. Körperseite (= Rotation)? Diese komplexe ZNS-Leistung wird beurteilt. Für die Analyse werden Bewegungsausdruck und Verhalten des Pat. beobachtet.

Die Beurteilung orientiert sich u. a. an den **Sensomotorischen Regelkreisen (SMRK)**. Da sowohl die reguläre Funktion als auch die kompensatorischen Möglichkeiten dieser Regelkreise bekannt sind, lässt ihre Beurteilung Rückschlüsse auf eine Verarbeitungsproblematik des ZNS zu.

## Sensomotorische Regelkreise (SMRK)

**1. SMRK**
Verarbeitung der **Tiefensensibilität:** Propriozeption bzw. Eigenwahrnehmung. Rezeptoren sind Muskel- und Sehnenspindeln. Es werden die Sinnesqualitäten Druck und Zug verarbeitet. Dies führt zur Fähigkeit, die Muskulatur kontraktionsfähig zu halten → Sicherung der AKH = Fallverhinderung = Funktion der Streckung. Über diesen Regelkreis werden die Eigenreflexe (primärer Streckreflex) verarbeitet.

**2. SMRK**
Verarbeitung der **Oberflächensensibilität:** taktile Verarbeitung. Rezeptoren sind die Haut- und Muskelrezeptoren. Es wird die Sinnesqualität Berührung verarbeitet (mit den Qualitäten: Druck, Vibration, thermische Empfindung, Schmerz). Der 2. SMRK überspielt den 1. SMRK im Sinne einer Regulation. Es erfolgt ein höherwertiger Aufbau mit dem Ergebnis der Bewegungskomponente Beugung (= Nichtstreckung). Diese Stufe ist die Basis, um feingliedrige, dosierte Bewegungen wie Rotation, Feinmotorik usw. zu erlernen. Der 2. SMRK ist in sich untergliedert (protopathisches u. epikritisches System). Es bestehen auch enge Verbindungen zur Tiefensensibilität (Wahrnehmungsqualität Druck), zum vegetativen System (Reaktionen wie Schweiß, Gänsehaut) und zum auditiven System (Töne = Vibrationen). Über diesen Regelkreis werden die Fremdreflexe (Wegwischbewegung, Fluchtbewegung = primäre Beugebewegung) verarbeitet.

**3. SMRK**
Verarbeitung der vestibulären Sinnesqualitäten: **Gleichgewichtsverarbeitung.** Rezeptoren liegen im Vestibulum (Sacculus und Utriculus). Es erfolgt eine Gleichgewichts- und Tonusregulation (Stell- und Haltereaktionen). Komplexere Aufgaben wie die Anpassung der Beuge- und Streckmuskulatur bei Veränderung der Körperlage im Raum, Reaktion auf Geräuschquellen (auch optische Reize), Koordinations-, Integrations- und Filterleistungen usw. werden bewältigt.

! Die SMRK 1 bis 3 sind Basisregelkreise. Auf ihren Leistungen bauen alle höheren (erlernten) Leistungen auf.

**4. SMRK**
Verarbeitung/Automatisieren von **Bewegungen** sowie Speichern von affektiven Bewegungen auch im Sinne von hemmenden Funktionen. Gespeicherte Bewegungen/Prozesse können abgerufen und für neu zu lernende Bewegungen als Basis genutzt werden. Die individuelle Gestik/Mimik ist u. a. in diesem System verankert.

**5. SMRK**
Erarbeitung/**Planung der Bewegung:** motorisches Lernen und Aneignen von feinmotorischen Fertigkeiten. Da dieses System auf die SMRK 1 bis 4 zurückgreift, dienen alle Rezeptoren des SMRK indirekt als Sinnesleiter. In der Erarbeitung neuer Bewegungsmöglichkeiten werden u. a. nützliche gespeicherte Bewegungsformen aus dem 4. SMRK teilweise oder komplett abgerufen und Neuerlerntes wieder im 4. SMRK abgespeichert.

## Beispiele für Störungen

- **Störung im 1. SMRK:** Mangelnde Streckung gegen die Schwerkraft ist bei einem hypotonen Kind zu beobachten. Folge kann eine kompensatorische „Überstreckung“ sein.

- **Störung im 2. SMRK:** Reize auf der Haut werden z. B. überdeutlich gespürt. Folge kann sein, dass ein Kind keinen Sand an den Händen haben möchte.
- **Störung im 3. SMRK:** Akustische Reize werden sensibel verarbeitet (Moro-Reaktion). Beim Stürzen (massiver vestibulärer Einfluss) können die Arme so nicht in Stützfunktion eingesetzt werden. Folge sind häufig auch Stürze auf den Kopf.
- **Störungen im 4. SMRK:** Bei nicht ausreichender Abspeicherleistung/Automatisierung können Bewegungsabläufe (z. B. Krabbeln auf unebenem Boden) nicht fließend durchgeführt werden. Das Kind bewegt sich langsam und „planend", auch nach wochenlanger Erfahrung mit einem bestimmten Bewegungsablauf.

2

## Durchführung

Befunderhebung durch standardisierte Tests und freie Beobachtungen. Hieraus eine Arbeitshypothese bilden. Entsprechend der Arbeitshypothese geeignete Materialien (z. B. Rollbrett, Sandsäcke) mit geeigneten Fortbewegungen (z. B. Robben, Krabbeln, Bärengang) auswählen und, wenn möglich, mit entwicklungsgerechtem Spielverhalten kombinieren. Während/nach erfolgreicher Anwendung der gesamten Maßnahmen soll eine Regulation mit Optimierung der Motorik bei Reduktion der sichtbaren Problematik beobachtbar sein. Dies bestätigt die Arbeitshypothese. Wenn keine Änderungen eintreten, ist die Arbeitshypothese zu verwerfen. Eine Wiederbefundung ermöglicht eine neue Arbeitshypothese und einen neuen Therapieansatz.

Die Therapie ist non-direkt, d. h. es gibt keinen direkten Einfluss des Th. auf den Pat. in Form von Anweisungen. Genutzt werden u. a. die Materialauswahl und der Materialaufbau (z. B. Rampe mit Rollbrett zum Transportieren von Sandsäcken). Die Situation wird so angelegt, dass die gewünschten Bewegungsmomente ausgelöst werden und der Pat. sich an die Aufgabe anpassen kann. Der Pat. setzt sich mit sich, seinen Möglichkeiten und der Umwelt auseinander. Um dies erreichen zu können, muss der Th. die Behandlung auf die Fähigkeiten und Möglichkeiten des Pat. einstellen. Nur wenn der Pat. in der Aktivität die Bedeutung seines Handelns erfährt, kommt es zu einer Verarbeitung und Regulation.

## Behandlungsbeispiele

Da häufig eine Verarbeitungsproblematik in mehreren SMRK zu beobachten ist, kann die hier genannte Auswahl an Maßnahmen auch in Kombination erfolgen.

- Sandsäcke tragen, am Seil ziehen, Ziehen und Schieben von Gegenständen → Sinnesqualität Druck und Zug → Regulation taktiler und vestibulärer Verarbeitungsproblematik.
- Bauen einer Höhle mit unterschiedlichen Materialien (einfach oder umfangreicher) → Fähigkeit Planung → motorische Aufarbeitung von Schwierigkeiten/Zusammenhänge erkennen bzw. planen.
- In Bauchlage auf dem Rollbrett rollen → lineare Beschleunigung → Verbesserung der Grundspannung.

> Sensorische Integrationsstörungen können psychosoziale Konsequenzen haben.

### Literatur

Ayres AJ. Bausteine der kindlichen Entwicklung. 5. A. Berlin: Springer, 2013.

# 2.38 Spiraldynamik

*Christian Heel*

Das Unternehmen Spiraldynamik wurde 1992 gegründet. Schon Jahre zuvor trafen sich die Physiotherapeutin Yolande Deswarte (Paris) und Dr. med. Christian Larsen (Basel) und entschlüsselten gemeinsam Schritt für Schritt die Geheimnisse „intelligenter Bewegung". Sie entdeckten die globalen Zusammenhänge menschlicher Bewegungskoordination. Kurz: Spiraldynamik liefert eine „Gebrauchsanweisung für den menschlichen Körper". Bewegungsintelligenz wird dadurch lernbar. Heute bietet die Spiraldynamik Akademie mit Sitz in Zürich Ausbildungen für Therapeuten und Bewegungspädagogen an. Die Spiraldynamik Med Center und Therapiepraxen zeigen, wie sich dieses Konzept konkret umsetzen lässt. Die Schwerpunkte liegen in der interdisziplinären Zusammenarbeit von Ärzten, Bewegungspädagogen, Physiotherapeuten und Sporttherapeuten. Die gemeinsame Sprache und die gemeinsamen Zielsetzungen werden zum Kern des Erfolges in der Arbeit am Patienten.

### Ziele

- Bewegungsqualität verbessern
- Verständnis der Globalfunktion von Bewegung vermitteln
- Anwendungspotenziale des Pat. erkennen und erarbeiten

### Indikationen

Die Spiraldynamik deckt das Spektrum von der Prävention, Akutbehandlung von Problemen des Bewegungssystems bis hin zur Sekundär- bzw. Tertiärprävention ab.

Nachhaltige Gesundheitsförderung fordert von den Patienten:

- Kognitive Fähigkeiten für Problemverständnis und Lösungsvorstellung
- Sensorische und motorische Fähigkeiten, um Bewegungen neu oder umzulernen
- Bereitschaft, das alltägliche Bewegungsverhalten zu ändern
- Motivation

### Kontraindikationen

Grundsätzlich gibt es keine konzeptspezifischen KI. Es gelten die allg. KI der aktiven Physiotherapie.

## Grundlagen

Die klassische Bewegungsanalyse definiert „koordinierte Bewegung" mithilfe von Durchschnittswerten. Durchschnittswerte zeigen den momentanen Entwicklungsstand der Menschen und decken die Bandbreite vom Spitzensportler bis hin zum Bandscheibenpatienten ab. Die Spiraldynamik definiert **koordinierte Bewegung** unter Berücksichtigung des Potenzials der Bewegungsentwicklung, ableitbar aus der Evolution der Bewegung und sichtbar im Bauplan menschlicher Bewegungsanatomie.

### Anatomie mit dreidimensionalem Konstruktionsprinzip

In der Form der Anatomie liegt die Definition des sinnvollen Gebrauchs versteckt. Das Fußskelett, den Oberschenkelknochen und das Hüftbein verbindet eine gemeinsame Form: Die Drehrichtungen von Vorfuß und Rückfuß, von Femurkondylen und Schenkelhals sowie von Scham- und Sitzbeinästen und der Beckenschaufel zeigen eine offensichtliche Analogie: Der Fuß bildet ein Längsgewölbe,

das Femur ist C-bogig nach hinten gekrümmt, das Hüftbein C-bogig nach innen gewölbt. Fuß, Oberschenkel und Hüftbein sind torquiert.
Diese **spiralförmige Verschraubung** findet sich auch bei Bändern und Muskeln wieder (▶ Abb. 2.48): Die Kreuzbänder umschlingen und straffen sich, wenn der Oberschenkel nach außen dreht und der Unterschenkel nach innen. Der M. sartorius mit seinem langen schrägen Verlauf koordiniert die Spielbeinphase: Bei gebeugter Hüfte und gebeugtem Kniegelenk dreht er den Oberschenkel nach außen und den Unterschenkel nach innen. Die Spirale als Konstruktionsprinzip findet sich auch in der Anordnung der Trabekel des Femurs.

2

### Die Funktion schafft die Form

Auch die Gelenkfacetten bilden eine Doppelspirale und das Muskelsystem ist primär schräg angelegt. Somit ist das größte Rumpfmuskelsystem für Rotation und Gegenrotation angelegt, die Hauptbewegungsdimension des Rumpfs beim Gehen und Laufen.

### Die Spirale – Grundbaustein menschlicher Bewegungsanatomie?

Fuß, Bein und Rumpf, aber auch die Arme zeigen perfekte Spiralstrukturen. Geometrisch betrachtet organisieren sich zwei Pole achsensymmetrisch. Dies bringt den Körper statisch und dynamisch ins Gleichgewicht zum Lot (Achse). Im Körper finden sich diese Pole an den Enden der einzelnen Körperabschnitte. Anatomisch trifft man auf sphärische Strukturen: Kopf, Becken, Femurkopf, Vorfußgewölbe, Tuber calcanei, Humeruskopf und das Kugelgewölbe der Hand.
Die folgenden Körperabschnitte organisieren sich spiralförmig: Fuß, Bein, Rumpf, Hand und Arm. Im Rumpf findet eine alternierende Links-Rechts-Verschraubung der Wirbelsäule beim Gehen statt. Die Spiralen der unteren Extremität zeigen jeweils nur eine Richtung. Die Umkehr der Drehrichtung würde hier zum Verlust der fundamentalen Koordination führen. Beim Arm findet sich je nach Funktion eine Spiralrichtung (Flexionsmuster: OA nach innen rotiert, UA supiniert; hingegen im Stütz bei Extension: OA nach außen, UA proniert). Die Geometrie der Knochen, Bänder und Muskeln lässt den Zusammenhang globaler Bewegungsfunktion deutlich werden und führt zur Antwort auf die Frage: Was ist anatomisch sinnvolle Bewegung?

### Die Helix – Universalbaustein der Natur?

Die DNA, der Träger der Erbinformation, hat die Form einer Doppelhelix. Genauso übrigens die Summe der Flächen der Facettengelenke, die Anordnung der Herzmuskelfasern, die Windungen der Trochlea im Innenohr etc. Ob in der Pflanzenwelt oder im Kosmos – die Natur nutzt dieses Bau- und Bewegungsprinzip häufig. Auch die Technik nutzt Spiralen. Die einzelnen Litzen eines Seils werden spiralförmig umeinandergeschlungen. Es werden Zugkräfte in Druckkräfte umgewandelt, indem sich die einzelnen Fasern unter Zug zunehmend aneinanderpressen. Auf diese Weise schafft es das Bindegewebe der Sehnen, das feinarchitektonisch aus spiralförmigen Eiweißketten besteht, zugfester zu sein als Stahl. Ähnlich funktionieren die spiralförmig angeordneten Knochentrabekel im Femur. Nur werden hier primär nicht Zug-, sondern Druckkräfte optimal verteilt. Die Helix weist eine Reihe überzeugender Vorteile auf und hat sich als universales Bewegungs- und Strukturelement bestens bewährt.

### Die Form zeigt die Funktion

Genau hier setzt die spiraldynamische Definition von Bewegungskoordination an: global und systematisch. Aus der Spirale als Konstruktionsprinzip lässt sich die räumliche Organisation des Körpers in der Bewegung exakt ableiten.

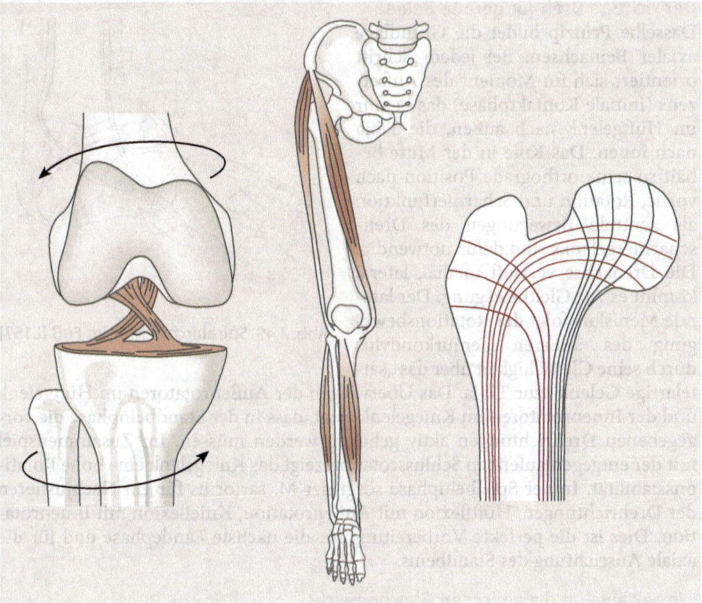

Abb. 2.48 Spiralstrukturen im Bein [L157]

Ein Beispiel: Die Antetorsion des Femurs ist gegeben und sinnvoll, auch wenn die Abweichungen vom Durchschnitt beträchtlich sind. Schaut das Knie gerade nach vorne, zeigt der Schenkelhals etwas nach anterior. Damit kann die Kraft beim Abstoß des Beins präzise nach vorn-oben ins Becken übertragen werden. Die Entwicklung der Antetorsion wird durch das Kräfteverhältnis der rotatorisch wirkenden Muskulatur nachvollziehbar. Im Hüftgelenk: plus Außenrotation, im Kniegelenk: plus Innenrotation. Umgesetzt in die Bewegung: Die Rotationsbewegungen im Bein koordinieren die Ausrichtung der Strukturen und übernehmen damit den posturalen Anteil der Bewegung. Sie bestimmen Qualität und Effizienz der Bewegung wesentlich. Dieser Ansatz lässt sich systematisch auf das gesamte Bewegungssystem übertragen.

### Gewölbekonstruktion mit lebenslanger Belastungsstabilität

Beispiel: Die Mittel- und Vorfußknochen sind horizontal ausgerichtet, das Fersenbein vertikal. Dazwischen: eine Torsion um 90°. Genau durch diese gegensinnige Orientierung von Vor- und Rückfuß entsteht das spiralig verschraubte Fußgewölbe. Dabei werden die Keilbeine und die angrenzenden Mittelfußknochen plantarseitig eng zusammengelagert. Die Fußwurzelknochen sind verkeilt, der Gewölbebogen ist durch seine Knochenarchitektur stabil (▶ Abb. 2.49). Muskulär dasselbe Bild: Der M. peroneus longus dreht den Vorfuß pronatorisch nach innen, während der M. tibialis posterior den Rückfuß im Sinne einer Supination nach außen dreht. Gleichzeitig aktiviert, koordinieren diese zwei Muskeln die Fußspirale. Dies ist lernbar, geknickte oder gespreizte Füße lassen sich reorganisieren. Die spiralförmige Anordnung der Fußstrukturen bestimmt den koordinierten Gebrauch!

### Der richtige Dreh für gerade Beine

Dasselbe Prinzip bildet die Grundlage axialer Beinachsen. Bei jedem Schritt orientiert sich im Moment des Aufsetzens (initiale Kontaktphase) das Femur im Hüftgelenk nach außen, die Tibia nach innen. Das Knie in der Mitte behält so seine orthograde Position nach vorne, Rotation und Scharnierfunktion als zentrale Bewegungen des Drehscharniergelenks sind dafür notwendig. Die Drehachse verläuft medial, lateral kommt es zur Gleitbewegung. Der laterale Meniskus folgt der Rotationsbewegung des äußeren Femurkondylus durch seine Gleitfähigkeit über das „sattelartige Gelenk“ zur Tibia. Das Überwiegen der Außenrotatoren im Hüftgelenk und der Innenrotatoren im Kniegelenk zeigt, dass in der Standbeinphase die vorgegebenen Drehrichtungen aktiv gehalten werden müssen. Im Zusammenspiel mit der entgegenlaufenden Schlussrotation zeigt das Kniegelenk eine hohe Rotationsstabilität. In der Spielbeinphase sorgt der M. sartorius für ein Nachjustieren der Drehrichtungen: Hüftflexion mit Außenrotation, Knieflexion mit Innenrotation. Dies ist die perfekte Vorbereitung für die nächste Landephase und für die axiale Ausrichtung des Standbeins.

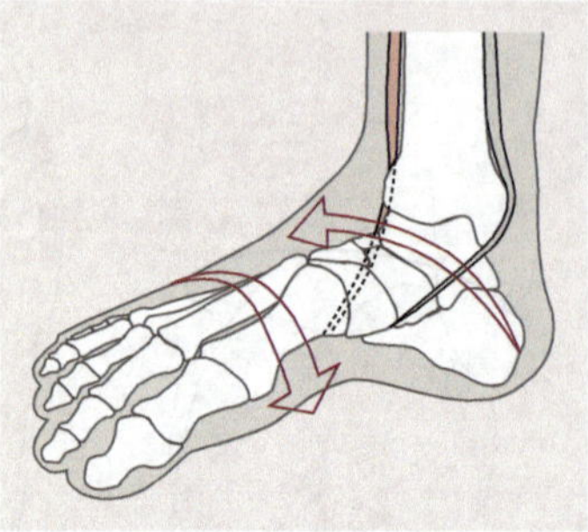

Abb. 2.49 Spiralarchitektur im Fuß [L157]

### Wirbelsäule im dynamischen Gleichgewicht

Auf den ersten Blick bringt die Fortbewegung auf zwei Beinen das Gleichgewicht des Rumpfs arg ins Wanken. Schwachstellen wie der lumbosakrale Übergang geraten unter Druck, Bandscheibenvorfälle, Facettenarthrosen etc. scheinen vorprogrammiert.

Auf den zweiten Blick wird deutlich, dass die achsensymmetrische Organisation von Kopf und Becken den Rumpf sich sichtbar ums Lot „winden“ lässt. Zentrierte axiale Belastung wird trotz Einbeinstandphase möglich. Das Geheimnis steckt auch hier in der spiralförmigen Bewegung. Das Becken bewegt sich dreidimensional ums Hüftgelenk im Sinne einer Delordosierung, Lateralflexion zur Spielbeinseite und Rotation zur Standbeinseite. Die Ligg. iliolumbalia werden gespannt, stabilisieren den lumbosakralen Übergang und leiten die Bewegungskraft auf die oberen Lendensegmente. Ein wirksamer Tipp, um Instabilität, Diskushernie und Facettensyndrom vorzubeugen: Der Kopf hält die Verlängerung der Wirbelsäule nach oben und den Blick nach vorne. Die relative Gegenbewegung setzt den Brustkorb in Bewegung. Die unteren Rippen folgen der Beckenbewegung, die oberen der Gegenbewegung. Ganz einfach: automatisch und reaktiv. Vorausgesetzt, der Brustkorb ist beweglich. Eine Rotationsbeweglichkeit pro Seite von 40° gilt als erstrebenswert, der Durchschnitt schafft es gerade mal auf 20° (▶ Abb. 2.50).

### Aufrichtung der Wirbelsäule: S-Bogen oder gerade?

Becken gekippt mit Lordose und S-Bogen in der Wirbelsäule oder doch aufrecht mit geradem Rückgrat? Die Wirbelsäule ist primär für die Bewegung konzipiert. Dass Menschen 12 Stunden am Tag sitzen, ist in der Konzeption des dreidimensional flexiblen Achsenorgans nicht vorgesehen. Betrachtet man die Aufrichtung als das, was übrig bleibt, wenn sich der Rumpf nicht bewegt, fallen von der spiraligen Verschraubung des Gehens die Dimensionen Rotation und Lateralflexion weg.

Übrig bleibt die Verlängerung der Wirbelsäule im Sinne einer Delordosierung und -kyphosierung. Ausgelöst durch eine spiegelsymmetrische Einrollbewegung von Kopf und Becken um je eine transversale Achse, verlängert sich die Wirbelsäule (▶ Abb. 2.51). Die Strukturen kommen gleichmäßig unter Zug, ein entscheidender Faktor, der die Bewegungsverteilung steuert.

Übung: Nehmen Sie ein Handtuch, rollen Sie es etwas zusammen und setzen Sie es unter Zug, in dem Sie die beiden Enden zueinander eindrehen. Die Drehachsen bleiben stationär. Bewegen Sie das Tuch unter Zug, werden Sie die gleichmäßige Bewegungsverteilung am Tuch beobachten können. Nähern Sie die beiden Enden an, erschlafft das Handtuch, die Bewegung passiert scheinbar zufällig in verschiedenen Abschnitten unterschiedlich. Übertragen auf die Wirbelsäule finden sich hypermobile Abschnitte neben hypomobilen. Die Aufrichtung ist eine aktive Verlängerung der Wirbelsäulenkrümmungen, für die gleichmäßige Verteilung der Bewegung in der Dynamik ein Muss, für die Sitzhaltung eine Option. Und für die Strukturen: Die Wirbelkörper übernehmen tragende Funktion, die Facettengelenke werden entlastet. Die Bandscheiben funktionieren als Stoßdämpfer, werden zentrisch belastet, der Nucleus pulposus nimmt primär die Druckkräfte auf und nicht einseitig der Anulus fibrosus. Die Bänder sind dorsal im lumbosakralen Übergang gespannt, stabilisieren die häufigste instabile Stelle, Bauchraum und Brustraum stehen klar übereinander und können durch ihre hydro- und pneumostatische Funktionsweise Wirbelsäule und Bandscheiben bis zu 50 % entlasten.

### Umgekehrte Drehrichtungen für Beugung oder Streckung

Innenrotation, Abduktion, Flexion im Schultergelenk und Flexion und Supination im Ellbogengelenk: Die Bewegungsfunktion des langen Bizeps ist mehr als nur die Summe all dieser ein-

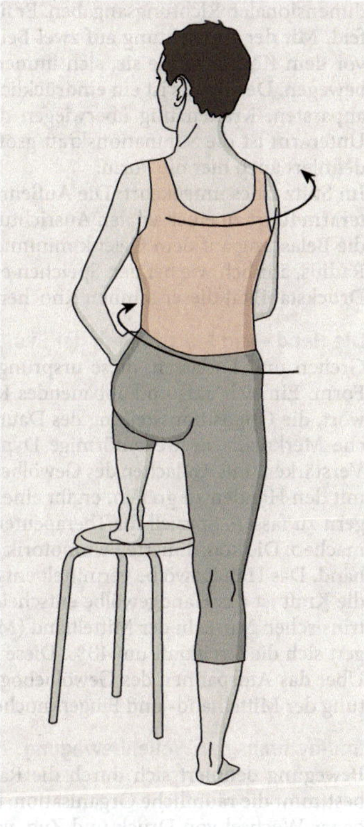

Abb. 2.50 Spiralige Rumpfverschraubung [L157]

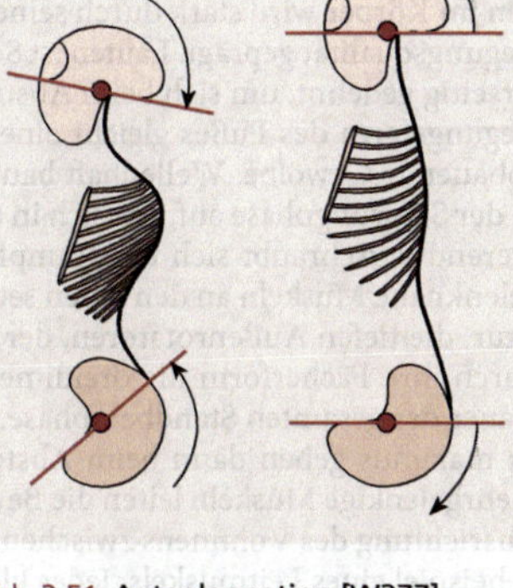

Abb. 2.51 Autoelongation [W277]

dimensionalen Richtungsangaben. Er führt die Hand vor den Körper ins Gesichtsfeld. Mit der Aufrichtung auf zwei Beinen wurde die Hand frei. Im Gesichtsfeld vor dem Körper lernte sie, sich immer differenzierter und feiner koordiniert zu bewegen. Der Bizeps ist ein eindrückliches Beispiel dafür, dass die Strukturen sich anpassten. Kräftemäßig überwiegen die Innenrotatoren im Schultergelenk, im Unterarm ist die Supinationskraft größer als die Pronationskraft. Der Gebrauch definiert auch hier die Form.
Im Stütz ist es umgekehrt: Die Außenrotation des Oberarms bei proniertem Unterarm führt zu einer axialen Ausrichtung des Arms, die bei gestrecktem Ellbogen die Belastung auf dem Gelenk minimiert. Zusätzlich überkreuzen sich Ulna und Radius, ähnlich wie bei den Speichen eines Fahrrads. Ein effektiver Trick, um die Druckstabilität dieser dünnen Knochen zu erhöhen.



### Die Hand – ein Meisterwerk der Evolution

Greifen und Loslassen, diese ursprünglichen Bewegungen gaben der Hand ihre Form. Ein sich auf- und abbauendes Kugelgewölbe ist die architektonische Antwort, die Oppositionsstellung des Daumens das zentrale entwicklungsgeschichtliche Merkmal. Die wellenförmige Dynamik der Greifbewegung spiegelt sich im Verstärken und Abflachen des Gewölbes wider. Finger und Hand sind eine Einheit, mit den Händen zu greifen, ergibt eine komplett andere Qualität, als mit den Fingern zu fassen. Speziell für Therapeuten lohnt es sich, diesen Unterschied klarzumachen. Die koordinierte Feinmotorik der Finger braucht die Stabilität der Mittelhand. Das Handgewölbe vermittelt entsprechend diese flexible Stabilität. Auch für die Kraft ist das Handgewölbe entscheidend. Bei einer Insuffizienz der kleinen intrinsischen Muskeln der Mittelhand (Mm. interossi und Mm. lumbricales) verringert sich die Greifkraft um 40 %. Diese kleinen Muskeln bieten erstaunliche Kraft. Über das Aufspannen des Gewölbebogens regulieren sie auch die axiale Ausrichtung der Mittelhand- und Fingerknochen, was die Kraftübertragung begünstigt.

### Im Rhythmus der Wellenbewegung

Bewegung definiert sich durch die Raum-Zeit-Koordination. Das Spiralprinzip bestimmt die räumliche Organisation, das Wellenprinzip die zeitliche. Ein homogener Wechsel von Druck und Zug, von Anspannen und Loslassen, Ausdehnen und Zentrieren ist das Merkmal einer zeitlich gut koordinierten Bewegung. Der präventive Aspekt zur Strukturgesundheit liegt nahe. Obige Faktoren sind maßgebend mitverantwortlich für Trophik, Durchblutung, strukturelle Organisation, neuromuskuläre Harmonie und Bewegungs-Flow. Das individuelle Wohlbefinden im Körper wird stark durch seine statische Ausrichtung und rhythmische Bewegungsqualität geprägt. Laufen ist Schwingung: Die Füße rollen ab, werden plantarseitig gedehnt, um sich beim Abstoß wieder impulsiv zu kontrahieren. Die Bewegungsform des Fußes gleicht einer Wellenbewegung durch das sich auf- und abbauende Gewölbe. Wellenhaft baut sich die spiralige Verschraubung des Beins in der Schwungphase auf, um sich in der Standbeinphase wieder abzubauen; alternierend verschraubt sich der Rumpf rhythmisch zum Takt des Schritts. Kleine, gelenknahe Muskeln an den Polen setzen die Impulse: die intrinsische Fußmuskulatur, die tiefen Außenrotatoren, der Beckenboden etc. Die kleinen Glutei führen durch ihre Fächerform die dreidimensionale Bewegung im Hüftgelenk über die Dauer der gesamten Standbeinphase. Parallel gefaserte Muskeln wie der M. gluteus maximus geben dann beim Abstoß die ganze Kraft in eine Richtung. Lange mehrgelenkige Muskeln leiten die Bewegungsimpulse weiter und koordinieren die Ausrichtung des Volumens zwischen den Polen. Der M. sartorius gilt als ein Paradebeispiel eines Leitmuskels. Jedes kleine Detail scheint durchdacht und wichtig.

## Durchführung

### Hypothese

Das individuelle Bewegungsverhalten beeinflusst Verletzungen, Überlastungen und degenerative Prozesse am Bewegungssystem. Der therapeutische Ansatz der Spiraldynamik liegt in der Reduktion unnatürlicher Belastungsfaktoren der Bewegung. Eine geknickte Beinachse, ein gespreizter Vorfuß, eine Hyperlordose setzen die Strukturen meist einseitig unter Stress. Überlastungen mit verschiedenen Symptomen sind vorprogrammiert. Im Visier des Therapeuten stehen die Bewegungsgewohnheiten des Pat., die Art und Weise, wie der Pat. sich bewegt. Die Spiraldynamik liefert ein exaktes Modell, um Bewegungskoordination zu definieren und das Veränderungs- oder Verbesserungspotenzial aufzuzeigen. Gelingt es, chronische Fehlbelastungen zu verändern, regenerieren sich die symptomatischen Strukturen oft von selbst. Dabei kommen mentale, biomechanische, trophische und neuromuskuläre Einflüsse positiv zur Wirkung.

Der therapeutische Lernprozess bedingt ein interaktives Miteinander zwischen Therapeuten und Patienten. Der Th. führt den Pat. an seine persönlichen Ressourcen und weckt Motivation und Zuversicht. Pat. beginnen, ihre mentale Kraft zu nutzen, indem sie die Verantwortung wieder selbst in die Hand nehmen. Lernen ohne Eigenverantwortung ist nicht möglich.

Axiale Ausrichtung, zentrierte Bewegung und gleichmäßige Belastungs- und Bewegungsverteilung sind biomechanische Faktoren mit positivem Einfluss auf das Bewegungssystem. Gleichmäßige Aktivierung der Muskulatur und Bewegungsverteilung fördern die Trophik des Gewebes. Umgekehrt erschwert z. B. die muskuläre Insuffizienz im Vorfuß den venösen Rücktransport und ist nicht selten ein Ursachenfaktor für die venöse Insuffizienz. Kurz: Gestaute Füße sind oft inaktive Füße.

Das achsensymmetrische Bewegungsverhalten der Pole führt zur gleichmäßigen Bewegungsverteilung innerhalb der gesamten Körperabschnitte. Dadurch werden Gelenke, Muskeln und Bindegewebe bewegt, die im Alltag oft kaum mehr in Bewegung sind. Rezeptoren bringen wieder neue Informationen, die über die sensomotorischen Reflexe zu neuen Bewegungs- und Spannungsantworten führen. Auf diese Weise kommen Dauerspannungszustände wieder in Bewegung. Stagnation im Körper ist ein krank machendes Phänomen, Bewegung ist oft die Lösung.

Die Hypothese: Die Wiederentdeckung der archaischen Intelligenz der Bewegung, ermöglicht durch den gezielten Lernprozess, führt beim Pat. zu einer Entlastung pathogen wirkender Bewegungsfaktoren.

### Diagnostik

**Haltungs- und Bewegungsanalyse**

Die Spiraldynamik-Diagnose setzt im klassischen Clinical-Reasoning-Prozess den Schwerpunkt auf das Erkennen der Stress verursachenden Bewegungsgewohnheiten unter Berücksichtigung der spezifischen Pathomechanik. Um Bewegung exakt zu analysieren, braucht es eine klare räumliche und zeitliche Vorstellung vom Bewegungsideal, global und im Detail; damit werden Ist- und Sollzustand miteinander vergleichbar.

Ein Beispiel: Dreht das Becken in der mittleren Standbeinphase um die transversale Hüftgelenksachse nach hinten-unten entsprechend einer Delordosierung der LWS und Hüftextension? Zeigt das Becken in der Belastungsphase im Hüftgelenk eine proximale Abduktion? Klare Ja-Nein-Fragen zu eindimensionalen Bewegungsaspekten helfen v. a. am Anfang, das Auge des Th. zu schulen, und führen auch ohne technische Diagnoseverfahren, wie z. B. Videoanalyse, zu validen Befunden.

2

**Biomechanik zum Anfassen**

Nehmen Sie ein Skelettmodell (flexible Wirbelsäule und Femur) und verfolgen Sie die nachfolgenden Schritte eins zu eins am Modell. Die spiralige Verschraubung des Rumpfs beim Gehen bringt das Becken auf der Standbeinseite tiefer. Im Hüftgelenk bedeutet dies proximale Abduktion. Die Gelenkpfanne dreht sich über den Femurkopf, die Überdachung ist großflächig, der Druck dadurch gleichmäßig verteilt. Kombiniert mit einer guten Hüftstreckung sind die Bänder gespannt und stabilisieren im Moment des Abstoßens das Gelenk.

Die Kraft wird durch das Becken zum ISG weitergeleitet. Die Gelenkflächen des ISG stehen nun annähernd rechtwinklig zum Kraftvektor, der vom Schenkelhals zum Kreuzbein verläuft. Dadurch wirkt die Kraft primär als Kompressionskraft. Die Scherkraftwirkung ist gering. Das Gelenk ist stabil.

Im LSÜ werden durch den funktionellen Beckentiefstand der Standbeinseite die iliolumbalen Bänder gespannt. Sie übertragen die Beckenbewegung in die obere Lendenwirbelsäule. Die stabile Bewegungsübertragung schützt die Bandscheiben und Facettengelenke im Übergang. In der dreidimensionalen Bewegung des Beckens steckt erstaunliches Präventionspotenzial.

**Pathomechanik zum Anfassen**

Ein häufiges Bild beim Gehen: Das Becken sinkt spielbeinseitig ab, im Hüftgelenk der Standbeinseite entsteht nun eine proximale Adduktionsbewegung. Die Pfanne rutscht medial über den Kopf, die Überdachung verringert sich. Proportional steigt der Druck. Fehlt nun auch die Hüftextension, bleiben die Bänder schlaff, das Gelenk ist nicht stabil. Gelenksinstabilität bei geringer Überdachung und hohem Druck: Faktoren die, physikalisch nachvollziehbar, zur Arthrose führen können.

Die Gelenkflächen des ISG verlaufen mehr parallel als rechtwinklig zum Kraftvektor. Damit steigen die Scherkräfte im ISG; die Stabilität des Gelenks hängt nun fast vollständig an den Bändern, die auf Dauer dieser Anforderung nicht gerecht werden können.

Im Übergang zwischen Kreuzbein und Lendenwirbelsäule sind die Bandstrukturen locker, Bandscheibe und Facettengelenk kommen unter Druck. Instabilität und punktuelle Druckspitzen während der Bewegung setzten den Strukturen auf Dauer zu.

## Behandlungsbeispiel

Eine 40-jährige Sportlehrerin kommt mit dem Befund einer beginnenden Hüftarthrose in die Praxis. Die Bewegungsanalyse zeigt ein ruckartiges Absinken der spielbeinseitigen Beckenhälfte beim Gehen. Die Pat. hat dabei keine Schmerzen. Die Innenrotation und Extension ist etwas reduziert. Die Schmerzen sind klassisch: die ersten Schritte nach längerem Sitzen und bei forcierter Belastung. Die Kombination von Blickdiagnose, bio- und pathomechanischem Verständnis führen zu folgenden Lernzielen:

1. Verbessern der Gelenkbeweglichkeit vor allem in Extension
2. Beckenaufrichtung im Stand
3. Detonisieren der Adduktoren
4. Proximale Abduktion im Einbeinstand
5. Integration der dreidimensionalen Spiralbewegung des Beckens beim Treppensteigen und Gehen
6. Integration ins sportliche Training (je nach individuellem Wunsch)

### Lernerfolg durch 12-Punkte-Programm

Die Netzgrafik (▶ Abb. 2.52) dient der Standortbestimmung, zeigt die Fähigkeiten des Pat. und die Bereiche, in denen der therapeutische Lernprozess vertieft werden soll. Auf der rechten Seite der Netzgrafik sind die Voraussetzungen für das Bewegungslernen abgebildet. Diese zu überprüfen und zu verbessern ist zielführend, um Funktionsverbesserungen im Alltag zu erreichen. Die Therapie wird primär nichtlinear ausgelegt; es ist nicht notwendig, sich perfekt spüren zu können, um die Mobilität zu verbessern oder funktionell zu üben und das Gelernte in den Alltag zu integrieren. Vielmehr ist das Vorgehen zirkulär. Die Fähigkeiten sollen vom Zentrum (dunkler Bereich in der Mitte) nach außen wachsen. Mit dem Trainieren der Stabilität wächst auch die Wahrnehmung oder die selektive Bewegungssteuerung (Innervation).

Die Hüftarthrosepatientin versteht die Bewegungskoordination des Hüftgelenks und die wichtigsten pathomechanischen Aspekte. Als Sportlehrerin spürt sie ihren Körper gut und hat ein fein differenziertes Bewegungsgefühl. Mobilitäts- und Stabilitätsdefizit sind entsprechend ihrer Diagnose zu verstehen. Hier setzen die nächsten Therapieeinheiten an. Gekoppelt mit der Funktionsschulung wird sie das Gelernte dann im Alltag integrieren können. Danach werden die neuen Hüftbewegungen unter erhöhtem Schwierigkeitsgrad und im persönlichen Kontext geübt (Applikation). Ein sensomotorisches Training erhöht die reaktiven Fähigkeiten, sodass die Patientin dann im sportlichen Bereich wieder trainieren kann.

Die Ziele der Spiraldynamik-Therapie sind Körperbewusstsein und Selbstkompetenz. Die Pat. verinnerlicht das Gelernte und beginnt sich selber in ihrer Bewegung bewusst wahrzunehmen. Sie reflektiert ihre Bewegungsgewohnheiten und beginnt diese selbstständig zu verändern.

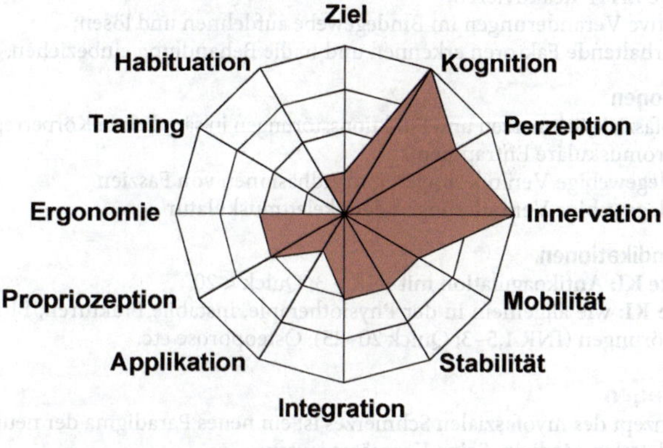


Abb. 2.52 Therapieprotokoll [W277]

### Literatur

Hüter-Becker A, Betz U, Heel C. Das Neue Denkmodell in der Physiotherapie. Bd. 1: Bewegungssystem. 2. A. Stuttgart: Thieme, 2006.

Kapandji IA. Funktionelle Anatomie der Gelenke. Bd. 3: Rumpf und Wirbelsäule. 4. A. Stuttgart: Thieme, 2006.

Larsen C. Füße in guten Händen. 2. A. Stuttgart, Thieme, 2006.

Mulder T. Das adaptive Gehirn. Stuttgart: Thieme, 2007.

Van den Berg F. Angewandte Physiologie. Bd. 1: Das Bindegewebe des Bewegungsapparates verstehen und beeinflussen. 2. A. Stuttgart: Thieme, 2003.

# 2.39 Triggerpunkt-Therapie

*Roland Gautschi*

Viele Schmerzen und Funktionsstörungen des Bewegungssystems haben ihren Ursprung in der Muskulatur. Eine verbreitete Ursache dafür sind myofasziale Triggerpunkte (mTrP). Die Manuelle Triggerpunkt-Therapie ist eine systematische, manualtherapeutische Behandlung mit dem Ziel, das Störpotenzial von mTrP zu deaktivieren, begleitende Bindegewebsveränderungen zu therapieren und Rezidiven vorzubeugen. Sie ist eine differenzierte Methode und wird von speziell ausgebildeten Physiotherapeuten und Ärzten durchgeführt. Die Wirkung der myofaszialen Triggerpunkt-Therapie vereint mechanische, reflektorische, biochemische, energetische, funktionelle, kognitiv-emotionale und verhaltenswirksame Effekte. Manuelle Triggerpunkt-Therapie beeinflusst somit nicht nur periphernozizeptive Schmerzen, sondern greift gleichzeitig in Schmerzverarbeitungsprozesse und Output-Schmerzmechanismen (z. B. Stimulierung der körpereigenen Schmerzhemmung, Senkung der Sympathikusaktivität) ein.

### Ziele

Das therapeutische Ziel ist die Wiederherstellung der vollen Funktionsfähigkeit der Muskulatur.

Triggerpunkt-Therapie will:

- differenzialdiagnostisch klären, inwieweit die Muskulatur an Entstehung und/oder Aufrechterhaltung von Schmerzen und/oder Funktionsstörungen beteiligt ist;
- für myofasziale Schmerzen/Funktionsstörungen relevante mTrP finden;
- aktive mTrP deaktivieren;
- reaktive Veränderungen im Bindegewebe aufdehnen und lösen;
- unterhaltende Faktoren erkennen und in die Behandlung einbeziehen.

### Indikationen

- Myofasziale Schmerzen und Funktionsstörungen in sämtlichen Körperregionen
- Neuromuskuläre Entrapments
- Bindegewebige Veränderungen und Adhäsionen von Faszien
- Bindegewebige Veränderungen der Skelettmuskulatur

### Kontraindikationen

**Absolute KI:** Antikoagulation mit INR > 3; Quick < 20

**Relative KI:** wie allgemein in der Physiotherapie, instabile Frakturen, Blutgerinnungsstörungen (INR 1,5–3; Quick 20–25), Osteoporose etc.

## Grundlagen

Das Konzept des myofaszialen Schmerzes ist ein neues Paradigma der neuromuskuloskelettalen Medizin. Seine Kernsätze lauten:

- Durch Überlastung oder traumatische Überdehnung entstehen in einem Muskel oftmals Zonen, die unter einer Sauerstoffunterversorgung leiden (**Hypoxie**).
- Zu wenig Sauerstoff führt zu einem Mangel an Adenosintriphosphat (ATP), und infolge des ATP-Mangels können sich in diesen Gebieten die Myosin- und Aktinfilamente nicht mehr voneinander lösen (**Rigorkomplex**).
- Die erkrankten Muskelstellen sind tastbar (**Triggerpunkte**): Durch Druck wird ein Schmerz ausgelöst, der oft in andere Körperregionen übertragen wird (**Referred Pain**).

- Das intra- und intermuskuläre Bindegewebe verändert sich reaktiv (**Faszienadhäsionen, -verkürzungen**) und kann eine periphere Chronifizierung begünstigen.

Neben Schmerzen können durch Triggerpunkte (TrP) auch Parästhesien, Muskelschwäche ohne primäre Atrophie, Bewegungseinschränkungen, propriozeptive Störungen mit Beeinträchtigung der Koordination und autonome vegetative Reaktionen verursacht werden (Myofasziales Syndrom, s. u. „Triggerpunkt-induzierte Störungen").

## Referred Pain

Die Stelle, an der Schmerzen empfunden werden, liegt oft weit entfernt von dem Ort der Schmerzentstehung. Deshalb wird die muskuläre Ursache von Schmerzen vielfach übersehen. Ausstrahlende Schmerzen (Referred Pain) sind sehr häufig. Zum Beispiel kann die Ursache für Kopfschmerzen in der Halsmuskulatur liegen (▶ Abb. 2.53). Die Muster der Schmerzübertragung (Referred Pain Patterns) sind reproduzierbar, doch decken sie sich weder mit dem Innervationsgebiet peripherer Nerven, noch entsprechen sie segmentalen Innervationszonen. Sie sind Ausdruck einer veränderten Schmerzverarbeitung im ZNS.

! Die Tatsache, dass Schmerzen entfernt von ihrem Entstehungsort auftreten können, erfordert ein Umdenken.

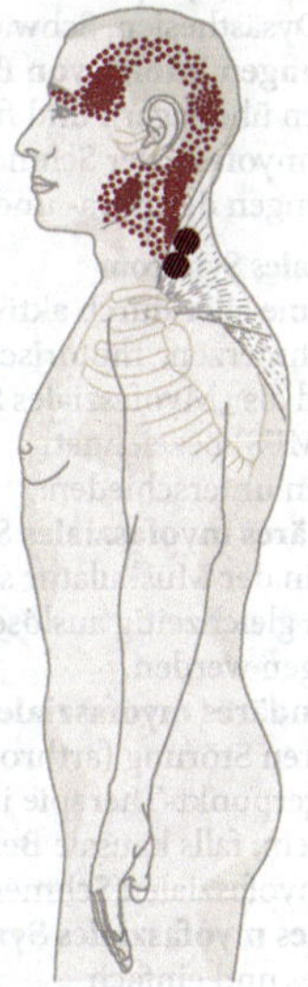

Abb. 2.53 Myofasziale Triggerpunkte (dunkel) und Referred Pain (farbig) im M. trapezius, Pars descendens [L106]

## Ätiologie

MTrP entstehen durch:

- Direktes Trauma der Muskulatur
- Überdehnung der Muskulatur
- Akute Überlastung der Muskulatur
- Chronische Überlastung der Muskulatur
- Triggerpunktaktivität in anderen Muskeln

## Triggerpunkt-induzierte Störungen

**Direkt durch Triggerpunkte induzierte Störungen**

- **Schmerz:** lokale oder ausstrahlende Schmerzen unterschiedlicher Qualität (brennend, stechend etc.) sowie Dysästhesien und Parästhesien
- **Störung der Motorik:** reflektorische und schmerzbedingte Abschwächung der betroffenen Muskulatur ohne Atrophie, Störung des Timings der Muskelaktivierung
- **Vegetativ-trophische Störungen:** z. B. Schwindel, Übelkeit, erhöhte Schweißsekretion, Erhöhung der Hauttemperatur im Bereich des mTrP, Veränderungen der Hauttemperatur und der Trophik im Bereich des übertragenen Schmerzes

**Indirekt durch Triggerpunkte induzierte Störungen**

- **Störungen infolge von Hartspannsträngen:** Verkürzung der Muskulatur, Bewegungseinschränkungen, Störung der intra- und intermuskulären Koordination, Durchblutungsstörungen (→ Ödembildung), Störungen der Trophik. Neuromuskuläre Entrapments: Neurale Strukturen durchdringen an vielen Stellen die Muskulatur. Sind an diesen Orten die Muskelfasern infolge mTrP verspannt, üben sie Druck auf die Nervenstruktur aus: Das Nervengewebe wird schlechter durchblutet (**Kompressionsdysfunktion**) und die Verschiebefähigkeit zum umliegenden Muskelgewebe wird verringert (**Gleitdysfunktion**). Symptome im Versorgungsgebiet der neuralen Struktur in Form von Dysästhesien, Schwäche und Schmerzen sind mögliche Folgen.
- **Störungen infolge von Bindegewebsveränderungen:** Bindegewebeschrumpfungen überlagern und fixieren den Rigorkomplex → periphere Chronifizierung myofaszialer Schmerzen; außerdem Bewegungseinschränkungen und Störungen der intra- und intermuskulären Koordination.

**Myofasziales Syndrom**

Die Summe aller durch aktive mTrP induzierten Störungen (lokale und ausstrahlende Schmerzen, motorische Dysfunktionen und autonom-vegetative Störungen) wird als „Myofasziales Schmerzsyndrom" (MSS) bzw. als „Myofasziales Syndrom" (MFS) bezeichnet.

Es werden unterschieden:

- **Primäres myofasziales Syndrom:** Die Ursache für die Entstehung der mTrP liegt in der Muskulatur selbst → kausale Behandlung möglich. Gute Prognose, wenn gleichzeitig auslösende und perpetuierende Faktoren erkannt und einbezogen werden.
- **Sekundäres myofasziales Syndrom:** Myofasziale Schmerzen sind Folge einer anderen Störung (arthrogen, neurogen, viszerogen oder psychogen) → Mit Triggerpunkt-Therapie ist keine kausale Behandlung möglich; Ursachen behandeln; falls kausale Behandlung nicht möglich: symptomatische Therapie der myofaszialen Schmerzen.
- **Akutes myofasziales Syndrom:** Diagnose und Behandlung sind meist problemlos und einfach.
- **Chronisches myofasziales Syndrom:** Meist mehrere aktive mTrP beteiligt. Lang dauernde Aktivität primärer mTrP begünstigt die Entwicklung von sekundären Triggerpunkten in Synergisten und Antagonisten sowie von Satellitentriggerpunkten im Referred-Pain-Gebiet des primären mTrP. Dadurch können ganze Triggerpunktketten entstehen. Bei chronischen myofaszialen Schmerzen ist die Behandlung der reaktiv entstandenen Bindegewebsveränderungen unabdingbar.

## Klinische Diagnosekriterien myofaszialer Triggerpunkte

**Hauptdiagnosekriterien**

Drei diagnostische Kriterien müssen erfüllt sein, damit ein aktiver mTrP im klinischen Alltag zuverlässig identifiziert werden kann:

- **Hartspannstrang** (Taut Band): Man palpiert quer zum Faserverlauf des Muskels, in dem mTrP vermutet werden, und sucht verspannte Muskelfaserbündel.
- **Maximale Druckempfindlichkeit** (Spot Tenderness): Im Verlauf des Hartspannstrangs wird die maximal druckschmerzhafte Stelle ermittelt.
- **Reproduktion der Symptome** (Pain Recognition): Können durch mechanische Provokation (Fingerdruck oder Nadelung) an der maximal druckschmerzhaften Stelle die Beschwerden (Schmerzen, Dysästhesien, Kraftlosig-

keit) ausgelöst werden, die der Pat. aus seinem Alltag kennt, so liegt ein aktiver mTrP vor.

**Ergänzende Diagnosekriterien**
Weitere Merkmale (▶ Tab. 2.30) zeigen sich bei vielen, aber nicht bei allen mTrP und dienen als bestätigende Diagnosekriterien.
Die aufgelisteten klinischen Diagnosekriterien gelten für *aktive* mTrP. Ein Triggerpunkt ist aktiv, wenn er bei physiologischer Belastung/Bewegung ein klinisch relevantes Schmerzmuster zeigt. *Latente* mTrP dagegen sind klinisch stumm. Erst bei massiver Provokation (starker Druck oder Zug, Nadelung) zeigen sich – meist ausstrahlende – Schmerzen, die dem Pat. jedoch aus dem Alltag nicht bekannt sind.

### Differenzialdiagnose

Myofaszialer Schmerz muss unterschieden werden von Schmerzen, die eine andere Ursache (arthrogen, neurogen, viszerogen, rheumatisch-entzündlich, vaskulär, tumorbedingt, psychogen) haben. Zum Beispiel sind der durch mTrP verursachte myofasziale Schmerz und die Fibromyalgie ätiologisch und klinisch klar zu differenzieren. Der durch mTrP induzierte Schmerz nimmt typischerweise entsprechend der Belastung der Muskulatur zu (z. B. durch langes Sitzen, Stehen oder Gehen), respektive ab (bei Entlastung). Ist eine Bewegung endgradig schmerzhaft, sind häufig mTrP in der gedehnten Muskulatur dafür verantwortlich.

## Techniken

Zur Therapie myofaszialer Schmerzen wurden unterschiedliche Techniken entwickelt:

### Manuelle Techniken

**Reflektorische Beeinflussung von mTrP**
Reflektorische Techniken wie Spray and Stretch (Kälteapplikationen auf die Haut im Bereich der mTrP und anschließendes Stretching der Muskulatur) oder Muscle-Release-Techniken (z. B. postisometrische Relaxation nach Lewit, Muskel-Energie-Techniken, Myofascial Release) können ein akutes myofasziales Syndrom günstig beeinflussen. Bei chronifizierten myofaszialen Schmerzen ist der Effekt reflektorischer Maßnahmen jedoch begrenzt, da Rigorkomplexe und das veränderte Bindegewebe reflektorisch nicht behandelbar sind.

**Tab. 2.30 Klinische Diagnosekriterien aktiver myofaszialer Triggerpunkte (nach Travell u. Simons 2002)**

| Hauptdiagnosekriterien | Ergänzende Diagnosekriterien |
|---|---|
| • Hartspannstrang (Taut Band)<br>• Maximale Druckempfindlichkeit (Spot Tenderness)<br>• Reproduktion der Symptome (Pain Recognition) | • Ausstrahlende Schmerzen (Referred Pain) oder andere übertragene Phänomene (sensorisch, motorisch, autonom)<br>• Gewebeverdichtung bzw. lokale ödematöse Verquellung innerhalb des Hartspannstrangs<br>• Lokale Zuckungsreaktion (Local Twitch Response)<br>• Reproduktion der Symptome durch Muskeldehnung<br>• Reproduktion der Symptome durch Muskelkontraktion<br>• Muskelschwäche ohne Atrophie<br>• Propriozeptive Störung mit Beeinträchtigung der Koordination<br>• Autonom-vegetative Phänomene |

**Manuelle Triggerpunkt-Therapie (Swiss Approach)**

Da chronische Schmerzpatienten oft Bindegewebsveränderungen zeigen, hat Dejung (Rheumatologe in Winterthur/Schweiz) spezifische Bindegewebetechniken aus dem Rolfing in das Behandlungskonzept von Triggerpunkten integriert. Vier manuelle Techniken (▶ Tab. 2.31) ermöglichen es, gezielt sowohl die Kontraktionsknoten (mTrP) als auch die Bindegewebsveränderungen (Verkürzungen, intra- und intermuskuläre Adhäsionen) zu behandeln (Swiss Approach).

2

### Invasive Techniken

**Dry Needling** ist die Behandlung von mTrP mit Akupunkturnadeln. Dabei zeigt sich sehr häufig eine lokale Zuckungsreaktion (Local Twitch Response). Die Wirksamkeit der Behandlung lässt sich durch Dry Needling beträchtlich steigern. Ärzte praktizieren häufig das **Infiltrieren** von mTrP mit einem Lokalanästhetikum (Procain, Lidocain). Bei Injektionen mit **Botulinum-Toxin A** werden selektiv motorische Endplatten zerstört. Damit wird die betroffene Muskelfaser denerviert. Solche Injektionen sind risikoreich und bleiben speziellen Indikationen vorbehalten.

### Apparative Techniken

- **Ultraschall und Elektrotherapie** können flankierend zur Schmerzlinderung und Stoffwechselanregung eingesetzt werden.
- mTrP können auch mittels extrakorporaler **Stoßwellen-Therapie** deaktiviert werden.

## Durchführung

Aufgrund von

- **Anamnese** (Liegt z. B. eine akute oder chronische Muskelüberlastung bzw. eine direkte Muskelverletzung vor? Sind Aktivierungsmechanismen bekannt?) **und**
- **Befund** (Muskeldehn- und Widerstandstests, Palpation von Hartspannsträngen, Provokation der bekannten Schmerzen)

werden aktive mTrP identifiziert und anschließend manuell behandelt.

### Behandlungsvorgehen

Die Nummerierung der Techniken (▶ Tab. 2.31) dient rein didaktischen Zwecken. Die Reihenfolge der manuellen Techniken I–IV richtet sich nach der jeweiligen Situation. Bei Pat. mit chronischen Schmerzen ist es häufig angebracht, die Therapie mit Technik III zu beginnen, darauf zur Technik II überzugehen, anschließend mit Technik I „auf den Punkt" zu kommen, danach Technik IV zu applizieren und abschließend nochmals Technik III anzuwenden. Maßgebend für die Behandlungsintensität ist die Irritierbarkeit des Gewebes.

Im Anschluss an die manuelle Therapie der mTrP wird der behandelte Muskel gedehnt (Technik V). Diese Dehnung/Detonisierung soll der Pat. als Eigenprogramm zu Hause/am Arbeitsplatz regelmäßig durchführen. Durch angemessene Belastung der Muskulatur (funktionelles Training) wird die Belastbarkeit der Muskulatur erhöht (Technik VI). Für eine nachhaltige Wirkung der Triggerpunkt-Therapie ist es wichtig, unterhaltende Faktoren zu erkennen und in die Behandlung einzubeziehen (Physiotherapeutischer Behandlungsplan ▶ 1.2.4).

### Die Mitarbeit des Patienten ist wichtig

Der Th. arbeitet an den Stellen des Körpers, an denen die stärksten Schmerzen provoziert werden. Dies ist unangenehm. Der Pat. soll die Behandlung jederzeit mit dem Wort „Stopp" unterbrechen, wenn es zu viel wird. Der Pat. entscheidet, wie viel Schmerz er sich zumuten will und kann.

**Tab. 2.31 Behandlungstechniken der manuellen Triggerpunkt-Therapie (Swiss Approach) und ihre Wirkungen**

| Technik | Maßnahme | Lokal-gewebespezifische therapeutische Effekte |
|---|---|---|
| I | Manuelle Kompression des Triggerpunktes | • Auspressen der „entzündlichen Suppe" und des lokalen Ödems<br>• Auf Ischämie folgende reaktive Hyperämie → Stoffwechselsteigerung<br>• Reflektorische Detonisierung des zum Triggerpunkt gehörenden Hartspannstrangs |
| II | Manuelle Dehnung der Triggerpunktregion | • Auspressen der „entzündlichen Suppe" und des lokalen Ödems<br>• Auf Ischämie folgende reaktive Hyperämie → Stoffwechselsteigerung<br>• Reflektorische Detonisierung des zum Triggerpunkt gehörenden Hartspannstrangs<br>• Zerstörung des lokalen Rigorkomplexes<br>• Aufdehnen reaktiv entstandener bindegewebiger Adhäsionen (pathologische Crosslinks) und Verkürzungen<br>• Verbesserung der intramuskulären Versorgung und Geschmeidigkeit |
| III | Faszien-Dehnung (manuelle Dehnung der oberflächlichen und intramuskulären Faszien) | • Lösen reaktiv entstandener bindegewebiger Adhäsionen (pathologische Crosslinks) und Verkürzungen → Verbesserung der intramuskulären Beweglichkeit und Versorgung → Muskel besser dehnbar<br>• Stimulierung faszialer Mechanorezeptoren → reflektorische Detonisierung des zum Triggerpunkt gehörenden Hartspannstrangs → Senkung der Sympathikusaktivität, Senkung des globalen Grundtonus |
| IV | Faszien-Trennung (manuelles Lösen von intermuskulären Faszienverklebungen) | • Lösen von Verklebungen zwischen Faszien benachbarter Muskeln<br>• Verbesserung der intermuskulären Beweglichkeit |
| V | Dehnung/Detonisierung | • Verbesserung der Dehnbarkeit des Muskels |
| VI | Funktionelles Training/ Ergonomie | • Physiologische Belastung und Bewegung unterstützen den Regenerationsprozess und machen die Muskulatur belastbarer<br>• Ergonomie reduziert Fehlbelastungen der Muskulatur |

Nach der Therapie nehmen die klinischen Schmerzen in der Regel ab und die Beweglichkeit nimmt zu. Die behandelten Körperstellen können gerötet und für ein bis zwei Tage lokal schmerzhaft und druckempfindlich sein. Die Pat. können den Heilungsprozess nachhaltig unterstützen, indem sie das spezifisch auf sie zugeschnittene Heimprogramm durchführen (z. B. Koordination, Entspannung, Dehnung, Kräftigung, Ergonomie).

**Literatur**

Dejung B. Triggerpunkt-Therapie. Die Behandlung akuter und chronischer Schmerzen im Bewegungsapparat mit manueller Triggerpunkt-Therapie und Dry Needling. 3. A. Bern: Hans Huber, 2009.

2

Gautschi R. Manuelle Triggerpunkt-Therapie. Myofasziale Schmerzen und Funktionsstörungen erkennen, verstehen und behandeln. 3. A. Stuttgart: Thieme, 2016.
Irnich D (Hrsg.). Leitfaden Triggerpunkte. München: Elsevier/Urban & Fischer, 2008.
Travell JG, Simons DG. Handbuch der Muskel-Triggerpunkte. Obere Extremität, Kopf und Rumpf, Bd. 1. 2. A. München: Elsevier/Urban & Fischer, 2002.



## 2.40 Vojta-Konzept

*Silke Schellhammer*

Prof. Dr. Václav Vojta (1917–2000) versuchte, pathologischen Muskeltonus (Spastik, Hypotonie) zu reduzieren und erkannte: Wenn bei Pat. mit starker Spastik im Bereich des Kopfs, Rumpfs oder an den großen Gelenken (Hüfte und Schulter) Bewegungen gegen Widerstand durchgeführt werden, lassen sich gesetzmäßig erscheinende Muskelspiele beobachten. Diese beschränken sich nicht auf den bewegten Körperteil, sondern erstrecken sich über den ganzen Körper. Vojta stellte fest, dass die motorischen Reaktionen immer wieder auslösbar waren und muskuläre Aktivitäten sämtlicher menschlicher Fortbewegungsarten enthielten. Aus diesem Grund nannte er seine Therapieform **Reflexlokomotion,** die er in die Bereiche Reflexumdrehen und Reflexkriechen unterteilte. In der Komplexität dieser zwei Reflexmuster mit all ihren motorischen Teilaspekten erkannte Vojta die genetisch determinierte motorische Basis jeder menschlichen Bewegung.

#### Ziele

- Zielorientierte, koordinierte Haltungs- und Bewegungsmuster bahnen
- Automatische Ausrichtung der Körperlage im Raum („posturale Reaktibilität") steuern
- Aufrichtungsmechanismen optimieren
- Selektive neuromuskuläre Aktivierungsmuster bahnen
- Zielgerichtete, willkürmotorische Bewegungsmuster („phasische Beweglichkeit") fördern

#### Indikationen

Pat. aller Altersstufen mit unterschiedlichen motorischen Störungen, deren Ursache nicht zwingend in einer Läsion des ZNS liegen muss. Anfangs wurden vor allem Kinder mit Bewegungsstörungen aufgrund einer ZNS-Schädigung sowie motorisch „bedrohte" Säuglinge mit der Vojta-Therapie behandelt. In den späten 1980er-Jahren dehnte sich die Therapie auf den Bereich der neurologischen Erwachsenenrehabilitation aus.

#### Kontraindikationen

Fieber, Schwangerschaft, akute entzündliche Prozesse, metastasierende Tumoren, Impfungen mit Lebendimpfstoff (etwa 10 Tage).

### Grundlagen

#### Neurophysiologische Grundlagen

Vojta ging davon aus, dass aufgrund einer zerebralen Störung intrauterin angelegte, physiologische Bewegungsmuster nicht abrufbar sind. Das Gehirn entwickelt dann kompensatorische Bewegungsmuster, deren Qualität deutlich geringer ist. Je länger diese Muster genutzt werden, umso stärker manifestieren sie sich.
In der Therapie erfolgt über die Aktivierung der Reflexlokomotion ein Zugriff auf die ursprünglichen Bewegungsmuster. Die Plastizität des Gehirns ermöglicht Um-

bauprozesse und Änderungen in der Reizweiterleitung, sodass der Zugang zu diesen Mustern dauerhaft gesichert werden kann. Bei Säuglingen ist die Plastizität des Gehirns sehr groß. Aufgrund dessen entwickelte Vojta die These, dass bei jungen Säuglingen lediglich von Blockierungen auszugehen ist, die in der Therapie z. T. vollständig aufgelöst werden können. Bei älteren Kindern, Jugendlichen und Erwachsenen nimmt die Flexibilität der zerebralen Umstrukturierung immer mehr ab, während sich pathologische Bewegungsmuster in der Gehirnstruktur zunehmend etablieren. Durch die Therapie verbessert sich die Bewegungsökonomie und damit die Lebensqualität der Pat., doch von einer Normalisierung der Motorik kann nicht mehr ausgegangen werden.



### Reflexlokomotion

Unter Reflexlokomotion versteht man globale motorische Muster mit reziprokem Charakter und Fortbewegungstendenz, die die quergestreifte Muskulatur des gesamten Körpers in einem koordinierten Ablauf aktivieren. Es handelt sich um genau definierte Aktivitäten, die von allen motorischen Regulationsebenen des ZNS gemeinsam gesteuert werden. Die Reflexlokomotion bezeichnet einen genetisch festgelegten, motorischen Komplex, der sich aus unterschiedlichen Teilmustern zusammensetzt. Diese Reflexmuster sind von Geburt an jederzeit auslösbar. Sie etablieren sich jedoch während der Entwicklung der Willkürmotorik des Kindes zu ganz unterschiedlichen Zeiten. Deshalb kann z. B. bei einem Neugeborenen das Muster „Stützaktivität" stimuliert werden, obwohl es in der Willkürmotorik erst Wochen später erscheint.

### Ontogenese

Vojta stellte bei der Beobachtung der motorischen Entwicklung von Säuglingen im ersten Lebensjahr fest, dass diese bestimmten Gesetzmäßigkeiten unterliegt, die im Wesentlichen unabhängig von äußeren Einflüssen sind. Begründet sah Vojta dies in der artspezifischen Ontogenese (Individualentwicklung) der Menschen, deren Grundstrukturen innerhalb von Generationen weitergereicht und dabei modifiziert werden. Wäre die Vererbung motorischen Wissens nicht möglich, hätte der Mensch niemals den aufrechten Gang oder die Oppositionsstellung des Daumens erlernt. Das **„motorische Erbwissen"** ist im ZNS des menschlichen Wesens verankert. Der Mensch benutzt es bereits intrauterin, wie Aufnahmen von Föten zeigen, die ihre Nabelschnur greifen und Daumen lutschen. Nach der Geburt ist der Schwerkrafteinfluss so groß (7-mal höher als intrauterin), dass die Steuerung der Bewegungsmuster den neuen Bedingungen angepasst werden muss. Diesen Prozess bezeichnet man als **motorische Entwicklung.**
Vojta bewies die genetische Determination der Bewegungsmuster, indem er sie über die Aktivierung der Reflexlokomotion bei neugeborenen Säuglingen abrufen konnte, obwohl deren willkürmotorische Fähigkeiten entwicklungsgemäß weit hinter den koordinativen Inhalten der provozierten Muster lagen.

### Muskelfunktionsdifferenzierung

Bei unterschiedlichen Aktivitäten kann derselbe Muskel in unterschiedlichen Funktionen eingesetzt werden. Dies beinhaltet die Fähigkeit der Muskulatur, ihre Wirkrichtung zu ändern, wenn Punctum mobile und Punctum fixum umgekehrt oder zwei Fixpunkte zur Brückenaktivität geschaffen werden. Charakteristisch für zentral gestörte Bewegungsformen ist die Dominanz der Wirkrichtung zum Rumpf hin, die Aktivierung nach distal, z. B. zur Stützaktivität, fehlt hingegen.

### Techniken

Die Muster der Reflexlokomotion werden durch die Aktivierung bestimmter Zonen ausgelöst. Dabei werden gerichtete Druckreize am Periost und an der Muskulatur verschiedener Körperpunkte gesetzt. Über die Zonen werden die Exterozeptoren der Haut und die Propriozeptoren des motorischen Systems gereizt und das globale Muster aktiviert. Die gesamte Skelettmuskulatur reagiert als motorische Funktionseinheit auf diese Reize.



### Ausgangstellungen

Die ASTEn der Reflexlokomotion haben eine vordehnende und somit aktivierende Wirkung auf die Haltemuskulatur, die primär spinal verschaltet wird. Der Körper befindet sich in einer labilen, dynamischen Lage (Attitüde). Die beginnende isometrische Muskelspannung geht innerhalb des Reflexmusters, je nach motorischer Beanspruchung (Haltung, Aufrichtung, Bewegung), in eine auxotonische Muskelaktivität über.

In allen ASTEn kann man den reziproken Charakter der Reflexlokomotion erkennen, sie ist asymmetrisch. In der Therapiebeschreibung orientiert man sich an der Seitendifferenz, die durch die Kopfrotation entsteht. Es werden eine Gesichtsseite (GS), zu der das Gesicht in der Drehung zeigt, und eine Hinterhauptseite (HHS), der sich der Hinterkopf zuwendet, unterschieden.

Jede ASTE kann entsprechend des therapeutischen Nutzens durch Lagerungsmaterial modifiziert werden, sofern sich dadurch die Muster der Reflexlokomotion aktivieren lassen.

### Auslösezonen

Die Muster der Reflexlokomotion lassen sich über die punktuelle Reizung genau definierter Zonen (▶ Abb. 2.54) (▶ Tab. 2.32) auslösen. Es existieren Hauptzonen, durch deren Reizung sich beim gesunden Neugeborenen der gesamte motorische Koordinationskomplex abrufen lässt. Über die sog. Nebenzonen können hingegen nur Teilmuster aktiviert werden.

Die Unterteilung in Haupt- und Nebenzonen hat therapeutisch keinerlei Relevanz. Die **Hauptzonen** liegen an den Extremitäten. Der Reiz wird über das Periost

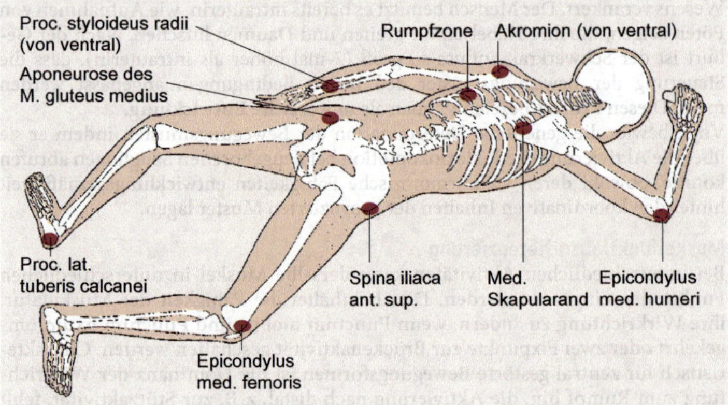


Abb. 2.54 Auslösezonen [L157]

| Tab. 2.32 Zonen in der Therapie | | |
|---|---|---|
| **Seite** | **Lage** | **Druckrichtung** |
| Hauptzonen an den Extremitäten | | |
| HHS | Ferse; Proc. lat. tuberis calcanei | Ventral, kranial, lateral |
| HHS | Handgelenk; Proc. styloideus radii | Dorsal, lateral, kranial |
| GS | Femurkondyle; Epicondylus med. femoris | Dorsal, medial, kranial |
| GS | Ellenbogen; Epicondylus medialis humeri | Dorsal, kaudal, medial |
| Nebenzonen im Bereich des Rumpfs | | |
| HHS | Schlüsselbein; ventraler Rand des Akromions | Dorsal, medial, kaudal |
| HHS | Becken; mittlerer Teil der Aponeurose des M. gluteus medius | Ventral, medial, 3. Druckrichtung abhängig von der Aktivität des Gesichtsbeins:<br>• Verharrt es in seiner Position, geht der Druck Richtung Taille an der GS<br>• Hat sich das Gesichtsbein schon gebeugt, so geht der Druck Richtung gebeugtes Knie der GS, also nach kranial |
| HHS | Rumpf; am Rande des M. erector trunci auf Höhe des unteren Skapulawinkels | Ventral, medial, 3. Druckrichtung abhängig von der Position des Gesichtsbeins:<br>• Verharrt es in seiner Position, geht der Druck Richtung Taille an der GS, also mehr kaudal<br>• Hat sich das Gesichtsbein schon gebeugt, so geht der Druck Richtung gebeugtes Knie der GS, also nach kranial |
| GS | Schulterblatt; medialer Skapularand, Anfang des unteren Drittels | Lateral, kranial und dorsal |
| GS | Becken; Spina iliaca anterior superior (SIAS) | Dorsal, kaudal, medial |
| GS | Brustzone; auf dem Kreuzungspunkt der Mamillarlinie und des Zwerchfellansatzes, zwischen V. u. VI. oder VI. u. VII. Rippe | Dorsal, medial, kranial |

appliziert. Die in der Tabelle angegebenen Druckrichtungen beziehen sich immer auf den Rumpf. Der Druck bewirkt zusätzlich zur Periostreizung einen Stretch auf naheliegende einen gezielten Wechsel der Zonen sowie Variation des therapeutischen Drucks (Betonung einer Druckrichtung, intermittierender Druck usw.) können bestimmte Aspekte des Lokomotionsmusters in betonter Form herausgearbeitet werden. Dazu sind genaue Kenntnisse über das Muskelspiel des Reflexmusters und eine sehr exakte Beobachtungsgabe notwendig. Alle Veränderungen müssen immer anhand der Reaktion innerhalb des Bewegungsmusters bewertet werden. Der Ablauf der Reflexlokomotion ist abhängig von der Zonenauswahl, der aktuellen Empfindlichkeit der Zone, der Intensität der Kontraktion und der Geschwindigkeit, mit der sich das Muskelspiel ausbreitet.

In der Vojta-Therapie können mehrere Zonen gleichzeitig aktiviert werden. Die daraus resultierende räumliche Summation der Reize löst die Reflexaktivitäten

komplexer und schneller aus. Die gleichzeitige Aktivierung mehrerer Zonen provoziert einen gesteigerten sensorischen Input in Richtung des ZNS. Dadurch steigt die Möglichkeit, die blockierten Muster der Reflexlokomotion auszulösen.
Unter der zeitlichen Summation der Auslösereize versteht man die Dauer, mit der ein Druckpunkt (manchmal auch intermittierend) stimuliert wird.

2

## Durchführung

### Diagnostik

Neben der Spontanmotorik werden bei der Befunderhebung die Haltungs- und Bewegungsmuster im jeweils erreichten motorischen Stadium der Aufrichtung beurteilt. Zusammen mit der Reflexologie (▶ 10.1.1) und dem Test der Lagereaktionen nach Vojta lässt sich so der Schweregrad der motorischen Störung benennen bzw. prognostizieren.

> Lagereaktionen sind aufgrund eines Positionswechsels provozierte motorische Reaktionen. Sie verändern sich gemäß dem Entwicklungsstand des Kindes und lassen damit Rückschlüsse auf den Reifegrad des zentralen Nervensystems zu.

### Therapie

Die nachfolgend beschriebenen ASTEn und motorischen Reaktionen sind sehr verkürzt und vereinfacht dargestellt. Sie sollen einen Einblick in die therapeutischen Möglichkeiten der Reflexlokomotion vermitteln und erheben keinen Anspruch auf Vollständigkeit.

#### Reflexkriechen

▶ Abb. 2.55

Der Pat. liegt in BL:

- Kopf in der HWS passiv gestreckt, 30° rotiert, liegt mit dem Tuber frontale auf der Unterlage auf.
- Arm der GS im Schultergelenk 120–135° flektiert und 30° abduziert. Der Ellenbogen liegt mit dem med. Epikondylus auf der Unterlage auf und ist etwa 45° flektiert. Hand-, Schulter- und Hüftgelenk liegen auf einer Linie; UA liegt volar auf.
- Arm der HHS steht sowohl im Schulter- wie auch im Ellbogengelenk in Nullstellung. Hand- und Fingergelenke werden freigehalten.
- Bein der GS:
  - Säuglinge und Kleinkinder: Hüfte 30°–40° flektiert, 60° abduziert und 40° außenrotiert, Kniegelenk 40° flektiert, das Fußgelenk liegt frei auf der Hand-Schulter-Hüft-Linie.
  - Jugendliche und Erwachsene: Bein in Streckung leicht abduziert und innenrotiert.
- Bein der HHS:
  - Säuglinge und Kleinkinder: gleiche Stellung wie Bein auf der GS. Bei Reizung der Fersenzone wird das Fußgelenk passiv im 90°-Winkel in Inversion gehalten.
  - Jugendliche und Erwachsene: Das Bein liegt in der Hüfte in Flex., Abd. und AR. Genaue Winkelangaben sind bei Erwachsenen aufgrund der mehr oder weniger eingeschränkten Hüftbeweglichkeit nicht zu machen. Es ist wichtig, das Bein so zu platzieren, dass es aufgrund der weiterlau-

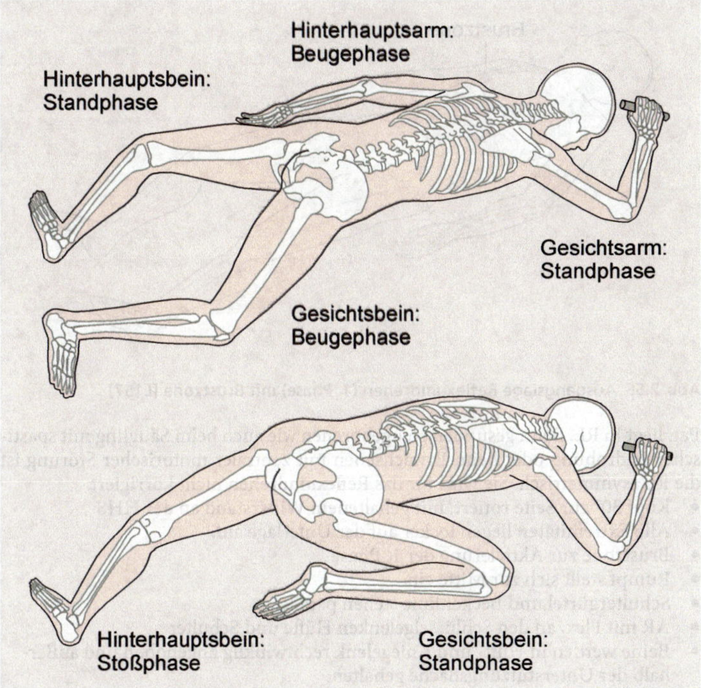


Abb. 2.55 Reflexkriechen [L157]

fenden Bewegungen zu keiner Verstärkung der Lordose in der LWS kommt. Das Fußgelenk liegt auf alle Fälle lateral der gedachten Hand-Schulter-Hüft-Linie.

**Motorische Inhalte**

- Der Gesichtsarm übernimmt die Stützfunktion und zeigt in seiner Aktivierung die Fortbewegungstendenz, den Rumpf über den Stützpunkt nach kranial zu ziehen.
- Die muskuläre Anbindung des Rumpfs an die Scapula erfolgt nach den Prinzipien der Muskelfunktionsumkehr, Wechsel von Punctum fixum und Punctum mobile.
- Der Arm der HHS vollzieht die Schrittbewegung.
- Der Bewegungsablauf des Beins der GS entspricht der Beugephase als Schrittbewegung und Standphase auf dem Kniegelenk mit Stützfunktion.
- Das Bein der HHS gewährleistet durch seine Stoßphase das „Vorwärtskriechen".

## Reflexumdrehen (1. Phase)

**Ausgangslage**

▶ Abb. 2.56

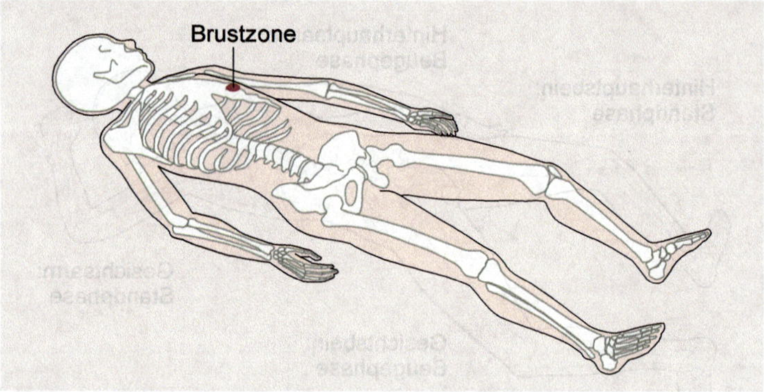


Abb. 2.56 Ausgangslage Reflexumdrehen (1. Phase) mit Brustzone [L157]

Pat. liegt in RL. Beim gesunden Neugeborenen wie auch beim Säugling mit spastischer Bedrohung oder beim Erwachsenen mit zentraler motorischer Störung ist die RL asymmetrisch. Sie wird für das Reflexumdrehen nicht korrigiert.

- Kopf 30° zur Seite rotiert, mit gehaltenem Widerstand an der HHS
- Alle Extremitäten liegen locker auf der Unterlage auf.
- Brustzone zur Aktivierung der 1. Phase
- Rumpf stellt sich zur Mitte ein.
- Schultergürtel und Beckenlinie stehen parallel.
- AR mit Flex. an den Schlüsselgelenken Hüfte und Schulter
- Beine werden in Hüft- und Kniegelenk rechtwinklig angehoben und außerhalb der Unterstützungsfläche gehalten.
- US und Füße stellen sich ebenfalls rechtwinklig zueinander ein.
- Durch das Ausbalancieren der Beine beginnt die Gleichgewichtssteuerung in RL.

## Reflexumdrehen (2. Phase)

### Ausgangslage

▶ Abb. 2.57

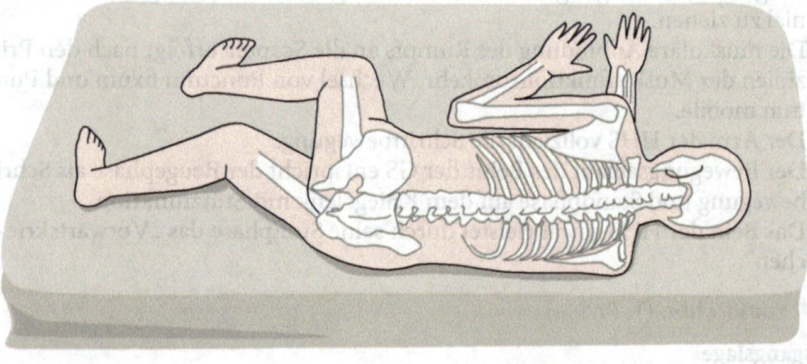

Abb. 2.57 Ausgangslage Reflexumdrehen (2. Phase) [L157]

Der Pat. liegt in SL:

- Unten liegender Arm: belasteter OA liegt im 90°-Winkel zum Thorax, Ellbogen gestreckt oder gebeugt, Hand in Mittelstellung
- Beim unten liegenden Bein sind zwei Beugungsvarianten möglich: Hüfte und Knie in 30–40° oder in 90°.
- Oben liegender Arm liegt auf dem Rumpf, im Schultergelenk leicht nach innen rotiert
- Oben liegendes Bein kann mit den zwei unterschiedlichen Stellungen des unten liegenden Beines ebenfalls variiert werden.
- Die Stützfunktion des unten liegenden Arms und Beins ermöglichen eine Drehbewegung des Thorax in Richtung Umdrehen.
- Der oben liegende Arm geht mit AR, Abd. und Flex. im Schultergelenk, Sup. und Dorsalext. mit Abd. zur radialen Seite im Handgelenk in die Position des zukünftigen Handstützes.
- Je nachdem, welche Einstellung das Bein bei der ASTE hatte, kommt es zur Bewegungsanbahnung Richtung Krabbelgang oder zur Relaxationsphase des Schrittes mit anschließender Standbeinphase.

### Allgemeine Reaktionen

- Verbesserung der Rumpfhaltung
- Steigerung der phasischen Muskelaktivität zur Verbesserung der Beweglichkeit
- Effektivere Mundmotorik bei Nahrungsaufnahme und Sprechen
- Verbesserung der Atemfunktion bis hin zur Steigerung der Vitalkapazität; Verbesserung der Augenmotorik
- Deutliche Steigerung der sensorischen Fähigkeiten, wie z. B. der Stereognosie
- Vegetative Reaktionen (Schweißbildung, Durchblutung der Haut, Verdauung usw.) werden durch die Reflexlokomotion positiv beeinflusst

### E.-Technik/Hanke-Konzept

Vom Vojta-Konzept hat sich in den 1970er-Jahren die E.-Technik (neurophysiologische Therapie auf entwicklungskinesiologischer Grundlage) abgespalten. Peter Hanke, langjähriger Mitarbeiter von Vojta, weitete den Indikationskreis der Therapie auf orthopädische und traumatologische Krankheitsbilder aus. Das Hanke-Konzept orientiert sich weitgehend an den Erkenntnissen und Behandlungsschwerpunkten des Vojta-Konzepts.

### Literatur

Orth H. Das Kind in der Vojta-Therapie. München: Elsevier/Urban & Fischer, 2005.

Vojta V. Die zerebralen Bewegungsstörungen im Säuglingsalter. 7. A. Stuttgart: Thieme, 2004.

Vojta V, Peters A. Das Vojta-Prinzip. 3. A. Berlin: Springer, 2007.

# 3 Hilfsmittel, Verbände & Medikamente

*Claudia Kiesewetter und Carola Seifart*

# 3.1 Orthesen

*Claudia Kiesewetter*

Heil- und Hilfsmittel zum Funktionsausgleich des Bewegungsapparats, u. a. Schienen, Bandagen, Korsetts, Stützmieder, Spreizhosen, Innenschuhe und Einlagen.

## 3.1.1 Rumpforthesen

### Zervikalstützen

**Ind.:** z. B. Schleudertraumen und deg. HWS-Veränderungen:

- **Schanz-Kragen:** Watteverband, zirkulär um den Hals geschlagen
- **Henßge-Krawatte:** Schaumstoffkragen mit Trikotüberzug und dorsalem Klettverschluss. Verschiedene Größen → ausmessen

3

### Korsett

Medizinische Stützvorrichtung für die WS, Einsatz z. B. in der Skoliosetherapie.

#### Boston-Korsett

Anpassung in Modulbauweise (Baueinheiten aus Kunststoff) direkt am Pat. Ein Dreipunkt-Korrektursystem durch eingearbeitete Pelotten (▶ Abb. 3.1) bewirkt die derotierende und korrigierende Funktion (**Derotationsorthese**). Typisch sind der Rückenverschluss und die kräftige Bauchpelotte, die den Bauch zurückdrängt (Korrektur der Lendenlordose). Das Korsett wirkt im Bauchbereich stark abflachend.

! Gelegentlich können Verdauungsprobleme auftreten.

**Ind.:** thorakolumbale Skoliose (20°–50° nach Cobb, max. Scheitelhöhe bei Th8–10); bei höheren Skoliosen i. d. R. zusätzliche Einarbeitung eines Milwaukee-Aufbaus (s. u.).

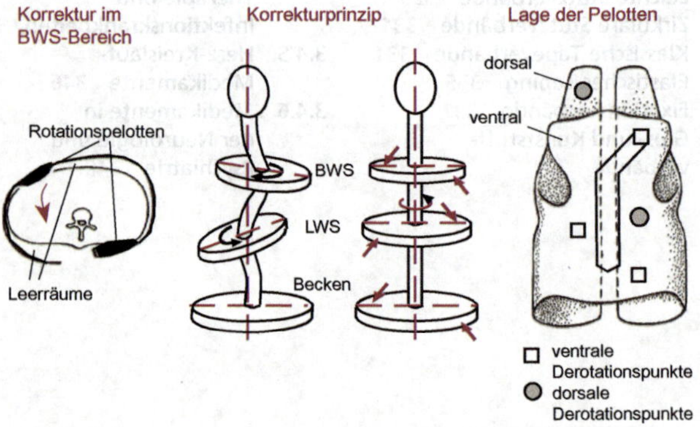


Abb. 3.1 Boston-Korsett [L190]

#### Chêneau-Korsett

Chêneau-Münster-Toulouse-Derotations-Orthese: besteht aus einem symmetrischen, rumpfumfassenden Kunststoffkorsett mit integrierten Zonen für die Korrektur und Gegenkorrektur. Anpassung durch ein Gipsmodell, auf dem Korrekturpelotten und gefensterte Freiräume modelliert werden.

**Ind.:** lumbale Skoliosen (bis 40° nach Cobb), thorakolumbale Skoliosen (bis 50° nach Cobb), thorakale Skoliosen (bis 45° nach Cobb); Grenzindikation besteht ab Th6.

#### Milwaukee-Korsett

Es besteht aus einem Beckenkorb, der paarweise über dorsale und ventrale Verbindungsstäbe (längsverstellbar) mit einem Kopfring mit jeweils einer Hinterhaupt- und Kehlkopfpelotte verbunden ist. An den Verbindungsstäben sind Derotationspelotten angebracht, die durch ein Schulterkummet (schulterumgreifende Pelotte) einen Gegenhalt finden. Anfertigung nach Gipsabdruck.
**Ind.:** hoch sitzende thorakale Skoliosen (50° nach Cobb), thorakale Kyphosen.

! Geringe Akzeptanz des Milwaukee-Korsetts, da es unter der Kleidung sehr aufträgt und das Kopfteil zu sehen ist. Bei entsprechender Indikation, häufig Verordnung eines Boston-Beckenkorbs mit Milwaukee-Aufsatz.

#### Chêneau-Boston-Wiesbaden-Orthese (CBW-Orthese)

Kombinationsorthese (s. o.).
**Ind.:** hoch sitzende Skoliose (50° nach Cobb) und Scheitelwirbel Th5.

#### Umgang mit einem Korsett

- Tägliche Tragezeit: ca. 23 Std., ca. 1 Std. für Hautpflege, Physiotherapie u. a.
- Tägliches Duschen oder Baden ist möglich; danach keine Körperlotion zum Eincremen des Rumpfs verwenden, da durch Schwitzen die Gefahr von Scheuerstellenbildung besteht. Rote Stellen mit Puder behandeln. Verminderung der Druck- und Scheuerstellenbildung durch Tragen eines nahtlosen Baumwollunterhemds unter dem Korsett (Baumwollstoff saugt Schweiß auf).
- Um Taille und Hüften können sich dunkle Bereiche bilden (Aufsatzpunkte des Korsetts); Rückbildung nach Abschluss der Korsettbehandlung.
- Korsettpflege: 1-mal tgl. auswaschen und abtrocknen.
- Zur Anpassung und Gewöhnung an das Korsett erfolgt i. d. R. eine stationäre Aufnahme (seltener ambulante Versorgung).
- Sportarten: alle Sportarten, die mit Korsett möglich sind, z. B. Nordic Walking.
- Entwöhnung bei Kindern nach Abschluss des Wachstums: Zuerst wird das Korsett stundenweise, später nur noch nachts getragen. Da sich die Skoliose hierbei erfahrungsgemäß verschlechtert, physiotherapeutische Maßnahmen (Stabilisationsübungen) intensivieren.

! Entwöhnung am günstigsten während der Tageszeiten mit mäßiger körperlicher Belastung (u. a. Schwimmen, Spazierengehen). Beim langfristigen Sitzen kommt es durch Ermüdung häufig zur Einnahme der skoliotischen Fehlhaltung. Ebenso verstärkt sich die Skoliose bei starken körperlichen Tätigkeiten und asymmetrischen Bewegungsabläufen.

#### Rumpforthesen und Physiotherapie

Parallel zum Einsatz von Rumpforthesen ist eine physiotherapeutische Behandlung dringend indiziert (▶ 4.10.6). Ziel ist die Vermeidung einer Muskelinsuffizienz im Rumpfbereich sowie die aktive (Teil-)Korrektur von Fehlstellungen der WS.

## 3.1.2 Orthesen der oberen Extremität

#### Fingerschienen (z. B. Kunststoffschienen)

**Stack-Schiene** zur Ruhigstellung bei Strecksehnenabriss im Bereich des Fingerendgelenks. Die Nachbargelenke bleiben frei.

3

### DAHO-Handorthesensystem

(DAHO = Deutscher Arbeitskreis für Handorthesen) Dynamische, konservative, prä- und postoperative Behandlung des 2.–4. Fingers und des Handgelenks (▶ Abb. 3.2). Vorteil: geringes Gewicht, individuelle Anpassung/Einstellung durch Modulbauweise.

**Drei Grundmodelle**

- **Typ 1:** Handgelenk ist beweglich oder fixiert. Die MCP-Gelenke erhalten von dorsoradial einen dynamischen Zug (▶ Abb. 3.2). **Ind.:** Ulnardeviation von Hand und Fingern.
- **Typ 2:** Handgelenk erhält einen dynamischen Zug in die Ext. und ist in Flex. aktiv beweglich, ebenso die DIP-, PIP- und MCP-Gelenke (Versorgung mit dyn. Extensionszügel; ▶ Abb. 3.2). **Ind.:** periphere Nervenschädigungen (Fallhand).
- **Typ 3:** Handgelenk ist fixiert, Flexionszügel ermöglichen eine aktive Ext. der Finger. Befestigung der Flexionszügel an den Fingernägeln (künstliche Fingernägel oder aufgeklebte Häkchen). **Ind.:** Kräftigung der Extensorenmuskulatur.

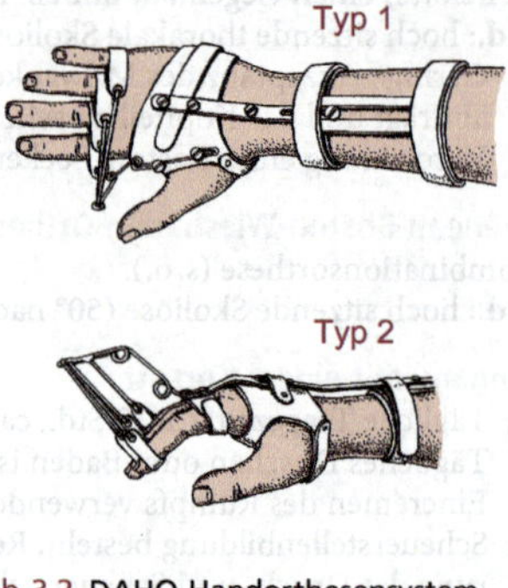


Abb. 3.2 DAHO-Handorthesensystem [L190]

### Handlagerungsschienen

Anfertigung in Funktions- oder Korrekturstellung. Anlage erfolgt von dorsal oder palmar (mit oder ohne Daumeneinschluss) durch Fixierung mit zirkulär verschließbaren Klettverschlüssen. Ind.: postop. Lagerung, Handfehlstellungen.

### Schulterabduktionsorthesen

- **Briefträgerkissen:** keilförmiges Kissen, das unter der Achsel getragen wird. Schulter- und Brustgurt sind verstellbar, Hand- und Ellenbogenfixation durch aufknüpfbare Stofflaschen.
- **Abduktionskeil:** Schaumstoffkeil, der mit Gurten zwischen Arm und Brustkorb befestigt ist. Hand und UA werden mit Klettverschlüssen fixiert. **Ind.:** zum Beispiel Z. n. vorderer Schulterluxation, Z. n. operativer Rekonstruktion des ACG.
- **Thoraxabduktionsschiene** (verstellbare Abduktionsorthese): schalenförmige Armauflage mit auswechselbarer Polsterung sowie Schulter- und Brustgurten. **Ind.:** s. o.

## 3.1.3 Orthesen der unteren Extremität

### Fußorthesen

- **Einlagen:** zur Therapie von Fußfehlstellungen und Kompensation von Funktionsstörungen der UEX. Keine leichtfertige Verordnung von Einlagen bei Kindern mit Fehlstellung der unteren Sprunggelenke und Abflachung der Fußgewölbe. Sinnvoller ist eine regelmäßige aktive Fuß- und Beingymnastik (unter Beachtung der Rotationsachsen des Beines).

- **Dynamische Fußorthesen**, z. B. nach Nancy Hilton, sensomotorische Einlagen: flexible Einlagenversorgung mit individuell angefertigtem Relief → die Fußmuskeln werden punktuell aktiviert/gehemmt → funktionell-dynamische Fußaufrichtung → Muskeltonus wird im gesamten Körper reguliert.
- **Kunststoffspangen:** Anwendung z. B. bei Hallux valgus als Nachtschiene.
- **Innenschuh:** zur stat. und dyn. Verbesserung der Gangsicherheit durch eingearbeitete Korrekturen. Der aus Leder gefertigte Innenschuh kann im Konfektionsschuh getragen werden. Dies erspart häufig die Anfertigung von orthopädischen Maßschuhen (insbesondere bei einseitiger Versorgung).
- **Aircast:** Synthetikschiene (med. und lat. Malleolus) mit Luftkissen, Fixation durch Klettbänder. Funktion: Stabilisation des USG. Einsatz z. B. nach Inversionstraumen.
- **Vacoped®:** abnehmbare Kunststoffschiene mit einem herausnehmbaren und waschbaren, mit Kügelchen gefüllten Innenteil, dem Luft entzogen werden kann. Dadurch legt sich das Innenteil dem US individuell an. Vacoped® ist ein abnehmbarer Gipsersatz mit dem Vorteil, dass der Pat. duschen und ggf. den Fuß kontrolliert bewegen kann. Die Schiene wird vom Hersteller ausgeliehen und kann wiederverwendet werden.

3

### Schuhzurichtungen (Auswahl)

Modifikation an Absatz, Laufsohle, Brandsohle (Innensohle), Vorder-, Hinterkappe und Schaft möglich (▶ Abb. 3.3).

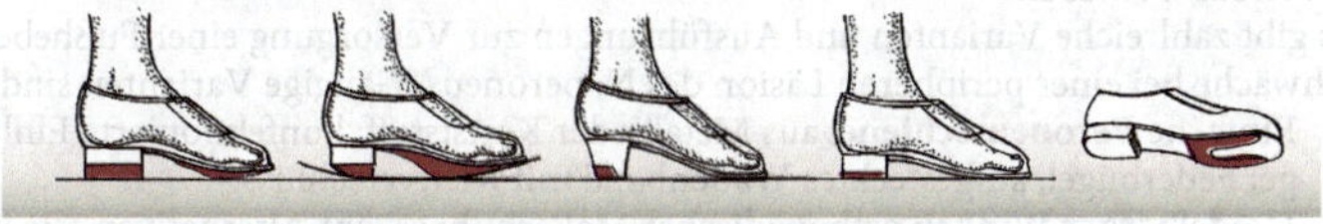


Abb. 3.3 Schuhzurichtungen [L190]

- **Schmetterlingsrolle:** Entlastung der Metatarsalköpfchen II–IV. Gleichzeitige Weichbettung der Mittelfußköpfchen sinnvoll. **Ind.:** z. B. Bursitis bei rheumatoider Arthritis, rheumatischer Spreizfuß, Morton-Neuralgie, Dornwarzen.
- **Pufferabsatz:** Anbringung an Konfektionsschuh, auch als Abrollhilfe verwendbar. **Ind.:** z. B. Achillodynie, OSG-Arthrose, Gonarthrose, Koxarthrose.
- **Ballenrolle:** Verbesserung der Abrollfähigkeit. **Ind.:** z. B. Hallux rigidus, Tarsometatarsalarthritis, Talonavikulararthritis.
- **Mittelfußrolle:** Abrollhilfe zur Erleichterung der Schrittfolge. **Ind.:** Ankylose und Bewegungseinschränkungen im Mittel- und Rückfuß.
- **Negativabsatz:** Abänderung des Absatzes oder Kauf eines Schuhs mit Negativabsatz. **Ind.:** z. B. Retropatellararthrose.
- **Pronationskeil:** Außenranderhöhung der Laufsohle von 0,5–1 cm. **Ind.:** z. B. Varusgonarthrose, Außenbandläsion.
- **Supinationskeil:** Innenranderhöhung der Laufsohle von 0,5–1 cm. **Ind.:** z. B. Valgusgonarthrose, Innenbandläsionen.
- **Schafterhöhung** und keilförmige Erweiterung der Fersenkappe: Druckentlastung am Achillessehnenansatz durch Aussparung der Fersenkappe. **Ind.:** z. B. Achillodynie, Tenosynovitis und Bursitis, Haglund-Exostose.

- **Schuherhöhung:** Schuheinlage, Absatzerhöhung ohne/mit Vorfußerhöhung, Absatzverringerung der Gegenseite, orthopädischer Maßschuh. **Ind.:** Ausgleich einer anatomischen Beinlängendifferenz (BLD).
  - Kein Ausgleich einer anatomischen BLD ≤ 0,5 cm, Ausgleich einer BLD ≤ 1 cm nur bei vorhandener klinischer Symptomatik (z. B. Rückenschmerzen).
  - Ab einer Ausgleichshöhe von 0,5 cm ist es wichtig, die gesamte Schuhsohle zu erhöhen. Ansonsten entsteht durch die einseitig erhöhte Vorfußbelastung eine deutliche Beckenverwringung mit zusätzlicher funktioneller Verkürzung des anatomisch kürzeren Beins.
  - Bei einer BLD ≥ 3 cm erfolgt der Ausgleich der Beinlängendifferenz i. d. R. durch einen orthopädischen Schuh.
  - Bei einer BLD ≥ 12 cm → Verkürzungsorthese (kniehohe Orthese zur Beinverlängerung) mit unterbautem Kunstfuß für Konfektionsschuhe.

3

### Tipps & Fallen

- Immer zwischen anatomischer und funktioneller BLD differenzieren (Funktionelle Anatomie, ▸ 4.6.1). Keine funktionellen Längenunterschiede ausgleichen.
- „Gewachsene" BLD stufenweise (max. 0,5/Stufe) und unterschwellig ausgleichen (z. B. 0,5 cm bei anatomischer Differenz von 1 cm).
- Plötzliche entstandene, traumatisch- oder operationsbedingte BLD (z. B. nach Implantation einer Hüft-TEP) möglichst exakt ausgleichen.

### Peroneus-Orthesen

Es gibt zahlreiche Varianten und Ausführungen zur Versorgung einer Fußheberschwäche bei einer peripheren Läsion des N. peroneus. Gängige Varianten sind:

- Einfache **Peroneusschiene:** aus Metall oder Kunststoff; konfektionierte Einlage; Federbügel, aufgestecktes Wadenband mit Klettverschluss.
- **Heidelberger Winkel:** orthopädischer Maßschuh; es gibt Alternativen, die in der Anfertigung preisgünstiger sind.
- **Foot-up:** Knöchelband und Einlage mit Elastikband und Steckverschluss. Geeignet nur für Schnürschuhe und leichtere Paresen.

### Kniegelenksorthesen

▸ Abb. 3.4, ▸ Tab. 3.1

**Tab. 3.1 Varianten und Modelle der Kniegelenksorthesen**

| Orthesentyp | Aufbau | Funktion |
|---|---|---|
| **Elastische Bandagen** | Gummizugbandagen mit eingearbeiteten Verstärkungen (z. B. eingenähten Bändern), Polstergruppen, Silikoneinlagen und seitlichen Gelenken | Verbesserung der Gelenk- und Patellastabilisation, bei leichteren Sportverletzungen wie Distorsionen ohne weitere Folgeschäden, nach Abnahme von Gipsverbänden, allgemein bei Arthrose und Knorpelverletzungen |
| **Passive Knieführungsorthesen** | Hülsenbauweise für OS und US mit seitlichen, einachsigen Gelenken | Erreichen einer Gelenkführung (keine größere Korrektur): zur Nachbehandlung operativ versorgter Bandinstabilitäten; als frühzeitiger Gipsersatz ab ca. der 3. Behandlungswoche mit allmählicher Freigabe des Bewegungsausmaßes |

| Tab. 3.1 Varianten und Modelle der Kniegelenksorthesen *(Forts.)* | | |
|---|---|---|
| **Orthesentyp** | **Aufbau** | **Funktion** |
| **Dynamische Orthesen (aktiv und teilaktiv)** | Hülsenbauweise für OS und US, mit Bändern, Patellaführung, Korrekturzügeln und mehrachsigen Gelenken | Führung und/oder Begrenzung von Gelenkbewegungen bei Instabilität in einer Ebene oder um mehrere Achsen, z. B. Rotationsinstabilität in Kombination mit Valgus-Varus-Instabilität. |

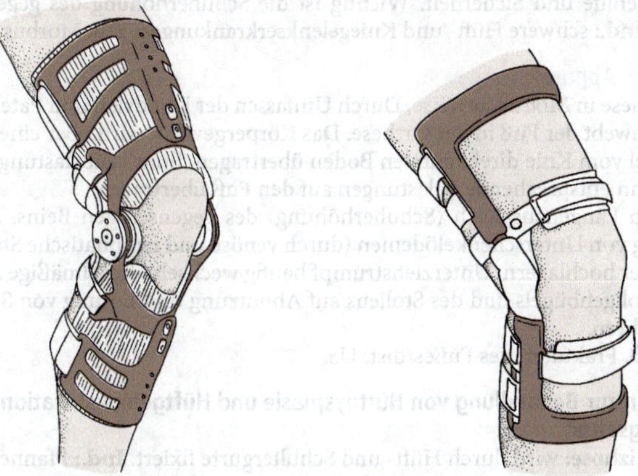

Abb. 3.4 Passive Knieführungsorthese [L157]

Konfektionierte Orthesen werden direkt am Pat. angepasst (Beinmaße ermitteln und entsprechende Größe auswählen); ansonsten Anfertigung eines Gipsabdrucks für die Erstellung und Anpassung der Orthese.

### Stützapparate

#### Schienen-Schellen-Apparat (▶ Abb. 3.5)

Beidseits des Beins verlaufende Schiene, die mit mehreren Gurten das Bein an der Schiene fixiert. Ausführung in verschiedenen Variationen (z. B. mit fixiertem oder frei beweglichem Knie). **Ind.:** insbesondere bei schlaffer Lähmung.

#### Schienen-Hülsen-Apparat (▶ Abb. 3.5)

Beidseits des Beines verlaufende Schiene. Fixation des Beins an die Schienen durch eine OS- und US-Hülse (z. B. Ga-

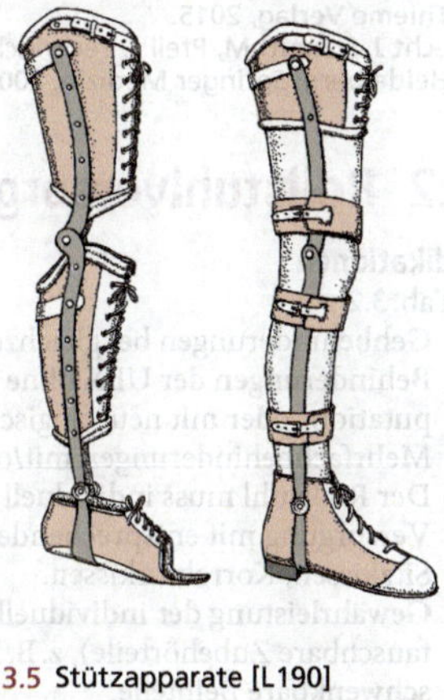


Abb. 3.5 Stützapparate [L190]

maschen aus Walkleder). Gute Kraftübertragung auf das Schienengestänge durch die Fläche der Hülsen. Entlastung durch die Hülsen mit Tuberaufsitz und Kniebettung. **Ind.:** alle Erkrankungen, die die Belastungsfähigkeit des Beins deutlich herabsetzen.

### Thomas-Schiene (Thomas-Splint)

Ähnlich dem Schienen-Schellen-Apparat. Durch den zusätzlichen Tubersitz und die locker um das Bein gegurteten Riemen (Schellen) werden das Bein und der Fuß schwebend in der Schiene gehalten. Die Hüftkopfepiphyse wird entlastet. Ein Abrollgehbügel ermöglicht das Gehen. Ein Beckengurt (evtl. auch Schultergurt) dient als Tragehilfe und Sicherheit. Wichtig ist die Schuherhöhung des gegenseitigen Beines. **Ind.:** schwere Hüft- und Kniegelenkserkrankungen, z. B. Morbus Perthes.

3

### Allgöwer-Apparat

US-Orthese in Modulbauweise. Durch Umfassen der Kondylen und Patellaabstützung schwebt der Fuß in der Orthese. Das Körpergewicht wird über einen Abrollgehbügel vom Knie direkt auf den Boden übertragen. Eine Teilbelastungsvorrichtung kann entsprechende Belastungen auf den Fuß übertragen.

**Wichtig:** Längenausgleich (Schuherhöhung) des gegenseitigen Beins. Zur Vorbeugung von Unterschenkelödemen (durch venöse und lymphatische Stauungen) Bein öfter hochlagern. Unterziehstrumpf häufig wechseln. Regelmäßige Kontrolle des Abrollgehbügels und des Stollens auf Abnutzung und Lösung von Schrauben durchführen.

**Ind.:** z. B. Frakturen des Fußes/dist. US.

### Orthesen zur Behandlung von Hüftdysplasie und Hüftgelenksluxation im Säuglingsalter

- **Spreizhose:** wird durch Hüft- und Schultergurte fixiert. **Ind.:** Pfannendysplasie ohne Luxation oder mit Subluxation des Hüftkopfs.
- **Pavlik-Bandage** (Retentions- und Repositionsbandage): Brustteil mit Beinzügeln, die die Streckung und Add. der Beine verhindern. **Ind.:** Subluxation und geringgradige Luxation in den ersten Lebensmonaten.

### Literatur

Baumgartner R, Greitemann B. Grundkurs Technische Orthopädie. 3. A. Stuttgart: Thieme Verlag, 2015.

Specht J, Schmitt M, Pfeil J. Technische Orthopädie. Orthesen und Schuhzurichtungen. Heidelberg: Springer Medizin, 2008.

## 3.2 Rollstuhlversorgung

### Indikationen

▶ Tab. 3.2

- Gehbehinderungen bei gleichzeitiger funktioneller Beeinträchtigung der OEX
- Behinderungen der UEX ohne neurologische Erkrankungen (z. B. Doppelamputation) oder mit neurologischen Erkrankungen (z. B. Querschnittsyndrom)
- Mehrfachbehinderungen mit/ohne geistige Behinderungen
- Der Rollstuhl muss individuell an den Pat. angepasst werden; zusätzliche Versorgung mit entsprechendem Zubehör, z. B. Bremshebelverlängerung, Sitzkissen, Korrekturkissen.
- Gewährleistung der individuellen Versorgung durch Baukastenprinzip (austauschbare Zubehörteile), z. B. Desk-Armlehne und Handlagerung, hochschwenkbare Beinteile.

**Tab. 3.2 Indikationen für Rollstuhlvarianten**

| Rollstuhlvarianten | Indikation |
|---|---|
| Standardrollstühle | Vielfältiger Einsatz, Grundausstattung |
| Aktiv-/Sportrollstühle | Dynamische/junge Menschen, z. B. bei Querschnittslähmung |
| Handbetriebsselbstfahrer mit mechanischem Handantrieb | Zur selbstständigen Überwindung längerer Strecken für Pat. mit ausreichender Oberkörper- und Armkraft (Belastungstraining) |
| Elektrorollstühle | Zur Überwindung längerer Strecken/für Pat. mit eingeschränktem Leistungsvermögen der OEX |
| Kinderrollstühle | Für Kinder, z. B. bei Spina bifida |
| Sondersteuerungen, z. B. Kinn- oder Fußsteuerung | Für Pat. mit Arm-Handicap, z. B. Tetraplegiker, hohe Querschnittsyndrome |
| Dusch-/Toilettenrollstühle (Sonderform) | Zur Ermöglichung/Erleichterung entsprechender Alltagsaktivitäten, dauerhaft oder temporär (z. B. postop.) |

**Tipps & Fallen**

- Die Auswahl und Ausstattung des Rollstuhls ist von den Bedürfnissen des jeweiligen Pat. abhängig. Entscheidungen immer im therapeutischen Team treffen (Physiotherapeut, Ergotherapeut, Orthopädietechniker, Arzt).
- Bei Pat., die auf den Rollstuhl angewiesen sind, Grundausstattung mit zwei Rollstühlen, da diese oft reparaturanfällig sind.
- Bei Bedarf ist die Verordnung verschiedener Rollstuhlvarianten möglich (z. B. Standard- und Elektrorollstuhl).

## Rollstuhlausstattung

**Variable Faktoren des Rollstuhls**

- Sitzbreite und Sitztiefe
- Sitzhöhe (vom Boden gemessen) und -gefälle
- Höhe und Verstellbarkeit der Rückenlehne
- Abstand Sitzhöhe – Armlehnenoberkante
- Unterschiedliche Armlehnen
- Art und Verstellbarkeit der Fußstützen
- Radstand (Achsverlagerung nach hinten, z. B. zur Sicherung gegen Rückwärtskippen beim Bergauffahren für Menschen mit amputierten OS)
- Art der Bereifung (Vollgummi- oder Luftreifen)
- Variationen der Greifreifen
- Art der Bremse (z. B. Trommelbremse, Winkelhebelbremse)
- Gesamtlänge (je kürzer, desto kleiner der Wendekreis)
- Gewicht (u. a. abhängig von der Rahmenverstärkung)

**Gängige Rollstuhlausstattung (Auswahl)**

- Spezialsitzkissen
- Spezialrückenkissen
- Durchgehende Dekubitusschutzauflage aus Synthetik oder Naturfell
- Hilfsmittel, z. B. für den Transfer (Rutschbrett, Drehscheibe)

3

## Techniken der Rollstuhlhandhabung

**Rollstuhltraining bei Querschnittslähmung**
Patientenschulung (Einzel- und Gruppentraining) in der Rollstuhlhandhabung.

### Rollstuhlgewöhnung

- Bei Bedarf das erste Umsetzen in den Rollstuhl mit zwei Personen durchführen
- Kreislaufinstabile Pat. vor dem ersten Transfer auf mögliche Maßnahme bei Kreislaufschwäche (Ankippen des Rollstuhls über die Hinterräder) hinweisen.
- Zu Beginn ca. alle 15 Min. Gesäßentlastung durchführen (▶ Abb. 3.6)
- Kontrolle der belasteten Hautareale (Druckstellen)
- Fahren kurzer, ebener Strecken
- Bedienen der Bremsen

Die möglichen Aktivitäten im Rollstuhl sind abhängig von der Höhe der Läsion:

- Hohe Halsmarkläsion (C4/5): kein selbstständiger Umgang möglich, i. d. R. mehrstündiges Sitzen im Rollstuhl möglich.
- Mittlere Halsmarkläsion (C5/6/7): selbstständiger Umgang mit dem Rollstuhl ist bedingt möglich.
- Tiefe Halsmarkläsion und Brustmarkläsion (unterhalb C7): selbstständiger Umgang mit dem Rollstuhl ist möglich.

### Rollstuhltraining – Menschen mit Paraplegie (Auswahl)

- Vorwärts-/Rückwärtsfahren: an den höchsten Punkt des Greifreifens greifen lassen, Rad in entsprechende Richtung in Schwung bringen, Hände lösen, Arme schwingen vor, erneuter Griff an den höchsten Punkt des Greifreifens usw.
- Auf der Stelle drehen: beide Räder gegenläufig bewegen oder eines festhalten und das andere bewegen (unterschiedlicher Wendekreis), z. B. beim Slalomfahren.
- Kippen (z. B. zum Drehen auf engem Raum): Hände liegen auf dem höchsten Punkt des Greifreifens, Reifen gemeinsam vor- und schnell zurückbewegen, ohne die Hände zu lösen (durch das Abbremsen heben sich die Vorderreifen ab), Oberkörper in die Rückenlehne drücken und Räder vorrollen lassen, sodass die Hände wieder auf dem höchsten Punkt des Greifreifens liegen. Senken sich die Vorderräder, das Rad vorwärts bewegen. Vor dem Überkippen nach hinten Räder nach hinten bewegen und Oberkörper nach vorn verlagern. Training an Turnringen oder mit hinter den Rollstuhl gebundenem Pezziball (Sicherung gegen Überkippen nach hinten).
- Befahren von Schrägen: auf die Schräge mit Schwung zufahren, Räder mit kurzen, schnellen Grifffolgen auf der Schrägen antreiben, evtl. Oberkörper/Kopf etwas vorverlagern; abwärts läuft das Greifrad durch die bremsenden Hände, evtl. den Oberkörper/Kopf nach hinten nehmen.
- Springen mit dem Rollstuhl: beide Reifen greifen, bei der Auftaktbewegung des Rumpfes (mit Armbewegung unterstützen) den Rollstuhl an den Rädern hochziehen.
- Bewältigung einer Stufe (Üben am Podest). Drei Möglichkeiten:
  - Rückwärts herunter: Greifreifen langsam, bremsend durch die Hände gleiten lassen, sodass die Reifen an der Kante abrutschen; Oberkörper vorneigen.
  - Gekippt vorwärts herunter: gekippt vor der Stufe stehen; Greifreifen langsam, bremsend durch die Hände gleiten lassen, sodass die Reifen an der Kante abrutschen.
  - Vorwärts hinauf (Durchführung in schnellem Tempo): mit Tempo an die Stufe heranfahren; Rollstuhl im Fahren ankippen, dadurch setzen die

Vorderräder auf die Stufe auf; Oberkörper vorlegen, Hinterräder rollen auf die Stufe; Oberkörper aufrichten.

**Rollstuhltraining – Menschen mit Tetraplegie (Auswahl)**

- Handhabung der beweglichen Rollstuhlteile: Bedienung der Bremse (evtl. über verlängerten Bremshebel) und der Fußrasten, Herausnehmen/Einsetzen der Seitenteile etc.
- Vorwärts-/Rückwärtsfahren: Zum Räderantrieb werden spezielle Handschuhe (mit Gumminoppenbelag auf der Volarseite) benötigt zum Schutz vor Handverletzungen. Der Antrieb erfolgt über die großen Räder oder den Greifreifen (abhängig von der Läsionshöhe). Auf der Stelle drehen: wie bei Paraplegie (s. o.).
- Anheben der Vorderräder: möglich nur bei Läsionen unterhalb C7
- Befahren einer Schrägen (mit geringem Gefälle): wie bei Paraplegie
- Bauliche „Hindernisse“: z. B. Türen öffnen, Lichtschalter betätigen
- Fahren über eine längere Zeit als Ausdauertraining

! Auf sicheren, freien Sitz (z. B. für den Transfer in/aus dem Rollstuhl) und physiologische Belastung des Bewegungsapparates achten.

**Patiententransfer Rollstuhl – Sitz/Aufsetzen eines aus dem Rollstuhl gestürzten Pat.**

▶ 1.3.6 Patiententransfer

**Sitzkorrektur**

Der Th. steht hinter dem Rollstuhl, greift unter den OA des Pat. hindurch und umfasst dessen über dem Bauch verschränkten UA. Der Th. neigt den Rumpf des Pat. nach vorne, seine UA stabilisieren seitlich den Brustkorb des Pat. Durch Beinstreckung hebt der Th. den Pat. an und bewegt dessen Becken Richtung Rückenlehne. Nach langsamem Absetzen des Pat. Kontrolle der Sitzposition (▶ Abb. 3.6).

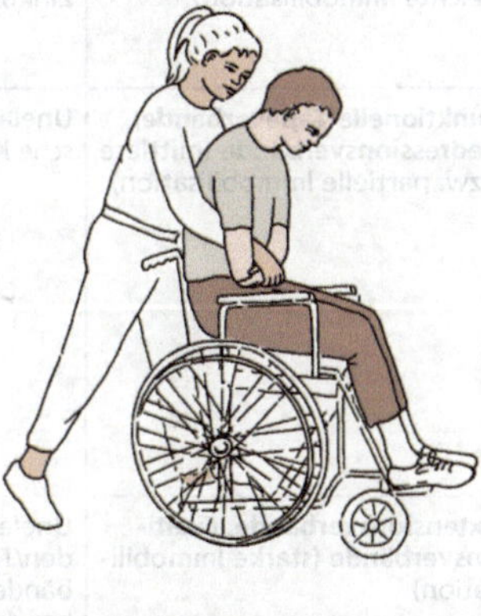

Abb. 3.6 Sitzkorrektur [L157]

**Rollstuhlkippen bei Kreislaufinsuffizienz**

Bremsen feststellen! Th. steht hinter dem Rollstuhl (Schrittstellung). Rollstuhl (über Handgriffe) zurückkippen. 2. Helfer kann Vorderräder anheben. Beim Vorkippen in die Ausgangsstellung den Pat. bei Bedarf am Brustbein sichern.

**Literatur**

Baumgarten R, Geitemann B. Grundkurs Technische Orthopädie, 3. A. Stuttgart: Thieme, 2015.

# 3.3 Verbände

## 3.3.1 Verbandarten

**Tab. 3.3 Verbandarten und ihre Indikationen**

| Verbandart und Grad der Immobilisation | Material | Indikation |
|---|---|---|
| **Wundverbände** (keine/geringe Immobilisation) | Wundauflage: Kompressen, Gaze, Tupfer, Binden<br>Fixationsmaterial: Heftpflaster, Klebemull, Verbandstoffkleber | Alle Arten von Wunden, Dekubitus |
| **Leichte Stützverbände/Kompressionsverbände** (geringe Immobilisation) | Nicht klebende Kurz-, Mittel- oder Langzugbinden, Schlauchbandagen | Nach der Gipsabnahme; kühlende und wärmende Verbände, Salbenverbände; Venenerkrankungen, Thromboseprophylaxe |
| **Zirkuläre Stützverbände** (leichte Immobilisation) | Elastische Klebebinden, Zinkbinden | Bandinsuffizienzen, leichte Distorsionen, Tendopathien; Venenerkrankungen |
| **Funktionelle Tapeverbände, Redressionsverbände** (mittlere bzw. partielle Immobilisation) | Unelastische und elastische Klebebinden/Tapes | Muskelzerrungen, -faserrisse; Kontusionen, Distorsionen, Kapsel-Band-Läsionen, -instabilitäten; Knochenfissuren, Periostitis, Tendopathien, Bursitis; prophylaktische Verbände (Sport); postoperative Entlastungsverbände |
| **Extensionsverbände, Fixationsverbände** (starke Immobilisation) | Unelastische Klebebinden/Tapes, Schlauchverbände und Schlauchbandagen, ggf. kombiniert mit Klebebinden | Bestimmte Frakturen und Luxationen; schwere Bänderzerrungen/-risse, Muskelrisse |
| **Gips- und Kunststoffverbände, Schienenverbände** (totale Immobilisation) | Gipsbinden, synthetische Hartverbände, Schienen | Frakturen, Luxationen, Deformitäten; Bänderrisse, schwere Muskelrisse; schwere Infektionen |

## 3.3.2 Wundverbände

**Wirkung**

- Schutz der Wunde vor mechanischen und infektiösen Einwirkungen
- Begünstigung eines heilungsfördernden Milieus
- Aufnahme von Wundflüssigkeiten

**Wundverbandarten (Einteilung nach Wirkprinzip)**

Die alte Ansicht, Wunden müssten „atmen", ist falsch. Insbesondere Schürfwunden, Verbrennungen und chronische Wunden (Dekubitus!) heilen besser, wenn sie vor dem Austrocknen geschützt werden. Dies geht z. B. mit Feucht- und Okklusivverbänden oder Hydrokolloid- und Hydrogelverbänden:

- **Feuchtverbände** (herkömmlich): sterile Mullkompresse, die mit steriler Flüssigkeit angefeuchtet ist; Fixierung der Wundauflage z. B. mit einer Binde.; alle 2 Std. Verbandswechsel/Nachfeuchten
- **Okklusivverbände:** verhüllender, druckloser Deckverband (z. B. Augenverband). Eine feuchte Kompresse wird mit wasserdampfundurchlässigem Material abgedeckt. Nachteil: Gefahr von Sekretstau und Infektion
- **Hydrokolloid- und Hydrogelverbände:** Prinzip der Okklusivverbände. Als Wundabdeckung fungiert ein Pflaster (mit/ohne Kleberand) mit Wirkschicht, die eine Sogwirkung ausübt (Aktivierung der Wundsekretion). Sekret, Bakterien und Verschmutzungen werden in die Wirkschicht „gesaugt". Sie bildet ein Gel, das die Wunde ausfüllt. Optimales Ausheilen der Wunde in diesem feuchtwarmen Klima. Ein Verbandswechsel erfolgt, wenn sich eine Blase oder Verfärbung auf dem Pflaster gebildet hat, spätestens jedoch alle 7 Tage.
- **Salbenverbände:** Wundabdeckung (Mullkompresse) ist mit einer Salbe versehen, die das Verkleben mit der Wunde verhindert
- **Trockenverbände:** Einsatz von Mullkompressen, Gaze und anderen Materialien. Anwendung bei primär heilenden (geschlossenen) Wunden (primäre chirurgische Wundversorgung)

! Achtung: Bei der Abnahme kann die Auflage mit der Wunde verklebt sein.

## 3.3.3 Leichte Stützverbände

**Kompressionsverbände**

Einwandfreier Sitz nur bei guter Wickeltechnik. Gut angepasste Kompressionsstrümpfe sitzen meist besser und bieten mehr Tragekomfort.

- **Ind.:** Thrombose, venöse Rückflussstörungen (Varizen, venöses Ulcus cruris), Thromboseprophylaxe
- **KI:** arterielle Durchblutungsstörungen, Herz- und Lungenerkrankungen mit Rechtsherzbelastung (z. B. Lungenödem, dekompensierte Rechtsherzinsuffizienz), massives Beinödem, fixierte Lymphgefäßerkrankung

! Bei der Manuellen Lymphdrainage werden gesonderte Formen der Kompressionsbandagierung durchgeführt.

- **Material:** Kurzzug- und Langzugbinden
- **Vorbereitung:** ausreichend Material bereitlegen (Binden, evtl. Polstermaterial, Klebestreifen); entspannte Lagerung des Patienten. Beine vor der Bandagierung mind. 30 Min. hochlagern, wenn sie entstaut werden müssen (z. B. bei Varizen).

### Durchführung

**Allg. Grundsätze der Wickeltechnik**

- Die Bandage mit leichtem Zug direkt auf der Haut abrollen. Durch zu starken Zug entstehen Einschnürungen, die Stauungen provozieren können.
- Der Druck des Verbands muss von distal nach proximal abnehmen.
- Die „Wickeltouren" überlappen sich um ca. die Hälfte der Bandagenbreite. Keine Hautstellen aussparen → Stauungsrisiko.
- Fixation mit Klebestreifen. Die Streifen nicht zirkulär um das Bein schlingen (Gefahr von Abschnürungen). Keine Metallklammern einsetzen.
- Verbandswechsel spätestens alle 12 Std.

Die Bandagen werden in drei Abschnitten gewickelt:

- **Fuß/US:** in der Regel Einsatz einer 6 oder 8 cm breiten Kurzzugbinde. Mit der Fixationstour am Vorfuß beginnen. Die Binden mit sehr leichtem Zug um Fuß und US bis zum Knie zirkulär oder in Achtertouren abrollen.
- **Knie:** in der Regel Einsatz einer 10 cm breiten Langzugbinde (Kurzzugbinden schränken die Mobilität ein und führen zu Einschnürungen). Eine Fixationstour auf Patellahöhe um das Knie schlagen. Bandage in Achtertouren ober- und unterhalb der Fixationstour abrollen.
- **OS:** in der Regel Einsatz einer 10 oder 12 cm breiten Kurzzugbinde. Mit einer Fixationstour auf der proximalen Kniebinde beginnen. Die Bandage bis auf Leistenhöhe zirkulär oder in Achtertouren abrollen.

! Kritische Stellen sind Knie und Ferse. Die Binde kann in diesen Regionen bei Bedarf mit einem Klebestreifen entlang der Längsachse des Beines zusätzlich gesichert werden:
  - Knie ist gebeugt; Klebestreifen vom ventralen OS über die Patella zum ventralen US kleben.
  - Ferse: Sprunggelenk in 90° DE; Klebestreifen vom dorsalen US über die Achillessehne und die Ferse bis auf die Fußsohle kleben.

**Sitz des Verbands überprüfen**

Sitz des Verbands unter Bewegung/Belastung überprüfen. Kriterien:

- Druck- und schmerzfreier Sitz
- Keine Zeichen von Minderdurchblutung
- Gute Passform (keine Faltenbildung, kein Einschnüren oder Lösen der Bandagen)

### Kompressionsstrümpfe

- Kompressionsstrümpfe stellen eine Alternative zu den Kompressionsverbänden dar und werden zur Ödemprophylaxe/Entstauung und Kreislaufstabilisierung angewendet. Zur Bestimmung der Strumpfgröße Herstellerangaben beachten. Beinlänge (Ferse – Gesäßfalte), US- und ggf. auch OS-Umfang ausmessen. Die Tragedauer beträgt 24 Std., keine Nachtpause.
- Maßangefertigte Kompressionsstrümpfe werden individuell dem zu komprimierenden Körperteil (z. B. Arm, Bein, Gesicht) angepasst. Entsprechend ihrer Druckintensität werden sie in vier Kompressionsklassen eingeteilt:
  - **Klasse 1:** leichte Kompression. **Ind.:** schwache Varikosis ohne wesentliche Ödemneigung sowie beginnende Graviditätsvarikosis
  - **Klasse 2:** mittelstarke Kompression. **Ind.:** Armlymphödem; am Bein bei ausgeprägter Varikosis mit Ödemneigung, bei posttraumatischen Schwellungen, nach Thrombophlebitis, Venenstripping, stärkerer Graviditätsvarikosis

– **Klasse 3:** kräftige Kompression. **Ind.:** Armlymphödem, am Bein bei chronisch-venöser Insuffizienz, Lymphödem
– **Klasse 4:** sehr kräftige Kompression. **Ind.:** am Arm i. d. R. nicht indiziert, am Bein bei Lymphödem
- **KI:** siehe Kompressionsverbände

## 3.3.4 Zirkuläre Stützverbände

Sie entsprechen den leichten Stützverbänden; das Verbandsmaterial besitzt jedoch selbstklebende Eigenschaften (→ bessere Stützfunktion).
- **Ind.:** Bandinsuffizienz, leichte Gelenkdistorsion, Kapseleinriss, Tendopathie, Venenerkrankungen
- **Material:** selbstklebende Kurzzugbinden, Unterzug (bei zusätzlich benötigter Kompression), evtl. Polster

**Beispiel: Elastischer Sprunggelenksverband (pronatorische Anlage)**
- Beginn am medialen Fußrücken im Bereich des Vorfußes; die Touren umkreisen die Fußsohle grundsätzlich von medial nach lateral und den Fußrücken/die Vorderseite des Sprunggelenks von lateral nach medial.
- Nach 2–4 zirkulären Vorfußtouren die Ferse in mehreren Touren komplett einschließen und so USG und OSG in Nullstellung stabilisieren.
- Verband ca. 10 cm über dem Sprunggelenk abschließen.

## 3.3.5 Klassische Tapeverbände

Tape (engl.) = Klebeband, Heftpflaster.
**Ziel:** gezielte Führung, Ruhigstellung und Entlastung (▶ Tab. 3.4) funktionsgestörter Abschnitte des Bewegungsapparats.
- Passive Stabilisation („Stütz- und Begrenzungshülle"): abhängig vom verwendeten Material und der Zugrichtung des Verbands
- Aktive Stabilisation durch erhöhte Kontraktion der Muskeln, die unter dem Verband liegen

**Tab. 3.4 Ziele und Wirkungen von klassischen Tapeverbänden**

| Ziele | Wirkung |
|---|---|
| Einschränkung und Festlegung von bestimmten Gelenkbewegungen (z. B. USG: Einschränkung der Sup. und Pron., DE und PF bleiben frei erhalten) | • Gezielte Entlastung von Kapsel, Bändern, Muskeln, Sehnen und Sehnenscheiden<br>• Verletzungsprophylaxe |
| Stützen der Gelenkstrukturen | Begrenzte Funktionsübernahme von Kapsel und Bändern |
| Entlastung von Muskelgewebe | Kompression |
| Schnellere Resorption von Ödemen und Hämatomen | Erhöhung der Wirkung der Muskelpumpe |

**Indikationen**
Prävention und Behandlung von Sportverletzungen (▶ Tab. 3.5, ▶ 5.1, ▶ 5.2).

**Tab. 3.5 Indikationen für klassische Tapeverbände**

| Strukturen | Degenerativ und posttraumatisch/-operativ |
|---|---|
| Muskeln | Entzündung, Überlastung, Zerrung, Quetschung, Faserrisse, Faserbündelrisse, Faszienrisse |
| Sehnen, Sehnenscheiden | Entzündung, Zerrung, Mikrorupturen |
| Bänder, Kapsel, Gelenk | Entzündung, Instabilität, Zerrung, Einriss, Quetschung, Teilruptur, reponierte Luxation/Subluxation |
| Knochen, Knorpel | Leichte Knorpeldefekte, Knochenhautreizung, z. T. Fraktur ohne Dislokation |
| In Abhängigkeit von der Indikation und dem Ausmaß der Schädigung wird sowohl unelastisches als auch elastisches Tape, isoliert oder in Kombination verwendet. | |

3

### Kontraindikationen

**Allgemeine KI:** ausgedehnte Hämatome, alle großflächigen Hautschäden/Hautverletzungen.

**Spezielle KI:**

- Muskulatur: komplette Muskelruptur, ausgedehnte Faserrisse, massive Muskelquetschung, Muskelverletzung mit art. Blutung und großen Hämatomen, ausgedehnte Muskelentzündung, entzündlicher Rheumatismus
- Bänder, Kapseln, Sehnen: Gicht; komplette Rupturen von Kapsel, Band und Sehne; Ausrisse von Bändern und Sehnen, nicht reponierte Luxationen und Subluxationen
- Knorpel: Knorpelruptur, Arthritis, fortgeschrittene Arthrose, massive Knorpeldefekte
- Knochen: Ausgedehnte Knochenhautfissuren, dislozierte Frakturen, Knochennekrosen, knöcherne Bandausrisse

! Bei unklarer Diagnose *nicht* tapen.

### Bestandteile des Tapeverbands (▸Abb. 3.7, ▸Abb. 3.8)

In der Reihenfolge der Anlage:

- **Haftvermittler:** Sprühkleber zum Hautschutz und zur Verbesserung der Haftung zwischen Verband und Haut.
- **Polsterung:** zum Ausgleich von Vertiefungen/Erhebungen, z. B. bei der Fußsohle, zum Stützen des Gewölbes; als Medikamententräger. Nur bei Bedarf polstern, da der Verband instabiler wird (keine Haftung zwischen Haut und Verband). Als Mittel dienen z. B. Schaumstoffpolster und Filz (Zuschnitt in entsprechender Größe).
- **Unterzug:** als Hautschutz, Polsterfixation und Allergieschutz (verhindert den Hautkontakt des Tapes). Unterschiedliche Materialien, z. B. längs- und querelastisches Tape, ggf. mit zusätzlicher Kompressionswirkung.
- **Ankerstreifen:** unelastische Tapestreifen zur Aufhängung für die Zügel. Die Anlage erfolgt ohne Zug am Ende des Tapeverbands. Laufrichtung anhand der Gewebeanatomie und der zu schützenden Funktionen festlegen.
- **Basistour** („Grundverband") mit elastischem Tape ist erforderlich, wenn zusätzliche Kompression erwünscht ist. Die Anlage erfolgt mit dosiertem Zug.

- **Zügel:** begrenzen und führen die Bewegungen, stützen und entlasten den Bewegungsapparat; der Verlauf wird durch die jeweilige Indikation bestimmt. Die Anzahl der Zügel ist individuell unterschiedlich, je nach Indikation und Größe des Gebietes. Die Anlage erfolgt teilweise unter Zug. Elastisches oder unelastisches Tape verwenden.
- **Fixierstreifen:** unelastische Tapestreifen halten die Zügel am Verband und auf den Ankern. Die Anlage erfolgt i. d. R. quer zum Zügelverlauf und halbzirkulär.

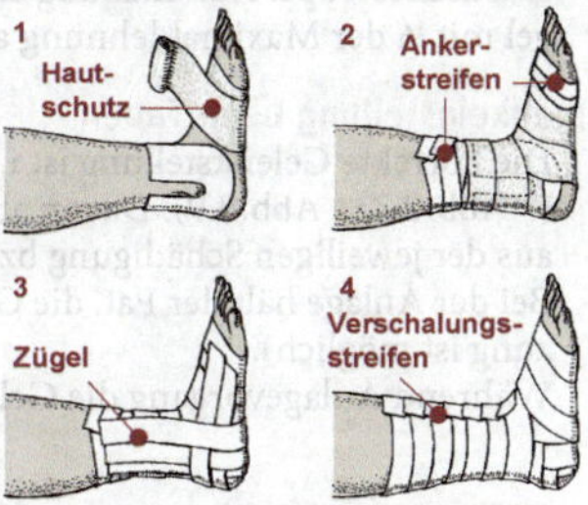


Abb. 3.7 Tapeverband am Sprunggelenk [L190]

- **Verschalungsstreifen:** elastische oder unelastische Tapestreifen bilden eine stabile Hülle.
- **Sicherungsstreifen:** unelastische Tapestreifen zum Belastungsschutz bes. beanspruchter Stellen. Die Anlage erfolgt direkt auf den Verschalungsstreifen.
- **Überzug:** Schlauchverband zum Schutz vor Verschmutzung.

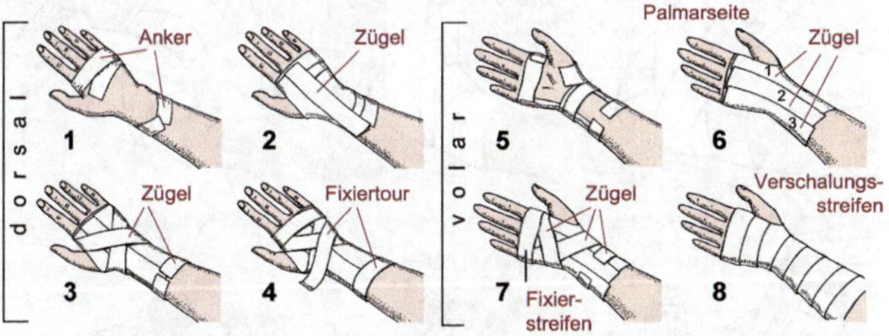


Abb. 3.8 Tapeverband am Handgelenk [L157]

## Anlage des Tapeverbands

### Vorbehandlung der Haut

- Bei kleineren Hautwunden vor dem Tapen Wundversorgung durchführen.
- Gründliche Reinigung der Haut von Schweiß, Fett, Öl und Puder. Anschließend die Haut trocknen (Tapes kleben sonst nicht auf der Haut).
- Rasur der Haut nur bei starker Behaarung, ansonsten Sprühkleber verwenden. Bei sehr empfindlicher Haut oder bei langer Liegedauer des Verbandes einen Hautunterzug verwenden (Allergieschutz).

### Handhabung des Tapes

- Unelastisches Tape: vor Verwendung Kontrolle der Klebefähigkeit; die benötigten Streifen applizieren, entweder unter Zug oder nur auflegen und anmodellieren. Bei Korrektur von Fehlstellungen evtl. den Tape-Streifen mit unterschiedlichem Zug anlegen. Bei zirkulärer Anlage Muskulatur max. anspannen lassen und Tape ohne Zug anlegen (Tape nur andrücken). Bei Neigung zur Schwellung *nicht* zirkulär tapen, ansonsten Gefahr des Abschnürens.

- Elastisches Tape: Handhabung entsprechend der Herstellerangabe. In der Regel mit ½ der Maximaldehnung applizieren.

**Gelenkeinstellung beim Tapen**

- Die korrekte Gelenkstellung ist i. d. R. die Null- oder Funktionsstellung (▶ Abb. 3.7, ▶ Abb. 3.9). Davon abweichende Gelenkstellungen ergeben sich aus der jeweiligen Schädigung bzw. Indikation.
- Bei der Anlage hält der Pat. die Gelenkeinstellung aktiv (passive Unterstützung ist möglich).
- Während Anlagevorgang die Gelenkeinstellung nicht verändern.

3

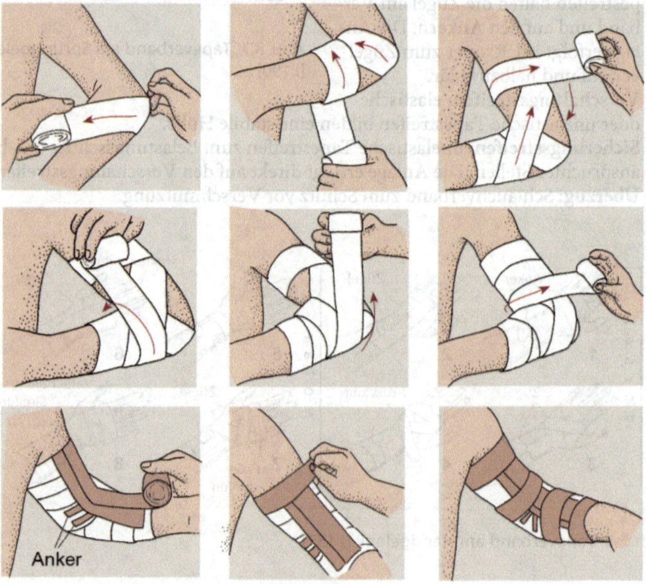


Abb. 3.9 Tapeverband am Ellenbogengelenk [L157]

**Kontrolle des Verbands**

- Durch aktive Belastung (Funktionsaufgaben) auf Einschnürungen und korrekten Sitz prüfen.
- Länger anliegende Verbände im Abstand von einigen Tagen wiederholt kontrollieren. Hat sich der Verband gelockert, leicht anfeuchten und vorsichtig trocknen lassen (nicht mit Heißluft föhnen); durch das Trocknen schrumpft er. Auf korrekten Sitz kontrollieren.

**Anlagedauer**

Abhängig von Behandlungsziel und Grunderkrankung.

- **Prophylaxe:** über den gesamten Belastungszeitraum

- **Erstversorgung:** Anlagedauer max. 1 Std., entsprechend Situation und Ausmaß des Schadens
- **Therapie:** abhängig von Indikation, Heilungstendenz und zusätzlich angewendeten Verbandarten: ohne Unterzug max. 8 Tage, mit Unterzug max. 10–14 Tage

**Informationen für Patienten**

Es empfiehlt sich, nachfolgende Punkte zu besprechen/auf einem Merkblatt festzuhalten:

**Sofortiges Abnehmen des Verbandes bei:**

- Zunehmenden Schmerzen
- Weiß- oder Blaufärbung (insbesondere von Fingern und Zehen); deutliche Schwellung, die bei Hochlagerung nicht zurückgeht; „Ameisenkribbeln"; Taubheitsgefühl

**Alltagshinweise**

- Tapeverbände vor Wasser schützen (z. B. beim Duschen Plastikhaube über den Verband ziehen). Beim Trocknen schrumpft der Verband i. d. R. und kann dadurch abschnüren (Schwellungsgefahr).
- Nasse Verbände nicht mit Heißluft (z. B. heißem Föhn) trocknen. Der Verband kann seine Klebefähigkeit verlieren. Mit gut saugendem Stoff leicht ausdrücken und den feuchten Abschnitt warm halten, bis er getrocknet ist.
- Bei Schwellungen Gliedmaßen hochlagern, ggf. Tape entfernen.
- Juckreiz unter dem Verband kann auf eine (allergische) Hautreaktion hinweisen. Erneute Kontrolle erforderlich. Evtl. Anlage eines neuen Verbands mit hypoallergenem Unterzug.

## 3.3.6 Elastisches Taping

Das elastische Taping stellt eine spezielle Taping-Methode dar. Diese wurde in den 1970er-Jahren von dem japanischen Chiropraktiker Dr. Kase in Zusammenarbeit mit dem japanischen Konzern Nitto Denko Corp. unter dem Namen „Kinesio-Taping oder K-Taping" entwickelt. Diese „Ursprungsmethode" wurde in der Folge unter verschiedenen Namen weiterentwickelt/modifiziert (K-Active®-Taping, Medi-Taping®, Medical-Taping-Concept® u. a.). Alle diese Konzepte lassen sich dem Oberbegriff **„Elastisches Taping"** zuordnen.

Indikationen bestehen in den meisten med. Bereichen (z. B. Orthopädie, Chirurgie, Neurologie) und im Sport, allein oder als Ergänzung zu anderen Therapieformen.

Elastisches Taping erfolgt durch individuell zugeschnittene oder vorgeschnittene Tapes (sog. PreCut-Tapes). Die auf

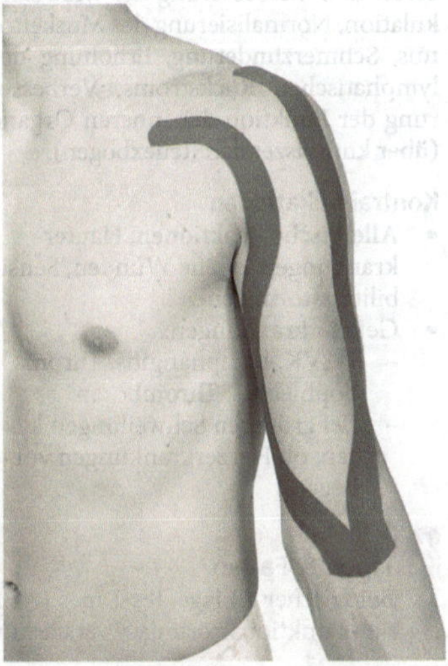

Abb. 3.10 Elastisches Taping [K324]

3

die Haut aufgebrachten Tapes provozieren (durch Rezeptorstimulation) einen gezielten sensorischen Input, der eine reaktive Veränderung des efferenten Outputs zur Folge hat (▶ Abb. 3.10).
Ziel ist u.a. die Herstellung der schmerzfreien, physiologischen Bewegungsfähigkeit.
Das in unterschiedlichen Farben erhältliche Tape-Material besteht aus 100 % Baumwolle mit Acrylkleber. Es ist atmungsaktiv und wasserfest; allergische Reaktionen sind selten.
Das wasserfeste Material gestattet z.B. Duschen, Baden und körperliche Belastungen ohne häufigen Materialwechsel.

**Anwendung**
Vor der Anlage des Tapes wird ein funktioneller Status erstellt, um die vielfältig untereinander vernetzten Strukturen (z.B. Haut, Faszien, Muskeln, Meridiane) zu beurteilen.
Je nach Indikation erfolgt die Anlage entlang der betr. Muskel-, Ligament- oder Faszienverläufe.

**Wirkung**
Aktivierung endogener Steuerungsprozesse: u.a. Verbesserung der Mikrozirkulation, Normalisierung des Muskeltonus, Schmerzlinderung, Erhöhung des lymphatischen Rückstroms, Verbesserung der Funktion der inneren Organe (über kuti-viszeralen Reflexbogen).

**Kontraindikationen**
- Allergische Reaktionen, Hauterkrankungen, offene Wunden, Sensibilitätsstörungen
- Gefäßerkrankungen:
  - PAVK, Lymphangitis, Thrombophlebitis, Thrombosen
  - Bei größeren Schwellungen klären, ob Herzerkrankungen vorliegen

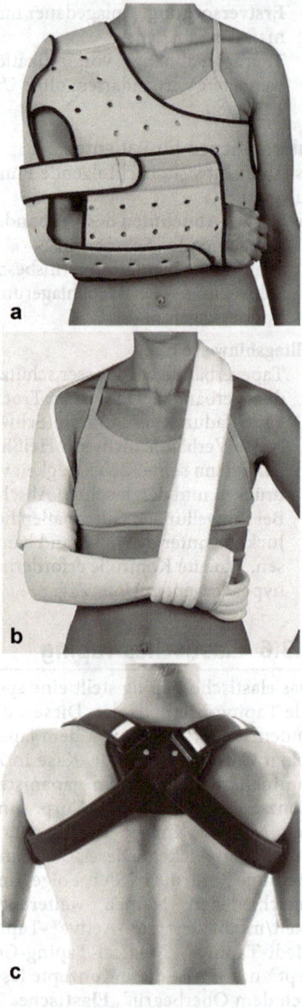

Abb. 3.11 Fixationsverbände: a) Desault-Verband [V750], b) Gilchrist-Verband [V750], c) Rucksackverband [V751]

**Tipps & Fallen**
Bei falscher Anlage des Tapes (z.B. durch ungenau erhobenen Status) können Funktionsstörungen verstärkt werden.

### 3.3.7 Fixationsverbände

**Desault-Verband/Gilchrist-Verband** (▶ Abb. 3.11a, b)
**Ind.**: vorübergehende Ruhigstellung des Schultergelenks und Arms
**Rucksackverband** (▶ Abb. 3.11c)
**Ind.**: Ruhigstellung des Schultergürtels (Klavikulafraktur, Sprengung des Akromioklavikulargelenks) und bei Trichterbrustkorrektur

Die o. g. Fixationsverbände liegen vorkonfektioniert in verschiedenen Größen vor.

### 3.3.8 Gips- und Kunststoffverbände

**Ind.**: vollständige Ruhigstellung von Frakturen, reponierten Luxationen, Entzündungen.
Unterschieden wird zwischen zirkulären Verbänden und Schienen, die nur einen Teil der Extremität umfassen und ggf. während der Therapie/bei bestimmten Aktivitäten abgenommen werden können.
Kunststoffverbände sind teurer als Gipsverbände (Materialpreis). Vorteile gegenüber dem Gips: leichter, luftdurchlässig, trotzdem stabil. Achtung: scharfe Ränder polstern.

! Ein zu enger Gips- oder Kunststoffverband kann Druckschäden erzeugen. Mögliche Symptome: Schmerzen, Parästhesien, Blau- oder Weißfärbung der Haut, motorische Ausfälle.

! Aufgrund der immobilitäsbedingten Muskelatrophie kann sich der Verband lockern. Die Ruhigstellung ist nicht mehr ausreichend gewährleistet und es können sich Scheuerstellen bilden.

**Literatur**
Andrae S. Express Pflegewissen: Chirurgie und Orthopädie. Stuttgart: Thieme, 2009.
Bökelberg A, Lehner O. Kinesiologisches Tapen. 2. A. Göttingen: Hans Huber/Hogrefe, 2015.
Kirschnick O. Pflegetechnik von A–Z. 4. A. Stuttgart: Thieme, 2010.
Mommsen K, Eder K, Brandenburg U. Elastisches Tapen, Balingen: Spitta, 2015.

## 3.4 Medikamente in der Physiotherapie

*Carola Seifart*

Im Folgenden sind Informationen zu häufig eingesetzten Medikamenten, deren Anwendung und Nebenwirkungen aufgeführt, besonders im Hinblick auf die sich daraus ergebenden Konsequenzen für die Physiotherapie.

### 3.4.1 Analgetika und Schmerztherapie

Analgetika werden bei der Therapie von Schmerz- und/oder Entzündungszuständen (Nichtopioid-Analgetika) eingesetzt. Die Schmerztherapeutika werden generell in drei Gruppen unterteilt: Nichtopioid-Analgetika (COX-Inhibitoren), Opioide und $5HT_1$-Rezeptoragonisten (Triptane). Sie unterscheiden sich hinsichtlich ihrer Wirkmechanismen, ihrer Potenz, ihrer Wirkspektren und ihrer möglichen Nebenwirkungen. Koanalgetika gehören verschiedenen Stoffgruppen an, z. B. Antidepressiva (▶ 3.4.6), Antikonvulsiva, Neuroleptika (▶ 3.4.6) und $\alpha_2$-Agonisten. Sie wirken selbst analgetisch oder verstärken die Wirkung von

Schmerzmitteln und werden daher in Kombinationstherapien eingesetzt, zählen aber nicht zu den klassischen Analgetika.

### Nichtopioid-Analgetika

Schmerzmittel, die sich chemisch nicht vom Opium ableiten (▶ Tab. 3.6) und über die Hemmung der Zyklooxygenase (COX) wirken.

**Tab. 3.6 COX-Inhibitoren**

| Wirkstoff | Schmerzstillend | Fiebersenkend | Antientzündlich | COX-Isoform |
|---|---|---|---|---|
| Salizylate: Acetylsalicylsäure (z. B. Aspirin®) | +++ | ++ | ++ | COX-1 |
| P-Aminophenolderivate: Paracetamol (z. B. Ben-u-ron ®) | ++ | +++ | ---- | Unselektiv |
| Pyrazolderivate: Metamiziol (z. B. Novalgin®) | +++ | +++ | ---- | Unselektiv |
| Arylpropionsäurederivate: Ibuprofen (z. B. Dolormin®, Ibuflam®, Nurofen®) | +++ | ++ | ++ | COX-1 |
| Celecoxib (z. B. Celebrex®) | ++ | ---- | ++ | COX-2 |
| Etoricoxib (z. B. Arcoxia®) | ++ | ---- | ++ | COX-2 |

**Indikation/Anwendung**

Schmerztherapie („Knochenschmerzen", Kopf- und Tumorschmerzen), Fiebertherapie, akute und chronische Entzündungen, rheumatische Erkrankungen, Arthrose.

**Wirkmechanismus**

Nichtopioid-Analgetika bzw. COX-Inhibitoren, zu denen die nichtsteroidalen Antirheumatika (NSAR) gehören, unterdrücken die Prostaglandinsynthese über eine Hemmung der Zyklooxygenase. Prostaglandine sind selbst nicht schmerzauslösend, sondern steigern die Schmerzrezeptorempfindlichkeit. Nichtopioid-Analgetika wirken analgetisch (= schmerzstillend), antipyretisch (= fiebersenkend) und antiphlogistisch (= entzündungshemmend), ASS (Aspirin®) auch thrombozytenaggregationshemmend.

**Wichtige Nebenwirkungen**

Es gibt 2 COX-Isoformen, die von den COX-Hemmern unterschiedlich gehemmt werden. COX-1-Hemmung ist assoziiert mit hohem gastrointestinalen (Magen-Darm-Ulzerationen/-Blutung) und niedrigem kardiovaskulärem Risiko, bei COX-2 Hemmern ist es umgekehrt. Weitere NW: allergische Hautreaktionen, Kopfschmerzen, Schwindel, akute Nierenfunktionsstörungen, Verengung der Atemwege. ASS: verlängerte Blutungszeit.

**Tipps & Fallen**

- In Kombination mit anderen Medikamenten, die die Blutgerinnung beeinflussen, besteht Blutungsgefahr.
- Unter Analgetikatherapie sind die natürlichen Schmerzempfindungen und damit die Schmerzgrenzen verschoben. Überlastungen vermeiden!

### Opioide

Oberbegriff für Substanzen mit morphinartigen Eigenschaften.

**Indikation/Anwendung**

Schmerztherapie (schwere Schmerzzustände), Anästhesie.

**Wirkmechanismus**

Es gibt vier verschiedene Opioidrezeptoren, die verschiedenste Wirkungen im zentralen oder peripheren Nervensystem vermitteln: Anästhesie, Analgesie (Schmerzaufhebung), Atemdepression, Sedierung, Euphorie u. a.

Opioide binden an endogene Opioidrezeptoren und vermitteln so entsprechende Wirkungen. Opioide haben ein hohes Suchtpotenzial.

**Übersicht (Auswahl)**

- Morphin (z. B. MST®)
- Tilidin (z. B. Valoron)
- Fentanyl (z. B. Fentanyl Janssen®)
- Buprenorphin (z. B. Temgesic®)
- Piritramid (z. B. Dipidolor®)
- Pentazocin (z. B. Fortral®)
- Pethidin (z. B. Dolantin®)
- Tramadol (z. B. Tramal®)
- Codein (z. B. Codein ph.®)

**Wichtige Nebenwirkungen**

Sedierung, Übelkeit, Atemdepression, Euphorie, Toleranz, Abhängigkeit, Dämpfung des Nies-, Korneal-, Miktions-, Defäkations- und Hustenreflexes, Obstipation, orthostatische Dysregulation.

**Tipps & Fallen**

- Durch die Atemdepression und den verminderten Hustenreflex besteht eine erhöhte Pneumoniegefahr: Atemtherapie durchführen!
- Erhöhte Verletzungsgefahr durch Sedierung und orthostatische Dysregulation.
- Pat. vorsichtig mobilisieren; Puls-/Blutdruckkontrolle. Möglicherweise stark verschobene Schmerzwahrnehmung: Überlastungen vermeiden!
- Rigide Muskulatur: Bewegungsübungen angepasst und vorsichtig durchführen.

### 5-$HT_1$-Rezeptorantagonisten (Triptane)

**Indikation/Anwendung**

Akute Migräne-Anfälle.

**Wirkmechanismus**

Hemmung einer perivaskulären aseptischen Entzündung im Bereich der Duraarterien; Vasokonstriktion durch Serotoninagonismus (5-$HT_{1D}$-Rezeptor).

**Übersicht (Auswahl)**

- Sumatriptan (z. B. Imigran®)
- Almotriptan (Dolortriptan®, Almogran®)
- Frovatriptan (z. B. Allegro®)
- Zolmitriptan (z. B. AscoTop®)

**Wichtige Nebenwirkungen**

Müdigkeit, Schwindel, Blutdruckanstieg, Angina pectoris (koronare Ischämie), Flush, medikamenteninduzierter Kopfschmerz.

## 3.4.2 Arzneimittel in der Rheumatologie

Rheumatische Erkrankungen umfassen entzündliche und nichtentzündliche Erkrankungen des Bewegungsapparats und/oder des Bindegewebes und der Gefäße. In der Rheumatologie werden Medikamente zur Schmerzstillung (▶ 3.4.1) und zur Eindämmung und Kontrolle der Entzündungsreaktion gegeben. Eingesetzt werden NSAR, Glukokortikoide, DMARD (Disease Modifying Antirheumatic Drugs) = Basistherapeutika, Immunsuppressiva und Antizytokine = Biologicals.

### DMARD (Basistherapeutika)

Die Gruppe der Basistherapeutika ist eine sehr heterogene Gruppe von Medikamenten, die das Krankheitsgeschehen verlangsamen bzw. für die eine Verlangsamung der Gelenkdestruktion nachgewiesen ist. Dazu zählen Gold (z. B. Natriumaurothiomalat = Tauredon®), Chloroquin (z. B. Resochin®), Hydrochloroquin (z. B. Quensyl®), D-Penicillamin (z. B. Metalcaptase®), Sulfasalazin (z. B. Azulfidine®), Leflunomid (z. B. Arava®), Methotrexat (z. B. Lantarel®). Leflunomid und Methotrexat zählen auch zu den Immunsuppressiva (▶ 3.4.2).

3

### Glukokortikoide

**Indikation/Anwendung**

Glukokortikoide dienen der Entzündungskontrolle bei rheumatischen Erkrankungen. Sie sind sehr schnell und überwiegend sehr effektiv wirksam. Einschränkungen im Einsatz von Glukokortikoiden ergeben sich aus den Nebenwirkungen, insbesondere bei Langzeittherapie und höheren Dosierungen.

**Wirkmechanismus**

Glukokortikoide haben ein breites Wirkprofil, einschließlich einer unspezifischen antientzündlichen Wirkung. Mittels direkter (aber unspezifischer) Beeinflussung von genetischen Informationen regulieren sie eine große Anzahl von Genen, wodurch sich auch die vielfältigen Nebenwirkungen erklären.

**Übersicht (Auswahl)**

- Cortisol = Hydrocortison (z. B. Hydrocortison Hoechst®)
- Cortison (z. B. Cortison-Ciba®)
- Prednison (z. B. Decortin®)
- Prednisolon (z. B. Decortin H®)
- 6 Methyl-Prednisolon (Urbason®)
- Betamethason (z. B. Celestan®)
- Dexamethason (z. B. Fortecortin®)

**Wichtige Nebenwirkungen**

Glukokortikoide wirken diabetogen, erhöhen die Blutfette, führen zu Osteoporose, Muskelatrophie, Wundheilungsstörungen, arterieller Hypertonie und Ödembildung und erhöhen die Thrombose-, Ulkus- und Infektneigung.

**Tipps & Fallen**

- Osteoporosegefahr: Vorsicht bei belastenden Übungen, insbesondere der HWS
- „Steroidhaut": Vorsicht vor Hautblutungen/-verletzungen; Zurückhaltung bei Massagen und besonders bei Friktionsbehandlungen
- Geminderte Infektabwehr, Wundheilungsstörungen – Vorsicht bei Wunden!
- Bei Kreislaufbelastungen Blutdruck kontrollieren

### Immunsuppressiva

**Indikation/Anwendung**

Immunsuppressiva werden zur Remissionsinduktion und zur Kontrolle der Krankheitsaktivität eingesetzt. Die Standardtherapie beginnt mit einem DMARD (meist Methotrexat) und wird, je nach Krankheitsaktivität, in Form einer Kombinationstherapie erweitert (+/- Leflunomid oder Chloroquin oder Ciclosporin A).

**Wirkmechanismus**

Immunsuppressiva gehören unterschiedlichen pharmakologischen Stoffklassen an. Ein einheitlicher Wirkmechanismus besteht nicht. Sie blockieren entweder immunkompetente Zellen bzw. deren Botenstoffe oder hemmen das Wachstum von Immunzellen. Unabhängig vom Wirkmechanismus hemmen Immunsuppressiva das Immunsystem und reduzieren so die Entzündungsaktivität, was zu einer Verlangsamung der Gelenkdestruktion führt.

**Übersicht (Auswahl)**

- Methotrexat (z. B. Lantarel®)
- Leflunomid (z. B. Arava®)
- Mycophenolat-Mofetil (z. B. CellCept®)
- Azathioprin (z. B. Imurek®)
- Ciclosporin A (z. B. Sandimmun®)
- Cyclophosphamid (z. B. Endoxan®)

**Wichtige Nebenwirkungen**

Erhöhte Infektionsgefahr bei Immunsuppression, Lebertoxizität, gastrointestinale Nebenwirkungen (Übelkeit, Erbrechen, Diarrhö), Nierenschäden (besonders Ciclosporin).

**Tipps & Fallen**

- Infektanfälligkeit: Kontakt mit infektiösen Patienten oder Therapeuten vermeiden. Auf sorgfältige Hygiene achten!
- Ciclosporin: Blutdruckkontrolle bei belastenden Übungen

### Biologicals/Biologika (biologische Hemmstoffe)

**Indikation/Anwendung**

Bei fehlendem oder unzureichendem Ansprechen von DMARD und Immunsuppressiva in der Krankheitskontrolle rheumatischer Erkrankungen; werden üblicherweise bei hoher Krankheitsaktivität und schwerem Verlauf benötigt.

**Wirkmechanismus**

Biotechnologisch hergestellte Proteine (Antikörper, Fusionsproteine oder rekombinante Proteine), die die Aktivierung von Immunzellen (Lymphozyten) hemmen und/oder ein Ungleichgewicht zwischen zellulären Botenstoffen wieder ausgleichen sollen. Sie binden oder neutralisieren entzündliche Botenstoffe (z. B. Tumornekrosefaktor α, Interleukin 6 etc.) und wirken daher antientzündlich. Es werden Zytokin- und zellbasierte Biologika unterschieden.

**Übersicht (Auswahl)**

**Anti-Zytokin-Biologika:**

- Adalimumab = Humira®
- Etanercept = Enbrel®
- Infliximab = Remicade®
- Tocilizumab = RoActemra®
- Golimumab = Simponi®

- Anakinra = Kineret®
- Belimumab = Benlysta®

**Zell-basierte Biologika:**

- Rituximab = MabThera®
- Abatacept = Orencia®

**Wichtige Nebenwirkungen**

Schwere Infektionen (Sepsis, Pneumonien – einschließlich Tbc – etc.) durch geschwächte Immunabwehr, allergische Reaktionen, Neutropenie.

## 3.4.3 Arzneimittel bei Stoffwechselerkrankungen und in der Endokrinologie



### Antidiabetika

Diabetes mellitus (D. m.) bezeichnet Stoffwechselerkrankungen mit dem Leitbefund Hyperglykämie. Ursache ist eine fehlende oder verminderte Insulinsekretion (bei Insulin-abhängigem D. m. = IDDM) oder -wirkung (bei nicht Insulin-abhängigem D. m. = NIDDM). In der Therapie kommen Insuline und orale Antidiabetika zum Einsatz (▶ Tab. 3.7).

**Tab. 3.7 Übersicht (Auswahl) Antidiabetika**

| | |
|---|---|
| Insuline | • Kurz wirkende Insuline: z. B. Actrapid®, Insuman Rapid®, Insulin-Analoga: Humalog®, NovoRapid®<br>• Verzögerungsinsuline:<br>– Intermediärinsulin (max. 24 h): Insuman Basal®, Protaphane®<br>– Langzeitinsuline (24–36 h): Ultratard®<br>– Insulin-Analoga: Lantus®, Levemir®, Tresiba®<br>• Kombinationsinsuline:<br>– Intermediärinsulin (max. 24h): Insuman Basal®, Protaphane®<br>– Langzeitinsuline (24–36h): Ultratard®<br>– Insulin-Analoga: Lantus®, Levemir®, Tresiba® |
| Orale Antidiabetika | • Metformin = Glucophage®<br>• Sulfonylharnstoffe: z. B. Glibenclamid = Euglucon®, Glimepirid = Amaryl®<br>• Glinide: Repaglinid = NovoNorm®, Nateglinid = Stralix®<br>• Glukosidasehemmer Arcabose = Glucobay®. |
| Inkretin-Mimetika + Gliptine | • Inkretine: Albiglutid = Eperzan®, Dulaglutid = Trulicity®<br>• Exenatide: Byetta®<br>• Gliptine (DPP-4-Inhibitoren): Sitagliptin = Januvia®, Saxagliptin = Onglyza®<br>• „SGLT"-Hemmer: Canagliflozin = Invokana®, Dapagliflozin = Forxiga®, Empagliflozin = Jardiance® |

**Indikation/Anwendung**

Es gibt unterschiedlich lang wirksame Insuline, die gespritzt werden und als Ersatz des fehlenden körpereigenen Insulins dienen. Ihre Verwendung ist bei IDDM üblich, bei NIDDM müssen sie häufig erst nach jahrelangem Verlauf eingesetzt werden. Zuvor ist hier eine Therapie mit oralen Antidiabetika zumeist ausreichend.

**Wirkmechanismus**

Insuline stimulieren die Glukoseaufnahme in die Zellen, fördern den anabolen und hemmen den katabolen Stoffwechsel. Inkretinverstärker und Gliptine wirken über eine Stimulation oder einen verminderten Abbau von GLP-1 und erhöhen so die Insulinsekretion. Orale Antidiabetika gehören verschiedenen Substanzklassen mit unterschiedlichen Wirkmechanismen an. Dazu gehören: Förderung der Insulinfreisetzung, Hemmung der Glukosefreisetzung aus der Leber, Erhöhung der Insulinrezeptorsensibilität, Verzögerung der Glukoseresorption (Guar, Acarbose), Hemmung der Zuckerspaltung (Acarbose), Förderung der Glukoseausscheidung über die Niere (SGLT-2-Hemmer).

**Wichtige Nebenwirkungen**

Hypoglykämie, allergische Reaktionen, Gewichtszunahme (Insuline), gastrointestinale Beschwerden (Übelkeit, Erbrechen, Meteorismus), Alkoholunverträglichkeit, Blutbildveränderungen. Gliptine: zusätzlich Kopfschmerzen, Schwindel. Inkretin-Mimetika: besonders Übelkeit, Erbrechen, Diarrhö. SGLT-Hemmer: Harnwegsinfekte, Dehydratation.

**Tipps & Fallen**

Hypoglykämie: Muskelarbeit senkt den Blutzuckerspiegel. Daher langsamer Belastungsaufbau. Auf Hypoglykämiezeichen achten!

### Glukokortikoide

▶ 3.4.2

### Lipidsenker

**Indikation/Anwendung**

Lipidsenker (▶ Tab. 3.8) werden zur Senkung erhöhter Blutfettwerte bei Fettstoffwechselstörungen eingesetzt, wenn diätetische Maßnahmen nicht ausreichen. CSE-Hemmer (HMG-CoA-Reduktasehemmer) können nachweislich in der Primär- und Sekundärprävention das Risiko für Herzinfarkte senken. Bei Langzeittherapie senken CSE-Hemmer in der Sekundärprävention die Gesamtmortalität. Es werden überwiegend CSE-Hemmer = Statine, Fibrinsäurederivate = Fibrate und Anionenaustauscher = Austauschharze eingesetzt.

**Tab. 3.8 Übersicht (Auswahl) Lipidsenker**

| | |
|---|---|
| CSE-Hemmer = Statine | • Atorvastatin (z. B. Sortis®)<br>• Fluvastatin (z. B. Locol®)<br>• Simvastatin (z. B. Zocor®)<br>• Rosuvastatin (z. B. Crestor®)<br>• Pravastatin (z. B. Pravasin®) |
| Fibrinsäurederivate = Fibrate | • Benzafibrat (z. B. Cedur®)<br>• Gembibrozil (z. B. Gevilon®) |
| Anionenaustauscher | • Colestyramin (z. B. Quantalan®)<br>• Colesevelam (z. B. Cholestagel ®) |
| Selektive Hemmer der Cholesterinresorption | Ezetimib (z. B. Ezetrol®) |

**Wirkmechanismus**

Lipidsenker beeinflussen die Blutfettwerte über eine Reduktion der Cholesterinbiosynthese (Statine), einen vermehrten Abbau der Lipide (Fibrate) oder durch Unterbrechung des enterohepatischen Kreislaufs (Austauschharze). Ezetimib hemmt selektiv die intestinale Cholesterinresorption. PCSK9-Hemmer senken LDL-Cholesterin über eine Hemmung der Proproteinkonvertase Subtilisin/Kexin Typ 9.

**Wichtige Nebenwirkungen**
Myalgien, Muskelnekrosen bis hin zur Rhabdomyolyse (Fibrate), div. gastrointestinale Beschwerden (am häufigsten: Übelkeit, Erbrechen), Herzrhythmusstörungen, Blutbildveränderungen, Vaskulitis (CSE-Hemmer), Kopfschmerzen, erhöhte Leberenzyme, Schlafstörungen.

**Tipps & Fallen**
- Muskelnekrosen bis hin zur Rhabdomyolyse bei Fibraten und CSE-Hemmern möglich. Herzrhythmusstörungen möglich, daher Kontrolle bei belastenden Übungen.
- Muskelschwäche/-schmerzen können die Patienten einschränken. Arzt informieren!



## Arzneimittel bei Osteoporose

**Indikation/Anwendung**
Zur Vorbeugung oder Behandlung der Osteoporose werden verschiedene Medikamentengruppen verwendet: Vitamin-D-Präparate, Parathormonanaloga, Kalzitonin, Fluor, Bisphosphonate, Raloxifen und Biologicals. Die Basistherapie und Prävention besteht aus Kalzium und Vitamin-D-Präparaten. Bisphosphonate sind Therapeutika der 1. Wahl.

**Wirkmechanismus**
Die Basistherapie besteht aus Kalzium und Vitamin $D_3$. Letzteres erhöht den Kalziumspiegel und führt zu einer Zunahme der Knochenmasse. Bisphosphonate (Kalziumstoffwechselregulatoren) hemmen die Osteoklasten und wirken dadurch antiresorptiv → Zunahme der Knochenmasse und verminderte Frakturrate. Biologicals sind kleine Proteine, die direkt osteoinduktiv wirken oder Osteoklasten hemmen.

**Übersicht (Auswahl)**
**Bisphosphonate:**
- Alendronat (z. B. Fosamax®)
- Etidronat (z. B. Didronel®)
- Clodronat (z. B. Bonefos®)
- Ibandronat (z. B. Bondronat®)
- Pamidronat (z. B. Aredia®)
- Risedronat (z. B. Actonel®)
- Zoledronat (Zometa®)

**Andere Osteoporose-Therapeutika:**
- Denosumab (z. B. Prolia®)
- Stontiumranelat (z. B. Protelos®)
- Raloxifen (z. B. Evista®)

**Wichtige Nebenwirkungen**
- Allergische Hautreaktionen, Hypokalzämie, gastrointestinale Beschwerden
- Biologicals: zusätzlich Kopfschmerzen, Übelkeit, Hautausschläge

**Tipps & Fallen**
- Allgemeine Regeln für die Behandlung von Osteoporosepatienten beachten!
- Auf Zeichen einer möglichen Hypokalzämie achten: Tetanie, Hyperreflexie bis zur Synkope/Krampfanfall.

## 3.4.4 Antimikrobielle Therapie und Infektionskrankheiten

### Antibiotika

Antibiotika (▶ Tab. 3.9) müssen immer nach den nachgewiesenen (oder vermuteten) Erregern ausgesucht werden und ihre Einnahme muss jeweils nach den geltenden Empfehlungen erfolgen. Zur Vermeidung von Resistenzen darf insbesondere der Einnahmezeitraum nicht abgekürzt werden.

**Tab. 3.9 Übersicht (kurze Auswahl/Beispiele) Antibiotika**

| | |
|---|---|
| Penicilline | • Schmalspektrumpenicillin: Penicillin G (diverse ®) u. a.<br>• Breitspektrumpenicillin: Amoxicillin (z. B. Amoxypen®), Piperacillin (z. B. Pipril®) u. a. |
| Cephalosporine | • Cefuroxim (z. B. Zinacef®)<br>• Ceftriaxon (z. B. Rocephin®)<br>• Cefixim (z. B. Cephoral®)<br>• Cefibuten (z. B. Keimax®) |
| Aminoglykoside | Gentamycin (z. B. Refobacin®) |
| Makrolide | • Clarithromycin (z. B. Klacid®)<br>• Erythromycin (z. B. Erythrocin®)<br>• Roxithromycin (z. B. Rulid®) |
| Gyrasehemmer | • Ciprofloxacin (z. B. Ciprobay®)<br>• Levofloxacin (z. B. Tavanic®) |
| Sulfonamide | Trimethoprim/Sulfamethoxazol (z. B. Bactrim®, Cotrimhexal®) |
| Carbapeneme | Imipenem (z. B. Zienam®) u. a. |

**Indikation/Anwendung**

Antibiotika sind primär von Mikroorganismen gebildete Substanzen, die andere Mikroorganismen abtöten oder deren Wachstum hemmen können. Sie werden üblicherweise bei Infektionskrankheiten eingesetzt.

**Wirkmechanismus**

Zu den unterschiedlichen Wirkmechanismen von Antibiotika gehören die Hemmung der bakteriellen Zellwandsynthese, der Zytoplasmasynthese/Proteinsynthese und der Nukleinsäuresynthese sowie eine Störung der Zytoplasmamembranpermeabilität.

**Wichtige Nebenwirkungen**

Allergische Reaktionen, Hautausschläge, gastrointestinale Störungen. Penicilline/Cephalosporine: Gerinnungsstörungen. Aminoglykoside (auch Glykopeptide): nephrotoxisch und ototoxisch. Makrolide: hepatotoxisch. Gyrasehemmer/Aminoglykoside: neurotoxisch.

**Tipps & Fallen**

- Allergische Reaktionen! Bei Zeichen einer Allergie sofort Arzt informieren!
- Mögliche neurologische Einschränkungen bedenken, z. B. Gleichgewichtsstörungen oder Schwindel.
- Penicilline/Cephalosporine/Aminoglykoside: mögliche Gerinnungsstörungen. Vorsicht bei Massagen und insbesondere bei Friktionen.

## 3.4.5 Herz-Kreislauf-Medikamente

### Antihypertensiva

Da mehrere Organsysteme an der Regulation des Blutdrucks beteiligt sind, können Antihypertensiva mit verschiedenen Wirkorten zum Einsatz kommen: ACE-Hemmer, Sartane (Angiotensin-Rezeptorblocker), β-Rezeptorenblocker, α-Rezeptorenblocker, Diuretika und Kalziumantagonisten (▶ Tab. 3.10). Häufig ist eine Kombinationstherapie erforderlich, um eine ausreichende Blutdrucksenkung zu erzielen.

**Tab. 3.10 Übersicht (kurze Auswahl) Antihypertensiva**

| | |
|---|---|
| ACE-Hemmer | • Captopril (z. B. Lopirin®)<br>• Enalapril (z. B. Pres®)<br>• Lisinopril (z. B. Acerbon®) |
| Sartane | • Losartan (z. B. Lorzaar®)<br>• Valsartan (z. B. Diovan®)<br>• Irbesartan (z. B. Aprovel®) |
| β-Rezeptorenblocker | • Atenolol (z. B. Tenormin®)<br>• Metoprolol (z. B. Beloc®)<br>• Propanolol (z. B. Dociton®) |
| α-Rezeptorenblocker | • Doxazosin (z. B. Cardular®)<br>• Prazosin (z. B. Minipress®) |
| Diuretika | • Furosemid (z. B. Lasix®)<br>• Torasemid (z. B. Unat®)<br>• Xipamid (z. B. Aquaphor®) |
| Kalziumantagonisten | • Amlodipin (z. B. Norvasc®)<br>• Verapamil (z. B. Isoptin®) |

**Indikation/Anwendung**

Antihypertensiva werden nicht nur zur Blutdrucksenkung eingesetzt. Sie sind ebenfalls effektiv in der kardiovaskulären Primär- und Sekundärprävention (beispielsweise beugen sie einem Herzinfarkt vor).

**Wirkmechanismus**

ACE-Hemmer hemmen Angiotensin über eine Blockade des **A**ngiotensin **C**onverting **E**nzyme. β-Rezeptorenblocker hemmen kompetitiv die β-Rezeptoren und vermindern so die Symphatikusaktivität an den entsprechenden Rezeptoren. α-Rezeptorenblocker bedingen über eine Sympatholyse eine venöse und arterielle Vasodilatation. Diuretika fördern die Harnausscheidung, senken damit Volumen und wirken zusätzlich vasodilatierend. Kalziumantagonisten senken den peripheren Gefäßwiderstand und führen zu einer Erweiterung der Koronararterien.

**Wichtige Nebenwirkungen**

Orthostatische Beschwerden, Tachykardie, Schwindel, Schwäche, Müdigkeit, Kopfschmerz. ACE-Hemmer: zusätzlich Niereninsuffizienz, Reizhusten. Betablocker: zusätzlich Bronchokonstriktion, Verstärkung peripherer Durchblutungsstörungen, Hypoglykämieneigung bei Diabetes mellitus.

### Tipps & Fallen

- Patienten vorsichtig aufstehen lassen: orthostatische Beschwerden bis hin zur Kollapsneigung bei schnellem Aufstehen.

- Mögliche fehlende Anpassung der Herzfrequenz bei Belastung (Schwindel).
- Puls und Blutdruck bei Belastung kontrollieren! Vorsicht bei schnellen und starken Belastungen. Bei β-Rezeptorenblockern auch Bronchospasmen unter Belastung möglich.

## Antiarrhythmika

**Indikation/Anwendung**

Antiarrhythmika werden zur Behandlung eines zu schnellen, zu langsamen oder unrhythmischen Herzschlags eingesetzt.

**Wirkmechanismus**

Alle Medikamente greifen auf unterschiedliche Weise in die Erregungsleitung des Herzens ein.

**Übersicht**

- Klasse Ia, Ib, Ic (Natriumkanalblocker; diverse ®)
- Klasse II: β-Rezeptorenblocker (▶ 3.4.5)
- Klasse III (Kaliumkanalblocker; diverse ®)
- Klasse IV: Kalziumantagonisten (▶ 3.4.5)
- Digitalis: Digoxin (diverse ®), Digitoxin (diverse ®)

**Wichtige Nebenwirkungen**

Herzrhythmusstörungen, gastrointestinale Beschwerden, Blutdruckregulationsstörungen (Hypotonie), Schwindel, Sehstörungen etc.

**Tipps & Fallen**

Alle Antiarrhythmika können auch Herzrhythmusstörungen *auslösen.* Daher Patienten nur vorsichtig unter Puls- und Blutdruckkontrolle belasten.

## Antikoagulanzien (gerinnungshemmende Medikamente)

Bei kardiovaskulären Erkrankungen, die durch einen Gefäßverschluss bedingt sind oder bei denen ein Gefäßverschluss droht, und bei schweren arteriosklerotischen Veränderungen ist eine Antikoagulation häufig Bestandteil der Therapie in der Primär- und Sekundärprophylaxe. Eine gerinnungshemmende („blutverdünnende") Therapie kann durch unfraktionierte Heparine, niedermolekulare Heparine (NMH), Hirudin, Thrombozytenaggregationshemmer oder Cumarine erfolgen (▶ Tab. 3.11).

**Indikation/Anwendung**

Primär- und Sekundärprophylaxe bei koronarer Herzkrankheit und ischämischen Insulten. Therapie bei Herzinfarkt, Thrombosen und Lungenembolie. Prophylaxe thrombembolischer Komplikationen, z. B. bei Immobilisation, Hämodialyse oder invasiven Eingriffen.

**Wirkmechanismus**

Heparine und Cumarine hemmen die Bildung oder die Wirksamkeit von verschiedenen Gerinnungsfaktoren. Neue orale Antikoagulanzien wirken selektiv nur auf einen Gerinnungsfaktor und scheinen ein geringeres Blutungsrisiko als Cumarine zu haben. Thrombozytenaggregationshemmer hemmen über unterschiedliche Mechanismen die Zusammenlagerung von Thrombozyten und beugen so der Gerinnselbildung vor.

**Tab. 3.11 Übersicht (Auswahl) Antikoagulanzien**

| | |
|---|---|
| Unfraktionierte Heparine | Heparin unfraktioniert (diverse ®) |
| Niedermolekulare Heparine (NMH) | • Certoparin (z. B. Mono-Embolex®)<br>• Dalteparin (z. B. Fragmin®)<br>• Nadroparin (z. B. Fraxiparin®)<br>• Enoxaparin (z. B. Clexane®) |
| Heparinoide/Hirudin | • Danaparoid-Natrium (z. B. Orgaran®)<br>• Lepirudin (z. B. Refludan®)<br>• Agatroban (z. B. Argatra®) |
| Thrombozytenaggregationshemmer | • Acetylsalicylsäure (z. B. ASS®)<br>• Tirofiban (z. B. Aggrastat®)<br>• Ticlopidin (z. B. Tiklyd®)<br>• Prasugrel (z. B. Efient®)<br>• Clopidrogel (z. B. Plavix®)<br>• Abciximab (z. B. Reopro®) |
| Cumarine | • Phenprocoumon (z. B. Marcumar®)<br>• Warfarin (z. B. Coumadin®) |
| Neue orale Antikoagulanzien | • Dabigatran (z. B. Pradaxa®)<br>• Rivaroxaban (z. B. Xarelto®)<br>• Edoxaban (z. B. Lixiana®) |

**Wichtige Nebenwirkungen**

Blutungsneigung! Allergische Reaktionen, Osteoporose, Haarausfall, Magenulzerationen, gastrointestinale u. neurologische Nebenwirkungen (bes. Thrombozytenaggregationshemmer).

**Tipps & Fallen**

- Blutungsrisiko! Gelenke vorsichtig belasten, Massagen zurückhaltend anwenden, besondere Vorsicht bei Friktionen.
- Vorsicht auch bei Belastungen von Verletzungen und Wunden.

**Lipidsenker**

▶ 3.4.3

## 3.4.6 Medikamente in der Neurologie und Psychiatrie

**Antidepressiva (AD)**

Zur medikamentösen Therapie depressiver Störungen werden trizyklische, tetrazyklische und atypische AD, Lithium sowie selektive Serotonin-Reuptake-Hemmer (SSRI) und als Reservemedikamente MAO-Hemmer verwendet (▶ Tab. 3.12). Johanniskraut erfreut sich als pflanzliches AD großer Popularität.

**Indikation/Anwendung**

Bei depressiven Störungen richtet sich die Auswahl des AD nach der dominierenden Symptomatik, nach Begleiterkrankungen und möglichen Interaktionen. Bevorzugt werden selektive Serotonin-Reuptake-Hemmer (SSRI), Venlafaxin und Mirtazapin (atypische AD). Trizyklische und tetrazyklische Antidepressiva sind eher Mittel der 2. Wahl.

| Tab. 3.12 Übersicht (Auswahl) Antidepressiva | |
|---|---|
| SSRI | • Citalopram (z. B. Cipramil®)<br>• Fluoxetin (z. B. Fluctin®)<br>• Sertralin (z. B. Zoloft®)<br>• Paroxetin (z. B. Tagonis®) |
| Trizyklische AD | • Amitriptylin (z. B. Saroten®)<br>• Doxepin (z. B. Aponal®)<br>• Trimipramin (z. B. Stangyl®) |
| Tetrazyklische AD | • Maprotilin (z. B. Ludiomil®)<br>• Mianserin (z. B. Tolvin®) |
| Atypische AD | • Mirtazapin (z. B. Remergil®)<br>• Venlafaxin (z. B. Trevilor®) |
| MAO-Hemmer | Moclobemid (z. B. Aurorix®) |



**Wirkmechanismus**
Antidepressiva sind durch zwei Wirkarten charakterisiert:
- Akute Wirkung: sedierender Effekt mit vegetativer Symptomatik
- Antidepressive Wirkung: entsteht erst bei Dauergabe mit einer Latenz von Wochen und ist nur bei psychisch Kranken zu beobachten

Antidepressiva greifen in den Metabolismus verschiedener neurologischer Botenstoffe ein und/oder beeinflussen zentralnervöse Rezeptoren.

**Wichtige Nebenwirkungen**
Allergische Reaktionen, sexuelle Störungen. Besonders bei trizykl. AD: Sedierung, Gewichtszunahme, Mundtrockenheit, kardiale NW, Orthostase, Tremor. Besonders bei SSRI u. Venlafaxin: Übelkeit, Erbrechen, Schlafstörungen. Mirtazapin: Blutbildveränderungen, Müdigkeit, Benommenheit. Agomelatin: Kopfschmerzen, Schwindel u. a.

### Tipps & Fallen
- Bei einigen Präparaten erhöhte Unfall- und Verletzungsgefahr wegen eingeschränkter Reaktionsfähigkeit.
- Bei belastenden Übungen Blutdruck- und Herzfrequenz-(Rhythmus-) Kontrolle.
- Vorsicht bei schnellem Aufstehen: Orthostase!
- Bei trizykl./tetrazykl. AD: Patienten schwitzen vermindert!
- Suizidalität! Bei Verschlechterung des psychischen Befindens Arzt informieren.

## Neuroleptika = Antipsychotika
Neuroleptika (NL) werden in klassische (= konventionelle), atypische und Depot-NL unterteilt (▶ Tab. 3.13) und haben eine gute antipsychotische Wirkung bei oftmals nur geringen extrapyramidalen Nebenwirkungen.

**Indikation/Anwendung**
NL werden zur Therapie und Prophylaxe von Psychosen (besonders Schizophrenien) oder psychotischen Zuständen, in der Anästhesie, bei Schmerzzuständen und als antiemetische Therapie eingesetzt.

**Tab. 3.13 Übersicht (Auswahl) Neuroleptika**

| | |
|---|---|
| **Klassische Neuroleptika** | |
| a. Niederpotent | • Chlorprothixen (z. B. Truxal®)<br>• Levomepromazin (z. B. Neurocil®)<br>• Pipamperon (z. B. Dipiperon®)<br>• Promethazin (z. B. Atosil®) |
| b. Hochpotent | • Flupentixol (z. B. Fluanxol®)<br>• Haloperidol (z. B. Haldol®) |
| **Atypische Neuroleptika** | |
| | • Clozapin (z. B. Leponex®)<br>• Olanzapin (z. B. Zyprexa®)<br>• Risperidon (z. B. Risperdal®) |

3

**Wirkmechanismus**

Neuroleptika blockieren postsynaptische dopaminerge Rezeptoren im Gehirn (Dopamin-[$D_2$]Rezeptoren). Substanzspezifisch können NL aber auch andere Rezeptoren blockieren (z. B. Serotonin-R./Histamin-R.). Die Medikamente wirken antipsychotisch, aber auch psychomotorisch dämpfend und sedierend. Sie können die Wirkung von Schmerzmitteln verstärken und werden daher auch in der Schmerztherapie eingesetzt. Einige Substanzen wirken zudem antiemetisch. Niederpotente NL haben eine schwach antipsychotische und eine stark sedierende Komponente, während das Verhältnis bei den hochpotenten Präparaten umgekehrt ist.

**Wichtige Nebenwirkungen**

Extrapyramidal-motorische Störungen (Früh- und Spätdyskinesien, med. induziertes Parkinson-Syndrom, Akathisie [als quälend erlebte Sitz- und Stehunruhe]) sind unter atypischen Neuroleptika selten, bei klassischen NL häufiger. Sedierung, depressive Störungen, Gewichtszunahme, Anstieg des Prolaktinspiegels, direkte und indirekte Kardiotoxizität, anticholinerge Wirkungen (trockener Mund, verminderte Schweißproduktion, Miktionsbeschwerden etc.), allergische/toxische Reaktionen und Reduktion der Krampfschwelle.

**Tipps & Fallen**

- Vorsicht bei möglicherweise eingeschränkter Reaktionsfähigkeit.
- Patienten können in ihrer Wahrnehmung eingeschränkt sein und teilnahmslos werden. Arzt informieren und Vorsicht bei schwierigen Übungen.
- Arzt über Dyskinesien informieren (Frühdyskinesien finden sich überwiegend als abnorme Bewegungen im Gesicht/Schulter-Arm-Bereich).
- Alle NL können kardiotoxisch sein, daher bei belastenden Übungen Puls- und RR-Kontrolle.

## Schlaf-/Beruhigungsmittel (Hypnotika/Sedativa, ▶Tab. 3.14)

Benzodiazepine und benzodiazepinähnliche Substanzen sind die Schlafmittel der Wahl.

**Indikation/Anwendung**

Benzodiazepine wirken angstlösend (Tranquilizer), sedativ, antikonvulsiv, zentral muskelrelaxierend und amnestisch (erinnerungsstörend). Wichtigste Indikationen sind Schlaf- und Angststörungen. Zudem werden sie bei Krampfleiden, bei Epilepsie und in der Anästhesie erfolgreich eingesetzt.

**Tab. 3.14 Übersicht (Auswahl) Schlaf-/Beruhigungsmittel**

| | |
|---|---|
| Benzodiazepine | • Midazolam (z. B. Dormicum®), kurz wirkend<br>• Oxazepam (z. B. Adumbran®), mittellang wirkend<br>• Bromazepam (z. B. Lexotanil®), lang wirkend<br>• Diazepam (z. B. Valium®), lang wirkend<br>• Lorazepam (z. B. Tavor®), lang wirkend |
| Benzodiazepinähnliche Substanzen | • Zolpidem (z. B. Stilnox®)<br>• Zopiclon (z. B. Ximovan®) |
| Sonstige Hypnotika/Sedativa | • Chloralhydrat (z. B. Chloraldurat®), Kinder<br>• Doxylamin (z. B. Hoggar®)<br>• L-Tryptophan (z. B. Kalma®)<br>• Clomethiazol (z. B. Distraneurin®) |

**Wirkmechanismus**

Benzodiazepine binden an zentrale Benzodiazepinrezeptoren und verstärken dort die dämpfende Wirkung des Neurotransmitters GABA (Gammaaminobuttersäure). Die benzodiazepinähnlichen Substanzen sind strukturchemisch keine Benzodiazepine, aber wirken auch am GABA-Rezeptorkomplex.

**Wichtige Nebenwirkungen**

Missbrauch (häufig!), Müdigkeit, Benommenheit, Verwirrtheit, psychische Abhängigkeit, antegrade Amnesie, Atemdepression, Hypotonie, Schwindel, Übelkeit, Kopfschmerzen etc.

**Tipps & Fallen**

- Patienten zeigen möglicherweise eingeschränkte Reaktionsfähigkeit: erhöhte Unfall- und Verletzungsgefahr! Hypotonie, Sedierung und mögliche Gleichgewichtsstörungen bedenken: Pat. vorsichtig mobilisieren!
- Medikamente können unterschiedlich atemdepressiv wirken. Zur Vorbeugung von Belüftungsstörungen: Atemtherapie.

## Anti-Parkinson-Medikamente

Therapieziel beim Morbus Parkinson: Ausgleich des Dopamin/Acetylcholin-Ungleichgewichts. Dazu stehen L-Dopa, Dopaminagonisten, Amantadin, $MAO_B$-Hemmer, Anticholinergika und COMT-Hemmer zur Verfügung (▶ Tab. 3.15).

**Tab. 3.15 Übersicht (Auswahl) Anti-Parkinson-Medikamente**

| | |
|---|---|
| L-Dopa | • L-Dopa + Benserazid (z. B. Madopar®)<br>• L-Dopa + Carbidopa (z. B. Nacom®) |
| Dopaminagonisten | • Bromocriptin (z. B. Pravidel®)<br>• Lisurid (z. B. Dopergin®)<br>• Pramipexol (z. B. Sifrol®) |
| $MAO_B$-Hemmer | • Selegilin (z. B. Movergan®)<br>• Rasagilin (z. B. Azilect®) |
| Amantadin | Amantadin (z. B. PK-Merz®) |
| Anticholinergika | • Biperiden (z. B. Akineton®)<br>• Metixen (z. B. Tremarit®)<br>• Trihexyphenidyl (z. B. Artane®) |
| COMT-Hemmer | Entacapon (z. B. Comtess®) |

**Indikation/Anwendung**

Der Einsatz der Therapeutika wird von den Symptomen, den Begleiterkrankungen und dem Alter des Patienten abhängig gemacht. L-Dopa ist die wirksamste Einzelsubstanz in der Therapie des Parkinson-Syndroms, hat aber erhebliche motorische Spätkomplikationen. Daher ist die zusätzliche Gabe eines peripheren Decarboxylasehemmers (Benserazid, Carbidopa) notwendig. Mittel der 1. Wahl sind üblicherweise Dopaminagonisten, bei älteren Patienten auch L-Dopa. $MAO_B$-Hemmer oder Amantadin sind Alternativen.

**Wirkmechanismus**

L-Dopa und Dopaminagonisten erhöhen entweder direkt oder durch Stimulation der postsynaptischen Neurone die Dopaminwirkung. Amantadin bindet an einen Rezeptor, dessen Ligand Dopamin ist, $MAO_B$-Hemmer hemmen den Transmitterabbau und verstärken/verlängern so die Dopaminwirkung, Anticholinergika hemmen exzitatorische cholinerge Neurone und COMT-Hemmer vermindern den Dopaminabbau.

**Wichtige Nebenwirkungen**

Dyskinesien, Dystonien, Unruhe, Verwirrtheit, hypo- und hyperkinetische Wirkungsfluktuationen, Schlaflosigkeit, psychische Nebenwirkungen, Übelkeit, Erbrechen, Orthostase, Tagesmüdigkeit (Dopaminagonisten).

**Tipps & Fallen**

- Hyper- und hypokinetische Wirkungsfluktuationen als Möglichkeit bei Verschlechterung oder bei Dystonien bzw. Dyskinesien bedenken. Arzt informieren!
- Orthostase: erhebliche Sturz- und Verletzungsgefahr. Eingeschränkte Reaktionsfähigkeit bedenken! Bei belastenden Übungen Blutdruck und Herzfrequenz überprüfen.
- Dopaminagonisten: Patienten schwitzen vermindert und können möglicherweise Schmerzen verstärkt ausblenden: Vorsicht bei belastenden Übungen.
- Rigide Muskulatur: Bewegungsübungen angepasst und vorsichtig durchführen.

**Literatur**

Lüllmann H, Mohr K, Hein L. Taschenatlas Pharmakologie. 7. A. Stuttgart: Thieme, 2014.

Lüllmann H, Mohr K, Hein L, Wehling M. Parmakologie und Toxikologie: Arzneimittelwirkungen verstehen – Medikamente gezielt einsetzen. 18. A. Stuttgart: Thieme 2016.

# 4 Orthopädie/Traumatologie

*Michael Baumgart, Angela Debray, Gisela Ebelt-Paprotny, Kerstin Hafenbrack, Michael Hamel, Claudia Kiesewetter, Markus Lengsfeld, Ulf Marnitz, Roman Preis, Horst E. Umstadt, Ursula Wappelhorst, Axel Wilke, Katja Witter und Ruth Zoremba*

# 4.1 Grundlagen der Behandlung

In der Orthopädie/Traumatologie spielen bestimmte Faktoren, wie z. B. die Phasen der Wundheilung und die Belastungsstufen, eine wichtige Rolle. Diese müssen bei jeder Behandlung berücksichtigt werden.

## 4.1.1 Phasen der Wundheilung

*Frank Diemer, Volker Sutor, Ursula Wappelhorst*

Unter Wundheilung werden alle physiologischen Prozesse zusammengefasst, die der Gewebereparatur bzw. -regeneration dienen. In vaskularisierten und innervierten Geweben läuft die Wundheilung immer in drei Phasen ab: Entzündungsphase – Proliferationsphase – Remodellierungs- oder Umbauphase.
Damit die Wundheilung ungestört ablaufen kann, muss das verletzte Gewebe in den jeweiligen Phasen adäquat ent- bzw. belastet werden.

### Entzündungsphase (0.–5. Tag)

**Definition**

Physiologische Reaktion von lebendem Gewebe auf alle Formen von Verletzungen. Die Entzündungsphase unterteilt sich in eine *vaskuläre* (0.–2. Tag) und eine *zelluläre* (2.–5. Tag) Phase. Sie ist gekennzeichnet durch klassische Entzündungszeichen wie Rötung, Erwärmung, Schwellung und schmerzhafter Funktionseinschränkung (Functio laesa). Das Ende der Entzündungsphase wird klinisch bestimmt: kein Dauerschmerz mehr, Temperaturunterschied wird geringer, Schwellung nimmt ab etc.

! Abhängig von der Größe des Traumas, der Stoffwechselsituation des Pat., Begleiterkrankungen (z. B. Diabetes mellitus), der mechanischen Belastung und der Durchblutung des heilenden Gewebes (stark/schwach durchblutet) kann die Entzündungsphase auch länger andauern.

**Ziele**

Blutstillung, Reparatur des Gefäßsystems, Abbau von Zell- und Matrixtrümmern, Wundverschluss, Analyse des zu produzierenden Gewebes und Zellaktivierung für den Gewebeaufbau.

! Bereits während der Entzündungsphase beginnt die Synthese von Kollagen.

**Therapeutische Interventionen**

- Beurteilung der Stärke der Entzündungsreaktion anhand der Entzündungszeichen Schmerz, Schwellung, Rötung, Functio laesa und der Hauttemperatur über dem verletzten Gewebe
- Vorübergehende Ruhigstellung bzw. *schmerzfreie* Mobilisation (z. B. hubfreie Mobilisationen, vorsichtige Pendelübungen)
- Reduktion der symphatischen Reflexaktivität (z. B. durch manuelle Techniken im Bereich der BWS)
- Das Training der motorischen Grundeigenschaften wird zurückgestellt.
- Bei Bedarf ggf. Physikalische Therapie und/oder medikamentöse Therapie

! Sowohl regelmäßige Eisanwendungen als auch die Einnahme entzündungshemmender Medikamente können den normalen Heilungsverlauf verzögern.

! Rauchen hat ebenfalls einen negativen Einfluss auf die Wundheilung.

### Proliferationsphase (5.–21. Tag)

**Definition**

Phase, in der die Masse des Gewebes neu gebildet wird. Dabei handelt es sich zunächst um weniger stabiles Kollagen Typ III, sodass die Belastbarkeit des Gewebes noch stark herabgesetzt ist.

! Wird das Gewebe in dieser Phase der Wundheilung überlastet, kann es zu einer erneuten Schädigung kommen.

**Ziele**

Neubildung von Bindegewebe (Quantität), fkt. Anordnung der Matrix (Ausrichtung der kollagenen Fasern).

! Der Organisationsgrad des neu gebildeten Gewebes ist maßgeblich von den physiologischen Belastungsreizen in dieser Phase abhängig.

**Therapeutische Interventionen**

- Weiterhin *schmerz- und spannungsfreie* Mobilisation (Matrixbelastungsbereich)
- Manualtherapeutische Techniken wie intermittierende Traktions- und Gleitmobilisationen, Oszillationen (ebenfalls im Matrixbelastungsbereich)

! Trotz nachlassender Schmerzen Intensität nur *vorsichtig* steigern.

- Maßnahmen zur lokalen Durchblutungsverbesserung
- Aerobes Ausdauer- und Koordinationstraining möglich (allgemein und lokal)
- Erarbeiten der lokalen Gelenkstabilität (▶ 2.18) sowie langsamer Bewegungsmuster, bei denen ausreichend Zeit (> 210 ms) für eine muskuläre Anpassung an die Situation besteht.
- Funktionelles Training zur Förderung der Propriozeption, überwiegend in der geschlossenen Kette
- Krafttraining aufgrund der hohen mechanischen Belastung *vorsichtig* dosieren (▶ 2.23).
- Bei Bedarf ggf. Physikalische oder medikamentöse Therapie
- Die Dauer der Proliferationsphase ist v. a. von der Stoffwechselaktivität des heilenden Gewebes abhängig:
  - Muskulatur: 2–3 Wo.
  - Ligamente/Kapseln/Sehnen: 3–6 Wo.
  - Menisken: 8–12 Wo.
  - Disken: 6 Wo.
  - Knorpel (operative Versorgung, bei der Knorpel von außen verändert wird): > 12 Wo.
  - Knochen: 3–10 Wo. (je weiter proximal, desto schneller)

### Remodellierungs- oder Umbauphase (21.–360. Tag)

**Definition**

Phase, in der das gebildete Gewebe qualitativ ausgebildet und die endgültige Stabilität erlangt wird. In dieser Phase kann eine *Konsolodierungsphase* (21.–60. Tag) und eine *Organisations-* oder *Reifungsphase* (60.–360. Tag) unterschieden werden, wobei der Übergang fließend verläuft. Das ursprüngliche Kollagen Typ III wird zunehmend in Kollagen Typ I bzw. II umgebaut. Darüber hinaus wird vermehrt Grundsubstanz synthetisiert, wodurch die Belastbarkeit des Gewebes deutlich zunimmt.

! Bis zum 150. Tag sind etwa 85 % des ursprünglichen Gewebes umgebaut.

**Ziele**

Endgültige Ausrichtung der kollagenen Fasern, Bildung stabilerer kollagener Fasern (Qualität).

**Therapeutische Interventionen**

- Schmerzarme Mobilisation, Dehnschmerz darf auftreten (kollagener Belastungsbereich)
- Progressive Steigerung der Belastungsintensität und Erweiterung des Bewegungsausmaßes
- Grundsätzlich besteht im Training der motorischen Grundeigenschaften keine Einschränkung mehr. Daher können die Trainingsparameter wie Dauer, Umfang und Intensität kontinuierlich gesteigert werden (MTT, ▶ 2.23). Ziel ist es, ohne Überlastung passiver Strukturen eine individuelle, möglichst komplette Rehabilitation des betr. Gewebes zu erreichen.

! Die Dauer der Remodellierungsphase beträgt insgesamt ca. 300–500 Tage.

## 4.1.2 Physiotherapie bei ruhigstellenden Verbänden/Orthesen

In der Regel werden Pat. während der Ruhigstellung nur sehr selten physiotherapeutisch behandelt. Aufgrund von möglichen Komplikationen, wie z. B. Druckstellen und massiven Schwellungen, bis hin zum komplexen regionalen Schmerzsyndrom (CRPS I, ▶ 4.20.4), ist es jedoch dringend erforderlich, die Pat. zu beraten und ggf. zu behandeln.

### Physiotherapie bei Ruhigstellung der unteren Extremität

#### Ödemresorption anregen

- Konsequente Hochlagerung
- Aktive Bewegung der Zehen und stat. Anspannung der Muskulatur im Gips (Einsatz der Muskelpumpe)
- Beim Gehen minimal, teil- oder voll belastender Gang, abhängig von der ärztl. Verordnung

#### Beweglichkeit erhalten

Endgradige passive/assistive/aktive Bewegungen der Zehengelenke, des Hüftgelenks (alle Bewegungsrichtungen) und, bei Unterschenkelgips, des Kniegelenks.

#### Muskelaktivität erhalten

- Stat. Muskelarbeit im Gips (Fuß nach oben und unten anspannen), stat. Muskelarbeit des M. quadriceps
- Stat. und dyn. Muskelarbeit der angrenzenden Gelenke
- Akrodynamische Therapie (▶ 2.2)
- PNF (▶ 2.32): Bein- (v. a. kontralateral) und Beckendiagonalen; Techniken: z. B. Dynamische Umkehr und Agonistische Umkehr
- MTT (▶ 2.23) mit den oberen Extremitäten, Thera-Band, Staby

### Physiotherapie bei Ruhigstellung der oberen Extremität

#### Ödemresorption anregen

- Konsequente Hochlagerung
- Aktive Bewegungen der Finger (Einsatz der Muskelpumpe), soweit möglich

#### Beweglichkeit erhalten

Endgradige passive/assistive/aktive Bewegungen der Fingergelenke, des Schultergelenks (alle Bewegungsrichtungen) und – bei Unterarmgips – des Ellenbogengelenks.

### Muskelaktivität erhalten

- Stat. Muskelarbeit im Gips
- Stat. und dyn. Muskelarbeit der angrenzenden Gelenke
- Akrodynamische Therapie (▶ 2.2)
- PNF (▶ 2.32): Arm- und Schulterblattdiagonalen; Techniken: z. B. Dynamische Umkehr und Agonistische Umkehr (dist. Hand fixiert am Unterarm)

## 4.1.3 Physiotherapie nach operativer Versorgung

### Belastungsstufen (Bewegung und Gang)

Die jeweiligen Belastungsstufen sind abhängig von der Erkrankung/Verletzung und von der Art der ärztl. Versorgung.

Prinzipiell gilt:

- Nicht osteosynthetisch versorgte Frakturen werden lagerungsstabil nachbehandelt.
- Osteosynthetisch versorgte Frakturen sind i. d. R. aktiv bewegungsstabil (z. B. NCB-Platte); abhängig von der Art der Osteosynthese auch belastungsstabil (z. B. Marknagel, TEP).

! Generell ist die ärztl. Verordnung in Bezug auf Bewegungslimitierung und Belastung *immer* zu berücksichtigen.

#### Bewegung

- **Lagerungsstabilität:** Die betr. Körperregion ist noch nicht osteosynthetisch versorgt.
- **Bewegungsstabilität** passiv, assistiv, aktiv: Bewegungen sind im vorgegebenen Bewegungsausmaß erlaubt.
- **Belastungsstabilität:** Bewegungen dürfen, innerhalb der Möglichkeiten des Pat., gegen Widerstand ausgeführt werden. Höchstmögliche Therapiestufe.
- **Trainingsstabilität:** aktive, wiederholte Bewegungen gegen Widerstand, ohne dass negative Einflüsse an den ehemals verletzten Strukturen auftreten.

#### Gang

Gangschulung ▶ 1.3.8

- **Entlastender Gang:** vollständige Entlastung des betr. Beines ist nötig. Das betr. Bein wird im Gangrhythmus in der Luft nach vorn bewegt (heute nur noch selten gebräuchlich).
- **Minimal belastender Gang:** Belastung in der Standphase bis max. 15 kg (Gewicht des Beins).

! Vorteile gegenüber dem entlastenden Gang: Das physiologische Gangbild bleibt eher erhalten; die minimale Belastung bewirkt eine geringere Entkalkung des Knochens.

- **Teilbelastender Gang:** Die erlaubte Belastung wird vom Arzt angegeben, z. B. 30 kg, halbes Körpergewicht.
- **Voll belastender Gang:** Das volle Körpergewicht muss vom betr. Bein übernommen werden können, d. h. die verletzten Strukturen müssen verheilt oder entsprechend osteosynthetisch versorgt sein.

### Physiotherapie

! Unabhängig von der jeweiligen Belastungsstufe sind bei allen Maßnahmen die Phasen der Wundheilung ▶ 4.1.1 zu berücksichtigen.

### Lagerungsstabilität
Übungsbehandlung ist nur möglich über Irradiation (▶ 2.32) durch die nicht betr. Körperteile. Pneumonie-, Thromboseprophylaxe (▶ 1.3.3).

### Bewegungsstabilität passiv/assistiv
Bewegungen werden vom Th. ausgeführt (= passiv); wenn erlaubt, unter leichter Mithilfe des Pat. (= assistiv) im erlaubten Bewegungsausmaß.
- Bewegungen unter Abnahme der Schwerkraft (ST, ▶ 2.36)
- Passive Bewegungen auf der Motorschiene (CPM, ▶ 1.3.5)

### Bewegungsstabilität aktiv (fkt. Nachbehandlung)
- Bewegungen dürfen aktiv vom Pat. ausgeführt werden
- Angepasste Widerstände prox. der Fraktur bzw. Umstellungsosteotomie
- Entlastender bzw. minimal belastender Gang

! Die Behandlung immer im schmerzarmen bzw. -freien Bereich ausführen.

**Kontraindiziert sind:**
- Widerstände dist. der Fraktur
- Bewegungen mit langem Hebel, z. B. SLR bei prox. Femurfraktur
- Stützbelastung, Heben und Tragen für ca. 6 Wochen
- Rotation (abhängig vom Krankheitsbild)
- Stretch, Traktion, Approximation
- Forcierte passive Bewegungen
- Klassische Massage direkt im verletzten Gebiet
- Wärme direkt im verletzten Gebiet

### Teilbelastbarkeit
PT wie bei Bewegungsstabilität aktiv, es darf langsam gesteigert werden; 3-Punkte-Gang mit zunehmender Belastung.

### Belastungsstabilität
Mit Ausnahme von Schmerzen bestehen keine KI.

! Bei Versorgung mit belastungsstabiler Osteosynthese (z. B. aufgebohrter Marknagel oder DHS) erfolgt die Behandlung bis zur Wundheilung wie bei „Bewegungsstabilität aktiv"; danach ist schmerzabhängig eine wesentlich schnellere Steigerung möglich.

### Gangarten
Gangschulung ▶ 1.3.8

## 4.1.4 Behandlung in der offenen/geschlossenen kinetischen Kette

### Offene kinetische Kette (open kinetic chain, OKC)
Die Extremitäten bewegen sich frei im Raum (distal), das Punctum fixum befindet sich i. d. R. am Rumpf (proximal). Die oberen Extremitäten bewegen fkt. überwiegend in der OKC.

! Hebel beachten

- **Bsp. obere Extremität:** Greiffunktionen wie z. B. Essen, Haare kämmen; Ballspiele, PNF-Armdiagonalen, Zuggeräte
- **Bsp. untere Extremität:** Schwungphase beim Gehen, Quadrizepskräftigung im Sitz, PNF-Beindiagonalen, Zuggeräte

4

**Geschlossene kinetische Kette (closed kinetic chain, CKC)**
Die Extremitäten bekommen distal Widerstand oder haben Bodenkontakt, bewegen also zwischen zwei Fixpunkten (distal und proximal). Agonist und Antagonist arbeiten gleichzeitig (Ko-Kontraktion). Die unteren Extremitäten arbeiten fkt. überwiegend in der CKC.

! Verordnete Belastung beachten

- **Bsp. obere Extremität:** Handstütz, Mattenprogramm (▶ 2.32), z. B. Ellenbogenstütz, VFST, Abstützen beim Fahrradfahren
- **Bsp. untere Extremität:** Standphase beim Gehen, Sprinter (▶ 2.32), Akrodynamische Therapie (▶ 2.2) in unterschiedlichen ASTEn, Beinpresse, Fahrradfahren

Im täglichen Leben findet ein Wechsel zwischen offener und geschlossener kinetischer Kette statt. Die entsprechenden Übungen müssen fkt. ausgerichtet sein und abhängig vom Pat. und der erlaubten Belastung gestaltet werden.

# 4.2 Grundlagen der Frakturbehandlung

4

## 4.2.1 Frakturlehre

Eine Fraktur ist die Unterbrechung der Knochenstruktur durch äußere oder innere Krafteinwirkung. Je nach Einwirkung der Kräfte auf Knochen und Weichteile unterscheidet man Frakturen mit geschlossenem Weichteilschaden und offene Frakturen. Bei zu geringer Stabilität des Knochens, z. B. durch Osteoporose oder Tumor, kommt es zu pathologischen Frakturen.

### Frakturzeichen

Unterbrechungen der Knochenstrukturen lassen sich nur durch Röntgenaufnahmen in zwei Ebenen, eine Computertomografie (CT) oder im MRT nachweisen. Man unterscheidet bei der klin. Untersuchung:

- **Sichere Frakturzeichen:** sichtbare Achsenfehlstellung, Krepitation, Hautdurchspießung durch Knochenfragmente, abnorme Beweglichkeit
- **Unsichere Frakturzeichen:** Prellmarken und Schwellung, Schmerzen, Funktionsausfall

### Fraktureinteilung

**Einteilung nach Formen (▶ Abb. 4.1)**

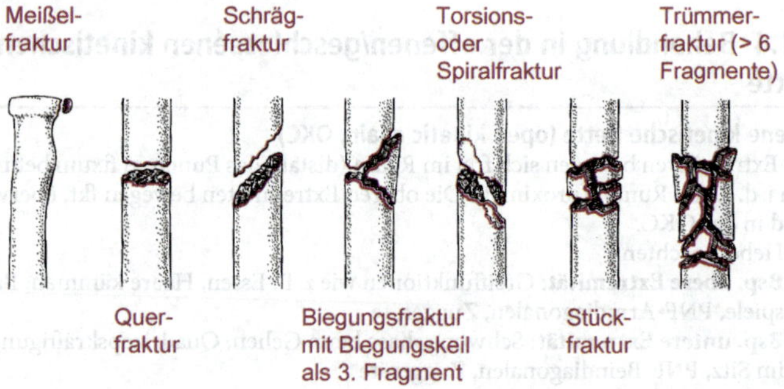


Abb. 4.1 Frakturformen [L190]

**Einteilung nach Bruchform und Dislokationstyp**
- Längsverschiebung
- Seitverschiebung
- Achsenabweichung: Valgus-, Varus-, Ante- oder Retroversionsfehlstellung
- Drehfehler: Innen- oder Außenrotationsfehlstellung

Eine genauere, häufig verwendete Einteilung ist die **AO-Klassifikation.**

**Einteilung in offene/geschlossene Frakturen**
- **Offene Frakturen** (nach Gustillo):
  - Typ 1: Durchspießung der Haut durch Knochenfragment, geringer Weichteilschaden < 1 cm
  - Typ 2: mittlere Energie mit Weichteilschaden und Quetschung > 1 cm
  - Typ 3: großflächige Eröffnung und Zerstörung von Hautgewebe unter Mitbeteiligung von Muskulatur, Gefäß- und/oder Nervenstrukturen > 10 cm
- **Geschlossene Frakturen** (nach Tscherne):
  - Typ 0: keine wesentliche Weichteilschädigung
  - Typ 1: Schwellung bis zu einem Viertel der Weichteilzirkumferenz, Schürfung und Kontusion durch Knochenfragment
  - Typ 2: tiefe Abschürfungen mit Haut-, Muskel- und Sehnenschädigung, drohendes Kompartmentsyndrom (▶ 4.20.1)
  - Typ 3: Zerstörung der Muskulatur, Décollement von Haut und Unterhaut, manifestes Kompartmentsyndrom

**Einteilung nach AO-Klassifikation**

Die AO-Klassifikation der Arbeitsgemeinschaft für Osteosynthesefragen (AO Foundation) ist eine international verwendete Klassifikation zur Einteilung von Frakturen. Diese erfolgt anhand eines 4-stelligen Codesystems, wobei die ersten beiden Ziffern die Lokalisation, ein Buchstabe die Komplexität und eine weitere Ziffer den Schweregrad der Fraktur beschreiben (www.aofoundation.org).
- **Einteilung nach betr. Körperregion:** 1 = Humerus, 2 = Radius und Ulna, 3 = Femur und Patella, 4 = Tibia und Fibula, 5 = Wirbelsäule, 6 = Becken, 7 = Hand, 8 = Fuß, 9 = Schädel
- **Lokalisation innerhalb der betr. Region:** 1 = proximal, 2 = diaphysär, 3 = distal
- **Komplexität der Fraktur (bei Schaft- bzw. Gelenkfrakturen):** A = einfache Fraktur bzw. extraartikulär, B = Keilfraktur bzw. partielle Gelenkfraktur, C = komplexe Fraktur bzw. vollständige Gelenkfraktur
- **Schweregrad der Fraktur:** 1 = leicht, 2 = mittel, 3 = schwer

**Beispiel:** 12-A1 = einfache diaphysäre Fraktur des Humerus (1 Humerus, 2 diaphysär, A einfache Fraktur und 1 leicht)

## 4.2.2 Versorgung von Frakturen

Das Prinzip der Frakturbehandlung besteht aus folgenden Elementen: Reposition + Retention (Fixation) + Ruhigstellung + (frühfunktionelle) Übungsbehandlung:
- **Reposition:** Einrichtung einer Fraktur bzw. Luxation unter Zug und Gegenzug
- **Retention und Ruhigstellung:** Fixierung des Repositionsergebnisses, entweder durch konservative (Gips) oder operative (Osteosynthese) Maßnahmen bis zur knöchernen Konsolidierung

## Konservative Frakturbehandlung

Physiotherapie ▸ 4.1.2

- Ruhigstellung der Fraktur (Arm und Bein) im Gips- bzw. Kunststoffverband unter konsequenter Hochlagerung der betr. Extremität
- Drahtextension unter Einbeziehung der benachbarten Gelenke

**Ind.:** kindl. Frakturen (Ausnahme: Gelenkfrakturen, dislozierte Epiphysenfrakturen); beim Erw. nur stabile und nicht dislozierte bzw. dislokationsgefährdete Frakturen

**Vorteile:** keine Infektionsgefährdung bei geschlossenen Frakturen

**Nachteile:** Atrophie von Weichteilgewebe und Knochen (Demineralisation), Kontrakturen, Thrombose, Lungenembolie (bes. bei älteren Pat.)

> **Tipps & Fallen**
> Mehrmals tgl. Sensibilität, Motorik und Durchblutung der ruhiggestellten Extremität prüfen: „Der Patient mit Schmerzen im Gipsverband hat immer Recht!"

4

## Operative Frakturbehandlung: Osteosynthese

Operative, standardisierte Verfahren zur Frakturbehandlung (▸ Abb. 4.2).

**Ind.:** z. B. Frakturen großer Röhrenknochen, intraartikuläre Frakturen, Abrissfrakturen, Patellaquerfrakturen, Adduktionsfrakturen des Schenkelhalses, instabile Frakturen der Wirbelsäule

**Vorteile:** sichere Adaptation der Frakturen und somit sicherere Frakturheilung, weniger Immobilisationsschäden durch frühfunktionelle Übungsbehandlung

**Nachteile:** Infektionsrisiko

### Osteosyntheseverfahren

- **Schraubenosteosynthese:** Bei der Zugschraubenosteosynthese erfasst das Schraubengewinde das gegenüberliegende Knochenfragment während das schraubenkopfnahe Bohrloch als Gleitloch dient. Beim Eindrehen der Schraube wird so der interfragmentäre Druck erzielt.
- **Plattenosteosynthese:** je nach gewünschter mechanischer Funktion:
  - als winkelstabile Kompressionsplatte, Winkelplatte bei Femurfrakturen
  - als Überbrückungsplatte/Neutralisationsplatte bei Trümmerfrakturen, NCB Platte bei periprothetischen Frakturen
  - Zerklagen, Cables in Verbindung mit Nägeln und Platten
  - als minimalinvasives Verfahren, LCP, Kleinfragmentplatten winkelstabil
- **Marknagelosteosynthese:** Anwendung als intramedulläre Schienung zur Versorgung von Schaftfrakturen langer Röhrenknochen der unteren und oberen Extremität, aufgebohrt oder unaufgebohrt; z. B. unaufgebohrter Tibia Nagel (UTN), unaufgebohrter Humerus Nagel (UHN), unaufgebohrter Femur Nagel (UFN), Intramed Schienen für Ulna und Radius; ESIN für kindliche Schaftfrakturen.
- **Zuggurtung:** Verwendung bei Olekranon- bzw. Patella Frakturen, Kompression der betr. Fragmente erfolgt über das Einbringen von Drahtschlinge (Zerklage) und Kirschner-Drähten.
- **Fixateur externe:** Prox. und dist. der Fraktur werden Schanz-Schrauben eingebracht und über ein Rohrsystem von außen so miteinander verbunden, dass eine Stabilisierung erfolgt. **Ind.:** offene oder infizierte Frakturen, Arthrodese, erste Versorgung bei Polytrauma mit instabilen Kreislaufverhältnissen, große Weichteilschäden. Hybrid Fixateur: bei Osteomyelitis, Segmenttransfer.

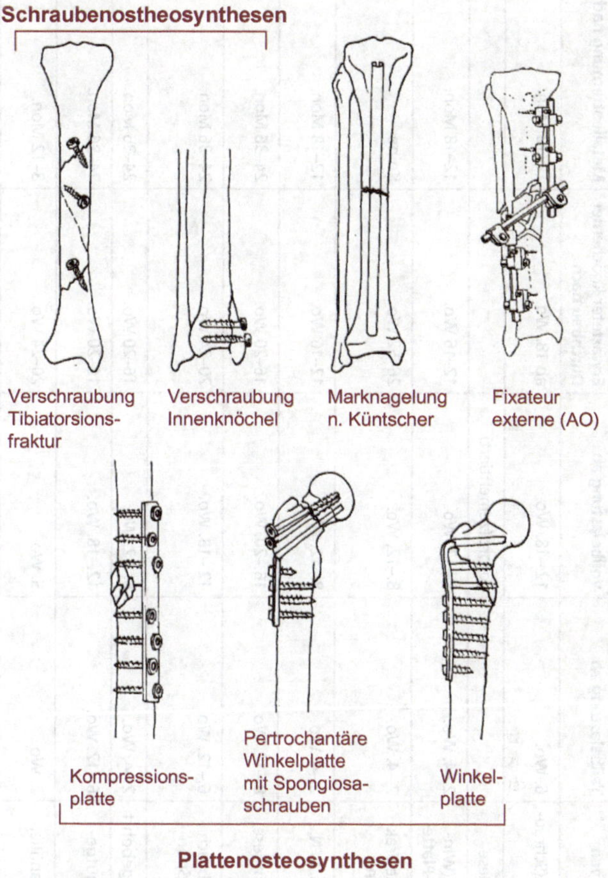


Abb. 4.2 Formen der Osteosynthese [A300]

- **Dynamische Hüftkopfschraube** (DHS): Anwendung bei hüftgelenksnahen Frakturen. Eine im Hüftkopf zentrierte Schraube gleitet in der Lasche einer am prox. Femur fixierten Platte. Unter Belastung werden die Frakturpartner komprimiert. Alternativ kombiniert mit Marknagelkomponente als PFN oder Gammanagel, TFN.

## 4.2.3 Heilungsverlauf und Komplikationen

### Verlauf der Frakturheilung (▶ 4.1, ▶ Tab. 4.2)

**Tab. 4.1 Nachbehandlung operativ versorgter Frakturen – untere Extremität (Zahlenangaben beziehen sich auf den Operationstermin)**

| Frakturlokalisation | Art der operativen Versorgung | Teilbelastung ab | Vollbelastung ab | Erwarteter knöcherner Durchbau nach | Metallentfernung nach |
|---|---|---|---|---|---|
| **Medialer Schenkelhals** | Osteosynthese (Schrauben) | 6. Wo. | 12.–18. Wo. | ab 18. Wo. | 12–18 Mon. |
| | Hüftendoprothese | | Sofort (zementiert) | | |
| **Femur** | Osteosynthese (Winkelplatte), LISS-Platte | 2.–4. Wo. | 8.–12. Wo. | 12–16 Wo. | 12–18 Mon. |
| | Periprothetische Fraktur (NCB Platten, Cables) | 2.–4. Wo. | 8.–12. Wo. | 26–52 Wo. | Keine |
| **Pertrochantär** | Nagelung, DHS, PFN, TFN | 2.–4. Wo. | 8.–12. Wo. | 12–16 Wo. | 12–18 Mon. |
| **Mittl. und dist. Femur** | Plattenosteosynthese, LISS-Platte | 8.–12. Wo. | 16.–20. Wo. | 16–20 Wo. | 24–36 Mon. |
| | Mehrfragmentbruch mit Platte und Spongiosaplastik | 6.–12. Wo. | 12.–18. Wo. | 20–24 Wo. | 24–36 Mon. |
| | Marknagel aufgebohrt | 2.–4. Wo. | 6.–12. Wo. | 16–20 Wo. | 24–36 Mon. |
| | Marknagel unaufgebohrt | 6.–12. Wo. | 12.–18. Wo. | 16–20 Wo. | 24–36 Mon. |
| **Patella** | Zuggurtung, kanülierte Schraube | 2. Wo. | 5. Wo. | 20–24 Wo. | 8–12 Mon. |

**Tab. 4.1 Nachbehandlung operativ versorgter Frakturen – untere Extremität (Zahlenangaben beziehen sich auf den Operationstermin)** *(Forts.)*

| Frakturlokalisation | Art der operativen Versorgung | Teilbelastung ab | Vollbelastung ab | Erwarteter knöcherner Durchbau nach | Metallentfernung nach |
|---|---|---|---|---|---|
| **Tibiakopf** | Schrauben, Plattenosteosynthese u. Spongiosaplastik | 2.–12. Wo. | 16.–20. Wo. | 16–20 Wo. | 10–18 Mon. |
| | LISS-Platte | 2.–8. Wo. | 10.–12. Wo | 16–20 Wo. | 12–18 Mon. |
| **US-Schaft** | Plattenosteosynthese | 5.–6. Wo. | 12.–16. Wo. | 12–16 Wo. | 18–24 Mon. |
| | Mehrfragment- bzw. Etagenbruchplatte und Spongiosaplastik | 8.–12. Wo. | 16.–20. Wo. | 16–20 Wo. | 18–24 Mon. |
| | Marknagelung, | 2.–3. Wo. | 4.–6. Wo. | 12–16 Wo. | 24 Mon. |
| | Fixateur externe | 2.–12. Wo. | 12.–18. Wo. | 20–24 Wo. | 12–16 Wo. |
| **Distale Tibia (Pilon tibiale)** | Platten- und Schraubenosteosynthese, LCP | 6.–12. Wo. | 12.–18. Wo. | 12–16 Wo. | 8–12 Mon. |
| **Sprunggelenk** | Zuggurtung, 1/3-Rohrplatte, Schrauben, LCP | 2. Wo. Abrollbelastung | 8. Wo. | 8–12 Wo. | 6–12 Mon. |
| | Zuggurtung, 1/3-Rohrplatte, Schrauben und Syndesmosennaht | 6. Wo. | 8. Wo. | 8–12 Wo. | 6–12 Mon. |
| | Mit Knorpel-Knochen-Aussprengung, LCP | 6. Wo. | 8.–10. Wo. | 8–12 Wo. | 6–12 Mon. |

Aus: Kremer und Müller: Die chirurgische Poliklinik (Thieme, Stuttgart 1984), modifiziert

4

**Tab. 4.2 Nachbehandlung operativ versorgter Frakturen – obere Extremität (Zahlenangaben beziehen sich auf den Operationstermin)**

| Frakturlokalisation | Art der operativen Versorgung | Ruhigstellender Verband | | Bewegungstherapie | | Erwarteter knöcherner Durchbau nach | Metallentfernung nach |
|---|---|---|---|---|---|---|---|
| | | Art | Dauer | Vorsichtig ab | Uneingeschränkt | | |
| **Oberarm** | Unaufgebohrter Humerusnagel PHP/ Philos®-Platte | – | – | Sofort | 4–6 Wo. | 10–12 Wo. | 12–18 Mon. |
| **Distaler Oberarm, Ellenbogengelenk** | Schrauben, Spickdrähte, anatomische winkelstabile Platten | Dorsale Oberarm-Gipsschiene | 2–3 Wo. | 2–3 Wo. | 5–6 Wo. | 8–12 Wo. | 6 Mon. |
| **Olekranon** | Zuggurtung, anatomische winkelstabile Platten | – | – | Sofort | 3 Wo. | 12–16 Wo. | 6–10 Mon. |
| **Unterarm** | Plattenosteosynthese | – | – | Sofort | 2 Wo. | 8–12 Wo. | 18–24 Mon. |
| | LCP, Intramed-Schienen | – | – | Sofort | 2. Wo | 6–8 Wo. | 6–12 Mon. |

Aus: Kremer und Müller: Die chirurgische Poliklinik (Thieme, Stuttgart 1984), modifiziert

**Primäre Knochenheilung**
Bei exakter Reposition der Fragmente und optimaler Kompression erfolgt die sog. Kontaktheilung, die sich ohne sichtbare äußere Knochenneubildung (Kallus) vollzieht.

**Sekundäre Knochenheilung**
Bei Trümmerbrüchen, nicht erreichter absoluter Stabilität der Frakturanteile und bei konservativer Frakturversorgung erfolgt die Heilung über verschied. Kallusstufen. Aus dem Frakturhämatom entwickelt sich durch Induktion neuer Knochen. Man unterscheidet enostalen und periostalen Kallus.

### Pseudarthrose (verzögerte Frakturheilung)

Von einer Pseudarthrose spricht man, wenn der Bruch nach 26 Wo. noch nicht ausreichend verheilt ist und der Frakturspalt unverändert weit im Röntgenbild zu sehen ist. Je nach Bruchform, Lokalisation und begleitenden Weichteilschäden (offen/geschlossen) sind weitere diagn. Maßnahmen wie CT/MRT zur Abklärung erforderlich.

- Begünstigende Faktoren: Alter, Infektion, unzureichende Ruhigstellung, Medikamente (z. B. Zytostatika, Kortison), Osteoporose
- Lokalisation: Oberarm 12 %, Oberschenkel 14 %, Unterarm 22 %, Unterschenkel 52 %

**Formen**
- **Hypotrophe Form:** biologisch reaktionsloser Verlauf bei Fragment-Avitalität (3 Erscheinungsformen: dystrophisch, nekrotisch, knochensubstanzfrei)
- **Hypertrophe Form:** biologisch reaktionsfähiger Verlauf, z. B. bei unzureichender Ruhigstellung (3 Erscheinungsformen: hypertroph/kallusreich, leicht hypertroph/kallusarm, oligotroph/kallusarm)

**Symptome**
Funktionsverlust, Schmerzen, tastbare Beweglichkeit im Frakturbereich, keine Belastungsfähigkeit durch Schmerz (bes. bei konservativer Frakturbehandlung).

**Ärztliche Diagnostik**
Röntgen, CT/MRT, Szintigrafie.

**Operative ärztliche Therapie**
Je nach vorliegender Pseudarthroseform spezifische Therapie:
- Hypertrophe Pseudarthrosen: Fixateur externe (mit Achsen- und Längenkorrektur), Sonderform Kallusdistraktion/Segmenttransfer
- Avitale Pseudarthrosen: Ausräumen des Pseudarthrosespalts und Anlagerung von Knochen/Spongiosa, neuerdings BGF-2 und BGF-7
- Defekt- und Infektpseudarthrosen: nach erfolgter Infektsanierung Ausräumung, Knochenanlagerung oder Ersatz durch z. B. Fibula; Segmenttransfer durch Verschiebeosteotomie (unilateraler Fixateur oder Ringfixateur)

### Weitere Komplikationen

- **Infektion:** Vorkommen nach offenen Frakturen und osteosynthetischer Versorgung
- **Re-Fraktur:** gehäuftes Auftreten nach Implantatentfernung bei nicht ausreichender Konsolidierung oder verfrühter Lastaufnahme. Die Therapie entspricht der jeweiligen Erstverletzung nach Ausschluss einer Pseudarthrose.
- **Osteosyntheseversagen:** Begünstigung durch verzögerte Knochenbruchheilung, technisch unzulänglich durchgeführte Osteosynthesen. Therapie: stabilere Re-Osteosynthese, ggf. in Kombination mit Knochentransplantation

4

- **Begleitende offene oder geschlossene Weichteilverletzungen:** Je nach Ausmaß und Schweregrad der Fraktur kommt es zu Begleitverletzungen von Muskeln, Gefäßen und Nervengewebe.
- **Immobilisation:** Infolge der Ruhigstellung, insbes. der unteren Extremität, ist mit einer erhöhten Inzidenz von Thrombose, Lungenembolie, Dekubitus zu rechnen. Therapie: entsprechende Prophylaxe, Frühmobilisierung, Atemtherapie, Training mit den unverletzten Gliedmaßen (▶ 4.1.2).
- **Kompartmentsyndrom:** ▶ 4.20.1
- **Komplexes regionales Schmerzsyndrom** (CRPS I): ▶ 4.20.4

# 4.3 Fuß

## 4.3.1 Funktionelle Anatomie

*Roman Preis*

4

Das vom Unterschenkel auf den Fuß übertragene Körpergewicht wird hauptsächlich auf drei Belastungspunkte verteilt: den Kalkaneus sowie die Köpfchen des 1. und 5. Metatarsalknochens. Zwischen diesen Auflagepunkten spannen sich das Längs- und Quergewölbe aus.

### Längsgewölbe

Der Scheitelpunkt des Längsgewölbes (▶ Abb. 4.3) ist etwas nach hinten verlagert; das Körpergewicht wird mehr vom Rückfuß getragen. Das Längsgewölbe wird durch Bänder und Muskeln stabilisiert:

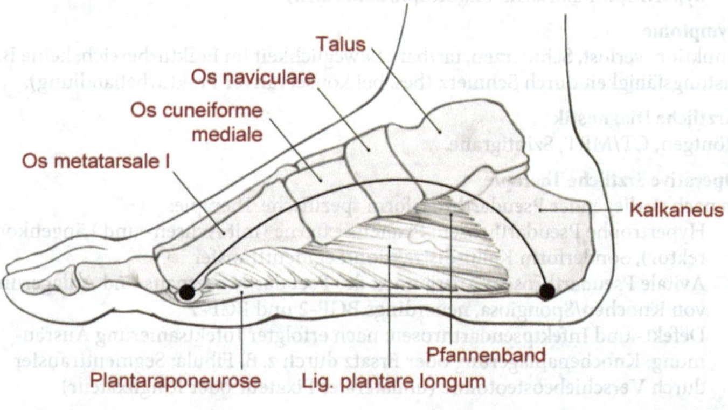


Abb. 4.3 Längsgewölbe [L190]

- Die Plantaraponeurose, das Lig. plantare longum und das Pfannenband (Lig. calcaneonaviculare plantare) sichern das Längsgewölbe passiv.
- US- und Fußmuskeln halten das Längsgewölbe aktiv aufrecht. Dabei unterscheidet man drei Bögen:
  - **Lateraler Bogen:** wird durch die Sehnen der Mm. peroneus longus und brevis sowie den M. abductor digiti minimi stabilisiert.

- **Zentraler Bogen:** wird durch die Sehnen der Mm. flexor digitorum longus und brevis sowie durch den M. quadratus plantae stabilisiert.
- **Medialer Bogen:** wird durch die Sehnen des M. flexor hallucis longus, M. abductor hallucis und M. tibialis posterior stabilisiert.

**Stabilisierung des Längsgewölbes beim Abrollen**
Beim Gehen wird während des Abrollens über den Vorfuß der M. flexor hallucis longus um das Köpfchen des Os metatarsale I umgelenkt. Die resultierende Kraft stabilisiert den medialen Bogen des Längsgewölbes.

**Folgen eines abgeflachten Längsgewölbes**

- Das Os naviculare verschiebt sich nach plantar. Bänder an der Fußsohle werden gespannt und sind folglich druckempfindlich.
- Der Talus verlagert sich nach medial und plantar, der Rückfuß gerät in Knickfußstellung.
- Der Vorfuß weicht in Abduktion ab.
- Die Tibia gerät in IR-Stellung mit der Folge eines Genu valgum.

## Quergewölbe

Man unterscheidet drei Abschnitte des Quergewölbes:

- **Vorderer Bogen** (▶ Abb. 4.4): verläuft durch die keilförmigen Metatarsalköpfchen und wird hauptsächlich durch das Caput transversum des M. adductor hallucis stabilisiert.
- **Mittlerer Bogen:** verläuft durch die ebenfalls keilförmigen Ossa cuneiformia und das Os cuboideum und wird hauptsächlich durch die Sehne des M. peroneus longus stabilisiert.
- **Hinterer Bogen:** wird durch Os naviculare und Os cuboideum gebildet und hauptsächlich durch die Sehne des M. tibialis posterior gesichert.

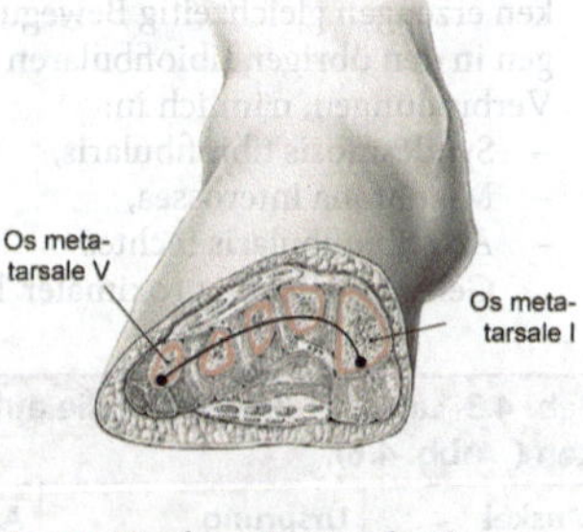

Abb. 4.4 Vorderer Bogen des Quergewölbes [S007–2–22]

**Folgen eines abgeflachten Quergewölbes**
Möglicherweise führt bei einem abgeflachten Quergewölbe die Adduktionsstellung des Os metatarsale I zu einer veränderten Zugrichtung der kurzen Großzehenmuskeln. Diese haben nun adduktorische Wirkung und unterstützen die Entstehung eines Hallux valgus (▶ 4.3.8).

## Sprunggelenke

Im **OSG** bilden die Malleolengabel (gebildet aus Tibia und Fibula) und die Trochlea tali das Gelenk. Da der lat. Malleolus weiter dorsal liegt als der med., verläuft die Achse des OSG leicht schräg nach hinten-außen (▶ Abb. 4.5). Nach seiner Form ist das OSG ein Sattelgelenk, fkt. jedoch ein Scharniergelenk: Lediglich DE und PF sind möglich.

Das **USG** besteht aus zwei getrennten Kammern. In der hinteren Kammer (Art. subtalaris) bilden Talus und Kalkaneus, in der vorderen Kammer (Art. talocalcaneonavicularis) Talus, Kalkaneus und Os naviculare ein Gelenk. Eine wichtige Rolle nimmt hier das Pfannenband ein, das mit seinen eingelagerten Knorpelzellen große Teile der Gelenkpfanne ausfüllt. Vordere und hintere Kammer des USG bilden eine fkt. Einheit. Bewegungen finden um eine gedachte Achse, die Henke-Achse, statt (▶ Abb. 4.5). Möglich sind Inversion (kombinierte Bewegung aus PF, Add. und Rückfußsup.) und Eversion (DE, Abd., Rückfußpron.).

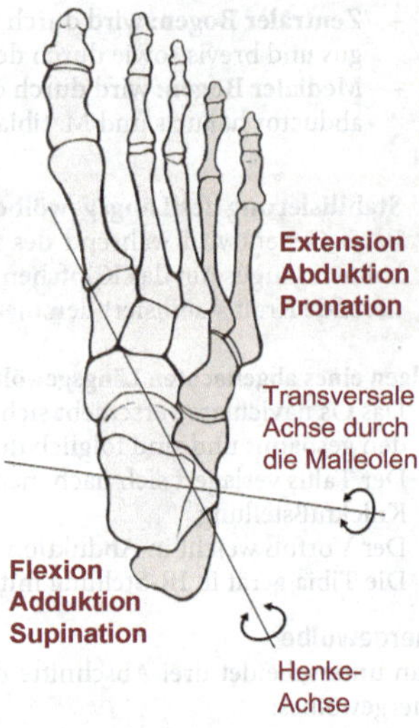


Abb. 4.5 Bewegungsachsen des OSG und USG [S007-2-22]

### Funktionelle Aspekte

- OSG und USG sind topographisch getrennt, arbeiten aber fkt. zusammen.
- Innenbänder (Lig. deltoideum), Außenbänder und intertarsale Bänder stabilisieren die Sprunggelenke und begrenzen das Bewegungsausmaß.
- Bewegungen in den Sprunggelenken erzeugen gleichzeitig Bewegungen in den übrigen tibiofibularen Verbindungen, nämlich in:
  - Syndesmosis tibiofibularis,
  - Membrana interossea,
  - Art. tibiofibularis (echtes Gelenk zwischen proximaler Tibia und Fibulaköpfchen).

**Tab. 4.3 Lange Fußmuskeln, die auf Sprunggelenke und Zehengelenke wirken (▶ Abb. 4.6).**

| Muskel | Ursprung | Ansatz | Funktion |
|---|---|---|---|
| Vordere Muskelgruppe | | | |
| **M. tibialis anterior** | seitl. Tibiakondylus, seitliche Tibia, Membrana interossea | I. Mittelfußknochen, I. Os cuneiforme | DE, Sup. und Pron. (je nach Ausgangsstellung) |
| **M. extensor digitorum longus** | lat. Tibiakondylus, Membrana interossea, Fibulavorderrand | Dorsalaponeurose II.–V. Zehe | DE, Pron., Ext. der II.–V. Zehe |
| **M. extensor hallucis longus** | Fibula, Membrana interossea | Endphalanx der Großzehe | Ext. der Großzehe; an DE des Fußes beteiligt |
| Seitliche Muskelgruppe | | | |
| **M. peroneus longus** | Fibulaköpfchen und seitl. Rand | I. Mittelfußknochen, Os cuneiforme med. | Pron., Plantarflex., Verspannung der Fußgewölbe |
| **M. peroneus brevis** | Seitenfläche der Fibula | V. Mittelfußknochen | Pron., Plantarflex. |

**Tab. 4.3 Lange Fußmuskeln, die auf Sprunggelenke und Zehengelenke wirken (▶ Abb. 4.6).** *(Forts.)*

| Muskel | Ursprung | Ansatz | Funktion |
|---|---|---|---|
| Hintere Muskelgruppe | | | |
| **M. gastrocnemius** | zweiköpfig: vom lat. und med. Femurkondylus | Tuber calcanei | Plantarflex. und Sup., Flex. im Kniegelenk |
| **M. soleus** | Obere Fibula- und Tibiaenden | Tuber calcanei | Plantarflex. und Sup. |
| **M. tibialis posterior** | Membrana interossea, Tibia, Fibula | Os naviculare, Ossa cuneiformia I–III, II.–IV. Mittelfußknochen | Sup., Plantarflex., Verspannung der Fußgewölbe |
| **M. flexor hallucis longus** | Fibularückfläche, Membrana interossea | Endphalanx der Großzehe | Plantarflex. und Sup., Flex. der Großzehe, unterstützt Längsgewölbe |
| **M. flexor digitorum longus** | Tibiarückfläche | Endphalangen der II.–V. Zehe | Plantarflex. und Sup., Zehenbeugung |

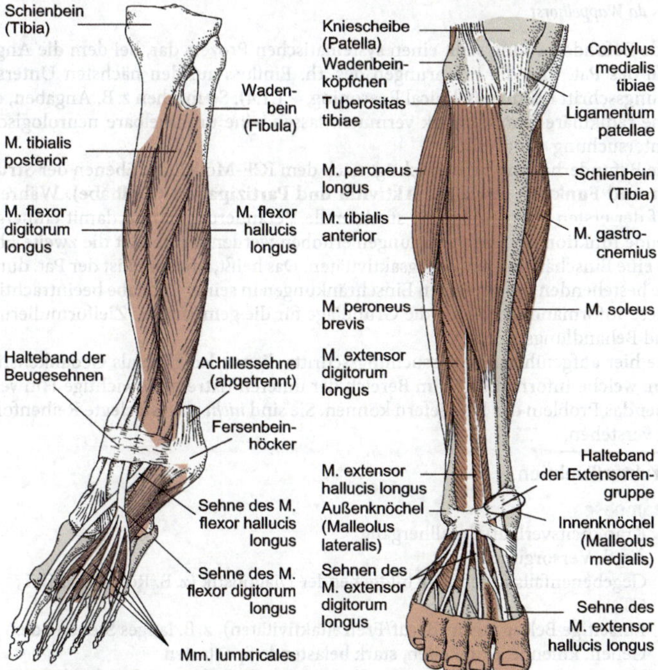


**Abb. 4.6** Tiefe Fußbeuger (laterale Sicht) und Unterschenkelmuskulatur (ventrale Sicht) (re.) [L190]

- Die Trochlea tali ist ventral breiter als dorsal. Bei der DE drückt sie die Malleolengabel auseinander, wodurch die kollagenen Fasern der Syndesmosis tibiofibularis und der Membrana interossea gespannt werden. Der lat. Malleolus wird dabei durch die Anordnung der Fasern etwas nach kranial und dorsal gezogen. Dadurch erfolgt zwangsläufig auch eine Bewegung des Fibulaköpfchens in der Art. tibiofibularis.
- Die Unterschenkelmuskeln (▶ Abb. 4.6) haben die Aufgabe, das Gleichgewicht im Stand zu gewährleisten. Besonders wenn sich der Körperschwerpunkt nicht über der Mitte der Unterstützungsfläche befindet, werden sie durch propriozeptive Signale aktiviert.

**! Klinischer Hinweis**

**Supinationstrauma – Folgekette**

Nach einem Supinationstrauma kann die Fibula zu weit distal stehen. Dadurch entsteht Zug am M. biceps femoris, dessen Tonus reflektorisch steigt. Dies bedeutet Zug am Tuber ischiadicum und kann eine Dorsalrotationsstellung des Iliums mit Irritation des ISG bewirken.



## 4.3.2 Befunderhebung der unteren Extremität

*Ursula Wappelhorst*

Jede Befunderhebung stellt einen systematischen Prozess dar, bei dem die Angaben des Pat. und die Erfahrungen des Th. Einfluss auf den nächsten Untersuchungsschritt nehmen (Clinical Reasoning, ▶ 1.1.4). So machen z. B. Angaben, die eine radikuläre Symptomatik vermuten lassen, eine unmittelbare neurologische Untersuchung erforderlich.

Die Befunderhebung berücksichtigt nach dem ICF-Modell die Ebenen der **Struktur und Funktion** sowie der **Aktivität und Partizipation (Teilhabe)**. Während auf der ersten Ebene mögliche strukturelle Veränderungen und damit einhergehende funktionelle Einschränkungen erhoben werden, beinhaltet die zweite Ebene eine Einschätzung der Alltagsaktivitäten. Das heißt, inwieweit ist der Pat. durch die bestehenden funktionellen Einschränkungen in seiner Teilhabe beeinträchtigt. Diese Informationen bilden die Grundlage für die gemeinsame Zielformulierung und Behandlungsplanung.

Die hier aufgeführten Untersuchungsschritte dienen lediglich als Gedankenstützen, welche Informationen im Bereich der unteren Extremität wichtige Hinweise über das Problem des Pat. liefern können. Sie sind *nicht* als festgelegte Reihenfolge zu verstehen.

### Struktur/Funktion

#### Anamnese

- Krankheitsverlauf/Unfallhergang
- Ärztl. Versorgung
- Gegebenenfalls Ergebnisse bildgebender Diagnostik (z. B. Röntgen, MRT, CT)
- Einseitige Belastungen (Beruf/Freizeitaktivitäten), z. B. langes Stehen oder Gehen, kniende Tätigkeiten, stark belastende Sportarten
- Vorausgegangene Verletzungen/Traumen, z. B. Frakturen, Bandverletzungen
- Relevante Begleiterkrankungen, z. B. Osteoporose, Hämophilie

- Frühere Erkrankungen, z. B. Poliomyelitis, Morbus Perthes, Epiphysiolysis capitis fem.
- Familiäre Häufung best. Erkrankungen, z. B. angeborene Hyftdysplasie
- **Schmerzanamnese:**
  - Beschwerdezeitraum: akut, subakut, chronisch?
  - Schmerzauslösendes Ereignis oder schleichender Schmerzverlauf?
  - Auftreten der Schmerzen: im Tagesverlauf, Ruhe- oder Anlaufschmerz, nächtliche Schmerzen, haltungs- oder bewegungsabhängig?
  - Schmerzlokalisation: lokal, ausstrahlend, ein- oder beidseitig?
  - Schmerzcharakter: stechend, dumpf; gleich bleibend oder wechselnd?
  - Evtl. Begleitphänomene, z. B. Sensibilitätsstörungen, motorische Defizite?
- Einschätzung der Schmerzintensität (NRS, VAS), ggf. Visualisierung der Beschwerden (Körperschema)
- Schmerzlinderung: wodurch?

**! Klinischer Hinweis**

Ergeben sich in der Anamnese Hinweise auf mögliche Kontraindikationen für eine physiotherapeutische Behandlung (Red Flags, ▶ 1.2.1) ist eine *sofortige* Überweisung zum verordnenden Arzt angezeigt.
Zeigen sich Hinweise auf psychosoziale Risikofaktoren (Yellow Flags) muss das weitere Therapiemanagement die Gefahr der Chronifizierung berücksichtigen (Chronischer Schmerz, ▶ 1.5).

## Inspektion

! Beurteilung immer im Seitenvergleich

- Form und Stellung der Füße:
  - Fußform/Deformitäten (▶ Abb. 4.7)
  - Stellung des Rückfußes (Pes valgus oder varus), ggf. Beurteilung der Aufrichtung des Fersenbeins im Zehenstand
  - Fußwölbungen
  - Zehenstellung, z. B. Hallux valgus, Hammer- oder Krallenzehen
  
  ! Inspektion des Fußes wenn möglich unter Belastung (Stand)
- Beinachsenstellung: Genu valgum/varum, Genu recurvatum
- Beinlänge (anatomisch/funktionell)
- Beckenstellung: fkt. oder anat. Beckenschiefstand (Fkt. Anatomie, ▶ 4.6.1)
- Seitliche Abweichungen der WS, z. B. bei BLD
- Allg. Beurteilung der Statik im Stand: physiologische WS-Krümmungen

! Veränderungen im Bereich der unteren Extremität ziehen zwangsläufig Abweichungen in weiter oben liegenden Körperabschnitten nach sich.

- Konstitution/habituelle Haltung:
  - Längen, Breiten, Tiefen (FBL, ▶ 2.14): z. B. als Hinweis auf Coxa valga oder vara
  - Liegt eine statische Überlastung bestimmter Strukturen (z. B. vermehrte Hubbelastung der Abduktoren) vor?
  - Schonhaltungen, z. B. Entlastung des betr. Beins
- Schwellungen, z. B. im Bereich des Ober- oder Unterschenkels

! Können Hinweis auf ein Kompartmentsyndrom (▶ 4.20.1) oder Thrombosen sein.

- Atrophien, z. B. im Bereich des M. gluteus max. oder des M. vastus medialis
- Rötungen, z. B. bei Entzündungen, Einschätzung der Wundheilungsphase (▶ 4.1.1)

- Haut:
  - Blass, bläulich, gerötet, schuppig, glänzend; Narben
  - Unter der Fußsohle: Hornhaut, Druckstellen (Hinweis auf Belastungssituation), Hühneraugen (Klavi), Ulzera
  - Fußnägel: z. B. mykotische Veränderungen
- Beurteilung des Gangbilds (▶ 1.3.8):
  - Verkürzte Standphase bei Belastungsschmerzen
  - Hinken (z. B. pos. Trendelenburg- oder Duchenne-Zeichen)
  - Physiologische Fußlängsachse, Verhalten der Fußwölbungen
  - Ggf. Inspektion der Schuhe (Hinweis auf das Abrollverhalten)

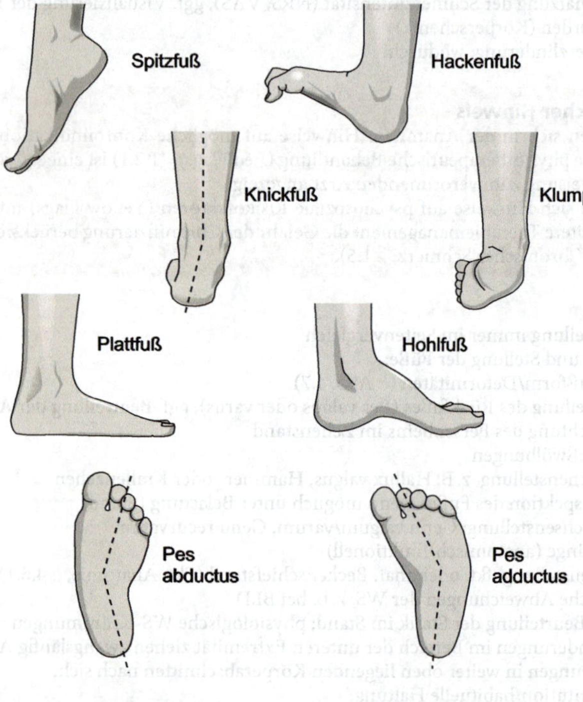


Abb. 4.7 Fußdeformitäten [L157]

### Palpation

! Beurteilung immer im Seitenvergleich
- Temperatur: z. B. kalte Haut bei Durchblutungsstörungen, lokale Temperaturerhöhung bei Entzündungen
- Lokale Schwellungen/Erguss, z. B. im Bereich der Leiste, des Recessus suprapatellaris oder der Kniekehle
- Druckdolenz:
  - An Muskelansätzen und/oder Ligamenten (z. B. bei Bandverletzungen, Insertionstendinopathien, Fersensporn)
  - Im Wadenbereich (z. B. bei Thrombose)

! Bei unklaren Druckschmerzen im Bereich der Wade, insbes. in Verbindung mit Schwellung und livider Verfärbung der Haut, an eine bestehende Beinvenenthrombose denken.

- Auf Nerven (z. B. unter den Metatarsalköpfchen bei Morton-Neuralgie)

- Muskeltonus: hyperton/hypoton
- Verschieblichkeit des faszialen Gewebes, auch bei Narben
- Hautoberfläche: trocken, feucht, schuppig
- Sensibilität, z. B. bei Nervenläsionen
- Funktionelle Ödeme als Hinweis auf Überlastung der Muskulatur (Brügger, ▶ 2.7), z. B. im Bereich des Pes anserinus superficialis oder der Zehenflexoren

**Funktionsuntersuchung**

- Aktive/passive Beweglichkeit der betr. und angrenzenden Gelenke:
  - Bewegungseinschränkungen/-ausmaß (NNM)
  - Beurteilung des Endgefühls (weich-, fest-, hart-elastisch oder leer) als Hinweis auf limitierende Strukturen (MT, ▶ 2.21)
  - Schmerzauslösung?

! Funktionsstörungen im Bereich des Fußes können Störungen in weiter oben liegenden Gelenken (z. B. Knie, Hüfte oder WS) nach sich ziehen und umgekehrt. Deshalb müssen immer alle Gelenke der unteren Extremität untersucht werden.

- Translatorische Bewegungsprüfung (Traktion, Kompression, Gleiten)

! Bei Bewegungseinschränkungen der Sprunggelenke tibiofibulare Verbindungen mit untersuchen.

- Muskulatur:
  - Prüfen der Muskellänge

  ! Eine erhöhte Dehnungsempfindlichkeit ist oft eng mit mechanosensiblen neuralen Strukturen assoziiert.

  - Beurteilung der Muskelkraft (MFT) unter Berücksichtigung der erlaubten Belastungsstufe

  ! Bei Frakturen Hebel beachten, ggf. nur bis Muskelstatus 4 testen

  - Beurteilung der groben Kraft, v. a. bei Verdacht auf periphere Nervenläsion
- Prüfen von Koordination und Gleichgewicht im Einbeinstand, ggf. auf labiler Unterstützungsfläche
- Beweglichkeit der neuralen Strukturen (Neurodynamik, ▶ 2.27): z. B. Straight Leg Raise (SLR), Slump-Test, Prone Knee Bend (PKB)
- Neurologische Untersuchung (▶ Tab. 4.25):
  - Sensibilität in den entsprechenden Dermatomen
  - Kraft der Kennmuskeln
  - Reflexe

**Zusatztests**

- Stabilitätstest, z. B. der Knie- oder Sprunggelenke bei Verdacht auf Verletzungen des Kapsel-Band-Apparates (▶ 4.4.2)
- **Spezifisches Assessment:**
  - **Western Ontario and McMaster Universities Osteoarthritis Index (WOMAC):** Der WOMAC-Osteoarthritis-Index umfasst insgesamt 24 Items zur Beurteilung hinsichtlich Schmerzen, Steifigkeit und Alltagsaktivitäten bei Pat. mit Hüft- und/oder Kniearthrosen. Der Fragebogen wird mit drei verschiedenen Antwortmöglichkeiten angeboten (VAS, Likert-Skala oder NRS). Zur Nutzung muss jedoch eine Lizenz erworben werden (kostenpflichtig).

**Aktivität/Partizipation**

- **Alltagsaktivitäten**, die durch die Beschwerden beeinträchtigt werden, z. B.:
  - Kann der Pat. sich selbstständig versorgen oder ist er auf Hilfe angewiesen? Wenn ja, in welchem Ausmaß?
  - Wie weit ist seine Arbeitsfähigkeit beeinträchtigt?
  - Kann der Pat. Verpflichtungen, wie z. B. der Versorgung eines Angehörigen oder eines Haustiers, nachkommen?
  - Kann der Pat. seine Freizeitaktivitäten uneingeschränkt ausführen?
- **Bewegungsverhalten:**
  - Transfers: RL-SL, Aufstehen/Hinsetzen mit und ohne Hilfe
  - Ausführung bestimmter Bewegungen: z. B. Anziehen von Schuhen und Strümpfen, Bücken?
  - Mögliche Kompensationsstrategien: z. B. vermehrte Bewegung in der unteren LWS bei eingeschränkter Hüftbeweglichkeit, verkürzte Standphase bei Belastungsschmerzen, pos. Trendelenburg-Zeichen als Hinweis auf schwache Hüftabduktoren
- Einschätzen der möglichen **Gehstrecke/Treppe gehen**
- Ggf. Beurteilung der **Gangsicherheit:** Timed-Up-And-Go (▶ 9.2)
- Werden **Hilfsmittel** benötigt, z. B. Einlagen, orthopädische Schuhe, Nachtschienen, Orthesen wie Donjoy®-Schiene, Gehhilfen wie UA-Stützen, Rollator?
- **Kontextfaktoren:**
  - Kann der Pat. auf Hilfe von außen zurückgreifen, z. B. Angehörige, Nachbarn, Pflegedienst?
  - Wie ist die Wohnsituation in Bezug auf seine Selbstständigkeit (z. B. Treppen, Geländer) und Sicherheit (z. B. Teppichboden, Einrichtung des Badezimmers)?
  - Wie sieht der Arbeitsplatz des Pat. aus (z. B. im Hinblick auf körperl. Belastung, erforderliche Gehstrecken)?

! Auch Angaben des Pat. zur Aktivität und Teilhabe können Hinweise auf psychosoziale Risikofaktoren (Yellow Flags) geben.

- **Spezifisches Assessment:**
  - **Patientenspezifische Funktionsskala (PSFS, ▶ 4.10.2):** Die deutsche Fassung wurde für den Einsatz bei Rückenschmerzen validiert. Die englischsprachige Originalversion wurde auch für Dysfunktionen der unteren Extremität getestet.

## 4.3.3 Physiotherapie bei konservativer Versorgung

Der im Folgenden beschriebene Behandlungsaufbau stellt einen Vorschlag für eine *exemplarische* Behandlung dar. Erfordern bestimmte Indikationen die Berücksichtigung besonderer Behandlungsgesichtspunkte und -maßnahmen, sind diese unter dem jeweiligen Krankheitsbild aufgeführt.
Um den Therapieerfolg nachhaltig zu sichern, kommt der Anleitung individueller Eigenübungen eine entscheidende Bedeutung zu.
Grundsätzlich zu beachten sind:

- Phasen der Wundheilung (▶ 4.1.1)
- Ärztliche Verordnung
- Individueller Befund und Schmerzsituation des Pat.
- Therapieziel des Pat. in Bezug auf Aktivität und Partizipation

Viele Fußdeformitäten entstehen durch Fehl- oder Überbelastung (z. B. Knick-, Senk- oder Spreizfuß), bzw. als Spätfolge von Traumen (z. B. Spitzfuß). Eine physiotherapeutische Behandlung kann hier häufig eine deutliche Besserung bewirken und darüber hinaus Sekundärschäden (z. B. an der Wirbelsäule) vorbeugen. Bei angeborenen oder intrauterin erworbenen Fußdeformitäten wie z. B. dem Klump- oder Hackenfuß, ist eine frühzeitig einsetzende und konsequente physiotherapeutische Behandlung von entscheidender Bedeutung für den Therapieerfolg (Pädiatrie, ▶ 10.4.6, ▶ 10.4.7, ▶ 10.4.8).

### Struktur/Funktion

#### Schmerzen lindern/Tonus regulieren

- Aktives Bewegen im schmerzarmen Bereich
- Warme Fußbäder
- Fußmassagen (Streichungen, Knetungen, Querfriktionen), dabei die US-Muskulatur einbeziehen
- Fußsohle mit etwas Druck im Sitz oder Stand über einen Tennis- oder Igelball rollen
- Faszientechniken (▶ 2.12, ▶ 2.13)
- Elastisches Taping (▶ 3.3.6)
- Flossing (▶ 2.16)

#### Ödemresorption anregen

- Hochlagerung (Fuß höher als Knie, Knie höher als Hüfte)
- Ausstreichungen von dist. nach prox.
- MLD (▶ 2.20)
- Bei lokalen Ödemen, z. B. im Bereich der Fußsohle (Zehenflexoren): Heiße Rolle (▶ 1.3.12)
- Aktivierung der Muskelpumpe
- Elastisches Taping

#### Beweglichkeit erhalten/verbessern

- Endgradiges Bewegen (assistiv/aktiv)
- Mobilisationstechniken (▶ 1.3.5)
- MT (▶ 2.21) bei primär kapsulär bedingten Bewegungseinschränkungen: Traktions- und Gleitmobilisation

! Bei Einschränkungen der DE tibiofibulare Verbindungen mit behandeln.

! Bei endgradiger Mobilisation der DE passive Insuffizienz des M. gastrocnemius vermeiden (leichte Knieflex. einstellen).

- Mobilisation der Fußwurzel im Sinne der pronatorischen Fußverschraubung
- Mulligan (▶ 2.24) bei schmerzhaft eingeschränkter Bewegung
- Längs-, Querdehnung verkürzter Muskulatur, insbesondere der Zehenflexoren und Plantarflexoren, ggf. mit manueller Redression
- Neurodynamische Mobilisation (▶ 2.27)

! Insbesondere nach Außenbandverletzungen kann der N. peroneus beteiligt sein.

#### Fußgewölbe aufrichtende Muskulatur aktivieren/Koordination fördern

! Schmerzfreiheit muss gewährleistet sein

- Kräftigung der gewölbestabilisierenden Muskulatur (Fkt. Anatomie, ▶ 4.3.1): Erarbeiten der aktiven Aufrichtung des Kalkaneus bei gleichzeitiger pronatorischer Gegenbewegung des Vorfußes.
- Spiraldynamik (▶ 2.38)

- Übungen auf Wackelbrett, Sportkreisel, Airex-Pad®, auch im Einbeinstand; Gehen auf unterschiedlichem Untergrund
- FBL (▶ 2.14): z. B. „Gewölbebauer“, „Pinguin“

! Voraussetzung ist eine ausreichende Bewegungstoleranz aller beteiligten Gelenke.

### Gangbild verbessern

- Vorbereitend: Erarbeiten der 3-Punkte-Belastung unter Berücksichtigung der fkt. Fußachse
- PNF (▶ 2.32): Gangschulung

## Aktivität/Partizipation

### Mobilität im Alltag/Selbstständigkeit fördern

- Korrekter Umgang mit Hilfsmitteln
- Gehstrecke erweitern (eigene Ziele setzen)
- Gangsicherheit in Alltagssituationen trainieren: Hindernisse überwinden (z. B. Bordsteinkanten, Treppenstufen, Kopfsteinpflaster)
- Anleitung von Eigenübungen

4

**Schuhberatung**

- Auf richtige Schuhgröße achten: Schuhe dürfen nicht zu klein, aber auch nicht zu lang oder zu breit sein (Fuß rutscht → Fußmuskulatur verkrampft).
- Günstig sind geschlossene Schuhe oder Sandalen mit Fersenriemen, da beim Tragen offener Schuhe die Zehenflexoren überanstrengt werden.
- Wechsel der Schuhe im Tagesverlauf kann Überlastungen der Fußmuskulatur vorbeugen
- Barfußschuhe oder Barfußgehen zur Aktivierung der Fußmuskulatur
- Bei ausgeprägten Fußdeformitäten ggf. Versorgung mit Einlagen (Sensomotorische Einlagen, ▶ 3.1.3)

**Sportberatung**

- Zusammen mit dem Pat. nach geeigneten Sportarten suchen
- Ggf. über entsprechende Hilfsmöglichkeiten informieren, z. B. sensomotorische Einlagen, Orthesen, Einsatz von Wanderstöcken

## 4.3.4 Physiotherapie nach operativer Versorgung

Im Folgenden findet sich eine Auswahl an Maßnahmen, die als Anregung zur Erstellung eines individuellen Behandlungsplans dienen. Abweichende Maßnahmen oder spezielle Kontraindikationen werden, falls erforderlich, bei einzelnen Krankheitsbildern aufgeführt.

Grundsätzlich zu beachten sind:

- Phasen der Wundheilung (▶ 4.1.1)
- Hebelverhältnisse nach Frakturen bzw. Umstellungsosteotomien (▶ 4.1.3)
- Ärztliche Verordnung
- Klinikinterne Behandlungsrichtlinien
- Individueller Befund und Schmerzsituation des Pat.
- Therapieziel des Pat. in Bezug auf Aktivität und Partizipation

Besonders die Angaben zu erlaubter Dauer und Höhe der Belastung sind klinikintern sehr unterschiedlich und in der Nachbehandlung entsprechend zu berücksichtigen.

## Phase I (bewegungsstabil-aktive Phase)

### Struktur/Funktion

Aus Vacoped® (▶ 3.1.3) heraus oder bei frühfunktioneller Behandlung.

! Nicht bei Außenbandrupturen (▶ 4.3.17)

### DKPT verhindern

▶ 1.3.3

### Schmerzen lindern/Tonus regulieren

- Schmerzfreie Lagerung
- Bewegen im schmerzarmen Bereich (passiv, assistiv, aktiv)
- WT (▶ 1.3.12): Heiße Rolle prox. der Verletzung
- Ggf. Eis nach dem Üben (für ca. 5 Min.)

### Ödemresorption anregen

- Hochlagerung (Fuß höher als Knie, Knie höher als Hüfte)
- Ausstreichungen von dist. nach prox.
- Aktivierung der Muskelpumpe
- MLD (▶ 2.20)
- Kompressionsstrümpfe (ggf. MTS) vor der Mobilisierung

### Narbenbeweglichkeit verbessern

Narbenmobilisation nach Abschluss der Wundheilung (▶ 1.3.5).

### Beweglichkeit erhalten

- Endgradige Bewegungen der angrenzenden Gelenke
- CPM, mehrmals tgl. für 30 Min.

### Muskelaktivität erhalten

- Stat. und dyn. Muskelarbeit der angrenzenden Muskulatur
- Akrodynamische Therapie (▶ 2.2)
- PNF (▶ 2.32): bilat. Armpattern, kontralat. Beinpattern, Sprinter; Technik: z. B. Agonistische Umkehr
- MTT (▶ 2.23) mit den Armen und dem kontralat. Bein

### Beweglichkeit verbessern

- WT: z. B. Heiße Rolle auf der antagonistischen Muskulatur (vorbereitend für Mobilisationstechniken)
- Schonende Mobilisationstechniken (▶ 1.3.5): z. B. Quermassage, betontes Arbeiten am Bewegungsende, PIR für die Fuß- und Zehengelenke

! Bei Mobilisation der DE passive Insuffizienz des M. gastrocnemius vermeiden (US unterlagern)

- Fußschlinge zur Eigenmobilisation

### Muskelaktivität/Stabilität verbessern

- Stat. Muskelarbeit der Fußmuskulatur, auch während der Ruhigstellung
- PNF: Beindiagonalen mit modifiziertem Widerstand am dist. US; Techniken: Dynamische Umkehr, Agonistische Umkehr
- Angepasste konz. und exz. Muskelarbeit selektiv mit dem betr. Fuß (DE, PF)
- Stabilisation im Halbsitz, das betr. Bein steht auf dem Boden, ggf. mit UA-Stütze
- Aquajogging (bei reizloser Wundsituation), Fahrradergometer (erlaubte Belastung beachten)

### Gangbild verbessern

Gangschulung (▶ 1.3.8)

- Abhängig von der ärztl. Versorgung minimal, teil- oder voll belastender 3-Punkte-Gang, Belastung mithilfe einer Waage vor üben
- Gehhilfen: patientenabhängig UA-Stützen, Rollator oder Gehwagen
- Erarbeiten der optimalen Haltung (▶ 1.3.7)
- Walking im ST (▶ 2.36) mit Federn oder Expander (erlaubte Belastung beachten)
- Bewegungsbad (▶ 1.3.11)

### Aktivität/Partizipation

### Mobilität im Alltag/Selbstständigkeit fördern

- Selbstständige Handhabung von Orthesen, z. B. Vacoped®
- Treppe gehen
- Instruktion von Eigenübungen

## Phase II (belastungsstabile Phase)

### Struktur/Funktion

### Schmerzen lindern/Tonus regulieren

- Wie in Phase I
- Faszientechniken (▶ 2.12, ▶ 2.13)
- Flossing (▶ 2.16)

### Ödemresorption anregen

Wie in Phase I.

### Beweglichkeit verbessern

- Wie in Phase I
- Mobilisationstechniken (▶ 1.3.5): z. B. AeK, Anspannungs-Entspannungs-Dehnen
- MT (▶ 2.21): Traktions- und Gleitmobilisation, ggf. auch angrenzender Gelenke
- Mulligan (▶ 2.24), auch in belasteten ASTEn

### Muskelaktivität/Stabilität verbessern

- Wie in Phase I
- Erarbeiten der 3-Punkte-Belastung
- Spiraldynamik (▶ 2.38)
- MTT (▶ 2.23): Training überwiegend in der geschlossenen kinetischen Kette (▶ 4.1.4)
- FBL (▶ 2.14): z. B. Übungen mit dem Pezziball, „Pinguin"
- Stabilisation in belasteten ASTEn
- Fahrradergometer, Neurac® (▶ 2.26)

**Tipps & Fallen**

Übungen in der geschlossenen kinetischen Kette sind Übungen in der offenen kinetischen Kette aufgrund der größeren Funktionalität (Standphase) vorzuziehen.

**Koordination schulen**

! Vor allem nach Außenbandrupturen (▶ 4.3.17)

- Training der Propriozeption (MTT, ▶ 2.23)
- Stand beid- und einbeinig auf Weichbodenmatte, Wackelbrettchen, Sportkreisel, Airex-Pad®, Minitrampolin, Posturomed®
- Aquajogging

**Gangbild verbessern**

- Wie in Phase I
- Erarbeiten der 3-Punkte-Belastung und der fkt. Beinachse
- Erarbeiten der Standphase durch Gewichtsverlagerung, z. B. auf dem Schaukelbrett
- PNF (▶ 2.32): übertriebene Balance, Gangschulung

**Aktivität/Partizipation**

**Mobilität im Alltag/Selbstständigkeit fördern**

- Gehstrecke erweitern (eigene Ziele setzen)
- Gangsicherheit in Alltagssituationen trainieren: Hindernisse überwinden (z. B. Bordsteinkanten, Treppenstufen, Kopfsteinpflaster)
- Anleitung von Eigenübungen

**Sportartspezifisches Training anleiten**

- MTT (▶ 2.23)
- Je nach ausgeübter Sportart Training spezifischer Bewegungsabläufe, z. B. Absprung- und Landungsphase, Stop and Go (Ballsportarten, Leichtathletik)
- Ggf. Sport mit Sprunggelenksorthese oder Tapeverband (▶ 3.3.5, ▶ 3.3.6)

! Um erneute Verletzungen zu vermeiden, im Rahmen der Rehabilitation auch die Bewegungen gezielt trainieren, durch die wiederholt Verletzungsgefahr besteht.

## 4.3.5 Knick-, Spreizfuß

Häufige Fußdeformitäten (▶ Abb. 4.7). Die Absenkung des Fußquergewölbes führt zur path. Belastung des 2. und 3. Metatarsalköpfchens. Kombiniert mit path. Zehendeformität, z. B. Krallen- und Hammerzehen mit Klavi (Hühneraugen).

**Symptome**

Schmerzen im Bereich des Mittelfußes, Schwielenbildung.

**Ärztliche Therapie**

**Konservativ**

Einlagen zur Entlastung der Metatarsalköpfchen II–IV durch eine retrokapitale Spreizfußpelotte oder eine Schmetterlingsrolle (mit Aussparung der Metatarsalköpfchen II u. III).

**Operativ**

Korrektur der begleitenden Zehendeformität, z. B. Hammer- und Krallenzehen (▶ 4.3.10):

- Retrokapitale Schrägosteotomie nach Helal. Ind.: Schmerzen unter den Metatarsalia II–IV bei mäßigen Krallenzehen. Technik: stark schräge Osteotomie der Metatarsalia II–IV, Entfernung der vorstehenden Fragmentspitzen. Belastung ab 1. postop. Tag möglich (Fragmentverschiebung postop. erwünscht). Ausheilung der Schrägosteotomie unter Verkürzung der Zehen.

- OP nach Clayton: Resektion der Köpfchen und der Basis der Metatarsalia II–V, Fixierung mit Kirschner-Drähten für 2 Wo.
- OP nach Hoffmann: Resektion der Metatarsalköpfchen II–V, ebenfalls Kirschner-Drähte für 2 Wo. Danach Rezeptierung der Schuhzurichtung, insbes. beim rheumatischen Vorfuß.
- OP nach Weil: Schrägosteotomie der Metatarsalia II–IV unter Verkürzung der Zehen, Fixierung der Schrägosteotomie mit kleiner Schraube.

### Physiotherapie

▶ 4.3.3, ▶ 4.3.4

Nach operativer Korrektur mit Kirschner-Drähten postop. 2 Wo. Ruhigstellung, Gangschulung im Vorfußentlastungsschuh unter VB.

## 4.3.6 Senk-, Plattfuß

Absenkung des Längsgewölbes. Der Plattfuß entspricht dem fixierten Endzustand eines primär flexiblen Senkfußes (Pes planus), häufig mit deg. Veränderungen im Fußwurzelbereich (▶ Abb. 4.7).

4

### Ursachen

Posttraumatisch bei Kalkaneusfraktur, Paresen, Poliomyelitis, chron. Polyarthritis.

### Ärztliche Therapie

**Konservativ**

- Einlagenversorgung (▶ 3.1.3), orthopädischer Schuh
- Beim kindlichen Plattfuß Implantation z. B. einer BIOARCH®-Schraube in den Sinus tarsi zur subtalaren Arthroereisis (Aufrichtung)

**Operativ**

Subtalare Arthrodese beim Lähmungsplattfuß sowie bei arthrosebedingten therapieresistenten Schmerzen.

### Physiotherapie

▶ 4.3.3, ▶ 4.3.4

## 4.3.7 Hohlfuß

Hohlfuß (Pes excavatus): Ferse in Varusstellung, überhöhtes Längsgewölbe, Steilstellung des Fersenbeins (Hackenhohlfuß). Ballenhohlfuß häufiger als Hackenhohlfuß. Idiopathisch, familiär gehäuft (▶ Abb. 4.7).

### Ursache

Häufig Störung des Muskelgleichgewichts, oft mit neurologischen Störungen (Poliomyelitis, Spina bifida, Friedreich-Ataxie) assoziiert.

### Ärztliche Therapie

**Konservativ**

Bei flexiblem Hohlfuß Stufeneinlage.

**Operativ**

- Weichteiloperation beim Jugendlichen: Durchtrennung der Plantarfaszie, Rückverlagerung des M. extensor hallucis longus (OP nach Görres)

- Knochen-OP beim Jugendlichen: Korrekturosteotomie an den Metatarsalia sowie im Bereich des Rück- und Mittelfußes. Postop. Gipsruhigstellung, anschl. PT
- Knochen-OP beim Erwachsenen: subtalare Arthrodese, Knochenkeilentnahme an den Ossa cuneiformia, ggf. Triple-Arthrodese (Versteifung zwischen Kalkaneus, Talus und Navikulare). Postop. Gipsruhigstellung, anschl. PT

### Physiotherapie

▶ 4.3.3, ▶ 4.3.4

! Da es sich beim Hohlfuß häufig um eine sehr rigide Fußdeformität handelt, steht die Mobilisation der plantaren Faszien und der Fußwurzel im Vordergrund.

## 4.3.8 Hallux valgus

Häufigste Zehendeformität; Frauen häufiger betroffen. Lat. Abweichung und IR der Großzehe im Grundgelenk bei zusätzl. Varusfehlstellung des Metatarsale I. Meist bei Spreizfuß, ggf. mit Pseudoexostose an der med. Prominenz des Metatarsale-I-Köpfchens, dort auch schmerzhafte Schwiele (Bursitis).
Eine vergleichbare Zehenfehlstellung ist der **Digitus quintus varus superductus**: Varusfehlstellung der Kleinzehe, meist beidseits; dabei überkreuzt die Kleinzehe die danebenliegende IV. Zehe. Operative ärztliche Therapie ist die subkapitale Osteotomie am Metatarsale V, ggf. mit Osteosynthese. Anschl. 6 Wo. Gangschulung im Vorfußentlastungsschuh (keine Belastung des Digitus quintus).

### Ärztliche Therapie

**Konservativ**

Einlagenversorgung.

**Operativ**

Es gibt ca. 150 verschiedene OP-Verfahren, z. B. Umstellungs-OP bei jungen Pat., Resektionsverfahren bei älteren Pat.

- Pseudoexostosenabtragung, postop. Mobilisierung im Vorfußentlastungsschuh bis zur Wundheilung
- OP nach Chevron: Umstellungs-OP im Bereich des Metatarsale-I-Köpfchens
- OP nach Hueter-Mayo: Köpfchenresektion des Metatarsale I
- OP nach Keller-Brandes: Basisresektion Grundglied D I

Bei beiden Resektionsoperationen werden Kirschner-Drähte für 2 Wo. zur Fixierung eingebracht. Gangschulung im Vorfußentlastungsschuh. Nach 2 Wo. Entfernung der Drähte, anschl. zunehmende Belastung. Ggf. Einlagen rezeptieren.

### Physiotherapie

▶ 4.3.3

! Ein dauerhafter Therapieerfolg ist nur dann zu erwarten, wenn die meist zusätzl. bestehende Fußdeformität (häufig Spreizfuß) mitbehandelt wird.

#### Beweglichkeit verbessern

- MT (▶ 2.21): Traktions- und Gleitmobilisation des Großzehengrundgelenks
! Vorsicht bei Subluxation oder Luxation
- Passive Dehnung des M. adductor hallucis und M. extensor hallucis, ggf. unter leichter Traktion

4

**Tipps & Fallen**

Tagsüber Tragen eines Zehenkeils, enge Schuhe und Strümpfe vermeiden. Einlagen, retrokapitale Pelotte, sensomotorische Einlagen, Druckentlastung durch ringförmige Schaumstoffpolster am medialen Grundgelenk. Nachtschienen.

### Muskelaktivität verbessern

Bei geringer Fehlstellung Aktivierung des M. abductor hallucis.

### Physiotherapie nach operativer Versorgung

▶ 4.3.4

Postop. 2 Wo. Ruhigstellung mit Kirschner-Drähten, Gangschulung im Vorfußentlastungsschuh unter VB.

## 4.3.9 Hallux rigidus

Abnutzungsbedingte Erkrankung des Großzehengrundgelenks (Großzehengrundgelenksarthrose). Führt unbehandelt zu einer Einsteifung des Gelenks. Vorstadien werden auch als **Hallux limitus** bezeichnet.

4

### Symptome

Bewegungseinschränkung und Schmerzen.

### Ärztliche Therapie

**Konservativ**

Schuhversorgung, Abrollhilfe.

**Operativ**

- Cheilektomie: Abtragung eines fußrückenseitigen Knochenhöckers plus Glättung der Gelenkkanten
- Großzehengrundgelenkprothese
- OP nach Keller-Brandes: Teilentfernung des Grundglieds der Großzehe
- Arthrodese des Großzehengrundgelenks

### Physiotherapie

▶ 4.3.3, ▶ 4.3.4

- Flossing (▶ 2.16) zur Förderung einer schmerzarmen Beweglichkeit
- MT (▶ 2.21): Gleiten/Kompression zur Matrixstimulation und Verbesserung der Gleitfähigkeit des hyalinen Knorpels

## 4.3.10 Hammer- und Krallenzehen

Kontraktur der Zehen II–V, im Frühstadium passiv ausgleichbar, später nicht mehr vollständig korrigierbar.

- Am häufigsten Hammerzehen, gekennzeichnet durch Beugekontraktur im Endgelenk bei überstrecktem Grundgelenk
- Krallenzehe: Hyperext. bzw. Subluxation im Grundgelenk mit Flex. im Mittel- und Endgelenk. Häufig in Kombination mit Spreiz- und Hohlfuß. Konservative Therapie meist nicht ausreichend.

### Symptome

Beschwerden durch Schwielen und Hühneraugen (Klavi).

**Ärztliche Therapie**

**Konservativ**

Beeinflussung der ursprünglichen Deformität, z. B. Spreizfußeinlage, Nachtschienen, Zügelverbände.

**Operativ**

Viele Operationsverfahren sind möglich; häufig eingesetzt werden:

- OP nach Hohmann: Methode der Wahl bei kontrakter Hammerzehe; Technik: Köpfchenresektion im Grundgelenk
- OP nach Gocht: bei stärkerer (Sub-)Luxation im Zehengrundgelenk; Technik: Basisresektion im Grundgelenk.

Während der Operation werden Kirschner-Drähte für 2 Wo. eingebracht (temporäre Arthrodese). Schuhversorgung rezeptieren.

## Physiotherapie

▶ 4.3.3

! Ein dauerhafter Therapieerfolg ist nur dann zu erwarten, wenn die meist zusätzl. bestehende Fußdeformität (häufig Spreizfuß) mitbehandelt wird.

▶ 4.3.4

Postop. 2 Wo. Ruhigstellung mit Kirschner-Drähten, Gangschulung im Vorfußentlastungsschuh unter VB.

# 4.3.11 Nervenkompressionssyndrome

## Metatarsalgie (Morton-Neuralgie)

Synonyme: **Morton-Metatarsalgie, Morton-Syndrom**

Schmerzhafte kolbenförmige Verdickung (Neurom) der Nn. plantares zwischen den Köpfchen der dist. Mittelfußknochen. Tritt meist zwischen den Zehen III und IV, seltener zwischen II und III auf.

**Symptome**

- Akut einschießende heftige Schmerzen im Mittelfuß bei Pat. mit Spreizfuß
- Druckschmerzen im entspr. Bereich

**Ursachen**

Chron. mechanische Reizung der Plantarnerven beim Spreizfuß.

**Ärztliche Therapie**

**Konservativ**

Spreizfußbehandlung:

- Pelotten, Einlagenversorgung (▶ 3.1.3)
- Injektion von Lokalanästhetika mit Kortikoid

**Operativ**

Bei Beschwerdepersistenz operative Entfernung des Neuroms von plantar oder dorsal, ggf. mit Backenosteotomie kombiniert, d.h. Verkleinerung des Gelenks von lat. und med., sodass kein Engpasssyndrom mehr entsteht.

## Physiotherapie

▶ 4.3.3, ▶ 4.3.4

! Wichtig ist die Behandlung des Spreizfußes und der meist kontrakten kurzen Zehenflexoren (z. B. Heiße Rolle, detonisierende Massage-/Fasziengriffe und AeK).

4

### Tarsaltunnelsyndrom

Irritation bzw. Kompression des N. tibialis unter dem Innenknöchel am Eingang des Tarsaltunnels → chron. Schädigung des N. tibialis post. (prox. Tarsaltunnelsyndrom) bzw. seiner Endäste N. plantaris med. und lat. (dist. Tarsaltunnelsyndrom).

#### Symptome

Dysästhesien am med. Fußrand mit Ausstrahlung in Fußsohle, Ferse, Wade; Schmerzzunahme bei Belastung und Zwangshaltungen des Fußes in DE.
Am hängenden Fuß kann der typische Schmerz des Tarsaltunnelsyndroms durch Druck auf den N. tibialis hinter dem Innenknöchel oder forcierte Pronation und DE des Fußes provoziert werden. Lokaler Druckschmerz hinter dem Innenknöchel oder am Rand des M. abductor hallucis.

#### Diagnostik

EMG des N. tibialis.

#### Ärztliche Therapie

**Konservativ**
Einlagenversorgung mit Innenranderhöhung.



**Operativ**
Neurolyse und Dekompression des N. tibialis im Tarsalkanal mit Ablösung der Ursprungsplatte des M. abd. hallucis.

### Physiotherapie

▶ 4.3.3, ▶ 4.3.4

## 4.3.12 Exostosen

### Fersensporn

Synonym: **Fasciitis plantaris** (▶ 5.2.5).
Schmerzhafte Erkrankung am plantaren Teil des Kalkaneus mit dornartig verknöcherter Ausziehung (Verknöcherung des Sehnenansatzes der Zehenflexoren im Bereich der Plantaraponeurose).
**DD:** oberer Fersensporn bei Achillodynie, unterer Fersensporn bei Fasciitis plantaris.

#### Ursachen

- Überlastung
- Übergewicht
- Mikrotraumatisierung
- Erkrankungen aus dem rheumatischen Formenkreis
- Senkfuß

#### Symptome

- Permanente Verschlechterung des Gangbilds, kein normaler Abrollvorgang beim Gehen mehr möglich
- Druckschmerz im Bereich der plantaren Ferse

#### Ärztliche Therapie

**Konservativ**
- Einlage mit Aussparung
- Kortison-Injektion
- Physiotherapie

**Operativ**
Durchtrennung der umliegenden Nerven, Abmeißelung des Fersensporns.

### Physiotherapie

Fasciitis plantaris, ▶ 5.2.5.

### Haglundferse

Synonym: **Haglundexostose.**
Formvariante, bei der der Fersenbeinkörper im seitlichen und rückseitigen Anteil prominent ausgebildet ist; dadurch möglicherweise Druckschmerzen im Schuh. Zusätzlich kann eine Entzündung des Schleimbeutels zw. Achillessehne und Fersenbein (Bursitis subachillea) entstehen. Achillessehne (Achillodynie) und Knochenhaut des Fersenbeinkörpers (Periostitis) sind häufig in das Krankheitsgeschehen integriert. Die Haglundferse ist angeboren und muss nicht zu Beschwerden führen.

#### Beschwerdeauslösende Faktoren

- Sportliche Belastung
- Tragen von Stöckelschuhen
- Fußfehlstellungen (Hohlfuß, Rückfuß in Varusstellung)
- Falsches Schuhwerk: Durch zu rigide Fersenkappe, schlecht sitzendes Schuhwerk, zu niedrige Schuhkante kommt es zu einer Druckreizung der Achillessehne zwischen Schuh und prominentem Fersenbeinkörper.

#### Ärztliche Therapie

**Konservativ**
- Einlagenversorgung
- Injektionstherapie, Stoßwellentherapie (▶ 4.7.7)
- Ausweitung und Weichbettung der Fersenkappe
- Vorübergehende Reduzierung der körperlichen Belastung, physikalische Medizin
- Gewichtsreduktion empfehlen

**Operativ**
Verschmälerung des Fersenbeinkörpers.

### Physiotherapie

▶ 4.3.3, ▶ 4.3.4

## 4.3.13 Arthrose des OSG und USG

### Arthrose des OSG

Verschleißerkrankung, posttraumatisch oder degenerativ, häufig nach Außenbandruptur und Sprunggelenksfrakturen wie Weber A, B, C und Pilonfrakturen der Tibia (▶ 4.3.18).

#### Symptome

Schmerzhafte Bewegungseinschränkung der PF und DE.

#### Ärztliche Therapie

**Konservativ**
- Einlagenversorgung, Weichbettung
- Antiphlogistika, Analgetika

- Injektion
- Physikalische Therapie, Physiotherapie

**Operativ**
- Arthroskopie, Knorpelglättung am OSG
- Bei schwerem Verlauf Arthrodese des OSG oder OSG-Prothese

### Arthrose des USG
Häufig bei Fußfehlformen wie Plattfuß oder Knicksenkfuß, häufig nach Kalkaneusfrakturen. Schmerzhafte Bewegungseinschränkung bei Kippbewegungen des Fersenbeins im Sinne einer Eversion/Inversion im USG.

**Ärztliche Therapie**
**Konservativ**
- Einlagenversorgung (Flügelabsatz, umfassende Fersenkappe)
- Injektionen

**Operativ**
Arthrodese des USG.

4

### Physiotherapie
▶ 4.3.3, ▶ 4.3.4
! Nach Arthrodesen Beweglichkeit der angrenzenden Gelenke erhalten

## 4.3.14 Apophysitis calcanei/Achillodynie
Die Achillodynie (Schmerzsyndrom der Achillessehne) gehört in die Gruppe der Insertionstendopathien. Es handelt sich um eine entzündliche Reaktion auf mechanische Reizung und Zerstörung des Sehnengewebes durch Mikrotraumen.

**Ursache**
Lokale, meist chron. Überbeanspruchung der Achillessehne, z. B. bei Sportlern, insbes. Langstreckenläufern.

**Symptom**
Belastungsabhängiger Fersenschmerz bei Achillodynie.

**Ärztliche Diagnostik**
Klinische Untersuchung, Sonografie, MRT.

**Ärztliche Therapie**
**Konservativ**
- Einlagenversorgung mit Absatzerhöhung
- Injektionen mit Kortison umstritten wegen Gefahr des Sehnenabrisses
- Stoßwellentherapie (▶ 4.7.7)
- Physikalische Therapie, Physiotherapie

**Operativ**
Revision der Achillessehne in seltenen Fällen bei chron. Achillodynie mit degenerativem Gewebe.

### Physiotherapie
▶ 4.3.3, ▶ 4.3.4
! Exzentrisches Training der Wadenmuskulatur (▶ 5.2.10)

## 4.3.15 Achillessehnenruptur

Häufig durch geringe Krafteinwirkung bei deg. Vorschaden. Selten durch direkte, scharfe Gewalteinwirkung, z. B. Tritt beim Fußballspielen.

### Operative ärztliche Therapie

- End-zu-End-Naht mit Wiederherstellung der Kontinuität
- Postop. Immobilisation in 30°-Flexionsstellung zur Nahtentlastung in einem US-Gips/-Cast für 6 Wo. unter Entlastung

### Physiotherapie

▶ 4.3.4

- VACO®ped Achill für 6 Wo. (Orthesensystem mit Vakuumeinsatz). Anlage der Orthese in DE/PF 0/30/30. Nach 2 Wo. auf 0/15/30, nach 4 Wo. auf 0/0/30 einstellen.
- Erarbeiten der jeweils erlaubten Gelenkstellung:
  - 1. + 2. Wo: PF passiv, DE aktiv im schmerzfreien ROM; minimale Belastung
  - 3. + 4. Wo.: PF assistiv; 30–40 kg Belastung
  - Ab 5. Wo.: PF aktiv, beginnend resistiv; VB im VACO®ped Achill
  - Ab 7. Wo.: gesteigert resistiv, Dehnung der Wadenmuskulatur; VB ohne Orthese
  - Sportfähigkeit: Rad fahren nach 8 Wo., Lauf- u. Ballsportarten nach ca. 12 Wo.

### Konservative ärztliche Therapie

- Nur in seltenen Fällen; braucht längere Protektion
- VACO®ped Achill für 8 Wo.

## 4.3.16 Bandinstabilität des OSG

Verletzungen der Bandverbindungen der Syndesmose, der Außenbandstrukturen und der Gelenkkapsel. Je nach erfolgter Gewalteinwirkung und resultierender Gelenkstellung werden Eversions-/Plantarflexions- und Inversions-/Adduktionsverletzungen unterschieden. Der Talus steht dabei entweder gekippt in der Malleolengabel, hat einen Vorschub oder eine path. IR. Auch mit Frakturen kombiniert können die Verletzungen auftreten, z. B. Maisonneuve-Fraktur (▶ 4.3.18), Epiphysiolysis fibulae dist.

### Konservative ärztliche Therapie

Ggf. AirGo®- oder Caligamed®-Schiene unter VB für ca. 6 Wo.

### Physiotherapie

▶ 4.3.3

Bereits in den ersten 6 Wo. koordinatives Training mit Schiene, z. B. auf Wackelbrett. Thera-Band zur Aktivierung der Pronatoren.

## 4.3.17 Außenbandruptur des OSG

Entstehung durch Supinationstrauma mit Verletzung des Lig. fibulotalare ant., Lig. fibulocalcaneare oder (sehr selten) des Lig. fibulotalare post.

**Ärztliche Diagnostik**

Taluskippung und Talusvorschub durch klinische Stabilitätstests überprüfen. Anschl. Röntgendiagnostik mit gehaltenen Aufnahmen des OSG. Hier kann zwischen Zerrung und instabiler Verletzung unterschieden werden. MRT (chron. Formen).

**Ärztliche Therapie**

**Konservativ**

Bei radiologischer Taluskippung unter 15° und einem Talusvorschub unter 7–9 mm Versorgung mit Softcastsocke, US-Cast oder AirGo®- und Caligamed®-Schiene in leichter Pronationsstellung mit VB für ca. 6 Wo.

**Operativ**

**Ind.:** Alle radiologischen Instabilitäten ab 15°-Kippung des Talus und einem Vorschub von 12–15 mm.

Chron. Instabilitäten werden ggf. mit einer Bandplastik und einer Augmentation versorgt. Anschl. konsequente Ruhigstellung des OSG in 0°-Stellung, wahlweise OSG-Orthese oder Cast/Gips (Kostenfrage) unter VB für 6 Wo.

## Physiotherapie

▶ 4.3.4, VB mit Orthese für 6 Wo.

- Koordinatives Training, z. B. auf Wackelbrett, auch schon während der Immobilisation
- Intensivierung nach Freigabe aus der Immobilisation

## 4.3.18 Sprunggelenksfrakturen

Frakturen mit und ohne Dislokation der Fragmente.

**Einteilung**

(▶ Abb. 4.8)

- **Weber A:** Querbruch unterhalb der Syndesmose und/oder Frakturen des Innenknöchels und/oder Ruptur des Lig. deltoideum.
- **Weber B:** Fraktur des Außenknöchels in Höhe der Syndesmose. Syndesmose kann betr. sein, Membrana interossei intakt. Innenbandruptur und/oder Innenknöchelfraktur, ggf. Ausbruch eines dreieckförmigen Fragmentes dorsolat. an der Tibiagelenkfläche (Volkmann-Dreieck).
- **Weber C:** Fibulafraktur oberhalb der Syndesmose mit Schädigung der Membrana interossea und der Syndesmose. Innenbandruptur und/oder Innen- und Außenknöchelfraktur.
- **Maisonneuve-Fraktur:** hohe Weber-C-Fraktur (Fibulafraktur unterhalb des Fibulaköpfchens) mit komplettem Riss der vord. Syndesmose und der Membrana interossea.

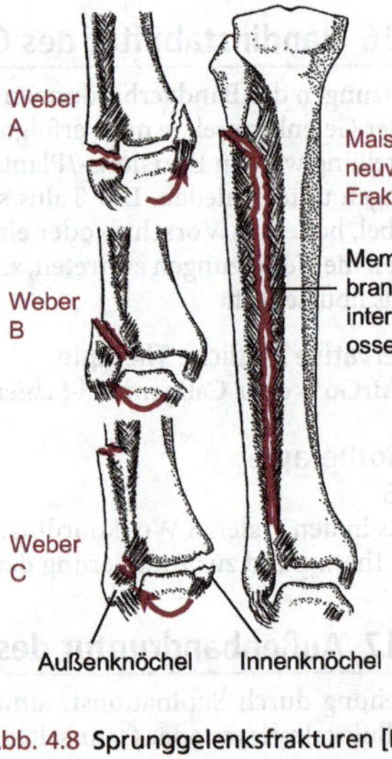


Abb. 4.8 Sprunggelenksfrakturen [L190]

- **Pilon-tibiale-Fraktur:** dist. Tibiafraktur durch axiale Stauchung der Tibiagelenkfläche (schwere Gelenkschädigung) mit zusätzlicher Fibulafraktur.

### Ärztliche Therapie

**Konservativ**

Bei Weber-A-Frakturen und unverschobenen Frakturen Gehgips für 6 Wo. unter VB.

**Operativ**

- Wiederherstellung der exakten Gelenkstellung durch unterschiedliche Osteosynthese-Techniken bei allen Frakturtypen mit Fehlstellung der Malleolengabel (i. d. R. alle Frakturen ab Weber B). Ggf. Ruhigstellung im VACO®ped.
- Maisonneuve-Fraktur: Versorgung durch Syndesmosenaht und Stellschraube (Entfernung nach 6 Wo.; z. T. belassen). Ruhigstellung in VACO®ped.
- Pilon-tibiale-Fraktur: im VACO®ped 6 Wo. Entlastung, abhängig von der Röntgenkontrolle ab 7.–12. Wo. minimale Belastung, anschl. langsamer Belastungsaufbau. In der Regel aktive Bewegungsstabilität im freien ROM.
- **Belastung:**
  - Weber-A- und -B-Frakturen ohne Syndesmosenbeteiligung: VB in Orthese.
  - Bei Syndesmosenbeteiligung und Ausbruch eines Volkmann-Dreiecks: minimale Belastung in Orthese für 6 Wo. Ggf. Entfernung der Stellschraube.

> **! Klinischer Hinweis**
> Bruch der transfibulär-tibialen Stellschrauben häufig bei zu früher Belastung. Bei nicht erfolgter Entfernung kann es zur Ossifikation der Membrana interossea kommen.

## Physiotherapie

▶ 4.3.4, Belastung s. o.

! Bei Syndesmosennaht oder Stellschraube 6 Wo. keine DE über 0-Stellung. Supination und Pronation nach 6 Wo.

## 4.3.19 Talusfraktur

Entstehung durch Sturz aus großer Höhe oder direkte Gewalteinwirkung (Auto- oder Motorradunfälle). Häufig kombiniert mit einer Luxation im OSG. Unterteilung in Korpus- bzw. Halsfrakturen und knöcherne Absprengungen mit Bandinstabilität.

### Ärztliche Therapie

**Konservativ**

Selten. Nur nicht verschobene Frakturen des Talushalses 6 Wo. im US-Gehverband mit minimaler Belastung. VB ohne Ruhigstellung nach 8–10 Wo.

**Operativ**

Alle dislozierten Frakturen und Luxationsfrakturen Typ II–IV nach Hawkins. In der Regel Osteosynthesen mit Schrauben/Kirschner-Drähten ohne postop. Ruhigstellung. Minimal belastender Gang (▶ 4.1.3) bei bewegungsstabil aktiv versorgten Frakturen bis zur 6. postop. Wo.

Im Vordergrund stehen häufig die schwere Weichteilproblematik und die Abflussstörung der Lymphe.

## Physiotherapie

▶ 4.3.4, Belastung s. o.; bei ruhigstellenden Orthesen ▶ 4.1.2.

## 4.3.20 Kalkaneusfraktur

Entstehung durch axiale Gewalteinwirkung, selten durch Zug der Achillessehne an der Ferse (**Entenschnabelbruch**). Meist liegen 4–5 Fragmente in der (obligaten) CT-Analyse vor.

### Ärztliche Therapie

**Konservativ**
Alle unverschobenen Brüche: Ruhigstellung im Gehgips oder Cast.

**Operativ**
- Schrauben-, Plattenosteosynthese
- Ggf. Knochenersatz oder Spongiosaplastik

4

Bis zur Wundheilung PT und entlastender Gang, bis zur 8. Wo. minimal belastender Gang, anschl. Steigerung auf 20 kg, nach 12 Wo. auf 30 kg TB, nach ca. 16 Wo. VB. Häufig Weichteilprobleme durch operativen Zugang und Weichteilschwellung. In der Regel Einlagenversorgung (▶ 3.1.3) nach VB erforderlich.

## Physiotherapie

▶ 4.3.4, Belastung s. o.; bei ruhigstellenden Orthesen ▶ 4.1.2.

## 4.3.21 Mittelfuß- und Zehenfrakturen

Verletzungen der Mittelfußknochen wie Os naviculare und Os cuboideum durch axiale Gewalteinwirkung. Abrissverletzung des Mittelfußköpfchens V durch indirekte Supinationsverletzung; Zehenfrakturen häufig durch direkte axiale Gewalt. **Sonderform:** Lisfranc-Luxation durch axiales Dezelerationstrauma, immer mit knöchernem Bandausriss am Metatarsale I/II und Os cuneiforme I/II. Diese Verletzungen gehen mit einem schweren Weichteiltrauma einher und sind chirurgische Notfälle, die sofort versorgt werden müssen.

### Ärztliche Therapie

**Konservativ**
- Alle nicht dislozierten Frakturen für 4–6 Wo. im US-Gehverband
- Ruhigstellung der II.–V. Zehe mit Pflasterzügelverband und Fixation an der nächsten unverletzten Zehe
- Ruhigstellung bei Frakturen des 1. Strahls im Gehgips für 6 Wo. wegen Dislokationsgefahr bei Abrollen über die Großzehe

**Operativ**
- Dislozierte Frakturen mit Achsabweichung und Gelenkbeteiligung (v. a. des Großzehengrundgelenks) mit z. B. Schrauben-, Plattenosteosynthese/Kirschner-Drähten versorgen.
- Bei schweren Weichteilschäden oder begleitendem Kompartmentsyndrom (▶ 4.20.1) des Fußes temporäre Transfixation des OSG und des Mittelfußbereichs mit Fixateur externe.

### Physiotherapie

▶ 4.3.4

In der Regel wird eine aktive Bewegungsstabilität erreicht, ein minimal belastender Gang ist daher bis zur 6. postop. Wo. notwendig. Die Heilung wird häufig durch die Weichteilproblematik verzögert und es kommt zur Demineralisation des Knochens, die auf fehlende Belastung und Abflussstörungen zurückzuführen ist.

! Pat. zur konsequenten Hochlagerung anhalten.

# 4.4 Knie

## 4.4.1 Funktionelle Anatomie

*Roman Preis*

### Gelenke

Das Kniegelenk (▶ Abb. 4.9) wird aus dem Femorotibialgelenk und dem Femoropatellargelenk gebildet, die anatomisch und funktionell zusammengehören und sich gegenseitig beeinflussen. Es handelt sich um ein zweiachsiges Drehscharniergelenk, bei dem Rotationsbewegungen nur in Flexionsstellung möglich sind.



**Femorotibialgelenk**

Die konvexen Femurkondylen, deren Krümmung nach dorsal zunimmt, bilden mit der med. und lat. Gelenkfläche des Tibiaplateaus ein Gelenk. Die Gelenkflächen auf dem Tibiaplateau stehen nicht exakt in der Horizontalen, sondern fallen um ca. 9° nach dorsal ab.

! Durch das nach dorsal abfallende Tibiaplateau kommt es im belasteten Stand automatisch zu einer posterioren Schubbelastung des Femurs, die durch Bänder und muskuläre Aktivität gesichert werden muss.

**Femoropatellargelenk**

Die keilförmige Rückseite der Patella bewegt sich in einem Gleitlager, das aus der Facies patellaris und der Fossa intercondylaris des Femurs gebildet wird.

! **Klinischer Hinweis**

Bei extendiertem Kniegelenk zieht der Quadrizeps die Patella nach kranial. Bei zunehmender Flexionsstellung nehmen durch die Kraftumlenkung über die Patella die resultierende Gelenkkraft und der retropatellare Druck zu. Bei Kniebeugen kann der ungünstig hohe retropatellare Druck über die Verlagerung des Körperschwerpunkts nach vorne reduziert werden.

**Funktionen der Patella**

- Wirkt als Hypomochlion für den Quadrizeps, vergrößert dessen Hebelarm und damit auch sein Drehmoment.
- Reduziert das Ventralgleiten der Femurkondylen bei Flex., v. a. beim Bergablaufen, stabilisiert dadurch das Gelenk und entlastet das HKB sowie dorsale Kapselanteile.
- Verstärkt die Quadrizepssehne, die v. a. in Flex. großem Druck ausgesetzt ist, und schützt sie vor zu viel Reibung.

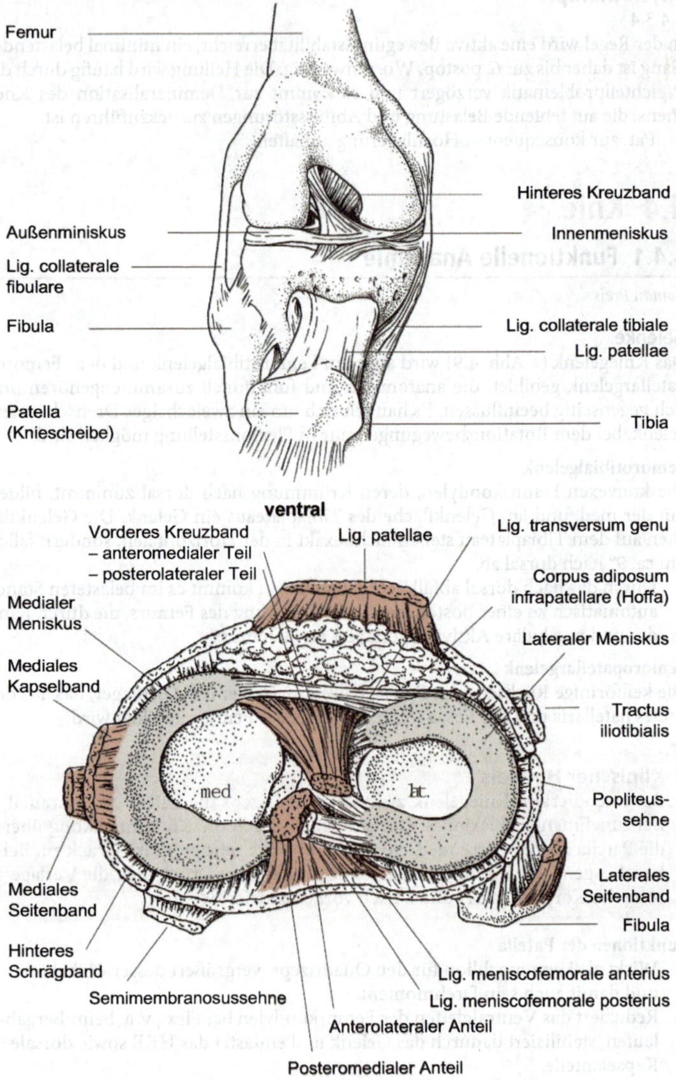


Abb. 4.9 Anatomie des Kniegelenks [L157, L190]

## Muskeln

▶ Tab. 4.4

**Tab. 4.4 Muskeln, die auf das Kniegelenk wirken**

| Muskel | Ursprung | Ansatz | Funktion |
|---|---|---|---|
| **M. biceps femoris** | | Fibulaköpfchen | Flex. und AR im Kniegelenk, Caput longum zusätzlich Ext. im Hüftgelenk |
| Caput longum | Tuber ischiadicum | | |
| Caput breve | Linea aspera | | |
| **M. sartorius** | Spina iliaca anterior superior | Med. Tuberositas tibiae (Pes anserinus) | Flex. und AR im Hüftgelenk, Flex. und IR im Kniegelenk |
| **M. gracilis** | R. inferior ossis pubis | Med. Tuberositas tibiae (Pes anserinus) | Add. im Hüftgelenk, Flex. und IR im Kniegelenk |
| **M. semitendinosus** | Tuber ischiadicum | Med. Tuberositas tibiae (Pes anserinus) | Ext. im Hüftgelenk, Flex. und IR im Kniegelenk |
| **M. semimembranosus** | Tuber ischiadicum | Med. Kondylus der Tibia, hinterer Anteil der Gelenkkapsel | Ext. im Hüftgelenk, Flex. und IR im Kniegelenk |
| **M. quadriceps femoris** | | Patella, über das Lig. patellae an der Tuberositas tibiae | Ext. des Kniegelenks, M. rectus femoris zusätzlich Flex. im Hüftgelenk |
| M. rectus femoris | Spina iliaca ant. inf., oberer Pfannenrand | | |
| M. vastus medialis, M. vastus lateralis, M. vastus intermedius | Femurschaft | | |
| **M. popliteus** | Lat. Kondylus des Femurs, Hinterhorn des Außenmeniskus | Facies posterior tibiae | Flex. und IR im Kniegelenk |
| **M. gastrocnemius** | Vom lat. und med. Femurkondylus | Tuber calcanei | Flex. im Kniegelenk, Plantarflex., Sup. |

M. gluteus maximus und M. tensor fasciae latae ▶ Tab. 4.9. Die Streckwirkung auf das Kniegelenk wird über den Tractus iliotibialis ausgeübt.

## Bänder

### Kollateralbänder

- Das Lig. collaterale tibiale verbindet medial die Femurkondylen mit der Tibia. Es ist mit dem Innenmeniskus und der Gelenkkapsel verwachsen.
- Das Lig. collaterale fibulare auf der lat. Seite liegt extrakapsulär und ist nicht mit Kapsel oder Meniskus verwachsen.

**Funktion der Kollateralbänder**

- Wirken einer Varus- bzw. Valgusstellung entgegen
- Begrenzen die AR
- Im Stand stabilisieren sie das Kniegelenk in der Frontalebene, da sie in Ext. maximal gespannt sind.

### Kreuzbänder

- Das VKB verläuft von der Innenseite des lat. Femurkondylus zur Area intercondylaris anterior der Tibia.
- Das HKB verläuft von der Innenseite des med. Femurkondylus zur Area intercondylaris posterior der Tibia.

**Funktion der KB**

- Begrenzen die IR
- Stabilisieren das Kniegelenk in der Sagittalebene:
  - Das VKB verhindert ein Ventralgleiten der Tibia (vordere Schublade).
  - Das HKB verhindert ein Dorsalgleiten der Tibia (hintere Schublade).
- Tragen zu einem physiologischen Rollgleiten im Gelenk bei

> **! Klinischer Hinweis**
> Bei einer VKB-Ruptur kommt es zu einer „vorderen Schublade", da der nach dorsal gerichtete Zug des VKB auf die Tibia fehlt. Dadurch ist das Rollgleiten bei allen Bewegungen gestört, was eine Schädigung der Menisken nach sich ziehen kann, da diese zur Abbremsung der Rollbewegung eingesetzt werden. Bei konservativ versorgter VKB-Ruptur kann in der Therapie versucht werden, über eine vermehrte Aktivierung der ischiokruralen Muskulatur den fehlenden Dorsalzug des VKB zu kompensieren.

4

### Poplitealbänder

Das Lig. popliteum obliquum und das Lig. popliteum arcuatum verlaufen von der dorsalen Kapsel zur Sehne des M. semimembranosus bzw. zum Caput fibulae.

**Funktion der Poplitealbänder**

- Verstärken die dorsale Kapsel
- Verhindern eine Hyperext. des Kniegelenks

! Die endgradige Extension ist die verriegelte Stellung des Kniegelenks, da die meisten stabilisierenden Bänder in dieser Stellung gespannt sind. Verriegelte Kniegelenke ermöglichen einen Stand ohne Aktivität des M. quadriceps. Der Muskel, der das Kniegelenk wieder entriegelt, ist der M. popliteus.

### Menisken

Die Menisken sind halbmondförmige Strukturen aus kollagenem Bindegewebe mit eingelagerten Knorpelzellen.

- Der mediale Meniskus ist C-förmig und mit dem Lig. collaterale tibiale und der Gelenkkapsel verwachsen.
- Der laterale Meniskus ist ringförmig und nicht mit Kapsel und Seitenband verwachsen, weshalb er beweglicher als der mediale Meniskus ist.

**Funktion der Menisken**

- Gleichen Inkongruenzen zwischen Femur und Tibia aus
- Vergrößern die Fläche der Gewichtsübertragung und mindern dadurch den Druck
- Üben eine Pufferfunktion aus und schützen dadurch den Gelenkknorpel
- Stabilisieren das Kniegelenk
- Üben propriozeptive Funktion aus und beeinflussen dadurch die Muskelaktivität

**Verlagerung der Menisken bei Bewegungen**
Bei allen Bewegungen werden die Menisken verformt. Bei Flex. werden sie nach dorsal, bei Ext. nach ventral geschoben. Bei den Rotationsbewegungen machen die Menisken die Bewegung der Femurkondylen mit.

> **! Klinischer Hinweis**
> Bei Meniskusverletzung kann es durch Bewegungen zu einer Einklemmung abgerissener Meniskusteile kommen. Auf diese Art entsteht meist eine schmerzhafte Gelenksperre, die evtl. durch Schütteln beseitigt werden kann.

## Funktionelle Aspekte

**Schlussrotation**
Am Ende der Knieextension findet eine zwangsläufige AR der Tibia um ca. 5° gegenüber dem Femur statt. Bei feststehender Tibia rotiert das Femur entsprechend dagegen. Dies ist bedingt durch die unterschiedliche Krümmung der lateralen und medialen Femurkondylen sowie die ungleichmäßige Kontur der tibialen Gelenkflächen. Funktionell bedeutsam ist, dass die Schlussrotation die in Ext. gespannten KB etwas annähert, sie damit entlastet und die endgradige Knieextension erst ermöglicht.

**Genu recurvatum**
Stehen mit überstreckten Kniegelenken übt Zug auf den dorsalen Kapsel-Band-Apparat aus. Die Vorderhörner der Menisken werden hingegen auf Druck belastet. Anleitung des Pat. zu einer Beckenaufrichtung führt zu leichter Knieflex. und günstigerer Belastung der Strukturen. Außerdem wird das Kniegelenk dadurch stärker muskulär stabilisiert, wodurch die passiven Strukturen zusätzlich entlastet werden.

**Genu valgum**
Neben anderen Ursachen kann ein Genu valgum durch ein abgeflachtes Längsgewölbe bewirkt werden: Da der Talus weiter plantar und medial steht, gerät die Tibia in eine IR-Stellung. Dies hat ein Genu valgum und häufig Knieschmerzen zur Folge. Bei der Therapie ist in diesem Fall einerseits der Eversionsstellung des Fußes entgegenzuwirken, andererseits kann das Genu valgum auch über eine Beckenaufrichtung und eine Aktivierung der Glutealmuskulatur verringert werden.

**Lateralisation der Patella**
Eine muskuläre Dysbalance mit erhöhter Spannung des M. vastus lateralis gegenüber dem M. vastus medialis führt zu einer Lateralisation der Patella. Die Patella wird dabei gegen die laterale Kondylenwange gepresst, wodurch ein Knorpelschaden entstehen kann.

**Gang** (▶ 1.3.8)
Im Moment des Initial Contact ist das Kniegelenk in Neutralstellung. Während des Loading Response führt eine leichte Eversion im USG zu einer IR der Tibia. Diese entriegelt das Kniegelenk, sodass es durch eine Flex. wesentlich zur Stoßdämpfung beitragen kann. Gleichzeitig verhindern der M. tensor fasciae latae und der M. biceps femoris eine zu starke IR der Tibia.

## 4.4.2 Befunderhebung

*Ursula Wappelhorst*

Für die ausführliche Befunderhebung ▶ 4.3.2. Im Folgenden finden sich lediglich spez. Hinweise oder Testverfahren, die bei Störungsbildern im Bereich des Kniegelenks ergänzend zu berücksichtigen sind.

! Hüftbeschwerden imponieren häufig als Knieschmerz. Daher muss differenzialdiagnostisch das Hüftgelenk als Schmerzursache ausgeschlossen werden.

- Im Rahmen der Palpation zu beachten:
  - Druckdolenz am Gelenkspalt (z. B. bei Meniskusläsionen)
  - „Tanzende Patella" bei intraartikulärem Erguss

### Zusatztests

- Stabilitätsprüfung des Kapsel-Band-Apparats, z. B.:
  - **Lachmann-Test** (▶ Abb. 4.10): In RL bei 15–30° Knieflex. wird das Femur fixiert und die Tibia in Sinne einer Schubladenbewegung nach ventral gezogen. Bei weichem oder fehlendem Anschlag Hinweis auf eine Läsion des VKB. Vergleich mit der Gegenseite.

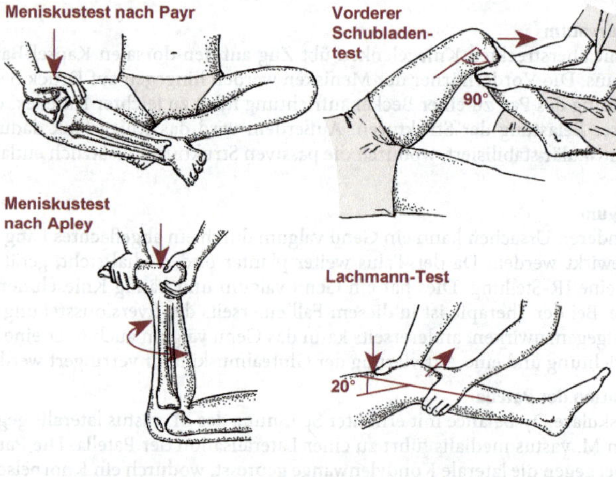


Abb. 4.10 Testverfahren des Kniegelenks [L157]

  - **Vorderer Schubladentest** (▶ Abb. 4.10): In RL bei 90° Knieflex. und fixiertem Fuß wird der Tibiakopf nach ventral gezogen und so bei Läsion des VKB eine vordere Schublade provoziert.
  - **Valgus-Varus-Test:** In RL Testen der med. und lat. Aufklappbarkeit des Kniegelenks in Streckstellung und 20° Knieflex. als Hinweis auf eine Seitenbandläsion.
- Spezifische Meniskustests, z. B.:
  - **Payr-Zeichen** (▶ Abb. 4.10): Schmerz am med. Gelenkspalt bei Druck auf das gebeugte, außenrotierte Knie im Schneidersitz als Hinweis auf eine Läsion des Innenmeniskus.

- **Apley-Grinding-Test** (▶ Abb. 4.10): In BL bei 90° Knieflex. wird der OS fixiert, unter axialem Druck wird der US des Pat. nach innen und außen rotiert. Schmerz bei AR ist ein Hinweis auf Läsion des Innenmeniskus, Schmerz bei IR ist ein Hinweis auf Läsion des Außenmeniskus.
- **Spezifisches Assessment:** Western Ontario and McMaster Universities Osteoarthritis Index (WOMAC), ▶ 4.3.2

## 4.4.3 Physiotherapie bei konservativer Versorgung

Der im Folgenden beschriebene Behandlungsaufbau stellt einen Vorschlag für eine *exemplarische* Behandlung dar. Erfordern bestimmte Indikationen die Berücksichtigung besonderer Behandlungsgesichtspunkte und -maßnahmen, sind diese unter dem jeweiligen Krankheitsbild aufgeführt.
Um den Therapieerfolg nachhaltig zu sichern, kommt der Anleitung individueller Eigenübungen eine entscheidende Bedeutung zu.
Grundsätzlich zu beachten sind:

- Phasen der Wundheilung (▶ 4.1.1)
- Ärztliche Verordnung
- Individueller Befund und Schmerzsituation des Pat.
- Therapieziel des Pat. in Bezug auf Aktivität und Partizipation

Das Kniegelenk stellt mechanisch einen Kompromiss zwischen Stabilität in Streckstellung und zunehmender Beweglichkeit in Beugestellung dar. Der dafür erforderliche anatomische Aufbau (▶ 4.4.1) macht das Gelenk anfällig für Verletzungen, die häufig den Kapsel-Band-Apparat und/oder die Menisken betreffen. Darüber hinaus führen Achsfehlstellungen, insbesondere in Verbindung mit starker Gewichtsbelastung, zu deg. Veränderungen in diesem Bereich – die Gonarthrose stellt, neben der Spondylarthrose, die häufigste Arthroseform dar.

### Struktur/Funktion

#### Schmerzen lindern/Tonus regulieren

- Aktives Bewegen im schmerzarmen Bereich
- WT (▶ 1.3.12): z. B. Heiße Rolle, gelenknah und im Bereich des Oberschenkels und/oder der Wade
- MT (▶ 2.21): intermittierende schmerzlindernde Traktions- und Gleitbewegungen, auch als Autotraktion
- Querfriktionen (▶ 1.3.5) bei Ansatzreizung von Bändern oder Sehnen
- Faszientechniken (▶ 2.12, ▶ 2.13)
- Elastisches Taping (▶ 3.3.6)
- Flossing (▶ 2.16)
- E-Therapie (▶ 1.3.13): TENS®-Gerät, Galvanischer Strom (Anode auf den Schmerzbereich)
- Bewegungsbad (▶ 1.3.11)

#### Ödemresorption anregen

- Hochlagerung (Fuß höher als Knie, Knie höher als Hüfte)
- Ausstreichungen von dist. nach prox.
- MLD (▶ 2.20)
- Bei lokalen Ödemen, z. B. im Bereich der Kniekehle: Heiße Rolle
- Quadrizepsspannung zur Förderung der Ergussresorption

! Bei Gelenkerguss forcierte Flexion vermeiden

#### Beweglichkeit erhalten/verbessern

- Endgradiges Bewegen (assistiv/aktiv)
- Mobilisationstechniken (▶ 1.3.5)
- MT:
  - Gleitmobilisation in die eingeschränkte Richtung zur Dehnung des Kapsel-Band-Apparats
  - Gleiten/Kompression zur Matrixstimulation und Verbesserung der Gleitfähigkeit des hyalinen Knorpels

! Bei Einschränkung der Flexion Mobilisation der Patella nach distal

- Mulligan (▶ 2.24), v. a. bei schmerzhaft eingeschränkter Beweglichkeit
- Längs-, Querdehnung kontrakter Muskulatur, v. a. der Ischiokruralen und des M. rectus femoris

#### Muskelaktivität/Stabilität verbessern

- Stat. und dyn. Muskelarbeit

! Hebelverhältnisse beachten, um retropatellare Kompression zu vermeiden

- Akrodynamische Therapie (▶ 2.2)
- PNF (▶ 2.32): Beinpattern; Techniken: z. B. Dynamische Umkehr, Agonistische Umkehr
- Stabilisation im Halbsitz oder Stand, ggf. auf labiler Unterstützungsfläche
- Übungen auf Wackelbrett, Sportkreisel, Airex-Pad®, auch im Einbeinstand; Gehen auf unterschiedlichem Untergrund
- MTT (▶ 2.23): Training überwiegend in der geschlossenen kinetischen Kette
- Fahrradergometer, Neurac® (▶ 2.26), Bewegungsbad/Aquajogging

#### Gangbild verbessern

- Vorbereitend: Erarbeiten der 3-Punkte-Belastung unter Berücksichtigung der physiologischen Beinachse
- PNF: Gangschulung (▶ 2.32)
- Bei Schmerzen ggf. Gehhilfen (Stöcke, Unterarmstützen) einsetzen

### Aktivität/Partizipation

#### Mobilität im Alltag/Selbstständigkeit fördern

- Korrekter Umgang mit Hilfsmitteln (z. B. Orthesen, Rollator)
- Gehstrecke erweitern (eigene Ziele setzen)
- Gangsicherheit in Alltagssituationen trainieren: Hindernisse überwinden (z. B. Bordsteinkanten, Treppenstufen, Kopfsteinpflaster); Ein- und Aussteigen ins Auto, in öffentliche Verkehrsmittel
- Anleitung von Eigenübungen

! Ggf. Gewichtsreduktion empfehlen

#### Sportberatung

- Zusammen mit dem Pat. nach geeigneten Sportarten suchen.
- Ggf. entsprechende Hilfsmöglichkeiten anbieten, z. B. sensomotorische Einlagen (▶ 3.1.3) in Sportschuhen, Gehen mit Wanderstöcken

## 4.4.4 Physiotherapie nach operativer Versorgung

Im Folgenden findet sich eine Auswahl an Maßnahmen, die als Anregung zur Erstellung eines individuellen Behandlungsplanes dienen. Abweichende Maßnahmen oder spezielle Kontraindikationen werden, falls erforderlich, bei einzelnen Krankheitsbildern aufgeführt.

Grundsätzlich zu beachten sind:

- Phasen der Wundheilung (▶ 4.1.1)
- Hebelverhältnisse nach Frakturen bzw. Umstellungsosteotomien (▶ 4.1.3)
- Ärztliche Verordnung
- Klinikinterne Behandlungsrichtlinien
- Individueller Befund und Schmerzsituation des Pat.
- Therapieziel des Pat. in Bezug auf Aktivität und Partizipation

Besonders die Angaben zu erlaubter Dauer und Höhe der Belastung sind klinikintern sehr unterschiedlich und in der Nachbehandlung entsprechend zu berücksichtigen.

## Phase I (bewegungsstabil-aktive Phase)

### Struktur/Funktion

#### DKPT verhindern

▶ 1.3.3

#### Schmerzen lindern/Tonus regulieren

- Schmerzfreie Lagerung
- Bewegen im schmerzarmen Bereich (passiv, assistiv, aktiv)
- Heiße Rolle (▶ 1.3.12) prox. des Kniegelenks
- Querfriktionen (▶ 1.3.5) ansatzgereizter Muskeln, z. B. am M. popliteus
- Ggf. Eis nach dem Üben (für ca. 5 Min.)

#### Ödemresorption anregen

- Hochlagerung (Fuß höher als Knie, Knie höher als Hüfte)
- Ausstreichungen von dist. nach prox.
- Aktivierung der Muskelpumpe
- MLD (▶ 2.20)
- Kompressionsstrümpfe (ggf. MTS) vor der Mobilisierung

#### Ergussresorption fördern

- Wie bei „Ödemresorption anregen"
- Intensive Quadrizepsspannung, ggf. mit Polystim® (▶ 1.3.13)
- Bei Bedarf Entlastung mit Immobilizer/Mecron-Schiene
- ! Keine forcierte Knieflexion üben

#### Narbenbeweglichkeit verbessern

Narbenmobilisation nach Abschluss der Wundheilung (▶ 1.3.5).

#### Beweglichkeit erhalten

- Endgradige Bewegungen der angrenzenden Gelenke
- CPM, mehrmals tgl. für 30 Min.

#### Muskelaktivität erhalten

- Stat. und dyn. Muskelarbeit der angrenzenden Muskulatur
- Akrodynamische Therapie (▶ 2.2)
- PNF (▶ 2.32): bilat. Armpattern, kontralat. Beinpattern, Techniken: Dynamische Umkehr, Agonistische Umkehr; Sprinter
- MTT (▶ 2.23): mit den Armen und dem kontralat. Bein; Geräte, z. B. Thera-Band, Staby

### Beweglichkeit verbessern

- Patellamobilisation, v. a. nach distal zur Verbesserung der Flexion
- BGM (▶ 2.4) im Bereich des Rezessus, um Verklebungen vorzubeugen
- Heiße Rolle auf der antagonist. Muskulatur (vorbereitend zur Mobilisation)
- Schonende Mobilisationstechniken (▶ 1.3.5): z. B. Quermassage, Funktionsmassage, Reziproke Hemmung, PIR
- FBL (▶ 2.14): z. B. „Fersenschaukel", Mobilisation auf dem Pezziball
- Bewegungsbad/Aquajogging (▶ 1.3.11) bei reizloser Wundsituation

### Muskelaktivität/Stabilität verbessern

- Stat. Anspannung der Oberschenkelmuskulatur
- Akrodynamische Therapie
- PNF: Sprinter; Beinpattern mit extendiertem Knie
- Stabilisation im Halbsitz, das betr. Bein steht auf dem Boden, ggf. mit UA-Stütze
- Polystim® (▶ 1.3.13) bei reduzierter Quadrizepspannung

### Gangbild verbessern

- Gangschulung (▶ 1.3.8)
- Erarbeiten der optimalen Haltung (▶ 1.3.7)
- Abhängig von der ärztl. Versorgung minimal belastender oder teilbelastender 3-Punkte-Gang, mithilfe einer Waage vor üben
- Stabilisierung des Kniegelenks in den ersten Tagen ggf. mit Knie-Immobilizer/Mecron®-Schiene
- Gehhilfen: patientenabhängig UA-Stützen, Rollator oder Gehwagen
- Bei Entlassung ggf. Versorgung mit z. B. Genutrain® oder dyn. Schiene, z. B. Donjoy®
- Bewegungsbad/Aquajogging bei reizloser Wundsituation

## Aktivität/Partizipation

### Mobilität im Alltag/Selbstständigkeit fördern

- Gehstrecke erweitern (eigene Ziele setzen)
- Gangsicherheit in Alltagssituationen trainieren: Hindernisse überwinden (z. B. Bordsteinkanten, Treppenstufen, Kopfsteinpflaster); Ein- und Aussteigen ins Auto, in öffentliche Verkehrsmittel
- Selbstständige Handhabung von Orthesen, z. B. Donjoy®
- Anleitung von Eigenübungen

# Phase II (belastungsstabile Phase)

## Struktur/Funktion

### Schmerzen lindern/Tonus regulieren

- Wie in Phase I
- Faszientechniken (▶ 2.12, ▶ 2.13)
- MT (▶ 2.21): schmerzlindernde Traktion
- Flossing (▶ 2.16)

### Ödemresorption anregen

- Wie in Phase I
- Elastisches Taping (▶ 3.3.6)

### Beweglichkeit verbessern
- Wie in Phase I
- Mobilisationstechniken (▶ 1.3.5): z. B. AeK
- MT: Traktions- und Gleitmobilisation
- Mulligan (▶ 2.24), auch in belasteten ASTEn
- Mobilisation auf dem Pezziball

### Muskelaktivität/Stabilität verbessern
- Wie in Phase I
- PNF (▶ 2.32): uni- und bilat. Beinpattern; Techniken: z. B. Dynamische Umkehr, Agonistische Umkehr
- Stabilisation im Stand/Einbeinstand: dynamische Bewegungen mit den Armen oder dem nicht betr. Bein, ggf. auf labiler Unterstützungsfläche
- Aufstehen vom Hocker, das betr. Bein steht zunächst vorne; Treppauf-/Treppabgehen
- MTT (▶ 2.23): Training überwiegend in der geschlossenen kinetischen Kette
- Fahrradergometer, Neurac® (▶ 2.26)

### Koordination schulen
- Schaukelbrett, Sportkreisel (z. B. Ball fangen)
- Airex-Pad®, Minitrampolin, Posturomed®

### Gangbild verbessern
- Erarbeiten der fkt. Beinachse
- Erarbeiten der Standphase über Gewichtsverlagerung
- PNF: übertriebene Balance; Gangschulung, auch auf der Treppe

! Voraussetzung für den voll belastenden Gang ist die volle Kniestreckung, bis dahin teilbelastender 3-Punkte-Gang

## Aktivität/Partizipation

### Mobilität im Alltag/Selbstständigkeit fördern
- Gehstrecke erweitern (eigene Ziele setzen)
- Gangsicherheit in Alltagssituationen trainieren: Hindernisse überwinden (z. B. Bordsteinkanten, Treppenstufen, Kopfsteinpflaster)
- Anleitung von Eigenübungen

### Sportartspezifisches Training anleiten
- MTT (▶ 2.23)
- Je nach ausgeübter Sportart Training spezifischer Bewegungsabläufe, z. B. Absprung- und Landungsphase, Ausdauertraining, Stopp and Go (Leichtathletik, Lauf- und Ballsportarten)
- Zusammen mit dem Pat. ausgeübte Sportart überdenken (Technik kontrollieren) und ggf. nach Alternative suchen (Sport mit Endoprothesen, ▶ 5.4)
- Ggf. Sport mit Orthese oder Tapeverband (▶ 3.3.5)

! Um erneute Verletzungen zu vermeiden, im Rahmen der Rehabilitation auch die Bewegungen gezielt trainieren, durch die wiederholt Verletzungsgefahr besteht.

**Tipps & Fallen**

Übungen in der geschlossenen kinetischen Kette sind Übungen in der offenen kinetischen Kette aufgrund der größeren Funktionalität (Standphase) vorzuziehen.

## 4.4.5 Genu varum/valgum

Ein- oder doppelseitige Beinachsenfehlstellung, angeboren oder erworben. Normale Beinstellung: Säugling O-Bein, Kleinkind (3 J.) X-Bein mit 10° Valgusstellung, Kind (7 J.) X-Bein mit 5°–7° Valgusstellung.

### Ursachen

- Eine einseitige Achsenfehlstellung kann idiopathisch, arthrotisch, posttraumatisch oder durch Lähmung bedingt sein.
- Eine beidseitige Achsenfehlstellung kann durch Stoffwechselerkrankungen (z. B. Rachitis), Arthrose oder Systemerkrankungen (z. B. Osteogenesis imperfecta) bedingt sein.

### Ärztliche Diagnostik

Exakte Messung und Dokumentation der Beinachsen, ggf. Röntgen (Ganzbein-Standaufnahme).

### Ärztliche Therapie

**Konservativ**

- X-Bein: Schuhinnenranderhöhung
- O-Bein: Schuhaußenranderhöhung

**Operativ**

- Korrekturosteotomie im femoralen/tibialen Bereich im Sinne einer Varisierungs- oder Valgisierungs-OP mit Keilentnahme und nachfolgender Osteosynthese mit Winkelplatte. Sofortige aktive Bewegungsstabilität, 6 Wo. postop. minimal belastender Gang. ME nach 1 Jahr.
- Im Wachstumsalter temporäre Epiphysiodese (Blount): Metallklammer oder Platte überbrückt die Wachstumsfuge und verhindert an dieser Stelle das Wachsen der Extremität. Postop. teilbelastender Gang bis zur Wundheilung. ME wenn Gradstellung erreicht.

## Physiotherapie

▶ 4.4.3

! Bei der Behandlung von Beinachsenfehlstellungen sind immer auch die Fuß- und Hüftstellung mit zu berücksichtigen.

- Bei Genu valgum: stat. und dyn. Aktivierung der medial stabilisierenden Muskulatur (M. sartorius, M. semitendinosus, M. semimembranosus, M. gracilis und M. vastus med.) sowie Dehnung der Antagonisten
- Bei Genu varum: stat. und dyn. Aktivierung der lateral stabilisierenden Muskulatur (M. biceps femoris, Tractus iliotibialis über M. gluteus max. und M. tensor fasciae latae, M. vastus lat.) sowie Dehnung der Antagonisten

**Tipps & Fallen**

Genu varum und valgum bei Kindern: auf Ausgangsstellung beim Spielen achten; Haltungskorrektur (▶ 1.3.7), Erarbeiten der optimalen Fußstellung und ggf. sensomotorische Einlagen (▶ 3.1.3).

### Physiotherapie nach Umstellungsosteotomien

▶ 4.4.4, postop. entlastender bzw. minimal belastender Gang für 6 Wo., danach sukzessive Steigerung der Belastung.

! Flex. > 90° anfangs nicht forciert mobilisieren, da sonst Gefahr eines Reizergusses

- Durch die erfolgte Achskorrektur kann es zu Ansatzreizungen der Kollateralbänder und/oder stabilisierenden Muskulatur kommen.
- Bei tibialen Umstellungsosteotomien:
  - Gefahr eines Kompartmentsyndroms (▶ 4.20.1) durch postop. Hämatom, deshalb von Beginn an konsequente Hochlagerung und Anregung der Ödemresorption
  - Durchtrennung der Fibula kann postop. zu Schmerzen und/oder Bewegungseinschränkungen im Bereich des Sprunggelenks führen

## 4.4.6 Genu recurvatum

Vermehrte Überstreckbarkeit des Kniegelenks, meist angeboren, aber auch posttraumatisch; kompensatorisch durch nicht ausgeglichene Spitzfußstellung, kontralat. nicht ausgeglichene Beinverkürzung oder neurogen (Poliomyelitis).

### Ärztliche Therapie

**Konservativ**
- Beinlängenausgleich, Spitzfußbeseitigung
- Bei neurogener Ursache Verordnung einer OS-Orthese mit Schweizer Sperre (▶ 3.1.3)

**Operativ**
- Nach Abschluss des Wachstums Korrekturosteotomie mit dorsaler Keilentnahme
- Alternativ ventrale Anhebungsosteotomie. 6 Wo. postop. minimal belastender Gang, Metallentfernung nach ½–1 Jahr

### Physiotherapie

▶ 4.4.3, nach Umstellungsosteotomien ▶ 4.4.4

## 4.4.7 Chondropathia patellae

Synonym: **laterales Hyperkompressionssyndrom.**
Schmerz unklarer Genese im retropatellaren Gleitlager (Patella-Anpress-Verschiebe-Schmerz = Zohlen-Zeichen pos.). Häufig bei Jugendlichen; Frauen sind öfter betroffen. Meist bilateral, hohe Spontanheilungsrate.

### Ursachen

Muskuläre Insuffizienz, Bandlaxizität, Mikrotrauma, Knorpelerweichung (retropatellare Chondromalazie), lateraler Lauf der Patella (Patella lateralisata), Genu valgum.

### Ärztliche Therapie

**Konservativ**
- Bandage (z. B. Patellarsehnenbandage)
- Medikamente (z. B. Antiphlogistika)

**Operativ**
Intervention selten erforderlich, strenge Indikationsstellung, z. B. bei lat. Hyperkompressionssyndrom oder Patellaluxation. Operationsverfahren z. B.:
- **Lateral Release** (OP nach Viernstein): arthroskopische oder offene Spaltung des lat. Retinakulums, 2 Wo. Entlastung, zunehmende Mobilisation mit PT
- **OP nach Elmslie:** Medialisierung der Tuberositas tibia plus Lateral Release und prox. Rekonstruktion, d. h. Raffung des M. quadriceps vastus med.

- **Arthroskopische Knorpel-Abrasio:** aktive Bewegungsstabilität, 2–4 Wo. postop. minimal belastender Gang
- **MPFL:** Rekonstruktion des mediopatellofemoralen Ligaments bei Chondropathia patellae, Lateralisation der Patella und leichter Patellaluxation

## Physiotherapie

▶ 4.4.3

! Im Vordergrund steht die Zentrierung der Patella in ihrem Gleitlager (▶ 4.4.1).

- Dehnung v. a. des M. vastus lateralis und des M. tensor fasciae latae
- Aktivierung v. a. des M. vastus med., überwiegend in der geschlossenen kinetischen Kette, z. B. im Rahmen eines fkt. Beinachsentrainings, MTT (▶ 2.23)

## Physiotherapie nach MPFL-Rekonstruktion

▶ 4.4.4, Bewegungsstabilität aktiv, ab 4. Wo. beginnend resistiv.

- 1. + 2. Wo. Donjoy®-Orthese 0/0/60, 3.–6. Wo. 0/0/90; anschl. freies ROM
- 1.–3. Wo. Teilbelastung von 30–40 kg, ab 4. Wo. Übergang auf VB

4

# 4.4.8 Patellaspitzensyndrom

Akutes oder chron. Reizsyndrom des Ansatzes des Lig. patellae und der Patellaspitze. Gehört zu den Insertionstendopathien.

### Symptome

Schmerz bei Druck auf die Patellaspitze, Schmerz bei Kniestreckung gegen Widerstand.

### Ärztliche Diagnostik

Palpationsbefund, ggf. MRT bei chron. Verläufen.

### Ärztliche Therapie

**Konservativ**

- Injektionstherapie (Lokalanästhetika/Glukokortikoide)
- Physikalische Therapie
- Physiotherapie

**Operativ**

Bei chron. Verläufen ggf. Revision der Patellaspitze, Denervation, Wegnahme des Granulationsgewebes.

## Morbus Sinding-Larsen-Johannson

Patellaspitzensyndrom des Kindes. Schmerzhafte Entzündungsreaktion im Bereich der Patellarsehne an der Spitze der Kniescheibe, bei der sich ein Knochenstück aus der Kniescheibe lösen und nekrotisieren kann. Diese Erkrankung zählt zu den Osteonekrosen.

Betroffen sind meist männliche Jugendliche und Sportler.

### Ärztliche Therapie

Wie beim Patellaspitzensyndrom ▶ 4.4.8.

## Physiotherapie

▶ 4.4.3, ▶ 4.4.4

! Exzentrisches Training des M. quadriceps (▶ 5.2.10)

## 4.4.9 Synovitis

Die Synovitis ist eine Entzündung der Gelenkinnenhaut (Membrana synovialis).

**Verlaufsform**

- Die akute Synovitis ist eine granulozytäre Infiltration der Gelenkinnenhaut mit gesteigerter Durchblutung und Gefäßinjektion mit Ödem und nachfolgendem Gelenkerguss.
- Bei der chron. Synovitis liegt eine Infiltration von Plasmazellen bzw. Lymphozyten vor. Es kommt zu einer Proliferation der Synoviazellen mit Ausbildung von Pannusgewebe, insbes. bei rheumatoider Arthritis.

**Ärztliche Therapie**

**Akute Synovitis**

- Antiphlogistika, Analgetika, Glukokortikoide
- Punktion bei Gelenkerguss
- Physiotherapie: MLD (▶ 2.20)

! Aufgrund des path. Agens, z. B. Knie-Binnenschaden, sollte eine Infektion abgeklärt werden; ggf. MRT.

**Chronische Synovitis**

- Physikalische Therapie
- Physiotherapie
- Injektion mit Kortison
- Beseitigung des path. Agens
- Ggf. operative Synovektomie an der Gelenkinnenhaut, arthroskopisch oder offen

### Physiotherapie

▶ 4.4.3, ▶ 4.4.4

! Nach Synovektomien postop. sofortige Mobilisation auf der Motorschiene, um Adhäsionen der Gelenkkapsel zu vermeiden.

## 4.4.10 Baker-Zyste/Poplitealzyste

Zysten im Bereich des Kniegelenks (Poplitealzysten) gehen von der Gelenkkapsel (Baker-Zyste) oder der Bursa des M. gastrocnemius bzw. des M. semimembranosus aus.

Baker-Zyste: Aussackung der dorsalen Kniegelenkkapsel mit stielartiger Verbindung zum Gelenk. Oft Folge einer Knie-Binnenerkrankung (z. B. cP, chron. Meniskusläsion, Gonarthrose) mit Kniegelenkerguss bei lang andauerndem erhöhten Innendruck.

**Symptome**

Prall-elastische Vorwölbung in der Kniekehle, gut tastbar bei Knieext.

**Operative ärztliche Therapie**

Bei Beschwerden und fkt. Beeinträchtigungen.

- Bei Erwachsenen Arthroskopie zur Feststellung der Ursachen, operative Behandlung des Primärleidens, z. B. Meniskektomie mit anschließender Entfernung der Zyste von dorsal durch die Kniekehle; Rezidive möglich
- Bei Kindern zunächst Beobachtung, Exstirpation bei Beschwerden

### Physiotherapie

▶ 4.4.4

- Postop. 2 Wo. Limitierung der Bewegung auf 0/20/90° zur Schonung der Wundnaht, Schienenversorgung mit z. B. Mecron- oder Donjoy®-Schiene, danach sind alle Bewegungen im vollen ROM freigegeben.
- Für die Zeit der Bewegungslimitierung entlastender bzw. minimal belastender Gang, nach Erreichen der vollen Kniestreckung Steigerung bis zur VB.

## 4.4.11 Bursitis praepatellaris

Akute oder chron. Entzündung des auf der Kniescheibe liegenden Schleimbeutels, i. d. R. durch akutes Anpralltrauma oder chron. Reiz, z. B. bei Fliesenlegern. Übergang in eine infektiöse Bursitis möglich. Schmerzen und Schwellungen auf der Kniescheibe.
**DD:** immer Kniegelenkerguss ausschließen.

### Ärztliche Therapie

- Ruhigstellung, Salbenverbände
- Antiphlogistika, Analgetika
- Punktion
- Instillation von Glukokortikoiden, Lokalanästhetika
- Bei chron. Verlauf bzw. infektiöser Bursitis Entfernung des Schleimbeutels (Bursektomie)

! Für Berufe wie z. B. Fliesenleger, deren Ausübung die Patella ständig belastet, als Berufskrankheit anerkannt.

### Physiotherapie

▶ 4.4.3, ▶ 4.4.4

## 4.4.12 Plicasyndrom (Medial-Shelf-Syndrom)

Die **Plica mediopatellaris** ist der Rest einer embryonal angelegten großen Schleimhautfalte. Die **Plica infrapatellaris** kann als Rest einer zweiten Schleimhautfalte über dem vorderen Kreuzband liegen. Ist die Plica entsprechend groß, kann sie bei Flexionsbewegungen des Kniegelenks am med. Femurkondylus reiben und dort ein Pannusgewebe induzieren.
**DD:** Innenmeniskusschaden.

### Symptome

Beschwerdebild ähnlich einer Innenmeniskussymptomatik. Kernspintomografisch ist die Plica nur in manchen Fällen darstellbar.

### Ärztliche Diagnostik

MRT, ggf. Arthroskopie.

### Operative ärztliche Therapie

Arthroskopische Resektion.

### Physiotherapie

▶ 4.4.4

## 4.4.13 Osteochondronekrosen

### Osteochondrosis dissecans

Lokalisierte aseptische Nekrose eines subchondralen Knochenareals mit der Gefahr der Abstoßung des darüberliegenden Knorpels als freier Gelenkkörper (Gelenkmaus). Lokalisation: überwiegend am lat. Rand des med. Femurkondylus, seltener lat. Kondylus oder Patellarückfläche. Auch andere Gelenke können betroffen sein. Doppelseitiger Befall in ca. 25 %. Ätiologie weitgehend unbekannt, z. B. Trauma, Durchblutungsstörung.

**Symptome**

- Beginn mit uncharakteristischen belastungsabhängigen Knieschmerzen
- Auftreten überwiegend gegen Ende des Wachstumsalters
- Plötzliche rezidivierende Einklemmungen nach Abstoßen des Dissekates möglich

**Ärztliche Therapie**

**Konservativ**

Im Stadium I und II (▸ Tab. 4.5), bei jüngeren Kindern mit wenig Beschwerden, minimal belastender Gang für 6 Wo., Sportverbot, Kontrollen über 3–6 Mon.

**Tab. 4.5 Stadieneinteilung**

| Stadium | Pathologischer/röntgenologischer Befund |
|---|---|
| **Stadium I** | Schlummerstadium (pathologischer Befund im MRT) |
| **Stadium II** | Deutliche Aufhellung |
| **Stadium III** | Demarkierung durch Sklerosewall |
| **Stadium IV** | Freier Gelenkkörper |

**Operativ**

- **Bei noch intakter Gelenkfläche (Stadium II):** Maßnahmen zur Revaskularisierung der Osteonekrose mit retrograder Spongiosaplastik oder Anbohrung der Nekrose (arthroskopisch)
- **Bei Knorpeldemarkierung (Stadium III):** nach Anfrischen des Mausbetts Refixierung des Dissekats durch Kortikalisspäne oder Ethipins
- **Bei Dissekatabstoßung (Stadium IV):** abhängig von Größe und Vitalität des Herds Gelenkmausentfernung, Replantation des Dissekats oder Defektauffüllung durch autologe Knorpel-Knochen-Transplantation (Mosaikplastik)
- **Mosaikplastik:** Entnahme von einem oder mehreren Knochen-Knorpel-Zylindern aus dem unbelasteten Teil des Kniegelenks und Transplantation in den Defekt

**Alternativ:**

- **Knorpelzellentransplantation:** Entnahme von mehreren kleinen Knorpelstücken aus dem unbelasteten Teil des Kniegelenks, Herauslösen und Kultivieren der Knorpelzellen auf einem resorbierbaren Trägermaterial. Implantation der Zellen in den Defekt
- **Bei älteren Knorpeldefekten:** Pridie-Anbohrung (▸ 4.4.7)
- Ggf. Umstellungsosteotomie (Entlastung des betr. Kniekompartments)

Die OP-Verfahren sind auch indiziert beim zirkumskripten Knorpelschaden in den großen Gelenken (Gonarthrose, ▸ 4.4.14).

## Physiotherapie

▶ 4.4.4, nach allen OP-Verfahren i. d. R. mind. 6 Wo. minimal belastender Gang
- Nach Refixierung des Dissekats bei Osteochondrosis dissecans ärztl. Verordnung beachten
- Prinzipien der Behandlung bei operativ versorgten Knorpelschäden beachten (▶ 5.2.9)

## Morbus Osgood-Schlatter

Synonym: **aseptische Nekrose der Tibiaapophyse.**
Häufige Ossifikationsstörung, i. d. R. mit posttraumatischer Ursache; selten erbliche Komponente. Grund ist ein verstärkter Zug des Lig. patellae, z. B. bei sportlicher Überbelastung. Die Erkrankung hat einen typisch stadienhaften Verlauf. Alter der Pat. 10 bis 16 Jahre, i. d. R. männlich, sportlich aktiv.

### Symptome

Ruheschmerz; Belastungsschmerz v. a. beim Treppensteigen und nach sportlicher Betätigung im Bereich der Tuberositas tibiae. Druckdolenz, gerötete Schwellung. Das Röntgenbild zeigt zunächst eine verstärkte Sklerose, danach eine Fragmentierung der Tibiaapophyse.



### Ärztliche Therapie

**Konservativ**
Entlastung, Ruhigstellung, Sportabstinenz; Negativabsatz.

**Operativ**
In seltenen Fällen nach Wachstumsabschluss Abtragung knöcherner Ausziehungen oder Verschraubung einer persistierenden Apophyse.

## Morbus Ahlbäck (mediale Femurrollennekrose)

Spontane segmentale Osteonekrose des med. Femurkondylus, z. T. auch mit Varusdeformierung im Kniegelenk. I. d. R. im höheren Alter primär oder idiopathisch, seltener sekundär nach systemischer/lokaler Kortisontherapie auftretend. Meist Frauen zw. dem 60. und 70. Lj. betroffen.

### Symptome

Plötzlicher Beginn mit Schwellung, Gelenkerguss. Röntgenologisch Abflachung des med. Femurkondylus mit nachfolgender Arthrose. Im Knochenszintigramm und MRT Frühdiagnose möglich.
**DD:** Osteochondrosis dissecans beim jüngeren Pat.

### Ärztliche Therapie

**Konservativ**
Entlastung, Antiphlogistika, Schuhaußenranderhöhung.

**Operativ**
Entlastende valgisierende Tibiakopf-Umstellungsosteotomie; im fortgeschrittenen Stadium unikondyläre med. Knieschlittenprothese.

## Physiotherapie

PT nach Umstellungsosteotomien ▶ 4.4.5 bzw. nach endoprothetischer Versorgung ▶ 4.4.15.

## 4.4.14 Gonarthrose

Häufigste Arthroseform neben den Spondylarthrosen. Zwischen dem 30. und 50. Lj. bestehen bereits bei 50 %, ab dem 70. Lj. bei 100 % Arthrosezeichen im Bereich der Kniegelenke. Die Arthrose kann vorwiegend den med., lat. oder femoropatellaren Gelenkanteil betreffen. Sind alle drei Kompartments betroffen, spricht man von einer Pangonarthrose.

### Ursachen

Idiopathisch, statisch (insbes. bei Varus- oder Valgusfehlstellung), posttraumatisch, entzündlich (Arthritis), häufig nach Meniskusresektion, bei Übergewicht.

### Ärztliche Therapie

**Konservativ**

Prinzip: Entlastung und Bewegung.

- **Medikamente:**
  - Oral: Analgetika, Antiphlogistika, Knorpelaufbaupräparate
  - Intraartikulär: Steroide, Knorpelaufbaupräparate (Hyaluronsäure)
  - Perkutan: Salben, Gele (nichtsteroidale)
- **Orthopädietechnische Möglichkeiten:**
  - Handstock auf der Gegenseite
  - Pufferabsätze, Schuhversorgung
  - Schuhinnenranderhöhung (bei Valgusgonarthrose)
  - Schuhaußenranderhöhung (bei Varusgonarthrose)
  - Orthesen bei Bandinstabilität (▶ 3.1.3)

**Operativ**

- Arthroskopie mit Spülung des Gelenks, Gelenktoilette, Knorpelglättung (ggf. mit Anbohrung), arthroskopische Osteophytenabtragung, (Teil-)Synovektomie. Minimal belastender Gang postop. je nach Größe des Eingriffs 1 Tag bis 2 Wo.
- Bei zirkumskripten Defekten, d. h. dritt- oder viertgradigem Defekt bei sonst noch guter Knorpelsituation im Kniegelenk: Knorpelzelltransplantation, Knorpel-Knochen-Transplantation (Mosaikplastik), oper. Therapien wie bei der Osteochondrosis dissecans (▶ 4.4.13)
- Umstellungsosteotomie als gelenkerhaltender korrigierender Eingriff, Osteotomie im Bereich der stärksten Achsenkrümmung. Ind.: nicht zu stark fortgeschrittene med. oder lat. Gonarthrose. Das Bewegungsausmaß Ext./Flex. sollte mind. 0/10/90° betragen.
- Varusgonarthrose (Achsenfehlstellung im Tibiakopfbereich): valgisierende Tibiakopfumstellung mit Entnahme eines lat. Knochenkeils oberhalb der Tuberositas tibiae und schräger Fibulaosteotomie im mittl. bis dist. Drittel. Osteosynthese des Tibiakopfes mit einer L-Platte. Metallentfernung nach 1 Jahr. Postop. 6 Wo. minimal belastender Gang. Belastung nach Röntgenbefund
- Valgusgonarthrose (Achsenabweichung meist im femoralen Teil): suprakondyläre varisierende Femurosteotomie oder varisierende Tibiakopfumstellung. Entnahme eines med. Keils aus dem Femur oder der Tibia. Plattenosteosynthese. Postop. 6 Wo. minimal belastender Gang, Belastung nach Röntgenbefund
- Endoprothetische Versorgung (▶ 4.4.15)

### Physiotherapie bei konservativer Versorgung

▶ 4.4.3

Im Vordergrund steht, neben der Schmerzreduktion, der Erhalt der Beweglichkeit des betr. Gelenks. Insbesondere bei beginnenden Arthrosen ist eine möglichst physiologische Belastung anzustreben, um eine Verschlechterung zu vermeiden. Dafür müssen die angrenzenden Gelenke mit berücksichtigt werden.

! Vorhandene Bewegungseinschränkungen können zu sekundären Überlastungen in anderen Körperabschnitten führen.

! Bei späterem Gelenkersatz ist das präoperative Bewegungsausmaß ausschlaggebend für das postoperative Ergebnis.

- Bei fortgeschrittenen Arthrosen besteht der Therapieerfolg häufig lediglich in der Vermeidung der Progredienz.
- Ggf. Hilfsmittelversorgung (UA-Stützen, Handstock), Einlagen (▶ 3.1.3)

### Physiotherapie nach operativer Versorgung

▶ 4.4.4, Belastung s. o.; PT bei endoprothetischem Gelenkersatz ▶ 4.4.15

## 4.4.15 Endoprothetischer Gelenkersatz

4

Ausgeprägte schwere uni- oder mehrkompartimentale Gonarthrose beim älteren, eher inaktiven Menschen. Bei über 60-Jährigen Umstellungsosteotomie nicht mehr sinnvoll.

### Operative ärztliche Therapie

- **Unikondyläre Schlittenprothese:** bei einseitiger med. oder lat. betonter Gonarthrose; kein Patellaersatz, da retropatellar keine Arthrose vorliegt; VB bei zementiertem Modell sofort möglich
- **Gleitflächenersatz:** ungekoppelte oder teilgekoppelte kondyläre Prothese, z. B. Genesis®- oder Nex-Gen®-Knie-TEP. Bei weitgehend stabilen Bandverhältnissen und nicht zu großen Achsenfehlstellungen i. d. R. zementierter Einbau. Postop. meist 1–2 Wo. minimal belastender Gang bzw. TB bis zur Wundheilung
- **Hybrideinbau:** zementfreier femoraler Ersatz, zementierter tibialer Ersatz. VB nach Röntgenbefund
- **Teilgekoppelte kondyläre Prothese** mit kurzen achsenstabilisierenden Fortsätzen, z. B. Insall/Burstein®-Knieprothese, zementiert. Ind.: Pangonarthrose mit Bandinstabilität, insbes. bei cP. VB spätestens nach Wundheilung möglich
- **Achsengeführte Knieendoprothese**, gekoppelt (z. B. Link-Knie): Kombination von Gleitflächenersatz mit achsenstabilisierenden langen Fortsätzen, indiziert bei schwerer Pangonarthrose, großer Achsenfehlstellung und komplexer Bandinstabilität Grad III. Zementiert VB nach Wundheilung möglich

### Physiotherapie nach endoprothetischer Versorgung

▶ 4.4.4

- In der Regel sind alle Knieendoprothesen postop. sofort voll belastbar, ggf. teilbelastender oder minimal belastender Gang (schmerzadaptiert) bis zum Abschluss der Wundheilung (s. o.).

! Bei allen Eingriffen mit Implantat *keine* Rotation üben.

- Durch die oft lange Krankheitsgeschichte und die damit verbundenen Bewegungseinschränkungen kann eine Schrumpfung der dorsalen Kapsel und/ oder strukturelle Verkürzung der Knieflexoren vorliegen. Vor allem die Verbesserung der Knieext. braucht daher postop. mehr Zeit.
- Pat. zu regelmäßigen Eigenübungen anleiten.

## 4.4.16 Kapsel-Band-Verletzungen

Entstehung durch axiale und indirekte Gewalteinwirkung. Je nach Schwere kommt es von Zerrungen und Überdehnungen bis hin zu kompletten Bänderrissen. Verletzungen des Kapsel-Band-Apparats und Meniskusverletzungen sind hierbei möglich.

### Einteilung der Kniegelenksinstabilitäten (klinisch-anatomisch)

Tab. 4.6 Gradeinteilung der Kniegelenksinstabilitäten

| Grad | | Instabilität |
|---|---|---|
| I | + | 0–3 mm Aufklappbarkeit |
| II | ++ | 3–5 mm Aufklappbarkeit |
| III | +++ | 5–10 mm Aufklappbarkeit |

Je nach Krafteinwirkung und Richtung der Verletzung wird unterschieden in Rotations- und gerade Instabilitäten.

- **Gerade Instabilitäten:** dorsale, ventrale, laterale, mediale Instabilität
- **Rotationsinstabilitäten:** anteromediale, anterolaterale, posteromediale oder posterolaterale Instabilität
- **Kombinierte Instabilitäten:** z. B. anterolaterale/posterolaterale Instabilität, Knieluxation

### Ärztliche Therapie

**Konservativ**

Alle isolierten Seitenbandinstabilitäten bis Grad II (++) und Kreuzbandteilrupturen mit ausreichender Reststabilität (negative Pivot-Shift-Tests) werden fkt. in einer Knieorthese, z. B. Donjoy® nachbehandelt. Der Bewegungsumfang der Orthese wird vom Arzt festgelegt und je nach Verletzung der Bandstrukturen limitiert freigegeben.

**Operativ**

- Bei muskulär nicht zu kompensierender Knieinstabilität und im MRT nachgewiesenen Verletzungen des Meniskus
- VKB i. d. R. arthroskopisch assistierter Eingriff mit Semitendinosus-/Semimembranosus-Transplantat oder Patellarsehnentransplantat.
- Postop. Immobilizer; die stationäre Entlassung erfolgt mit Knieorthese (z. T. nicht mehr üblich), z. B. Immobilizer, Genutrain®, Donjoy®-Orthese.
- Revisionsverfahren bei Versagen des Transplantats mit Patellarsehne
- HKB (nur 5 % aller Kreuzbandverletzungen) mit Semitendinosus-Transplantat. Refixation der knöchernen Bandausrisse mit Schrauben. Nachbehandlung in einer Orthese und Festlegung des limitierten Bewegungsumfangs durch den Operateur.

### Physiotherapie

▶ 4.4.4

! Nachbehandlungsprogramme sehr unterschiedlich, ärztl. Verordnung beachten

- Postop. Gangschulung mit Immobilizer (abhängig von der Kniestabilität)
- VKB: VB mit UA-Stützen. PT: 2 Wo. aktiv überwiegend in der CKC (▶ 4.1.4), 2 Wo. resistiv in CKC, nach 6 Wo. OKC und CKC kombiniert. Rotation nach 6 Wo.

4

- Bei Begleitverletzungen wie Meniskusrefixation oder Seitenbandruptur: Donjoy®-Schiene, 6 Wo. minimal belastender Gang und ROM 0/0/90
- HKB: Ischiokruralentraining überwiegend in der CKC, Rotation ab VB erlaubt; anfangs Üben in BL
- Kniegelenksluxation: 4 Wo. minimal belastender Gang, nach 4 Wo. TB mit 20–30 kg, nach 8 Wo. mit halbem Körpergewicht, nach 12 Wo. Übergang auf VB; Sportaufnahme, wenn überhaupt möglich, frühestens nach 6–7 Monaten

### Healing response VKB

Hierbei werden die Selbstheilungskräfte des Körpers genutzt, um das VKB bei geringem OP-Trauma zur Selbstheilung anzuregen.

**Voraussetzungen:** frische Teilruptur des VKB und Erhalt des Synoviaschlauchs bei jungen Pat.

#### Operative ärztliche Therapie

**ASK:** Anfrischung des VKB und mehrfache Eröffnung des Knochenmarks im Sehnenansatzbereich → regt die Aktivierung der Stammzellen an.

### Physiotherapie

Um die Heilung nicht zu gefährden, ist die PT sehr restriktiv.

- 2 Wo. Immobilizer, ab 3. Wo. Donjoy®-Orthese 0/10/60, 5.–8. Wo. 0/0/90
- 1.–6. Wo. minimale Belastung, ab 6. Wo. Übergang auf VB

## 4.4.17 Meniskusverletzungen

Entstehung durch Sportverletzungen. Der Innenmeniskus ist durch Fixierung am Innenband wesentlich häufiger betr. als der Außenmeniskus. Meniskusschäden treten als Längsriss, Korbhenkelriss, Horizontalriss, Querriss, Vorderhorn- oder Hinterhornlappenriss auf (▶ Abb. 4.11).

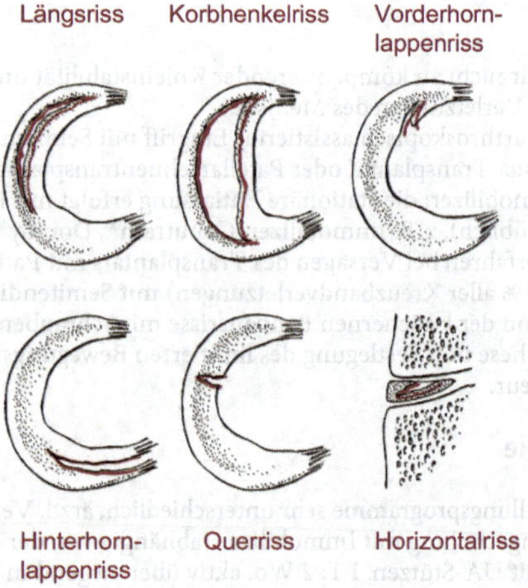


Abb. 4.11 Typische Meniskusläsionen [L190]

**Operative ärztliche Therapie**

- Arthroskopie: in der Regel minimal belastender Gang 3 Tage postop. (je nach Größe des Eingriffs); bei diagn. Arthroskopie ohne Meniskuschirurgie sofort VB
- Subtotale Meniskektomie: VB postop. nach 1 Wo.
- Meniskusrefixation bei kapselnahem (< 0,3 cm), frischem traumatischem Riss (nicht älter als 4–6 Wo.): Arthroskopie und Meniskusnaht; minimal belastender Gang für 6 Wo., anschl. Übergang auf VB

## Physiotherapie

▶ 4.4.4, Belastung s. o.

! Anfangs Beugung nicht forcieren → Gefahr eines Kniegelenksergusses

## 4.4.18 Unterschenkelschaftfraktur

Entstehung i. d. R. durch direkte axiale Gewalteinwirkung, häufig mit offenem Weichteilschaden und Kompartmentsyndrom (▶ 4.20.1). Selten durch Rotationsverletzung bei fixiertem Fuß.

### Ärztliche Therapie

**Konservativ**

Bei nicht dislozierten Frakturen ohne Gelenkbeteiligung OS-Gehverband für 8–12 Wo. mit minimaler Belastung.

**Operativ**

- Bei allen offenen und verschobenen Frakturen
- Je nach Fraktur unterschiedliche Osteosyntheseverfahren mit Nagel, LC/DCP-Platte, Monofixateur, spez. winkelstabilen Platten im Gelenkbereich
- Minimal belastender Gang für ca. 6 Wo., bei Versorgung mit Marknagel i. d. R. VB

## Physiotherapie

▶ 4.4.4, Belastung s. o.

## 4.4.19 Tibiakopffraktur

Entstehung durch direkte oder indirekte Gewalteinwirkung (Varus- oder Valgusstress). Je nach Gewalteinwirkung Kompressions- und Impressionsfrakturen sowie Luxationsfrakturen mit Beteiligung der Kreuzbandansätze am Tibiakopf. Vergesellschaftet mit Begleitverletzungen (Bandrupturen; Abrissfrakturen; Knorpel- und Nervenläsionen, bes. des N. peroneus).

### Ärztliche Therapie

**Konservativ**

Nur bei unverschobenen Fissuren.

**Operativ**

Exakte Wiederherstellung der Tibiagelenkfläche, ggf. mit Spongiosaplastik und winkelstabilen, bewegungsstabilen Osteosynthesen mit minimalinvasiver Technik; LISS-Platten.
Ohne Impression minimal belastender Gang für mind. 6 Wo., 8 Wo. bei geringer Impression und 12 Wo. bei starker Impression oder Osteoporose.

### Physiotherapie

▶ 4.4.4, Belastung s. o.
Bewegungsstabilität aktiv bei i. d. R. freiem ROM; Ausnahme: Begleitverletzungen, z. B. Meniskusrefixation (Rücksprache mit Operateur!).

## 4.4.20 Patellafraktur

Entstehung durch direkte Gewalteinwirkung auf die Kniescheibe (Querfrakturen, Mehrfragmentfrakturen), seltener als Abrissfrakturen am oberen oder unteren Patellapol vergesellschaftet mit einer Ruptur der Patellarsehne.

### Operative ärztliche Therapie

- Zuggurtungsosteosynthese, Drahtzerklagen
- Bei Versorgung mit Knie-Immobilizer VB möglich

### Physiotherapie

▶ 4.4.4, Belastung s. o.
- Anfangs Knieflex. bis max. 90°
- Stat. Quadrizepstraining

4

## 4.4.21 Patellaluxation

Entweder durch direkte Gewalteinwirkung auf die Kniescheibe (**traumatische Patellaluxation**) oder durch anatomische Besonderheiten im patellofemoralen Gleitlager (**habituelle Patellaluxation** – häufig wiederkehrende, meist lat. Luxation der Patella aus dem Gleitlager). Erstluxation häufig vor dem 20. Lj., Frauen häufiger betr. als Männer.

### Operative ärztliche Therapie

- Je nach Ursache direkte Naht der verletzten Strukturen bei frischen, direkten Traumen (Fußball)
- Bei chron. Instabilitäten: prox. Rekonstruktion des Kniestreckapparats (OP nach Elmslie, ▶ 4.4.7) durch Raffung des M. vastus med. bei gleichzeitigem Lateral Release (laterale Kapselspaltung)
- Arthroskopisches Release (inkomplett)
- Dist. Rekonstruktion durch Verlagerung der Tuberositas tibiae nach med. und ggf. nach prox. (bei Chondropathia patellae, ▶ 4.4.7)
- MPFL (▶ 4.4.7): Rekonstruktion mit Grazilis- oder Semitendinosussehne

### Physiotherapie

▶ 4.4.4
- Ca. 10 Tage stat. Muskelarbeit bei gestrecktem Knie (Immobilizer), minimal belastender Gang
- Motorschiene (CPM) bis 90° Knieflexion
- Ca. bis zur 5. Wo. dyn. Kniestreckung ohne Widerstand (bei schweren retropatellaren Knorpelschäden bis 12. Wo.)
- Ab der 5. Wo. Bewegungen gegen angepassten Widerstand; Übergang auf VB
- Übungen in der CKC
- Nach MPFL-Rekonstruktion (▶ 4.4.7)

# 4.5 Hüfte

## 4.5.1 Funktionelle Anatomie

*Roman Preis*

Das Hüftgelenk ist ein Kugel- bzw. Nussgelenk, bei dem die Gelenkpfanne den Hüftkopf sehr weit umfasst. Die Gelenkpartner sind der Femurkopf und das Azetabulum. Letzteres wird aus den drei Knochen Os ilium, Os pubis und Os ischii gebildet. Das Labrum acetabulare, eine Gelenklippe aus straffem Bindegewebe und Faserknorpel, vergrößert die Gelenkpfanne und ist bei Bewegungen etwas verformbar. Die Hüftpfanne ist nach lateral ausgerichtet sowie um ca. 30° nach ventral und kaudal gekippt. Die Facies lunata stellt die halbmondförmige, überknorpelte Gelenkfläche dar. Mit ihr artikuliert der annähernd kugelförmige Femurkopf. Er ist mit hyalinem Knorpel überzogen, der im kranialen Bereich aufgrund der starken Druckbelastung besonders dick ist.

! Im aufrechten Stand werden der obere äußere Anteil des Femurkopfs und die kranialen Anteile der Gelenkpfanne am meisten belastet.

### Kapsel und Bänder

Die Gelenkkapsel (▶ Abb. 4.12) ist eine dickwandige zylindrische Membran aus unterschiedlich angeordneten Fibrillenbündeln. Sie wird durch Bänder verstärkt.

- **Lig. iliofemorale:** verläuft ventral auf der Gelenkkapsel und ist das kräftigste Band des menschlichen Körpers. Es besteht aus der annähernd quer verlaufenden Pars lateralis und der steiler verlaufenden Pars medialis.
- **Lig. pubofemorale:** verläuft ebenfalls ventral, aber med. vom Lig. iliofemorale, mit dem sich seine Faserzüge dist. verflechten.
- Die beiden Anteile des Lig. iliofemorale und das Lig. pubofemorale bilden gemeinsam einen Z-förmigen Faserzug, der als **Z-Band** des Hüftgelenks bezeichnet wird.
- **Lig. ischiofemorale:** entspringt am dorsalen lateralen Pfannenrand und zieht schraubenartig um den Schenkelhals zur Fossa trochanterica. Es verflicht sich mit dem lateralen Teil des Lig. iliofemorale.
- In Extensionsstellung werden alle Bänder gespannt.
- In leichter Flex. sind alle Bänder entspannt.
- Der Kapsel-Band-Apparat ist in Ext., IR und Abd. maximal gespannt. Dadurch wird das Gelenk besonders gut stabilisiert. Man spricht von der verriegelten Stellung (MT, ▶ 2.21) des Hüftgelenks.

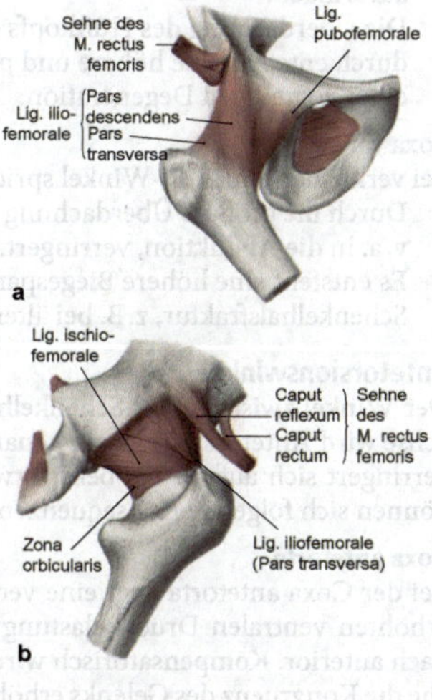


Abb. 4.12 Kapsel und Bänder am Hüftgelenk von ventral (a) und dorsal (b) [S007–2–22]

**Klinischer Hinweis**
Im ventralen Bereich, v.a. zwischen dem Lig. iliofemorale und dem Lig. pubofemorale, gibt es Schwachstellen in der Gelenkkapsel. Bei vergrößertem Antetorsionswinkel (s.u.) besteht bei Außenrotationsbewegungen die Gefahr einer Luxation nach ventral.

## Centrum-Collum-Diaphysenwinkel (CCD-Winkel)

Der Winkel zwischen Schenkelhalsachse und Femurschaftachse wird CCD-Winkel genannt. Bei der Geburt beträgt er ca. 150°, verringert sich im Laufe des Wachstums auf ca. 125–130° beim Erwachsenen und kann mit zunehmendem Alter weiter abnehmen. Liegt ein veränderter Winkel vor, hat dies folgende Auswirkungen auf die Beweglichkeit, auf die zur Stabilisierung benötigte Kraft und die Druckbelastung im Gelenk:

### Coxa valga

Bei vergrößertem CCD-Winkel spricht man ab ca. 135° von einer Coxa valga.

- Es besteht tendenziell eine größere Mobilität des Gelenks.
- Aufgrund des kürzeren Kraftarms müssen der M. gluteus medius und der M. gluteus minimus zur Stabilisierung des Hüftgelenks eine höhere Aktivität aufbringen.
- Die Überdachung des Hüftkopfs durch die Gelenkpfanne ist geringer. Dadurch entsteht eine höhere und punktuellere Druckbelastung mit der Gefahr einer vorzeitigen Degeneration.

### Coxa vara

Bei verkleinertem CCD-Winkel spricht man ab ca. 120° von einer Coxa vara.

- Durch die größere Überdachung des Hüftkopfs ist die Mobilität des Gelenks, v.a. in die Abduktion, verringert.
- Es entsteht eine höhere Biegespannung im Femurhals mit der Gefahr einer Schenkelhalsfraktur, z.B. bei älteren Menschen mit Osteoporose.

## Antetorsionswinkel

Der Winkel zwischen der Schenkelhalsachse und der frontalen Femurkondylenachse wird Antetorsionswinkel genannt. Bei der Geburt beträgt er ca. 30–40° und verringert sich auf ca. 12° beim Erwachsenen. Ist die Winkelstellung verändert, können sich folgende Konsequenzen ergeben:

### Coxa antetorta

Bei der Coxa antetorta liegt eine vermehrte Antetorsion vor. Es kommt zu einer erhöhten ventralen Druckbelastung der Pfanne und der Gefahr einer Luxation nach anterior. Kompensatorisch wird häufig eine IR-Stellung eingenommen, welche die Kongruenz des Gelenks erhöht und den Druck besser verteilt. Zu erkennen ist die IR an einer verringerten Divergenz der Fußlängsachsen.

### Coxa retrotorta

Bei der Coxa retrotorta liegt eine geringere Antetorsion vor, welche häufig über eine Außenrotation im Hüftgelenk kompensiert wird. Diese ist an einer vermehrten Divergenz der Fußlängsachsen zu erkennen.

> **Klinischer Hinweis**
> Beim Gehen kommt es in der Standphase physiologischerweise zu einer Abduktion des Beckens im Hüftgelenk. Dadurch entstehen eine große Überdachung des Femurkopfs und eine gleichmäßige Druckverteilung. Durch die gleichzeitige Extension und Innenrotation sind die Bänder maximal gespannt und das Hüftgelenk gut stabilisiert. Sinkt hingegen, z. B. aufgrund von Schmerzen bei Koxarthrose, das Becken auf der Spielbeinseite ab (Trendelenburg-Zeichen), verringert sich durch die Adduktion des Beckens die Kontaktfläche zwischen Femurkopf und Hüftpfanne und die Druckbelastung steigt an. Die bei Koxarthrose häufig eingeschränkte Extension führt darüber hinaus zu einer geringeren Spannung der Bänder und zu weniger Stabilität des Hüftgelenks. Dies sind Faktoren, die arthrotische Prozesse begünstigen. Ein Circulus vitiosus ist entstanden.

**Muskeln**

▶ Tab. 4.7, ▶ Tab. 4.8, ▶ Tab. 4.9

**Tab. 4.7 Die Beuger und Strecker im Hüftgelenk**

| Muskel | Ursprung | Ansatz | Funktion |
|---|---|---|---|
| Beuger im Hüftgelenk | | | |
| **M. iliopsoas** | | Trochanter minor | Flex. und AR im Hüftgelenk |
| M. iliacus | Fossa iliaca | | |
| M. psoas major | Lendenwirbelkörper | | Flex. und AR im Hüftgelenk, Rumpfbeugung |
| **M. quadriceps femoris** | | Über das Lig. patellae an der Tuberositas tibiae | Ext. des Kniegelenks, M. rectus femoris beugt zudem im Hüftgelenk |
| M. rectus femoris | Spina iliaca ant. inf., oberer Pfannenrand | | |
| M. vastus medialis, intermedius und lateralis | Femurschaft | | |
| **M. sartorius** | Spina iliaca ant. sup. | Med. Rand der Tuberositas tibiae, (Pes anserinus) | Flex., Abd. und AR im Hüftgelenk, Flex. und IR im Kniegelenk |
| Strecker im Hüftgelenk | | | |
| **M. biceps femoris** | | Caput fibulae | Flex. und AR im Kniegelenk, Caput longum streckt zudem im Hüftgelenk |
| Caput longum | Tuber ischiadicum | | |
| Caput breve | Linea aspera | | |
| **M. semitendinosus** | Tuber ischiadicum | Med. Tuberositas tibiae (Pes anserinus) | Ext. im Hüftgelenk, Flex. im Kniegelenk |
| **M. semimembranosus** | Tuber ischiadicum | Med. Kondylus der Tibia, hinterer Anteil der Gelenkkapsel | Flex. und IR im Kniegelenk, Ext. im Hüftgelenk |

**Tab. 4.8 Die Adduktoren im Hüftgelenk**

| Muskel | Ursprung | Ansatz | Funktion |
|---|---|---|---|
| **Mm. adductor longus und brevis** | Ramus sup./inf. ossis pubis | Femur (Linea aspera) | Add., AR, Flex. des Oberschenkels |
| **M. adductor magnus** | Os ischii | Femur (Linea aspera, Tuberculum add.) | Add., Ext., AR und IR des Oberschenkels |
| **M. obturatorius externus** | Foramen obturatum, Membrana obturatoria (Außenfläche) | Fossa trochanterica | AR und Add. des Oberschenkels |
| **M. gracilis** | Ramus inf. ossis pubis | Pes anserinus (med. Rand der Tuberositas tibiae) | Add. im Hüftgelenk, Flex. und IR im Kniegelenk |
| **M. pectineus** | Pecten ossis pubis | Femur (Linea pectinea) | Add., Flex. und AR im Hüftgelenk |



**Tab. 4.9 Die äußeren Hüftmuskeln**

| Muskel | Ursprung | Ansatz | Funktion |
|---|---|---|---|
| **M. gluteus maximus** | Os ilium, Os sacrum, Os coccygis | Tuberositas glutea, Tractus iliotibialis | Ext., AR, Abd. (Tractus iliotibialis) und Add. (Tuberositas glutea) des Oberschenkels |
| **M. gluteus medius** | Os ilium | Trochanter major | Abd. des Oberschenkels, teils IR, teils AR |
| **M. gluteus minimus** | Os ilium | Spitze des Trochanter major | Abd. des Oberschenkels, teils IR, teils AR |
| **M. tensor fasciae latae** | Spina iliaca ant. sup. | Tractus iliotibialis | Flex., IR und Abd. des Oberschenkels |
| **M. piriformis** | Innenfläche des Os sacrum | Trochanter major | AR und Abd. des Oberschenkels |
| **M. obturatorius internus** | Foramen obturatum, Membrana obturatoria (Innenfläche) | Fossa trochanterica | AR des Oberschenkels |
| **M. gemellus superior, M. gemellus inferior** | Spina ischiadica bzw. Tuber ischiadicum | Sehne des M. obturatorius internus | AR des Oberschenkels |
| **M. quadratus femoris** | Tuber ischiadicum | Crista intertrochanterica | AR und Add. des Oberschenkels |

## 4.5.2 Befunderhebung

*Ursula Wappelhorst*

Für die ausführliche Befunderhebung ▶ 4.3.2. Im Folgenden finden sich lediglich spez. Hinweise oder Testverfahren, die bei Störungsbildern im Bereich der Hüfte ergänzend zu berücksichtigen sind.

! Viele Hüfterkrankungen treten beidseitig auf.

! Eventuell pos. Trendelenburg- oder Duchenne-Zeichen (▶ 1.3.8) aufgrund von Schmerzen oder einer Schwäche der Hüftabduktoren

! Hüftbeschwerden imponieren häufig als Knieschmerzen (▶ 4.4.2).

! Nach TEP-Implantation (▶ 4.5.11) kann eine deutliche Beinverkürzung mit starker AR auf eine Luxation des Hüftgelenks hinweisen.

! Eine eingeschränkte Hüftextension wird häufig über eine verstärkte Lendenlordose kompensiert und kann zu sekundären Überlastungen in diesem Bereich führen.

! Ein veränderter Antetorsionswinkel führt zu einer Verschiebung der Rotationsmittellage (Fkt. Anatomie, ▶ 4.5.1).

**Zusatztest**

- **Thomas-Handgriff:** Zur Beurteilung der Extensionsfähigkeit des Hüftgelenks wird in RL das kontralat. Bein max. flektiert, bis die Lordose der LWS aufgehoben ist.
- Spez. Schmerzprovokationstests finden sich bei den jeweiligen Krankheitsbildern.
- **Spezifisches Assessment:** Western Ontario and McMaster Universities Osteoarthritis Index (WOMAC), ▶ 4.3.2

## 4.5.3 Physiotherapie bei konservativer Versorgung

Der im Folgenden beschriebene Behandlungsaufbau stellt einen Vorschlag für eine *exemplarische* Behandlung dar. Erfordern bestimmte Indikationen die Berücksichtigung besonderer Behandlungsgesichtspunkte und -maßnahmen, sind diese unter dem jeweiligen Krankheitsbild aufgeführt.

Um den Therapieerfolg nachhaltig zu sichern, kommt der Anleitung individueller Eigenübungen eine entscheidende Bedeutung zu.

Grundsätzlich zu beachten sind:

- Phasen der Wundheilung (▶ 4.1.1)
- Ärztliche Verordnung
- Individueller Befund und Schmerzsituation des Pat.
- Therapieziel des Pat. in Bezug auf Aktivität und Partizipation

Das Hüftgelenk ist ein sehr stabiles Gelenk, welches das Gewicht des Rumpfs auf die untere Extremität überträgt. In dieser Funktion wird es mechanisch stark beansprucht. Im Laufe des Wachstums kommt es zu physiologischen Veränderungen der Winkel am proximalen Femur (CCD-Winkel und Antetorsionswinkel, ▶ 4.5.1). Abweichungen der physiologischen Stellung (z. B. angeborene Hüftdysplasien, Coxa valga) führen zu einer vermehrten Druckbelastung der Gelenkflächen und begünstigen die Entstehung deg. Veränderungen und/oder Überlastungssyndromen. Luxationen sind dagegen sehr selten. Frakturen in diesem Bereich bedürfen i. d. R. einer relativ großen Krafteinwirkung oder werden durch Faktoren wie Coxa vara oder eine bestehende Osteoporose begünstig.

**Struktur/Funktion**

**Schmerzen lindern/Tonus regulieren**

- Aktives Bewegen im schmerzarmen Bereich
- Heiße Rolle (▶ 1.3.12) auf Glutealmuskulatur, Adduktoren, Hüftflexoren
- Quer-/Funktionsmassage (▶ 1.3.5) auf verkürzter, hypertoner Muskulatur, z. B. den Adduktoren
- MT (▶ 2.21): intermittierende schmerzlindernde Traktion, auch im ST
- ST (▶ 2.36): Pendeln in axialer oder neutraler Aufhängung, Lateral-/Distaltraktion
- Faszientechniken (▶ 2.12, ▶ 2.13)
- Elastisches Taping (▶ 3.3.6)
- Flossing (▶ 2.16)
- Bewegungsbad (▶ 1.3.11)

**Ödemresorption anregen**

- Aktives Bewegen
- MLD (▶ 2.20)
- Heiße Rolle

4

**Beweglichkeit erhalten/verbessern**

- Endgradiges Bewegen (assistiv/aktiv)
- Mobilisationstechniken (▶ 1.3.5)
- MT:
  - Traktions- und Gleitmobilisation in Behandlungsstellung (z. B. endgradig eingestellte Ext./IR)
  - Kompression zur Matrixstimulation und Verbesserung der Gleitfähigkeit des hyalinen Knorpels
- Längs-, Querdehnungen, v. a. im Bereich der Flexoren, Adduktoren und Außenrotatoren
- Mulligan (▶ 2.24)

**Muskelaktivität verbessern**

! In der Standphase gewährleisten v. a. die Extensoren und Abduktoren die Stabilität des Hüftgelenks.
- Stat. und dyn. Muskelarbeit v. a. der Hüftextensoren und -abduktoren
- Akrodynamische Therapie (▶ 2.2), auch in SL
- PNF (▶ 2.32): Beinpattern; Techniken: z. B. Dynamische Umkehr, Agonistische Umkehr; Sprinter in belasteter ASTE (Halbsitz, Stand an der Wand)
- Stabilisation im Halbsitz oder Stand, ggf. auf labiler Unterstützungsfläche
- MTT (▶ 2.23): Training überwiegend in der geschlossenen kinetischen Kette
- Fahrradergometer, Neurac ® (▶ 2.26), Bewegungsbad/Aquajogging

**Gangbild verbessern**

- Gangschulung (▶ 1.3.8)
- Bei Schmerzen ggf. Gehhilfen (Stöcke, Unterarmstützen) einsetzen
- Erarbeiten der optimalen Haltung (▶ 1.3.7)
- PNF: Gangschulung (▶ 2.32)
- Ggf. sensomotorische Einlagen (▶ 3.1.3)

**Aktivität/Partizipation**

**Mobilität im Alltag/Selbstständigkeit fördern**

- Hilfsmittel für den Alltag (z. B. Toilettensitzerhöhung, langer Schuhlöffel, Strumpfanziehhilfe, Greifzange)

- Korrekter Umgang mit Gehhilfen (Stützen, Rollator)
- Gehstrecke erweitern (eigene Ziele setzen)
- Gangsicherheit in Alltagssituationen trainieren: Hindernisse überwinden (z. B. Bordsteinkanten, Kopfsteinpflaster, Treppenstufen), Ein- und Aussteigen (Auto, öffentliche Verkehrsmittel)
- Sturzprophylaxe (▶ 8.3.2)

! Bei stark sturzgefährdeten Pat. ggf. Hüftprotektoren zur Frakturprophylaxe

- Anleitung von Eigenübungen

! Ggf. Gewichtsreduktion empfehlen

**Sportberatung**

- Zusammen mit dem Pat. nach geeigneten Sportarten suchen
- Ggf. entsprechende Hilfsmöglichkeiten anbieten, z. B. sensomotorische Einlagen (▶ 3.1.3) in Sportschuhen, Gehen mit Wanderstöcken

## 4.5.4 Physiotherapie nach operativer Versorgung

Im Folgenden findet sich eine Auswahl an Maßnahmen, die als Anregung zur Erstellung eines individuellen Behandlungsplans dienen. Abweichende Maßnahmen oder spezielle Kontraindikationen werden, falls erforderlich, bei einzelnen Krankheitsbildern aufgeführt.
Grundsätzlich zu beachten sind:

- Phasen der Wundheilung (▶ 4.1.1)
- Hebelverhältnisse nach Frakturen bzw. Umstellungsosteotomien (▶ 4.1.3)
- Ärztliche Verordnung
- Klinikinterne Behandlungsrichtlinien
- Individueller Befund und Schmerzsituation des Pat.
- Therapieziel des Pat. in Bezug auf Aktivität und Partizipation

Besonders die Angaben zu erlaubter Dauer und Höhe der Belastung sind klinikintern sehr unterschiedlich und in der Nachbehandlung entsprechend zu berücksichtigen.

### Phase I (bewegungsstabil-aktive Phase)

Trifft bis zur Wundheilung auch auf Pat. mit belastungsstabil versorgten Osteosynthesen zu. Lagerung anfangs in Kehl-, Braun-Schaumstoffschiene oder auf Kissen, i. d. R. in leichter Abduktion und Rotations-0-Stellung.

#### Struktur/Funktion

**DKPT verhindern**

▶ 1.3.3

**Schmerzen lindern/Tonus regulieren**

- Schmerzfreie Lagerung
- Bewegen im schmerzarmen Bereich (passiv, assistiv, aktiv)
- Heiße Rolle (▶ 1.3.12)
- Quer-/Funktionsmassage (▶ 1.3.5)
- Ggf. Eis nach dem Üben (für ca. 5 Min.)

! Befundabhängig LWS (▶ 4.10.3) und ISG (▶ 4.6.3) mitbehandeln

**Ödemresorption anregen**

- Hochlagerung (Fuß höher als Knie, Knie höher als Hüfte)
- Aktivierung der Muskelpumpe

- MLD (▶ 2.20)
- Kompressionsstrümpfe (ggf. MTS) vor der Mobilisierung

! Langes Sitzen mit starker Hüftflexion vermeiden

**Narbenbeweglichkeit verbessern**

Nach Abschluss der Wundheilung Narbenmobilisation (▶ 1.3.5).

**Beweglichkeit erhalten**

- Endgradige Bewegungen der angrenzenden Gelenke
- Ggf. CPM, mehrmals tgl. für 30 Min.
- PNF (▶ 2.32): kontralat. Beinpattern, Technik: Dynamische Umkehr

**Muskelaktivität erhalten**

- Stat. und dyn. Muskelarbeit der angrenzenden Muskulatur
- Akrodynamische Therapie (▶ 2.2)
- PNF: bilat. Armpattern, kontralat. Beinpattern, Techniken: Dynamische Umkehr, Agonistische Umkehr; Sprinter
- MTT (▶ 2.23) mit den Armen und dem kontralat. Bein; Geräte, z. B. Thera-Band

4

**Beweglichkeit verbessern**

- Heiße Rolle auf der antagonistischen Muskulatur (vorbereitend für die Mobilisationstechniken)
- Schonende Mobilisationstechniken (▶ 1.3.5): z. B. betontes Arbeiten am Bewegungsende, Reziproke Hemmung, AeK, PIR
- Mobilisation über prox. Hebel (Becken): widerlagernde Mobilisation (▶ 2.14); Beckenpattern bei endgradiger Hüftext./-flex. (▶ 2.32)

! Die endgradige Hüftextension/IR ist Voraussetzung für ein physiologisches Gangbild.

- ST (▶ 2.36): Aufhängung in SL zum Üben der Ext./Flex., in RL zum Üben der Abd.
- Bewegungsbad/Aquajogging (▶ 1.3.11) bei reizloser Wundsituation

**Muskelaktivität verbessern**

- Stat. und dyn. Muskelarbeit der hüftumgebenden Muskulatur, v. a. der Extensoren und Abduktoren
- Akrodynamische Therapie, auch in SL
- PNF: Sprinter, Beinpattern Flex./Abd./IR mit Knieflex., Ext./Abd./IR mit Knieext. (*keine* forcierte Rotation)

! Keine langen Hebel

- Stabilisation im Halbsitz, das betr. Bein steht auf dem Boden, ggf. mit UA-Stütze
- Bewegungsbad/Aquajogging bei reizloser Wundsituation
- Fahrradergometer (Belastung beachten)

**Gangbild verbessern**

- Gangschulung (▶ 1.3.8)
- Erarbeiten der optimalen Haltung
- Abhängig von der ärztl. Versorgung minimal belastender oder teilbelastender 3-Punkte-Gang; mithilfe einer Waage vorüben
- Gehhilfen: patientenabhängig UA-Stützen, Rollator oder Gehwagen

! Auf pos. Duchenne- oder Trendelenburg-Zeichen achten

### Aktivität/Partizipation

**Mobilität im Alltag/Selbstständigkeit fördern**

- Gehstrecke erweitern (eigene Ziele setzen)
- Gangsicherheit in Alltagssituationen trainieren: Hindernisse überwinden (z. B. Bordsteinkanten, Treppenstufen, Kopfsteinpflaster), Ein- und Aussteigen (Auto, öffentliche Verkehrsmittel)
- Hilfsmittel für den Alltag (z. B. Sitzerhöhung mit Keilkissen, Toilettensitzerhöhung, langer Schuhlöffel, Strumpfanziehhilfe, Greifzange)
- Anleitung von Eigenübungen

## Phase II (belastungsstabile Phase)

### Struktur/Funktion

**Schmerzen lindern/Tonus regulieren**

Wie in Phase I.

- Flossing (▶ 2.16)
- Faszientechniken (▶ 2.12, ▶ 2.13)

**Ödemresorption anregen**

Wie in Phase I.

**Beweglichkeit verbessern**

- Wie in Phase I
- MT (▶ 2.21): Traktions- und Gleitmobilisation

! Nicht nach TEP-Implantation

- Mulligan (▶ 2.24), auch in belasteten ASTEn, z. B. an der Treppe
- Mobilisation auf dem Pezziball

**Muskelaktivität/Stabilität verbessern**

- Wie in Phase I
- PNF (▶ 2.32): Beinpattern; Mattenprogramm, z. B. vom Ellenbogen-Knie-Stand zum VFST, Stabilisation, Vierfüßlergang
- ASTEn wählen, in denen Bewegungen gegen die Schwerkraft möglich sind (abhängig vom Muskelstatus), z. B. SL oder Stand auf dem nicht betr. Bein zur Kräftigung der Abduktoren
- Stabilisation im Stand/Einbeinstand: dynamische Bewegungen mit den Armen oder dem nicht betr. Bein, ggf. auf labiler Unterstützungsfläche
- Treppe gehen auf- und abwärts
- MTT (▶ 2.23): Training überwiegend in der geschlossenen kinetischen Kette
- Fahrradergometer, Neurac ® (▶ 2.26)
- Bewegungsbad (▶ 1.3.11)/Aquajogging

**Koordination schulen**

Stand beid- und einseitig auf Schaukelbrett, Sportkreisel, Airex-Pad®, Minitrampolin, Posturomed®.

**Gangbild verbessern**

- Wie in Phase I
- Erarbeiten der Standphase über Gewichtsverlagerung
- PNF: Skapula-Pelvis-Pattern als Vorübung zur Rumpfrotation
- PNF-Gangschulung: übertriebene Balance; Vorwärts-, Seitwärts- und Rückwärtsgang

4

### Aktivität/Partizipation

**Mobilität im Alltag/Selbstständigkeit fördern**
- Fkt. Bücken, Gegenstände aufheben und tragen
- Hilfsmittel: Strumpfanzieher, langer Schuhlöffel, Greifzange
- Sturzprophylaxe (▶ 8.3.2)
- Gangsicherheit in Alltagssituationen trainieren: Hindernisse überwinden (z. B. Bordsteinkanten, Treppenstufen, Kopfsteinpflaster)
- Gehstrecke erweitern (eigene Ziele setzen)
- Anleitung von Eigenübungen

**Sportartspezifisches Training anleiten**
- MTT (▶ 2.23)
- Je nach ausgeübter Sportart Training spezifischer Bewegungsabläufe, z. B. Absprung- und Landungsphase, Ausdauertraining, Stopp and Go (Leichtathletik, Lauf- und Ballsportarten)
- Zusammen mit dem Pat. ausgeübte Sportart überdenken (Technik kontrollieren) und ggf. nach Alternative suchen (Sport mit Endoprothesen, ▶ 5.4)
- Ggf. entsprechende Hilfsmöglichkeiten anbieten, z. B. sensomotorische Einlagen (▶ 3.1.3) in Sportschuhen, Gehen mit Wanderstöcken

! Um erneute Verletzungen zu vermeiden, im Rahmen der Rehabilitation auch die Bewegungen gezielt trainieren, durch die wiederholt Verletzungsgefahr besteht

4

## 4.5.5 Coxa valga

Bei der Coxa valga liegt der CCD-Winkel über der altersentsprechenden Norm: bei Neugeborenen über 150°, beim 8-jährigen Kind über 140°, beim Erwachsenen über 135°.

### Ursachen
- Genetische Fehlentwicklung
- Angeborene Hüftdysplasie und ggf. damit verbundene Hüftluxation

! Erkrankungen des zentralen Nervensystems, die ein Kräfteungleichgewicht der hüftumgebenden Muskulatur hervorrufen, führen langfristig zu einer Veränderung des Schenkelhalswinkels.

### Symptome
- Funktionsverlust der Hüftmuskulatur
- Sog. „Watschelgang“, evtl. pos. Trendelenburg-Zeichen (▶ 1.3.8)
- Ziehende Schmerzen im Bereich des Hüftgelenks mit schneller Ermüdbarkeit der Muskeln
- Insertionstendopathie am Trochanter major

### Ärztliche Diagnostik
Berechnung des reellen CCD-Winkels mithilfe eines Röntgenbilds.

### Ärztliche Therapie
**Konservativ**
Physiotherapie.

**Operativ**
Varisierungsosteotomie.

! Bei zu starker Varisierung Gefahr der Insuffizienz des M. gluteus med. (pos. Trendelenburg-Zeichen, ▶ 1.3.8)

## Coxa valga antetorta

Vorkommen häufig bei Kindern, in einigen Fällen kombiniert mit einer Hüftdysplasie.

### Symptome

Vermehrte IR des betr. Hüftgelenks, innenrotiertes Gangbild.

### Ärztliche Therapie

Ggf. Antitorsionseinlagen, ggf. derotierend-varisierende Umstellungsosteotomie.

### Physiotherapie

▶ 4.5.3, ▶ 4.5.4, nach Umstellungsosteotomien ▶ 4.5.10.

## 4.5.6 Coxa saltans

Synonym: **Schnappende Hüfte.**

Schmerzhaftes, ruckartiges Springen des Tractus iliotibialis über den Trochanter major, bedingt durch starke Vorwölbung des Trochanter major. Häufig bei jungen Mädchen.

### Ursachen

- Allg. Bindegewebsschwäche
- BLD

### Ärztliche Therapie

**Konservativ**

Lokale Injektion von Lokalanästhetika, ggf. mit Glukokortikoidzusatz.

**Operativ**

Selten notwendig.

- Weichteileingriff: Z-Plastik zur Verlängerung des Tractus iliotibialis
- Knöcherner Eingriff: Abtragen von verdickten Trochanter-major-Anteilen

### Physiotherapie

▶ 4.5.3, ▶ 4.5.4

- Nach Z-Plastik schmerzadaptiert TB bis zum Abschluss der Wundheilung
- Postop. keine aktive Abd. für 2 Wo.

## 4.5.7 Hüftdysplasie/kongenitale Hüftgelenksluxation

Pädiatrie, ▶ 10.4.5

**Hüftdysplasie:** Ossifikationsstörung der Hüftpfanne: In der Regel ist die Pfanne zu steil, abgeflacht und nach kranial ausgezogen. Keine Dislokation des Hüftkopfs.

**Hüftluxation:** Dislokation des Hüftkopfs aus der dysplastischen Pfanne.

### Ursache

Multifaktorielles Erbleiden, M : F = 1 : 6, ca. 40 % doppelseitig. Häufigkeit der Hüftdysplasie in Deutschland ca. 4 %.

### Symptome

- Abspreizhemmung
- Faltenasymmetrie an Oberschenkel und Gesäß
- Beinverkürzung und Bewegungsarmut

- Instabilitätszeichen: Das Ortolani-Zeichen mit spür- und hörbarem Schnappen (entsprechend einer [Sub-]Luxation des Hüftkopfs) hat seit der Verfügbarkeit der Hüftsonografie an Bedeutung zur Beurteilung von lockeren, instabilen (ein- und ausrenkbaren) Hüftgelenken verloren.
- Gangbild (▶ 1.3.8): bei Laufbeginn bei einseitiger Hüftluxation hinkendes Gangbild (Duchenne-Hinken), bei doppelseitiger Hüftluxation sog. Watschelgang („Charlie-Chaplin-Gang")
- Trendelenburg-Zeichen pos.

In Deutschland wird im Rahmen der gesetzlich verankerten Untersuchungen zur Früherkennung und Prophylaxe von Folgeschäden bei Neugeborenen zwischen der 4. und 6. Wo. eine Sonografie der Hüften durchgeführt.

## Ärztliche Therapie

**Konservativ**

Durch tiefe Zentrierung des Hüftkopfs in die Pfanne (Abspreizstellung der Hüfte) lässt sich eine Nachreifung und Ausbildung einer normalen Pfanne erreichen. Je früher die Behandlung einsetzt, desto besser ist das Ergebnis.

- Therapie mit Spreizhosen
- Ggf. Pavlik-Bandagen
- Ggf. Braun-Schiene
- Overhead-Extension und/oder Gips bei stark instabilen oder subluxierten Hüften

4

**Operativ**

- Ziel der operativen Korrektur bei Hüftdysplasie ist eine Formverbesserung der dysplastischen Hüftpfanne und damit eine bessere Zentrierung des Hüftkopfes.
- Bei Vorliegen eines Repositionshindernisses muss der Hüftkopf ggf. operativ eingestellt werden. In einigen Fällen ist dann später noch ein Eingriff zur Verbesserung der Hüftkopfüberdachung notwendig.
- Pfannendachplastik bei Hüftdysplasie (Kinder):
  - **OP nach Lance, Pemberton:** im Alter von 2–6 Jahren; Prinzip: Das Pfannendach wird nach Osteotomie ventrolateral heruntergeschwenkt und zur Abstützung ein Knochenkeil aus dem Becken in den Osteotomiespalt eingebracht.
  - **OP nach Salter** (▶ Abb. 4.13): im Alter von 2–6 Jahren; Prinzip: Osteotomie am Os ilium prox. des Pfannenerkers; das dist. Osteotomiefragment wird ventralisiert und lateralisiert, in den Osteotomiespalt wird ein autologer Beckenkammspan eingebracht. Fixierung mit Kirschner-Draht und Gipsbehandlung für 6 Wo., anschl. Entfernung des Kirschner-Drahts.

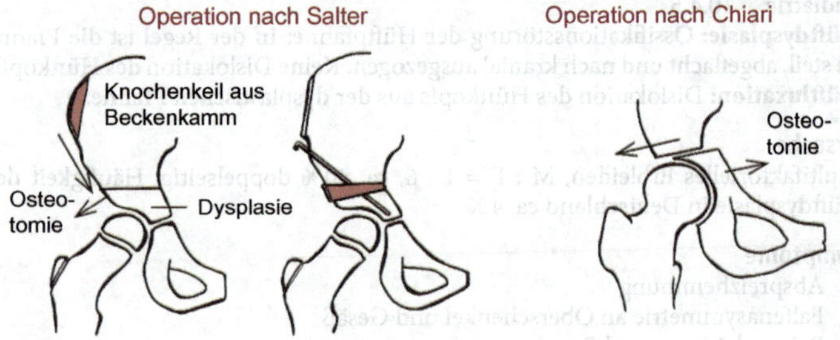


Abb. 4.13 Operative Verfahren bei Hüftdysplasie [L190]

- **OP nach Chiari** (▶ Abb. 4.13): bei Kindern > 10 Jahre; Prinzip: Osteotomie am Pfannenerker, Medialisierung des dist. Beckens. In manchen Fällen mit Kirschner-Draht fixiert, keine Gipsbehandlung, ggf. Extensionsbehandlung.
- **Polygonale Beckenosteotomie (Pfannenschwenkosteotomie, Triple-Osteotomie)**: bei älteren Kindern und jungen Erwachsenen; Prinzip: Ventralisierung und Lateralisierung des Pfannendachs durch Durchtrennung von Sitz-, Scham- und Darmbein. Rotation der Pfanne, Einbringen von Osteosynthesematerial. Metallentfernung nach einem Jahr.

### Physiotherapie

▶ 4.5.3

### Physiotherapie nach Pfannendachplastiken

▶ 4.5.4, PT Becken nach operativer Versorgung ▶ 4.6.4.

- Postop. minimal belastender Gang für ca. 6 Wo., nach Röntgenkontrolle langsamer Übergang auf VB
- Ggf. Ruhigstellung im Becken-Bein-Gips für ca. 6 Wo., ggf. Extensionsbehandlung
- Während der Ruhigstellung intensive DKPT-Prophylaxe (▶ 1.3.3), Pat. zu Eigenübungen anleiten

## 4.5.8 Femoroazetabuläres Impingement (FAI)

Mechanische Enge zwischen Hüftkopf und Hüftgelenkspfanne. Schmerzen beim Beugen und Abspreizen des Hüftgelenks. Einteilung je nach Ursprung der knöchernen Veränderungen in Pincer-Impingement und Cam-Impingement.

**Pincer-FAI:** Veränderungen an der Hüftgelenkspfanne mit Deformierung im Sinne einer Greifzange. Durch vermehrte Überdachung des Gelenkkopfs ist ein Anschlagen des Hüftgelenkskopfs an das Pfannendach möglich (engl. pincer = Greifzange). Vermehrt bei Frauen zwischen dem 30. und 40. Lebensjahr.

**Cam-FAI:** Wucherungen im Bereich des Schenkelhalsknochens mit Aufhebung der dort vorhandenen Taillierung. Dieser Knochenwulst verengt den Gelenkspalt und bedingt das mögliche Anschlagen des Schenkelhalses an das Labrum des Pfannendachs (engl. cam = Nockenwelle). Vermehrt bei jungen, sportlich aktiven Männern (z. B. Fußballern).

Beide Formen können kombiniert auftreten und mit Veränderungen des Labrum acetabulare einhergehen.

### Ursachen

Noch nicht ausreichend geklärt.

### Symptome

Leistenschmerz, Oberschenkelschmerz, Schmerzen bei Innenrotation, Schonhaltung durch Außenrotation, Schmerzen bei Flexion und Abduktion.

### Ärztliche Diagnostik

Rö. Hüfte in 2 Ebenen sowie ggf. Kernspintomografie.

### Ärztliche Therapie

**Konservativ**

Analgetika, Antiphlogistika, Physiotherapie.

**Operativ**
Arthroskopie:
- Dekompression der Enge (Entfernung von Osteophyten, Taillierung des Schenkelhalses)
- Ggf. Labrumchirurgie

## Physiotherapie
▶ 4.5.3, ▶ 4.5.4, nach Arthroskopie 2–4 Wochen minimale bzw. Teilbelastung bei vollem ROM.

## 4.5.9 Hüftkopfnekrose
Aseptische, nichttraumatische subchondrale Osteonekrose als Folge einer lokalen Durchblutungsstörung (▶ Tab. 4.10). M : F = 4 : 1, bei Erwachsenen vorwiegend zw. 30. und 60. Lj., zu 50 % beidseitig vorkommend. Bei Kindern (meist 5.–9. Lj.) als **Morbus Perthes** bezeichnet.

**Tab. 4.10 Stadien der Hüftkopfnekrose (nach Ficat/Arlet)**

| Stadium | Klinischer/pathologischer Befund |
|---|---|
| Stadium 0 | Keine Symptome, Veränderungen im MRT, Knochenszintigramm pos. |
| Stadium 1 | Leistenschmerz, geringe Bewegungseinschränkung (IR) |
| Stadium 2 | Erste röntgenolog. Veränderungen, Sklerosen und Zysten am Hüftkopf |
| Stadium 3 | Sequestrierung des Knorpels |
| Stadium 4 | Zusammenbruch des Hüftkopfs |

### Risikofaktoren
- Stoffwechselstörungen (Fettstoffwechselstörung, Gicht)
- Gefäßerkrankungen (art. Verschlusskrankheit, Thrombose)
- Alkoholabusus
- Blutkrankheiten
- Glukokortikoide, Chemotherapie

### Symptome
Plötzliche, belastungsabhängige Leistenschmerzen, Bewegungseinschränkungen.

### Ärztliche Diagnostik
Röntgen, MRT.

### Ärztliche Therapie
**Konservativ**
Krankheitsverlauf meist progredient. Ursache, wenn möglich, beseitigen (Alkohol, Glukokortikoide). Prostaglandininfusion zur Durchblutungsförderung.

**Operativ**
- **Stadium 1 und 2:** gelenkerhaltender Eingriff. Anbohrung des Nekroseherds (Forage) oder Entnahme eines bis in die nekrotischen Areale reichenden Knochenzylinders (zentrale Markraumdekompression nach Ficat). Postop. minimal belastender Gang für 6 Wo.
- **Stadium 2 und 3:** ggf. Umstellungsosteotomie (Nekroseherd wird aus der Belastungszone herausgedreht, meist Flexions-/Valgisierungsosteotomie)
- **Stadium 4:** Hüft-TEP

## Physiotherapie

▶ 4.5.3, schmerzabhängig Entlastung an UA-Stützen.

## Physiotherapie nach operativer Versorgung

▶ 4.5.4; PT nach Umstellungsosteotomien ▶ 4.5.10; PT nach endoprothetischer Versorgung ▶ 4.5.11.

Nach Forage i. d. R. keine Limitierung der Bewegung und Belastung. Schmerzadaptierte, schonende Bewegungen sorgen dafür, dass alle Knorpelbereiche gleichmäßig belastet werden.

# 4.5.10 Koxarthrose

Sammelbezeichnung für degenerative Veränderungen des Hüftgelenks mit schmerzhafter Funktionsminderung, v. a. im Erwachsenenalter. Steigende Zahl von Koxarthrosepatienten durch höhere Lebenserwartung.

### Ursachen

- Primäre Koxarthrose 25 % (idiopathisch)
- Sekundäre Koxarthrose (75 %): Entstehung aus nicht vollständig ausgeheilten Hüfterkrankungen, z. B. Epiphyseolysis capitis femoris, Hüftdysplasie, rheumatische Erkrankungen, bakterielle Koxitis, Morbus Perthes, posttraumatische Hüftkopfnekrosen

### Symptome

Familiär gehäuftes Auftreten, insbes. bei Rheuma. Schmerzen in Leiste, Gesäß, OS bis ins Knie ausstrahlend. Ruhe-, Einlauf- und Belastungsschmerzen mit Bewegungseinschränkung.

### Befund

Verkürzungs- oder Schmerzhinken, Trochanterklopfschmerz, Leistendruckschmerz, frühzeitige schmerzhafte Einschränkung der IR, Hüftkontrakturen mit sekundären Beschwerden (Rücken- und Knieschmerz).

Röntgen: Beckenübersicht mit den typischen Arthrosezeichen (Gelenkspaltverschmälerung, osteophytäre Randzackenbildung, Geröllzysten, subchondrale Sklerosierung).

### Ärztliche Therapie

**Konservativ**

- Allgemeine Maßnahmen wie Gewichtsreduktion, Belastungsregulation, PT
- Medikamentöse Therapie: knorpelaufbauende Substanzen (z. B. Hyaluronsäure intraartikulär oder Chondroitinsulfat oral), Schmerzmittel, Antiphlogistika, intraartikuläre Injektionen, z. B. Lokalanästhetika (ggf. mit Glukokortikoiden)
- Orthopädietechnische Versorgung: Handstock auf der nicht betr. Seite, Pufferabsätze, elastischer Fersenkeil, Toilettensitzerhöhung

**Operativ**

- Korrigierende gelenkerhaltende Eingriffe, z. B. hüftnahe Femurkorrekturosteotomie:
  - Varusfehlstellung → valgisierende Hüftumstellung
  - Valgusfehlstellung → varisierende Hüftumstellung
  - Coxa valga antetorta → intertrochantäre derotierende Varisierung (IDVO); bei Epiphyseolysis capitis femoris ggf. Osteotomie nach Imhäuser

! Bei Varisierungs-OP Insuffizienz des M. gluteus med. durch Trochanter-major-Hochstand möglich (pos. Trendelenburg-Zeichen, ▶ 1.3.8); ggf. Trochanterverlagerung nach distal
- Endoprothetische Versorgung (▶ 4.5.11)

### Physiotherapie bei konservativer Versorgung

▶ 4.5.3
Im Vordergrund steht, neben der Schmerzreduktion, der Erhalt der Beweglichkeit des betr. Gelenks. Insbesondere bei beginnenden Arthrosen ist eine möglichst physiologische Belastung anzustreben, um eine Progredienz zu vermeiden. Dafür müssen die angrenzenden Gelenke mit berücksichtigt werden.

! Vorhandene Bewegungseinschränkungen können zu sekundären Überlastungen in anderen Körperabschnitten (z. B. der LWS) führen.
- Bei fortgeschrittenen Arthrosen besteht der Therapieerfolg häufig lediglich in der Vermeidung der Progredienz.
- Ggf. Hilfsmittelversorgung (UA-Stützen, Handstock), Einlagen (▶ 3.1.3)

### Physiotherapie nach operativer Versorgung

▶ 4.5.4, nach Versorgung mit Endoprothese ▶ 4.5.11.
Nach **Umstellungsosteotomien** erfolgt die NB nach den Kriterien der operativen Frakturbehandlung (▶ 4.1.3).
- Bewegungsstabilität aktiv
- Postop. 6 Wo. minimal belastender Gang, dann VB nach Röntgenbefund

! Bei varisierenden Umstellungsosteotomien werden die kl. Glutaeen angenähert und neigen zur aktiven Insuffizienz (pos. Trendelenburg-Zeichen).
! Bei valgisierenden Umstellungsosteotomien werden die kl. Glutaeen verlängert und neigen zum Hypertonus.

## 4.5.11 Endoprothetischer Gelenkersatz

Indikation zu endoprothetischen Eingriffen (TEP) bei nicht mehr durch konservative Behandlungsmaßnahmen bzw. gelenkerhaltende Umstellungsosteotomie therapierbarer Arthrose des Hüftgelenks.

### Operative ärztliche Therapie

- Junger Pat.: zementfreie Hüft-TEP oder Hüftkopfkappe. Bei zementfreier Hüft-TEP auch Kurzschaftprothese mit Erhalt des Schenkelhalses und schmalem, kurzem Schaft möglich.
- 60.–75. Lj.: Hybrid-System, d. h. teilzementierte TEP mit zementfreier Pfanne, Schaft zementiert; postop. VB möglich
- Ältere Pat.: zementierte TEP, Pfanne und Schaft zementiert; postop. VB möglich
- Operative Zugangswege: vorderer (Eingehen oberhalb des M. gluteus med.), hinterer (Absetzen der Außenrotatoren) und transglutealer (Spalten der Abduktoren) Zugang möglich

### Physiotherapie nach endoprothetischer Versorgung

▶ 4.5.4; Sport mit Endoprothesen ▶ 5.4.
- Bei zementfreier Implantation postop. 2 Wo. minimal belastender Gang, z. T. auch VB möglich
- Bei teil- oder zementierter Implantation i. d. R. VB erlaubt, ggf. minimal oder teilbelastender Gang bis zum Abschluss der Wundheilung

- Abhängig vom operativen Zugang sind postop. Add./AR (beim vorderen oder transglutealen Zugang) bzw. Add./IR (beim dorsalen Zugang) für mind. 6 Wo. verboten (bis zur Bildung eines Kapselersatzgewebes).
- Flex. bis 6 Wo. postop. auf 90° limitiert, bei dorsalem Zugang ggf. auf 60°

! Tiefes Sitzen vermeiden (Luxationsgefahr)

! Eine deutliche Beinverkürzung mit starker AR kann auf eine Luxation des Hüftgelenks hinweisen.

- SL auf der *nicht* betr. Seite mit entsprechender Lagerung zur Vermeidung der Adduktion möglich.
- Postop. Kontrolle des N. femoralis (Quadrizepsaktivität) und N. ischiadicus (Fußfunktion), da diese durch die Operation irritiert sein können.

## TEP-Wechsel

### Operative ärztliche Therapie

- Posterolateraler Zugang mit Durchtrennung der Außenrotatoren und Längsschnitt des M. gluteus max., insbes. wenn Zement aus dem Femur entfernt werden muss
- Seitlicher Zugang, z. B. Bauer-Zugang, insbes. bei zementfreien Prothesen
- Bevorzugt zementfreies Prothesensystem beim Wechsel

## Physiotherapie nach TEP-Wechsel

▶ 4.5.4

- In der Regel postop. Bettruhe für ca. 5 Tage, abhängig von der Weichteilsituation

! Intensive DKPT-Prophylaxe (▶ 1.3.3)

- Bei zementfreier Implantation postop. 6–12 Wo. minimal belastender Gang
- Abhängig vom operativen Zugang sind postop. Add./IR (beim posterolateralen Zugang, häufiger), bzw. Add./AR (beim transglutealen Zugang) für 6–12 Wo. verboten.
- Flexion bis 6 Wo. postop. auf 90° limitiert, ggf. auch auf 60°; Abduktion i. d. R. bis 30° (Rücksprache mit dem Operateur)

! Tiefes Sitzen vermeiden (Luxationsgefahr)

- SL auf der *nicht* betr. Seite mit entsprechender Lagerung zur Vermeidung der Adduktion i. d. R. erst nach 2 Wo.
- Postop. Kontrolle des N. femoralis (Quadrizepsaktivität) und N. ischiadicus (Fußfunktion), da diese durch die Operation irritiert sein können.

## TEP und TEP-Wechsel mit Pfannendachplastik

### Operative ärztliche Therapie

Bei totalendoprothetischer Versorgung des Hüftgelenks und bestehender Pfannendysplasie kann ein Keil aus dem resezierten Hüftkopf zur Pfannenverbesserung angeschraubt werden.

## Physiotherapie nach TEP-Wechsel mit Pfannendachplastik

▶ 4.5.4, Hüftgelenksdysplasie/angeborene Hüftluxation ▶ 4.5.7.

Postop. minimal belastender Gang für 6–12 Wo.

! *Keine* aktive Abd., isometrische Spannungsübungen der Abduktoren aus vorgegebener Annäherung sind erlaubt.

! Beim assistiven Bewegen in die Abd. darf kein hartes Endgefühl entstehen → Gefahr des Anstoßens des Trochanter major (kann sekundär zum Impingement führen).

4

### Girdlestone-Hüfte

Komplette Kopf- und Schenkelhalsresektion nach Infektion oder infizierter TEP.

#### Operative ärztliche Therapie

- Komplette Resektion von Kopf und Schenkelhals bzw. der Prothese und sämtlicher Osteosynthesematerialien.
- In der Regel Versorgung mit Spül-Saug-Drainage und langfristiger Antibiotikagabe, ggf. Einbringen eines Palacosspacers (Platzhalter)
- Postop. ca. 5 Tage Bettruhe
- Gegebenenfalls einzeitige (sofortige) oder zweizeitige (nach Entfernung des Spacers) erneute TEP-Implantation

### Physiotherapie bei Girdlestone-Hüfte

▶4.5.4

- Während der Bettruhe intensive DKPT-Prophylaxe (▶1.3.3), Eigenübungsprogramm anleiten
- Mobilisation der betr. Hüfte vorsichtig unter Traktion; das Kniegelenk kann im seitl. Überhang bewegt werden.
- Aufgrund der deutlichen Beinverkürzung (3–5 cm) ist ein Schuhausgleich erforderlich; die hüftumgebende Muskulatur ist aktiv insuffizient.

! Immer Rücksprache mit dem Operateur: Belastbarkeit und Bewegungslimitierung sind abhängig vom AZ des Pat. und einer ggf. geplanten erneuten TEP-Implantation.

### Tumorprothese

#### Operative ärztliche Therapie

Bei ausgeprägten Osteolysen i.d.R. Resektion von Hüftkopf, Schenkelhals und prox. Femur einschl. Trochanter major. Deshalb wird während der OP die am Trochanter major ansetzende Muskulatur an der Prothese fixiert und bei Luxationsgefahr ggf. eine Schnapppfanne eingebaut.

### Physiotherapie bei Tumorprothese

▶4.5.4

! Immer Rücksprache mit dem Operateur: Belastbarkeit und Bewegungslimitierung sind abhängig von den durchtrennten und refixierten Muskeln, der Art der Verankerung der Prothese und dem Zustand des verbliebenen Knochens.

## 4.5.12 Periarthritis coxae (Tensor-fasciae-latae-Syndrom)

Schmerzen im Bereich des Trochanter major, insbes. bei Bewegung. Keine Bewegungseinschränkungen. Häufiges Krankheitsbild bei Varusfehlform der Hüfte sowie bei in Varusfehlstellung implantierter Hüft-TEP.

#### Konservative ärztliche Therapie

Infiltration mit Lokalanästhetikum, Glukokortikoiden.

### Physiotherapie

▶4.5.3

! Beurteilung der Beckenstellung (fkt. oder anat. Beckenschiefstand, ▶4.6.1)

## 4.5.13 Bursitis trochanterica

Entzündung des Schleimbeutels am Trochanter major. Kann in allen Altersgruppen vorkommen; Frauen sind häufiger betr. als Männer.

**Ursache**

- Reiben der Fascia lata des lateralen Oberschenkels mit Sehnenschnappen der Sehnenplatte über dem Trochanter major
- Starke Belastung der äußeren OS-Muskulatur
- BLD
- Veränderungen des CCD-Winkels (▶ 4.5.5), z. B. Coxa vara

**Symptome**

Stechend-ziehende Schmerzen; der größte Schmerz befindet sich direkt über dem Trochanter major. Die Schmerzen treten meist nach Belastung auf.

**Ärztliche Diagnostik**

Ultraschalluntersuchung, Röntgen, MRT.

**Konservative ärztliche Therapie**

Salbe, Antiphlogistika oral, Injektionstherapie, ggf. Bursektomie.

### Physiotherapie

▶ 4.5.3

! Beurteilung der Beckenstellung (fkt. oder anat. Beckenschiefstand, ▶ 4.6.1)

## 4.5.14 Piriformissyndrom

**Symptome**

- Schmerz im Gesäß
- Schmerzhafte IR im Hüftgelenk
- Abd. und Add. des Beins gegen Widerstand schmerzhaft
- Hüftstreckung eingeschränkt

**Ursachen**

- Neuralgie des N. gluteus inf.
- Verletzungen im Gesäß
- Sturz
- Unsachgemäße intragluteale Injektion

**Konservative ärztliche Therapie**

Injektionstherapie (Lokalanästhetika, ggf. mit Glukokortikoiden) im Bereich des M. piriformis und/oder des N. gluteus inf., Physiotherapie.

### Physiotherapie

▶ 4.5.3

! Beurteilung der Beckenstellung

## 4.5.15 Grazilissyndrom

Synonym: **Pierson-Syndrom.**

4

Sportbedingter Überlastungsschaden der Adduktorensehnen (insbes. des M. gracilis) im Sinne einer Insertionstendopathie, z. T. mit örtlicher Osteonekrose des Schambeins.

### Symptome

Druckschmerz am Grazilisursprung (seitl. Schambein) und ausstrahlender Schmerz ins Obturatoriusgebiet (medialer OS) bei Beanspruchung der Adduktoren.

### Konservative ärztliche Therapie

Injektionstherapie, orale Antiphlogistikagabe, Iontophorese, Magnetfeldtherapie, Physiotherapie.

### Physiotherapie

▶ 4.5.3

## 4.5.16 Distale Femurfraktur

Entstehung durch axiale Gewalteinwirkung (Auffahrunfall, Sturz aus großer Höhe), Osteoporose bei Gelenkprothesen (Knie).

### Formen

- Suprakondyläre Frakturen und Kondylenfrakturen (intraartikuläre, T- oder Y-förmige Frakturlinie)
- Periprothetische Frakturen (bei einliegenden Hüft- und Knieprothesen)

### Operative ärztliche Therapie

- Plattenosteosynthese, stufenlose Wiederherstellung der Gelenkflächen (DCS) und retrograder Femurmarknagel
- DFN, alternativ UFN retrograd, LISS-Platte, NCB-periprothetisches Femurplattensystem, Krallenplatten, Cables

### Physiotherapie

▶ 4.5.4, i. d. R. 6 Wo. minimal belastender Gang

## 4.5.17 Femurschaftfraktur

Entstehung durch axiale Gewalteinwirkung (Quer-, Spiral- oder Trümmerfrakturen).

### Operative ärztliche Therapie

- Platten- oder Marknagelosteosynthese
- Monofixateur
- Intramedulläre Schienung (ESIN beim Kind)

### Physiotherapie

▶ 4.5.4, bei Querfrakturen bzw. bei Versorgung mit Marknagel VB, sonst i. d. R. 6 Wo. minimal belastender Gang.

## 4.5.18 Pertrochantäre/Subtrochantäre Fraktur

Entstehung durch direkte Gewalteinwirkung (Sturz auf die Hüfte); ältere Menschen sind häufiger betr. Die Fraktur ist meist disloziert, sodass eine operative Versorgung notwendig wird.

**Operative ärztliche Therapie**

- Winkelplattenosteosynthese oder DHS, je nach Frakturlokalisation
- PFN/γ-Nagel und Cables

### Physiotherapie

▶ 4.5.4, bei Versorgung mit Winkelplatte ca. 6 Wo. minimal belastender Gang, sonst i. d. R. VB möglich.

## 4.5.19 Schenkelhalsfraktur

Entstehung durch indirekte Gewalteinwirkung, axiale Krafteinwirkung oder Osteoporose.

**Formen**

- Mediale (einschl. subkapitale) Frakturen: Gefahr der Hüftkopfnekrose (▶ 4.5.9) und/oder der heterotopen Ossifikation
- Laterale Frakturen: außerhalb der Gelenkkapsel

Entscheidend für die Prognose ist der Winkel zwischen Frakturlinie und Horizontale (▶ Tab. 4.11): je größer der Winkel, desto ungünstiger die Prognose.

**Tab. 4.11 Einteilung nach Pauwels**

| | |
|---|---|
| Pauwels I | Winkel < 30° (Abduktionsfrakturen = stabile Frakturen) |
| Pauwels II | Winkel 30°–70° |
| Pauwels III | Winkel > 70° (Adduktionsfrakturen) |

**Ärztliche Therapie**

**Konservativ**

- Pauwels I: frühfkt. mit VB
- Nach Belastungsversuch: Röntgen; wenn Fraktur verschoben → OP

**Operativ**

- Pauwels II/III: mit Zugschraubenosteosynthese
- TEP, bei intakter Hüftpfanne auch Duokopfprothese bei med. Frakturen
- Bei Pat. < 60 J. Schraubenosteosynthese mit anatomischer Rekonstruktion

### Physiotherapie

▶ 4.5.4, bei Versorgung mit Schraubenosteosynthese minimal belastender Gang für ca. 6 Wo., sonst i. d. R. VB möglich.

## 4.5.20 Azetabulumfraktur

Entstehung durch starke axiale Gewalteinwirkung. Häufig kombiniert mit Beckenringfrakturen.

**Formen**

- Frakturen des dorsokranialen Pfannenrands sind am häufigsten (Knieanpralltrauma) und können mit Hüftluxation einhergehen.
- Frakturen des dorsalen Pfeilers
- Frakturen des ventralen Pfeilers (Frakturlinie zieht schräg durch die Pfanne)
- Querfrakturen des Pfannenbodens und Kombinationsfrakturen (Querfraktur und Fraktur des dorsokranialen Pfannendachs)

4

**Ärztliche Therapie**

**Konservativ**

Alle unverschobenen Frakturen ohne Beteiligung des Hüftgelenks bis zu 3 Mon. minimal belastender Gang.

**Operativ**

Alle übrigen Frakturen: Schrauben- und/oder Plattenosteosynthese mit spez. Rekonstruktionsplatten aus dem Beckeninstrumentarium; i. d. R. 6 Wo. minimal belastender Gang.

**Physiotherapie**

▶ 4.5.4, Belastung s. o.

### 4.5.21 Hüftgelenksluxation

Sehr selten, große Gewalteinwirkung notwendig. Häufig indirekte Krafteinwirkung wie beim Knieanpralltrauma (Dashboard-Injury) oder Kombination von Stoß, Rotation und Hebelwirkung (Sprung aus großer Höhe).

**Formen**

- Hintere Luxation: häufig verbunden mit einer Abrissfraktur des Hüftkopfs
- Vordere Luxation: Luxatio pubica, nach vorn-oben; Luxatio obturatoria, nach vorn-unten

**Ärztliche Therapie**

Sofortige Reposition, da Gefahr der Hüftkopfnekrose.

**Konservativ**

Selten.

**Operativ**

Osteosynthese bei Abrissfrakturen des Hüftkopfs.

**Physiotherapie**

▶ 4.5.4

- Schmerzabhängig bewegungsstabil aktiv
- Belastung abhängig von den Begleitverletzungen, ohne diese: in der Regel 3 Wo. minimal belastender Gang

## 4.6 Becken

### 4.6.1 Funktionelle Anatomie

*Roman Preis*

Das Becken (▶ Abb. 4.14) wird aus dem rechten und linken Os coxae, dem Os sacrum und dem Os coccygis gebildet. Der knöcherne Ring stellt eine fkt. Einheit dar, die das Oberkörpergewicht auf beide Beine verteilen bzw. die Bewegungen der Beine an den Rumpf weiterleiten muss. Voraussetzung für diese Aufgaben ist die Stabilität des Beckenrings. Diese wird durch Bänder und Muskeln (s. u.) sowie durch die Einkeilung des Sakrums sichergestellt. Das keilförmige, sich nach unten verschmälernde Sakrum wird sowohl in der Frontal- als auch in der Transversalebene zwischen beide Os coxae eingekeilt.

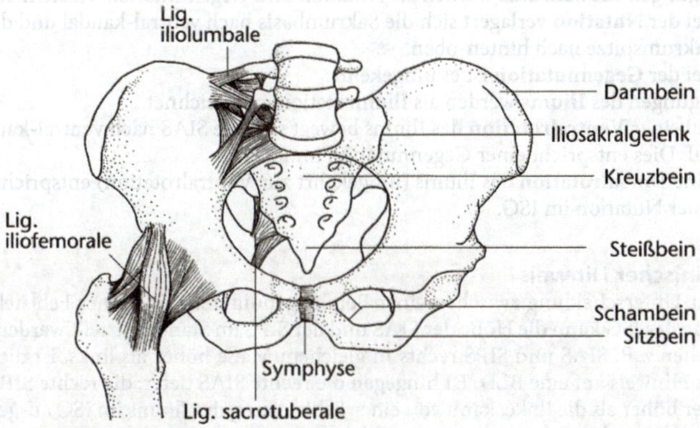


Abb. 4.14 Knochen und Bänder des Beckens [L190]

! Geht die Stabilität des Beckenrings an einer Stelle verloren, ist die Stabilität insgesamt beeinträchtigt. Dies kann z. B. bei traumatischer Symphysensprengung, Beckenfrakturen oder durch hormonelle Veränderungen in der Schwangerschaft entstehen.

Man unterscheidet zwei dorsale Gelenke (Iliosakralgelenke) und eine ventrale Beckenringverbindung (Symphyse).

## Iliosakralgelenk (ISG)

Die beiden ISG werden durch bumerangförmige Gelenkflächen des Iliums und des Sakrums gebildet. Der Gelenkspalt steht annähernd in der Sagittalebene. Die Gelenkflächen sind rau, besitzen Furchen und Erhebungen und sind mit hyalinem Knorpel überzogen.

! Die Gelenkflächen sind bei Männern und Frauen unterschiedlich: Furchen und Erhebungen sind beim Mann deutlicher ausgeprägt und zahlreicher vorhanden. Dadurch gewinnt das Gelenk eine größere Stabilität (sog. **Formschluss**). Bei der Frau hingegen finden sich weniger und geringer ausgeprägte Unebenheiten, sodass die Bänder und Muskeln mehr zur Stabilisierung des Gelenks beitragen müssen. Man spricht hierbei von **Kraftschluss.**

### Bänder des ISG

Zahlreiche Bänder stabilisieren das ISG und bremsen Bewegungen:

- Die Ligg. sacroiliaca ventralia, das Lig. sacrotuberale und das Lig. sacrospinale hemmen die Nutationsbewegung (s. u. „Bewegungen des ISG").
- Die Ligg. sacroiliaca dorsalia und das Lig. iliolumbale hemmen die Gegennutation (s. u.).
- Die Ligg. sacroiliaca interossea stabilisieren das Gelenk direkt im Gelenkspalt.

### Bewegungen des ISG

Durch die verschiedenen stabilisierenden Faktoren sind nur minimale Bewegungen möglich. Die Bewegungen haben unterschiedliche Bezeichnungen, je nachdem, welcher der beiden Gelenkpartner sich bewegt.

Bewegungen des **Sakrums** werden als Nutation und Gegennutation bezeichnet:
- Bei der **Nutation** verlagert sich die Sakrumbasis nach ventral-kaudal und die Sakrumspitze nach hinten-oben.
- Bei der **Gegennutation** ist es umgekehrt.

Bewegungen des **Iliums** werden als Iliumrotationen bezeichnet.
- Bei einer **Ventralrotation** des Iliums bewegt sich die SIAS nach ventral-kaudal. Dies entspricht einer Gegennutation im ISG.
- Eine **Dorsalrotation** des Iliums (umgekehrt zur Ventralrotation) entspricht einer Nutation im ISG.

**! Klinischer Hinweis**

Zur Unterscheidung zwischen einer Beinlängendifferenz und einer Fehlstellung des ISG kann die Höhe der SIAS und der SIPS im Stand beurteilt werden. Stehen z. B. SIAS und SIPS rechts in gleichem Maße höher als links, ist dies ein Hinweis auf eine BLD. Ist hingegen die rechte SIAS tiefer, die rechte SIPS aber höher als die linke, kann von einer Fehlstellung des Iliums im ISG ausgegangen werden.

4

**Muskeln und Faszien**

Alle Muskeln, die am Os sacrum oder Os ilium entspringen bzw. ansetzen, können Bewegungstendenzen im ISG auslösen. Fkt. bedeutsam sind aber v. a. Muskeln, die zur Stabilität des Gelenks beitragen. Dazu sind zum einen horizontal verlaufende Muskeln mit gelenkkomprimierender Wirkung (z. B. M. piriformis) in der Lage. Zum anderen sind Muskeln wichtig, die die Fascia thoracolumbalis und Fascia glutea spannen (z. B. M. gluteus maximus) und dadurch die Stabilität erhöhen.

**Selbststabilisierungsmechanismus des ISG**

Ein System aus Formschluss- und Kraftschlusskomponenten trägt zu einer Selbststabilisierung des ISG bei. Dabei spielt die Nutation eine besondere Rolle. Sie kommt z. B. im aufrechten Stand durch das auf die Sakrumbasis einwirkende Rumpfgewicht zustande. Die Nutation spannt die meisten ISG-Bänder (v. a. Lig. sacrotuberale), dadurch werden die dorsalen Anteile der Ossa ilia zusammengezogen und die Kompression im ISG erhöht. Somit trägt die Konstruktion des Gelenks zu einer Selbststabilisierung bei. Dies ist v. a. während der einfach unterstützten Gangphasen wichtig.

**! Klinischer Hinweis**

Bei Verdacht auf eine Hypermobilität des ISG kann versucht werden, mithilfe eines Gurts (z. B. Behandlungsgurt aus der MT) probeweise den Kraftschluss zu erhöhen. Dazu wird der Gurt unmittelbar kranial des Trochanter major um das Becken getragen. Führt die Probebehandlung zu einer Schmerzreduktion, kann ein spezieller ISG-Beckengurt gekauft werden (über ein Orthopädie-Fachgeschäft zu beziehen). In der Therapie sollte ein ergänzendes Training der beckenumgebenden Muskeln durchgeführt werden.

**Symphyse**

Rechtes und linkes Schambein sind über ovale Gelenkflächen und einen eingelagerten Faserknorpel (Discus interpubicus) miteinander verbunden. Der Knorpel besitzt einen Längsspalt, der mit Synovialflüssigkeit ausgefüllt ist (Cavum articulare). Oberhalb und unterhalb sowie ventral und dorsal der Symphyse verlaufen Bänder, die mit dem Diskus verwachsen sind und die Symphyse stabilisieren. Dadurch sind nur minimale Wackelbewegungen, z. B. beim Gehen, möglich.

**! Klinische Hinweise**

- ISG und Symphyse üben beim Gehen eine stoßdämpfende Funktion aus. Bei der Ganganalyse können Schmerzen und eine verkürzte Standbeinphase Hinweise auf eine Funktionsstörung im Beckenring sein.
- Bei einer Fehlstellung des Iliums geraten die am Ilium entspringenden Muskeln unter vermehrten Zug. Dies kann zu Irritationen an ihren Insertionsstellen führen: Häufig sind Reizerscheinungen am Pes anserinus, am medialen Meniskus und an der Patella zu finden. Daher ist bei Kniebeschwerden – neben den übrigen Gelenken der unteren Extremität – immer auch das ISG in das Clinical Reasoning einzubeziehen.

## 4.6.2 Befunderhebung

*Ursula Wappelhorst*

Für die ausführliche Befunderhebung ▶ 4.3.2 sowie ▶ 4.10.2. Im Folgenden finden sich lediglich spez. Hinweise oder Testverfahren, die bei Störungsbildern im Bereich des Beckens ergänzend zu berücksichtigen sind.

- Häufig schmerzauslösendes Ereignis, z. B. Tritt ins Leere, Sprung aus großer Höhe
- Beurteilung des Gangbilds: verkürzte Standphase bei Belastungsschmerzen als Hinweis auf eine ISG-Blockade
- Druckdolenz im Bereich des Sakralsulkus oder des Lig. sacrotuberale können auf eine Fehlstellung hinweisen.
- Beurteilung des Muskeltonus, insbes. der Muskeln, die das Becken in der Fehlstellung fixieren (z. B. M. iliopsoas, ischiokrurale Muskulatur)

! Die angrenzenden Gelenke, v. a. die LWS, müssen als Schmerzursache ausgeschlossen werden.

! Sind alle Bewegungsrichtungen am ISG schmerzhaft, muss differenzialdiagnostisch an eine Sakroiliitis gedacht werden.

- Begleiterkrankungen/frühere Ereignisse, z. B. Morbus Bechterew, Schwangerschaften/Geburten
- Funktionsuntersuchung des Beckenbodens und der Bauchmuskulatur (▶ 11.9.2)
  ! Eine insuffizienter Beckenboden kann Ursache für Schmerzen im ISG sein.

### Zusatztests

- **Dreiphasentest:** In BL wird das Bein in drei Stufen zunächst im Hüftgelenk (Fixierung des Ileums), dann im ISG (Fixierung des Sakrums) und zuletzt in der LWS (Fixierung der oberen LWS) in Extension bewegt und dabei sowohl das Bewegungsausmaß als auch eine evtl. Schmerzprovokation beurteilt.
- Schmerzprovokationstests, z. B.:
  - **Dorsales Gapping:** In RL oder SL werden die Beckenschaufeln ventral zusammengedrückt, sodass die hinteren Bänder des ISG unter Spannung geraten.
  - **Ventrales Gapping:** In RL werden die Beckenschaufeln ventral auseinandergedrückt, sodass die ventralen Bänder des ISG unter Spannung geraten.
- Beweglichkeitstests, z. B.:
  - **Vorlaufphänomen:** Im Stand wird der Pat. bei gleichzeitiger Palpation der SIPS aufgefordert, sich nach vorne zu beugen. Bewegt sich eine Spina schneller mit (Vorlauf), ist das ein Hinweis auf eine ISG-Blockierung.

– **Ilium-Hebetest:** In BL wird das Ilium gegenüber dem Sakrum in kleinen Bewegungen etwas nach dorsal bewegt, während der Untersucher gleichzeitig den Bewegungsausschlag im Sakralsulkus palpiert.

> **!** **Klinischer Hinweis**
> Da es sich beim ISG um ein Gelenk mit sehr geringem Bewegungsausmaß handelt, sind Schmerzprovokationstests in diesem Bereich deutlich aussagekräftiger als Beweglichkeitstests.

## 4.6.3 Physiotherapie bei konservativer Versorgung

Der im Folgenden beschriebene Behandlungsaufbau stellt einen Vorschlag für eine *exemplarische* Behandlung dar. Erfordern bestimmte Indikationen die Berücksichtigung besonderer Behandlungsgesichtspunkte und -maßnahmen, sind diese unter dem jeweiligen Krankheitsbild aufgeführt.
Um den Therapieerfolg nachhaltig zu sichern, kommt der Anleitung individueller Eigenübungen eine entscheidende Bedeutung zu.
Grundsätzlich zu beachten sind:

- Phasen der Wundheilung (▶ 4.1.1)
- Ärztliche Verordnung
- Individueller Befund und Schmerzsituation des Pat.
- Therapieziel des Pat. in Bezug auf Aktivität und Partizipation

Der knöcherne Beckenring ist über die beiden ISG und die Symphyse so verbunden, dass die Beweglichkeit in diesem Bereich zugunsten der Stabilität sehr stark eingeschränkt ist. Lediglich im Laufe der Schwangerschaft kommt es aufgrund der hormonellen Veränderungen zu einer Zunahme der physiologischen Beweglichkeit. Beschwerden aufgrund einer Hypermobilität (z. B. Symphysenlockerung während oder nach einer SS, ▶ 11.7.5) machen häufig eine Stabilisierung des Beckenrings erforderlich.
Muskulär bedingte Fehlstellungen des Iliums, z. B. aufgrund von Funktionsstörungen im Bereich der unteren Extremität, müssen von einer tatsächlichen IGS-Blockierung unterschieden werden. Einer Blockade geht i. d. R. ein adäquates Trauma (z. B. Tritt ins Leere) voraus. Dann muss das Gelenk entsprechend der vorliegenden Fehlstellung mobilisiert werden.

### Struktur/Funktion

#### Schmerzen lindern/Tonus regulieren

- MT (▶ 2.21): intermittierende Gleitmobilisation in die schmerzfreie Bewegungsrichtung

! Sind alle Bewegungsrichtungen schmerzhaft, muss differenzialdiagnostisch an eine Sakroiliitis gedacht werden.

- WT (▶ 1.3.12): Heiße Rolle auf allen Muskeln, die das Gelenk in der Fehlstellung halten

! Funktionsmassage, Querfriktionen (▶ 1.3.5)

- Bei Instabilitäten (z. B. in der Schwangerschaft) ggf. passive Stabilisation mit einem Beckengurt (z. B. Sacroiliac Belt, ▶ 11.7.5)

#### Fehlstellung beheben

- MT: Mobilisation in die schmerzfreie Bewegungsrichtung
- Beckenmobilisation, z. B. Beckenpattern (▶ 2.32)

## 4.6.4 Physiotherapie nach operativer Versorgung

Im Folgenden findet sich eine Auswahl an Maßnahmen, die als Anregung zur Erstellung eines individuellen Behandlungsplanes dienen. Abweichende Maßnahmen oder spezielle Kontraindikationen werden, falls erforderlich, bei einzelnen Krankheitsbildern aufgeführt.
Grundsätzlich zu beachten sind:

- Phasen der Wundheilung (▶ 4.1.1)
- Hebelverhältnisse nach Frakturen bzw. Umstellungsosteotomien (▶ 4.1.3)
- Ärztliche Verordnung
- Klinikinterne Behandlungsrichtlinien
- Individueller Befund und Schmerzsituation des Pat.
- Therapieziel des Pat. in Bezug auf Aktivität und Partizipation

Besonders die Angaben zu erlaubter Dauer und Höhe der Belastung sind klinikintern sehr unterschiedlich und in der Nachbehandlung entsprechend zu berücksichtigen.

### Phase I (bewegungsstabil-aktive Phase)

#### Struktur/Funktion

▶ 4.5.4 (PT Hüfte nach operativer Versorgung).

**DKPT verhindern**

▶ 1.3.3

**Schmerzen lindern**

- Schmerzfreie Lagerung (ggf. Lagerung öfter wechseln)
- Allg. Entspannung, z. B. Lösungstherapie (▶ 2.17), PMR (▶ 2.31)

! Befundabhängig LWS (▶ 4.10.3) mitbehandeln

**Beweglichkeit erhalten**

Endgradige Bewegungen der angrenzenden Gelenke, v. a. des Hüftgelenks.

**Muskelaktivität erhalten/verbessern**

- Stat. und dyn. Muskelarbeit mit den Armen und soweit erlaubt mit den Beinen, z. B. Akrodynamische Therapie (▶ 2.2)
- PNF (▶ 2.32): bilat. sym. Armpattern, stat. bilat. Beinpattern in Hüftextension
- Bewegungsbad (▶ 1.3.11) bei reizloser Wundsituation

#### Aktivität/Partizipation

**Transfer schulen**

Aufstehen aus dem Bett mit hochgestelltem Kopfteil.

**Gangbild verbessern**

- Gangschulung (▶ 1.3.8)
- Erarbeiten der optimalen Haltung (▶ 1.3.7)
- Abhängig von der ärztl. Versorgung minimal belastender oder teilbelastender 3-Punkte-Gang, Belastung mithilfe einer Waage vorüben
- Gehhilfen: patientenabhängig UA-Stützen, Rollator oder Gehwagen

### Phase II (belastungsstabile Phase)

#### Struktur/Funktion

▶ 4.5.4

**Beweglichkeit erhalten**
Wie in Phase I.

**Muskelaktivität/Koordination verbessern**
- Wie in Phase I
- PNF (▶ 2.32): Mattenprogramm, z. B. VFST (Stabilisation), Vierfüßlergang, Kniestand und -gang, Beinpattern mit Dynamischer Umkehr
- ST (▶ 2.36), Neurac® (▶ 2.26)
- Stand ein- und beidseitig auf Schaukelbrett, Sportkreisel, Airex-Pad®, Minitrampolin, Posturomed®
- MTT (▶ 2.23): z. B. Zugapparat im Sitz; Geräte, z. B. Thera-Band, Staby
- Fahrradergometer

**Gangbild verbessern**
- Gangschulung (▶ 1.3.8)
- Erarbeiten der optimalen Haltung (▶ 1.3.7)
- Erarbeiten der Standphase
- PNF, z. B. übertriebene Balance, Gangschulung; auch Seit- und Rückwärtsgang

4

### Aktivität/Partizipation

**Mobilität im Alltag/Selbstständigkeit fördern**
- Fkt. Bücken, Gegenstände aufheben und tragen
- Hilfsmittel: Strumpfanzieher, langer Schuhlöffel, Greifzange
- Sturzprophylaxe (▶ 8.3.2)
- Gangsicherheit in Alltagssituationen trainieren: Hindernisse überwinden (z. B. Bordsteinkanten, Treppenstufen, Kopfsteinpflaster)
- Gehstrecke erweitern (eigene Ziele setzen)
- Anleitung von Eigenübungen

**Sportartspezifisches Training anleiten**
- MTT
- Je nach ausgeübter Sportart Training spezifischer Bewegungsabläufe, z. B. Absprung- und Landungsphase, Ausdauertraining, Stopp and Go (Leichtathletik, Lauf- und Ballsportarten)
- Zusammen mit dem Pat. ausgeübte Sportart überdenken (Technik kontrollieren) und ggf. nach Alternative suchen
- Ggf. entsprechende Hilfsmöglichkeiten anbieten, z. B. sensomotorische Einlagen (▶ 3.1.3) in Sportschuhen, Gehen mit Wanderstöcken

! Um erneute Verletzungen zu vermeiden, im Rahmen der Rehabilitation auch die Bewegungen gezielt trainieren, durch die wiederholt Verletzungsgefahr besteht.

## 4.6.5 ISG-Blockierung

90 % der Erwachsenen haben einen Beckenschiefstand. Durch eine Schiefstellung des Beckens, die sog. dreidimensionale Beckenverwringung, kommt es zu einer seitenungleichen Belastung der Strukturen und dadurch zu einer ISG-Blockierung. Dies kann zur Verstärkung der Muskulatur einer Körperhälfte und gleichzeitig zur Schwächung der Gegenseite führen.

**Ärztliche Diagnostik**

Verschiedene klinische Tests können eine Beckenverwringung nachweisen, z. B.:
- Menell-Handgriff (Sakroiliitis)
- Vorlaufphänomen (ISG-Blockierung)
- Derbolowski-Test (variable BLD)
- Dreiphasentest (▶ 4.6.2)

**DD:** Lenden-, Becken-, Hüftregion.

### Physiotherapie

▶ 4.6.3

## 4.6.6 Symphysenlockerung/-sprengung

Störungen im Bereich der Knochenverbindungen am vorderen Beckenring führen zum sog. Symphysensyndrom und äußern sich als Schmerzen am Schambein, die aber auch in den OS, ggf. sogar bis in den US und Fuß ausstrahlen können und dann von einer pseudoradikulären Symptomatik kaum mehr zu unterscheiden sind. Im Unterschied dazu bleiben die Schmerzen bei der Ostitis pubis (Knochenentzündung am Schambein) und auch Periostitis pubis (Knochenhautentzündung) meist lokal auf das Schambein begrenzt.

**Ursachen**
- Entzündung im Rahmen einer Schambeinentzündung
- Prellungen
- Symphysenlockerung und -sprengung bei Frauen während der SS bzw. nach der Entbindung oder im Rahmen eines Beckentraumas

**DD:** Symphysitis (Symphysenentzündung), Ostitis pubis, Grazilissyndrom (▶ 4.5.15).

**Konservative ärztliche Therapie**

Antiphlogistika, Injektionen mit Lokalanästhetikum, ggf. mit Glukokortikoiden, Physiotherapie, ggf. Beckengurt.

### Physiotherapie

▶ 4.6.3, während der SS ▶ 11.7.5

## 4.6.7 Beckenfrakturen

### Beckenrandfraktur

Bruchbereiche bei Beckenrandfrakturen sind Darmbeinschaufel, freier Kreuzbeinanteil, Steißbein, Sitz- und Schambein; Beckenstatik und -kontinuität bleiben erhalten.

Sonderform: Abrissfraktur oder Apophyseolyse der SIAS beim Kind.

**Ärztliche Therapie**

**Konservativ**

Frühfkt. PT unter analgetischer Therapie, schmerzabhängige Belastung.

**Operativ**

Rekonstruktion mit spez. Beckenosteosyntheseplatten oder durch Schraubenosteosynthese.

4

## Beckenringfraktur

Entstehung durch direkte und indirekte Gewalteinwirkung: Sturz, Verkehrsunfall, Einklemmung. Je nach Ausmaß der Begleitverletzungen starker Blutverlust mit Schock. Wegen hoher Komplikationsrate (Verletzungen von Nerven und Blase) Behandlung in spez. Zentren erforderlich.

**Formen**

Je nach Gewalteinwirkung (von vorne oder von der Seite) Entstehung von:
- lateralen Impressionsverletzungen des ISG und des vord. Beckenrings,
- horizontalen Verletzungen mit Zerreißung der Symphyse und Sprengung der Iliosakralfugen,
- Kreuzbeinfrakturen.

**Ärztliche Therapie**
**Konservativ**
- Bei stabilen vorderen Ringfrakturen Mobilisierung unter minimaler Belastung der betr. Seite nach 3–4 Tagen
- Bei kombinierten, unverschobenen Frakturen Bettruhe für max. 1 Wo., anschl. i. d. R. schmerzabhängige Belastung

**Operativ**
- Meist in spez. Zentren mit entsprechendem Beckeninstrumentarium und Rekonstruktionsplatten
- Schraubenosteosynthese im Bereich der ISG, iliolumbale Fusion (Beckenring mit Lendenwirbel)
- Fixateur externe

## Physiotherapie

▶ 4.6.4, i. d. R. minimal belastender Gang für 6 Wo.

# 4.7 Hand

## 4.7.1 Funktionelle Anatomie

*Roman Preis*

Daumen, Finger und Handwurzelknochen bilden untereinander sowie mit Radius und Ulna eine Vielzahl an Gelenken. Das komplexe System der unterschiedlichen Gelenke ermöglicht sämtliche Funktionsbewegungen der Hand. An dieser Stelle ist lediglich eine auszugsweise Beschreibung funktionell-anatomischer Aspekte möglich.

**Handgelenke**

▶ Abb. 4.15

**Proximales Handgelenk (Art. radiocarpalis)**

Das distale Ende des Radius und der Discus articularis bilden mit dem Skaphoid, dem Lunatum und dem Triquetrum ein Eigelenk. Dabei stellen die Handwurzelknochen (als Einheit betrachtet) den (bi)konvexen Gelenkpartner dar.
Die Gelenkpfanne ist um ca. 10° nach palmar geneigt. Daraus resultiert eine größere Fähigkeit zur Palmarflexion. Außerdem ist die Gelenklinie um ca. 20–30° nach ulnar geneigt, wodurch eine größere Ulnarduktion möglich wird.

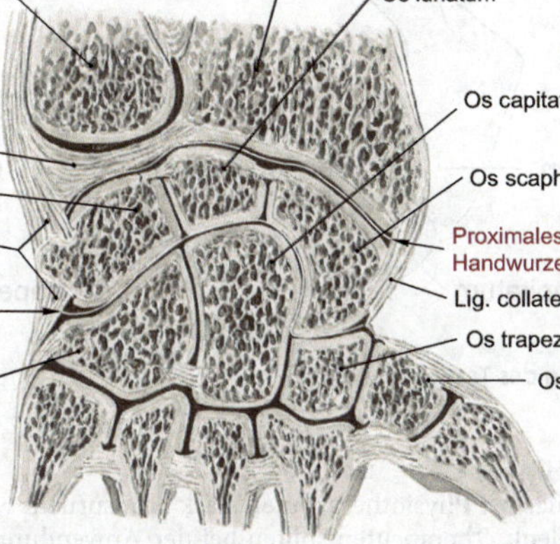


Abb. 4.15 Proximales und distales Handgelenk [S007-1-22]

Der Discus articularis bildet die Gelenkfläche für das Os triquetrum. Er ist v. a. Zugbelastungen ausgesetzt und besteht folglich aus Faserknorpel mit nur geringen Anteilen von hyalinem Knorpel.

**Distales Handgelenk (Art. mediocarpalis)**
In einem verzahnten Scharniergelenk artikuliert die proximale Reihe der Handwurzelknochen mit der distalen Reihe.

## Bewegungsmöglichkeiten der Handgelenke

- Dorsalextension: 70–80°
- Palmarflexion: 80–90°
- Ulnarduktion: 30–40°
- Radialduktion: 20–30°

Radial- und Ulnarduktion finden im proximalen Handgelenk statt. Die Dorsalextension findet zu größeren Teilen im distalen, die Palmarflexion überwiegend im proximalen Handgelenk statt.
Die Gelenkkapseln beider Handgelenke sind palmar straffer als dorsal – dies ist eine weitere Erklärung für die größere Palmarflexionsfähigkeit.

**Daumensattelgelenk**
Im Daumensattelgelenk artikuliert die Basis des Os metacarpale I mit dem Os trapezium. Das Trapezium steht nicht in einer Reihe mit den anderen Handwurzelknochen, sondern ist um ca. 60° nach palmar gedreht (▶ Abb. 4.16). Daraus resultiert eine um ca. 60° gedrehte Flex.-Ext.-Achse, wodurch die Greiffunktionen der Hand erst ermöglicht werden.

! Für die Ab- und Adduktion ist die Gelenkfläche des Trapeziums konkav, für die Flexion und Extension hingegen konvex. Dies ist bei Gleitmobilisationen zu beachten.

4

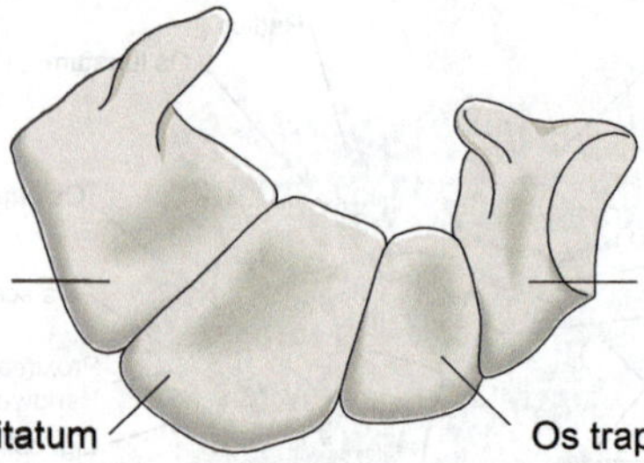


Abb. 4.16 Stellung des Trapeziums [L157]

4

**! Klinischer Hinweis**

Ein Gelenk, das bei Physiotherapeuten stark beansprucht wird, ist das Daumengrundgelenk. Therapeuten sollten bei der Anwendung von manuellen Techniken darauf achten, das Gelenk nicht in Überstreckung zu belasten, um Schmerzen und Degeneration vorzubeugen. Gleiches gilt für die Fingergelenke.

## Funktionelle Aspekte

### Stabilisierung des Handgelenks

Bei Tätigkeiten mit geballter Faust oder mit den Fingern arbeiten alle Handgelenkmuskeln zusammen (Antagonistensynergie). Dabei ist die günstigste Stellung des Handgelenks eine mittlere Ext. und leichte Ulnarduktion, da in dieser Stellung die drei prox. Handwurzelknochen in der Gelenkpfanne des Radius zentriert gehalten werden.

### Greiffunktion und Tragen von (schweren) Gegenständen

Durch den Verlauf über mehrere Gelenke können die langen Finger- und Handgelenksmuskeln bei Alltagsaktivitäten in ein optimales Längen-Spannungs-Verhältnis gebracht werden.
So werden durch eine Dorsalext. von ca. 30° im Handgelenk die Fingerbeuger von prox. verlängert, sodass sie für ihre Greiffunktion optimal Kraft entwickeln können. Dies ist z. B. beim Greifen und Schreiben wichtig (**Funktionshand**).

**! Klinischer Hinweis**

Das Zusammenspiel der Finger- und Handgelenkmuskeln (▸ Tab. 4.12, ▸ Tab. 4.13, ▸ Tab. 4.14) kann z. B. auch bei der Entstehung der Epicondylitis humeri lateralis (▸ 4.8.8) eine Rolle spielen. Durch hypertone Flexoren wird die Arbeit der Extensoren erschwert, die in der Folge überlastet und gereizt werden. In der Therapie sind daher ausgeglichene Tonus- und Aktivitätsverhältnisse zwischen Flexoren und Extensoren herzustellen.

Tab. 4.12 Muskeln des Daumenballens (Thenar)

| Muskel | Ursprung | Ansatz | Funktion |
|---|---|---|---|
| **M. adductor pollicis** | Os capitatum, III. Mittelhandknochen | Ulnares Sesambein, Basis des Daumengrundglieds | Add./Flex. des Grundgelenks, hilft bei der Opposition |
| **M. opponens pollicis** | Retinaculum flexorum, Os trapezium | Radialer Rand des I. Mittelhandknochens | Opposition des I. Mittelhandknochens |
| **M. flexor pollicis brevis** | Retinaculum flexorum, Os trapezium, Os trapezoideum, Os capitatum | Radiales Sesambein, Basis des Daumengrundglieds | Flex. des Grundgelenks, hilft bei der Opposition |
| **M. abductor pollicis brevis** | Retinaculum flexorum, Os scaphoideum | Radiales Sesambein, Basis des Daumengrundglieds | Palmare Abd. |

Tab. 4.13 Fingermuskulatur

| Muskel | Ursprung | Ansatz | Funktion |
|---|---|---|---|
| Flexorengruppe | | | |
| **M. flexor digitorum superficialis** | Epicondylus med. humeri, Proc. coronoideus ulnae und Vorderfläche des Radius | Mittelglieder des II.–V. Fingers | Flex. in den Handgelenken, Flex. in Grund- und Mittelgelenken der Finger II–V |
| **M. flexor digitorum profundus** | Ulna, Membrana interossea | Endglieder des II.–V. Fingers | Flex. aller übersprungenen Gelenke |
| **M. flexor pollicis longus** | Vorderfläche des Radius | Endglied des Daumens | Flex. des Daumens bis ins Endglied |
| Extensorengruppe | | | |
| **M. extensor digitorum** | Epicondylus lat. humeri | Dorsalaponeurose des II.–V. Fingers | Ext. der Hand und Finger II–V |
| **M. extensor digiti minimi** | Epicondylus lat. humeri | Dorsalaponeurose des V. Fingers | Ext. des V. Fingers |
| **M. abductor pollicis longus** | Hinterfläche von Radius und Ulna, Membrana interossea | I. Mittelhandknochen | Radialabd. von Hand und Daumen, hilft bei der Opposition |
| **M. extensor pollicis brevis** | Hinterfläche von Radius und Ulna, Membrana interossea | Grundglied des Daumens | Radialabd. von Hand und Daumen, Ext. im Daumengrundgelenk, Reposition des opponierten Daumens |
| **M. extensor pollicis longus** | Hinterfläche der Ulna, Membrana interossea | Endglied des Daumens | Daumenext. und Add. zum Zeigefinger, Reposition des opponierten Daumens |
| **M. extensor indicis** | Hinterfläche der Ulna | Dorsalaponeurose des Zeigefingers | Zeigefingerext., Unterstützung der Handext. |

| Tab. 4.14 Muskeln des Kleinfingerballens (Hypothenar) | | | |
|---|---|---|---|
| **Muskel** | **Ursprung** | **Ansatz** | **Funktion** |
| **M. abductor digiti minimi** | Retinaculum flexorum, Os pisiforme | Basis des Kleinfingergrundglieds | Abd. des Kleinfingers |
| **M. flexor digiti minimi brevis** | Retinaculum flexorum, Os hamatum | Basis des Kleinfingergrundglieds | Flex. im Grundgelenk, Abd. des Kleinfingers |
| **M. opponens digiti minimi** | Retinaculum flexorum, Os hamatum | Außenrand des V. Mittelhandknochens | Opposition des V. Mittelhandknochens |

## 4.7.2 Befunderhebung der oberen Extremität

*Ursula Wappelhorst*

4

Jede Befunderhebung stellt einen systematischen Prozess dar, bei dem die Angaben des Pat. und die Erfahrungen des Ther. Einfluss auf den nächsten Untersuchungsschritt nehmen (Clinical Reasoning, ▶ 1.1.4). So machen z. B. Angaben, die eine radikuläre Symptomatik vermuten lassen, eine unmittelbare neurologische Untersuchung erforderlich.
Die Befunderhebung berücksichtigt nach dem ICF-Modell die Ebenen der **Struktur und Funktion** sowie der **Aktivität und Partizipation (Teilhabe)**. Während auf der ersten Ebene mögliche strukturelle Veränderungen und damit einhergehende funktionelle Einschränkungen erhoben werden, beinhaltet die zweite Ebene eine Einschätzung der Alltagsaktivitäten. Das heißt, inwieweit ist der Pat. durch die bestehenden funktionellen Einschränkungen in seiner Teilhabe beeinträchtigt. Diese Informationen bilden die Grundlage für die gemeinsame Zielformulierung und Behandlungsplanung.
Die hier aufgeführten Untersuchungsschritte dienen lediglich als Gedankenstützen, welche Informationen im Bereich der oberen Extremität wichtige Hinweise über das Problem des Pat. liefern können. Sie sind *nicht* als festgelegte Reihenfolge zu verstehen.

### Struktur/Funktion

#### Anamnese

- Krankheitsverlauf/Unfallhergang
- Ärztl. Versorgung
- Gegebenenfalls Ergebnisse bildgebender Diagnostik (z. B. Röntgen, MRT, CT)
- Einseitige Belastungen (Beruf/Freizeitaktivitäten), z. B. Arbeiten über Kopf, PC-Arbeit, stark belastende Sportarten
- Rechts-, Linkshändigkeit
- Vorausgegangene Verletzungen, z. B. Luxationen, Bandverletzungen, Frakturen
- Relevante Begleiterkrankungen, z. B. Osteoporose, Hämophilie
- Frühere Erkrankungen, z. B. chron. Polyarthritis, Morbus Scheuermann (evtl. ausgeprägte BWS-Kyphose)
- **Schmerzanamnese:**
  - Beschwerdezeitraum: akut, subakut, chronisch?
  - Schmerzauslösendes Ereignis oder schleichender Schmerzverlauf?
  - Auftreten der Schmerzen: im Tagesverlauf, Ruhe- oder Anlaufschmerz, nächtliche Schmerzen, haltungs- oder bewegungsabhängig?
  - Schmerzlokalisation: lokal, ausstrahlend, ein- oder beidseitig?

  - Schmerzcharakter: stechend, dumpf; gleich bleibend oder wechselnd?
  - Evtl. Begleitphänomene, z. B. Sensibilitätsstörungen, motorische Defizite?
- Einschätzung der Schmerzintensität (VAS/NRS), ggf. Visualisierung der Beschwerden (Körperschema)

! Bei brennendem Dauerschmerz in Verbindung mit massivem Ödem und i. d. R. deutlicher Überwärmung an CRPS I denken (▶ 4.20.4)

- Schmerzlinderung: wodurch?

**Klinischer Hinweis**

Ergeben sich in der Anamnese Hinweise auf mögliche Kontraindikationen für eine physiotherapeutische Behandlung (Red Flags, ▶ 1.2.1) ist eine *sofortige* Überweisung zum verordnenden Arzt angezeigt.

Zeigen sich Hinweise auf psychosoziale Risikofaktoren (Yellow Flags), muss das weitere Therapiemanagement die Gefahr der Chronifizierung berücksichtigen (Chronischer Schmerz, ▶ 1.5).

### Inspektion

! Beurteilung immer im Seitenvergleich

- Konstitution/habituelle Haltung:
  - Längen, Breiten, Tiefen (FBL, ▶ 2.14): z. B. Verhältnis Schultergürtelbreite – transversaler Thoraxdurchmesser
  - Liegt eine statische Überlastung bestimmter Strukturen (z. B. der Flexoren) vor?
  - Schonhaltungen, z. B. vermehrte Add/IR der Schulter bei Schmerz
- Stellung von HWS, BWS und Schultergürtel, z. B. zervikothorakale Kyphose, Scapula alata, Protraktion
- Konturen:
  - Atrophien, z. B. des M. infraspinatus
  - Kontinuitätsunterbrechung, z. B. nach Bizepssehnenruptur
  - Deformitäten, z. B. nach Klavikulafraktur oder Schulterluxation; Klaviertastenphänomen nach AC-Gelenksprengung
- Achsenfehlstellungen des Ellenbogens, z. B. nach Luxationen, Frakturen
- Form und Stellung der Hand:
  - Achsabweichungen, z. B. nach dist. Radiusfraktur
  - Lokale Verdickungen, z. B. bei Morbus Dupuytren, Enchondrom
  - Schlaffe Streckhaltung von Fingern, z. B. nach Beugesehnenverletzung
  - Krallen-, Schwur- oder Fallhand, Muskelatrophie bei peripheren Nervenläsionen
- Schwellungen, z. B. nach Frakturen
- Lokale Schwellungen/Ödeme als Hinweis auf chron. Überlastung best. Muskeln, z. B. Fingerflexoren, Supinatoren

! Überlastungszeichen finden sich häufig distal, da die Hände bei fast allen Aktivitäten der oberen Extremität beteiligt sind.

- Rötungen, z. B. bei Entzündungen, Einschätzung der Wundheilungsphase (▶ 4.1.1)
- Durchblutungsstörungen der oberen Extremität, z. B. venöse Stauungszeichen bei TOS (▶ 4.9.11)
- Haut: Farbe (blass, rot, livide), Pergamenthaut/Glanzhaut (CRPS ▶ 4.20.4), Pigmentierung, Schwielen, Druckstellen (Hinweis auf den Gebrauch der Hand), Behaarung, Narben
- Fingernägel: z. B. mykotische, toxische Veränderungen

### Palpation

! Beurteilung immer im Seitenvergleich
- Temperatur, z. B. Temperaturerhöhung bei Entzündungen, kalte Haut bei venösen Durchblutungsstörungen
- Druckdolenz an Sehnenansätzen und/oder Gelenken, z. B.:
  - M. supraspinatus am Tuberculum majus bei SSP-Syndrom (▶ 4.9.6)
  - M. biceps brachii im Sulcus intertubercularis bei Tendopathie der langen Bizepssehne (▶ 4.9.7)
  - ACG/SCG bei Arthrose oder Instabilität (▶ 4.9.10)
  - Epikondylen des Ellenbogens bei Epicondylitis radialis/ulnaris (▶ 4.8.8)
- Muskeltonus: hyperton/hypoton

! Häufig findet sich ein Hypertonus in der Schulter-Nacken-Muskulatur.
- Verschieblichkeit des faszialen Gewebes, auch bei Narben oder Morbus Dupuytren
- Hautoberfläche: trocken, feucht, schuppig
- Sensibilität, z. B. bei peripheren Nervenläsionen, Engpasssyndromen

### Funktionsuntersuchung

- Aktive/passive Beweglichkeit der betr. und der angrenzenden Gelenke:
  - Bewegungseinschränkungen/-ausmaß (NNM)
  - Beurteilung des Endgefühls (weich-, fest-, hart-elastisch oder leer) als Hinweis auf limitierende Strukturen (MT, ▶ 2.21)
  - Schmerzauslösung?

! HWS mituntersuchen, da Symptome aus diesem Bereich in die obere Extremität ausstrahlen können
- Translatorische Bewegungsprüfung (Traktion, Kompression, Gleiten)
- Muskulatur:
  - Prüfen der Muskellänge
  
  ! Eine erhöhte Dehnungsempfindlichkeit ist oft eng mit mechanosensiblen neuralen Strukturen assoziiert.
  - Beurteilung der Muskelkraft (MFT) unter Berücksichtigung der erlaubten Belastungsstufe
  
  ! Bei Frakturen Hebel beachten, ggf. nur bis Muskelstatus 4 testen
  - Beurteilung der groben Kraft, v. a. bei Verdacht auf periphere Nervenläsionen
- Greiffunktionen:
  - **Grobmotorik:** Faustschluss, Kraftgriff (Hammer/Zange betätigen), Grobgriff (Flasche halten), Hakengriff (Tasche tragen), Lumbrikalgriff
  - **Feinmotorik:** Präzisionsgriff (Faden einfädeln, Kette schließen), Pinzett-, Schlüsselgriff
- Beweglichkeit neuraler Strukturen (Neurodynamik, ▶ 2.27): z. B. Medianus-, Ulnaris- oder Radialis-Test, passive Nackenflexion
- Neurologische Untersuchung (▶ Tab. 4.26):
  - Sensibilität in den entsprechenden Dermatomen
  - Kraft der Kennmuskulatur
  - Reflexe

### Zusatztests

- Spez. Schmerzprovokationstests finden sich bei den jeweiligen Krankheitsbildern.
- **Spezifische Assessments:**
  - **Disabilities of the Arm, Shoulder and Hand (DASH):** erfasst die subjektive Wahrnehmung der Pat. in Bezug auf die Gebrauchsfähigkeit der obe-

ren Extremität. Anhand von insgesamt 30 Fragen beurteilt der Fragebogen die Funktionsfähigkeit bei verschiedenen Aktivitäten des täglichen Lebens. Dafür bewertet der Pat. die einzelnen Aktivitäten mit 1 (keine Schwierigkeiten) bis 5 (nicht möglich). Für die Anwendung in der Praxis eignet sich eine Kurzfassung mit lediglich 11 Items (Quick DASH).
  - **Shoulder Pain and Disability Index (SPADI):** ▶ 4.9.2

### Aktivität/Partizipation

- **Alltagsaktivitäten**, die durch die Beschwerden beeinträchtigt werden, z. B.:
  - Kann der Pat. sich selbstständig versorgen oder ist er auf Hilfe angewiesen? Wenn ja, in welchem Ausmaß?
  - Wie weit ist seine Arbeitsfähigkeit beeinträchtigt?
  - Kann der Pat. Verpflichtungen, wie z. B. der Versorgung eines Angehörigen oder eines Haustiers, nachkommen?
  - Kann der Pat. seine Freizeitaktivitäten uneingeschränkt ausführen?
- **Funktionelle Gebrauchsbewegungen:**
  - Ausführung bestimmter Bewegungen: z. B. Flasche auf- und zudrehen, Knöpfe schließen, Schreiben, Lappen auswringen, Arbeiten über Kopf?
  - Mögliche Kompensationsstrategien: z. B. Elevation/Abd. der Scapula bei eingeschränkter Flexion?
- Werden **Hilfsmittel** benötigt, z. B. Greifzange, Kammverlängerung oder andere Hilfsmittel aus dem rheumatischen Formenkreis (▶ 4.16.2)?
- **Kontextfaktoren:**
  - Kann der Pat. auf Hilfe von außen zurückgreifen, z. B. Angehörige, Nachbarn, Pflegedienst?
  - Wie ist die Wohnsituation in Bezug auf seine Selbstständigkeit/Sicherheit (z. B. Einrichtung der Küche)?
  - Wie sieht der Arbeitsplatz des Pat. aus (z. B. in Hinblick auf körperl. Belastung, Ergonomie)?
  - ! Auch Angaben des Pat. zur Aktivität und Teilhabe können Hinweise auf psychosoziale Risikofaktoren (Yellow Flags) geben.
- **Spezifisches Assessment:**
  - **Patientenspezifische Funktionsskala (PSFS,** ▶ **4.10.2):** Die deutsche Fassung wurde für den Einsatz bei Rückenschmerzen validiert. Die englischsprachige Orginalversion wurde auch für Dysfunktionen an der oberen Extremität getestet.

## 4.7.3 Physiotherapie bei konservativer Versorgung

Der im Folgenden beschriebene Behandlungsaufbau stellt einen Vorschlag für eine *exemplarische* Behandlung dar. Erfordern bestimmte Indikationen die Berücksichtigung besonderer Behandlungsgesichtspunkte und -maßnahmen, sind diese unter dem jeweiligen Krankheitsbild aufgeführt.
Um den Therapieerfolg nachhaltig zu sichern, kommt der Anleitung individueller Eigenübungen eine entscheidende Bedeutung zu.
Grundsätzlich zu beachten sind:

- Phasen der Wundheilung (▶ 4.1.1)
- Ärztliche Verordnung
- Individueller Befund und Schmerzsituation des Pat.
- Therapieziel des Pat. in Bezug auf Aktivität und Partizipation

Die Hand ist das wichtigste „Werkzeug" des Menschen. Deshalb sind Funktionsstörungen oder Verletzungen in diesem Bereich besonders schwerwiegend und

bedeuten für die Betroffenen oft eine starke Beeinträchtigung ihres beruflichen und privaten Lebens. Um die funktionelle Gebrauchsfähigkeit wiederherzustellen, ist der regelmäßige Einsatz der betr. Extremität besonders wichtig.
Die Erarbeitung von grob- oder feinmotorischen Funktionen gestaltet sich abhängig von Beruf und/oder Freizeitaktivitäten des Pat.

### Struktur/Funktion

#### Schmerzen lindern/Tonus regulieren

- Aktives Bewegen im schmerzarmen Bereich
- Mobilisation der BWS zur Sympathikusdämpfung
- WT (▶ 1.3.12): z. B. Heiße Rolle, auch im Bereich der BWS
- MT (▶ 2.21): intermittierende schmerzlindernde Traktions- und Gleitbewegungen in aktueller Ruhestellung
- Querfriktionen (▶ 1.3.5) auf ansatzgereizter Muskulatur
- Quermassagen, AeK

! Da fast alle Tätigkeiten eine Aktivität der Fingerflexoren verlangen, ist diese Muskelgruppe häufig stark beansprucht.

- Faszientechniken (▶ 2.12, ▶ 2.13)
- Elastisches Taping (▶ 3.3.6)
- Flossing (▶ 2.16)

#### Ödemresorption anregen

- Hochlagerung
- Ausstreichungen von dist. nach prox.
- Bei lokalen Ödemen: Heiße Rolle, z. B. im Bereich der Flexoren
- MLD (▶ 2.20)

#### Beweglichkeit erhalten/verbessern

- Endgradiges Bewegen (assistiv/aktiv), auch der angrenzenden Gelenke (Ellenbogen und Schulter)
- Mobilisationstechniken (▶ 1.3.5): z. B. Betontes Arbeiten am Bewegungsende, Reziproke Hemmung, PIR

! Fingerflex. bei leichter DE im Handgelenk üben (Funktionshand) und umgekehrt (Fkt. Anatomie, ▶ 4.7.1)

- MT (▶ 2.21) bei primär kapsulär bedingten Bewegungseinschränkungen: Traktions- und Gleitmobilisation
- Längsdehnung (▶ 1.3.5) v. a. der Flexoren, auch als Eigenübung
- Neurodynamische Mobilisation (▶ 2.27)

! Insbesondere Fehlstellungen im Bereich der Handwurzel können die Mobilität neuraler Strukturen beeinträchtigen und entsprechende Beschwerden verursachen.

- Mulligan (▶ 2.24)

#### Muskelaktivität erhalten/verbessern

- Stat. und dyn. Muskelarbeit der nicht betr. Arm-, Schulter- und Rumpfmuskulatur
- Stat. und dyn. Muskelarbeit der betr. Muskulatur, v. a. der Finger- und Handmuskulatur
- Akrodynamische Therapie (▶ 2.2)
- PNF (▶ 2.32): Arm- und Skapulapattern auch bilat.; Techniken: z. B. Dynamische Umkehr, Agonistische Umkehr, ggf. geänderte Fixation an der Hand
- Einsatz von Geräten, z. B. Therapieknete, Hantel, Handimpander, Thera-Band

**Aktivität/Partizipation**

**Selbstständigkeit im Alltag fördern**

- Alltagsfunktionen schulen: z. B. Essen, Haare kämmen, Knöpfe schließen, Schreiben, Schuhe binden, Wäsche aufhängen
- Grob- und feinmotorische Funktionen erarbeiten ohne und mit Geräten, z. B. Knete, Schwamm, verschieden große Bälle, Hand-Exerciser (rund und oval), Handübungsbrett
- Ggf. Einsatz von Hilfsmitteln aus dem rheumatischen Formenkreis (▶ 4.16.2)
- Schulung physiologischer Alltagsbewegungen, um Überlastungen zu vermeiden: z. B. bei Arbeit am PC Pausen einlegen, Arbeitsplatz ergonomisch einrichten, Bewegungsausgleich schaffen
- Erarbeiten der optimalen Haltung (▶ 1.3.7)
- Instruktion von Eigenübungen, Anleitung zur Selbstbeobachtung (Schonhaltung erkennen und vermeiden)

! Nach Abklingen der Beschwerden Alltagsbelastungen langsam steigern, um einem Rezidiv vorzubeugen

- Zusatzmaßnahme: Ergotherapie

**Sportberatung/Sportartspezifisches Training anleiten**

- Zusammen mit dem Pat. nach geeigneten Sportarten suchen, ggf. Technik überdenken
- Je nach ausgeübter Sportart Training spezifischer Bewegungsabläufe, z. B. Werfen und Fangen beim Handball spielen, Aufschlag beim Tennis oder Abschlag beim Golf

4

## 4.7.4 Physiotherapie nach operativer Versorgung

Im Folgenden findet sich eine Auswahl an Maßnahmen, die als Anregung zur Erstellung eines individuellen Behandlungsplanes dienen. Abweichende Maßnahmen oder spezielle Kontraindikationen werden, falls erforderlich, bei einzelnen Krankheitsbildern aufgeführt.

Grundsätzlich zu beachten sind:

- Phasen der Wundheilung (▶ 4.1.1)
- Hebelverhältnisse nach Frakturen bzw. Umstellungsosteotomien (▶ 4.1.3)
- Ärztliche Verordnung
- Klinikinterne Behandlungsrichtlinien
- Individueller Befund und Schmerzsituation des Pat.
- Therapieziel des Pat. in Bezug auf Aktivität und Partizipation

Besonders die Angaben zu erlaubter Dauer und Höhe der Belastung sind klinikintern sehr unterschiedlich und in der Nachbehandlung entsprechend zu berücksichtigen.

### Phase I (während der Ruhigstellung)

**Struktur/Funktion**

**Schmerzen lindern/Tonus regulieren**

- Schmerzfreie Lagerung
- Bewegen im schmerzarmen Bereich (passiv, assistiv, aktiv)
- Mobilisation der BWS zur Sympathikusdämpfung
- Ggf. Eis nach dem Üben (für ca. 5 Min.)

**Ödemresorption anregen**

- Konsequente Hochlagerung (Hand höher als Ellenbogen, Ellenbogen höher als Schulter)
- Ausstreichungen von dist. nach prox.
- Aktivierung der Muskelpumpe durch intensive aktive Bewegung der Finger
- MLD (▶ 2.20)
- Ggf. WT (▶ 1.3.12): z. B. Heiße Rolle prox. der Ruhigstellung oder im Bereich der BWS

**Beweglichkeit erhalten**

- Passive, wenn möglich aktive endgradige Bewegungen von Fingern und Handgelenk
- Mehrmals tgl. endgradige Bewegungen der angrenzenden Gelenke (Ellenbogen und Schulter)
- PNF (▶ 2.32), z. B. Armpattern uni- und bilat. (Fixation prox. der Verletzung); Technik: Dynamische Umkehr

! Zur Prophylaxe eines CRPS I (▶ 4.20.4) sind schmerzarme Bewegungen aller Bereiche unbedingt erforderlich (Eigenübungen anleiten).

**Muskelaktivität erhalten**

- Stat. u. dyn. Muskelarbeit der nicht betr. Extremität
- Akrodynamische Therapie (▶ 2.2)
- PNF: Skapulapattern, Armpattern bilat. (Fixation prox. der Verletzung); Technik: Agonistische Umkehr
- MTT (▶ 2.23) mit der nicht betr. Seite

## Phase II (bewegungsstabil-aktive Phase)

### Struktur/Funktion

**Schmerzen lindern/Tonus regulieren**

- Wie in Phase I
- Heiße Rolle und/oder Querfriktionen ansatzgereizter Muskeln
- Quer-/Funktionsmassagen (▶ 1.3.5)
- E-Therapie (▶ 1.3.13): TENS®-Gerät, Ultraschall
- Elastisches Taping (▶ 3.3.6)

! Bei therapieresistentem Schmerz und massivem Ödem an CRPS I denken (▶ 4.20.4)

**Ödemresorption anregen**

- Wie in Phase I
- Wrapping: Umwickeln von Finger und Hand mit einem dünnen Seil von dist. nach prox., anschließend Seil sofort wieder abziehen und bewegen

**Narbenbeweglichkeit verbessern**

Narbenmobilisation nach Abschluss der Wundheilung (▶ 1.3.5).

**Beweglichkeit verbessern**

- Mobilisationstechniken (▶ 1.3.5): z. B. Reziproke Hemmung, AeK, PIR

! Fingerflex. bei leichter DE im Handgelenk üben (Funktionshand) und umgekehrt (Fkt. Anatomie, ▶ 4.7.1)

- MT (▶ 2.21): Traktions- und Gleitmobilisation, auch der Handwurzel
- Mulligan (▶ 2.24)

**Muskelaktivität verbessern**
- Stat. und dyn. Muskelarbeit der Finger- und Handmuskulatur
- Akrodynamische Therapie (▶ 2.2)
- PNF (▶ 2.32): Armpattern uni- und bilat. (bei Frakturen Hebelverhältnisse beachten!); Techniken: z. B. Agonistische Umkehr, Wiederholter Stretch auf dem Bewegungsweg
- Einsatz verschiedener Geräte wie Therapieknete, Handimpander, Thera-Band

! Zur Vermeidung von Funktionsüberwiegen der Flexoren: nach intensivem Üben der Flexion die Extensoren aktivieren (AeK, ▶ 1.3.5)

**Sensibilität normalisieren**
- **Hypästhesie:**
  - Zur Förderung der Innervation Reize setzen mit z. B. Bürste, Frotteehandtuch, Igelball; thermische Reize (auf nicht betr. Seite Toleranz testen)
  - Ertasten verschiedener Gegenstände in der „Black Box" (eine Restsensibilität muss vorhanden sein): Der Pat. tastet ohne Sichtkontrolle Gegenstände ab, zuerst einfache Formen (Holzklötze als Quader, Pyramide), dann zusätzlich unterschiedliche Oberflächen (Holzklötzchen, überzogen mit Teppichboden, Wollstoff, Seidenstoff), schließlich Gegenstände des tgl. Lebens.
  - Perfetti (▶ 2.28)

  ! Verletzungsgefahr bei zu starken Reizen
- **Hyperästhesie:**
  - Zur Abhärtung Reize setzen mit z. B. Babybürste, Frotteehandtuch, Igelball; thermische Reize, TENS®-Gerät

  ! Reize an die Empfindlichkeit des Pat. anpassen und langsam steigern

### Aktivität/Partizipation

**Selbstständigkeit im Alltag fördern**
- Alltagsfunktionen schulen: z. B. Essen, Haare kämmen, Knöpfe schließen, Schreiben, Schuhe binden, Wäsche aufhängen
- Grob- und feinmotorische Funktionen erarbeiten, ohne und mit Geräten, z. B. Knete, Schwamm, verschieden große Bälle, Hand-Exerciser (rund und oval), Handübungsbrett
- Ggf. Einsatz von Hilfsmitteln aus dem rheumatischen Formenkreis (▶ 4.16.2)
- Erarbeiten der optimalen Haltung (▶ 1.3.7)
- Instruktion von Eigenübungen, Anleitung zur Selbstbeobachtung (Schonhaltung erkennen und vermeiden)
- Zusatzmaßnahme: Ergotherapie

## Phase III (belastungsstabile Phase)

### Struktur/Funktion

**Muskelaktivität verbessern**
- Neurac® (▶ 2.26)
- MTT (▶ 2.23) zur Kräftigung der gesamten Armmuskulatur

### Aktivität/Partizipation

**Selbstständigkeit im Alltag fördern**
- Wie in Phase II
- Handstütz, z. B. an der Sprossenwand und im VFST

- Reaktive Stützreaktionen erarbeiten
- Instruktion von Eigenübungen

**Sportberatung/Sportartspezifisches Training anleiten**

- Zusammen mit dem Pat. nach geeigneten Sportarten suchen, ggf. Technik überdenken
- Je nach ausgeübter Sportart Training spezifischer Bewegungsabläufe, z.B. Werfen und Fangen beim Handball spielen, Aufschlag beim Tennis

## 4.7.5 Fingergelenksarthrose/-polyarthrose

Verschleißerkrankung der DIP (**Heberden-Arthrose**) und/oder der PIP (**Bouchard-Arthrose**).

**Ursachen**
Meist primäre Arthrose, besonders bei Frauen nach der Menopause. Oft gleichzeitige arthrotische Veränderungen anderer Gelenke der Hand mit Lockerung des Kapsel-Band-Apparats und (Sub-)Luxation bei mechanischer Überlastung.



**Symptome**
Knötchenbildung über den DIP bzw. PIP, Konturveränderungen an den Metakarpophalangealgelenken; Schmerzen beim festen Zupacken, Drehen von Griffen, Schlüsseldrehen, Lappen auswringen; Anlaufschmerz, Morgensteifigkeit, Bewegungsschmerz, manchmal Ruheschmerz.

**Ärztliche Diagnostik**
Röntgen beider Hände a.p.: verschmälerter Gelenkspalt, Osteophytenbildung mit Gelenkflächenverbreiterung, Zystenbildung, paraartikuläre Ossikel. Bei Heberden-Knoten oft erst nach mehreren Jahren röntgenpositiver Osteophyt.

**Konservative ärztliche Therapie**

- Pat. darüber aufklären, dass es sich um eine „normale" Arthrose (reine Abnutzungserscheinung) handelt und nicht um eine entzündlich-rheumatische Erkrankung
- Antiphlogistika, ggf. intraartikuläre Injektion von Glukokortikoiden
- Alternative Therapien mit Teufelskralle, Brennnesselextrakt, Vitamin E
- Ggf. Röntgenbestrahlung bei Beschwerdepersistenz
- Physikalische Therapie: Wärmebehandlung, Kältebehandlung, Bestrahlung, Massage
- Physiotherapie, Ergotherapie

### Physiotherapie

▶4.7.3

! Die Finger im Alltag möglichst viel benutzen und schmerzabhängig endgradig bewegen, v.a. gleich morgens, ggf. unter heißem Wasser.

## 4.7.6 Rhizarthrose

Arthrose des Daumensattelgelenks.

**Ursachen**
Meist primäre Arthrose, besonders bei Frauen nach der Menopause, oft gleichzeitige arthrotische Veränderungen anderer Gelenke der Hand.

**Symptome**
Schmerzen besonders beim Zufassen (Opposition des Daumens), Bewegungseinschränkungen mit Kapselschwellung.

**Ärztliche Therapie**
**Konservativ**
- Antiphlogistika, ggf. intraartikuläre Injektion von Glukokortikoiden
- Ledermanschette oder Orthese zur Ruhigstellung des Gelenks

**Operativ**
- Arthrodese oder Resektion des Trapeziums mit Interposition einer Sehne bei jungen Pat. (Epping- oder Lundborg-Plastik)
- Ggf. Silikoninterposition

## Physiotherapie
▶4.7.3, ▶4.7.4
- Beruf bzw. Hobbys erfragen, ggf. vorhandene Funktionsstörungen behandeln
- Zur Detonisierung Querfriktionen des M. adductor pollicis und des M. flexor pollicis brevis



## 4.7.7 Tendinosen, Insertionstendinosen, Tendopathien
Schmerzhafte Veränderung der Sehnen an Muskelansätzen oder -ursprüngen, aber auch an Kapsel- und Bandansätzen, ohne akute entzündliche Ursache. Prinzipiell können alle Sehnen und Sehnenansätze erkranken, am häufigsten sind Tendopathien im Bereich von Schulter, Ellenbogen, Knie, Ferse und Hüfte.
**Tendovaginopathie (Tendovaginitis, Tendosynovitis):** Schwellung und Verdickung des Sehnengleitgewebes bzw. der Sehnenscheiden.

**Wichtige Lokalisationen**
Epicondylus humeri ulnaris und radialis, Rotatorenmanschette (M. supraspinatus), Bizepssehne, Trochanter major, Patellarsehne, Pes anserinus, Achillessehne, Fersensporn.

**Ursachen**
Lokale chron. Überlastung (gleichförmige Belastung, ungewohnte Tätigkeiten) und damit verbundene Mikrotraumen im Gewebe.

**Ärztliche Therapie**
**Konservativ**
- Orale Antiphlogistika, Salben
- Ruhigstellung (Tapeverband oder Gips)
- Infiltration (Glukokortikoide und Lokalanästhetikum)
- Vermeidung von Auslösebewegungen
- Orthesen (Armbandage, Ellenbogenbandage, Epikondylitisspange, Fersenpolster)

**Stoßwellentherapie**
Mit einem Applikator werden Stoßwellen auf die betr. Stellen „geschossen". Ambulante Durchführung von 2–4 Sitzungen zu je 30 Min., Erfolgsaussichten 50 %.
**Indiziert** bei chron.-rezid. Reizzuständen an Band- und Sehnenstrukturen, bei denen konservative Methoden bereits ausgereizt sind.

**Tipps & Fallen**
Wissenschaftliche Evidenz liegt vor bei der Behandlung der Epicondylitis humeri radialis, bei der Plantarfasziitis und bei Tendinitis calcarea der Schulter. Trotzdem werden diese Leistungen nicht von den Krankenkassen bezahlt und gelten als IGEL-Leistungen.
Die hochenergetische Stoßwellentherapie wird zudem erfolgreich eingesetzt bei hypertrophen Pseudarthrosen.

**Wirkungsmechanismus:** wahrscheinlich Beeinflussung der afferenten Schmerzfasern oder Änderung des chemischen Milieus um den Schmerzrezeptor.

**Operativ**
Selten OP-Indikation (z. B. Epikondylitis, ▶ 4.8.8).

### Physiotherapie

▶ 4.7.3

- Bei der Behandlung von Tendinosen zeigt die konsequente Durchführung exzentrischer Trainingsprogramme (▶ 5.2.10) über mehrere Monate sehr gute Erfolge.
- ! Bei einer akuten Entzündung (Tendinitis) dagegen führen Überlastungen zu einer deutlichen Schmerzzunahme und müssen unbedingt vermieden werden.

### Physiotherapie nach Ruhigstellung oder OP

▶ 4.7.4

! Kräftigung erst nach Abklingen akuter Reizzustände, da sonst Gefahr von Rezidiven.

## 4.7.8 Tendovaginitis de Quervain

Schmerzhafte Einengung und Stenose des 1. Strecksehnenfachs mit nachfolgender Auftreibung der darin verlaufenden Sehnen des M. abductor pollicis longus und M. extensor pollicis brevis, sowie Verdickung des Retinakulums. Betr. sind meist Frauen im mittleren Alter oder jüngere Frauen mit manueller Tätigkeit (z. B. Sekretärinnen).

### Ursachen

Übermäßige Beanspruchung.

### Symptome

- Belastungs- und bewegungsabhängige Schmerzen im 1. Strecksehnenfach im Bereich des Proc. styloideus radii, z. B. bei festem Halten und Zugreifen. Eingeschränkte Ulnarduktion des Handgelenks.
- **Finkelstein-Zeichen:** starke Schmerzen bei max. Beugung des Daumens (Daumen in Hand eingeschlossen) und Ulnarduktion des Handgelenks.

### Ärztliche Therapie

**Konservativ**
Ruhigstellung des Daumens im Tape- oder Gipsverband, lokale Infiltration von Glukokortikoiden.

**Operativ**
Dekompression der Sehne durch Spaltung des Retinakulums. Sofortige Mobilisation bei zunehmender Belastung.

## Physiotherapie

▶ 4.7.3, ▶ 4.7.4

! Beruf bzw. Hobbys erfragen, ggf. vorhandene Funktionsstörungen behandeln

## 4.7.9 Mausarm

Synonym: **RSI-Syndrom** (Repetitive-Strain-Injury-Syndrom).
Schmerzhafte Störung in den UA und Händen durch wiederholte Schädigung des Bewegungsapparats von Hand-, Arm-, Schulter- und Nackenbereich. In den USA und in den skandinavischen Ländern anerkannte Berufskrankheit, v. a. im IT-Bereich.

### Ursachen

Tätigkeiten wie Tasten- oder Mausklick bei häufiger Arbeit am Computer können zu Überlastung von Sehnen und Muskeln führen, die zunächst bei rechtzeitiger Behandlung wieder ausheilen können. Andauernde Überlastungen begünstigen chron. schmerzhafte Reizungen mit Gewebeveränderung und Narbenbildung der überlasteten Strukturen und führen zum eigentlichen RSI. Bei anfänglich minimalen Schmerzen unterhalb der Wahrnehmungsgrenze kommt es im Gehirn zu einer Speicherung der Assoziation „Mausklick" = Schmerz. Später kann so das Bewegungsmuster allein Schmerzen auslösen, obwohl keine eigentliche Schädigung mehr vorliegt. Prädisponierend sind persönliche Faktoren wie hohe Arbeitsbelastung, Stress, Körperhaltung.

### Symptome

- Steife Gelenke, Schmerzen, Kraftlosigkeit der gesamten oberen Extremität, Taubheitsgefühl mit Kribbeln in Fingern, Händen und UA
- Kalte und schmerzende Hände, v. a. morgens
- Koordinationsstörung der Arme und Hände

### Konservative ärztliche Therapie

- Schmerzmittel (Analgetika, Antiphlogistika), schmerzdistanzierende Antidepressiva, Glukokortikoide
- Physikalische Therapie: Wärmebehandlung, Kältebehandlung, Bestrahlung, Massage
- Physiotherapie

### Prophylaxe

- Maus locker in der Hand halten, Doppelklickgeschwindigkeit reduzieren
- Möglichst häufiger Wechsel zwischen Maus und Tastatur
- Arbeitsplatz ergonomisch einrichten
- Gelenke warmhalten
- Computertätigkeit soweit wie möglich reduzieren

## Physiotherapie

▶ 4.7.3

! Arbeitshaltung optimieren, Ausgleichsbewegungen schulen (Brügger, ▶ 2.7)

4

## 4.7.10 Schnellender Finger

Synonyme: **Tendovaginitis stenosans**, Digitus saltans, Trigger Finger.
Plötzliches, teilweise schmerzhaftes Schnappen des Fingers bei Beugung und Streckung durch degenerative, knotige Verdickung des Sehnengleitgewebes. Evtl. vollständige Beuge- bzw. Streckhemmung. Bei Kleinkindern häufig Beugekontraktur des Daumenendglieds (Pollex flexus).

**Ursachen**

Durch Überlastung oder degenerative Veränderung Schwellung des Sehnengewebes → knotige Verdickung der Sehne in Höhe des 1. und/oder 2. Ringbands. Der Sehnenknoten kann nur mit Kraft durch den Ringbandkanal gezogen werden.

**Symptome**

Schmerzen bei Beugung und Streckung des Fingers in Höhe des Metakarpalköpfchens, hier auch Druckschmerz. Plötzliches Schnappen des Fingers bei zunehmender Beugung oder Streckung im PIP der Finger oder des IP-Gelenks des Daumens. Reiben und knotige Verdickung der Sehne über dem Metakarpalköpfchen tastbar.



**Ärztliche Therapie**

**Konservativ**

Injektion eines Lokalanästhetikums mit Glukokortikoid in die Beugesehnenscheide.

**Operativ**

Komplette Durchtrennung des Ringbands, postop. sofortige Mobilisation der Finger.

### Physiotherapie

▶ 4.7.3, ▶ 4.7.4

! Einseitige Tätigkeiten vermeiden, Ausgleichsbewegungen schulen

## 4.7.11 Ganglion

Gutartiger, prall-elastischer, mit visköser Flüssigkeit (Muzin) gefüllter, unter der Haut gelegener Weichteiltumor mit Verbindung zur Gelenkkapsel bzw. Sehnenscheide. Vorkommen häufig dorsal über dem Os lunatum und radiokarpal, aber auch im Bereich der Ringbänder der Finger. Häufigster Weichteiltumor.
M : F = 1 : 3, 20.–30. Lj.

**Ursachen**

Nicht völlig geklärt, meist Dehnung und Überlastung.

**Symptome**

Von beschwerdefrei bis zu heftigsten Schmerzen mit Ausstrahlung bis in den Oberarm. Greifschwäche, evtl. Dys- und Hypästhesie bei Druck auf den Nerv.

**Ärztliche Therapie**

**Konservativ**

Aufklärung über Gutartigkeit des Tumors, Punktion, Kortikoidinstillation.

**Operativ**

Exzision.

### Physiotherapie

▶ 4.7.3, ▶ 4.7.4

! Da häufig narbige Verklebungen entstehen, direkt im Anschluss an die Wundheilung mit Narbenmobilisation beginnen.

## 4.7.12 Enchondrom

Häufigster gutartiger Knochentumor, meist meta- und diaphysär in der Grundphalanx der Finger, M : F = 1 : 1.

### Symptome

Meist Zufallsbefund. Schmerzen nur bei Spontanfraktur im Tumorbereich, evtl. Druckschmerz. Harte Schwellung dorsal über dem Tumor. Oft keine Bewegungseinschränkung.

### Operative ärztliche Therapie

Ausräumung wegen Frakturgefahr, bei größeren Enchondromen Auffüllung mit autologen Knochenspänen aus dem Beckenkamm.

### Physiotherapie

▶ 4.7.4, meist aber nicht erforderlich.

## 4.7.13 Lunatummalazie (Morbus Kienböck)

Aseptische Knochennekrose des Os lunatum, führt zur Handgelenksarthrose.

### Ursachen

Ungeklärte Durchblutungsstörung (z. B. bei Minusvariante der Elle → Kompression des Mondbeins), Gefäßanomalien, rezidivierende kleinere Traumen (Arbeit mit Pressluftwerkzeugen), posttraumatisch (Unfall mit Gefäßverschluss/-ruptur). M : F = 2 : 1, handwerkliche Berufe überwiegen. Altersgipfel 20.–30. Lj.

### Symptome

Schmerzen im Handgelenk, umschriebener Druckschmerz, besonders dorsal über dem Os lunatum. Im Endstadium Einschränkung der Dorsalext. (▶ Tab. 4.15).

**Tab. 4.15 Stadieneinteilung der Lunatummalazie**

| Stadium | Röntgenologischer/klinischer Befund |
|---|---|
| Stadium 0 | Keine röntgenologischen Veränderungen (aber Veränderungen im Knochenszintigramm und MRT) |
| Stadium 1 | Verdichtung des Os lunatum |
| Stadium 2 | Kleinfleckige Aufhellung |
| Stadium 3 | Zusammenbruch des Os lunatum |
| Stadium 4 | Deformierung und radiokarpale Arthrose |

### Operative ärztliche Therapie

- Resektion des Os lunatum und Interposition von Sehnenmaterial
- „STT"-Arthrodese zw. Skaphoid, Trapezium, Trapezoideum: dadurch Aufrichtung des Os naviculare und Entlastung des Os lunatum
- Radiusverkürzungsosteotomie bei Minusvariante der Ulna. Gips für 6 Wo.

4

### Physiotherapie

▶ 4.7.4

## 4.7.14 Morbus Dupuytren

Knötchen- oder strangförmige Veränderung der Palmaraponeurose der Hand (▶ Tab. 4.16), überwiegend bei Männern im 5.–7. Lebensjahrzehnt. Am häufigsten betroffen sind der vierte und fünfte Finger; Vorkommen aber auch am Daumen und am Fuß (**Morbus Ledderhose**). Assoziation mit Leber- und Alkoholerkrankungen.

**Tab. 4.16 Stadieneinteilung des Morbus Dupuytren**

| Stadium | Klinischer Befund |
|---|---|
| 1. Stadium | Isolierte Strangbildung, Knötchen, noch keine Kontrakturen |
| 2. Stadium | Beginnende Kontraktur: MCP kann nicht mehr voll gestreckt werden |
| 3. Stadium | Beugekontraktur im MCP und PIP |
| 4. Stadium | Wie 3. Stadium, zusätzlich Hyperext. im DIP |



### Ärztliche Therapie

**Konservativ**

Therapie meist nicht erfolgreich, da die Erkrankung i. d. R. fortschreitet.

**Operativ**

Partielle Aponeurektomie ab 2. Stadium oder bei Beschwerden, anschl. kurzfristige Ruhigstellung.

### Physiotherapie

▶ 4.7.4

! Im Vordergrund stehen die Behandlung der häufig rigiden Narbe und die Verbesserung der Fingerbeweglichkeit.

## 4.7.15 Karpaltunnelsyndrom

Einengung des N. medianus im Karpaltunnel, verbunden mit Gefühlsstörungen, Missempfindungen und Schmerzen der von ihm versorgten Gebiete (palmarer Daumen, Zeige- und Mittelfinger, radiale Hälfte des Ringfingers). M : F = 1 : 3, Altersgipfel bei Frauen 50.–60. Lj., Schmerzen häufig in der Nacht. Schmerzempfinden reduziert sich bei Bewegung der Hand und Kältereiz (z. B. kaltes Wasser).

### Ursachen

Meist idiopathisch, Tendosynovitis bei Rheumatikern, in Fehlstellung verheilte distale Radiusfraktur, Subluxation der Handwurzelknochen, Tumore, kurzzeitige Überlastung, hormonelle Veränderungen (Schwangerschaft, Myxödem, Hyperthyreose, Alter).

### Symptome

- **Hoffmann-Tinel-Zeichen:** Schmerz und Parästhesien bei Beklopfen des Karpaltunnels
- **Flaschen-Test:** Flasche kann mit der betr. Hand nicht umfasst werden, da der Daumen nicht weit genug abgespreizt werden kann (Ausfall des M. opponens und M. abductor poll. brevis)

- **Phalen-Test:** Bei max. Flex. im Handgelenk treten nach 1 Min. zunehmende Parästhesien auf.

**DD:** HWS-Symptomatik (C6/C7), TOS, Medianuskompression am dist. Oberarm oder im Bereich des M. pronator teres.

### Ärztliche Therapie

**Konservativ**

- Ruhigstellung und nächtliche Hochlagerung auf dorsaler Schiene (starke Beeinträchtigung des Pat., Erfolg unsicher)
- Kortikoidinfiltration des Karpaltunnels (meist kein dauerhafter Erfolg, Gefahr der Medianusschädigung)

**Operativ**

Offene oder endoskopische Dekompression des N. medianus durch Spaltung des Lig. carpi transversum.

### Physiotherapie

▶ 4.7.3, ▶ 4.7.4

- Bei nächtlichen Schmerzen Finger bewegen (Ödemresorption).
- Behandlung der häufig hypertonen Muskulatur am UA, v. a. des M. pronator teres (Verlauf des N. medianus).
- HWS mit untersuchen und ggf. behandeln.

! Fehlstellungen im Bereich der Handwurzel können die Mobilität des N. medianus beeinträchtigen und entsprechende Symptome verursachen (Neurodynamik, ▶ 2.27).

## 4.7.16 Beugesehnenverletzungen

### Ursachen

Durchtrennung der oberflächlichen und/oder tiefen Beugesehnen der Finger durch z. B. Messer- oder Sägenverletzung; Sehnenruptur ohne äußere Gewalteinwirkung bei entzündlichen Erkrankungen, z. B. Weichteilrheumatismus.

- Prüfung der Profundussehne: Der Finger kann im DIP bei in Streckung fixiertem PIP nicht gebeugt werden.
- Prüfung der Superfizialissehne: Bei konsequenter passiver Streckung aller nicht betr. Finger kann das betr. PIP nicht gebeugt werden.

### Operative ärztliche Therapie

- Spezielle Sehnennahttechniken zur raschen Wiederherstellung der Sehnenkontinuität
- Zweizeitiges Vorgehen: Einbringen eines Platzhalters für ca. 8 Wo. zur Abheilung der geschädigten Weichteile und zur Ausbildung einer künstlichen Sehnenscheide, anschl. Sehnentransplantat
- Sehnentransplantat bei sekundärer Sehnenruptur
- Bei Verwachsung der Sehne Beugesehnentenolyse (unten), ggf. Arthrodese

**Nachbehandlung nach Kleinert:** Entlastung der Sehne im Nahtbereich mit dyn. Schiene (▶ Abb. 4.17). Diese ermöglicht passive Beugung und aktive Streckung der Finger zur Vermeidung von Verklebungen.

**Postop.:** Anlage einer dorsalen Gipsschiene mit Flex. des Handgelenks in ca. 40° und der MCP in 60°; PIP und DIP bleiben in Streckstellung. Über einen Gummizügel, der am Fingernagel des verletzten Fingers und am Verband in Höhe des Os naviculare befestigt wird, kann der betr. Finger aktiv gestreckt und durch den Gummizügel passiv gebeugt werden.

Für die Funktion der Sehnennaht ist die Nachbehandlung äußerst wichtig. Sie verlangt eine gute Mitarbeit des Pat. und ein Verständnis der dyn. Schienenbehandlung.
Bei Kleinkindern kann die dyn. Behandlung aus Gründen der mangelnden Compliance nicht durchgeführt werden. Die Hand wird in einem Faustgips für 3–4 Wo. immobilisiert und anschließend fkt. nachbehandelt.

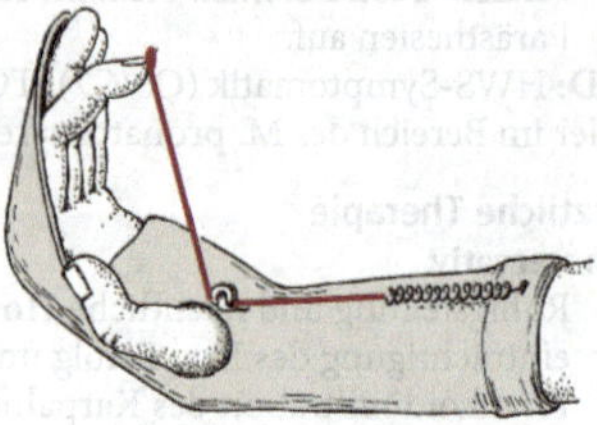

Abb. 4.17 Kleinert-Schiene [L190]

! Rupturgefahr besteht während der ersten 3 Monate nach Sehnennaht. Sofortige operative Versorgung nach erneuter Sehnenruptur. Therapiedauer bei einfachen Beugesehnenverletzungen 10–13 Wo., bei Beugesehnentransplantaten und zweizeitigen Beugesehnentransplantaten wesentlich länger.

## Physiotherapie

▶4.7.4

- OP-Tag: palmare Gipsschiene, Handgelenk in ca. 40° Palmarflex., MCP in ca. 60° Flex., IP-Gelenke in 0-Stellung
- Ab 2. postop. Tag Anpassung der Kleinert-Schiene: dorsale Kunststoffschiene mit Zügeln, die eine aktive Fingerstreckung und eine passive Fingerbeugung ermöglichen, Handgelenk- und Fingerstellung s. o.
- Die dyn. Schiene kann vom Ther. (nicht vom Pat.!) zur Behandlung abgenommen werden.
- Erlaubt sind:
  - Aktive Bewegungen der IP-Gelenke in die Ext., auch gegen Widerstand
  - Passive Bewegungen der IP-Gelenke in die Flex.
- Nach 2–3 Wo. postop.: Kleinert-Schiene, Handgelenk und IP-Gelenke in 0°, MCP in 20° Flex. Weiterhin aktive Bewegungsübungen der IP-Gelenke in die Ext., auch gegen Widerstand; passive Bewegungsübungen der IP-Gelenke in die Flexion
- Nach 5–6 Wo.: Entfernen der Kleinert-Schiene, Freigabe aller aktiven Bewegungen, der Flexion aber ohne Widerstand
- Nach 8 Wo.: geringe Widerstände und Belastung
- Nach 12 Wo.: Arbeitsfähigkeit

! Gefahr eines Intrinsic-Plus-Syndroms (überwiegende Funktion der Mm. lumbricales und Mm. interossei): Bei Verklebungen der Beugesehnen kann der Pat. eine Beugung nur im MCP durchführen. Deswegen wird bei der aktiven selektiven Beugung im PIP anfangs das MCP in Ext. fixiert, bei der aktiven selektiven Beugung im DIP werden MCP und PIP in Ext. fixiert. Im weiteren Verlauf der Behandlung wird das MCP immer mehr in Flex. eingestellt (Funktionsstellung) und selektiv mit DIP und PIP geübt.

**Tipps & Fallen**

Eine Erfolgskontrolle der Übungen mit der dyn. Schiene nach Kleinert ist dringend notwendig, da sich bei Eigenübungen leicht Fehler einschleichen. Beispiele für Fehlerquellen:

- Die Fingergelenke werden aktiv nicht endgradig gestreckt, weil der Widerstand des Gummibands oder der Feder zu stark ist.
- Der Pat. beugt seine Fingergelenke passiv nicht endgradig.

! Anfangs auf PF im Handgelenk achten (Beugesehnen in Annäherung).

## Beugesehnentenolyse

Direkte Verletzungen oder rheumatische Erkrankungen können zu Verklebungen der Sehnen führen. Dies macht ein Lösen der Sehne (Tenolyse) notwendig.

### Operative ärztliche Therapie

Offene operative Lösung der verwachsenen Sehne oder Ringbandspaltung; frühestens nach der 12.–16. Wo. postop. sinnvoll.

## Physiotherapie

▶ 4.7.4

! Um ein erneutes Verkleben der Sehne zu verhindern, ist es ganz entscheidend, so oft wie möglich mit dem betr. Finger zu üben. Die prox. Fingergelenke müssen anfangs fixiert werden, um ein selektives Bewegen der dist. Gelenke zu ermöglichen.

! Pat. unbedingt zum selbstständigen Üben anleiten.

! Anfangs besteht Rupturgefahr; deswegen dürfen Widerstände nur nach Rücksprache mit dem Operateur gegeben werden.

# 4.7.17 Ringbandruptur

Nach einer Ruptur der Ringbänder entsteht ein „Flitzebogeneffekt", durch den ein wesentlicher Teil der Muskelaktivität der Fingerflexoren verloren geht.

### Operative ärztliche Therapie

Rekonstruktion oder direkte Naht des Ringbands, ggf. Tenolyse (▶ 4.7.16).

## Physiotherapie

Zur Entlastung des frisch genähten Ringbands trägt der Pat. für 4 Wo. postop. einen ca. 15 mm breiten, festen Ring während der Bewegungsübungen. Fehlt der Ring, wird das MCP manuell fixiert (durch Pat. oder Th.) bei Beugung im PIP und DIP (▶ 4.7.16).

# 4.7.18 Strecksehnenverletzungen

### Ursachen

Stich- und Schnittverletzungen, häufig Ausriss der Strecksehne am Fingerendglied (Ballsportarten, Betten machen).
Strecksehnen sind im Gegensatz zu den Beugesehnen nur kurzstreckig von einer Sehnenscheide umgeben und haben eine kürzere Gleitstrecke. Aber auch hier ist eine Verwachsungsgefahr gegeben.

### Operative ärztliche Therapie

- Wiederherstellung der Sehnenkontinuität und Funktion durch direkte Naht
- Knöcherne Strecksehnenabrisse am Fingerendglied: Ruhigstellung durch spez. Schiene in Überstreckung des DIP, z. B. Stack-Schiene, selten mit Ausziehnaht versorgt

- Alternativ: temporäre Arthrodese mit einem intraossären Kirschner-Draht
- Zusätzliche Naht bei Verletzung des Strecksehnenapparates mit Streckerhaube und Sehnenverbindungen

Zwei **Nachbehandlungskonzepte**, abhängig von der Verletzungshöhe der Sehne:

- Ruhigstellung auf einer Fingerschiene in Funktionsstellung der Hand und Langfinger für 4 Wo. Dann Schienenänderung in Streckstellung des MCP und Freigabe von PIP und DIP für weitere 2 Wo.
- Direkt postop. Versorgung mit einer Handgelenkschiene (umgekehrte Kleinert-Schiene) und Gummizügeln für die MCP. Ab dem 2. postop. Tag Beugung der MCP aktiv bis 40°, die Streckung erfolgt passiv durch den Zügel. Nach 4 Wo. Freigabe der aktiven Streckung.

## Physiotherapie

▶ 4.7.4

- Die Nachbehandlung ist i. d. R. unproblematischer als bei Beugesehnenverletzungen.
- Die Fingergelenke werden anfangs selektiv beübt (▶ 4.7.16).
- Angepasste Widerstände nicht vor 8 Wo. postop.

4

**Tipps & Fallen**

Eine Erfolgskontrolle der Übungen mit der dyn. Schiene nach Kleinert ist dringend notwendig, da sich bei Eigenübungen leicht Fehler einschleichen. Beispiele für Fehlerquellen:

- Fingergelenke werden passiv nicht endgradig gestreckt.
- Fingergelenke werden aktiv nicht endgradig gebeugt.
- ! Anfangs auf DE im Handgelenk achten (Strecksehnen in Annäherung)

## 4.7.19 Skidaumen

Verletzung des ulnaren Seitenbands am Daumengrundgelenk.

### Ursachen

Meist beim Skifahren, aber auch bei anderen Sport- und Freizeitaktivitäten.

### Symptome

- Die Greiffunktion der Hand ist gestört, da der instabile Daumen beim Greifen nach radial abweicht.
- Belastungsschmerz
- Diagnosesicherung durch Stresstest und Seitenvergleich bei Bänderlaxheit; MRT

### Ärztliche Therapie

**Konservativ**

Bei Teilrupturen 4 Wo. Ruhigstellung.

**Operativ**

- Re-Insertion des abgerissenen Bands, das häufig in den Gelenkspalt eingeschlagen ist
- Alternativ bei knöchernem Ausriss Re-Insertion und Ankerrefixation

Ruhigstellung 4 Wo. postop. in einem Handschuhgips, anschl. Freigabe zur PT.

### Physiotherapie

▶ 4.7.4

## 4.7.20 Bandverletzungen

Ursachen für eine ligamentäre Instabilität des Handgelenks können sein:

- Luxationen der Handwurzelknochen, besonders perilunär
- Ruptur der Bandverbindungen zwischen Os scaphoideum und Os lunatum (skapholunäre Dissoziation = SLD)
- Abrissfrakturen der Bandansätze, z. B. am Os pisiforme, Os hamatum
- Im Rahmen von distalen Radiusfrakturen

### Operative ärztliche Therapie

- Frische Verletzungen: Bandnaht und temporäre Arthrodese mit Kirschner-Drähten für 6 Wo., Unterarmgips
- Chron. Instabilität: Bandrekonstruktion mit Bandplastik und temporärer Arthrodese für 6 Wo.
- Abrissfraktur: kurzfristige Ruhigstellung für 4 Wo., dann frühfkt. Behandlung

### Physiotherapie

▶ 4.7.4

! Auch nach Freigabe der Ruhigstellung anfangs *keine* intensive MT im Handwurzelbereich (Gefahr der erneuten Bandlockerung).

## 4.7.21 Distale Radiusfraktur

Häufiges Vorkommen bei älteren Pat., bes. Frauen (Osteoporose).

### Sonderformen

- **Smith-Fraktur:** nach Sturz auf die volarflektierte Hand
- **Colles-Fraktur:** nach Sturz auf die dorsalextendierte Hand (häufig)

### Ärztliche Therapie

Sie ist abhängig von der Dislokation der Knochenfragmente, der Stabilität der Fraktur und der Knochenqualität.

**Konservativ**

- Stabile Frakturen, A1–A2 nach AO-Klassifikation: Gipsverband
- A3-Frakturen: Kirschner-Draht und Gipsverband

**Operativ**

- B1-Frakturen: Schraubenosteosynthese
- B2- und B3-Frakturen: winkelstabile Platten volar/dorsal
- Frakturen der Gruppe C mit Gelenkbeteiligung: i. d. R. winkelstabile Spezialimplantate, abhängig vom Weichteiltrauma auch Fixateur externe
- Bei frakturbedingter Kompression des N. medianus

### Physiotherapie

▶ 4.7.4

Bei B- und C-Frakturen postop. 2 Tage Ruhigstellung, dann bewegungsstabil aktiv.

! Kein Stützen und Tragen > 2 kg für 6 Wo.

## 4.7.22 Fraktur des Os naviculare

Verletzungsmechanismus: Sturz auf die dorsalextendierte Hand.

### Ärztliche Therapie

**Konservativ**

8–12 Wo. Kahnbeingips (OA-Gips mit Daumeneinschluss).

**Operativ**

Bei dislozierten Frakturen Fixierung mit Herbert-Schraube (kanülierte Schraube mit gegenläufigem Gewinde zur Kompression der Fraktur).

### Physiotherapie

▶4.7.4

## 4.7.23 Finger-/Mittelhandfrakturen

Folge direkter oder indirekter Gewalteinwirkung, häufig mit Weichteilschäden oder kontaminierter Oberfläche einhergehend.



### Sonderformen

- Verletzungen des MHK I:
  - **Bennett-Fraktur:** Hier bleibt das abgesprengte med. Knochenfragment am Bandansatz, das Hauptfragment disloziert durch den Sehnenzug der Sehne des M. abductor pollicis nach radial. Es handelt sich um eine Basisfraktur mit Gelenkbeteiligung.
  - **Rolando-Fraktur:** Y-förmige Fraktur mit extraartikulärem Verlauf

! Beide Verletzungsformen sind durch die Dislokationsgefahr OP-Indikationen, da durch konservative Maßnahmen die Fehlstellung nicht beseitigt werden kann.

- Verletzungen des MHK V:
  - **Boxerfraktur:** durch Faustschlag, häufig mit Weichteilschaden und Bissverletzung vergesellschaftet. Abkippen des dist. Fragments und Rotationsfehlstellung.

### Ärztliche Therapie

**Konservativ**

Böhler-Gipsschiene.

**Operativ**

Bei Brüchen mit Gelenkbeteiligung und nicht ausreichend zu fixierenden Frakturen sowie bei allen Sonderformen mit spez. Miniplatten, Mini-Handfixateur.

### Physiotherapie

▶4.7.4

! Intensive Behandlung der MCP-Gelenke

## 4.7.24 Fingergelenksluxationen

Entstehung durch axiale Gewalteinwirkung bei gestrecktem Langfinger. Geht mit einer Zerreißung von Gelenkkapsel und volarer Sehnenplatte einher.

**Ärztliche Therapie**

**Konservativ**

Reposition erfolgt in Leitungsanästhesie, da durch Sehnenzug das luxierte Gelenk verhakt. Anschl. Ruhigstellung in palmarer Schiene für ca. 1 Wo., bis Schmerzen deutlich reduziert sind.

**Operativ**

Temporäre Arthrodese bei Reluxationsgefahr.

## Physiotherapie

▶ 4.7.3

Beginn nach ca. 1 Wo.

! Die betr. Fingergelenke können sehr lange schmerzempfindlich sein.

# 4.8 Ellenbogen

## 4.8.1 Funktionelle Anatomie

*Roman Preis*

**Gelenke**

Am Ellenbogen (▶ Abb. 4.18) bilden drei Gelenke eine funktionelle Einheit:

- **Humeroulnargelenk:** Die konvexe Trochlea humeri gleitet in der konkaven Incisura trochlearis der Ulna.
- **Humeroradialgelenk:** Dies wird aus dem Capitulum humeri (konvex) und der Fovea articularis des Radiusköpfchens (konkav) gebildet.
- **Proximales Radioulnargelenk:** Die Circumferentia articularis radii artikuliert mit der Incisura radialis ulnae und mit Teilen des Lig. anulare radii.

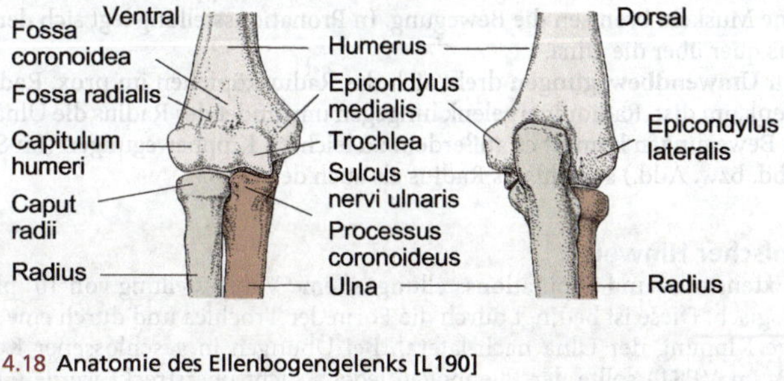


Abb. 4.18 Anatomie des Ellenbogengelenks [L190]

Die Gelenkkapsel umschließt alle drei Gelenke. Diese können nicht separat bewegt werden, da sie durch mehrere Bänder verbunden sind. Somit arbeiten sie immer zusammen. Viele Alltagsbewegungen, die mit einer Supination bzw. Pronation einhergehen, führen außerdem zu einer Mitbewegung im distalen Radioulnargelenk.

- **Distales Radioulnargelenk:** Die Circumferentia articularis ulnae artikuliert mit der Incisura ulnaris radii.

Insgesamt erfordern Bewegungen im Ellenbogen und Unterarm ein Zusammenspiel dieser vier Gelenke. Beteiligt ist auch die Membrana interossea, welche die

Radioulnargelenke stabilisiert und für eine Kraftübertragung zwischen Radius und Ulna sorgt.

> **!** **Klinischer Hinweis**
> Durch das funktionelle Zusammenspiel zieht eine Störung in einem der Gelenke häufig eine Beeinträchtigung der anderen Gelenke nach sich. Deshalb sollten immer alle Ellenbogen- und Unterarmgelenke untersucht und ggf. behandelt werden.

**Bänder des Ellenbogens**

- Lig. collaterale ulnare und radiale stabilisieren das Gelenk entgegen einer Varus- bzw. Valgusbewegung.
- Das Lig. anulare radii verläuft um das Radiusköpfchen, fixiert den Radius an der Ulna und bildet mit eingelagerten Knorpelzellen einen Teil der Gelenkfläche des prox. Radioulnargelenks.
- Das Lig. quadratum verbindet Radius und Ulna, verstärkt die Gelenkkapsel und bremst die Umwendbewegungen.



**Bewegungsmöglichkeiten des Ellenbogens**

- **Flexion:** Das physiolog. Bewegungsausmaß beträgt 130–150°. Die Bewegung wird durch die Weichteile des Ober- und Unterarms begrenzt.
- **Extension:** 10° sind möglich. Durch Spannung des Kapsel- und Bandapparats werden die Gelenkpartner aufeinandergepresst und die Bewegung begrenzt. Außerdem stößt das Olekranon in der Fossa olecrani an. Es entsteht ein hartelastisches Endgefühl.
- **Supination:** Das physiolog. Bewegungsausmaß beträgt 80–90°. Die Bewegung wird durch den Kapsel-Band-Apparat und die Membrana interossea begrenzt. In Supinationsstellung liegen Radius und Ulna parallel zueinander.
- **Pronation:** 80–90° sind möglich. Der Kapsel-Band-Apparat sowie verschiedene Muskeln bremsen die Bewegung. In Pronationsstellung legt sich der Radius quer über die Ulna.

Bei den **Umwendbewegungen** dreht sich das Radiusköpfchen im prox. Radioulnargelenk, im dist. Radioulnargelenk hingegen umrundet der Radius die Ulna. Bei diesen Bewegungen kommt es außerdem zu leichten Kippbewegungen (im Sinne von Abd. bzw. Add.) sowohl des Radius als auch der Ulna.

> **!** **Klinischer Hinweis**
> In Extensions- und Supinationsstellung ist eine Valgusstellung von 10° physiologisch. Diese ist bedingt durch die Form der Trochlea und durch eine geringe Kippung der Ulna nach lateral. Bei Übungen in geschlossener Kette (z. B. im VFST) sollte der Ellenbogen jedoch nicht überstreckt werden, um eine ungünstige Belastung des Gelenks zu vermeiden.

**Muskeln**

▶ Tab. 4.17

**Nerven**

Drei periphere Nerven (N. medianus, N. radialis, N. ulnaris) versorgen sensibel und motorisch den UA und die Hand. Alle Nerven passieren in ihrem Verlauf **Engpässe**, an denen eine Irritation durch umliegende Gewebe entstehen kann.

| Tab. 4.17 Die wichtigsten Unterarmmuskeln | | | |
|---|---|---|---|
| **Muskel** | **Ursprung** | **Ansatz** | **Funktion** |
| Strecker (Extensoren) im Handgelenk | | | |
| **M. extensor carpi radialis longus** | Lat. Rand des Humerus | II. Mittelhandknochen | Handext., Radialabd. |
| **M. extensor carpi radialis brevis** | Epicondylus lateralis humeri | III. Mittelhandknochen | Handext. |
| **M. extensor carpi ulnaris** | Epicondylus lat. humeri und Ulnahinterfläche | V. Mittelhandknochen | Handext., Ulnarabd. |
| Beuger (Flexoren) im Handgelenk | | | |
| **M. flexor carpi radialis** | Epicondylus med. humeri | II. und III. Mittelhandknochen | Handflex., Radialabd., Pronation |
| **M. flexor carpi ulnaris** | Epicondylus med. humeri und Ulnahinterrand | Os pisiforme, von dort an V. Mittelhandknochen | Handflex., Ulnarabd. |
| **M. palmaris longus** | Epicondylus med. humeri | Palmaraponeurose | Handflex. |
| Supinatoren | | | |
| **M. biceps brachii** | Tuberculum supraglenoidale scapulae, Proc. coracoideus | Radius, Unterarmfaszie | Ellenbogenflex., Supination |
| **M. supinator** | Epicondylus lat. humeri und Ulna | Tuberositas radii | Supination |
| Pronatoren | | | |
| **M. pronator teres** | Epicondylus med. humeri und Medialseite der Ulna | Lat. Radius | Pronation, Ellenbogenflex. |
| **M. pronator quadratus** | Vorderrand der Ulna | Vorderrand des Radius | Pronation |
| Supinator und Pronator | | | |
| **M. brachioradialis** | Lat. dist. Humerus | Proc. styloideus radii | Bringt UA aus Pronation bzw. Supination in Mittelstellung, Ellenbogenflex. |

- Der **N. medianus** verläuft zwischen den beiden Köpfen des M. pronator teres und durchbohrt im weiteren Verlauf den M. pronator quadratus. Ein Hypertonus dieser Muskeln kann sensible und/oder motorische Ausfälle verursachen.
- Der motorische Ast (R. profundus) des **N. radialis** verläuft zwischen den beiden Anteilen des M. supinator. Druckläsionen erzeugen meist Ellenbogenschmerzen und motorische Ausfälle. Bei starker Ausprägung zeigt sich eine Fallhand.
- Der **N. ulnaris** kann durch seinen Verlauf zwischen den Unterarmflexoren sowie im Sulcus nervi ulnaris irritiert werden, mit der Folge von Missempfindungen im Versorgungsgebiet des Nervs.

**! Klinischer Hinweis**
Schmerz im Bereich des Ellenbogens kann durch Ausstrahlung vom Schultergelenk oder der HWS entstehen. Auch vegetative Reaktionen, Funktionsstörungen der BWS und das neurale System sollten als mögliche Ursachen in die Untersuchung einbezogen werden.

## 4.8.2 Befunderhebung

*Ursula Wappelhorst*

Für die ausführliche Befunderhebung ▶ 4.7.2. Im Folgenden finden sich lediglich spez. Hinweise oder Testverfahren, die bei Störungsbildern im Bereich der Ellenbogengelenke ergänzend zu berücksichtigen sind.

! Im Rahmen der Bewegungsprüfung immer das proximale und distale Radioulnargelenk mit untersuchen.



### Zusatztests

- Ggf. spezifische Schmerzprovokation durch isometrische Widerstandstests, z. B. bei Epicondylitis radialis oder ulnaris (▶ 4.8.8)
- **Spezifisches Assessment:** Disabilities of the Arm, Shoulder and Hand (DASH) ▶ 4.7.2

## 4.8.3 Physiotherapie bei konservativer Versorgung

Der im Folgenden beschriebene Behandlungsaufbau stellt einen Vorschlag für eine *exemplarische* Behandlung dar. Erfordern bestimmte Indikationen die Berücksichtigung besonderer Behandlungsgesichtspunkte und -maßnahmen, sind diese unter dem jeweiligen Krankheitsbild aufgeführt.
Um den Therapieerfolg nachhaltig zu sichern, kommt der Anleitung individueller Eigenübungen eine entscheidende Bedeutung zu.
Grundsätzlich zu beachten sind:

- Phasen der Wundheilung (▶ 4.1.1)
- Ärztliche Verordnung
- Individueller Befund und Schmerzsituation des Pat.
- Therapieziel des Pat. in Bezug auf Aktivität und Partizipation

Der Gelenkkomplex des Ellenbogens ermöglicht, zusammen mit der distalen Verbindung zwischen Radius und Ulna, die Umwendebewegung des Unterarms (Supination/Pronation). Diese Bewegung gestattet es, die Hand in jeder beliebigen Position einsetzen zu können. Darüber hinaus ist das Ellenbogengelenk durch die Flexion und Extension für die Anpassung der Armlänge zuständig (z. B. bei der Nahrungsaufnahme).
Ähnlich wie bei der Hand sind Verletzungen in diesem Bereich häufig mit starken Beeinträchtigungen verbunden. Aufgrund des komplexen Gelenkaufbaus ist die Nachbehandlung oft langwierig.

### Struktur/Funktion

#### Schmerzen lindern/Tonus senken

- Aktives Bewegen im schmerzarmen Bereich
- Mobilisation der BWS zur Sympathikusdämpfung
- WT (▶ 1.3.12): z. B. Heiße Rolle, auch im Bereich der BWS

- MT (▶ 2.21): intermittierende schmerzlindernde Traktions- und Gleitbewegungen in aktueller Ruhestellung
- Quermassagen
- Querfriktionen (▶ 1.3.5) auf ansatzgereizter Muskulatur
- Faszientechniken (▶ 2.12, ▶ 2.13)
- Elastisches Taping (▶ 3.3.6)
- Flossing (▶ 2.16)
- Ultraschall (▶ 1.3.13)

**Ödemresorption anregen**

- Hochlagerung
- Ausstreichungen von dist. nach prox.
- Bei lokalen Ödemen: Heiße Rolle im Bereich der Flexoren
- MLD (▶ 2.20)

**Beweglichkeit erhalten/verbessern**

- Endgradiges Bewegen der angrenzenden Gelenke (Hand- und Schulter)
- Mobilisationstechniken (▶ 1.3.5): z. B. Betontes Arbeiten am Bewegungsende, Reziproke Hemmung, AeK, PIR
- MT bei primär kapsulär bedingten Bewegungseinschränkungen: Traktions- und Gleitmobilisation

! Bei Einschränkungen der Sup./Pron. distales Radioulnargelenk mitbehandeln

- Mulligan (▶ 2.24)
- Längsdehnung (▶ 1.3.5), v. a. der Flexoren, auch als Eigenübung

**Muskelaktivität erhalten/verbessern**

- Stat. und dyn. Muskelarbeit der nicht betr. Arm-, Schulter- und Rumpfmuskulatur
- Akrodynamische Therapie (▶ 2.2)
- Stat. und dyn. Muskelarbeit der den Ellenbogen umgebenden Muskulatur
- PNF (▶ 2.32): Arm- und Skapulapattern, auch bilat.; Techniken: z. B. Dynamische Umkehr, Agonistische Umkehr, Wiederholter Stretch auf dem Bewegungsweg
- Einsatz von Geräten, z. B. Thera-Band, Hantel, Expander, Staby

### Aktivität/Partizipation

**Selbstständigkeit im Alltag fördern**

- Alltagsfunktionen schulen: z. B. Haare kämmen, Reißverschluss hochziehen, Knöpfe knöpfen, Rücken abtrocknen
- Schulung physiologischer Alltagsbewegungen, um Überlastungen zu vermeiden (Mausarm, ▶ 4.7.9): z. B. bei Arbeit am PC Pausen einlegen, Bewegungsausgleich schaffen
- Arbeitsplatz ergonomisch einrichten: Sitzhaltung optimieren (▶ 1.3.7), Arbeitshöhe anpassen, dyn. Sitz auf Ballkissen oder Pezziball

! Störfaktoren aufsuchen, da Ellenbogenschmerzen auch reflektorisch bedingt sein können (Brügger, ▶ 2.7)

- Instruktion von Eigenübungen

! Nach Abklingen der Beschwerden Alltagsbelastungen *langsam* steigern, um einem Rezidiv vorzubeugen

4

**Sportberatung/Sportartspezifisches Training anleiten**

- Zusammen mit dem Pat. nach geeigneten Sportarten suchen, ggf. Technik überdenken
- Je nach ausgeübter Sportart Training spezifischer Bewegungsabläufe, z. B. Werfen und Fangen beim Handball, Aufschlag beim Tennis oder Abschlag beim Golf, auch mit Thera-Band oder Zugapparat

## 4.8.4 Physiotherapie nach operativer Versorgung

Im Folgenden findet sich eine Auswahl an Maßnahmen, die als Anregung zur Erstellung eines individuellen Behandlungsplans dienen. Abweichende Maßnahmen oder spezielle Kontraindikationen werden, falls erforderlich, bei einzelnen Krankheitsbildern aufgeführt.
Grundsätzlich zu beachten sind:

- Phasen der Wundheilung (▶ 4.1.1)
- Hebelverhältnisse nach Frakturen bzw. Umstellungsosteotomien (▶ 4.1.3)
- Ärztliche Verordnung
- Klinikinterne Behandlungsrichtlinien
- Individueller Befund und Schmerzsituation des Pat.
- Therapieziel des Pat. in Bezug auf Aktivität und Partizipation

4

Besonders die Angaben zu erlaubter Dauer und Höhe der Belastung sind klinikintern sehr unterschiedlich und in der Nachbehandlung entsprechend zu berücksichtigen.

! Kein forciertes Üben am Ellenbogen, da die Gefahr der Weichteilossifikation besteht (Myositis ossificans, ▶ 4.20.3)

! Die Behandlung nach Ellenbogenverletzungen ist häufig sehr zeitintensiv und von hartnäckigen Kontrakturen bestimmt. Eine Verbesserung der Ellenbogenflex. geht häufig mit einer Verschlechterung der Ellenbogenext. einher und umgekehrt.

### Phase I (bewegungsstabil-passiv/-assistive Phase)

Nach Bandnähten für ca. 2–3 Wo.

#### Struktur/Funktion

**Schmerzen lindern/Tonus regulieren**

- Schmerzfreie Lagerung
- Bewegen im schmerzarmen Bereich (passiv, assistiv)
- Quer-/Funktionsmassagen (▶ 1.3.5)
- Mobilisation der BWS zur Sympathikusdämpfung
- Ggf. Eis nach dem Üben (für ca. 5 Min.)

**Ödemresorption anregen**

- Konsequente Hochlagerung (Hand höher als Ellenbogen, Ellenbogen höher als Schulter)
- Ausstreichungen von dist. nach prox.
- Aktivierung der Muskelpumpe durch aktive Finger- und Handbewegungen
- MLD (▶ 2.20)
- Ggf. WT (▶ 1.3.12): z. B. Heiße Rolle

**Narbenbeweglichkeit verbessern**

Narbenmobilisation nach Abschluss der Wundheilung (▶ 1.3.5).

### Beweglichkeit erhalten

- Aktive endgradige Bewegungen der angrenzenden Gelenke
- PNF (▶ 2.32): z. B. Armpattern uni- und bilat. (Fixation prox. der Verletzung); Technik: Dynamische Umkehr
- CPM mehrmals tgl. für 30 Min.

### Muskelaktivität erhalten

- Stat. und dyn. Muskelarbeit mit der nicht betr. Seite sowie der Schulter- und Handmuskulatur der betr. Seite
- Akrodynamische Therapie (▶ 2.2)
- PNF: Skapulapattern, auch bilat.; Armpattern mit dem nicht betr. Arm; der Ellenbogen bleibt ggf. in der Gipsschiene
- MTT (▶ 2.23) mit der nicht betr. Seite

### Beweglichkeit verbessern

- Vorsichtiges passives/assistives Bewegen des betr. Ellenbogengelenks in die Flexion und Extension, wenn erlaubt in Kombination mit Supination und Pronation
- Schonende Mobilisationstechniken (▶ 1.3.5): z. B. Quer-, Funktionsmassagen, Betontes Arbeiten am Bewegungsende

## Aktivität/Partizipation

### Selbstständigkeit fördern

Üben von Alltagsfunktionen mit der *nicht* betr. Seite, z. B. An- und Ausziehen, Flasche öffnen, Handhabung von Orthesen.

## Phase II (bewegungsstabil-aktive Phase)

## Struktur/Funktion

### Schmerzen lindern/Tonus regulieren

- Wie in Phase I
- TENS®-Gerät (▶ 1.3.13)

### Ödemresorption anregen

Wie in Phase I.

### Beweglichkeit verbessern

- Mobilisationstechniken wie in Phase I, zusätzlich z. B. Reziproke Hemmung, AeK, PIR
- PNF (▶ 2.32): Armpattern mit Ellenbogenflex. und -ext.; Technik: Dynamische Umkehr
- Mulligan (▶ 2.24)

### Muskelaktivität verbessern

- Stat. und dyn. Muskelarbeit der Ellenbogenmuskulatur
- Akrodynamische Therapie (▶ 2.2)
- Stabilisation, z. B. mit Ball, Thera-Band oder Handtuch in verschiedenen Armstellungen
- PNF: Armpattern; Techniken: z. B. Dynamische Umkehr, Agonistische Umkehr

! Hebelverhältnisse beachten

### Aktivität/Partizipation

#### Selbstständigkeit im Alltag fördern

- Üben von Alltagsfunktionen mit der *betr.* Seite, z. B. Haare kämmen, Reißverschluss hochziehen, Knöpfe knöpfen, Rücken abtrocknen
- Ggf. Einsatz von Hilfsmitteln aus dem rheumatischen Formenkreis (▶ 4.16.2), z. B. Kammverlängerung

## Phase III (belastungsstabile Phase)

### Struktur/Funktion

#### Beweglichkeit verbessern

- Wie in Phase II
- MT (▶ 2.21): Traktions- und Gleitmobilisation des Ellenbogengelenks sowie des prox. und dist. Radioulnargelenks

#### Muskelaktivität verbessern

- Wie in Phase II
- Stabilisation in unterschiedlichen ASTEn, z. B. VFST, Stand an der Wand
- PNF (▶ 2.32): Armpattern mit Ellenbogenflex. und -ext.; Technik: z. B. Wiederholter Stretch auf dem Bewegungsweg
- Neurac® (▶ 2.26)
- MTT (▶ 2.23)

### Aktivität/Partizipation

#### Selbstständigkeit im Alltag fördern

- Wie in Phase II
- Heben und Tragen, Gewichte langsam steigern
- Reaktive Stützreaktionen erarbeiten
- Instruktion von Eigenübungen

#### Sportberatung/Sportartspezifisches Training anleiten

- Abhängig von der ausgeübten Sportart Schulung spez. Bewegungsmuster; z. B. Aufschlag beim Tennis oder Volleyballspielen mit Thera-Band oder Zuggeräten; Schwimmen, Ballspiele

! Um erneute Verletzungen zu vermeiden, im Rahmen der Rehabilitation auch die Bewegungen gezielt trainieren, durch die wiederholte Verletzungsgefahr besteht

## 4.8.5 Cubitus varus/valgus

Abweichung von der physiolog. Valgusstellung bei gestrecktem Ellenbogengelenk in der Frontalebene zwischen OA und UA (bei Männern bis 10°, bei Frauen bis 20° Valgus normal).

### Symptome

Pathologische Achsenabweichung, insbes. posttraumatisch bei Kondylenfrakturen und suprakondylären Humerusfrakturen. Fraktur des Epicondylus humeri ulnaris führt zur Varusdeformität, Fraktur des Radiusköpfchens zur Valgusdeformität.

**Operative ärztliche Therapie**
Suprakondyläre Umstellungsosteotomie bei Fehlstellungen mit Bewegungseinschränkung.

## Physiotherapie

▶ 4.8.4

## 4.8.6 Bursitis olecrani

Chron. Schleimbeutelentzündung des Ellenbogens, meist nach Überlastung (z. B. Schreibtischarbeit). Akute eitrige Bursitis nach offener Verletzung oder Injektion.

**Symptome**
Deutliche teigige bis fluktuierende Schwellung über dem Olekranon, bei bakterieller akuter Bursitis zusätzlich Rötung und Überwärmung.

**Ärztliche Therapie**
**Konservativ**
Bei chron. Bursitis Schonung, Ruhigstellung, Salbenverbände (Voltaren Emulgel®), Rivanol Umschläge, ggf. entlastende und diagnostische Punktion, Injektion eines Lokalanästhetikums, ggf. mit Kortison.

**Operativ**
Bei therapieresistenter chron. Entzündung Bursektomie. Bei akuter eitriger Bursitis Bursektomie und Antibiose.

## Physiotherapie

▶ 4.8.3, ▶ 4.8.4, aber meist keine PT erforderlich.

## 4.8.7 Kubitalarthrose

**Ursachen**
Posttraumatische Achsenfehlstellung des Ellenbogengelenks bei in Fehlstellung verheilter intraartikulärer Fraktur, postinfektiös, Chondromatose (multiple intraartikuläre, z. T. verknöcherte Knorpelneubildungen, die zu freien Gelenkkörpern führen), Nekrose der Gelenkpartner.

**Symptome**
Zunehmende, z. T. schmerzhafte aktive und passive Bewegungseinschränkung mit Streck- und Beugedefizit.

**Ärztliche Therapie**
**Konservativ**
Intraartikuläre Injektion von Lokalästhetika und Glukokortikoiden.

**Operativ**
Arthrolyse (offen oder arthroskopisch); alternativ Resektions-, Interpositionsarthroplastik, in seltenen Fällen Endoprothese des Ellenbogengelenks.

## Physiotherapie

▶ 4.8.3, ▶ 4.8.4

4

## 4.8.8 Epicondylitis humeri radialis/ulnaris

Umschriebenes Schmerzsyndrom im epikondylären Ursprungsbereich der Muskulatur. Häufiger radial (Epicondylitis humeri radialis – Tennisellenbogen): Ansatztendinose der Fingerextensoren (▶ Abb. 4.19); seltener ulnar (Epicondylitis humeri ulnaris – Golferellenbogen): Ansatztendinose der Fingerbeuger.

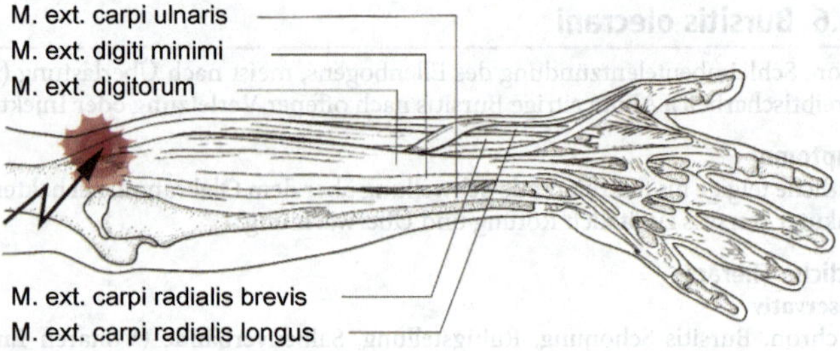


Abb. 4.19 Epicondylitis humeri radialis [L157]



### Ursache

Überbeanspruchung, Degeneration der Muskelansätze im Bereich der Epikondylen, HWS-Probleme.

### Symptome

Schmerzen, z. B. beim Händeschütteln, Gegenstände heben. Druckschmerz im Bereich der Epikondylen.

### Ärztliche Diagnostik

**Provokationstests:** Bei Epicondylitis humeri radialis Schmerzen bei Pron. und Dorsalext. der Hand sowie des Mittelfingers gegen Widerstand. Bei Epicondylitis ulnaris Schmerzen bei Sup. und Volarflex. gegen Widerstand.
**DD:** Nervenkompressionssyndrome (Sulcus ulnaris, Pronator teres), HWS-Syndrom (C6), Mausarm ▶ 4.7.9.

### Ärztliche Therapie

**Konservativ**

- Aufklärung über Gutartigkeit und zeitlichen Verlauf der Erkrankung. Vermeidung von Bewegungen, die den Schmerz auslösen, z. B. Heben schwerer Gegenstände bei Epicondylitis ulnaris
- Medikamente: Antiphlogistika (oral/i. m.), Infiltration von Lokalanästhetika und Glukokortikoiden
- Ruhigstellung: volare Oberarmgipsschiene, Tapeverband
- Orthopädietechnik: Epikondylitisspange oder Bandage (z. B. Epitrain®) führt zu Zugrichtungsänderung der Sehnen der Handgelenksextensoren und somit zu Entlastung des Sehnenansatzes
- Stoßwellentherapie (▶ 4.7.7)

**Operativ**
- Epicondylitis humeri radialis: Tenotomie des M. extensor carpi rad. brevis und Durchtrennung der sensiblen Nervenäste im Ansatzgebiet der Muskulatur (OP nach Hohmann und Wilhelm)
- Epicondylitis humeri ulnaris: Tenotomie der Flexoren im Ansatzgebiet am Epicondylus humeri ulnaris
- Bei zusätzlichem Supinatorlogensyndrom Erweiterung der Durchtrittsstelle des N. medianus

## Physiotherapie

▶ 4.8.3, ▶ 4.8.4
- Exzentrisches Training (Tendinosen, ▶ 5.2.10)

! Bei anhaltenden Beschwerden auch an Störungen im Bereich der HWS denken

## 4.8.9 Olekranonfraktur

Entstehung durch direkte Gewalteinwirkung auf das Olekranon bei gebeugtem Ellenbogen. Durch Zug des M. triceps Dislokation der Knochenfragmente. Die Fraktur liegt in der Gelenkfläche, daher immer operative Therapie.

### Operative ärztliche Therapie

Bei dislozierten Frakturen Zuggurtungsosteosynthese/anatomische, winkelstabile Platten.

### Physiotherapie

▶ 4.8.4, i. d. R. Bewegungsstabilität aktiv
- Ellenbogenflexion limitiert, Ellenbogenextension nicht resistiv
- Kein Tragen und Stützen für 6 Wo.

## 4.8.10 Radiusköpfchenfraktur

Verletzung des prox. Gelenkanteils durch direkte Gewalteinwirkung, häufig mit Dislokation der Fragmente. Sonderformen reichen in den Halsbereich des Radius und sind operativ schwer zu stabilisieren.

### Ärztliche Therapie

**Konservativ**

Ruhigstellung bei stabilen Verletzungen für 1 Wo., dann frühfkt. Physiotherapie.

**Operativ**
- Minischraubenosteosynthese
- Minimalosteosynthese mit biologischen, selbstauflösenden Pins (Polypins®)
- Resektion des Radiusköpfchens und/oder Prothesenimplantation nach Trümmerfraktur

### Komplikationen

- Abrutschen der Fragmente, Ossifikation des Ringbands am Radiushals, Arthrofibrose
- Durch Kallusbildung Einschränkung der Sup./Pron., N.-radialis-Schädigung, heterotope Weichteilossifikation

### Physiotherapie

▶ 4.8.4, i. d. R. Bewegungsstabilität aktiv bei freiem ROM, kein Tragen und Stützen für 6 Wo.

## 4.8.11 Unterarmschaftfraktur

Entstehung durch axiale und direkte Gewalteinwirkung. Häufig mit Weichteil- und Nervenschäden vergesellschaftet.

### Sonderformen

- **Monteggia:** Fraktur der Ulna im prox. Drittel und Radiusköpfchenluxation, ggf. mit Bandbeteiligung
- **Galeazzi:** Radiusschaftfraktur im prox. Drittel und Ulnaluxation im dist. Radioulnargelenk, ggf. mit Bandbeteiligung

### Ärztliche Therapie

**Konservativ**

Ruhigstellung für 6 Wo. bei (seltenen) isolierten Frakturen, z. B. der Ulna.

**Operativ**

- Plattenosteosynthese; Fixateur externe bei schweren Weichteilschäden
- Bei Ruptur der Bänder: Bandnaht; ggf. dyn. Ellenbogenschiene (z. B. IROM-Orthese) für ca. 6 Wo.
- Bei Kindern intramedulläre Schienung bei dislokationsgefährdeten Frakturen

### Physiotherapie

▶ 4.8.4

- Frakturen ohne Bandbeteiligung i. d. R. Bewegungsstabilität aktiv bei freiem ROM; kein Tragen und Stützen für 6 Wo.
- Nach Bandnaht:
  - 2 Wo. assistiv bei freiem ROM
  - 4 Wo. aktiv
  - Anschl. zunehmend resistiv

## 4.8.12 Ellenbogenluxation

Entstehung durch axiale Gewalteinwirkung auf den Arm. Luxation der Ulna i. d. R. nach dorsal. Bandverletzungen radial und ulnarseitig häufig.

### Ärztliche Therapie

**Konservativ**

Oberarmgips für 2 Wo. Anschl. ggf. dyn. Ellenbogenschiene (z. B. IROM-Orthese).

**Operativ**

Bei Bandinstabilität und dislozierten Gelenkanteilen.

### Physiotherapie

▶ 4.8.3, ▶ 4.8.4

- 2 Wo. Ruhigstellung in dorsalem OA-Cast, ggf. vorsichtiges Bewegen aus der Schiene heraus
- 4 Wo. aktives Bewegen, verordnete Bewegungslimitierung beachten
- Anschl. aktives, zunehmend resistives Bewegen bei freiem ROM

! Bei Ulnarisbeteiligung schonende neurodynamische Mobilisation (▶ 2.27)

! Kein Tragen und Stützen für 6 Wo.

4

# 4.9 Schulter

## 4.9.1 Funktionelle Anatomie

*Roman Preis*

Der große Bewegungsumfang des Arms wird nur durch gleichzeitige Bewegungen in mehreren Gelenken möglich (▶ Abb. 4.20). Beteiligt sind drei echte Gelenke (GHG= Glenohumeralgelenk, ACG= Akromioklavikulargelenk, SCG = Sternoklavikulargelenk) und zwei unechte Gelenke (subakromiales Nebengelenk, skapulothorakale Gleitebene). Der Mitbewegung der Scapula kommt besondere Bedeutung zu, weil dadurch die Gelenkpfanne (Cavitas glenoidalis) ausgerichtet wird. Schulter-Oberarm-Muskulatur ▶ Tab. 4.18; Zuordnung der Muskeln zu den Bewegungsrichtungen im Schultergelenk ▶ Tab. 4.19.

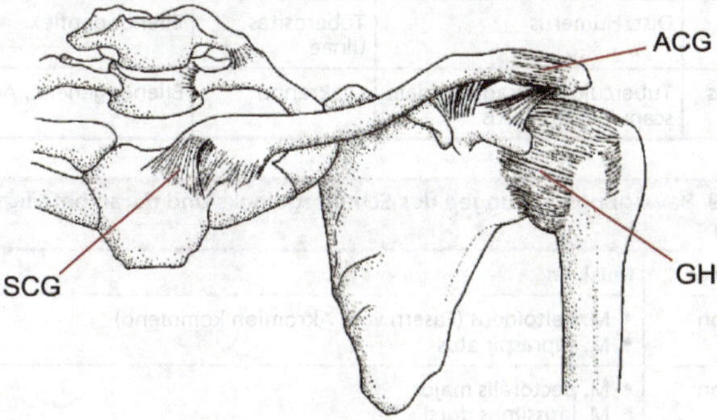


Abb. 4.20 Glenohumeralgelenk und Gelenke des Schultergürtels [L157]

| Tab. 4.18 Schulter- und Oberarmmuskulatur | | | |
|---|---|---|---|
| **Muskel** | **Ursprung** | **Ansatz** | **Funktion** |
| Vom Stamm zum Oberarm | | | |
| **M. pectoralis major** | Clavicula, Sternum, Knorpelfläche der II.–VI. Rippe, Bauchwand | Crista tuberculi majoris | Anteversion, Add., IR, kraftvolle Senkung des erhobenen Arms |
| **M. latissimus dorsi** | Dornfortsätze Th6–Th12, L1–L5, Crista iliaca und Kreuzbeinkamm, untere vier Rippen | Crista tuberculi minoris | Retroversion, Add., IR, zieht die Schulter nach hinten und unten |
| Von der Scapula zum Oberarm | | | |
| **M. deltoideus** | Clavicula, Akromion, Spina scapulae | Tuberositas deltoidea humeri | Abd., Anteversion, Retroversion, IR und AR |
| **M. subscapularis** | Fossa subscapularis | Tuberculum minus | IR |

**Tab. 4.18 Schulter- und Oberarmmuskulatur** *(Forts.)*

| Muskel | Ursprung | Ansatz | Funktion |
|---|---|---|---|
| Von der Scapula zum Oberarm | | | |
| **M. supraspinatus** | Fossa supraspinalis | Tuberculum majus | AR, Abd. |
| **M. infraspinatus** | Fossa infraspinalis | Tuberculum majus | AR |
| **M. teres major** | Margo lat. scapulae | Crista tuberculi minoris | Retroversion, Add. und IR |
| Von der Scapula bzw. vom Humerus zum Unterarm | | | |
| **M. biceps brachii** | Tuberculum supraglenoidale scapulae, Proc. coracoideus | Radius, Unterarmfaszie | Ellenbogenflex., Supination, Anteversion |
| **M. brachialis** | Dist. Humerus | Tuberositas ulnae | Ellenbogenflex. |
| **M. triceps brachii** | Tuberculum infraglenoidale scapulae, Humerus | Olekranon | Ellenbogenext., Add. |

**Tab. 4.19 Bewegungsrichtungen des Schultergelenks und daran beteiligte Muskeln**

| Bewegung | Muskeln |
|---|---|
| Abduktion | • M. deltoideus (Fasern vom Akromion kommend)<br>• M. supraspinatus |
| Adduktion | • M. pectoralis major<br>• M. latissimus dorsi<br>• M. teres major<br>• M. deltoideus (Fasern von Spina scapulae und Clavicula kommend) |
| Anteversion | • M. deltoideus (Fasern von Akromion und Clavicula kommend)<br>• M. pectoralis major<br>• M. coracobrachialis |
| Retroversion | • M. deltoideus (Fasern von der Spina scapulae kommend)<br>• M. latissimus dorsi<br>• M. teres major |
| Innenrotation | • M. subscapularis<br>• M. pectoralis major<br>• M. deltoideus (Fasern von der Clavicula kommend)<br>• M. teres major<br>• M. latissimus dorsi |
| Außenrotation | • M. infraspinatus<br>• M. teres minor<br>• M. deltoideus (Fasern von der Spina scapulae kommend) |

## Glenohumeralgelenk

▶ Abb. 4.21

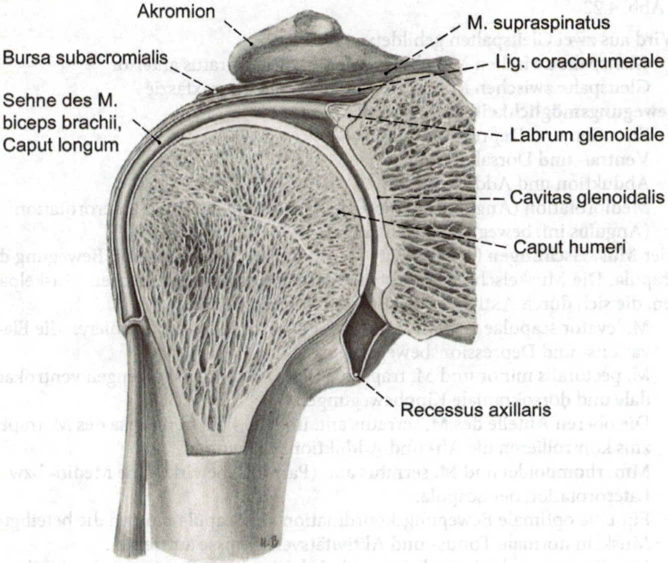


Abb. 4.21 Glenohumeralgelenk und subakromiales Nebengelenk [S007–1–22]

Die Gelenkpfanne ist im Verhältnis zum Humeruskopf sehr klein. Die Gelenkkapsel ist eher schlaff und mit Kapselfalten (Recessus) ausgestattet. Diese Faktoren ermöglichen einen großen Bewegungsumfang. Die Stabilität des Gelenks hingegen gewährleisten:

- Adhäsionskräfte im Gelenk,
- in die Gelenkkapsel einstrahlende Bänder,
- und v. a. die Rotatorenmanschette (M. supraspinatus, M. infraspinatus, M. teres minor, M. subscapularis).

! Bei Ruhigstellung kann es zu Verklebungen des Recessus axillaris kommen, die Bewegungen stark einschränken können.

## Subakromiales Nebengelenk

▶ Abb. 4.21

Akromion, Lig. coracoacromiale und Proc. coracoideus bilden zusammen das Schulterdach. Darunter befinden sich Sehnen, Kapselanteile und Schleimbeutel. Dieser subakromiale Raum wird „subakromiales Nebengelenk" genannt und erlaubt Gleitbewegungen des Humeruskopfs unter dem Schulterdach.

**Klinischer Hinweis**

Eine gestörte Gelenkmechanik kann zu Reizungen der Strukturen im subakromialen Raum führen. Die daraus resultierende Ödembildung bewirkt eine Verengung des Raums, welche eine weitere Reizung nach sich ziehen kann. Es entsteht ein Circulus vitiosus, der therapeutisch durchbrochen werden muss.

### Skapulothorakale Gleitebene

▶ Abb. 4.22

Wird aus zwei Gleitspalten gebildet:

- Gleitspalte zwischen M. subscapularis und M. serratus anterior
- Gleitspalte zwischen M. serratus anterior und Thoraxfaszie

**Bewegungsmöglichkeiten** der Scapula:

- Elevation und Depression
- Ventral- und Dorsalkippung
- Abduktion und Adduktion
- Mediorotation (Angulus inf. bewegt sich nach medial) und Laterorotation (Angulus inf. bewegt sich nach lateral)

Vier **Muskelschlingen** (▶ Tab. 4.20) koordinieren die Stellung und Bewegung der Scapula. Die Muskelschlingen bestehen jeweils aus antagonistischen Muskelpaaren, die sich durch Aktivität bzw. Entspannung ergänzen:

- M. levator scapulae und M. trapezius (Pars ascendens) koordinieren die Elevations- und Depressionsbewegungen.
- M. pectoralis minor und M. trapezius (Pars descendens) erzeugen ventrokaudale und dorsokraniale Kippbewegungen.
- Die oberen Anteile des M. serratus ant. und die Pars transversa des M. trapezius kontrollieren die Ab- und Adduktionsbewegung.
- Mm. rhomboidei und M. serratus ant. (Pars inf.) bewirken die Medio- bzw. Laterorotation der Scapula.

! Für eine optimale Bewegungskoordination der Scapula müssen die beteiligten Muskeln normale Tonus- und Aktivitätsverhältnisse aufweisen.

! Eine Bewegung der Scapula ist nur bei gleichzeitiger Bewegung des ACG und des SCG möglich.

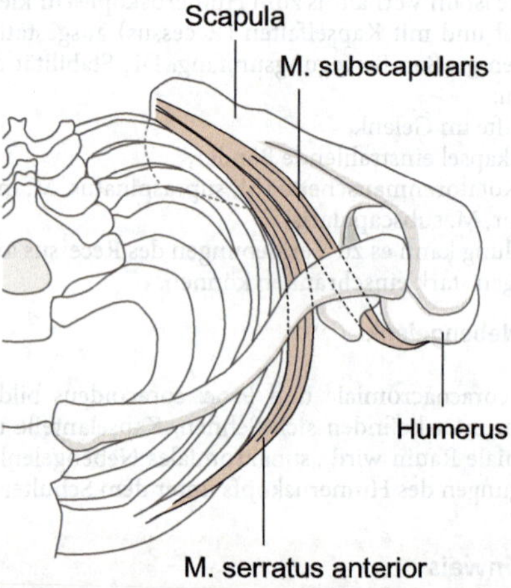


Abb. 4.22 Skapulothorakale Gleitebene [L157]

| Tab. 4.20 Vordere und hintere Muskulatur des Schultergürtels | | | |
|---|---|---|---|
| **Muskel** | **Ursprung** | **Ansatz** | **Funktion** |
| Vordere (ventrale) Schultermuskulatur | | | |
| **M. subclavius** | I. Rippe | Clavicula | Zieht die Clavicula herab, sichert SCG |
| **M. pectoralis minor** | III.–V. Rippe | Processus coracoideus | Zieht die Scapula nach vorne-unten. Bei fixierter Scapula hebt er die 3.–5. Rippe (Atemhilfsmuskel). |
| **M. serratus anterior** | I.–IX. Rippe | Margo medialis scapulae | Zieht die Scapula nach vorne und rotiert sie nach lateral, hebt die Rippen bei fixierter Scapula |
| Hintere (dorsale) Schulterblattmuskulatur | | | |
| **M. trapezius** | Os occipitale, Dornfortsätze der Hals- und Brustwirbel | Clavicula, Akromion, Spina scapulae | Hebt Clavicula und Scapula (Koffertragen), zieht die Scapula zur WS und rotiert sie nach lateral |
| **M. levator scapulae** | Proc. transversus C1–C4 | Angulus superior scapulae | Hebt die Scapula und rotiert sie leicht nach medial |
| **M. rhomboideus major** | Dornfortsätze Th1–Th4 | Margo medialis scapulae | Medial- und Aufwärtsbewegung der Scapula |
| **M. rhomboideus minor** | Dornfortsätze C6–C7 | | |

**Humeroskapularer Rhythmus**

Besonders Flexions- und Abduktionsbewegungen über 90° erfordern ein koordiniertes Zusammenspiel aller beteiligten Muskeln, um Schädigungen des subakromialen Raums zu vermeiden. So wird die kranialisierende Komponente des M. deltoideus durch kaudalisierende (zentrierende) Komponenten der Rotatorenmanschette kontrolliert. Die Aktivität der Außenrotatoren verhindert ein Anstoßen des Tuberculum majus am Akromion.

Durch Laterorotation der Scapula wird die Cavitas glenoidalis nach oben ausgerichtet, durch eine leichte Elevation der Scapula wird sie angehoben. Die Scapula kippt mit ihrem oberen Rand vom Thorax weg, die untere Skapulaspitze nähert sich an. Dadurch verlagert sich die Cavitas glenoidalis nach hinten. Um diese Bewegung zu ermöglichen, muss der M. pectoralis minor nachgeben.

Die Bewegungen im GHG machen ca. ⅔, die Bewegungen des Schultergürtels ca. ⅓ der Gesamtbewegung aus. Die endgradige Elevation ist nur durch eine Extension der BWS möglich. Gleichzeitig findet in den Wirbel-Rippen-Gelenken eine Inspirationsbewegung statt.

**! Klinischer Hinweis**

Bei Schulterproblematiken ist der humeroskapulare Rhythmus häufig gestört. Eine Koordinationsschulung ist dann wichtiger Bestandteil der Therapie.

## 4.9.2 Befunderhebung

*Ursula Wappelhorst*

Für die ausführliche Befunderhebung ▶ 4.7.2. Im Folgenden finden sich lediglich spez. Hinweise oder Testverfahren, die bei Störungsbildern im Bereich der Schulter ergänzend zu berücksichtigen sind.

! Beurteilung der Stellung des Caput humeri: Ist der Humeruskopf zentriert oder liegt z. B. eine Dezentrierung nach ventral und/oder kranial vor?

- Fkt. Gebrauchsbewegungen testen, z. B. Schürzen- und Nackengriff
- Im Rahmen der Bewegungsprüfung ACG/SCG, BWS sowie Rippen-Wirbel-Gelenke mit untersuchen, da diese funktionell an der Bewegung des Schultergelenks beteiligt sind
- Schmerzprovokation, z. B. auch über Bewegungen der HWS?
- Painful Arc („Schmerzhafter Bogen"): Schmerz bei Abduktion zwischen 60° und 120°
- Beurteilung des humeroskapularen Rhythmus (fkt. Anatomie, ▶ 4.9.1): Skapulavorlauf oder -nachlauf sichtbar?

4

**Zusatztests**

- Spez. Schmerzprovokationstests finden sich bei den jeweiligen Krankheitsbildern.
- **Spezifische Assessments:**
  - **Shoulder Pain and Disability Index (SPADI):** einfacher Fragebogen mit insgesamt 13 Items zur Beurteilung von Schmerzen und dem Ausmaß der Behinderung bei Schulterpathologien. Erfragt werden die Schmerzintensität in fünf unterschiedlichen Situationen sowie das Ausmaß vorhandener Einschränkungen bei acht verschiedenen Tätigkeiten.
  - **Disabilities of the Arm, Shoulder and Hand (DASH):** ▶ 4.7.2

## 4.9.3 Physiotherapie bei konservativer Versorgung

Der im Folgenden beschriebene Behandlungsaufbau stellt einen Vorschlag für eine *exemplarische* Behandlung dar. Erfordern bestimmte Indikationen die Berücksichtigung besonderer Behandlungsgesichtspunkte und -maßnahmen, sind diese unter dem jeweiligen Krankheitsbild aufgeführt.
Um den Therapieerfolg nachhaltig zu sichern, kommt der Anleitung individueller Eigenübungen eine entscheidende Bedeutung zu.
Grundsätzlich zu beachten sind:

- Phasen der Wundheilung (▶ 4.1.1)
- Ärztliche Verordnung
- Individueller Befund und Schmerzsituation des Pat.
- Therapieziel des Pat. in Bezug auf Aktivität und Partizipation

Das Schultergelenk ist das Gelenk mit der größten Beweglichkeit, die jedoch ein störungsfreies Zusammenspiel vieler beteiligter Gelenke und Muskeln erfordert. Der extrem große Bewegungsradius geht zu Lasten der Stabilität, wodurch das Gelenk anfällig ist für Instabilitäten und Luxationen.
Darüber hinaus ist die Scapula, die die Gelenkpfanne für das Glenohumeralgelenk trägt, lediglich über Muskelschlingen am Thorax fixiert. Dadurch haben muskuläre Dysbalancen im Bereich der gesamten oberen Extremität unmittelbar Auswirkungen auf die Stellung und damit die Funktion des Schultergelenks. Diese wiede-

rum führen langfristig zu entsprechenden strukturellen Veränderungen, die häufig das subakromiale Nebengelenk betreffen.
Durch den komplexen Aufbau und die Vielzahl der beteiligten Gelenke gestaltet sich die Behandlung von Störungen in diesem Bereich oft schwierig.

### Struktur/Funktion

#### Schmerzen lindern/Tonus senken

- Aktives Bewegen im schmerzarmen Bereich
- Mobilisation der BWS zur Sympathikusdämpfung
- WT (▶ 1.3.12): Heiße Rolle, auch im Bereich der BWS; Puzzlefango auf die betr. Muskulatur sowie sternokostal, Nacken- und Bauchmuskulatur
- Lagerung in optimaler Haltung (▶ 1.3.7)

! Die Position der Scapula und damit die störungsfreie Beweglichkeit des Glenohumeralgelenks ist maßgeblich von der Stellung der BWS und den Tonusverhältnissen innerhalb der Muskelschlingen der Scapula abhängig.

- MT (▶ 2.21): intermittierende schmerzlindernde Traktions- und Gleitbewegungen
- Quermassagen, Mobilisierende Massagen (▶ 2.14)
- Querfriktionen (▶ 1.3.5) auf ansatzgereizter Muskulatur (*nicht* bei Kalkeinlagerungen!)
- Ggf. kurze Eismassage (▶ 1.3.12) auf stark ansatzgereizter Muskulatur
- Elastisches Taping (▶ 3.3.6)
- Faszientechniken (▶ 2.12, ▶ 2.13)
- Flossing (▶ 2.16)
- Ultraschall (▶ 1.3.13)

! Störfaktoren aufsuchen, da Schmerzen in diesem Bereich reflektorisch bedingt sein können (Brügger, ▶ 2.7)

#### Beweglichkeit erhalten/verbessern

- Endgradiges Bewegen der angrenzenden Gelenke: BWS/Rippen, SCG/ACG, Scapulae, Ellenbogen- und Handgelenk
- FBL (▶ 2.14): hubfreie und hubarme Mobilisation der BWS, Übungen mit dem Pezziball
- Endgradiges aktives, assistives oder passives Bewegen des Schultergelenks, ggf. unter leichter Traktion

! Eine endgradige Elevation des Arms ist nur bei uneingeschränkter Beweglichkeit aller beteiligten Gelenke möglich.

- ST (▶ 2.36): Bewegungen in RL oder SL unter Abnahme der Eigenschwere
- Übungen im Bewegungsbad (▶ 1.3.11)
- MT (▶ 2.21) bei primär kapsulär bedingten Bewegungseinschränkungen: Traktions- und Gleitmobilisation in die eingeschränkte Richtung

! Adhäsionen im Bereich des Recessus axilaris behindern das Kaudalgleiten des Humeruskopfs bei Abduktion und Flexion.

! Stellung des Humeruskopfs überprüfen: Liegt eine Dezentrierung nach ventral vor, darf *keine* Gleitmobilisation nach ventral erfolgen.

- Mulligan (▶ 2.24)

#### Dehnfähigkeit verbessern

- Vorsichtige Längs- und Querdehnung (▶ 1.3.5), v. a. der Schulteradduktoren, -innenrotatoren
- Dehnung der seitlichen und hinteren HWS-Muskulatur sowie aller Muskeln, die eine Aufrichtung der WS verhindern (ventrale Kette)

### Muskelaktivität erhalten/verbessern

- Kräftigung der aufrichtenden Muskulatur (dorsale Kette)
- Gelenknahe Stabilisation (▶ 2.18): Zentrierung des Humeruskopfs über Aktivierung der gelenknahen Muskeln (v. a. der Rotatorenmanschette)
- Stat. und dyn. Muskelarbeit, z. B. über Stützfunktion an der Wand, im VFST
- Akrodynamische Therapie (▶ 2.2)
- PNF (▶ 2.32): Arm- und Skapulapattern, auch bilat.; Techniken: Dynamische Umkehr, Agonistische Umkehr, Wiederholter Stretch auf dem Bewegungsweg
- Neurac® (▶ 2.26)
- Einsatz von Geräten: z. B. Thera-Band, Hantel, Expander, Staby

### Aktivität/Partizipation

### Selbstständigkeit im Alltag fördern

- Alltagsfunktionen schulen: z. B. Haare kämmen, Rücken abtrocknen, Wäsche aufhängen, Arbeiten über Kopf

! Ausweichbewegungen vermeiden

- Erarbeiten eines physiologischen Bewegungsablaufs, um Überlastungen im subakromialen Raum vorzubeugen (humeroskapularer Rhythmus, ▶ 4.9.1)

! Voraussetzung für einen physiologischen Bewegungsablauf der Schulter ist ein koordiniertes Zusammenspiel aller beteiligten Muskeln.

- Ggf. Einsatz von Hilfsmitteln aus dem rheumatischen Formenkreis (▶ 4.16.2), z. B. Kammverlängerung

4

### Sportberatung/Sportartspezifisches Training anleiten

- Zusammen mit dem Pat. nach geeigneten Sportarten suchen, ggf. Technik überdenken
- Je nach ausgeübter Sportart Training spezifischer Bewegungsabläufe, z. B. Werfen und Fangen beim Handball, Aufschlag beim Tennis, auch mit Thera-Band oder Zugapparat

## 4.9.4 Physiotherapie nach operativer Versorgung

Im Folgenden findet sich eine Auswahl an Maßnahmen, die als Anregung zur Erstellung eines individuellen Behandlungsplanes dienen. Abweichende Maßnahmen oder spezielle Kontraindikationen werden, falls erforderlich, bei einzelnen Krankheitsbildern aufgeführt.

Grundsätzlich zu beachten sind:

- Phasen der Wundheilung (▶ 4.1.1)
- Hebelverhältnisse nach Frakturen bzw. Umstellungsosteotomien (▶ 4.1.3)
- Ärztliche Verordnung
- Klinikinterne Behandlungsrichtlinien
- Individueller Befund und Schmerzsituation des Pat.
- Therapieziel des Pat. in Bezug auf Aktivität und Partizipation

Besonders die Angaben zu erlaubter Dauer und Höhe der Belastung sind klinikintern sehr unterschiedlich und in der Nachbehandlung entsprechend zu berücksichtigen.

### Phase I (bewegungsstabil-passiv/-assistive Phase)

Betrifft Muskel- und Bandverletzungen bzw. -refixierungen für bis zu 6 Wo.

! Individuelle Nachbehandlung bei Krankheitsbildern beachten

**Struktur/Funktion**

**Schmerzen lindern/Tonus regulieren**

- Schmerzfreie Lagerung des Arms in Skapulaebene
- Bewegen im schmerzarmen Bereich (passiv, assistiv)
- Mobilisation der BWS zur Sympathikusdämpfung
- WT (▶ 1.3.12): Heiße Rolle, auch im Bereich der BWS
- Quer-/Funktionsmassagen (▶ 1.3.5); Mobilisierende Massagen (▶ 2.14)
- Querfriktionen ansatzgereizter Muskeln (z. B. M. subscapularis, sofern er bei der OP nicht refixiert wurde)
- Massagegriffe (▶ 1.3.10) im Schulter-Nacken-Bereich (reaktiver Hypertonus)
- Ggf. Eis nach dem Üben (für ca. 5 Min.)
- TENS®-Gerät (▶ 1.3.13)

**Ödemresorption anregen**

- Konsequente Hochlagerung
- Aktivierung der Muskelpumpe durch aktive Finger- und Handbewegungen
- Ausstreichungen von dist. nach prox.
- MLD (▶ 2.20)

**Narbenbeweglichkeit verbessern**

Narbenmobilisation nach Abschluss der Wundheilung (▶ 1.3.5).

**Beweglichkeit erhalten**

- Assistive/aktive endgradige Bewegungen der angrenzenden Gelenke
- PNF (▶ 2.32): Dynamische Umkehr für Hand- und Ellenbogengelenk, Armpattern mit der *nicht* betr. Seite; Skapulapattern, auch bilat. → post. Depression mit Agonistischer Umkehr
- CPM ab 1. postop. Tag mehrmals tgl. für 30 Min.
- Pendelübungen im Sitz/Stand (je weiter der Oberkörper abgesenkt wird, desto größer wird die Bewegung in die Schulterflexion)

**Muskelaktivität erhalten**

- Stat. und dyn. Muskelarbeit mit der nicht betr. Seite sowie der Hand- und Ellenbogenmuskulatur der betr. Seite
- Akrodynamische Therapie (▶ 2.2)
- PNF: Kopfpattern; Skapulapattern → post. Depression; Armpattern mit der nicht betr. Seite; Techniken: z. B. Dynamische Umkehr, Agonistische Umkehr, Wiederholter Stretch auf dem Bewegungsweg
- MTT (▶ 2.23) mit der nicht betr. Seite

**Beweglichkeit verbessern**

! Auf Ausweichbewegungen der Scapula achten (humeroskapularer Rhythmus, ▶ 4.9.1)

- Passives/assistives Bewegen des betr. Schultergelenks in die Abd. und AR in RL, in die Flex. in RL oder SL; assistives Bewegen im ST (▶ 2.36): z. B. Pendeln in axialer Aufhängung
- FBL (▶ 2.14): hubfreie und hubarme Mobilisation, auch der BWS
- Eigenmobilisation auf dem Pezziball: Pat. sitzt auf dem Pezziball seitlich an der Bank, betr. Arm liegt auf der Bank, dann mit dem Ball in verschiedene Richtungen bewegen, z. B. zur Seite rollen → Verbesserung der Abduktion
- Mobilisation über eine Schlinge, auch als Eigenübung
- Übungen im Bewegungsbad (▶ 1.3.11) bei reizloser Wundsituation

! Nach dem Üben auf schmerzfreie Lagerung achten

### Aktivität/Partizipation

#### Selbstständigkeit im Alltag fördern

- Üben von Alltagsfunktionen mit der *nicht* betr. Seite, z. B. An- und Ausziehen, Flasche öffnen, Arbeiten über Kopf
- Handhabung von Orthesen wie Gilchrist oder Schulterabduktionskissen

## Phase II (bewegungsstabil-aktive Phase)

Anfangs noch in RL oder SL üben, später dann überwiegend in fkt. ASTEn wie Sitz oder Stand. Ggf. vor einem Spiegel üben, damit der Pat. lernt, Ausweichbewegungen besser zu kontrollieren.

### Struktur/Funktion

#### Schmerzen lindern/Tonus regulieren

Wie in Phase I.

#### Ödemresorption anregen

Wie in Phase I.

#### Beweglichkeit verbessern

! Auf Skapulakontrolle achten (humeroskapularer Rhythmus, ▶ 4.9.1)
- Mobilisationstechniken (▶ 1.3.5) für das *betr.* Schultergelenk: z. B. Betontes Arbeiten am Bewegungsende, Reziproke Hemmung, PIR, AeK (auch mit dem Thera-Band)
- ST (▶ 2.36), z. B. Aufhängung mit Federn
- FBL (▶ 2.14): hubfreie und hubarme Mobilisation, auch der BWS
- MT (▶ 2.21): Traktions- und Gleitmobilisation, ggf. auch der BWS sowie ACG/SCG

! Stellung des Humeruskopfs überprüfen
- Mulligan (▶ 2.24)
- Bewegungsbad (▶ 1.3.11) bei reizloser Wundsituation

#### Muskelaktivität verbessern

- Gelenknahe Stabilisation (▶ 2.18): Zentrierung des Humeruskopfs über Aktivierung der gelenknahen Muskeln (v. a. der Rotatorenmanschette)
- Stat. und dyn. Muskelarbeit, z. B. über Stützfunktion an der Wand, im VFST
- Akrodynamische Therapie (▶ 2.2)
- Stabilisation mit Geräten wie Ball, Thera-Band oder Handtuch in verschiedenen Armstellungen
- PNF (▶ 2.32): Skapulapattern, Armpattern, auch bilat.; Techniken: z. B. Dynamische Umkehr, Agonistische Umkehr
- Geräte: Thera-Band, Staby

! Hebelverhältnisse beachten

### Aktivität/Partizipation

#### Selbstständigkeit im Alltag fördern

- Üben von Alltagsfunktionen mit der *betr.* Seite, z. B. Haare kämmen, Rücken abtrocknen, Wäsche aufhängen, Arbeiten über Kopf unter Vermeidung von Ausweichbewegungen
- Ggf. Einsatz von Hilfsmitteln aus dem rheumatischen Formenkreis (▶ 4.16.2), z. B. Kammverlängerung
- Instruktion von Eigenübungen

### Phase III (belastungsstabile Phase)

Voraussetzung für das Üben in Phase III ist die größtmögliche Beschwerdefreiheit. Gesichtspunkte und Maßnahmen entsprechen im Wesentlichen der Phase II mit entsprechenden Steigerungen.

#### Struktur/Funktion

##### Muskelaktivität verbessern

- Wie in Phase II
- Neurac® (▶ 2.26)
- MTT (▶ 2.23)

#### Aktivität/Partizipation

##### Selbstständigkeit im Alltag fördern

- Wie in Phase II
- Reaktive Stützreaktionen erarbeiten
- Instruktion von Eigenübungen

##### Sportberatung/Sportartspezifisches Training anleiten

- Zusammen mit dem Pat. nach geeigneten Sportarten suchen (Sport mit Endoprothesen, ▶ 5.4)
- Je nach ausgeübter Sportart Training spez. Bewegungsabläufe, z. B. Werfen und Fangen, Aufschlag beim Tennis, auch mit Thera-Band oder Zuggeräten, Schwimmen

! Um erneute Verletzungen zu vermeiden, im Rahmen der Rehabilitation auch die Bewegungen gezielt trainieren, durch die wiederholte Verletzungsgefahr besteht.

## 4.9.5 Periarthropathia humeroscapularis (PHS)

Kein eigenständiges Krankheitsbild, sondern Sammelbegriff deg. Erkrankungen (Bursitis, Kapsulitis, Tendinitis) des Schultergelenks und/oder des subakromialen Raums (▶ Tab. 4.21). Am häufigsten Tendopathie der Rotatorenmanschette; häufig zusätzlich Bursitis subacromialis, deg. Rotatorenmanschettenruptur, Fibrose der Gelenkkapsel (Frozen Shoulder).

Tab. 4.21 Periarthropathia humeroscapularis

| Klinische Diagnose | Ätiologische Diagnose |
|---|---|
| PHS simplex (schmerzhafte Schulter) | Tendopathie der Rotatorenmanschette (oder der langen Bizepssehne) |
| PHS acuta (hyperalgische Schulter) | Akute Bursitis subacromialis (bei Tendopathie der Rotatorenmanschette) |
| PHS pseudoparalytica (Pseudoparalyse) | Ruptur der Rotatorenmanschette (und der langen Bizepssehne) |
| PHS ancylosans (Schultersteife) | Fibrose der Gelenkkapsel/Frozen Shoulder |

### 4.9.6 Subakromiales Impingementsyndrom

Durch Einklemmung bedingte Reizung der subakromialen Weichteile (Rotatorenmanschette, Bursa subacromialis) zw. Akromion, Lig. coracoacromiale, ACG, Tuberculum majus und Humeruskopf während der Abd. des Arms; z. B. bei SSP-Syndrom, Rotatorenmanschettenruptur, muskulärer Dysbalance.

#### Bursitis subacromialis bei Tendinitis calcarea

- **Chron. Bursitis subacromialis:** Ausdehnung des Kalkdepots bis an die Oberfläche des Sehnenspiegels und mechanische Irritation der Bursa subacromialis
- **Akute Bursitis subacromialis:** Durchbrechen des Kalkdepots in die Bursa

**Symptome**

- Chron. Bursitis: Impingementsyndrom mit chron.-rezid. Beschwerden
- Akute Bursitis: sehr starker Dauerschmerz und starke Bewegungseinschränkung

**Konservative ärztliche Therapie**

Hohe Selbstheilungstendenz, deshalb meist nur konservative Therapie.

- Chron. Bursitis: lokale Infiltration, Antiphlogistika
- Akute Bursitis: starke Analgetika, lokale Infiltration, Antiphlogistika

#### Supraspinatussehnensyndrom (SSP-Syndrom)

Deg. Veränderungen der Supraspinatussehne (▶ Tab. 4.22), begünstigt durch eine physiologische Enge im subakromialen Bereich. Dies führt zu einem mechanischen Reizzustand der Sehne (und ggf. der Bursa subacromialis) durch Druck- und Reibebeanspruchung bei Abd. und Add. Hypovaskularisierte Zone am Sehnenansatz. Verstärkung der Minderdurchblutung bei herabhängendem Arm (Wringing-Out-Phänomen) v. a. bei Schwimmern, Langstreckenläufern. Muskuläre Insuffizienz führt zum Humeruskopfhochstand.

**Tab. 4.22 Einteilung des SSP-Syndroms (nach Neer)**

| Stadium | Klinischer Befund |
|---|---|
| Stadium I | Ödem und Einblutung, junge Pat. < 25. Lj., Beschwerden nach konservativer Therapie |
| Stadium II | Fibrose und Tendinitis, Pat. im 20.–40. Lj., schulterbelastende Arbeit oder Sport; Besserung durch konservative Therapie und Vermeidung von Auslösebewegungen |
| Stadium III | Ruptur der Rotatorenmanschette, Omarthrose; Pat. > 40 Lj. |

**Symptome**

Bewegungsabhängiger chron. Schulterschmerz, auch nachts. Druckschmerz am Tuberculum majus und am vorderen Gelenkspalt.

**Ärztliche Diagnostik**

- **Painful Arc** („Schmerzhafter Bogen"): Schmerz bei Abduktion zwischen 60° und 120°
- **Supraspinatustest** positiv: Arm kann nicht in 90° Abd. gehalten werden (Drop Arm Sign)
- **0°-Abduktionstest:** Abd. des Arms gegen Widerstand schmerzhaft

- **Supraspinatustest nach Jobe:** Die Arme werden gegen den Widerstand des Untersuchers über die Horizontale angehoben, dabei Schmerzprovokation.
- Röntgen: evtl. Humeruskopfhochstand und Sklerose bzw. Verkalkung im Bereich des Ansatzes und/oder Verlaufs der SSP-Sehne

**Ärztliche Therapie**

**Konservativ**

- Vermeidung von Auslösebewegungen (Sportreduktion); Armbewegungen unterhalb der Horizontalen
- Voltaren®-Salbenverbände, orale Antiphlogistika, Infiltration von Lokalanästhetika und ggf. Kortikoiden.

**Operativ**

- Akromioplastik und Defilé-Erweiterung (nach Neer): Erweiterung des subakromialen Raums durch Resektion des korakoakromialen Bands (Defilè-Erweiterung) sowie durch Resektion der Unterfläche des Akromions (Akromioplastik: arthroskopisch und/oder offen möglich)
- Ggf. Entfernung großer Kalkdepots (Tendinitis calcarea)
- Bei Rotatorenmanschettenruptur offene oder arthroskopische Rotatorenmanschettennaht (▶ 4.9.12)
- Postop. Thoraxabduktionsschiene oder Abduktionskissen nur bei *nicht* spannungsfreier Rotatorenmanschettennaht

## Physiotherapie

▶ 4.9.3, ▶ 4.9.4

! Eine veränderte Skapulastellung und/oder eine Dezentrierung des Caput humeri können eine Enge im subakromialen Gleitraum begünstigen.

## 4.9.7 Insertionstendopathien

Schmerzzustände im Umfeld eines Gelenks, die durch Reizzustand in den Ansatzgebieten von Sehnen und gelegentlich durch Schleimbeutelentzündung hervorgerufen werden.

**Ursachen**

- Degeneration der periartikulären Strukturen, insbes. der Sehnenansätze
- Traumatisierung
- Überlastung
- Störung der Gelenkmechanik oder Fehlstellung

**Symptome**

- Dauerschmerzen
- Akute Schmerzverstärkung durch partielle/totale Sehneneinrisse oder Perforationen
- Bewegungseinschränkungen

### Bizepssehnensyndrom

Degenerative Veränderungen der langen Bizepssehne schon im mittl. Lebensalter; können im gesamten Sehnenverlauf auftreten, z. B. am Sehnenursprung, in der Gegend des Rotatorenintervalls und im Sulcus intertubercularis. Die Sehne kann verdickt, verbreitert oder zerrissen sein. Eine Schädigung der Bizepssehne ist meist mit Veränderungen im Bereich der Rotatorenmanschette kombiniert. Bei der Reizung der Bizepssehne kommt es zu einer Tenosynovitis bicipitalis.

Eine Ruptur der langen Bizepssehne (▶ 4.9.13) ist in der Mehrzahl der Fälle mit einer Schädigung der Supraspinatussehne kombiniert.

**Ärztliche Diagnostik**

- **Jergason-Test:** Bei 90° Flexion im Ellenbogengelenk führt die aktive Supination gegen Widerstand durch eine Reizung der Sehne zu Schmerzen.
- **Schnapptest:** Eine Rotation bei 90° abd. OA verursacht bei einer Subluxation der Sehne ein Schnappen, das im Sulcus intertubercularis zu fühlen ist.

**Ärztliche Therapie**

**Konservativ**

Antiphlogistika, Infiltrationen mit Lokalanästhetikum/Glukokortikoiden, PT (bei Tenosynovitis).

**Operativ**

Akromioplastik bei Therapieresistenz und gleichzeitigem subakromialen Impingement.

4

### Infraspinatussehnensyndrom

Deg. Veränderungen der Infraspinatussehne, begünstigt durch eine physiol. Enge im subakromialen Bereich. Durch Druck und Reibebeanspruchung, insbes. bei Abd./AR der Schulter, führt dies zu einer mechanischen Reizung der Sehne, evtl. auch der Bursa subacromialis. Hypovaskularisierte Zone am Sehnenansatz.
**Provokationstest:** AR bei angelegtem OA gegen Widerstand.

**Ärztliche Therapie**

▶ 4.9.6 Supraspinatussehnensyndrom.

### Physiotherapie

▶ 4.9.3, ▶ 4.9.4

- Exzentrisches Training (Tendinosen, ▶ 5.2.10)

! Fehlstellungen des Schultergürtels und/oder der BWS können eine mechanische Überlastung der Muskeln in diesem Bereich begünstigen.

## 4.9.8 Tendinitis calcarea

Reaktive Kalkablagerungen in den Sehnenansätzen bei Minderdurchblutung der Rotatorenmanschette (90 % Supra- und Infraspinatus). Oft nach Traumen im Sehnenbereich.

**Symptome**

Selten Schmerzen.

**Ärztliche Therapie**

**Konservativ**

Bei im Röntgenbild weich gezeichnetem Verkalkungsherd Versuch der Punktion des Herds und Spülung der Bursa subacromialis (Needling), sonst lokale Infiltration mit Lokalanästhetikum/Glukokortikoiden.

**Stoßwellentherapie (▶ 4.7.7)**

**Operativ**

Offene/arthroskopische Kalkdepotentfernung, bei Beschwerdepersistenz kombiniert mit einer subakromialen Dekompression und Defilé-Erweiterung bei zusätzl. subakromialer Enge.

### Physiotherapie

▶ 4.9.3, ▶ 4.9.4

! Keine manuellen Techniken (z. B. Querfriktionen) im Bereich der Kalkeinlagerung

! Eine veränderte Skapulastellung und/oder eine Dezentrierung des Caput humeri können eine Enge im subakromialen Raum begünstigen.

## 4.9.9 Omarthrose

Meist sekundäre Arthrose des Schultergelenks (nach Trauma, rezidivierender Luxation, Osteonekrose). Selten primär, da das Schultergelenk nicht stat. belastet wird.

### Symptome

Schmerzhafte aktive und passive Bewegungseinschränkung, v. a. der AR. Krepitationen, Reibegeräusche, Muskelatrophie der Rotatorenmanschette.

### Ärztliche Therapie

**Konservativ**

Medikamente, intraartikuläre Injektion (Lokalanästhetikum/Kortikoide).

**Operativ**

- Arthrodese in Funktionsstellung (25° Abd., 30° Flex., 45° IR), selten
- Endoprothese (Hemi-, Voll- oder Inverse Prothese, ▶ 4.9.17)

### Physiotherapie

▶ 4.9.3, nach Endoprothese ▶ 4.9.4

! Bewegungen anfangs limitiert, ärztliche Verordnung beachten

## 4.9.10 Arthrose des ACG/SCG

### ACG-Arthrose

Ab der zweiten Lebensdekade deg. Veränderungen im faserigen Knorpel zw. Akromion und Clavicula. Aufgrund des Knorpelschadens kann sich eine Arthrose entwickeln, die zu einer Gelenkspaltverschmälerung führt.

### Ursachen

Mikrotraumen, traumatische Bandzerreißung, Luxation des lat. Klavikulaendes.

### Symptome

Belastungsabhängige Schmerzen, die auch nachts auftreten können und ggf. in Hals und Schulter ausstrahlen. Deutlicher Druckschmerz. Aktive Abd. am Bewegungsende schmerzhaft (= schmerzhafter oberer Bogen). Schmerzhafte horizontale Add. des Arms gegen Widerstand, gleichzeitig korakoidales Impingement. Nach distal weisende Knochenzacken können ein subakromiales Impingement auslösen. Bei differenzialdiagnostisch unklaren Beschwerden Infiltration des ACG mit einem Lokalanästhetikum.

### Ärztliche Therapie

**Konservativ**

- Antiphlogistikum oral
- Intraartikuläre Injektionen mit Lokalanästhetika und Glukokortikoiden

**Operativ**

Resektion des lat. Klavikulaendes.

## SCG-Arthrose

Ab dem 50. Lj. sind 80 % aller SCG arthrotisch verändert. Besonders betr. sind Menschen, die Arbeiten über Kopf verrichten, sowie Sportler, die eine Wurfsportart ausüben.

**Symptome**

Schmerzen und Funktionseinschränkung im Bereich des Schultergürtels; hypertrophe Arthrose führt zu sichtbarer Gelenkverdickung am Sternumrand.

**Ärztliche Therapie**

**Konservativ**

Infiltrationstherapie, Salbenverbände.

**Operativ**

Selten sparsame Resektion des med. Klavikulaendes unter Schonung des Lig. costoclaviculare.

## Physiotherapie

▶4.9.3, ▶4.9.4

4

## 4.9.11 Thoracic-outlet-Syndrom

Chronische, nicht traumatische Schädigung des Plexus brachialis (C4–Th1) bzw. der A. subclavia, A. brachialis und V. subclavia durch Kompression an einer anatomischen Engstelle (▶ Abb. 4.23).

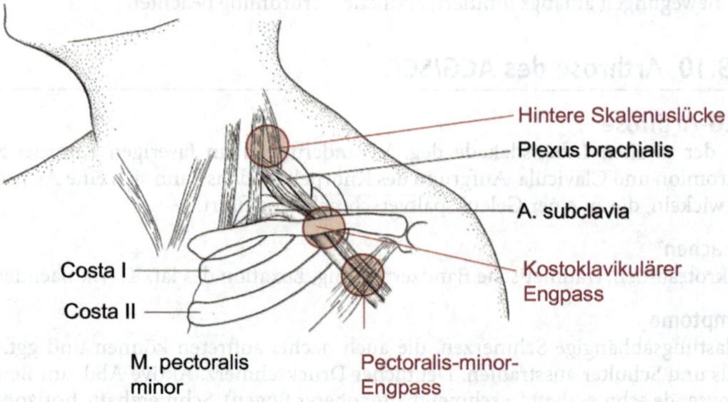


Abb. 4.23 Nervenengpässe im Bereich des Schultergürtels [L157]

**Ursachen**

Angeborene muskuläre, ossäre oder vaskuläre Varianten.

**Symptome**

- Parästhesien und Sensibilitätsstörungen
- Selten motorische Ausfälle
- Provokation der Schmerzen bei bestimmten Bewegungen (▶ Abb. 4.24)

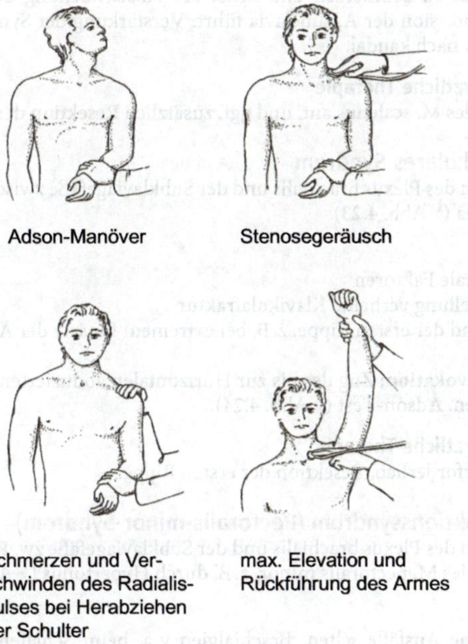


Abb. 4.24 Provokationstests bei Engpassyndromen [L190]

**Operative ärztliche Therapie**
Bei zunehmender Symptomatik oder Durchblutungsstörungen.

## Halsrippe

Durch Rippe oder Stummelrippe am 7. Halswirbel Irritation des unteren Plexus.

**Symptome**
Wechselnde, nachts häufig am stärksten ausgeprägte Schmerzen im Bereich des Versorgungsgebiets des N. ulnaris.
**Schmerzprovokation:** Drehung des Kopfes zur gesunden Seite führt zu einer Reizung des unteren Plexus und ggf. Kompression der A. subclavia (Änderung der Pulsqualität).

**Operative ärztliche Therapie**
Entfernung der Halsrippe, ggf. mit Tenotomie des M. scalenus ant.

## Skalenussyndrom

Kompression der A. subclavia und des Plexus brachialis beim Durchtritt durch die hintere Skalenuslücke (zwischen M. scalenus ant. und M. scalenus med.), z. B. durch einen verbreiterten Ansatz oder Hypertrophie des M. scalenus anterior.
Schmerzprovokation durch **Adson-Test:** Heben und Drehen des Kopfs zur betr. Seite bei gleichzeitiger tiefer Inspiration. Dadurch weitere Einengung der Skale-

nuslücke, was zu Schmerzen und meist zur Abschwächung des Radialispulses durch Kompression der A. subclavia führt. Verstärkung der Symptomatik durch Zug am Arm nach kaudal.

#### Operative ärztliche Therapie
Tenotomie des M. scalenus ant. und ggf. zusätzlich Resektion der 1. Rippe.

### Kostoklavikuläres Syndrom
Kompression des Plexus brachialis und der Subklaviagefäße zwischen erster Rippe und Clavicula (▶ Abb. 4.23).

#### Ursachen
- Kongenitale Faktoren
- In Fehlstellung verheilte Klavikulafraktur
- Hochstand der ersten Rippe, z. B. bei extremem Einsatz der Atemhilfsmuskulatur

**Schmerzprovokation:** Zug des bis zur Horizontalen abduzierten Arms nach hinten und unten. Adson-Test (▶ Abb. 4.24).

#### Operative ärztliche Therapie
Nur selten erforderlich. Resektion der ersten Rippe.

4

### Hyperabduktionssyndrom (Pectoralis-minor-Syndrom)
Kompression des Plexus brachialis und der Subklaviagefäße zw. Proc. coracoideus und Ansatz des M. pectoralis minor, z. B. durch Hypertonus (▶ Abb. 4.23).

#### Symptome
Neurologische Ausfälle selten, Brachialgien v. a. beim Schlafen mit flektiertem Arm.
**Schmerzprovokation:** max. Elevation und gleichzeitiges Rückführen des Arms (▶ Abb. 4.24).

#### Ärztliche Therapie
**Konservativ**
Aufklärung, Auslösebewegung vermeiden.
**Operativ**
Selten, Tenotomie des M. pectoralis min., ggf. Resektion des Proc. coracoideus.

### Physiotherapie bei Engpasssyndromen
▶ 4.9.3
Ziel der Behandlung ist die Dekompression der betr. Strukturen, abhängig davon, welche anatomische Engstelle symptomauslösend ist.
- Erarbeiten von entlastenden Stellungen, z. B. Sitz mit abgelegtem Arm
- Schonende Dehnung der Mm. scaleni und/oder des M. pectoralis minor
- MT (▶ 2.21): Mobilisation der ersten Rippe, ggf. auch von ACG und SCG, zervikothorakaler Übergang
- Neurodynamische Mobilisation (▶ 2.27)

## 4.9.12 Rotatorenmanschettenruptur
Ruptur des Sehnen-Muskel-Mantels der Rotatoren, partiell oder komplett (mit Verbindung zur Bursa subacromialis), meist partielle Rupturen an der Unterseite des Ansatzes der Rotatoren. M > F; Alter meist > 50 Lj.

**Ursachen**
- Degenerative Vorschäden (häufig)
- Trauma (selten): durch Sturz auf den ausgestreckten Arm

**Symptome**
- Inkomplette Ruptur: ▶ 4.9.6, ▶ 4.9.7
- Frische Ruptur: heftiger Schmerz, oft hörbares Reißen oder Krachen; Pseudoparalyse: Verlust der aktiven Abduktion (M. supraspinatus) bzw. Außenrotation (M. infraspinatus), Drop Arm Sign
- Degenerative Ruptur: Schmerzen bei Abduktion (Painful Arc, ▶ 4.9.2), Krepitation, Atrophie von M. supra- und infraspinatus, evtl. Schulterteilsteife. Die Symptomatik entsteht langsam mit geringerem aktivem Bewegungsverlust, häufig Nachtschmerz.

**Ärztliche Therapie**

**Konservativ**
- Inkomplette Ruptur: ▶ 4.9.6, ▶ 4.9.7
- Komplette Ruptur: bei inaktiven Pat. > 65. J. und tolerablen Beschwerden, PT

**Operativ**

Wahl des OP-Verfahrens abhängig von Lage und Ausdehnung der Ruptur.
- Dekompression: vordere Akromioplastik nach Neer mit Resektion des Lig. coracoacromiale (notwendiger Bestandteil bei jeder Rekonstruktion nach Rotatorenmanschettenruptur)
- Transossäre Verankerung nach McLaughlin bei relativ breitem Sehnenausriss: Ausmeißelung einer Knochennut und transossäre Fixation der U-förmig gefassten Rissränder in Abduktionsstellung des Armes. Erhalt der Bursa subacromialis. Bei großen Defekten ggf. Transposition der noch intakten Sehnenanteile oder Verschiebe- und Schwenklappenplastiken unter Verwendung von Ankersystemen (Titanschraube mit nicht resorbierbaren Fäden) zur RM-Refixation bei Abriss oder größeren Zerreißungen
- Plastisch-rekonstruktive Verfahren: z. B. lokale Verschiebeschwenkplastik, Infraspinatussehnentransfer, kombinierter Sehnentransfer des M. infraspinatus und M. subscapularis nach Neviaser, Subskapularissehnentransfer nach Cofield, Mobilisierung nach Debeyre; Muskelersatz-OP, z. B. mit Latissimus-dorsi-Transfer
- OP nach Apoil und Dautry: bei schwerster degenerativer Zerstörung und vergeblicher Defektdeckung; Exzision des rupturierten Gewebes und des Lig. coracoacromiale

## Physiotherapie

▶ 4.9.4
- Ca. 4 Wo. Gilchrist oder TAS; in dieser Zeit darf der Arm passiv/assistiv bewegt werden bei i. d. R. freiem ROM. Weitere 2 Wo. assistiv
- Nach 6 Wo. alle Bewegungen aktiv (ggf. *leicht* resistiv) freigegeben, Bewegungen gegen Widerstand erst nach ca. 10 Wo.

## 4.9.13 Bizepssehnenruptur

Degeneration der langen Bizepssehne kann durch Bagatelltraumen zu einer Ruptur führen; auch in Folge einer fortschreitenden Rotatorenmanschettenläsion. Prox. Ruptur im Schultergelenk, dist. Ruptur an der Tuberositas radii.

### Ärztliche Therapie

**Konservativ**

Proximaler Ausriss: Schonung und Analgetika bei degenerativen Veränderungen älterer Pat.

**Operativ**

**Proximaler Ausriss:**
- Bizepstenodese: bei jüngeren Pat. knöcherne Verankerung der LBS an seinem Ursprung oder Verankerung am Humerus
- Bizepstenotomie: alternativ bei älteren Pat.; die LBS wird abgetrennt, es erfolgt keine Naht

**Distaler Ausriss:** Reinsertion der Sehne am Tuberculum radii

### Physiotherapie

▶ 4.9.4
- Nach **Bizepstenodese** ca. 3–4 Wo. Armschlinge, assistives Bewegen; Einsatz größerer Kraft erst nach 3 Monaten
- Bei **dist. Refixation** 2 Wo. Ruhigstellung in Flexion/Pronation; ab 3. Wo. assistiv Flex. frei, Supination nicht forciert, Ext. 0/20; ab 5. Wo. alle Bewegungen aktiv bei freiem ROM

! Resistiv nach 7 Wo.

## 4.9.14 ACG-Sprengung

Verletzung des ACG mit Bandzerreißung und Verletzung des Discus articularis. Auch im Rahmen einer lateralen Klavikulafraktur möglich.

### Ursache

Sturz durch axiale Krafteinwirkung.

### Diagnostik

Rö.-Panoramaaufnahmen mit Gewicht (15 kg) an beiden hängenden Armen, Vergleich mit der unverletzten Seite. Der Abstand der Clavicula zum Korakoid (CC-Abstand) und der Akromionhöhe zum lat. Klavikulaende wird bestimmt (Verletzungsschwere). Das lat. Klavikulaende wird durch den Muskelzug des M. sternocleidomastoideus nach oben, das Akromion durch den Arm nach unten gezogen. Einteilung nach Rockwood und Tossy in 6 Schweregrade (▶ Tab. 4.23). Radiologische Einteilung anhand der Bandinstabilität.

**Tab. 4.23 Einteilung nach Rockwood (erweiterte Klassifikation nach Tossy)**

| Stadium | Klinik | Ärztliche Therapie |
|---|---|---|
| **Rockwood I = Tossy I** (bis 10 mm CC Abstand) | AC-Gelenkprellung ohne wesentliche Kapsel-Band-Läsion mit Dehnung der Bänder | Fkt. PT, Kryotherapie, Salbenverbände |
| **Rockwood II = Tossy II** (bis 13 mm CC Abstand) | Zerreißung der akromioklavikulären Bänder, Dehnung der korakoklavikulären Bänder | Ruhigstellung für ca. 2 Wo. im Gilchrist-Verband |
| **Rockwood III = Tossy III** (über 13 mm CC Abstand und Dislokation des lat. Klavikulaendes) | Zerreißung der akromioklavikulären und korakoklavikulären Bänder mit deutl. Hochstand des lat. Klavikulaendes | Operativ Stabilisierung mit PDS®-Cerclagen, Tight Rope, Zuggurtungsosteosynthese oder Hakenplatte |

| Tab. 4.23 Einteilung nach Rockwood (erweiterte Klassifikation nach Tossy) *(Forts.)* | | |
|---|---|---|
| **Stadium** | **Klinik** | **Ärztliche Therapie** |
| **Rockwood IV** | Wie Rockwood III, jedoch mit Dorsalverschiebung des lat. Klavikulaendes | Wie Rockwood III |
| **Rockwood V** | Massive Dislokation der Clavicula | Wie Rockwood III |
| **Rockwood VI** | Luxation der Clavicula unter das Akromion | Wie Rockwood III |

### Operative ärztliche Therapie

▶Tab. 4.23

### Physiotherapie nach Rockwood III-VI

▶4.9.4

- Ca. 2 Wo. postop. assistives Bewegen des Schultergelenks bis 90° Abd. und 60° Flex., Rotation aus der Nullstellung ohne Limit

! Bei Bewegungen >60° kommt es zur Rotation der Clavicula

- 2 Wo. aktives Bewegen im vorgegebenen ROM
- Nach 4 Wo. Freigabe aller Bewegungen
- **Tight Rope:** Bewegungsumfang s. o., AR bis 0°, 2 Wo. assistiv, weitere 4 Wo. aktiv, ab 7. Wo. zunehmend resistiv

! Kein Tragen und Stützen für 6 Wo.

- **Hakenplatte:** fkt. Nachbehandlung

## 4.9.15 Suprakondyläre Humerusfraktur

Entstehung durch axiale Gewalteinwirkung auf das Ellenbogengelenk. Durch die anatomisch dünne Knochenstruktur in der Fossa olecrani kommt es häufig zu einer beidseitigen Fraktur der ulnaren und radialen Pfeiler.

### Ärztliche Therapie

**Konservativ**

- 3 Wo. OA-Gips
- Bei nicht dislozierten kindl. Frakturen Cuff- und Collar-Verband

**Operativ**

- Fixation mit Kirschner-Drähten
- Osteosynthese beim Erwachsenen mit winkelstabilen, anatomisch geformten Spezialplatten

### Physiotherapie

▶4.9.4, i. d. R. bewegungsstabil aktiv, kein Tragen und Stützen für 6 Wo.

## 4.9.16 Humerusschaftfraktur

Entstehung durch indirekte Gewalteinwirkung mit Schräg-, Biegungs-, Torsionsfrakturen. N.-radialis-Schädigung durch dessen Verlauf um den Humerus häufig.

### Ärztliche Therapie

**Konservativ**

Für 3 Wo. in OA-Schiene oder, bei stabilen Formen, im Desault-Verband (▶ 3.3.7).

**Operativ**

- Offene Reposition und Nervendarstellung, winkelstabile Plattenosteosynthese, Marknagel
- Bei schweren Weichteilverletzungen Fixateur externe, alternativ Marknagel

! Bei primärer Radialisparese immer operative Revision

### Komplikation

Pseudarthrose bei Schaftfrakturen im mittl. Drittel, Radialisparese bei geschlossener Versorgung mit Marknagel.

### Physiotherapie

▶ 4.9.4, i. d. R. bewegungsstabil aktiv, kein Tragen und Stützen für 6 Wo.

## 4.9.17 Proximale Humerusfraktur

4

Entstehung durch direkten Sturz oder axiale Gewalt.

### Einteilung

- Fraktur des Collum anatomicum
- Subkapitale Fraktur im Collum chirurgicum als Abduktions- oder Adduktionsfraktur
- Abrissfraktur des Tuberculum majus/Rotatorenmanschette
- Kindliche Epiphysenlösung

### Ärztliche Therapie

**Konservativ**

Bei stabilen Frakturen Gilchrist- oder Desault-Verband (▶ 3.3.7) für ca. 1 Wo.

**Operativ**

- Bei instabilen Frakturen Schrauben- und/oder winkelstabile Plattenosteosynthese
- Humeruskopfprothese bei Nekrose oder Trümmerfraktur des Humeruskopfs
- Inverse Schulterprothese (Umkehr von Kopf und Pfanne): bei 4-Teile-Frakturen und Luxation der Kopfkalotte; bei nicht intakter RM. Die Funktion der Schulter wird dann über den M. deltoideus gewährleistet (Deltaprothese).

### Physiotherapie

▶ 4.9.4

**Nach Osteosynthesen:**

- Bewegungsstabil aktiv im freien ROM
- Ausnahmen: Bei ausgeprägter Osteoporose und/oder nicht ausreichender osteosynthetischer Versorgung erfolgt die Nachbehandlung bewegungsstabil-passiv/assistiv.

! Vorsicht bei Rotationsbewegungen (stärkere Scherbelastung), Übungen mit langem Hebel und gegen Widerstand, bis eine belastungsstabile Situation vorliegt

! Bei Tuberculum-majus-Abriss ca. 6 Wo. keine aktive Abd.

**Nach Prothesen:**

! Bei Refixation des M. subscapularis 6 Wo. AR max. 20°; keine aktive IR

- Humerusprothese:
  - 1.–3. Wo. bewegungsstabil passiv/assistiv; 90° Flex./Abd.
  - Ab 4. Wo. bewegungsstabil aktiv, freies ROM
  - Ab 6. Wo. resistiv

! Gute Funktion zu erwarten

- Inverse Prothese:
  - Ca. 5 Tage bewegungsstabil passiv aus Gilchrist heraus, freies ROM
  - Anschließend bewegungsstabil aktiv
  - Ab 6. Wo. resistiv

! Keine volle Schulterbeweglichkeit zu erwarten. Im Vordergrund steht die Erhaltung von Alltagsfunktionen.

## 4.9.18 Schulterluxation

### Traumatische Schulterluxation

Unterscheidung in vordere, hintere, obere und untere Luxation, häufigste Luxationsrichtung nach vorne-unten. Schweregrade ▶ Tab. 4.24.

**Tab. 4.24 Schweregrade der Schulterluxation**

| Grad | Pathologischer Befund |
|---|---|
| Grad I (Distorsion) | Dehnung, Zerreißung einiger Fasern, Kapsel und Muskulatur intakt |
| Grad II (Subluxation) | Ruptur oder Ablösung der Kapsel, partielle Läsion der Muskulatur |
| Grad III (Luxation) | Kapsel-Band-Verletzung obligatorisch, zu 97 % vordere Luxationsrichtung |

#### Symptome

Leere Pfanne, Arm in Fehlstellung federnd fixiert.

#### Begleitverletzungen

- Oberarmkopfimpression (Hill-Sachs-Läsion)
- Vordere Pfannenrandfraktur (Bankart-Läsion)
- Rotatorenmanschettenruptur (in 35 % der Fälle)
- N.-axillaris-Schädigung (in 15 % der Fälle)
- Knöcherne Begleitverletzungen (in 40 % der Fälle)

#### Ärztliche Therapie

**Konservativ**

**Repositionsmanöver** bei vorderer Luxation:

- Nach Arlt: schonende Reposition durch Längszug am Arm bei 90° flektiertem Ellenbogen; der Pat. sitzt auf einem Stuhl und lässt luxierten Arm über die gepolsterte Stuhllehne hängen.
- Nach Kocher: Pat. in RL bei leicht aufgerichtetem Oberkörper, Ellenbogen 90° flektiert; Reposition erfolgt in drei Schritten: Zug und Add., AR und Elevation, IR und Add.
- Nach Hippokrates: Zug am gestreckten Arm bei liegendem Pat., der Fuß des Arztes in der Achselhöhle dient als Hypomochlion.

Nach Reposition Ruhigstellung im Desault- oder Gilchrist-Verband (▶ 3.3.7) für 1–3 Wo., anschließend PT.

**Operativ**

- Arthroskopie, Inspektion des Gelenks, Spülung des Hämatoms
- Ggf. Labrumrekonstruktion (OP nach Bankart)
- Offene Rekonstruktion bei sonst nicht möglicher Reponierbarkeit

## Physiotherapie

▶4.9.4, nach der Ruhigstellung bewegungsstabil-aktiv; nach OP ▶Habituelle Schulterluxation.

## Habituelle Schulterluxation

In 95 % der Fälle Vorliegen einer Instabilität nach vorne-unten.

### Ursachen

Meist anatomische Varianten, z. B. knöchern/ligamentär flache, kleine Pfanne, Torsion des Humeruskopfs (normal ca. 20° Retroversion), angeborene Bindegewebsschwäche.

Positiver Apprehension-Test: schmerzhafte Subluxation des Humeruskopfs bei AR und Abd., dabei Druck des Untersuchers von dorsal auf den nach ventral subluxierten Humeruskopf.

4

### Ärztliche Therapie

**Konservativ**

Vermeidung von Auslösebewegungen.

**Operativ (Auswahl)**

- Operation nach Putti-Platt: Refixation von Kapsel und Limbus, Raffung der vorderen Gelenkkapsel, Raffung des M. subscapularis (Weichteileingriff)
- OP nach Eden-Lange-Hybinette: Knochenspaneinbolzung am vorderen Pfannenrand zur Vergrößerung der Pfanne; Raffung der vorderen Kapsel und des M. subscapularis, besonders bei Bankart-Läsion; Arthrosegefahr
- Drehosteotomie nach Weber: subkapitale Drehosteotomie bei Hill-Sachs-Defekt und/oder Torsionsfehler des Humerus

## Physiotherapie

▶4.9.3

! Erarbeiten der gelenknahen Stabililisation (▶2.18)

▶4.9.4

- Ca. 2 Wo. postop. assistives Bewegen des Schultergelenks bis max. 90° Abd. und Flex., AR bis 10°
- Für weitere 4 Wo. aktives Bewegen im vorgegebenen ROM
- Nach 6 Wo. Freigabe aller Bewegungen, auch *leicht* resistiv

# 4.9.19 Klavikulafraktur

Entstehung durch indirekte Gewalt (Sturz auf die Schulter). Durch den unterschiedlichen Muskelzug häufig Dislokation der Fragmente.

### Ärztliche Therapie

**Konservativ**

Mit Rucksackverband (▶3.3.7) für ca. 4 Wo. bei unverschobenen lat. Frakturen; sonst Gilchrist Verband.

**Operativ**
- Bei offenen Frakturen
- Bei Versatz der Fragmente um mehr als Schaftbreite mit Plattenosteosynthese
- Bei lat. Frakturen spez. anatomische, winkelstabile Platten; bei Ruptur der korakoklavikulären Bänder zusätzl. PDS®-Band

**Komplikationen**
Pseudarthrose, Refraktur, Plexusschädigung.

### Physiotherapie
▶4.9.4, i. d. R. bewegungsstabil aktiv, kein Tragen und Stützen für 6 Wo.

! Bei Flexion im Schultergelenk über 60° kommt es zu einer Rotation der Clavicula.

! Bis zur Belastungsstabilität kein Widerstand am Arm mit langem Hebel.

## 4.9.20 Skapulafraktur
Entstehung durch direkte massive Gewalteinwirkung.

### Ärztliche Therapie
**Konservativ**
Keine Ruhigstellung, da muskulär gut geschient. Schmerztherapie.

**Operativ**
Platten-/Schraubenosteosynthese bei Gelenkbeteiligung des Glenoids und bei Abrissfrakturen des Korakoids durch den Muskelzug der Bizepssehne.

**Komplikation**
Nervenläsion des N. suprascapularis, dadurch Beeinträchtigung der Außenrotation.

### Physiotherapie
▶4.9.3, ▶4.9.4; ggf. nach Befund, häufig keine PT erforderlich.

# 4.10 Wirbelsäule und Thorax

## 4.10.1 Funktionelle Anatomie
*Roman Preis*

Die grundlegende Funktionseinheit an der Wirbelsäule ist das Bewegungssegment (▶ Abb. 4.25). Es besteht aus zwei benachbarten Wirbeln sowie den dazwischen liegenden Bandscheiben, Bändern, Nerven und Blutgefäßen. Das Bewegungssegment kann fkt. in zwei Bereiche unterteilt werden:
- Ventraler Teil: besteht aus den Wirbelkörpern und Bandscheiben, fungiert hauptsächlich als Stützelement und nimmt axiale Kräfte auf
- Dorsaler Teil: besteht aus den Wirbelbogengelenken und allen Struk-

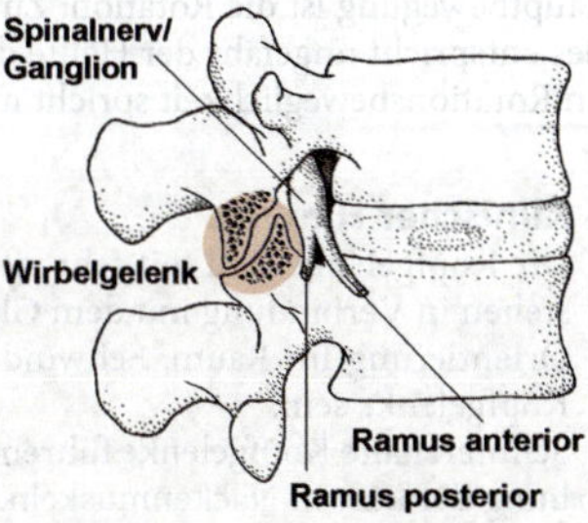


Abb. 4.25 Bewegungssegment nach Junghans [L157]

turen zwischen den Wirbelbögen. Er stellt das Bewegungselement dar, das Bewegungen erlaubt bzw. begrenzt und die Bewegungsrichtung bestimmt.

! Störungen in einem der beiden Teile wirken sich jeweils auf den anderen Teil aus.

Die insgesamt 23 Bandscheiben zwischen C2 und S1 bestehen aus einem gallertartigen Kern, dem Nucleus pulposus, und einem kollagenen Faserring, dem Anulus fibrosus. Der Nucleus pulposus besteht bei jungen Menschen zu ca. 90 % aus Wasser, hält den Abstand zwischen zwei Wirbelkörpern aufrecht und mindert dadurch den Druck auf die Facettengelenke. Die kollagenen Fasern des Anulus fibrosus sind gitternetzartig angeordnet und verleihen der Bandscheibe Stabilität. Die Bandscheiben sind bis auf die äußerste Schicht des Anulus fibrosus gefäß- und nervenfrei, die Ernährung erfolgt über Diffusion. Voraussetzung hierfür ist ein regelmäßiger Wechsel zwischen Be- und Entlastung.

### HWS

Die HWS kann morphologisch und fkt. in eine **obere HWS** (C0–C2) und eine **untere HWS** (C3–C7) eingeteilt werden.

#### Obere HWS

Die obere HWS besteht aus Verbindungen zwischen Okziput und Atlas (**oberes Kopfgelenk**) sowie zwischen Atlas und Axis (**unteres Kopfgelenk**).

**Oberes Kopfgelenk**

Die konvexen Okziputkondylen artikulieren mit den oberen Gelenkflächen des Atlas (konkav). Hauptsächlich sind Flexions- und Extensionsbewegungen (Inklination, Reklination) möglich, Seitneigung und Rotation hingegen nur sehr gering. Aufgrund der guten Flexions- und Extensionsmöglichkeit spricht man beim oberen Kopfgelenk auch vom „Ja-Gelenk".

**Unteres Kopfgelenk**

Drei Verbindungen zwischen Atlas und Axis bilden die Funktionseinheit des unteren Kopfgelenks:

- In der Mitte befindet sich der Dens axis in einem osteoligamentären Ring, der aus dem vorderen Bogen und den Massae laterales des Atlas sowie dem Lig. transversum atlantis gebildet wird. Bei Rotationsbewegungen dreht sich der osteoligamentäre Ring um den Dens axis.
- Seitlich artikulieren die unteren Gelenkflächen des Atlas mit den oberen Gelenkfortsätzen des Axis.

Die Flexions- und Extensionsbeweglichkeit ist nur gering.
Hauptbewegung ist die Rotation: Zu beiden Seiten sind ca. 40° Rotation möglich, dies entspricht ungefähr der Hälfte der Gesamtrotation der HWS. Wegen der guten Rotationsbeweglichkeit spricht man auch vom „Nein-Gelenk".

**! Klinischer Hinweis**

Die Kopfgelenke sind mit sehr vielen Proprio- und Nozizeptoren besetzt. Sie stehen in Verbindung mit dem Gleichgewichtsorgan und sind wichtig für die Orientierung im Raum. Schwindel kann ein Hinweis auf eine Störung der Kopfgelenke sein.
Schmerzhafte Kopfgelenke führen häufig zu einer reflektorischen Tonuserhöhung der kurzen Nackenmuskeln. Die Inklination ist dann erschwert.

**Bänder**

Eine Vielzahl an Bändern verleiht der Region Stabilität. Das Lig. transversum atlantis schützt das Rückenmark vor dem Dens axis. Die Bänder haben neben der Haltefunktion auch eine begrenzende Funktion. Vereinfacht kann man sagen, dass longitudinale Bänder die Bewegungen in der Sagittalen bremsen und horizontale Bänder die Rotation einschränken. Die Bänder sind in ihrer Faserzusammensetzung sehr unterschiedlich: kollagene und elastische Faseranteile differieren je nach fkt. Beanspruchung. Daraus resultiert auch eine unterschiedliche Reißfestigkeit, z. B. beim Schleudertrauma.

! Vor einer Mobilisationsbehandlung im Bereich der Kopfgelenke müssen immer Stabilitätstests der Bänder erfolgen, v. a. bei Traumen in der Anamnese.

## Untere HWS

**Intervertebralgelenke**

Die **Facetten** der Gelenkfortsätze stehen bei C2/C3 ungefähr im 45°-Winkel zur Horizontalen. Dieser Winkel nimmt nach kaudal hin ab, sodass die Facetten im Segment C6/C7 nur ca. 10° Neigung gegenüber der Horizontalen aufweisen.

- Eine Divergenzbewegung (Auseinandergleiten) beider Facetten bewirkt eine Flexion. Konvergieren (Ineinandergleiten) beide Facetten, entsteht eine Extension.
- Gleitet eine Facette nach ventral-kranial und die andere nach dorsal-kaudal entsteht eine Lateralflexion mit gleichzeitiger Rotation zur selben Seite. Eine reine Lateralflexion oder Rotation ist nicht möglich, beide Bewegungen sind gleichsinnig gekoppelt.

**Unkovertebralgelenke**

▶ Abb. 4.26

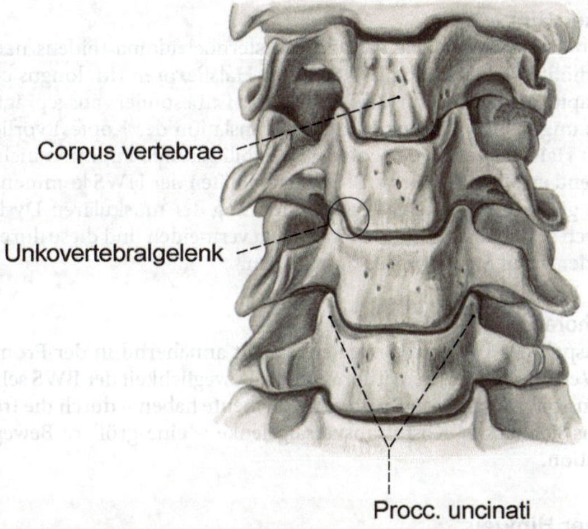


Abb. 4.26 Unkovertebralgelenke [S007-1-22]

Eine Besonderheit der unteren HWS sind die Processus uncinati. Diese knöchernen Ausziehungen artikulieren mit einer schrägen Kante des nächsthöheren Wirbels (▶ Abb. 4.26). Die Gelenkflächen sind mit Knorpel überzogen und es lagert sich Bindegewebe an, sodass eine Art Gelenkkapsel entsteht.
Funktion der Unkovertebralgelenke:

- Führung der Flexions- und Extensionsbewegungen, Limitierung der Lateralflexion
- Schutz von A. vertebralis und Spinalnerv vor Bandscheibenvorfällen

**! Klinischer Hinweis**
Bei Bandscheibendegeneration sind die Unkovertebralgelenke durch die Höhenminderung einem großen Druck ausgesetzt und können arthrotisch werden. Dabei kann es zur Ausbildung von Osteophyten kommen, die – wenn sie sehr groß sind – den Spinalnerv bzw. die A. vertebralis komprimieren können. Letzteres kann bei gleichzeitiger Arteriosklerose den Blutdurchfluss erheblich mindern und entsprechende Symptome verursachen.



### Funktionelle Aspekte

- Das Segment C2/C3 ist das Schlüsselsegment zwischen der oberen und unteren HWS: Es überträgt die Bewegungen in beide Richtungen.
- Das Segment C5/C6 ist i. d. R. das beweglichste. Der angrenzende zervikothorakale Übergang ist häufig hypomobil. Diese Faktoren unterhalten sich gegenseitig, mit der Folge häufiger Bandscheibenvorfälle bei C5/C6.
- Fkt. gesehen gehören HWS und obere BWS zusammen: Bewegungen des Kopfes und der HWS setzen sich physiologischerweise in die oberen BWS-Segmente fort.

**! Klinischer Hinweis**
Oberflächliche Muskeln wie z. B. der M. sternocleidomastoideus neigen zu einem erhöhten Aktivitätstonus, die tiefen Halsflexoren (M. longus colli, M. longus capitis) hingegen zur Inhibition. Dies ist besonders ausgeprägt, wenn z. B. eine ungünstige Haltung (ventrale Translation des Kopfes) vorliegt. Da die tiefen Halsflexoren in der Folge ihre stabilisierende Funktion nicht mehr ausreichend erfüllen, kann es z. B. zu Instabilitäten der HWS kommen. In der Therapie gilt es eine weitere Verschlimmerung der muskulären Dysbalance (z. B. durch schlecht ausgeführte Sit-ups) zu vermeiden und diese durch Aktivierung der tiefen Stabilisatoren aufzuheben.

### BWS und Thorax

Der Gelenkspalt der Intervertebralgelenke steht annähernd in der Frontalebene. Durch die Verbindung mit dem Thorax ist die Beweglichkeit der BWS sehr gering, v. a. in Extension. Die unteren Brustwirbelsegmente haben – durch die freien Rippen und das Fehlen der Kostotransversalgelenke – eine größere Beweglichkeit, v. a. in Rotation.

**! Klinischer Hinweis**

- Da die BWS eine Tendenz zur Hypomobilität besitzt, finden sich in den angrenzenden WS-Abschnitten (LWS und untere HWS) häufig Hypermobilitäten.

- Eine eingeschränkte BWS-Extension verhindert u. a. eine volle Flexion bzw. Abduktion der Arme.

Die Rippen sind über zwei Gelenke (▶ Abb. 4.27) mit der WS verbunden:

- **Rippenkopfgelenk (Art. capitis costae):** Das konvexe Rippenköpfchen artikuliert mit den lateralen Anteilen der Wirbelkörper und Bandscheiben.
- **Rippenhöckergelenk (Art. costotransversaria):** Die konkaven bzw. planen Gelenkflächen am Tuberculum costae artikulieren mit den Querfortsätzen des 1. bis 10. Brustwirbels. An Th11 und Th12 gibt es keine Rippenhöckergelenke.

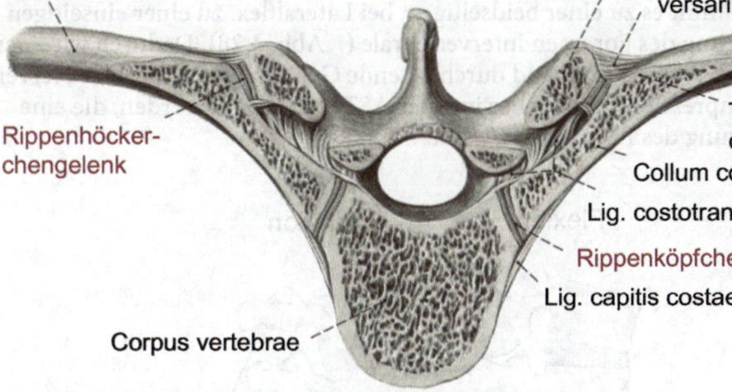


Abb. 4.27 Rippenhöcker- und Rippenkopfgelenk im Querschnitt [S007-1-22]

Die Bewegungen der **Rippen-Wirbel-Gelenke** dienen hauptsächlich der Atmung: Ein Anheben der Rippen führt zu einer Thoraxerweiterung (Einatmung), bei der Ausatmung senken sich die Rippen.
Die kranialen Rippen machen eine **Pumpenschwengelbewegung:** Sie heben sich v. a. ventral und erweitern dadurch den sagittalen Thoraxdurchmesser.
Die kaudalen Rippen machen eine **Eimerhenkelbewegung:** Sie dehnen sich v. a. nach lateral aus und vergrößern so den frontalen Thoraxdurchmesser. Die unterschiedlichen Bewegungen der Rippen in den einzelnen Abschnitten haben ihre Ursache in der unterschiedlichen Ausrichtung der Bewegungsachsen.

**Klinischer Hinweis**
Die BWS-Segmente haben eine enge Verbindung zum vegetativen NS, da die Ursprungskerne des Sympathikus im thorakalen Rückenmark (C8–L2) liegen. Bei Schmerzen oder Funktionsstörungen in der BWS können vegetative Efferenzen zu einer Minderdurchblutung, z. B. der bindegewebigen Strukturen des Armes, führen. Bei Erkrankungen wie z. B. der Epicondylitis humeri muss dieser Aspekt in das Clinical Reasoning (▶ 1.1.4) einfließen und es muss eine Funktionsuntersuchung der BWS erfolgen.

## LWS

Der Gelenkspalt der Intervertebralgelenke steht in der oberen LWS annähernd sagittal und in der unteren LWS eher in der Frontalebene.

### Bewegungsmöglichkeiten der LWS

- Flexion und Extension sind v. a. in der oberen LWS gut möglich. Bewegungsbegrenzend wirken dorsale bzw. ventrale Bänder und Bandscheibenfasern. Die Ext. wird zusätzlich durch den Facettenschluss und evtl. Kontakt der Dornfortsätze limitiert.
- Auch die Lateralflex. ist in der oberen LWS besser möglich als in der unteren. In Flexionsstellung ist eine vermehrte Beweglichkeit gegeben.
- Durch die Stellung der Facetten ist die Rotationsbeweglichkeit äußerst gering. In Flexionsstellung vergrößert sie sich durch das Divergieren der Facetten.

! Rotation und Lateralflexion sind in flektierter Position gleichsinnig gekoppelt, in Extensionsstellung jedoch gegensinnig.

### Funktionelle Aspekte

- Bei Ext. kommt es zu einer beidseitigen, bei Lateralflex. zu einer einseitigen Verkleinerung des Foramen intervertebrale (▶ Abb. 4.28). Dadurch wird der Raum für den Spinalnerv und durchtretende Gefäße enger. Bei einer Nervenwurzelkompression sollte daher in einer ASTE gearbeitet werden, die eine Vergrößerung des Foramens bewirkt.

4

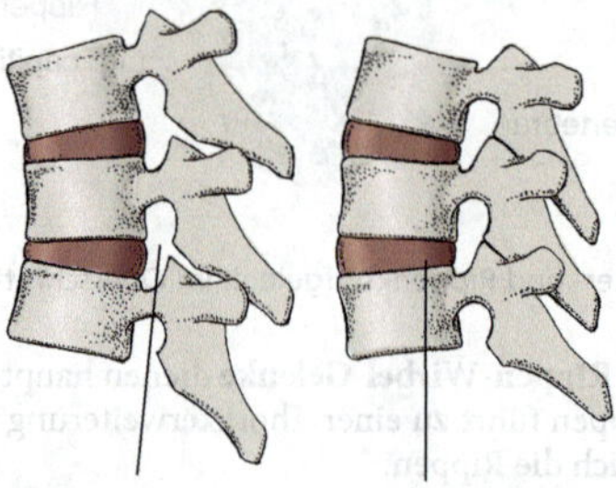


Abb. 4.28 Verkleinerung des Foramen intervertebrale bei Extension [L190]

- Die WS-Segmente funktionieren ähnlich einer Wäscheklammer. Druck auf die Wirbelkörper (Körpergewicht) führt zu einer Spannung der dorsalen Bänder. Umgekehrt entlastet die Kontraktion der interspinalen Rückenmuskeln die Bandscheibe. Jedoch bewirkt ihre Kontraktion gleichzeitig eine sehr starke Kompression der Facettengelenke.
- In den unteren LWS-Segmenten kommt es vermehrt zu Instabilitäten, z. B. als Folge eines Prolapses oder einer Spondylolyse. Bei chron. Rückenschmerzen sind Instabilitäten häufig Ursache der Beschwerden. Dann gilt es, die tiefe, stabilisierende Muskulatur zu aktivieren (Lokale Gelenkstabilität, ▶ 2.18). Erst wenn die motorische Kontrolle durch die lokalen Muskeln wiederhergestellt ist, sollten oberflächliche Muskeln gezielt auftrainiert werden.

## 4.10.2 Befunderhebung

*Ursula Wappelhorst*

Jede Befunderhebung stellt einen systematischen Prozess dar, bei dem die Angaben des Pat. und die Erfahrungen des Ther. Einfluss auf den nächsten Untersuchungsschritt nehmen (Clinical Reasoning, ▶ 1.1.4). So machen z. B. Angaben, die eine radikuläre Symptomatik vermuten lassen, eine unmittelbare neurologische Untersuchung erforderlich.

Die Befunderhebung berücksichtigt nach dem ICF-Modell die Ebenen der **Struktur und Funktion** sowie der **Aktivität und Partizipation (Teilhabe)**. Während auf der ersten Ebene mögliche strukturelle Veränderungen und damit einhergehende funktionelle Einschränkungen erhoben werden, beinhaltet die zweite Ebene eine Einschätzung der Alltagsaktivitäten. Das heißt, inwieweit ist der Pat. durch die bestehenden funktionellen Einschränkungen in seiner Teilhabe beeinträchtigt. Diese Informationen bilden die Grundlage für die gemeinsame Zielformulierung und Behandlungsplanung.

Die hier aufgeführten Untersuchungsschritte dienen lediglich als Gedankenstützen, welche Informationen im Bereich der Wirbelsäule wichtige Hinweise über das Problem des Pat. liefern können. Sie sind *nicht* als festgelegte Reihenfolge zu verstehen.

### Struktur/Funktion

#### Anamnese

- Krankheitsverlauf/Unfallhergang
- Ärztl. Versorgung
- Ggf. Ergebnisse bildgebender Diagnostik (z. B. Röntgen, MRT, CT)

! Eine sorgfältige und ausführliche Anamnese liefert bereits wesentliche Hinweise zur Einschätzung des Schmerzgeschehens.

- Einseitige Belastungen (Beruf/Freizeitaktivitäten), z. B. sitzende oder stehende Tätigkeiten, schweres Heben oder Tragen, stark belastende Sportarten
- Vorausgegangene Verletzungen/Traumen, z. B. Sturz als Hinweis auf Frakturen
- Relevante Begleiterkrankungen, z. B. Osteoporose, Spondylolysen, Spinalkanalstenosen, Tumoren
- **Schmerzanamnese:**
  - Beschwerdezeitraum: akut, subakut, chronisch?
  - Schmerzauslösendes Ereignis (z. B. Heben eines schweren Gegenstands, unkontrollierte Bewegung) oder schleichender Schmerzverlauf?
  - Auftreten der Schmerzen: im Tagesverlauf, Ruhe- oder Anlaufschmerz, nächtliche Schmerzen, haltungs- oder bewegungsabhängig, atemabhängig, Dauerschmerz?
  - Schmerzverstärkung, z. B. bei Husten oder Niesen?
  - Schmerzlokalisation: lokal, ausstrahlend, ein- oder beidseitig?
  - Schmerzcharakter: stechend, dumpf, bohrend; gleich bleibend oder wechselnd?
  - Evtl. Begleitphänomene, z. B. Sensibilitätsstörungen, motorische Defizite, Schwindel, vegetative Symptome?
- Einschätzung der Schmerzintensität (VAS/NRS), ggf. Visualisierung der Beschwerden (Körperschema)
- Schmerzlinderung: wodurch?

**! Klinischer Hinweis**

Ergeben sich in der Anamnese Hinweise auf mögliche Kontraindikationen für eine physiotherapeutische Behandlung (z.B. Hinweise auf eine Kauda- und Konusläsion, ▶ 9.10.4), ist eine *sofortige* Überweisung zum verordnenden Arzt angezeigt.

Zeigen sich Hinweise auf psychosoziale Risikofaktoren (Yellow Flags), muss das weitere Therapiemanagement die Gefahr der Chronifizierung berücksichtigen (Chronischer Schmerz, ▶ 1.5 bzw. Rückenschmerz, ▶ 4.11).

**Inspektion**

- Beurteilung der gesamten WS im Stand:
  - Physiologische WS-Krümmungen
  - Seitliche Abweichungen der WS, z. B. bei Skoliose oder BLD (anatomisch/funktionell)
  - Beckenstellung: fkt. oder anat. Beckenschiefstand (Fkt. Anatomie, ▶ 4.6.1)
  - Vorbeugetest: Rippenbuckel oder Lendenwulst sichtbar?

! Die Beurteilung der WS schließt immer auch die untere Extremität ein (▶ 4.3.2).

- Konstitution/habituelle Haltung:
  - Längen, Breiten, Tiefen (FBL, ▶ 2.14): z. B. Oberkörperlänge, sagittaler/transversaler Thoraxdurchmesser
  - Ventrale Translation des Kopfs, kompensatorischer dorsaler Überhang des Oberkörpers, Rotation, Shift

  ! Bei Pat. mit Sehhilfen (Brille, Kontaktlinsen), die Beschwerden im Bereich der HWS oder Kopfschmerzen beklagen, ggf. die Sehschärfe kontrollieren lassen

  - Liegt eine statische Überlastung bestimmter Strukturen (z. B. vermehrte Hubbelastung der LWS bei langem Oberkörper) vor?
  - Schonhaltungen, z. B. Ischiasskoliose
- Atrophien sichtbar, z. B. der Kennmuskeln bei radikulären Syndromen

**Palpation**

- Druckdolenz an Dornfortsätzen, Muskelansätzen oder Ligamenten, z. B. bei Instabilitäten
- Klopf- und/oder Stauchungsschmerz der WS, z. B. bei Frakturen
- Thoraxkompressionsschmerz, z. B. bei Rippenfrakturen
- Muskulatur:
  - Hyperton: evtl. Myogelosen oder Triggerpunkte tastbar, z. B. im Bereich der Schulter-Nacken-Muskulatur oder auf dem Sakrum
  - Hypoton: evtl. Atrophien tastbar, z. B. im Bereich des M. multifidus (Lokale Gelenkstabilität, ▶ 2.18)
- Kibler-Hautfalte (BGM, ▶ 2.4): Bei fehlender muskulärer Stabilisierung der WS findet sich im Bereich des subkutanen Bindegewebes eine erhöhte Spannung.
- Funktionelle Ödeme/lokale Aufquellungen als Hinweis auf Überlastung der Muskulatur (Brügger, ▶ 2.7)

**Funktionsuntersuchung**

- Aktive/passive Beweglichkeit der gesamten WS, der angrenzenden Extremitätengelenke sowie der ISG:
  - Bewegungseinschränkungen/-ausmaß (NNM)

- Schmerzprovokation?
- Beurteilung des Endgefühls (weich-, fest-, hart-elastisch oder leer) als Hinweis auf limitierende Strukturen (MT, ▶ 2.21)
- Segmentale Bewegungsprüfung des betr. WS-Abschnitts

! Bei Funktionsstörungen der HWS und BWS die Schultergelenke, bei Funktionsstörungen der LWS die ISG und Hüftgelenke mituntersuchen.

! Hyper- und hypomobile Bewegungsabschnitte liegen an der WS häufig nebeneinander (z. B. untere HWS-Segmente/zervikothorakaler Übergang) und führen in den Übergangsbereichen zu Überlastungen.

! Insbesondere Beschwerden im Bereich der HWS und des Kopfes können ursächlich mit Funktionsstörungen der Kiefergelenke in Zusammenhang stehen (▶ 4.12.2).

- Translatorische Bewegungsprüfung (Traktion, Kompression, Gleiten)
- Muskulatur:
  - Funktionsfähigkeit des stabilisierenden Systems (Lokale Gelenkstabilität, ▶ 2.18)
  - Einordnung und Kontrolle der WS-Abschnitte in der KLA bei alltäglichen Bewegungen (z. B. beim Bücken)
  - Beurteilung der Muskelkraft und -ausdauer der aufrichtenden Muskulatur
  - Beurteilung der Dehnfähigkeit, insbes. der Rumpf- und Extremitätenmuskulatur, die eine optimale WS-Stellung behindern, z. B. ventrale Rumpfmuskulatur, kurze Nackenextensoren
- Beweglichkeit der neuralen Strukturen (Neurodynamik, ▶ 2.27): z. B. Straight Leg Raise (SLR), Slump-Test, passive Nackenflexion
- Neurologische Untersuchung (▶ Tab. 4.25, ▶ Tab. 4.26, ▶ Abb. 4.31):
  - Sensibilität in den entsprechenden Dermatomen
  - Kraft der Kennmuskulatur
  - Reflexe

! Aufgrund der anatomischen Nähe zu den Nervenwurzeln kommt der neurologischen Untersuchung hier eine wichtige Bedeutung zu.

- Ggf. Messung der Vitalkapazität, z. B. bei Morbus Bechterew

**Tab. 4.25 Synopsis der lumbalen Wurzelreizsyndrome**

| Wurzel | Dermatom (▶ Abb. 4.31) | Kennmuskeln | Reflexe |
|---|---|---|---|
| L3 | Schmerz/Sensibilitätsstörung quer über die OS-Vorderseite zum Condylus med. ziehend | Parese des M. quadriceps und der Hüftadduktoren (Knieext. ↓, Hüftadd. ↓) | PSR fehlend oder abgeschwächt |
| L4 | Oberschenkelaußenseite über Patella und Innenseite des Unterschenkels | Parese des M. quadriceps und M. tibialis anterior (Knieext. ↓, Sup. ↓) | PSR fehlend oder abgeschwächt |
| L5 | Knieaußenseite, ventrolateraler US, Fußrücken, Großzehe | Parese des M. ext. hallucis longus, M. ext. digitorum brevis (Fersengang ↓, Fußheber ↓, Zehenheber ↓) | Tibialis-post.-Reflex fehlend oder abgeschwächt |
| S1 | Laterodorsaler OS und US, Ferse, Kleinzehe | Parese des M. triceps surae, M. peroneus, M. gluteus max. (Zehengang ↓, Fußsenker ↓, Pronation ↓) | ASR fehlend oder abgeschwächt |

**Tab. 4.26 Synopsis der zervikalen Wurzelreizsyndrome**

| Wurzel | Dermatom (▶ Abb. 4.31) | Kennmuskeln | Reflexe |
|---|---|---|---|
| C3/4 | Schmerz bzw. Hypalgesie im Schulterbereich | Partielle oder totale Zwerchfellparese | Keine fassbaren Reflexstörungen |
| C5 | Schmerz bzw. Hypalgesie etwa über dem Bereich des M. deltoideus | Innervationsstörungen des M. deltoideus und M. biceps brachii (Schulterabd. ↓, Flex. im Ellenbogen ↓) | BSR abgeschwächt |
| C6 | Radialseite des Ober- und Vorderarms, bis zum Daumen abwärts ziehend | Paresen des M. biceps brachii und M. brachioradialis (Flex. im Ellenbogen ↓) | Abschwächung oder Ausfall des BSR und des Radiusperiostreflexes |
| C7 | Dermatom lat.-dorsal vom C6-Dermatom, zum II.–IV. Finger ziehend (insbes. III. Finger) | Parese des M. triceps brachii, des M. pronator teres, gelegentlich der Fingerbeuger (Ellenbogenext. ↓, Flex. im Handgelenk ↓). Oft sichtbare Atrophie des Daumenballens | Abschwächung oder Ausfall des TSR |
| C8 | Dermatom dorsal neben C7, zieht zum Kleinfinger | Parese der kleinen Handmuskeln (Fingerabd. und -add. ↓). Sichtbare Atrophie insbes. des Kleinfingerballens | Abschwächung des TSR |

### Zusatztests

- Standardisierte Beweglichkeitstests (▶ Abb. 4.29):
  - **Ott-Zeichen:** Im Stand Dornfortsatz C7 markieren, auf der WS 30 cm nach kaudal messen und markieren, anschließend Messen der Distanz bei max. Vorbeugen (Norm: + 8 cm).
  - **Schober-Zeichen:** Im Stand Dornfortsatz S1 markieren, auf der WS 10 cm nach kranial messen und markieren, anschließend messen der Distanz bei max. Vorbeugen (Norm: + 5 cm).
  - **Finger-Boden-Abstand (FBA):** max. Vorbeugen bei gestreckten Kniegelenken, Messung des Abstands zw. Fingerspitzen und Fußboden

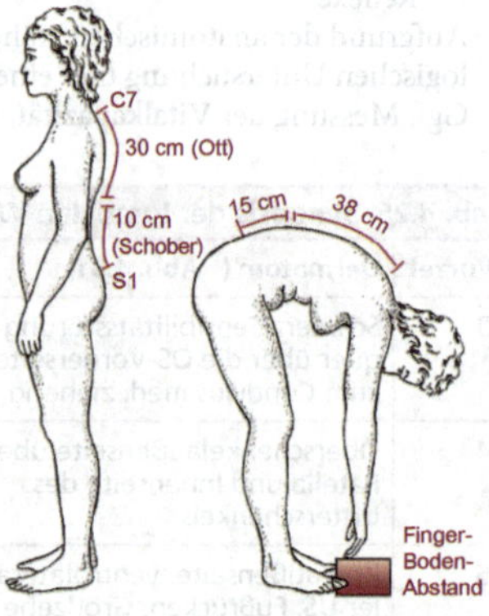


Abb. 4.29 Untersuchung der Wirbelsäule [L190]

- Spezifische Stabilitätstest der Bänder (z. B. Ligg. alaria), insbesondere nach Traumen
  - ! Vor jeder Mobilisation im Bereich der Kopfgelenke Stabilität des Kapsel-Bandapparats testen.

- Spezifische Koordinations- und Gleichgewichttests, z. B. bei Schwindel
- **Spezifische Assessments:**
  - **Roland and Morris Disability Questionnaire (RMDQ bzw. RDQ-D):** Anhand von insgesamt 24 Aussagen erfasst der Fragebogen die subjektiv erlebte Behinderung des Pat. aufgrund von Rückenbeschwerden. Die Items beschreiben spezifische Dysfunktionen hinsichtlich der Aktivitätsebene, Bewegung, ADLs, Essen und Schlafen. Diese soll der Pat. im Hinblick auf seine derzeitige Situation bewerten, indem er diejenigen ankreuzt, die am heutigen Tag zutreffen. Jede angekreuzte Aussage wird mit einem Punkt bewertet, sodass max. 24 Punkte (extreme Beeinträchtigung) erreicht werden können.
  - **Oswestry Disability Questionaire (ODQ-D):** erfasst den Schmerz- und Funktionsstatus von Pat. mit chronischen Rückenschmerzen. Anhand von insgesamt 10 Fragen beurteilt der Pat. die empfundenen Einschränkungen in verschiedenen Funktionsbereichen in Hinblick auf u. a. Schmerzintensität, Körperpflege, verschiedene ADLs oder Sozialleben. Jeder Funktionsbereich wird auf einer Skala von 0 (keine Einschränkung) bis 5 (max. Einschränkung) bewertet.
  - **Fear Avoidance Beliefs Questionaire (FABQ):** Der Fragebogen erfasst das Schmerz-Vermeidungsverhalten bei Pat. mit lumbalen Rückenschmerzen. Er umfasst insgesamt 16 Items zur Arbeit bzw. zur psychischen Aktivität. Auf einer sechsstufigen Skala soll der Pat. einschätzen, wie stark körperliche Aktivitäten oder Arbeitsbelastungen seine Beschwerden beeinflussen bzw. beeinflussen würden. Damit eignet sich der Test, mögliche psychologische Risikofaktoren für eine Chronifizierung (▶ 4.11) aufzuzeigen.

**Aktivität/Partizipation**

- **Alltagsaktivitäten**, die durch die Beschwerden beeinträchtigt werden, z. B.:
  - Kann der Pat. sich selbstständig versorgen oder ist er auf Hilfe angewiesen? Wenn ja, in welchem Ausmaß?
  - Wie weit ist seine Arbeitsfähigkeit beeinträchtigt?
  - Kann der Pat. Verpflichtungen, wie z. B. der Versorgung eines Angehörigen oder eines Haustiers, nachkommen?
  - Kann der Pat. seine Freizeitaktivitäten uneingeschränkt ausführen?
- **Bewegungsverhalten:**
  - Transfers: Aufstehen aus RL, Aufstehen/Hinsetzen
  - Ausführung bestimmter Bewegungen: z. B. An- und Auskleiden, Bücken, Heben und Tragen von Gegenständen?
  - Mögliche Kompensationsstrategien, z. B. vermehrte Bewegung in der unteren LWS bei eingeschränkter Hüftbeweglichkeit, verkürzte Standphase bei Belastungsschmerzen
- Einschätzen der möglichen **Gehstrecke**, z. B. bei Spinalkanalstenose
- Ggf. Beurteilen der **Gangsicherheit:** Timed up and go (▶ 9.2)
- Werden **Hilfsmittel** benötigt, z. B. Mieder, Sitzerhöhung, Duschstuhl, Gehhilfen?
- **Kontextfaktoren:**
  - Kann der Pat. auf Hilfe von außen zurückgreifen, z. B. Angehörige, Nachbarn, Pflegedienst?
  - Wie ist die Wohnsituation in Bezug auf seine Selbstständigkeit/Sicherheit (z. B. Treppen, Geländer, Einrichtung im Badezimmer)?
  - Wie sieht der Arbeitsplatz des Pat. aus (z. B. im Hinblick auf körperl. Belastung, Ergonomie)?

4

! Auch Angaben des Pat. zur Aktivität und Teilhabe können Hinweise auf psychosoziale Risikofaktoren (Yellow Flags) geben.

- **Spezifisches Assessment:**
  - **Patientenspezifische Funktionsskala (PSFS-D):** erfasst die individuellen, patientenbezogenen Aktivitäten bei lumbalen Rückenschmerzen. Im Gegensatz zu anderen Messinstrumenten generiert der Pat. hier die Test-Items selbst, indem er insgesamt drei Aktivitäten benennt, die er aufgrund seiner Beschwerden nicht oder nur mit Schwierigkeiten ausführen kann (z. B. Treppe gehen, Einkaufen, Fahrrad fahren). Diese werden anschließend auf einer Skala von 0 (unfähig, die Aktivität auszuführen) bis 10 (kann die Aktivität auf dem gleichen Niveau wie vor der Verletzung/dem Problem ausführen) bewertet. Bei einer wiederholten Durchführung soll der Pat. die gleichen Aktivitäten erneut beurteilen. Der Test ist einfach durchzuführen und eignet sich hervorragend für die Verlaufskontrolle in der Praxis. Er berücksichtigt sowohl die Aktivitäts- als auch die Partizipationsebene.

4

## 4.10.3 Physiotherapie bei konservativer Versorgung

Der im Folgenden beschriebene Behandlungsaufbau stellt einen Vorschlag für eine *exemplarische* Behandlung dar. Erfordern bestimmte Indikationen die Berücksichtigung besonderer Behandlungsgesichtspunkte und -maßnahmen, sind diese unter dem jeweiligen Krankheitsbild aufgeführt.
Um den Therapieerfolg nachhaltig zu sichern, kommt der Anleitung individueller Eigenübungen eine entscheidende Bedeutung zu.
Grundsätzlich zu beachten sind:

- Phasen der Wundheilung (▶ 4.1.1)
- Ärztliche Verordnung
- Individueller Befund und Schmerzsituation des Pat.
- Therapieziel des Pat. in Bezug auf Aktivität und Partizipation

Schmerzzustände im Bereich der WS haben innerhalb der Bevölkerung eine hohe Prävalenz und, neben der damit einhergehenden Beeinträchtigung für die Pat., auch eine hohe sozioökonomische Relevanz (Chronischer Rückenschmerz, ▶ 4.11). Daher nimmt die Prävention von Rückenschmerzen auf der Aktivitätsebene einen hohen Stellenwert ein (▶ 1.6.4, ▶ 2.25).
Die Ursachen von Rückenschmerzen sind vielfältig. Eine wesentliche Rolle spielen hierbei dauerhafte Fehl- und Überbelastungen, die langfristig zu degenerativen Veränderungen z. B. der Bandscheiben führen können. Aber auch angeborene oder im Laufe des Wachstums erworbene strukturelle Fehlbildungen, entzündlich-rheumatische Erkrankungen sowie akute Traumen oder segmentale Dysfunktionen können Beschwerden in diesem Bereich verursachen.

### Struktur/Funktion

#### Schmerzen lindern/Tonus regulieren

- Lagerung in optimaler WS-Stellung (▶ 1.3.7); ggf. kann kurzfristig auch eine Lagerung in Anlehnung an die Stufenlage eingenommen werden.

! Stufenbettlage empfinden die Pat. i. d. R. kurzfristig als angenehm. In dieser Position ist jedoch der ventrale Bandscheibendruck weiter erhöht, wodurch eine Verlagerung des Nukleusgewebes nach dorsal begünstigt wird.

- WT (▶ 1.3.12): Heiße Rolle, Fango- oder Peloidpackungen
- Aktive Bewegungen im schmerzarmen Bereich

- Funktionsmassagen (▶ 1.3.5); Mobilisierende Massagen (▶ 2.14)
- Faszientechniken (▶ 2.12, ▶ 2.13)
- ST (▶ 2.19, ▶ 2.36): Becken-Bein-Aufhängung in RL, SL oder BL; Kopfaufhängung, auch in Kombination mit Schulter-Arm-Aufhängung
- MT (▶ 2.19, ▶ 2.21): intermittierende schmerzlindernde Traktions- und Gleitbewegungen, Traktion auf Bandscheibenebene, auch im ST
- Mobilisation nach McKenzie (▶ 2.22): wiederholte Bewegungen in Extension

! Die Zentralisierung der Schmerzen nach proximal wird dabei als pos. Funktionstest gewertet (Zentralisationsphänomen).

- Neurodynamische Mobilisation (▶ 2.27)

! Je nach Lokalisation der Störung kann die Mobilität neuraler Strukturen eingeschränkt sein und entsprechende Symptome verursachen.

- Elastisches Taping (▶ 3.3.6)
- E-Therapie (▶ 1.3.13): TENS®-Gerät

### Dehnfähigkeit verbessern

- Längsdehnung aller Muskeln, die die Aufrichtung der WS behindern, z. B. über optimale Lagerung
- AeK (▶ 2.7): z. B. Adduktoren der Hüfte, ventrale Rumpfmuskulatur, ischiokrurale Muskulatur, Innenrotatoren und Adduktoren der Schulter, dorsale HWS-Muskulatur
- AT (▶ 1.3.4): Dehnlagen, z. B. Mondsichellage, Drehdehnlage

### Muskelaktivität/Stabilität verbessern

- Erarbeiten der segmentalen Gelenkstabilität (▶ 2.18)

! Die tiefe, lokale Muskulatur ist maßgeblich für die motorische Kontrolle des Bewegungssegments verantwortlich. Erst wenn diese isoliert angesteuert werden kann ist es sinnvoll, auch globale Muskeln einzubeziehen.

- Spezifische Übungen aus der FBL (▶ 2.14): z. B. „Im Gleichgewicht", „Kurz und bündig", „Taillentrimmer"
- Stat. und dyn. Muskelarbeit in Muskelverbänden zur Stabilisierung der optimalen WS-Stellung, v. a. untere und tiefe Bauchmuskulatur in Kombination mit dem Beckenboden, Rückenstrecker, tiefe ventrale HWS-Muskulatur
- Stat. und dyn. Muskelarbeit in verschiedenen ASTEn, z. B. VFST
- Akrodynamische Therapie (▶ 2.2)
- MTT (▶ 2.23)
- Neurac® (▶ 2.26)
- Übungen im Bewegungsbad (▶ 1.3.11), Aquajogging

! Bei ausgeprägten Instabilitäten ggf. *kurzfristige* Versorgung mit Rückenorthese

### Beweglichkeit verbessern

- FBL: hubfreie bzw. hubarme Mobilisation von WS und Thorax, Übungen mit dem Pezziball (z. B. „Goldfisch", ▶ Abb. 2.18), spezifische Übungen (z. B. „Schlange")

! Vor allem BWS und zervikothorakaler Übergang neigen zu Hypomobiltät und ziehen Hypermobilitäten in angrenzenden WS-Abschnitten nach sich.

- MT (▶ 2.19, ▶ 2.21): Traktions- und Gleitmobilisation der Wirbelgelenke
- Mulligan (▶ 2.24)

## Aktivität/Partizipation

### Mobilität im Alltag/Selbstständigkeit fördern

- Erarbeiten physiologischer Haltungs- und Bewegungsmuster, v. a. fkt. Gebrauchsbewegungen, Transfers schulen

! Die Pat. müssen lernen, ihre Strukturen bei allen Aktivitäten möglichst physiologisch zu belasten.
- Ergonomische Arbeitsplatzberatung, v. a. bei Pat. mit sitzender Tätigkeit oder starker körperlicher Belastung
- Empfehlung eines Rückenschulkurses (▶ 2.25)
- Hilfsmittel für den Alltag, z. B. Lordosekissen (auch im Auto), Keil- oder Ballkissen, langer Schuhlöffel, Helfende Hand, Einkaufstrolley oder Rucksack, ggf. Rückenorthesen bei besonderen Belastungen (z. B. im Haushalt)
- Anleitung von Eigenübungen
- Sturzprophylaxe (▶ 8.3.2), insbesondere bei älteren Pat

! Ggf. Gewichtsreduktion empfehlen

**Sportberatung/Sportartspezifisches Training anleiten**
- Zusammen mit dem Pat. ausgeübte Sportart überdenken (Technik kontrollieren) und ggf. nach Alternative suchen
- Ggf. Sport mit Orthese oder elastischem Tapeverband (▶ 3.3.6)
- Hilfsmöglichkeiten anbieten, z. B. sensomotorische Einlagen (▶ 3.1.3) in Sportschuhen, Gehen mit Wanderstöcken, ggf. Sport mit Rückenorthese
- Training allg. motorischer Grundeigenschaften (Kraft, Ausdauer, Beweglichkeit, Koordination/Bewegungskontrolle)

! Körperliche Aktivität stellt einen wesentlichen Faktor bei der Prävention von Rückenschmerzen dar (▶ 2.25).
- Je nach ausgeübter Sportart Training spezifischer Bewegungsabläufe, z. B. Kopfbewegung beim Golfabschlag, Stabilisation der LWS bei globalen Bewegungsabläufen (Leichtathletik, Ballsportarten).

! Um erneute Verletzungen zu vermeiden, im Rahmen der Rehabilitation auch die Bewegungen gezielt trainieren, durch die wiederholt Verletzungsgefahr besteht

## 4.10.4 Physiotherapie nach operativer Versorgung

Im Folgenden findet sich eine Auswahl an Maßnahmen, die als Anregung zur Erstellung eines individuellen Behandlungsplanes dienen. Abweichende Maßnahmen oder spezielle Kontraindikationen werden, falls erforderlich, bei einzelnen Krankheitsbildern aufgeführt.
Grundsätzlich zu beachten sind:
- Phasen der Wundheilung (▶ 4.1.1)
- Hebelverhältnisse nach Frakturen bzw. Umstellungsosteotomien (▶ 4.1.3)
- Ärztliche Verordnung
- Klinikinterne Behandlungsrichtlinien
- Individueller Befund und Schmerzsituation des Pat.
- Therapieziel des Pat. in Bezug auf Aktivität und Partizipation

Besonders die Angaben zu erlaubter Dauer und Höhe der Belastung sind klinikintern sehr unterschiedlich und in der Nachbehandlung entsprechend zu berücksichtigen.

### Physiotherapie HWS

#### Phase I – bewegungsstabil-aktive Phase
Bei stabil versorgten Frakturen/Spondylodesen.

### Struktur/Funktion

#### Schmerzen lindern/Tonus regulieren

- Lagerung in möglichst flacher RL, ggf. Unterlagerung der LWS

! Auch während der Ruhigstellung auf optimale WS-Stellung achten

- Massage (▶ 1.3.10), BGM (▶ 2.4), v. a. im Schulter-Nacken-Bereich (reaktiver Hypertonus)
- WT (▶ 1.3.12): Heiße Rolle oder Fango
- Allg. Entspannung, z. B. über PMR (▶ 2.31), Lösungstherapie nach Haase (▶ 2.17)

#### Muskelaktivität erhalten

Aktivität der **angrenzenden Muskulatur** (gleichzeitig Irradiation auf die Nacken- und Rumpfmuskulatur):

- PNF (▶ 2.32): bilat. sym. Armdiagonalen soweit möglich, Beindiagonalen
- Fahrradergometer (Kopfstellung beachten)

Aktivität der **Nacken- und Rumpfmuskulatur:**

- Erarbeiten der lokalen Gelenkstabilität (▶ 2.18) durch Aktivierung der tiefen ventralen Halsmuskulatur (Nacken lang machen)
- Stat. Muskelarbeit über Anspannung der Extremitäten in RL und/oder Sitz
- Akrodynamische Therapie (▶ 2.2)

#### Narbenbeweglichkeit verbessern

Narbenmobilisation nach Abschluss der Wundheilung (▶ 1.3.5).

### Aktivität/Partizipation

#### Transfers schulen

- Aufstehen „en bloc" über die SL, ggf. HWS unterstützen

! Kein Heben und Tragen von schweren Gegenständen für ca. 6 Wo.

## Phase II (belastungsstabile Phase)

### Struktur/Funktion

#### Schmerzen lindern/Tonus regulieren

Wie in Phase I.

#### Muskelaktivität verbessern

- Erarbeiten der lokalen Gelenkstabilität (▶ 2.18)
- Spezifische Übungen aus der FBL (▶ 2.14), z. B. „Im Gleichgewicht"
- Übungen zur Kopf-Augen-Koordination, z. B. mit Laserpointer

! Die Pat. müssen lernen, die Kopfstellung in allen ASTEn und bei allen Bewegungen zu stabilisieren.

- Stabilisation in verschiedenen ASTEn, z. B. Unterarmstütz, VFST, Sitz, Stand
- Stabilisation mit Geräten, z. B. Ball, Stab oder Handtuch
- PNF ▶ 2.32): Kopfdiagonalen im Sitz oder Ellenbogenstütz (anfangs nur kleine Bewegungen gegen Führungswiderstand)
- MTT (▶ 2.23); Thera-Band, Staby

#### Beweglichkeit verbessern

- FBL: hubfreie oder hubarme Mobilisation, Übungen mit dem Pezziball
- AeK der kontrakten Muskulatur
- MT (▶ 2.19, ▶ 2.21): Traktion/Gleitmobilisation der angrenzenden Segmente, v. a. der BWS und des zervikothorakalen Übergangs
- Mulligan (▶ 2.24)

### Aktivität/Partizipation

#### Selbstständigkeit im Alltag fördern

- Erarbeiten einer physiologischen WS-Stellung (▶ 1.3.7)
- Kopf bei allen Übungen und tgl. Verrichtungen fkt. mitbewegen (Schonhaltung vermeiden)

## Physiotherapie BWS und LWS

## Phase I – bewegungsstabil-aktive Phase

**Indiziert** bei:

- instabilen BWS- und LWS-Frakturen, Z. n. Bandscheiben-OP,
- stabilen BWS- und LWS-Frakturen mit starken Schmerzen.

**Kontraindiziert:** Kyphosierung, Seitneigung, Rotation der WS; max. Hüftflex. bei tiefen LWK-Frakturen um weiterlaufende Bewegungen in die LWS zu vermeiden.

### Struktur/Funktion

#### DKPT verhindern

▶ 1.3.3

4

#### Schmerzen lindern/Tonus regulieren

- Lagerung in möglichst flacher RL. Stufenlage nur, solange schmerzbedingt eine flache RL nicht möglich ist.

! Lagerung variieren, z. B. LWS mit flachem Kissen oder Knie unterlagern

- E-Therapie (▶ 1.3.13): TENS®-Gerät
- WT (▶ 1.3.12): Heiße Rolle, anfangs auf ventraler Rumpfmuskulatur

#### Muskelaktivität erhalten/verbessern

- Erarbeiten der lokalen Gelenkstabilität (▶ 2.18)
- Stat. sym. Muskelarbeit des ganzen Körpers in RL und BL (gleichzeitig Irradiation auf die aufrichtende Rumpfmuskulatur)
- Akrodynamische Therapie (▶ 2.2)
- PNF (▶ 2.32): Armpattern bilat. sym. Ext./Abd./IR, Flex./Abd./AR, Skapulapattern post. Depression; Technik: Agonistische Umkehr
- Geräte: z. B. Handtuch, Thera-Band

### Aktivität/Partizipation

#### Transfer schulen

Drehen „en bloc" aus der RL in die SL.

## Phase II (belastungsstabile Phase)

### Struktur/Funktion

#### Schmerzen lindern/Tonus regulieren

- Wie in Phase I

! Verletzungsabhängig ist eine möglichst frühe Aktivierung und Mobilisierung der Pat. anzustreben.

- Schonende Massagegriffe (▶ 1.3.10)
- Faszientechniken (▶ 2.12, ▶ 2.13)
- Elastisches Taping (▶ 3.3.6)

**Muskelaktivität verbessern**
- Wie in Phase I
- Stabilisation in verschiedenen ASTEn (z. B. Ellenbogen-Knie-Stand, VFST, Stand)
- MTT (▶ 2.23)
- Neurac® (▶ 2.26)
- Geräte: Thera-Band, Staby

**Beweglichkeit verbessern**
- FBL (▶ 2.14): hubfreie oder hubarme Mobilisation, Übungen mit dem Pezziball
- MT (▶ 2.21)
- Mulligan (▶ 2.24)

! **Nach Spondylodesen:** Gezielte Mobilisation hypomobiler Wirbelsäulenbereiche zur Entlastung der operierten Segmente und zur Vermeidung von Anschlussinstabilitäten erst nach vollständiger knöcherner Durchbauung (ca. 12 Wo.).

**Aktivität/Partizipation**

**Mobilität im Alltag/Selbstständigkeit fördern**
- Transfers schulen: Mobilisierung aus dem Bett, rückenschonend über die SL oder BL
- Erarbeiten physiologischer Haltungs- und Bewegungsmuster, z. B. fkt. Bücken, Gegenstände aufheben und tragen

! Die Pat. müssen lernen, ihre Strukturen bei allen Aktivitäten möglichst physiologisch zu belasten.

- Empfehlung eines Rückenschulkurses (▶ 2.25)
- Hilfsmittel für den Alltag, z. B. Lordosekissen (auch im Auto), Keil- oder Ballkissen, langer Schuhlöffel, Helfende Hand, Einkaufstrolley, ggf. Rückenorthesen bei besonderen Belastungen (z. B. im Haushalt)
- Sturzprophylaxe (▶ 8.3.2), insbesondere bei älteren Pat.

**Sportberatung/Sportartspezifisches Training anleiten**
- Zusammen mit dem Pat. ausgeübte Sportart überdenken (Technik kontrollieren) und ggf. nach Alternative suchen
- Ggf. entsprechende Hilfsmöglichkeiten anbieten, z. B. sensomotorische Einlagen (▶ 3.1.3) in Sportschuhen, Gehen mit Wanderstöcken, Schwimmen (Rückenschwimmen), ggf. Sport mit Rückenorthese
- Je nach ausgeübter Sportart Training spezifischer Bewegungsabläufe

! Die Pat. müssen lernen, ihre WS bei allen Bewegungsabläufen sicher zu kontrollieren, um schädliche Belastungen zu vermeiden.

## 4.10.5 Wirbelsäulenfehlhaltungen

Haltungsschwächen bzw. Haltungsfehler, die passiv oder aktiv völlig ausgleichbar sind und somit nur Abweichungen von der Normhaltung in der Sagittal- bzw. Frontalebene darstellen. Hauptursache ist eine relative Schwäche der Rumpfmuskulatur. Eine höhergradige Pathologie steckt nicht dahinter.

**Formen (▶ Abb. 4.30)**
- **Rundrücken:** vermehrte Kyphose der BWS und LWS
- **Flachrücken:** verminderte BWS-Kyphose und verminderte LWS-Lordose
- **Hohlrundrücken:** vermehrte BWS-Kyphose und LWS-Lordose

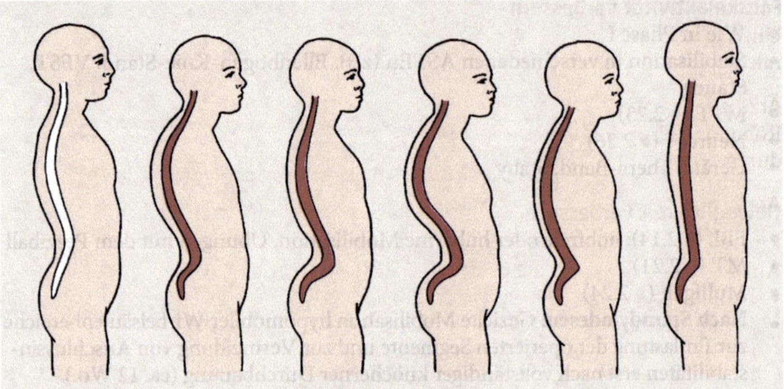




Abb. 4.30 Haltungstypen [L157]

## Physiotherapie

▶ 4.10.3

## 4.10.6 Skoliose

Fixierte Seitausbiegung und Torsion der WS.

### Formen

- **Strukturelle (echte) Skoliose:** fixierte Seitausbiegung der WS mit Torsion
- **Funktionelle (unechte) Skoliose:** Seitausbiegung der WS mit voller Ausgleichbarkeit, keine Fixation, keine Rotation, reversibel (z. B. Ischiasskoliose, Beckenschiefstand)

### Pathogenese

Ungleiche Druckverteilung auf die Wachstumsspalten der WK. Dies führt zu zunehmenden Formveränderungen mit Fixation. Die Torsion der WK bewirkt im thorakalen Bereich einen Rippenbuckel, im lumbalen Bereich einen Lendenwulst (besonders auffällig beim Vorbeugen).

## Strukturelle Skoliose

### Ursachen

- Idiopathisch: ca. 90 %, F : M = 5 : 1
- Neuropathisch: z. B. bei infantiler Zerebralparese, Meningomyelozele
- Osteopathisch: z. B. bei Missbildungen, Osteochondrodystrophie, Frakturen, Tumoren, Entzündungen, Beckenschiefstand
- Desmogen: z. B. bei Narben, nach Thoraxoperationen
- Myopathisch: z. B. bei Muskeldystrophie

Die meisten Skoliosen werden im 10.–12. Lj. diagnostiziert.

### Formen

Unterscheidung von vier Skolioseformen: thorakal, thorakolumbal, lumbal, thorakal und lumbal.

### Ärztliche Diagnostik

Röntgen: Bestimmung des Skoliosewinkels nach Cobb, Rigiditätsbestimmung durch Seitbeuge (Bending)-Aufnahmen.

### Ärztliche Therapie

#### Konservativ

Abhängig von der Progredienz der Skoliose:

- Leichte Skoliose (Cobb-Winkel < 20°): Konservativ mit PT
- Mittelschwere Skoliose (Cobb-Winkel 20–50°): PT, Korsettbehandlung (▶ 3.1.1) bis zum Wachstumsabschluss:
  - **Chêneau-Korsett:** Bei lumbalen, thorakolumbalen und thorakalen Skoliosen bis 45° nach Cobb, Grenzindikation ist Scheitelwirbel Th6
  - **Milwaukee-Korsett:** bei hoch sitzenden thorakalen Skoliosen bis 50° nach Cobb und bei thorakalen Kyphosen
- Rigide Skoliose: Halo-Extension präoperativ

#### Operativ

- Bei schwerer Skoliose (Cobb-Winkel > 50°). Günstigstes OP-Alter 12–14 Lj. (kurz vor Wachstumsabschluss). OP-Indikationen im Erwachsenenalter: anhaltende Schmerzen, deutliche Beeinträchtigung der Herz-Lungen-Funktion
- OP-Prinzip: **Spondylodese:** Versteifungsoperation der WS mit Distraktion an der konkaven, Kompression an der konvexen Seite der WS. Wird ermöglicht durch Resektion der kleinen Wirbelgelenke und Überbrückung mit kortikospongiösen Knochenspänen sowie durch extendierenden Metallstab (z. B. OP n. Harrington oder Cotrel-Dubousset = CD).
  - **Dorsale Spondylodese nach Harrington:** bei thorakaler oder thorakolumbaler Skoliose, Korrektur durch Kombination von Distraktion und Kompression der WS durch Metallstäbe. Wirbelfusion durch Resektion bzw. Anfrischung der kl. Wirbelgelenke, Überbrückung mit kortikospongiösen Knochenspänen. Ergänzung möglich durch quere Stabilisierung zwischen den Metallstäben.
  - **Ventrale derotierende Spondylodese nach Zielke:** bei thorakolumbalen und lumbalen Skoliosen; mit spez. Instrumentarium (Derotator) erfolgt eine Lordosierung und Derotation

#### Postoperativ

Mobilisierung ab dem 2.–3. postop. Tag, Tragen einer Wirbelsäulenorthese bis zur knöchernen Durchbauung der Spondylodese (i. d. R. 3 Mon.), dann ggf. Korsettentwöhnung.

## Physiotherapie bei funktioneller Skoliose

▶ 4.10.3

Im Vordergrund der Behandlung steht die Beseitigung der eigentlichen Ursache der fkt. Skoliose, z. B. einer vorliegenden Beinlängendifferenz oder der Rückenschmerzen bei Ischiasskoliose.

! Beurteilung der Beckenstellung (fkt. oder anat. Beckenschiefstand, ▶ 4.6.1)

## Physiotherapie bei struktureller Skoliose

### Schmerzen lindern/Tonus regulieren

! Skoliosen selbst sind i. d. R. nicht schmerzhaft. Die konvexseitige Muskulatur kann jedoch aufgrund der dauerhaften fallverhindernden Aktivität schmerzhaft sein.

- Detonisieren der konvexseitigen Muskulatur:
  - WT (▶ 1.3.12): Heiße Rolle
  - Klassische Massage (▶ 1.3.10)
  - Übungen im Bewegungsbad (▶ 1.3.11)
- Dehnen der konkaven Muskulatur, auch als Vorbereitung für die Korrektur:
  - Heiße Rolle, Fango
  - Faszientechniken (▶ 2.12, ▶ 2.13)
  - AT (▶ 1.3.4): z. B. Dehnlagerungen in Kombination mit AT, Packegriffe

### Wirbelsäulenstellung aktiv korrigieren

- Dreidimensionale Skoliosetherapie nach Schroth (▶ 2.11)
- Erarbeiten der WS-Korrektur in verschiedenen ASTEn (BL, RL, SL, VFST, Sitz, Stand) und in drei Schritten:
  - in der Sagittalebene (physiologische WS-Krümmungen),
  - in der Frontalebene (Lateralflexion),
  - in der Transversalebene (Rotation).
- Dabei Aktivierung/Kräftigung der konvexseitigen und Dehnung der konkavseitigen Muskulatur. Hilfen über verbale (Kommando), taktile (Führungswiderstand) und optische (Spiegel) Reize.
- Bei Erreichen der bestmöglichen Symmetrie Aufbau einer Muskelmantelspannung, um den Korrekturerfolg zu stabilisieren
- Einsetzen von Arm oder Bein als Korrekturhilfe, z. B.:
  - Re.-konvexe BWS-Skoliose im VFST: den li. Arm in Flexion nehmen.
  - Li.-konvexer LWS-Gegenbogen im VFST: das re. Bein ausstrecken (Fuß bleibt am Boden).

### Muskelaktivität verbessern

- Ansteuern der konvexen Muskulatur über verschiedene Arm- und Beinstellung, z. B. bei re.-konvexer BWS-Skoliose im VFST: Den re. Arm abheben, je nach Scheitelpunkt unterschiedliche Abduktionsstellungen des Arms wählen.
- Stabilisation in verschiedenen ASTEn wie z. B. VFST, Sitz
- MTT (▶ 2.23)

! Aktivierung der Muskulatur immer in bestmöglicher Korrektur der WS

### Atmung normalisieren

- Gezielte Drehwinkelatmung nach Schroth (▶ 2.11)
- AT (▶ 1.3.4): Belüftung der konkaven Seiten

### Kreislauf anregen

- Insbesondere bei ausgeprägten Skoliosen allg. Ausdauertraining (z. B. Schwimmen, Nordic Walking)

! Stauchung der WS vermeiden

### Haltung und Bewegung im Alltag verbessern

- Erarbeiten neuer, physiologischer Haltungs- und Bewegungsmuster (▶ 1.3.7)

! Die Pat. müssen lernen, ihre WS bei allen Aktivitäten zu korrigieren, um v. a. bei jungen Pat. eine Progredienz so weit wie möglich zu verhindern.

- Zum regelmäßigen, eigenständigen Üben anleiten

**Skoliosebehandlung im Korsett**

▶PT bei struktureller Skoliose

- Zunächst im Korsett üben; der Pat. kann sich an den Pelotten und Freiräumen orientieren.
- Zur besseren Orientierung für den Th. in der PT-Behandlung auch Üben ohne Korsett

## Physiotherapie bei Skoliose-OP

### Phase I (präoperative Phase)

Im Vordergrund der präoperativen Behandlung steht die *intensive Mobilisation* der WS und des Thorax, um intraoperativ eine gute Korrektur zu ermöglichen. Präop. Traktionsverfahren wie z. B. die Halo-Extension werden nur noch selten angewendet. Außerdem muss der Pat. die für die postop. Zeit erforderlichen Bewegungsabläufe erlernen.

#### Muskulatur detonisieren

- WT (▶1.3.12): Heiße Rolle oder Fango zum Lösen der Muskulatur auf der konkaven Seite
- Massage und BGM (▶1.3.10, ▶2.4): Packegriffe, flächige Hauttechniken
- Faszientechniken (▶2.12, ▶2.13)
- AT (▶1.3.4): Dehnlagen, z. B. Mondsichellage in Kombination mit vertiefter EA

#### Beweglichkeit verbessern

- MT (▶2.21): gezielte Traktions- und Gleitmobilisation der zur OP vorgesehenen WS-Segmente in Korrekturrichtung
- Mulligan (▶2.24)
- FBL (▶2.14): hubfreie oder hubarme Mobilisation von WS und Thorax, Übungen auf dem Pezziball, spezifische Übungen (z. B. „Schlange")
- PNF (▶2.32): Rumpfpattern, z. B. Lifting; Atempattern zur Thoraxmobilisation
- AT: Dehnlagen, z. B. Drehdehnlage

#### Transfers schulen

Postop. notwendige Bewegungsabläufe mit stabiler WS üben: z. B. Drehen „en bloc", Aufstehen über SL oder BL, Bridging mit stabiler WS (z. B. zur Durchführung pflegerischer Maßnahmen)

! Je sicherer Transfers vor der OP beherrscht werden, desto leichter fällt die Mobilisierung der Pat. nach der OP.

#### Vitalkapazität verbessern

- AT (▶1.3.4)
- Dosiertes Ausdauertraining, z. B. Fahrradergometer

### Phase II (postoperative Phase, bewegungsstabil-aktiv)

▶4.10.4

! Pneumonieprophylaxe: Aufgrund der häufig langstreckigen Versteifungen im Bereich der BWS ist die Atemvertiefung besonders wichtig.

! Bei Bewegungen der prox. Extremitätengelenke *weiterlaufende Bewegungen* auf die WS vermeiden.

### Phase III (belastungsstabile Phase)

▶4.10.4

### Muskelaktivität verbessern

- Stabilisation im VFST oder Stand (anfangs ggf. mit angelehntem Rücken), dosierter Einsatz von Geräten (z. B. Thera-Band, Staby, MTT ▶ 2.23): Zuggeräte; Bewegungsbad (▶ 1.3.11) bei reizloser Wundsituation

! Insbesondere nach langstreckigen Korrekturen ist eine langsame Aktivierung der Muskulatur erforderlich.

### Selbstständigkeit im Alltag fördern

- Mobilisierung im Rumpfgips oder Korsett, anfangs ggf. über Stehbrett, später über BL oder SL
- Fkt. Bücken (anfangs vertikal, um große Hebel auf die WS zu vermeiden), Gegenstände aufheben, Schuhe und Strümpfe anziehen
- Selbstständiges An- und Ausziehen des Korsetts
- Einsatz von Hilfsmitteln, z. B. Helfende Hand, langer Schuhlöffel, Strumpfanziehhilfe, ggf. Stehhilfe, Toilettensitzerhöhung
- Erarbeiten der optimalen Haltung (▶ 1.3.7)

! Bei Versteifung der unteren Lumbalsegmente (L3–L5) tiefes Sitzen ca. 8 Wo. verboten, angelehntes Stehen erlaubt; Stehhilfe verwenden

! Gangschulung anfangs ggf. mit Gehstützen, da durch Entnahme von Knochenmaterial aus dem Beckenkamm Belastungsschmerzen auftreten können

## 4.10.7 Degenerative WS-Erkrankungen

Häufigste Ursache von Rückenbeschwerden bei Pat. > 30 Lj. LWS am häufigsten betr. (biomechanische Ursachen); 70 % der Pat. > 50 Lj. haben deg. Veränderungen der LWS, M > F.
LWS-Beschwerden resultieren häufig aus einer Kombination von Schäden, deswegen sind die ärztliche Diagnosestellung und Therapie schwierig. 50 % der vorzeitigen Rentenanträge in Deutschland sind bandscheibenbedingt.
Auch deg. Erkrankungen der HWS sind stark zunehmend. Sie resultieren ebenfalls aus einer Kombination von Schäden, deswegen auch hier schwierige ärztl. Diagnosestellung und Therapie. Vorkommen häufig bei langem Arbeiten am PC. Hierdurch wird insbes. eine Spondylarthrose induziert.

### Einteilung

- **Chondrose:** regressive Veränderung der Bandscheibe mit Degeneration des Gallertkerns, Risse im Faserring, Bandscheibeninstabilität im Bewegungssegment, Abnahme der Pufferfunktion. Rö: Höhenabnahme des Zwischenwirbelraums. Chondrose führt zur Osteochondrose mit subchondraler Sklerosierung der Deck- und Grundplatten.
- **Osteochondrose:** vermehrte mechanische Belastung bei Chondrose. Deck- und Grundplatten der WK zeigen vermehrte subchondrale Sklerosierung und exophytäre Randzackenbildung mit daraus resultierender Instabilität des Bewegungssegments.
- **Spondylose:** Instabilität des Bewegungssegments → Gefügelockerung → vermehrte Zugbeanspruchung der Bänder → an den Wirbelkörperrändern Bildung von reparativen appositionellen Knochenzacken (**Spondylophyten**)
- **Spondylarthrose:** Instabilität des Bewegungssegments führt zu Inkongruenz im Bereich der kleinen Wirbelgelenke → vermehrte Belastung → Spondylarthrose

- **Verschiebung der Wirbelkörper:** Verschiebung der WK gegeneinander durch Instabilität: **Retrolisthesis** (Rückwärtsgleiten), deg. **Spondylolisthesis** (Vorgleiten, ▶ 4.10.14), Drehgleiten (seitliches Gleiten)

## Symptome

Schleichender oder akuter Schmerzbeginn. Dumpfe, ziehende bis stechende Schmerzen mit radikulärer oder pseudoradikulärer Ausstrahlung. Oft durch mechanische Faktoren (z. B. Bücken, Aufrichten, Drehen, Heben) ausgelöst.

## Ärztliche Therapie

**Konservativ**

- Akutes Stadium: Aufklärung, orale Analgetika/Antiphlogistika, Muskelrelaxanzien, ggf. Stufenbett; Injektionsbehandlung (Lokalanästhetikum/Kortikoid)
- Chron. Stadium: Miederversorgung, Injektionsbehandlung

**Operativ**

**Auswahlkriterien** für OP bei Rückenschmerz: häufig rezidivierende oder dauernde, lokalisierbare Rückenschmerzen mit eindeutig segmental zuzuordnendem anatomisch-fkt. Substrat, therapieresistent, „normale" Persönlichkeitsstruktur.

**OP-Ind.:** echte oder degenerative Spondylolisthesis (mit/ohne engen Lumbalkanal), ein-/mehrsegmentale Segmentarthrose mit Instabilität (mit/ohne engen Lumbalkanal)

**OP-Verfahren** z. B.:

- Dorsale Spondylodese: transpedikuläre Verschraubung, ggf. mit Cage-Einlage (WK-Ersatzimplantat aus Metall oder Kunststoff) in den Bandscheibenraum, ggf. Spongiosaplastik (Einbringen von Spongiosa, z. B. aus dem Beckenkamm) von dorsal
- Ventrale interkorporelle Spondylodese: Ausräumung des Bandscheibenraums und Spongiosaplastik oder Cage von ventral
- Kombinierte ventrale/dorsale Spondylodese
- Die Versteifungsoperationen sind häufig mit einer Erweiterung des Spinalkanals verbunden (Dekompression).

## Physiotherapie bei akuten und chronischen Beschwerden

▶ 4.10.3, chronischer Rückenschmerz ▶ 4.11

## Physiotherapie nach Spondylodesen der LWS

### Phase I (bewegungsstabil-aktive Phase)

▶ 4.10.4

! Bei Bewegen der prox. Extremitätengelenke *weiterlaufende Bewegungen* auf die WS vermeiden

- Ggf. Stimulation paretischer Muskulatur durch Quick-Eis, Tapping, PNF, Polystim® (▶ 1.3.13)

### Phase II (belastungsstabile Phase)

- Transfer in den Sitz über SL oder BL

! V. a. bei Versteifungen über mehrere Segmente werden die Pat. postop. i. d. R. mit einem halbelastischen Mieder oder einem Hartschalenkorsett versorgt, das zur Mobilisierung getragen werden muss.

- Alltagsbewegungen schulen: fkt. Bücken (anfangs vertikal, um große Hebel auf die WS zu vermeiden), Gegenstände aufheben, Schuhe und Strümpfe anziehen, ggf. selbstständiges An- und Ausziehen des Mieders

- Einsatz von Hilfsmitteln, z. B. Helfende Hand, langer Schuhlöffel, Strumpfanziehhilfe, Stehhilfe, Toilettensitzerhöhung

! Bei Versteifung der unteren LWS (L3–L5) tiefes Sitzen ca. 8 Wo. verboten; Stehhilfe verwenden

! Gangschulung anfangs ggf. mit Gehstützen, da bei Entnahme von Knochenmaterial aus dem Beckenkamm Belastungsschmerzen auftreten können

! Mobilisation hypomobiler Wirbelsäulenabschnitte zur Entlastung des operierten WS-Abschnitts erst nach vollständiger knöcherner Durchbauung (ca. 12 Wo.)

## Zervikalsyndrom (HWS-Syndrom)

Sammelbegriff für von der HWS ausgehende Beschwerden.

### Ursachen

Deg. Veränderung im Bereich der HWS, Blockierung im Bereich der HWS, Bandscheibenvorfall, posttraumatisch (Schleudertrauma, ▶ 4.10.15), chron. Polyarthritis, Spondylolisthesis (▶ 4.10.14), Tumor, psychogen.

### Formen

4

- **Zephalgie:** Nackenschmerzen
- **Zervikozephales Syndrom:** durch Druck auf die A. vertebralis und den Sympathikus hervorgerufene Beschwerden. Symptome: Kopfschmerzen, Schwindel, Hör-, Seh- und Schluckstörungen (Segmente C0–C3)
- **Zervikobrachiales Syndrom:** durch Wurzelreizung hervorgerufene Nacken-, Schulter-, Arm- und Handschmerzen (Segmente C4–C7, ▶ Abb. 4.31)

### Ärztliche Therapie

**Konservativ**

- Analgetika, Antiphlogistika
- Infiltration von Lokalanästhetika/Glukokortikoiden
- Ggf. kurzzeitig Halskrawatte
- Physiotherapie

**Operativ**

- Bei Kompression einer Nervenwurzel, der Medulla oblongata oder der A. vertebralis: Unkoforaminektomie mit selektiver Dekompression der A. vertebralis bzw. von Nervenwurzeln (OP n. Frijkholm) von dorsal
- Ggf. Spondylodese (Knochenspan oder Cage-Intervention nach Ausräumung der Bandscheibe, OP n. Smith-Robinson) von ventral; Standard-OP bei NPP

## Physiotherapie bei Zervikalsyndrom

▶ 4.10.3

Ziel der Therapie ist das Erarbeiten einer möglichst physiologischen Stellung der HWS, um alle Strukturen optimal zu belasten. Hierzu muss die gesamte WS und der Schultergürtel in die Behandlung einbezogen werden.

! Auch Störungen im Bereich des Kiefergelenks müssen als Schmerzursache in Betracht gezogen werden (▶ 4.12.2).

### Radikuläre Symptomatik (mit segmentaler Zuordnung)

▶ 4.10.3

Im Vordergrund steht die Entlastung der betr. Nervenwurzel bzw. des betr. Segments.

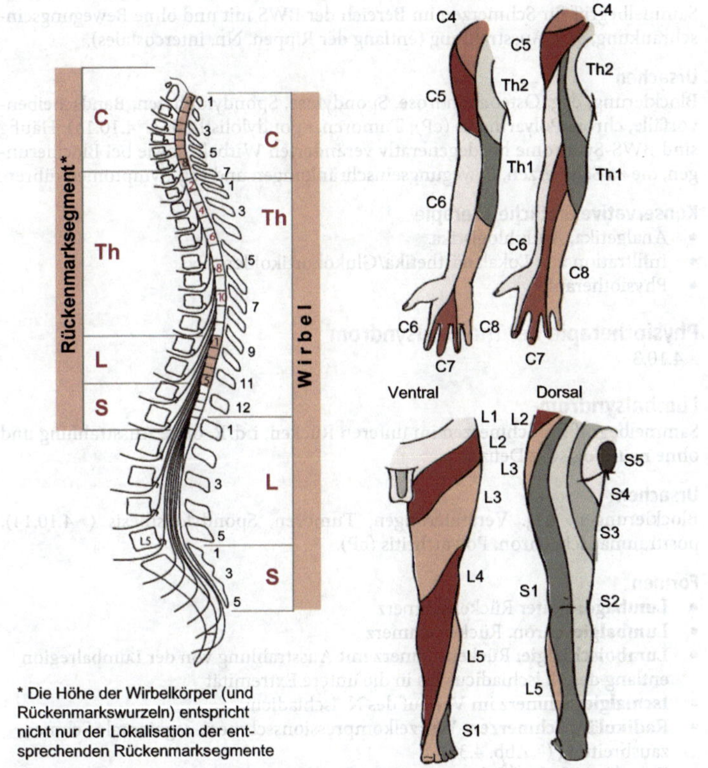


Abb. 4.31 Wirbelkörper und korrespondierende Rückenmarksegmente (links). Dermatome der oberen und unteren Extremität (rechts) [L190]

- MT (▶ 2.21, ▶ 2.19): intermittierende, schmerzlindernde Traktion auf Bandscheibenebene; Oszillationen

! Nach Abklingen der akuten radikulären Symptomatik schonende neurodynamische Mobilisation (▶ 2.27)

**Pseudoradikuläre Symptomatik (ohne segmentale Zuordnung)**

▶ 4.10.3

! Die Störungen können ursächlich in anderen Körperabschnitten liegen und durch reflektorische Schaltung der Muskulatur zu ähnlichen Beschwerden führen wie bei radikulärer Symptomatik.

## Physiotherapie nach Spondylodese der HWS

▶ 4.10.4, postop. Halskrawatte beschwerdeabhängig für ca. 3 Wo.

! Kein Heben und Tragen von schweren Gegenständen für 6 Wo.

## Thorakalsyndrom

Sammelbegriff für Schmerzen im Bereich der BWS mit und ohne Bewegungseinschränkung, evtl. Ausstrahlung (entlang der Rippen, Nn. intercostales).

### Ursachen

Blockierung, deg. Osteochondrose, Spondylose, Spondylophyten, Bandscheibenvorfälle, chron. Polyarthritis (cP), Tumoren, Spondylolisthesis (▶ 4.10.14). Häufig sind BWS-Syndrome bei degenerativ veränderten Wirbeln sowie bei Blockierungen, die zu Schmerzen, Bewegungseinschränkungen und veg. Symptomen führen.

### Konservative ärztliche Therapie

- Analgetika, Antiphlogistika
- Infiltration von Lokalanästhetika/Glukokortikoiden
- Physiotherapie

## Physiotherapie bei Thorakalsyndrom

▶ 4.10.3



## Lumbalsyndrom

Sammelbegriff für Schmerzen im unteren Rücken, i. d. R. ohne Ausstrahlung und ohne neurologische Defizite.

### Ursachen

Blockierungen, deg. Veränderungen, Tumoren, Spondylolisthesis (▶ 4.10.14), posttraumatisch, chron. Polyarthritis (cP).

### Formen

- **Lumbago:** akuter Rückenschmerz
- **Lumbalgie:** chron. Rückenschmerz
- **Lumboischialgie:** Rückenschmerz mit Ausstrahlung von der Lumbalregion entlang des N. ischiadicus bis in die untere Extremität
- **Ischialgie:** Schmerz im Verlauf des N. ischiadicus
- **Radikuläre Schmerzen:** Wurzelkompressionsschmerz, segmentale Schmerzausbreitung (▶ Abb. 4.31)
- **Pseudoradikuläre Schmerzen:** ausgehend von Zwischenwirbelgelenken, Muskeln, Bändern der WS oder extraspinalen Strukturen; keine segmentale Zuordnung

### Ärztliche Therapie

**Konservativ**

- Analgetika, Antiphlogistika
- Infiltration von Lokalanästhetika/Glukokortikoiden
- Physiotherapie

**Operativ**

- Bei neurologischen Defiziten, nicht beeinflussbaren radikulären Schmerzen
- Bei hochgradiger Pseudoclaudicatio spinalis (Gehstreckenverminderung)

## Physiotherapie bei Lumbalsyndrom

### Ohne neurologische Störungen

▶ 4.10.3

**Radikuläre Symptomatik**

▶ 4.10.3

Im Vordergrund steht die Entlastung der betr. Nervenwurzel bzw. des betr. Segments.

- MT (▶ 2.21): intermittierende, schmerzlindernde Traktion auf Bandscheibenebene, auch im ST

! Intermittierende Bewegungen im schmerzarmen ROM wirken schmerzlindernd und fördern darüber hinaus die Ödemresorption.

- Mobilisation nach McKenzie (▶ 2.22): wiederholte Bewegungen in Extension
  ! Die Zentralisierung der Schmerzen nach proximal wird als pos. Funktionstest gewertet (Zentralisationsphänomen).
- Nach Abklingen der akuten Beschwerden schonende neurodynamische Mobilisation (▶ 2.27)
- Ggf. Innervationsschulung für paretische Muskulatur (▶ 9.15.2)

**Pseudoradikuläre Symptomatik (ohne segmentale Zuordnung)**

▶ 4.10.3

! Die Störungen können ursächlich in anderen Körperabschnitten liegen und durch reflektorische Schaltung der Muskulatur zu ähnlichen Beschwerden führen wie bei radikulärer Symptomatik.

## 4.10.8 Spinalkanalstenose

Verengung des Spinalkanals. Kann die HWS, BWS und LWS betreffen.

**Ursachen**

- Bandscheibenvorfall
- Osteophytäre Ausziehung bei degenerativen Veränderungen der Facettengelenke
- Tumor oder Entzündung
- Wirbelgleiten

Am häufigsten ist die degenerativ bedingte lumbale Spinalkanalstenose. Sie ist bedingt durch osteophytäre Ausziehungen an den Facettengelenken und führt zu einer Einengung des Spinalkanals mit z. T. radikulären Ausstrahlungen, i. d. R. ohne höhergradiges neurologisches Defizit. Bei Fortschreiten der Erkrankung kann es zu einer Verminderung der Gehstrecke im Sinne einer **Pseudoclaudicatio spinalis** kommen.

**Anamnese**

- Liegt eine Verminderung der Gehstrecke vor?
- **DD:** art. Verschlusserkrankung und die damit kombinierte Claudicatio intermittens (▶ 7.3.5)

**Ärztliche Diagnostik**

- CT/MRT
- Röntgen LWS in 2 Ebenen
- CT-Myelografie

**Ärztliche Therapie**

**Konservativ**

- Analgetika, Antiphlogistika
- Infiltrationstherapie
- Physiotherapie

**Operativ**

- Erweiterung des Spinalkanals
- Dorsale Entdachung (Arthrektomie, Hemilaminektomie, Laminektomie): bei höhergradigen Spinalkanalstenosen, die auf konservative Maßnahmen nicht ansprechen, und starker Verkürzung der Gehstrecke
- Ggf. bei höhergradiger Instabilität kombiniert mit einer Fusionsoperation (Spondylodese ▶ 4.10.7, Ärztliche Therapie)

### Physiotherapie

▶ 4.10.3

! Eine Entlordosierung der LWS führt zu einer Erweiterung des Spinalkanals und damit zur Entlastung der komprimierten Strukturen.

## 4.10.9 Blockierungen

Blockierung eines WS-Segments oder einer Iliosakralfuge (ISG) mit reversibler Bewegungseinschränkung (oft primär hypermobil) in eine oder mehrere Richtungen ohne radikuläre Symptomatik. Meist spontan einsetzender Schmerz bei einer Bewegung. Blockierungen an der HWS können zum Schiefhals führen.

4

**Konservative ärztliche Therapie**

Infiltration von Lokalanästhetika und Glukokortikoiden, Muskelrelaxans, Antiphlogistika, Manipulation.

### Physiotherapie

▶ 4.10.3, bei ISG-Blockierung ▶ 4.6.5

- MT (▶ 2.21) zum Lösen der Blockade: kleine Bewegungen unter Traktion, mobilisierende Weichteiltechniken, spezifische Gleitmobilisation in die eingeschränkte Richtung
- Nach Lösen der Blockade erneute manuelle Untersuchung, da insbesondere hypermobile Segmente zu Blockierungen neigen

! Zur Rezidivprophylaxe sind eine gezielte Stabilisation der betr. Segmente sowie die Mobilisation angrenzender hypomobiler WS-Abschnitte sinnvoll.

## 4.10.10 Morbus Scheuermann

Synonym: **Adoleszentenkyphose.**
Im Jugendalter auftretende Wachstumsstörung an Grund- und Deckplatten der BWS und/oder LWS mit teilfixierter vermehrter Kyphose. Häufigste WS-Erkrankung im Jugendalter (ca. 7 % der Bevölkerung). Ursache unklar. Oft muskelschwache Jugendliche mit segmentaler Fixation der WS.

**Pathogenese**

Reduzierte Belastbarkeit der knorpeligen Abschlussplatten → Bandscheibengewebe bricht in den WK ein (Schmorl-Knötchen) → Schädigung v.a. der ventralen Wachstumszonen der WK → zunehmende Keilwirbelbildung und fixierte Kyphosierung.

**Einteilung (nach Lokalisation)**

- Thorakal → Hohlrundrücken
- Thorakolumbal → totaler Rundrücken
- Lumbal → Flachrücken (selten)

**Symptome**
Nur ca. 30 % der Erkrankten im Wachstumsalter haben Beschwerden. Die Lumbalform ist schmerzanfälliger.

**Ärztliche Therapie**
**Konservativ**
- Bei leichten Formen konsequente Rückendisziplin, Berufsberatung (keine körperlich anstrengenden Berufe), Sport (z.B. Schwimmen)
- Schwere progrediente Kyphose: wie oben, zusätzlich ab Cobb-Kyphosewinkel > 50° Korsettbehandlung (Milwaukee-Korsett, ▶ 3.1.1)

**Operativ**
Selten, ab Cobb-Winkel > 70°. Bei ausgewachsenen Pat. dors. und ventr. Vorgehen notwendig (zuerst ventr. Mobilisation mit Ausräumung der Bandscheiben und Durchtrennung des Lig. longitudinale ant., anschließend dors. Aufrichtung, z.B. Harrington-Spondylodese).

### Physiotherapie
Bei konservativer Therapie ▶ 4.10.3, nach Spondylodesen ▶ 4.10.4.

4

## 4.10.11 Interkostalneuralgie

Schmerzen im Bereich der Interkostalnerven. Schmerzausstrahlung entlang der Rippenverläufe bis in den ventr. Thorax. Kein höhergradiges neurolog. Defizit. Gehäuft bei Herpes Zoster, kostotransversaler Blockierung, Rippenfrakturen, Rippenentnahme bei thorakaler Spondylodese.

**Konservative ärztliche Therapie**
- Analgetika, Antiphlogistika
- Injektionstherapie
- Physiotherapie

### Physiotherapie
▶ 4.10.3

! Bei vorliegender Blockierung MT (▶ 2.21) zum Lösen der betr. Rippen-Wirbel-Gelenke

## 4.10.12 Bandscheibenprolaps

### Lumbaler Bandscheibenprolaps
Verlagerung von Bandscheibengewebe nach dorsal, mit oder ohne radikuläre Symptomatik durch Wurzelkompression (▶ Abb. 4.32). Über 90 % aller lumbalen Vorfälle treten in L4/5 bzw. L5/S1 auf. Richtung des Vorfalls ca. 90 % mediolateral. Thorakale Bandscheibenvorfälle sind sehr selten.
- **Bandscheibenprotrusion** (medial, paramedian, lateral oder intraforaminal): Vorwölbung der Bandscheibe, die äußeren Schichten des Anulus fibrosus bleiben intakt.
- **Bandscheibenprolaps** (Vorfall): Gallertkern quillt hinter das hintere Längsband.
  - Pendelnder Prolaps: stielartige Verbindung
  - Sequestrierender Prolaps: freies Bandscheibengewebe im Spinalkanal
  - Massenprolaps: Austritt großer Bandscheibenanteile

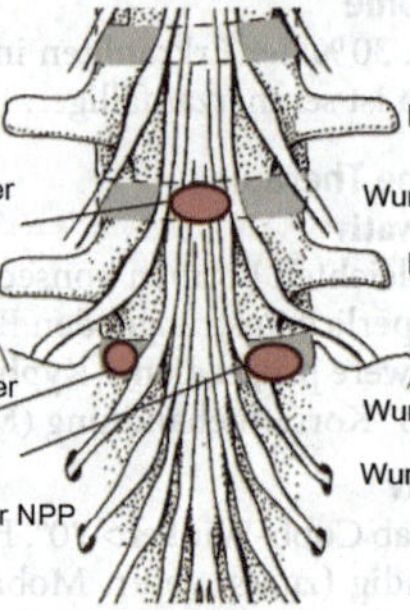

Abb. 4.32 Lokalisationsmöglichkeiten der lumbalen Diskushernie (NPP) [L190]

**Symptome**

Meist plötzlicher Schmerz (Hexenschuss), häufig nach abrupten Körperdrehbewegungen.

**Anamnese**

- Schmerzausstrahlung
- Schmerzverstärkung bei Niesen, Pressen, Husten
- Blasen-, Mastdarmstörungen, Erektionsstörungen, Reithosenanästhesie → **Kaudasyndrom** (Notfall!)

**Ärztliche Diagnostik**

- Inspektion: typische Zwangshaltung (Ischiasskoliose), vorsichtige, langsame Bewegungen, Lendenstrecksteife mit fixierter Verspannung der paravertebralen Muskulatur, FBA (▶ 4.10.2) zunehmend
- Neurolog. Befund: Lasègue-Zeichen pos. (Ischiasdehnungsschmerz, bei Heben des gestreckten Beins Schmerzausstrahlung von LWS bis Oberschenkelrückseite). Sensible und mot. Ausfälle, Reflexabschwächung bzw. -ausfall

**Ärztliche Therapie**

**Konservativ**

Wenn keine schweren neurologischen Ausfälle vorhanden sind:

- Kombinationstherapie: individueller Therapieplan unter Berücksichtigung von Schmerzausmaß, Alter, Psyche, klinischem Befund, Krankheitsstadium
- Aufklärungsgespräch: angepasste Aktivität, entlastende Lagerung (geeignete Körperposition findet Pat. meist selbst), ggf. Stufenbett (Hüft- und Kniegelenke ca. 90° Flex.)
- Periodische oder Dauerextension: Druckreduktion im Zwischenwirbelraum, Zugkräfte greifen am Becken an. Extensionswirkung auf LWS mit verschiedenen Übungen und Geräten (Aushängen an der Sprossenwand, Türrahmen, Streckbandage) erzielen
- Medikamente: Analgetika (z. B. Tramal®-Infusion), Antiphlogistika, Muskelrelaxanzien, Tranquilizer
- Weichteilinfiltration: an Stellen schmerzhafter Insertion von Bändern, Sehnen der WS (Lokalanästhetika/Glukokortikoide)
- Paravertebrale Injektion in die Umgebung des Foramen intervertebrale oder peridurale Injektion (PDI)

**Operativ**

- **Ziel:** Entfernung des verlagerten Bandscheibengewebes zur Entlastung der Nervenwurzel
- **Chemonukleolyse:** enzymatische Andauung des Nukleus z. B. durch Chymopapain. Voraussetzung: intaktes hinteres Längsband, kein sequestrierter Prolaps, i. d. R. bei Protrusion (selten)
- **Perkutane Nukleotomie:** Ausräumung des Bandscheibenraums über eine perkutan eingeführte Sonde bzw. Fasszange, i. d. R. bei Protrusion (selten)
- **Offene Nukleotomie:** mikrochirurgische Operation, Entfernung des (sequestrierten) Vorfalls, z. T. kombiniert mit dorsaler Entdachung
- Postop. bei allen OPs: halbelastisches Mieder für 6 Wo.

## Physiotherapie nach Bandscheiben-OP

▶ 4.10.4

- In der Regel sind Pat. nach Bandscheiben-OP belastungsstabil. Bei starken Schmerzen kann kurzzeitige Bettruhe indiziert sein.
- Postop. tragen die Pat. i. d. R. 6 Wo. ein halbelastisches Mieder.

! Erhöhtes Sitzen erlaubt (physiologische Lordose). Stehhilfe verwenden. Tiefes Sitzen erst nach 6 Wo. sinnvoll.

- Erarbeiten von rückenschonenden Haltungs- und Bewegungsmustern, z. B. fkt. Bücken, Schuhe und Strümpfe anziehen, Gegenstände aufheben und tragen

! Die Pat. müssen lernen, ihre Strukturen bei allen Aktivitäten möglichst physiologisch zu belasten, um einem Rezidiv vorzubeugen.

! Nach Abklingen der akuten Beschwerden schonende neurodynamische Mobilisation (▶ 2.27) der betr. Nerven und der angrenzenden Gewebe, um Adhäsionen zu vermeiden (▶ 4.10.13).

### Bei peripheren Paresen

▶ 9.15.2

Ggf. Versorgung mit Hilfsmitteln (▶ 3.1.3), z. B. Peroneusschiene bei Fußheberschwäche.

## Thorakaler Bandscheibenprolaps

Vorkommen extrem selten; i. d. R. sind die unteren Segmente der BWS betroffen. Es besteht die Gefahr schwerwiegender neurologischer Befunde bis hin zur Querschnittslähmung.

### Symptome

- Keine klassischen radikulären Symptome
- Keine spezifischen Reflexe oder Kennmuskeln
- Durch Druck auf das Rückenmark im Spinalkanal häufig unterschiedlichste Symptome („Chamäleon" der Orthopädie!)
- **DD**: Herz, Abdomen, Schulter

### Operative ärztliche Therapie

- Kostotransversektomie von dorsal und Ausräumung des Vorfalls
- Ventrale Ausräumung der betr. Bandscheibe und nachfolgende Spondylodese (thorakal)

! Hohe Querschnittsgefahr (komplizierte OP)

## Zervikaler Bandscheibenprolaps

Bandscheibenvorfälle im HWS-Bereich sind ca. 100-mal seltener als im LWS-Bereich.

Häufigste Etage C5/6. Überwiegend dorsolat. Vorfälle.

### Symptome

Je nach Form Nacken-, Schulter-, radikuläre Armschmerzen mit und ohne Parästhesien, ggf. Bewegungseinschränkungen der HWS („Schiefhals" ), Paresen, Sensibilitätsstörungen, Reflexausfälle bzw. -abschwächung, pos. HWS-Kompressionstest.

4

**Ärztliche Therapie**

**Konservativ**

Wenn keine schweren neurologischen Defizite vorhanden sind:

- Ruhigstellung (Halskrawatte)
- Analgetika, Antiphlogistika
- Infiltration (Lokalanästhetika/Glukokortikoide)
- Langfristig: Rückenschule

**Operativ**

- Robinson-Spondylodese: Ausräumung des Bandscheibenraums von ventral und Spondylodese (Versteifung durch Einbringen von autologem Knochen oder Cage)
- OP n. Frijkholm von dorsal
- Postop. Halskrawatte für 6 Wo. bis 3 Mon.

### Physiotherapie bei zervikalem Bandscheibenprolaps

Bei konservativer Therapie ▶ 4.10.3, nach Spondylodese der HWS ▶ 4.10.4.



## 4.10.13 Postnukleotomiesyndrom

Dieser Begriff bezeichnet Schmerzsyndrome, die sich Wochen bis Monate nach einer Bandscheibenoperation einstellen können. Sie entstehen in dem Bereich der WS, wo die Nukleotomie durchgeführt wurde.

**Symptome**

- Instabilität in den Bewegungssegmenten durch den Verlust von Bandscheibengewebe
- Narbenbildung im durch die Operation traumatisierten Nervengewebe

! Postnukleotomiesyndrome haben eine schlechte Prognose.

**Ärztliche Therapie**

**Konservativ**

- Analgetika, Antiphlogistika
- Injektionstherapie
- Physiotherapie

**Operativ**

- Bei Instabilität: Fusionsoperation
- Bei Narbenbildung: Narbenentfernung (Gefahr einer erneuten überschießenden Narbenbildung!)

### Physiotherapie

▶ 4.10.12

! Durch neurodynamische Mobilisationen (▶ 2.27) der betr. Spinalnerven können bestehende Adhäsionen evtl. gelöst werden. Allerdings ist die Prognose umso schlechter, je länger das Postnukleotomiesyndrom besteht.

## 4.10.14 Spondylolyse/Spondylolisthesis/Spondyloptose

### Spondylolyse

Defekt in der Interartikularportion eines Wirbelbogens → Ablösung des Wirbelbogens vom Wirbelkörper.

### Ärztliche Diagnostik

Röntgen LWS a.p., seitl. und Schrägaufnahme: In der Schrägaufnahme stellt sich eine Spondylolyse am besten dar („Hündchen“ = Wirbelbogen mit aufgehelltem „Halsband“ = Lysezone, ▶ Abb. 4.33). Beurteilung, ob ein- oder doppelseitige Lyse vorliegt.

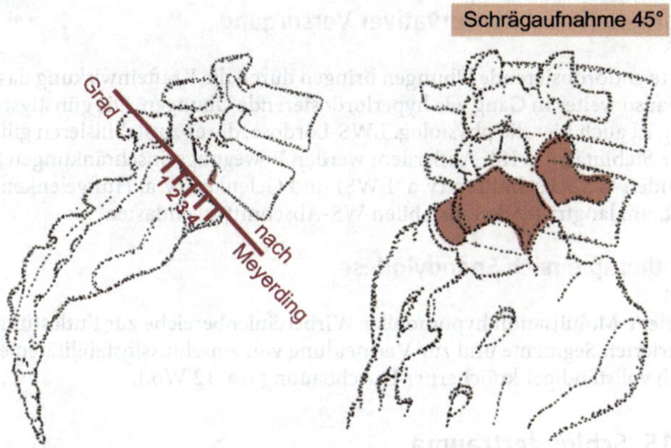


Abb. 4.33 Gleitsegment bei degenerativer Spondylolisthesis [L190]

## Spondylolisthesis

Ventrale Verschiebung (= Olisthesis) eines WK mit Bogenwurzeln, Querfortsätzen und oberen Gelenkfortsätzen über den nächsttieferen WK. 6 % der Bevölkerung haben eine Spondylolyse, 2 % davon eine Spondylolisthesis. In 80 % der Fälle ist L5, in 15 % L4 betroffen. Gehäuftes Auftreten bei Leistungssportlern mit Hyperlordosierungsbelastung der LWS (Turner, Speerwerfer). In 50 % der Fälle ist die Spondylolisthesis asymptomatisch und ein Zufallsbefund. Einteilung der Ventralverschiebung nach Meyerding I–IV (▶ Abb. 4.33).

## Spondyloptose

Abkippen eines Wirbels nach ventral (Meyerding IV). Stellt sich in der Röntgenaufnahme (a.p.) als umgekehrter „Napoleonshut“ dar.

### Ärztliche Therapie

**Konservativ**

Wenn keine neurologischen Ausfälle vorhanden sind.

- Bei Beschwerden: PT mit entlordosierender, stabilisierender WS-Gymnastik, ggf. entlordosierendes halbelastisches Mieder
- Bei Lyse oder geringer Ventralverschiebung (Olisthesis) ohne Beschwerden: keine Therapie notwendig; Aufklärung über Vermeidung von reklinierenden Sportübungen (z. B. Flic-Flac); Kontrolle wichtig wegen Gefahr des Abgleitens
- Spondylolyse im Kindesalter: Rumpforthese für 6–12 Mon., da knöcherne Konsolidierung möglich

**Operativ**

- Bei geringgradiger Olisthesis: direkte Verschraubung des Wirbelbogens mit Spongiosaplastik des Defekts (junger Pat., selten)
- Bei höhergradiger Olisthesis: dorsale (transpedikulare) Spondylodese mit Cage oder ventrale (interkorporelle) Spondylodese, ggf. kombiniert
- Bei Spondyloptose: dorsale/ventrale Spondylodese kombiniert

### Physiotherapie bei konservativer Versorgung

▶ 4.10.3

Forcierte entlordosierende Übungen bringen durch die Krafteinwirkung das Gleiten genauso weiter in Gang wie hyperlordosierende Übungen. Die günstigste WS-Stellung ist auch hier die physiolog. LWS-Lordose, die es zu stabilisieren gilt (Segmentale Stabilität, ▶ 2.18). Außerdem werden Bewegungseinschränkungen in angrenzenden WS-Abschnitten (v. a. BWS) und Gelenken (v. a. Hüftgelenken) mobilisiert, um langfristig den instabilen WS-Abschnitt zu entlasten.

### Physiotherapie nach Spondylodese

▶ 4.10.4

! Gezielte Mobilisation hypomobiler Wirbelsäulenbereiche zur Entlastung der operierten Segmente und zur Vermeidung von Anschlussinstabilitäten erst nach vollständiger knöcherner Durchbauung (ca. 12 Wo.).

4

## 4.10.15 Schleudertrauma

Synonym: **Whiplash Injury.**
In der Regel ist das Schleudertrauma der HWS zuzuordnen. Es ist bedingt durch eine peitschenartige Beschleunigungsbewegung zunächst in die Flexion und dann in die Extension. Am häufigsten werden Schleudertraumen bei Verkehrsunfällen, insbes. bei Auffahrunfällen, beobachtet.

**Symptome**

- Kopfschmerz
- Unwohlsein
- Bewegungseinschränkung
- Radikuläre, z. T. pseudoradikuläre Ausstrahlung in den Hinterkopf und in die Arme bis hin zu schwersten Verletzungen mit tödlichem Ausgang

**Ärztliche Diagnostik**

Röntgenaufnahmen und Kernspintomografie zeigen häufig keinen Anhalt für knöcherne Verletzungen, Bandscheibenverletzungen oder Zerreißung der HWS-Ligamente. Dennoch können die Beschwerden der Pat. langwierig sein. Zum Teil besteht eine deutliche Diskrepanz zw. den morphologisch nachzuweisenden Veränderungen und den klinischen Angaben der Pat.

**Ärztliche Therapie**

- Schleudertraumen ohne höhergradige morphologische Veränderungen der HWS: Analgetika, Antiphlogistika, Injektionstherapie, PT, ggf. Ruhigstellung
- Schleudertraumen mit Zerstörung von Strukturen an der HWS: je nach Zerstörungsgrad ggf. operativ

### Physiotherapie

▶ 4.10.3

- Ggf. in den *ersten* 3–5 Tagen Ruhigstellung mit (gut sitzender!) Halskrawatte oder elastischem Tape zur Entlastung und Verhinderung der häufig extremen Schutzspannung; danach langsam abbauen
- Detonisierende Maßnahmen anfangs lediglich im Bereich der Schultern (reaktiver Hypertonus) oder der BWS (Senkung des Sympatikotonus)
- Nach Abklingen der akuten Schmerzen: Erarbeiten der segmentalen Gelenkstabilität durch gezielte Aktivierung der tiefen Nackenflexoren (▶ 2.18)

! Keine *forcierte* Mobilisation und Dehnung für ca. 6 Wo. Bei Blockierungen Mobilisation nur durch entsprechend ausgebildeten Therapeuten.

## 4.10.16 Wirbelsäulentumoren

**Primäre Wirbelkörpertumoren** sind in 85 % gutartig, z. B. Chondrome, Hämangiome, Osteoblastome, Riesenzelltumoren. Unterscheidung intradural (Neurinome, Meningeome) und extradural (vertebral, intraspinal).

**Wirbelsäulenmetastasen:** Die WS ist der häufigste Ort von Skelettmetastasen (70 %). Am häufigsten metastasieren in die WS: Mammakarzinom > Prostatakarzinom > Bronchialkarzinom > Nierenkarzinom > Lymphom

**Komplikationen:** Querschnitt, Instabilität

### Operative ärztliche Therapie

Bei Instabilität, drohendem Querschnitt oder bösartigem Tumor.

- Wenn möglich (operationstechnisch, Tumorstadium), Operationsverfahren von ventral: radikale Tumorresektion, Resektion des Wirbelkörpersegments, Defektauffüllung mit Knochenzement, ggf. Knochentransplantat, Stabilisierung mit Fixateur interne
- Dorsale Operationsverfahren, z. B. Stabilisierung mit transpedikulärem Instrumentarium, bei schlechtem Allgemeinzustand oder weit vorgeschrittenem Tumorwachstum ggf. Fixateur interne, ggf. Dekompression des Rückenmarks (dorsale Entdachung); Kombination von Operationsverfahren und Radiatio (bei strahlensensiblen Tumoren) und/oder Chemotherapie

### Physiotherapie

▶ 4.10.4

! Vorsicht mit Widerständen und Hebeln

! Aufgrund der Schwere der Erkrankung unbedingt Rücksprache mit Operateur

## 4.10.17 Wirbelfrakturen (HWS, BWS, LWS)

### Formen

- Stabile Verletzungen: Wirbelkörper isoliert solide impaktiert, Bandstrukturen intakt, ca. 90 % aller Frakturen
- Instabile Verletzungen: Subluxation, Hinterkante des Wirbelkörpers verlagert, dorsaler Bandapparat zerrissen; Gefahr der Rückenmarkläsion

Frakturen der WS sind überwiegend in der BWS oder LWS, meist im thorakolumbalen Übergangsbereich lokalisiert (TH12–L2). An der HWS häufig diskoligamentäre Verletzungen mit Kompressionsfrakturen.

**Ursachen**
Verkehrsunfall, Sturz aus größerer Höhe, Verletzungen bei Sportarten wie Reiten, Trampolin springen, Skifahren; Osteoporose.

**Einteilung**
Je nach Art der einwirkenden Kräfte auf die WS wird in Anlehnung an das AO-Schema (▶4.2.1) eine Einteilung in A-, B- und C-Frakturen vorgenommen (▶Abb. 4.34).

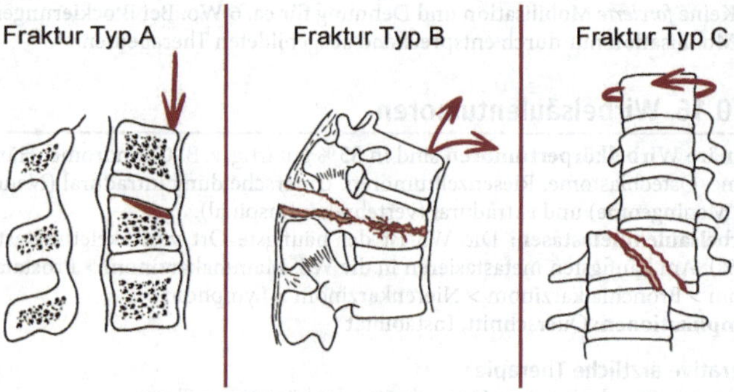


Abb. 4.34 Einteilung von Wirbelsäulenfrakturen [L157]

- **A-Frakturen:** Kompressionsfraktur, ausschließlich durch Druckkräfte. Die hintere Säule (▶Abb. 4.35) ist nicht beteiligt.
  - A1 (Impaktionsfrakturen): Verdichtung der Spongiosa mit Sinterung des WK
  - A2 (Spaltfrakturen): Spaltbildung des WK
  - A3 (Berstungsfrakturen): Zertrümmerung des WK mit Dislokation der Fragmente
- **B-Frakturen:** Distraktionsverletzung der WS. Es wirken Flexions- und Extensionskräfte:
  - B1: Flexions-Distraktions-Verletzung mit Zerreißung der dorsalen Bandverbindung durch die Intervertebralgelenke
  - B2: Flexions-Distraktions-Verletzung mit dorsaler Zerreißung durch den Wirbelbogen
  - B3: Hyperextensionsverletzung mit ventraler Zerreißung der Bandscheibe
- **C-Frakturen:** Rotationsverletzung, Zerreißung aller längs verlaufenden Bandstrukturen, rotatorische Fehlstellung der WS, mit Querfortsatzfrakturen

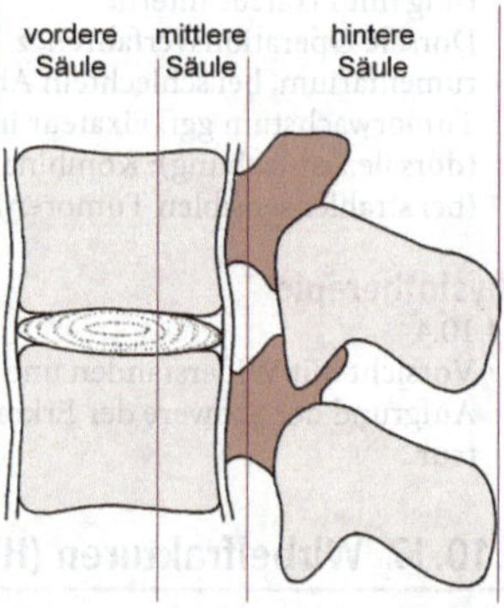


Abb. 4.35 Drei-Säulen-Modell der Wirbelsäule [L157]

### Ärztliche Therapie

**Konservativ**

Alle stabilen BWS/LWS-Frakturen mit Verformungswinkel unter 20° Behandlung in Orthese für 12 Wo.

**Operativ**

Bei allen instabilen Frakturen sowie bei Einengung des Spinalkanals von mehr als 30 %: ventrale und dorsale stabilisierende Verfahren mit Fixateur interne, temporäre Spondylodese/Plattenosteosynthese, Spongiosaplastik, Wirbelkörperersatz.

### Komplikationen

Auslockerung der Implantate sekundär, radikuläre Symptome, Querschnittssyndrome.

### Physiotherapie

▶ 4.10.4

! In den ersten 6 Wo. *keine* Rotation, Seitneigung und Kyphosierung der WS

! Bei Frakturen in den unteren WS-Abschnitten *keine* Hüftflex. über 90° und *kein* tiefes Sitzen erlaubt → Kyphosierung

Der Schwerpunkt der Behandlung liegt auf der Stabilisierung der WS in optimaler Haltung.

## 4.10.18 Rippenfrakturen

Entstehung durch axiale Gewalteinwirkung auf den Thorax.

### Rippenserienfraktur

Bruch von mehr als drei Rippen. Begleitverletzungen: Pneumo-, Hämatothorax (▶ 6.2.3), Lungenkontusion mit Dyselektasen, Atelektasen.

### Ärztliche Therapie

**Konservativ**

- Symptomatische Behandlung bei einfachen Frakturen
- Bei Rippenserienfrakturen ggf. intensivmedizinische Überwachung nötig

**Operativ**

Bei instabilem Thorax und offenen Verletzungen erforderlich.
Offene Reposition und Versorgung mit speziellen winkelstabilen Implantaten

### Physiotherapie

▶ 4.10.19

! Die Behandlung von Rippenserienfrakturen findet zunächst auf der Intensivstation (▶ 1.6.3) statt, die anschl. PT erfolgt schonender als bei Frakturen einzelner Rippen.

- Ggf. Versorgung des Pat. mit elastischem Thoraxgürtel/Tape (wirkt schmerzlindernd und daher atemerleichternd)
- Intensive AT (▶ 1.3.4), dabei keinen Druck von außen auf den Thorax ausüben, z. B. Triflow, CPAP Verfahren
- Bei der Mobilisierung ggf. den Thorax manuell fixieren (Thoraxchirurgie ▶ 6.2.2).

### 4.10.19 Sternumfraktur

Entstehung durch axiales Trauma (z. B. Lenkrad gegen Sternum); kann mit kardialen Verletzungen vergesellschaftet sein.

**Ärztliche Therapie**

Konservativ bei unverschobenen Frakturen, analgetische Therapie.
Operativ bei Versatz des Sternums um Schaftbreite mit Sternumplatten.

#### Physiotherapie bei Einzelrippen- und/oder Sternumfraktur

Thoraxchirurgie ▶ 6.2.2

**DKPT verhindern**

▶ 1.3.3

**Atmung normalisieren**

▶ 1.3.4

- Betr. Seite fixieren (weniger Schmerzen, dadurch tiefere Atmung möglich)
- Schonendes Husten (Huffing: ⅓ der Luft vorher ausatmen, dann eher hüsteln)

**KI:** Vibrax, Klopfungen u. ä.

4

**Beweglichkeit erhalten**

Endgradige Bewegungen in Schultergelenken und Rumpf, soweit schmerzbedingt möglich.

**Muskelaktivität verbessern**

- Stat., wenn möglich auch vorsichtig dyn. Muskelarbeit der Arm- und Beinmuskulatur, auch in Kombination mit der Atmung
- Bei relat. Schmerzfreiheit Akrodynamische Therapie (▶ 2.2); PNF (▶ 2.32), z. B. bilat. sym. Armdiagonalen

## 4.11 Chronischer Rückenschmerz

*Kerstin Hafenbrack, Michael Hamel, Anne Klein, Ulf Marnitz und Katja Witter*

Rückenschmerzen sind ein häufiges Phänomen. Eine besondere Stellung nehmen chronische Rückenschmerzen ein. Diese haben vielschichtige Ursachen und werden heute unter biopsychosozialen Aspekten betrachtet. Neben Ärzten sind auch Psychologen, Physio- und Sporttherapeuten an Diagnostik und Therapie beteiligt. Diese vielschichtige Teambildung wird der notwendigen multimodalen und interdisziplinären Herangehensweise gerecht.

! Schmerz ist nicht das Problem, aber dessen Chronifizierung.

**Symptome**

**Def.:** Rückenschmerz, der länger als drei Monate besteht.
**Typische Phasen:**

- Anfangsphase mit Erleben von Rückensymptomen
- Disability-Phase mit längerer Arbeitsunfähigkeit
- Sozialversicherungsphase mit Rentenansprüchen
- Neben klinischen Symptomen existiert eine Vielzahl an Symptomen aus dem seelischen und sozialen Bereich, z. B. Angst vor Verschlimmerung durch den Beruf, Angst vor Arbeitsplatzverlust. Selbst das Spielen mit eigenen Kindern wird häufig unterlassen. 60 % aller Pat. mit Rückenschmerzen, die länger als drei Monate andauern, sind depressiv.

## 4.11.1 Ärztliche Maßnahmen

**Ärztliche Diagnostik**

- Anamnese und klinische Untersuchung stehen im Vordergrund und sind wichtiger als apparative Zusatzdiagnostik.
- Ideal: Die ärztl. Diagnostik ist eingebettet in ein interdisziplinäres Untersuchungsverfahren mit Physiotherapeuten und Psychologen. Dabei befragt und untersucht jede Berufsgruppe nach ihren Kriterien, anschließend münden die Einschätzungen in eine gemeinsame Therapieempfehlung.
  - Die ärztl. Anamnese braucht viel Zeit und sollte durch Schmerzfragebögen (z. B. Deutscher Schmerzfragebogen) standardisiert werden.
  - Befragung: Unfälle, Osteoporose, Fieber, Nachtschweiß, Gewichtsverlust, neurologische Defizite, starker Nachtschmerz, Zunahme der Schmerzen beim Liegen
- Die klinische Untersuchung der Wirbelsäule hat Grenzen. Das liegt an der räumlichen Nähe der beteiligten Strukturen, der begrenzten Zugänglichkeit durch die tiefe Lage im Körper, der schlechten Differenzierungsfähigkeit des Pat. für den Ort der Störung und der geringen Trennschärfe vieler Tests.

**Tipps & Fallen**

Der Arzt sollte bei chronischem Schmerz keine Normvarianten (z. B. leichter Beckenschiefstand) gegenüber dem Pat. erwähnen, wenn die Fehlhaltungen keinen Krankheitswert besitzen.

- Bei Zunahme oder Unbeeinflussbarkeit der Beschwerden über 3 Mon. hinaus sind u. a. bildgebende Verfahren und Laboruntersuchungen zum Ausschluss von spezifischen Rückenerkrankungen sinnvoll. CT, MRT oder EMG sind nur bei radikulären Schmerzen aussagekräftig.
- Hinweise auf ernsthafte Ursachen sind Unfälle, Osteoporose, Fieber, Nachtschweiß oder Gewichtsverlust, neurologische Defizite, starker Nachtschmerz und eine Zunahme der Schmerzen beim Liegen. Solchen Zeichen sollte unbedingt nachgegangen werden.

**Konservative ärztliche Therapie**

- Aufklärung: Rückenschule, Unterscheidung zwischen Schmerzen und Funktionsbehinderung, realistische Ziele aufzeigen, sinnvolle Therapieformen erklären und Pat. ermutigen
- Medikamentöse Dauertherapie (nicht nur bei Schmerzen), am besten oral-retardiert oder transdermal, z. B. Schmerzpflaster
- In die therapeutische Verantwortung des Arztes fällt die schnelle Rückführung in den Beruf. Langfristige Krankschreibung vertieft den Chronifizierungsprozess.

## 4.11.2 Psychologische Maßnahmen

### Psychologische Diagnostik

- In der Regel nach 3–6 Mon. anhaltend vorhandener oder intermittierend auftretender Rückenschmerzen
- Nach 6–8 Wo. Arbeitsunfähigkeit wegen Rückenschmerzen mit:
  - Hinweisen auf Depressivität und Ängste
  - erheblicher Inaktivität und maladaptiver Schmerzbewältigung
- Vor der Diagnostik: erste Informationsvermittlung (psychologische Faktoren am Schmerzgeschehen, biopsychosoziales Krankheitsmodell, ▶ 1.1.2) durch den Arzt oder Physiotherapeuten.

**Tipps & Fallen**

Die Motivation zu einer psychologischen Diagnostik kann bereits durch erste Informationen über biopsychosoziale Zusammenhänge und über Arten der Schmerzverarbeitung durch den behandelnden Physiotherapeuten oder Arzt deutlich gesteigert werden. Eine psychologische Diagnostik sollte immer parallel – und nicht alternativ – zur medizinischen und physiotherapeutischen Behandlung stattfinden.

- Psychologisches Schmerzinterview, Screening psychosozialer Belastungsfaktoren (nach Gifford), testpsychologische (Schmerz-)Diagnostik, z. B. anhand von Korff-Skala, FFbH-R (▶ 1.1.7); Depressions- und Angstskalen, z. B. HADS, ADS

! Das Screening psychosozialer Belastungsfaktoren bei Rückenschmerzen gibt Hinweise auf eine Chronifizierung (bzw. -gefährdung) und kann für Physiotherapeuten und Ärzte eine Entscheidungshilfe bei der Empfehlung einer psychologischen Diagnostik sein.

### Psychologische Therapie

**Ziele**

- Minderung der Beeinträchtigung und des Schmerzes
- Lebensqualität verbessern
- Wissen um und Einsatz von aktiven Coping-Strategien

! Absolute Schmerzfreiheit ist zwar ein nachvollziehbarer Wunsch der Schmerzpatienten, jedoch nach langer Schmerzerkrankung kein realistisches Therapieziel.

- Medikamenteneinnahme reduzieren
- Abbau des „Doctor Hopping"
- Ggf. Wiederherstellung der Arbeitsfähigkeit und Rückkehr in den privaten und beruflichen Alltag

**Inhalte**

Nachfolgend Beispiele einer verhaltenstherapeutischen Vorgehensweise:

- **Edukation:**
  - Informationen zum biopsychosozialen Krankheitsmodell
  - Schmerzweiterleitung, -verarbeitung, -wahrnehmung und -gedächtnis
- **Verhaltensanalyse:** Zusammenhänge zwischen Situationen, Kognitionen, Emotionen, Verhalten, Erleben und Schmerz erkennen
- **Kognitive Techniken:**
  - Selbstbeobachtung schmerzmodulierender Faktoren (z. B. Schmerztagebuch)

- Aufmerksamkeitslenkung (Defokussierung von Schmerz)
- Hilfreiche Gedanken erkennen und einsetzen (Modifikation dysfunktionaler Kognitionen)

- **Entspannung:**
  - Entspannungsverfahren erlernen, z. B. PMR (▶ 2.31)
  - Genießen lernen
- **Verhaltensbezogene Techniken:**
  - Aktivitäten schrittweise aufbauen bzw. Überforderungsverhalten abbauen
  - Realistische, der Schmerzsituation angemessene Ziele setzen und Schritte zur Zielerreichung definieren
  - Medikamenteneinnahme: Abbau oder günstige Veränderung des Einnahmeverhaltens
- **Aufbau bzw. Verbesserung bestimmter Fähigkeiten:**
  - Soziale Kompetenzen verbessern
  - Schmerzverhalten abbauen
  - Problemlösungen trainieren
  - Stressmanagement erlernen
  - Rückfallprophylaxe, z. B. Umgang mit zukünftigen Schmerzspitzen
- **Klärung psychosozialer Belastungsfaktoren:**
  - Berufliche Perspektive
  - Familiäre Probleme

Die Auswahl der Behandlungsinhalte und individuellen Therapieziele werden innerhalb der diagnostischen Phase gemeinsam vom Psychotherapeuten und Patienten festgelegt.

**Therapieformen**

Eine psychologische Behandlung kann im Einzelsetting und/oder in einer offenen bzw. geschlossenen Gruppe (z. B. Entspannungsverfahren, Schmerzbewältigungsgruppe) stattfinden. Die Indikation des Settings ergibt sich aus dem Störungsbild bzw. den Persönlichkeitsvariablen des Pat. und der Verfügbarkeit der therapeutischen Angebote.

**Psychotherapeutische Verfahren:** z. B. Verhaltenstherapie, tiefenpsychologische oder psychoanalytische Verfahren, Hypnose, Systemische Therapie

## 4.11.3 Physiotherapie und Sporttherapie

Rückenschmerzen führen zwangsweise zu Schonung und Vermeidung im gesamten Aktivitätsverhalten. Das Ausbleiben der gewohnten körperlichen Reize zieht eine Dekonditionierung der motorischen Fähigkeiten (Kraft, Ausdauer, Beweglichkeit, Bewegungskontrolle, Gleichgewicht) nach sich. Bei den Schmerzpatienten lassen sich unterschiedliche Defizitkombinationen messen. Der therapeutische Ansatz verfolgt vordergründig eine funktionelle Rekonditionierung. Die Übungsauswahl und die Belastungskomponenten werden nicht in Abhängigkeit von der Schmerzrückmeldung des Pat. gestaltet, sondern von dessen Anstrengungsempfinden gesteuert.

### Struktur/Funktion

#### Leistungsfähigkeit steigern

- Übungen zur Förderung der lokalen Gelenkstabilität (▶ 2.18)
- MTT (▶ 2.23) zur Verbesserung der motorischen Basisfähigkeiten
- Krafttest: isometrische Messung der Maximalkraft oder funktionelle Kraftausdauertests

- Krafttraining rumpfspezifisch (Rumpfextension, -flexion, -lateralflexion, -rotation)
- Ganzheitliches Krafttraining der Extremitäten, Hüftextension, Funktionsstemme, Ruderzug, Haltungsstabilisator, Dips
- Konkrete Vorgabe der Wiederholungszahlen (Training nach Quote)
- Abwechslungsreiches Ausdauertraining mit Fahrrad, Rudergometer, Laufband, Crosstrainer usw.

### Aktivität/Partizipation

Für einen dauerhaften Therapieerfolg ist die Wiedereingliederung in den Arbeitsalltag, das Aufgreifen sportlicher Aktivität und die Reduktion von Risikofaktoren von besonderer Bedeutung.

#### Bewegungsfreude und positive Erfahrungen ermöglichen

- „Kleine Spiele" oder „New Games" (klassische Spiele wie Basketball oder Tischtennis mit reduziertem Anforderungsprofil oder unkonventionelle Spiele ohne Wettkampfcharakter, aber mit hohem gruppendynamischen Faktor)
- Bewegung nach rhythmischen Vorgaben, z. B. Aerobic
- Emotional fordernde Gleichgewichtsaufgaben, z. B. Balancieren auf der Turnbank
- „Wandertag" organisieren

4

#### Alltags- und berufsspezifische Anforderungen trainieren

- Leistungsfähigkeit für den Alltag testen: Hebetest, 3-Minuten-Steptest, Finger-Boden-Abstand (▶ 4.10.2, ▶ Abb. 4.29)
- Konfrontation mit schmerz- und angstbesetzten Bewegungsmustern (z. B. Bücken)
- Simulation von berufsspezifischen Anforderungen (z. B. Patiententransfer)
- Günstige Gestaltung von Be- und Entlastung vermitteln

#### Leistungssteigerung und Erfolgserlebnisse vermitteln

Durch ein optimal gestaltetes Trainingsprogramm erfolgt in der Regel eine Leistungssteigerung. Objektiv ist dies durch motorische Tests feststellbar. Ein subjektives Erleben dieser Entwicklung ist durch das Bewältigen der Anfangsbelastungen (z. B. Trainieren mit den anfänglichen Trainingsgewichten an Geräten) möglich. Auf dem neuen Niveau wird die bekannte Belastung den Pat. weniger beanspruchen. Dieses positive Erlebnis aufgrund von Aktivität (und nicht von Entlastung) kann zum eigenverantwortlichen Üben motivieren.

#### Selbstständiges Üben fördern

- Eigenübungsprogramm erarbeiten: Wirbelsäulenbetonte Mobilisations-, Kräftigungs- und Entlastungsgymnastik

**Tipps & Fallen**

Gymnastische Übungen sorgen aufgrund des hohen Freiheitsgrads an Ausweichbewegungen immer wieder für Unsicherheit in der Ausführung. Die Praxis zeigt jedoch bereits nach einigen angeleiteten Einheiten nur noch wenige technische Auffälligkeiten. Mit der konkreten Aufgabe „Patienten leiten Patienten an" oder auch des selbstständigen Übens unter Aufsicht kann die Ausführungsqualität reflektiert werden. Eine häufige Erkenntnis ist, dass gymnastische Übungen auch ohne therapeutische Kontrolle wirksam ausgeführt werden können.

- Steuerungskompetenz von Ausdauerbelastungen (z. B. Nordic Walking) ausbilden
- Selbstständig auszuführenden Gesundheitssport etablieren (▶ 1.5.4)

**Informationen vermitteln**
- Trainingswissenschaftliche Prinzipien benennen
- Adaptives Potenzial des Körpers aufzeigen

! Keine Dogmatisierung von alltäglichen, berufsspezifischen oder sportspezifischen Anforderungsprofilen.

# 4.12 Kiefer

*Horst E. Umstadt, Ruth Zoremba*

## 4.12.1 Funktionelle Anatomie

*Roman Preis*

### Aufbau des Kiefergelenks

Im Kiefergelenk (Art. temporomandibularis, ▶ Abb. 4.36) artikulieren die bikonvexe Gelenkfläche des Caput mandibulae mit der konkaven Fossa mandibularis und dem Tuberculum articulare des Os temporale. Die Fossa mandibularis ist deutlich größer als die Gelenkfläche des Unterkiefers. Ein Diskus aus kollagenen Fasern und Knorpelanteilen gleicht die Inkongruenzen aus. Er ist dorsal durch bindegewebige Fasern mit der Schädelbasis verbunden und ventral über den M. pterygoideus lateralis fixiert. Der Diskus teilt das Gelenk in eine obere und untere Kammer. Die Gelenkkapsel ist recht weit.

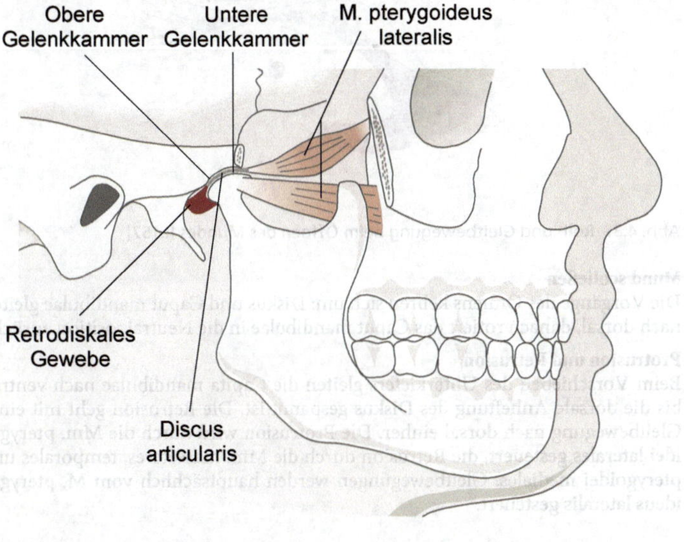


Abb. 4.36 Kiefergelenk [L157]

**Bewegungen des Kiefergelenks**
Durch die Verbindung über den Unterkiefer geschehen alle Bewegungen in beiden Kiefergelenken gleichzeitig.

**Mundöffnen**
Die Mundöffnung (▶ Abb. 4.37) geschieht in zwei Phasen:
- Zu Beginn rotiert das Caput mandibulae um eine frontotransversale Achse durch beide Capita mandibulae. Der Diskus wird durch seine bindegewebige Anheftung dorsal gehalten.
- Bei weiterer Öffnung erfolgt eine Translation des Caput mandibulae nach ventral. Durch die Aktivität des M. pterygoideus lateralis folgt der Diskus dieser Bewegung.

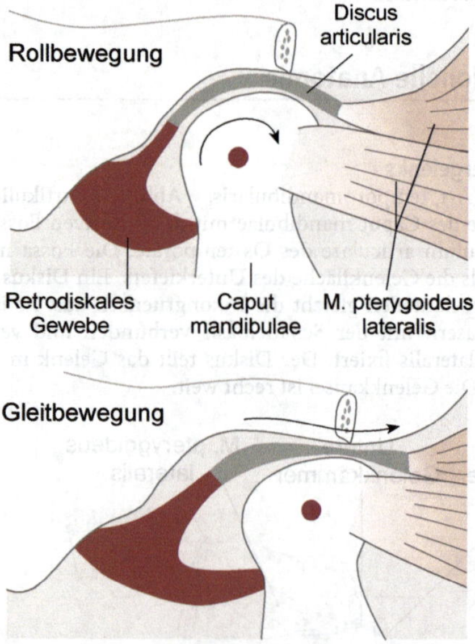


Abb. 4.37 Roll- und Gleitbewegung beim Öffnen des Mundes [L157]

**Mund schließen**
Die Vorgänge des Öffnens kehren sich um: Diskus und Caput mandibulae gleiten nach dorsal, danach rotiert das Caput mandibulae in die Neutralposition zurück.

**Protrusion und Retrusion**
Beim Vorschieben des Unterkiefers gleiten die Capita mandibulae nach ventral, bis die dorsale Anheftung des Diskus gespannt ist. Die Retrusion geht mit einer Gleitbewegung nach dorsal einher. Die Protrusion wird durch die Mm. pterygoidei laterales gesteuert, die Retrusion durch die Mm. masseteres, temporales und pterygoidei mediales. Gleitbewegungen werden hauptsächlich vom M. pterygoideus lateralis gesteuert.

**Laterotrusion und Mediotrusion**
Bei Seitverschiebungen geschieht kontralateral ein (schräges) Ventralgleiten von Diskus und Caput mandibulae. Ipsilateral kommt es zu einer Rotation um eine vertikale Achse.

**Kaubewegung**
Kau- bzw. Mahlbewegungen sind Kombinationsbewegungen:

- Auf der Seite des Kaudrucks entsteht eine Rotation (um eine vertikale Achse) und eine geringe Laterotrusion.
- Kontralateral erfolgen eine Protrusion und eine minimale Mediotrusion.

**Zusammenhänge zwischen Kiefergelenk und benachbarten Körperregionen**
Unterkiefer, Schädel, HWS und Schultergürtel sind über Muskulatur und Gelenke miteinander verbunden. Haltungsänderungen des Kopfs und der HWS (▶ Abb. 4.38) verändern die Stellung der Kiefergelenke und die Okklusion (Kontakt zwischen Zähnen des Ober- und Unterkiefers):

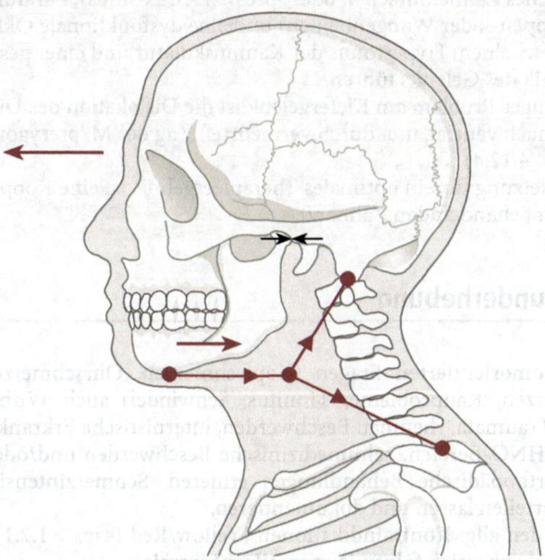

Abb. 4.38 Folgen einer Fehlhaltung der HWS [L157]

- Häufig zu beobachten ist eine anteriore Kopfposition, die mit einer hochzervikalen Extension, einer tiefzervikalen Flexion sowie einer Abflachung der Lordose im mittleren HWS-Bereich einhergeht. Bei diesem Haltungsmuster werden der M. digastricus und die übrigen supra- und infrahyalen Muskeln gedehnt und die Mandibula nach dorsal gezogen. Dadurch verändert sich die Bisslage und es kann eine Fehlstellung im Kiefergelenk entstehen. Zudem führt das veränderte Längen-Spannungsverhältnis zu einer Anhebung des Zungenbeins, was letztlich dysfunktionale Schluck- und Atemmuster zur Folge haben kann (▶ Abb. 4.38).
- Eine Flexion der HWS führt zu einer Ventralbewegung der Mandibula. Auch hierdurch verändert sich der Biss. Die hochzervikale Flexion ist mit dem

Schließen des Mundes assoziiert, die hochzervikale Extension mit der Mundöffnung. Einschränkungen der oberen HWS können somit möglicherweise auch die Beweglichkeit des Kiefers beeinträchtigen.
- Bei zahnärztlichen und kieferorthopädischen Behandlungen ist unbedingt auf eine gute Kopfhaltung zu achten, damit die Okklusion nicht beeinträchtigt wird.

**! Klinischer Hinweis**

- Neuere Studien weisen darauf hin, dass okklusale Faktoren weniger häufig Grund für Beschwerden im Bereich des Kiefergelenks sind, als bisher angenommen wurde. Eine Therapie, die *ausschließlich* auf eine Verbesserung der Bisslage abzielt, ist somit nicht zielführend.
- Da sich rechtes und linkes Kiefergelenk immer gleichzeitig bewegen, bewirken Störungen auf einer Seite – durch die Kraftübertragung – oft auch Störungen der anderen Seite.
- Nächtliches Zähneknirschen oder -pressen (Bruxismus), Parafunktionen (z. B. Lippen- oder Wangenbeißen) und eine dysfunktionale Okklusion können zu einem Hypertonus der Kaumuskulatur und einer gestörten Mechanik des Gelenks führen.
- Ein häufiges Problem am Kiefergelenk ist die Dislokation des Discus articularis nach ventral, u. a. durch vermehrten Zug des M. pterygoideus lateralis (▶ 4.12.4).
- Voraussetzung für ein optimales Therapieergebnis ist eine Kooperation mit dem behandelnden Zahnarzt.

## 4.12.2 Befunderhebung

### Anamnese

Neben symptomorientierten Fragen (Kopfschmerzen, Ohrschmerzen/-sausen, Nackenschmerzen, Kauprobleme, Tinnitus, Schwindel) auch Wirbelsäulenerkrankungen, Traumata, rheumat. Beschwerden, internistische Erkrankungen, Affektionen im HNO-Bereich, zahnmedizinische Beschwerden und/oder Eingriffe sowie kieferorthopädische Behandlungen eruieren. Schmerzintensitäten über VAS/NRS beurteilen lassen und dokumentieren.
Zusätzlich zu den allg. Kontraindikationen (Yellow/Red Flags ▶ 1.2.1) gelten für den Kopf-/Nackenbereich folgende **spez. Warnhinweise:**
- Persistierende Ohrenschmerzen beim Schlucken
- Persistierende Geschmacksstörungen
- Anhaltende Heiserkeit (> 3 Wo.) ohne erkennbare Ursache
- „numb chin syndrome" (gleich bleibende oder zunehmende Hyposensibilität im Kinnbereich)
- Lhermitte-Zeichen (Missempfindungen an Extremitäten oder Rumpf bei passiver Nackenflexion)

**! Klinischer Hinweis**

Bei allen intraoralen Untersuchungen und Behandlungen ist das Tragen von Handschuhen obligat; unbedingt erfragen, ob eine Latex-Allergie vorliegt!

**Inspektion**

- Position des Kiefers (Lateralisierung, Retrusion-/Protrusionsstellung Mandibula), der HWS, des Kopfes, der Schulterblätter, der Clavicula, Schultergelenke sowie der Zunge
- Sichtbare Haut-, Muskel- und Gelenkveränderungen (Gesicht, Schläfen-, Halsbereich und Nacken)
- Profilmessungen sinnvoll (Länge Mandibula im Vgl. rechts/links, Konvergenz der bipubitalen Linie, der Ohrlinie und der oralen Linie kann Hinweis auf intraartikuläre Dysfunktion dieser Seite sein)
- Okklusion (Bisslage): z. B. horizontaler und vertikaler Überbiss, Kreuzbiss, offener Biss
- Abrasionen der Zähne als Hinweis auf Parafunktionen (Knirschen)
- Ausweichbewegungen (Shift/Deviation) beim Öffnen und Schließen des Mundes

**Palpation**

- In Ruhe: Haut, (Kau-)Muskulatur, M. trapezius, M. sternocleidomast., suboccipitale und hyoidale Muskulatur (Tonus, Schwellung, Verhärtung, Schmerzpunkte); Trigeminusdruckpunkte; Gelenk- und Skelettteile; Lymphknoten
- Position und ggf. genaue Schmerzlokalisation im Bereich des Caput mandibulae
- Bei aktiver/passiver Bewegung: Bewegungsqualität des Kiefergelenks (Translationsmöglichkeiten des Caput mandibulae, Knacken)

**Funktionelle Demonstration und erste Differenzierungen**

Können Pat. bestimmte Haltungen oder Aktivitäten angeben, die symptomverstärkend wirken (on-off-Muster), bieten sich Differenzierungstests in diesen Positionen an. Prinzip: Veränderung einer Struktur *ohne* Veränderung der zweiten, möglicherweise symptomauslösenden Struktur und umgekehrt.
**Beispiel:** Bei eingeschränkter Rotation der HWS mit V. a. Kiefergelenkbeteiligung wird in der schmerzhaften Rotations-Position die Rotation (Laterotrusion) der Mandibula nachgelassen bzw. verstärkt; umgekehrt wird die HWS-Rotation verändert bei gleich bleibender Mandibulaposition.

**Funktionelle Untersuchung**

Die Untersuchung wird am aufrecht sitzenden Pat. durchgeführt. Es ist wichtig, dass sich die HWS dabei möglichst in einer neutralen Position befindet.

**Aktive Bewegungsuntersuchung**

- Mund öffnen und schließen (Depression und Elevation); bei evtl. Deviation/ Shift Bewegung korrigieren und Reaktionen beachten (ROM, Knacken, Schmerz, Muskelspasmen)
- Vor- und Zurückschieben des Kiefers (Protrusion und Retrusion)
- Seitverschiebung des Kiefers nach links und rechts (Laterotrusion)
- Wenn aktive Bewegungen keine/geringe Symptome hervorrufen, kann zusätzlich mit leichtem passiven Überdruck getestet werden

! Zu empfehlen ist eine ROM-Messung über Lineal oder Schieblehre (Schneidekantendistanz Ober-/Unterkiefer in den entsprechenden Bewegungsebenen).

**Normwerte**

- **Mundöffnung:** Die Angaben zur max. Mundöffnung bei Erwachsenen ohne Kieferprobleme variieren in Abhängigkeit der zugrundeliegenden Studien zwischen 50–54 mm bei Frauen sowie 54–59 mm bei Männern. Im Alter zeigt sich häufig eine verringerte Mundöffnungsfähigkeit (ca. 50 mm bei Frauen bzw. 53 mm bei Männern). Als Minimalwert wird meist eine Mundöffnung von 40 mm angegeben, allerdings wird darauf hingewiesen, dass eine Einschränkung immer individuell beurteilt werden muss. Eine Mundöffnung von z. B. 47 mm kann für den einen Pat. bereits eine Einschränkung darstellen, während es für den anderen im Bereich seines normalen Bewegungsausmaßes liegt.

- **Laterotrusion:** 12–15 mm zu jeder Seite
- **Propulsion:** 6–12 mm

! Bei den Messungen der Pro-/Repulsion sowie Laterotrusion muss zunächst die Ruheposition gemessen werden. Ansonsten entstehen evtl. falsch positive/negative Werte.

#### Isometrische Muskeltests

(Widerstand am Kinn, langsamer Spannungsaufbau)

- Mund öffnen: infra- und suprahyoidale Muskeln
- Mund schließen: Mm. temporales, Mm. masseteres, Mm. pterygoidei med.
- Protrusion: Mm. pterygoidei lat.
- Retrusion: Mm. temporales, Mm. masseteres, Mm. pterygoidei med.
- Laterotrusion: ipsilat. M. temporalis, kontralat. M. pterygoideus lat.

! Achten auf: Schmerz, evtl. Ansteuerungsprobleme (Koordination), Schutzhemmung, Ausdauer bei längerem Widerstand, assoziierte mimische Reaktionen, Ausweichbewegungen HWS, erhöhten Zungendruck

#### Muskellängentests und Triggerpunktpalpation

- Passive Dehnungen im Rechts-links-Vergleich
- Palpieren von Triggerpunkten in neutraler Position und/oder passiver Dehnung

#### Passive Gelenkbeweglichkeit/manuelle Zusatzbewegungen

(Beurteilung von Schmerz, Hyper-/Hypomobilität, Schutzspasmus)

- Longitudinal kaudal (bilateral/unilateral)
- Transversal lateral
- Transversal medial
- Anterior-posterior
- Posterior-anterior

> **! Klinischer Hinweis**
>
> Von einer Funktionsstörung des Kiefergelenks wird ausgegangen, wenn eines oder mehrere der folgenden Symptome vorliegen:
>
> - Schmerzen im Bereich der Kaumuskulatur und des Kiefergelenks
> - Geräusche des Kiefergelenks wie Knacken oder Krepitieren
> - Bewegungseinschränkung und/oder Bewegungsabweichung des Unterkiefers

## 4.12.3 Physiotherapeutisches Therapiemanagement

Im Vordergrund der Therapie stehen die Bewegungsverbesserung (qualitativ und quantitativ), Schmerzlinderung, Bewegungskontrolle, Harmonisierung muskulärer Dysbalancen, Wahrnehmung von parafunktionellen Gewohnheiten und entsprechende Verhaltensumstellung über Selbstmanagementstrategien.

Die Zielsetzung ist immer abhängig vom individuellen Befund und erfolgt in Absprache mit dem Patienten.

**Tipps & Fallen**
Bewegungsauffälligkeiten sind häufig, stellen aber nicht immer ein Problem für den Pat. dar. Daher gilt: „Where's no need, don't treat".

## Struktur/Funktion

### Haltung verbessern

▶ 1.3.7

Die Körperhaltung und die Stellung der HWS beeinflussen die auf das Kiefergelenk einwirkenden Kräfte:

- Bei Ext. von Kopf und oberer HWS entsteht eine Retrusionsbewegung des Unterkiefers.
- Bei Flex. von Kopf und oberer HWS entsteht eine Protrusionsbewegung des Unterkiefers.

Die Therapie zielt auf eine Verbesserung des Haltungs- und Bewegungsgefühls, wobei die relative Stellung von Kopf, HWS, Schultergürtel und Unterkiefer eine zentrale Rolle spielt. Voraussetzung dafür ist eine optimale Mobilität im thorakalen wie auch im zervikothorakalen Übergangsbereich durch Wiederherstellen der Mobilität der Gelenke und des Muskelgleichgewichts. Bei Einflüssen aus dieser Region werden die gebräuchlichen Therapieformen angewandt.

### Schmerzen lindern/Tonus regulieren

- WT (▶ 1.3.12): z. B. Heiße Rolle
- Massage (▶ 1.3.10): Funktionsmassage, Querfriktionen (Triggerpunkte), Vibrationen, (Eigen-)Massage und Dehnung (Mm. masseteres, Mm. temporales, Mm. pterygoidei med., supra- und infrahyoidale Muskulatur)
- MT (▶ 2.21): manuelle Zusatzbewegungen im schmerzarmen Bereich
- Passive, assistive und aktive Bewegungen unterhalb der Schmerzgrenze, PIR in schmerzfreier Stellung
- Allg. Entspannungstechniken, z. B. PMR (▶ 2.31)
- Spezifische Mobilisationstechniken am Cranium (CRAFTA®, ▶ 2.8)

### Beweglichkeit verbessern

- Myogene Ursachen: Entspannungstechniken, Dehnen verkürzter Muskeln, Koordinationstraining Kaumuskulatur, Haltungsoptimierung (Kopfposition)
- Mobilisationstechniken (▶ 1.3.5)
- Arthrogene Ursachen: MT, z. B. Traktion, Anterior-, Medial- und Lateralgleiten
- Mobilisation benachbarter Strukturen (HWS, BWS, Cranium, Hirnnerven)

### Bewegungsmuster kontrollieren/Koordination schulen

Pat. mit Kieferproblemen haben häufig Schwierigkeiten, Bewegungen des Unterkiefers zu kontrollieren. Durch assoziierte Bewegungen und/oder unbewusster, zu starker Kraftdosierung kann es zu einer erhöhten Belastung von Strukturen kommen.

In der Therapie werden isolierte Bewegungen generell nur soweit geübt, wie sie der Pat. selber kontrollieren kann (evtl. unter Spiegelkontrolle und Eigenpalpation der Kiefergelenke). Die Ausführung soll langsam, bewusst und mit wenig Kraft geschehen. Optimal ist eine mehrmalige Durchführung der Bewegungen pro Tag mit einer Wiederholungsfrequenz von 10–15.

! Ein Knacken des Kiefergelenks während der Übungen soll vermieden werden.

- Bei verfrühten Translationsbewegungen (Vorschubbewegung des Unterkiefers) wird der Pat. angeleitet, die Zungenspitze nach hinten gegen das Dach der Mundhöhle zu rollen und den Mund langsam gerade nach unten zu öffnen, ohne dass eine Translation des Caput mandibulae nach ventral auftritt. Steigerungsmöglichkeiten:
  - Mit zusätzlichen stat. Anteilen
  - Mundöffnung halten und dabei unterschiedliche Bewegungen mit der Zunge ausführen
  - Gegen leichten Widerstand
  - In unterschiedlichen Mundöffnungspositionen
  - In funktionellen/Alltags-Positionen (z. B. am Schreibtisch)
- Bei einer Abweichung nach links oder rechts: Maßnahmen wie bei verfrühten Translationsbewegungen; die Zunge wird jedoch nicht gerade nach hinten, sondern schräg nach hinten gegen die oberen heterolateralen Seitenzähne gerollt (z. B. bei Abweichung nach li. Zungenspitze nach re. gegen die Innenseite der oberen Seitenzähne legen). Evtl. Ansteuerungshilfe durch senkrechten Strich auf Spiegel und taktile Führung am Kinn, Steigerung durch die Technik Rhythmische Stabilisation (PNF, ▶ 2.32).
- Bei Problemen mit koordinierten lateralen Bewegungen oder Pro- und Repulsionsbewegungen kann die Bewegung über einen Holzspatel (waagerecht zwischen den Lippen bzw. mit leichtem Zahnkontakt) angebahnt werden.

### Aktivität/Partizipation

#### Patientenberatung

Wahrnehmung parafunktioneller Gewohnheiten und Erlernen der Habitual Reversal Methode (Gewohnheitsumkehr-Methode); dazu gehören zunächst ein Bewusstmachen der dysfunktionalen Aktivität (z. B. Pressen der Zähne), ein Wahrnehmen erster Anzeichen (z. B. Spannungsgefühl der Wangen), ein Bewusstmachen der Situationen und Gefühle, die Parafunktionen auslösen können (z. B. PC-Arbeit, Zeitdruck) und schließlich eine Gegenaktivität zur Parafunktion (z. B. isometrische Anspannung in Richtung Mundöffnung).
Darüber hinaus Beratung zu Entspannungsverfahren, Stressmanagementstrategien und Instruktion von alltagspraktikablen Eigenübungen.

## 4.12.4 Degenerative Kiefergelenkerkrankungen

### Diskusdislokationen

Die Hauptdislokationsrichtung ist nach anteromedial.

#### Ursachen

Verlagerung des Gelenkkopfes nach dorsal durch prothetische oder kieferorthopädische Maßnahmen oder/und muskuläre Hyperaktivität des M. pterygoideus lat., der am Diskus ansetzt und diesen, da kein direkter Antagonist vorhanden, sukzessive aus seiner physiologischen Position herauszieht.

### Diskusdislokationen mit Reposition

Während der Mundöffnung springt der Kondylus auf den anterior liegenden Diskus auf (Gelenkknacken) und führt dann den Rest der Mundöffnungsbewegung mit dem Diskus in physiologischer Position aus.

**Konservative ärztliche Therapie**

- Aufbissschienentherapie → Repositionierungsschienen, Dekompressionsschienen
- Zusätzlich Magnesiumpräparate zur Muskelrelaxation

## Physiotherapie Diskusdislokationen mit Reposition

▶ 4.12.3

Primäres Ziel ist die Verminderung des Knackens.

! Tritt das Knacken im Verlauf der Behandlung früher auf, ist dies als prognostisch günstig zu werten.

- Manuelle Zusatzbewegungen im Bereich des Öffnungsknackens
- Aktive und passive physiologische Bewegungen in Depressionsrichtung, evtl. unter Eigentraktion
- Spezifische Übungen, z. B.:
  - Zunge mit leichtem Druck am Gaumen und Mundöffnung durchführen (Rollbewegung Caput mandibulae)
  - Isometrisches Anspannen unter Vermeidung assoziierter Bewegungen (HWS, mimische Muskulatur)
  - „Schlangenübung": aufeinanderfolgende, isolierte Kieferbewegungen in zunächst Protrusion, nachfolgend Depression, Retrusion und Elevation (Betonung der Gleitbewegung)

  ! Während der Übungen soll *kein* Knacken auftreten.
- Detonisierung der Kaumuskulatur, z. B. durch flächige Knetungen, Heiße Rolle, Dehnungen

## Diskusdislokationen ohne Reposition (Closed Lock)

Während der Mundöffnung bleibt der Diskus vor oder lat. des Gelenkkopfes liegen. Die Gelenkbelastung wird auf die gut innervierte und durchblutete bilaminäre Zone ausgeübt.

### Ärztliche Therapie

**Konservativ**

- Aufbissschienentherapie → Repositionierungsschienen, Dekompressionsschienen
- Zusätzlich Magnesiumpräparate zur Muskelrelaxation

**Operativ**

Bei erfolgloser konservativer Therapie und persistierenden Schmerzen.

- Arthroskopische Lysis und Lavage: Lösen von Adhäsionen und anschließende Mobilisation des dislozierten Diskus in seine physiologische Position. Herausspülen der durch Entzündungsprodukte veränderten Gelenkflüssigkeit.
- Im Anschluss: Aufbissschiene mit Dekompression, um Platz für den reponierten Diskus zu schaffen oder zur Entlastung der bilaminären Zone (diese kann ausheilen und wird belastungsfähig).

## Physiotherapie der Diskusdislokationen ohne Reposition

▶ 4.12.3

- Zusatzbewegungen in der max. möglichen Depressions-Position
- Distraktionsbewegungen und aktive physiologische Depression
- Zusatzbewegungen in vermehrter HWS-Flexion
- Automobilisationen (▶ Diskusdislokationen mit Reposition)

! Diskusdislokationen gehen häufig mit einer eingeschränkten Mundöffnung (25–35 mm) einher, meist verbunden mit einer hochzervikalen Nackenextension.
! Rezidivierende Laterotrusionsbewegungen können zu einer kurzfristigen Verbesserung der Mundöffnung führen.
! Manuelle posterior-anteriore Bewegungen sind oft eingeschränkt und schmerzhaft, v. a. im retrodiskalen Bereich.

**! Klinischer Hinweis**
Ein Knacken im Kiefergelenk muss nicht zwangsläufig mit einer Diskusverlagerung in Zusammenhang stehen. Ähnliche Geräusche können auch durch Ligamente, Kapselanteile oder durch ein zu schnelles Ventralgleiten des Caput mandibulae, bei z. B. habituellen Subluxationen verursacht werden.

## Chronische Osteoarthritis des Kiefergelenks

4

Persistierende Entzündung des Kiefergelenks. Arthritiden kompensieren meist und führen dann zur Arthrose (reparative und destruierende Prozesse im Gleichgewicht). Diese kann, von kurzen Schmerzphasen unterbrochen, über Jahre hinweg fast schmerzfrei sein. Dekompensierte deg. Gelenkerkrankungen führen zur chron. Arthritis und sind neben dem mehr oder weniger starken myogenen Schmerz durch persistierende arthrogene Schmerzen gekennzeichnet. Die Destruktion des Knochens und der Gelenkweichteile schreitet fort.

### Ursachen

- Diskusdislokation (mit oder ohne Reposition)
- Diskusperforation
- Veränderungen der Gelenkflüssigkeit. Beispiel: Während forcierter Mundöffnung bei anterior disloziertem Diskus wird die bereits gedehnte bilaminäre Zone weiter gedehnt und es entstehen Mikroeinrisse. Dies führt zu einer persistierenden Entzündung im Gelenk. Die Botenstoffe der Entzündung verursachen strukturelle Veränderungen, besonders der Gelenkweichteile, und die Übertragung von Schmerzen.
- Gelenkdistorsion
- Frakturen

### Ärztliche Therapie

**Konservativ**

- Gelenkentlastung (Dekompression) durch eine Aufbissschiene. Die Schiene wirkt muskelrelaxierend und koordinierend.
- Führt diese Therapie innerhalb von 3 Mon. nicht zum gewünschten Erfolg (persistierende arthrogene Schmerzen), ist zunächst eine minimalinvasive operative Intervention indiziert.

**Operativ**

Offener Gelenkzugang von präaurikulär bei chronischer, schmerzhafter Kiefergelenkarthritis. Je nach der Schwere der Diskusschädigung wird unterschieden:

- Minimalinvasiv-arthroskopisch: Vorhandene Adhäsionen werden gelöst und der verklebte Diskus so weit mobilisiert, dass eine annähernd physiologische Beweglichkeit erreicht wird. Die durch Entzündungsprodukte veränderte Gelenkflüssigkeit (Debris) wird herausgespült („Lysis und Lavage"). Die Synovialis hat die Möglichkeit, sich wieder zu erholen.

- Ein intakter, aber dislozierter Diskus wird durch Raffung der bilaminären Zone reponiert und in funktionsgerechter Weise am noch intakten Bandapparat fixiert. Der Kondylus wird der „neuen" Situation durch Abtragen der Osteophyten angepasst („Kondylus-Shaving").
- Ein geschädigter Diskus wird wie oben entfernt, durch einen Faszienlappen des M. temporalis ersetzt und in die vorhandenen Bandstrukturen eingenäht. Da der Faszienlappen durchblutet ist, kann er sich der biomechanischen Belastung anpassen. Durch den Lappenstiel wird gleichzeitig die laterale Kapsel des Gelenks verstärkt. In gleicher Sitzung wird ein Kondylus-Shaving durchgeführt.

### Physiotherapie der chronischen Osteoarthritis des Kiefergelenks

▶4.12.3

- **Bei konservativer Therapie:** im Akutstadium unbedingt im schmerzfreien Bereich behandeln; evtl. bilaterale Traktionstechnik, Fokus auf Behandlung der Umgebungsstrukturen, ggf. Kälteapplikation
- **Nach operativer Diskusreposition:** bis 4. postop. Wo. lastfreie Mundöffnungs- und Laterotrusionsbewegungen
- Ab der 4. postop. Wo. Muskelkoordinationsübungen und Bewegungen gegen Widerstand zum Aufbau der Muskulatur
- **Nach Diskusersatz:** bis ca. 8. postop. Wo. lastfreie Mundöffnungs- und Laterotrusionsbewegungen

! Es sind *immer* die Vorgaben des Operateurs zu berücksichtigen.

### Kiefergelenkarthrose

Zerstörung der Gelenkoberflächen des Kiefergelenks (meist des Kondylus), wobei es durch knöcherne Reparationsvorgänge zusätzlich noch zu Osteophytenbildung kommt.

#### Ursachen

- Primäre Gelenkerkrankung (Autoimmunarthritis, fortgeleitete Infektion)
- Degenerative Vorgänge (Diskusdislokation oder Diskusperforation mit Kongruenzverlust der artikulierenden Gelenkflächen)

Degenerative und reparative Vorgänge halten sich häufig die Waage, sodass eine operative Intervention i. d. R. nicht nötig ist. Endpunkt ist meist ein diskusloses Gleitgelenk mit sandpapierartigem Reiben.

### Physiotherapie der Kiefergelenkarthrose

▶4.12.3

! Die Kiefergelenkarthrose geht meist mit einer deutlichen Bewegungseinschränkung, begleitet von einem krepitierendem Geräusch, einher.

- Distraktionsbewegungen führen i. d. R. zur Schmerz- und Krepitationsminderung.
- Zu empfehlen sind manuelle Gelenktechniken am aktiven Bewegungsende sowie große Gelenkbewegung evtl. unter leichter Kompression (schmerzabhängig).

## 4.12.5 Kapitulum-/Kollumfraktur

### Kapitulumfraktur

Intra- und extrakapsuläre, gelenkspaltnahe Frakturen, die i. d. R. konservativ behandelt werden. Bei zusätzlicher Diskusdislokation (Hauptdislokationsrichtung:

anteromedial) und/oder transkapitulären Frakturen ist eine chirurgische Gelenkrevision mit Diskusreposition sinnvoll.

### Ursachen

Sturz oder Schlag auf Kinn und/oder Kieferkörper. Oft Mehrfachfrakturen des „Ringsystems" Schädelbasis – Kiefergelenke – Unterkieferkörper.

### Ärztliche Therapie

**Konservativ**

Maxillomandibuläre Fixation mit Drahtbogen-Kunststoffschienen (max. 1 Wo.), Ausgleich des vertikalen Höhenverlustes im Kiefergelenkbereich durch Aufbissschienen mit Dekompression des Gelenkbereichs. Später zahnärztlich-prothetische Maßnahmen.

Alternativ: kieferorthopädische Behandlung, z. B. Aktivator nach Karwetzky (funktionskieferorthopädisches Gerät).

**Operativ**

Gelenkrevision bei starker Dislokation des Knochens und/oder ausgeprägtem Weichteilschaden. Die knöchernen Fragmente werden reponiert und mit Kleinplatten und -schrauben fixiert (möglichst mit resorbierbarem Material). Der Diskus wird reponiert und die bilaminäre Zone bei Bedarf durch eine Naht gerafft. Die Gelenkkapsel und insbes. die lat. Bandstrukturen des Gelenks werden rekonstruiert.

## Physiotherapie bei konservativer Versorgung der Kapitulumfraktur

▶ 4.12.3

! Durch fkt. Bewegungen können die knöchernen Umbauprozesse so beeinflusst werden, dass eine annähernd physiologische Form des Gelenkköpfchens wieder erreicht werden kann. In der Verlaufskontrolle Translation des Gelenkkopfes überprüfen.

## Physiotherapie nach operativer Versorgung der Kapitulumfraktur

! Die postop. Nachbehandlung ist *immer* abhängig von den Vorgaben durch den Operateur und orientiert sich am individuellen Befund des Pat.

- Frühmobilisation des Gelenks
- Ca. 3 Wo. postop. Beginn mit leichtem stat., später dyn. Aufbau der Kaumuskulatur
- Kontinuierliche Kontrolle der Gelenkbeweglichkeit mit dem Ziel der physiologischen Beweglichkeit

! Nach intraartikulären Frakturen:

  ! Gefahr der Ankylosierung

  ! Bewegungen ohne Belastung, da die mechanische Belastbarkeit der Osteosynthesen im Gelenkbereich eingeschränkt ist.

## Hohe Kollumfraktur

Extrakapsuläre Fraktur, meist mit Dislokation nach anteromedial aufgrund des Muskelzugs des M. pterygoideus lateralis und der typischen Krafteinwirkungsrichtung von anterior kontralat. auf das Kinn.

### Ärztliche Therapie

**Konservativ**

Bei nicht und wenig dislozierten Frakturen maxillomandibuläre Fixation für 2–3 Wo. (bei eindeutig extrakapsulären Frakturen).

! Bei persistierend limitierter Translation Ausschluss einer Diskusdislokation durch nochmaliges MRT.

**Operativ**

- Bei dislozierten Frakturen ohne stärkere Beeinträchtigung des Kapsel-Band-Apparates und ohne Diskusdislokation operative Reposition und Fixation transoral
- Bei stärkerer Schädigung der ligamentären Strukturen und des Diskus (röntgenologische Achsabweichung > 30°, Nachweis der Diskusdislokation im MRT): Reposition des prox. Fragments mit Gelenkrevision. Hierbei wird der Diskus reponiert, dorsolat. die überdehnte bilaminäre Zone gerafft und der lat. Bandapparat rekonstruiert.

### Physiotherapie bei hoher Kollumfraktur

▶ 4.12.3, ▶ 4.12.5 Kapitulumfraktur.

! Die postop. Nachbehandlung ist *immer* abhängig von den Vorgaben durch den Operateur und orientiert sich am individuellen Befund des Pat.

### Kollumbasisfraktur

Fraktur des Gelenkfortsatzes am Übergang zwischen Gelenkhals und aufsteigendem Ast des Unterkiefers. Meist von der Incisura semilunaris nach schräg dorsalkaudal auslaufend.

**Ärztliche Therapie**

**Konservativ**

Bei nicht und wenig dislozierten Frakturen maxillomandibuläre Fixation mit Drahtbogen-Kunststoffschienen für 3 Wo.

**Operativ**

- Dislozierte Frakturen ohne Diskusdislokation
- Luxationsfrakturen mit Diskusdislokation

### Physiotherapie bei Kollumbasisfraktur

▶ 4.12.3

! Immer die Vorgaben des Operateurs berücksichtigen

- Nach Öffnung der maxillomandibulären Fixation: 1 Wo. lastfreie Mundöffnungsübungen mit Betonung der muskulären Koordination
- Ab der 4. postop. Wo.: bei Seitabweichung der Mundöffnung (Ausschluss einer fixierten Diskusdislokation durch MRT) muskuläre Mobilisationstechniken
- Nach Gelenkrevision: Frühmobilisation des Gelenks (▶ 4.12.5 Kapitulumfraktur)

## 4.12.6 Fehlstellungen des Gesichtsskeletts

Fehlstellungen des Gesichtsskeletts können zu muskulären Fehlfunktionen und infolge davon zu Schäden des Kiefergelenks, der Zähne und der Kaumuskulatur führen.

**Ärztliche Therapie**

**Präoperativ**

Korrektur mit festsitzenden Apparaturen bei Pat. mit Zahnfehlstellungen, sodass die Zähne nach der OP in richtiger Relation zueinander stehen.

4

**Operativ**
Fixierung des osteotomierten Kieferteils durch kleine Titanschrauben und -platten. Die Muskulatur, die an dem umgestellten Kieferabschnitt ansetzt, hat die Tendenz, den Kiefer wieder in die alte Stellung zurückzuziehen.

## Physiotherapie

**Präoperativ**
Ca. 4 Wo. präop. detonisierende Maßnahmen der:

- elevatorischen Kaumuskulatur (M. masseter, M. pterygoideus med., M. temporalis),
- retrusiv wirkenden Muskulatur (Mundboden, M. biventer, hinterer Temporalis-Anteil),
- protrusiv wirkenden Muskulatur (M. pterygoideus lat.).

**Postoperativ**

! Die postop. Nachbehandlung ist *immer* abhängig von den Vorgaben durch den Operateur und orientiert sich am individuellen Befund des Pat.

- MLD (▶ 2.20)
- Detonisierung der Muskulatur, die aufgrund der Fehlstellung hyperton ist
- Koordinationsübungen insbesondere der Muskeln, die einem Rezidiv entgegenwirken

4

**Literatur**

Bumann A, Lotzmann U. Farbatlanten der Zahnmedizin, Band 12: Funktionsdiagnostik und Therapieprinzipien. Stuttgart: Thieme, 2000.
Clark GT, Seligman DA, Solberg WK, Pullinger AG. Guidelines for the examination and diagnosis of temporomandibular disorders. J Craniomandib Disord., 1989;3(1): 7–14.
Pullinger AG, Liu SP, Low G, Tay D. Differences between sexes in maximum jaw opening when corrected to body size. Journal of Oral Rehabilitation, 1987;14: 291–299.
V. Piekartz HJM. Kiefer, Gesichts-und Zervikalregion. Neuromuskuloskeletales Assessment und Behandlungsstrategien. Stuttgart: Thieme, 2015.

# 4.13 Polytrauma

Verletzungen mehrerer Organsysteme (z. B. Extremitäten, Thorax, Schädel, innere Organe), deren Verletzungsschwere allein zu einem lebensbedrohlichen Zustand führt.
Bewertung nach dem ISS-Score, Behandlung in speziell zertifizierten Zentren nach den Anforderungen der Initaive TraumaNetzwerk DGU®.

**Ärztliche Therapie**
Aufgeteilt in drei Phasen:

- Übernahme des Unfallverletzten durch geschultes Schockraumteam nach dem ATLS-Schema. Lebensrettende Sofortmaßnahmen mit Sichern und Wiederherstellen der Vitalfunktionen Atmung und Kreislauf, i. d. R. im Schockraum.
- Gesamte Trauma-Diagnostik
- Operative Eingriffe:
  - Dringliche Eingriffe, wie z. B. Osteosynthese großer Röhrenknochen und offener Frakturen/Intensivbehandlung
  - Eingriffe mit Verfahrenswechsel, z. B. von Fixateur externe auf Marknagel nach Konsolidierung der Weichteile.
  - Rekonstruktive Eingriffe bei posttraumatischen Fehlstellungen/Kreuzbandersatz etc.

## Physiotherapie – Phase I

**Struktur/Funktion**

Behandlung auf der Intensivstation (▶ 1.6.3).

Besonders wichtig ist eine gute Zusammenarbeit zwischen Ärzten, Pflegepersonal, Ergotherapeuten und Physiotherapeuten.

! Auf Frakturstabilität achten.

### DKPT verhindern

▶ 1.3.3

## Physiotherapie – Phase II

**Aktivität/Partizipation**

### Patienten motivieren

Aufgrund der Schwere und Vielfältigkeit der Verletzungen sowie aufgrund von Schmerzen und Angst wirken die Patienten z. T. nicht sehr kooperativ. Daher ist es wichtig, sie mit Geduld und Einfühlungsvermögen durch individuelle Übungsauswahl und viel Lob zur aktiven Mitarbeit zu motivieren. Die Behandlung bezieht sich auf den jeweils verletzten Bereich und ist in den entsprechenden Kapiteln (z. B. zur Hüfte ▶ 4.5.4) nachzulesen.

### Selbstständigkeit im Alltag fördern

- Für die oberen Extremitäten: z. B. Waschen, Kämmen, Essen, Ankleiden
- Für die unteren Extremitäten:
  - Langsame Kreislaufgewöhnung und Belastungssteigerung auf dem Stehbrett
  - Gegebenfalls Hilfsmittel: Strumpfanzieher, langer Schuhlöffel, Greifzange
  - Gangschulung (▶ 1.3.8) mit verschiedenen Gehhilfen

Bei reizloser Wundsituation: Gangschulung im Bewegungsbad (▶ 1.3.11), v. a., wenn beide Beine nicht voll belastbar sind.

**Zusatzmaßnahme:** Ergotherapie.

**Tipps & Fallen**

Es ist hilfreich, Patienten mit Geräten zum selbstständigen Üben zu versorgen, z. B. Schaumstoffball, Handknete, Thera-Band (für Arme und Beine), Bettfahrrad, CAMO®ped, ggf. Polystim®-Gerät (▶ 1.3.13) zur Muskelstimulation.

# 4.14 Kindliche Frakturen

Besonderheit ist die schnelle Konsolidierung der Frakturen im Vergleich zu erwachsenen Pat. (▶ Tab. 4.27). Die Therapie erfolgt häufig konservativ, die Frakturheilung verläuft sekundär über eine enostale Kallusbildung. Remodelling beseitigt Fehlstellungen in der Achse, aber keine Rotationsfehlstellungen. Störungen des Längenwachstums sind möglich. Wachstumsstörungen mit vorzeitiger Epiphysiodese können bei Beteiligung von Wachstumsfugen auftreten.

**Tab. 4.27 Durchschnittliche Konsolidierungszeit kindlicher Frakturen (in Wo.)**

| Lokalisation | Bis 5 J. | 5–10 J. | > 10 J. |
|---|---|---|---|
| **Clavicula** | 1 | 2 | 2–3 |
| **Humerus:** | | | |
| Proximal stabil | 1 | 1–3 | 2–3 |
| Proximal instabil | 1 | 2–3 | 3 |
| Schaftmitte | 2 | 3–4 | 4–6 |
| Suprakondylär | 1–2 | 2–3 | 3–4 |
| Condylus radialis | 3 | 3–4 | 4 |
| Condylus ulnaris (Y-Fraktur) | 2–3 | 3 | 3–4 |
| Epicondylus ulnaris (+ Ellenbogenluxation) | 2–3 | 2–3 | 3 |
| **Proximales Radiusende** | 1 | 2 | 2–3 |
| **Olekranon** | 1 | 2–3 | 3–4 |
| **Radiusköpfchen- u. Ellenbogenluxation** | – | 3 | 3 |
| **Vorderarmschaft** | 3 | 4 | 4–6 |
| **Distaler Radius und Vorderarm** | 2 | 3–4 | 4–5 |
| **Epiphysenlösung distaler Radius** | 2 | 2–3 | 3–4 |
| **Handwurzel** | – | 4–6 | 6–12 |
| **Mittelhand:** | | | |
| Subkapital und basal | – | 2 | 2–3 |
| Schaft | – | 3–4 | 4–6 |
| **Finger:** | | | |
| Subkapital und Basis | 1–2 | 2 | 2–3 |
| Schaft | 2–3 | 3–4 | 4–8 |
| **Femur:** | | | |
| Schenkelhals | – | 4–6 | 6–12 |
| Subtrochantär | 3–4 | 4–5 | 4–6 |
| Schaft | 1–3 | 4–5 | 4–6 |
| Kondylen | 2–3 | 3–4 | 4 |
| **Tibia und Unterschenkel:** | | | |
| Eminentia | – | 3–4 | 4–6 |
| Proximale Metaphyse | 2–3 | 3–4 | 4 |
| Schaft | 2–3 | 3–5 | 4–6 |
| Supramalleolär und Gelenk (OSG) | 2–3 | 3–4 | 4–5 |
| **Fußwurzel und Kalkaneus** | – | 4–8 | 6–12 |
| **Mittelfußbasis und subkapital** | 2–3 | 3 | 3–4 |
| **Zehen** | 1 | 1–2 | 2–4 |
| **Fibulotalarer Bandapparat, knöch. Ausriss** | – | 3 | 3–4 |

Nach: von Lear L. Frakturen und Luxationen im Wachstumsalter (Thieme, Stuttgart 1992)

## 4.14.1 Formen kindlicher Frakturen

- **Grünholzfraktur:** Verbiegung des Knochens mit Fraktur der Kortikalis auf der Zugseite (konvexe Seite), Dislokationsmöglichkeit, Periostschlauch intakt
- **Wulstbruch:** Stauchung im metaphysären Bereich (z. B. Radius), keine Dislokation, Periostschlauch intakt
- **Knickbruch:** Achsenveränderung ohne Beschädigung des Periostmantels, z. B. intraperiostale Tibiafraktur (häufigste Fraktur des Kindesalters)
- **Abrissfraktur:** knöcherner oder knorpeliger Bandausriss
- **Epiphysenverletzungen:** Einteilung nach Aitken und Salter (▶ Abb. 4.39)

| | Epiphysenlösung | | Epiphysenfraktur | | |
|---|---|---|---|---|---|
| Salter | I | II | III | IV | V |
| Aitken | 0 (I) | I | II | III | IV |

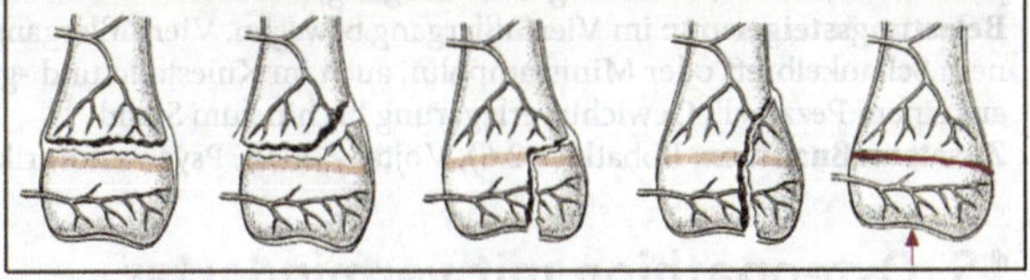

Abb. 4.39 Klassifikation der Epiphysenfrakturen nach Aitken und Salter [L190]

### Ärztliche Therapie

#### Konservativ

Nur bei Epiphysenlösung (Salter I). Nach geschl. Reposition i. d. R. keine Wachstumsstörungen. Ruhigstellung 4–6 Wo.

#### Operativ

- Epiphysenlösung mit epiphysärem Knochenfragment (Salter III, Aitken II) oder epiphysär-metaphysärer Frakturverlauf (Salter IV, Aitken III): fugenlose Adaptation, z. B. durch Zugschraubenosteosynthese
- Schaftfrakturen der Röhrenknochen mit intramedullärer Schienung bei Dislokation/Achsenknick und Rotationsfehlstellung. Fixateur externe

## 4.14.2 Physiotherapie

In der Regel überwinden Kinder die Folgen von Frakturen sehr viel schneller als Erwachsene. Abhängig vom Alter der Kinder erfolgt die Behandlung eher spielerisch (Versuch der Ablenkung) oder aber wie beim Erwachsenen. Die Behandlungsgesichtspunkte sind die gleichen wie beim erwachsenen Patienten.

### Aktivität/Partizipation

#### Obere Extremität

Abhängig von der erlaubten Belastung:

- **Hand- und Armaktivitäten:** Malen mit Fingerfarben/Wachsmalstiften auf Tapetenresten oder einer Tafel, Perlen auffädeln, einen Hut aufziehen, Duplo®-Spielzeug (große Legosteine) aufbauen und auseinanderziehen, Luftballon bewegen, Papierflieger basteln

- **Handstütz:** Tiere nachahmen im VFST und -gang
- **Supination:** Brause aus der Hand lecken, Klatschspiele
- **Finger- und Handaktivitäten:** kleines Spielzeug in eine Flasche sortieren und wieder ausschütten, mit Fingerpuppen Theater spielen, Spielen mit Quietschspielzeug, Figuren formen aus Spielknete

**Untere Extremität**

Abhängig von der erlaubten Belastung:

- **Fußaktivitäten:** Zehen bemalen und damit spielen, einen Quietschball mit dem Fuß zum Quietschen bringen
- **Knieaktivitäten:** Quietschball unter die Kniekehle (für Kniestreckung) oder im VFST zwischen Unter- und Oberschenkel legen (für Kniebeugung) und zum Quietschen bringen; ein Gummiband bemalen, z. B. mit Haus oder Gesicht, das Gummiband um die Ferse wickeln und bewegen, sodass die Figur länger wird (für Kniestreckung und -beugung); eine Schleifspur durch Styropor ziehen (für Kniestreckung und -beugung)
- **Belastungssteigerung:** im Vierfüßlergang bewegen, Vierfüßlergang auf einem Schaukelbrett oder Minitrampolin, auch im Kniestand und -gang; Sitz auf einem Pezziball; Gewichtsverlagerung bis hin zum Stand
- **Zusatzmaßnahmen:** Bobath (▶ 2.6), Vojta (▶ 2.40), Psychomotorik (▶ 2.33)

# 4.15 Osteopathien mit verminderter Knochendichte

## 4.15.1 Osteoporose

Verminderung der Knochenmasse, Knochenfunktion und Knochenstruktur bei regelgerechtem Verhältnis von Osteoid zu Mineral. Vermehrtes Auftreten von Frakturen und Skelettdeformitäten. Häufig mit akuten bzw. chron. Schmerzen im Bereich der WS (LWS) einhergehend. 25 % der Frauen entwickeln aufgrund des postmenopausalen Östrogenmangels im höheren Alter eine manifeste Osteoporose (▶ Abb. 4.40). Ca. 65.000 Schenkelhalsfrakturen pro Jahr in Deutschland sind Folge einer Osteoporose. Risikofaktoren sind bestimmte Hormone, Immobilität und Kalziummangel.

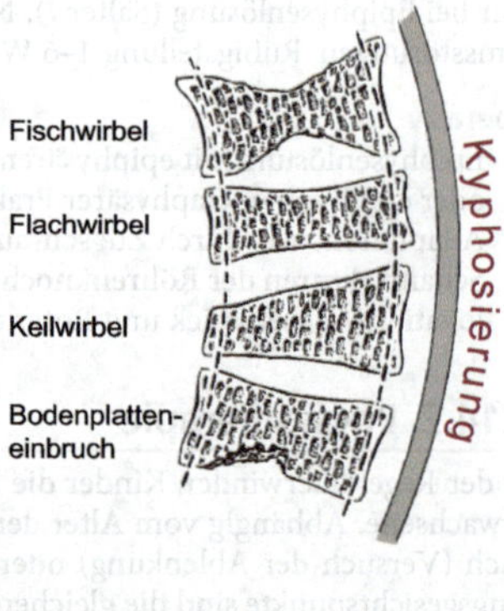


Abb. 4.40 Wirbelveränderungen bei manifester Osteoporose [L190]

**Ursachen**

- Primäre Osteoporose: postmenopausal durch Östrogenmangel („Hight-turn-over-Osteoporose") oder senile Altersinvolution („Low-turn-over-Osteoporose")
- Sekundäre Osteoporose: endokrin, medikamentös (z. B. Glukokortikoide), chron. Polyarthritis, Alkoholabusus, Inaktivität und Bindegewebserkrankungen

### Anamnese

Verdachtsdiagnose bei akuten und chron. Rückenschmerzen (speziell bei Frauen nach der Menopause) sowie bei prox. Femurfrakturen, dist. Radiusfrakturen, Wirbelkörperfrakturen (Impressionsfraktur) bei inadäquatem Trauma im fortgeschrittenen Alter.

### Klinischer Befund bei manifester Osteoporose

- Betonte BWS-Kyphose (sog. „Witwenbuckel"), Körperlängenverlust
- Hartspann der Rückenmuskulatur
- Schmerzen bei Seitneigung (Kontakt von Rippenbogen und Beckenkamm)
- „Tannenbaumeffekt" durch schlaffe quere Hautfalten am Rücken
- Scheinbare Überlänge der Arme durch Rumpfverkürzung

### Diagnostik

- Röntgen BWS/LWS in zwei Ebenen zeigt Abnahme der Knochendichte
- Knochendichteanalyse (Osteodensitometrie/DXA)
- Knochenbiopsie
- Laborbestimmungen (Parathormon, Kalzium, Phosphor, AP)

### Ärztliche Therapie

**Konservativ**

- Postmenopausale Osteoporose: Östrogensubstitution über mind. 10 Jahre; körperliche Aktivität über Gymnastik, Sport; Verzicht auf Alkohol und Nikotin
- Schmerztherapie bei Osteoporose: bei akuter, stark schmerzhafter Osteoporose, z. B. nach Wirbelkörperfrakturen:
  - Analgetika; Infiltration von Schmerzpunkten mit Lokalanästhetika, Glukokortikoiden
  - Halbelastisches Mieder, gelockerte Bettruhe
- Pharmakotherapie der manifesten Osteoporose mit Östrogenen, Fluoriden (mind. 2–4 Jahre, Stimulation knochenbildender Zellen), Vitamin D (+ natürliches Sonnenlicht), Anabolika, Bisphosphonaten, Parathormonantagonisten

**Operativ**

- Bei Schenkelhalsfraktur Versorgung mit TEP oder dyn. Hüftschraube (DHS)
- Bei stabilen Wirbelkörperfrakturen:
  - Vertebroplastie: Auffüllen des WK mit Knochenzement
  - Kyphoplastie: Mit einem in den WK eingebrachten Ballon wird der WK aufgerichtet und dann mit Zement aufgefüllt.
- Bei instabilen Wirbelkörperfrakturen: Spondylodese ggf. mit Entdachung

! Austreten von Knochenzement in den Spinalkanal kann zu einer Lähmung führen.

**Prophylaxe der Osteoporose**

Viel Bewegung und Sport schon Jahre vor Beginn der Menopause, um die Knochen zu festigen. Ausgewogene Ernährung (z. B. viel frisches Obst und Gemüse, ausreichende Kalziumzufuhr; Milchprodukte fraglich); Gewichtsregulierung (weder Über- noch Untergewicht).

## Physiotherapie

▶ 4.10.3

! Erhöhtes Frakturrisiko, deshalb Vorsicht v. a. bei passiven Behandlungstechniken. *Keine* Widerstände mit langem Hebel.

**Schmerzen lindern**
- WT (▶ 1.3.12), z. B. Fango- oder Peloidpackungen, Heiße Rolle
- Lagerung schmerzabhängig in bestmöglicher WS-Stellung (▶ 1.3.7)
- Vorsichtige Massage- und Fasziengriffe (▶ 1.3.10, ▶ 2.12, ▶ 2.13)
- Übungen im Bewegungsbad (▶ 1.3.11)
- FBL (▶ 2.14), z. B. hubfreie/hubarme Mobilisation
- ST (▶ 2.36): Becken-Bein-Aufhängung, Oberkörper-Aufhängung
- E-Therapie (▶ 1.3.13): TENS®-Gerät

**Muskelaktivität verbessern**
Vorsichtige Widerstände, kürzere Anspannungsphasen (ca. 5 Sek.) bei stat. Muskelarbeit, bei ausgeprägter Osteoporose eher ASTEn ohne axiale Belastung der WS (z. B. RL, VFST) und häufige Lagewechsel.

**Haltung und Bewegung verbessern**
- Schulung und Ökonomosierung neuer Haltungs- und Bewegungsmuster (▶ 1.3.7, ▶ 2.25)
- Gangschulung zur Verbesserung der Sicherheit und zur Sturzprophylaxe (▶ 1.3.8, ▶ 8.3.2)

4

**Hilfsmittel einsetzen**
Bei Bedarf Gehhilfen, z. B. Nordic Walking Stöcke; halbelastisches Mieder, Korsett.

**Patienten beraten**
**Empfehlung von**
- Normalgewicht
- Ernährungsumstellung (tierische Eiweiße meiden), ggf. Ernährungsberatung
- Günstige Sportarten wie z. B. Nordic Walking, Fahrrad fahren, Tanzen
- Aufenthalte im Freien, möglichst um die Mittagszeit (zur besseren Vitamin D-Synthese)
- Teilnahme an einer Osteoporosegruppe

## 4.15.2 Osteomalazie

Rachitis der Erwachsenen. Vitamin-D-Mangel durch verminderte Aufnahme und/oder verminderte Resorption führt zu einer Abnahme des mineralisierten Skelettanteiles. Dadurch verliert der Knochen an Festigkeit, was zur Deformierung führt.

**Symptome**
Generalisierte Knochenschmerzen, Gehstörungen, rasche Ermüdung infolge allg. Muskelschwäche (Watschelgang), allmähliche Deformierung der belasteten Knochen → WS-Kyphose, Beckenverformung, Genu varum.

**Ursachen**
- Störung des Vitamin-D-Stoffwechsels, z. B. bei Mangelernährung, Malabsorption (Magenresektion, Dünndarmerkrankung), Leberzirrhose, Einnahme von Antiepileptika
- Verminderte Sonneneinstrahlung führt über verminderte Bildung von Vitamin $D_3$ zu Rachitis bei Kindern.
- Störung des Phosphatstoffwechsels führt zu Phosphatdiabetes und Osteomalazie.

**Ärztliche Therapie**

**Konservativ**

Vitamin-D-Gabe (oral, i. m.), ggf. Phosphatgabe.

**Operativ**

Korrekturosteotomie nur bei schweren Beinachsenfehlstellungen.

### Physiotherapie

▶ 4.15.1

! Bei Lagerung in RL ist ein Lordosekissen und ggf. eine Rolle unter den Knien der Stufenbettlagerung vorzuziehen (Stufenbettlagerung kyphosiert die LWS und bringt mehr Druck auf die ventralen Abschnitte der Grund- und Deckplatten).

## 4.16 Rheumatische Erkrankungen

*Angela Debray, Markus Lengsfeld*

Rheuma ist ein Sammelbegriff für zahlreiche extraartikuläre und artikuläre Krankheiten des Stütz- und Bewegungsapparats. Zugrunde liegen z. T. entzündliche Prozesse (Autoimmunkrankheiten, Entzündung der kleinen Gefäße = Vaskulitis), deg. Prozesse (z. B. sekundäre Arthrose) und z. T. Schmerzsyndrome (z. B. Fibromyalgiesyndrom ▶ 4.17). Darüber hinaus können auch innere Organe, das Nervensystem und die Haut betroffen sein.

### 4.16.1 Befunderhebung

Betr. Gelenke einstufen nach:

- momentaner Stärke der Ruhe-, Bewegungs- und Belastungsschmerzen.
- momentanem Stand der Funktionseinbußen (▶ Tab. 4.28).

**Tab. 4.28 Stadieneinteilung (nach Seyfried)**

| Große Gelenke (Schulter, Ellenbogen, Hüfte, Knie) | Kleine bandgeführte Gelenke (Hand- und Fingergelenke) |
|---|---|
| **Stadium 1:** Der Pat. kann das Gelenk im erhaltenen Bewegungsspielraum gegen Widerstand (bis ca. 50 % der Maximalkraft) flüssig bewegen. | **Stadium 1:** Der Pat. kann die Deformität aktiv korrigieren. |
| **Stadium 2:** Eine flüssige Bewegung im erhaltenen Bewegungsspielraum ist nur ohne äußeren Widerstand, aber gegen die Eigenschwere der Extremität möglich. | **Stadium 2:** Die Deformität kann passiv korrigiert werden, aktives Halten der korrigierten Stellung ist möglich. |
| **Stadium 3:** Der Pat. kann nur noch unter Abnahme der Eigenschwere (manuell oder im ST) das Gelenk im erhaltenen Bewegungsspielraum flüssig bewegen. | **Stadium 3:** Wie 2, jedoch kann die korrigierte Stellung nicht mehr aktiv gehalten werden. |
| **Stadium 4:** Trotz Entlastung bei Bewegung kann der Pat. bei zunehmender Bewegungseinschränkung das Gelenk nicht mehr flüssig bewegen. | **Stadium 4:** Die Deformität kann weder aktiv noch passiv gehalten werden. |

**Typische Deformitäten bzw. Einschränkungen**

- **HWS-Gelenke:** atlantoaxiale Dislokation, Instabilität C3–C7, Destruktion der Dornfortsätze (am häufigsten C7)
- **Schultergelenke:** ventrale oder kraniale Subluxation, Kapselkontraktur (lange Bizepssehne ist mit einbezogen), Kapselmuster
- **Ellenbogengelenke:** Einschränkung der endgradigen Ext. und Sup., Seitenbandinstabilität
- **Handgelenke:** Bajonettstellung, Radialabduktionsstellung mit leichter Torsion, Klaviertastenphänomen des Caput ulnae
- **Fingergelenke** (▶ Abb. 4.41): Ulnardeviation/Subluxation in den MCP-Gelenken, Knopfloch-/Schwanenhalsdeformität, 90–90 Deformität des Daumens (Schuhmacherdaumen), Seitenbandinstabilität. Insgesamt: Verlust des Handgewölbes, Ausbildung einer Handskoliose

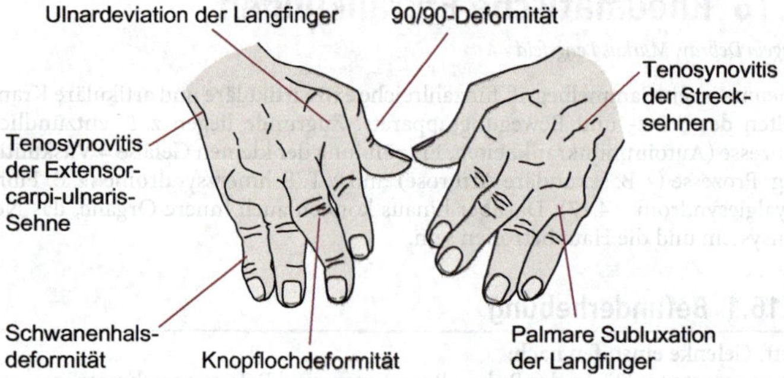


Abb. 4.41 Rheumatische Handdeformitäten [L157]

- **Hüftgelenke:** eingeschränkte Ext. und IR
- **Kniegelenke:** Flexions- und Extensionskontrakturen, Varus- und Valgusstellungen, Verklebung der Patella
- **Fuß- und Zehengelenke:** Pes planovalgus, Hallux valgus, Hallux flexus rigidus, Hammer- und Krallenzehen, Lateraldeviation in den MTP-Gelenken 2–4

! Außerdem achten auf: Strecksehnenschwellungen an Hand- und Fußrücken, Gelenkergüsse, Rheumaknoten (Streckseiten der Arme, Handgelenke, Olekranon, Kniegelenke, OSG, Zehengelenke).

**Aktivität/Partizipation**

**Anamnese**

- Was ist ohne/mit Hilfe von Personen/Hilfsmitteln möglich/nicht möglich?
- Welche Hilfsmittel werden benutzt?
- Bewegungsradius des Patienten: innerhalb des Hauses, des Wohnortes; Reisefähigkeit
- Max. Sitz- und Stehdauer, Aufstehen, Hinsetzen/-legen, Bücken, max. Gehstrecke (Entfernung/Dauer), Bergauf- und -abgehen, Treppauf- und -abgehen
- Häusliche Tätigkeiten: eigenständige Versorgung möglich?
- Spezielle Handfunktionen: Bedienung von alltäglichen Werkzeugen und Geräten
- Verbesserung der Handfunktion nach Abklingen der Morgensteifigkeit?

- Hygiene: z. B. Waschen, Duschen, Baden, Toilettengang, Haar-, Fuß- und Nagelpflege, Zähne putzen, Rasieren
- An-/Auskleiden: Strümpfe, Schuhe, Wäsche, Pullover, Bluse/Hemd, Jacke, Mantel. Öffnen und Schließen von Schuhbändern, Knöpfen, Schnallen, Reiß- und Klettverschlüssen
- Berufliche Aktivitäten: Gibt es Einschränkungen/Veränderungen?
- Soziale Aktivitäten: z. B. Besuche erhalten/tätigen, Briefe schreiben, Telefonieren, Kino-/Theater-/Konzertbesuche
- Tätigkeiten in der Freizeit: z. B. Sport, Handarbeiten, Fotografieren, Lesen, Malen, Zeichnen

## 4.16.2 Physiotherapie

Stadienbezogene Maßnahmen ▶ Tab. 4.29.

**Tab. 4.29 Stadienbezogene Maßnahmen**

| Große Gelenke (Schulter, Ellenbogen, Hüfte, Knie) | Kleine bandgeführte Gelenke (Hand- und Fingergelenke) |
|---|---|
| **Stadium 1:**<br>• Optimale Koordination und Kraft: aktive Bewegungen gegen optimal dosierte Widerstände, PNF (▶ 2.32)<br>• Optimale Beweglichkeit: Mobilisationstechniken (▶ 1.3.5), MT (▶ 2.21): Traktion und Gleiten in Behandlungsstellung bis Traktionsstufe 3<br>• Stabilität der Gelenke: Gelenkschützende Verhaltensregeln | **Stadium 1:**<br>• Optimale Koordination und Kraft: aktive Bewegungen zur Korrektur der Deformität, evtl. gegen dosierte Widerstände<br>• Stabilität der Gelenke: evtl. Funktionsschiene für Handgelenke, gelenkschützende Verhaltensregeln |
| **Stadium 2:**<br>• Optimale Gelenk- und Muskelfunktion: Maßnahmen wie Stadium 1, auf achsengerechte Bewegungen achten, Widerstände und Bewegungswiederholungen optimal anpassen<br>• Gelenke schützen: evtl. untere Extremität durch Gehstützen entlasten, gelenkschützende Verhaltensregeln im Alltag | **Stadium 2:**<br>• Optimale Gelenk- und Muskelfunktion: Nach passiver Korrektur Bewegung aktiv halten, achsengerecht aktiv und assistiv bewegen<br>• Gelenke schützen und stabilisieren: Funktions- und Lagerungsschienen, gelenkschützende Verhaltensregeln im Alltag |
| **Stadium 3:**<br>• Mobilität erhalten: aktive Bewegungen gegen Führungswiderstände, MT: Traktion in Ruhe- oder Behandlungsstellung Stufe 2<br>• Kraft erhalten: Isometrie funktionsbezogen, evtl. in Entlastung (ST) üben<br>• Ersatzfunktionen schulen: Erlernen kompensatorischer Bewegungen<br>• Selbstständigkeit im Alltag: Einsatz von Hilfsmitteln | **Stadium 3:**<br>• Mobilität erhalten: achsengerecht geführte, aktive und assistive Bewegungen<br>• Stabilität der Gelenke: Schienenversorgung<br>• Selbstständigkeit im Alltag: Einsatz von Hilfsmitteln |
| **Stadium 4:**<br>• Gelenk- und Muskelfunktion erhalten: aktiv-assistive Bewegungen in Entlastung (ST), wenn möglich Isometrie<br>• Ersatzfunktionen schulen: Erlernen kompensatorischer Bewegungen<br>• Selbstständigkeit im Alltag: Einsatz von Hilfsmitteln | **Stadium 4:**<br>• Gelenk- und Muskelfunktion erhalten: achsengerecht geführte aktive und assistive Bewegungen<br>• Stabilität der Gelenke: Schienenversorgung<br>• Selbstständigkeit im Alltag: Einsatz von Hilfsmitteln |

4

## Phase I – Akuter Schub

! Befunderhebung auf Notwendiges beschränken

### Struktur/Funktion

#### Schmerzen lindern

- Kryotherapie (▶ 1.3.12), z. B. Eisbeutel (Vorsicht: reaktive Hyperämie!), Kaltluft auf entzündete Strukturen, kühlende naturheilkundliche Umschlagstherapie (Arnika, Rosmarin u. a.), Kältekammer
- WT (▶ 1.3.12), z. B. Heiße Rolle, Fango auf verspannte Muskulatur
- Osteopathische Behandlungstechniken (▶ 2.30, ▶ 2.9)

#### Funktionseinbußen der Gelenke verhindern, Mobilität fördern

! Im schmerzfreien Bereich arbeiten

- Gelenke selektiv endgradig passiv und assistiv in Funktionsrichtung und unter leichtem Zug bewegen, häufige Bewegungswiederholungen. Mehrmals tgl. üben, rasche Ermüdbarkeit und starkes Krankheitsgefühl berücksichtigen
- MT (▶ 2.21) Traktionsstufe II, je nach Schmerztoleranz in Ruhe- oder Behandlungsstellung
- Mulligan (▶ 2.24)
- Pat. zum eigenständigen Bewegen auffordern

#### Gelenkschutz fördern

- Gelenke durch Bettruhe vorübergehend entlasten
- Möglichst flache Lagerung mit einem kleinen Kopfkissen, Gelenke der unteren Extremität in Neutralnullstellung. Schulter, Ellenbogen und Finger in Ruhestellung, Handgelenke in leichter DE
- Bestehende Kontrakturen in die Lagerung einbeziehen, ohne sie zu fördern
- Vorübergehend Gehstützen (Arthritikerstützen) benutzen

#### Muskelaktivität verbessern

- In Anpassung an die Schmerzlokalisation und -intensität ggf. stat. den dyn. Aktivitäten vorziehen
- Selektive Gelenkarbeit ist häufig günstiger als Komplexbewegungen.
- ST (▶ 2.36)

## Phase II – Schubfreie Phase

### Struktur/Funktion

- Therapieplan gemeinsam mit Pat. erstellen (Ziele offenlegen, konsequentes Eigenprogramm vereinbaren)
- Schmerzbehandlung (Kaltluft, Eis, Kältekammer, Wärme, feuchte Hitze, Massagen, Entspannung, E-Therapie, osteopathische Behandlungstechniken) geht häufig den mobilisierenden und stabilisierenden Maßnahmen voraus.

! Schmerzgrenzen respektieren

- Passive Maßnahmen baldmöglichst durch aktive ersetzen
- Sich in einer Behandlung auf einige Gelenke beschränken. Mögliche Auswahlkriterien: nach einer Schubphase Gelenke mit entstandenen Funktionsdefiziten behandeln, abwechselnd Gelenke der oberen und unteren Extremität oder Gelenke auf begründeten Wunsch des Patienten behandeln
- Muskeldehnung immer unter Traktion, dabei nicht über mehrere Gelenke gleichzeitig bewegen
- Kräftigung: selektiv üben und besonders bei Instabilität und Subluxationsgefahr benachbarte Gelenke fixieren

! Wegen der verzögerten Wirkung der morgens eingenommenen Schmerzmittel und der Morgensteifigkeit, Behandlungstermine erst ab dem späten Vormittag vereinbaren.

### Funktionelle Therapieschwerpunkte für die Gelenke

Individuelles Leistungsvermögen des Pat. und gelenkspezifische Therapieschwerpunkte berücksichtigen:

- **Schultergelenke:** muskulären Dysbalancen und Kontrakturen entgegenwirken, v. a. Flexoren und Rotatoren kräftigen, Schulterblatt und BWS (Ext., Lateralflex., Rot.) mobilisieren

! **Ellenbogengelenke:** muskuläre Stabilität erhalten, kein Üben der endgradigen Ext. (Reizgelenk), Flexionsfunktion des M. brachioradialis fördern (häufige Tenosynovitiden am M. bizeps), ggf. Sup. und Pron. durch Schulteradd. und -abd. kompensieren

- **Handgelenke:** keine Mobilisierung, sondern Stabilisierung (Stabilität ist notwendig zur Kraftentwicklung der Finger), Orthesen zur Erhaltung von Funktionsstellungen
- **MCP-Gelenke:** Übergewicht der Flexoren fördert Subluxationen nach volar, daher Extensoren kräftigen
- **Hüftgelenke:** Ext. und IR erhalten und kräftigen, Flexions- und Adduktionskontrakturen beseitigen, Ausgleich einer BLD, Lasten auf der betr. Seite tragen, rechtzeitige Entlastung durch Gehstützen
- **Kniegelenke:** Ext. und Flex. in fkt. ASTEn kräftigen, Flexionskontrakturen entgegenwirken, manuelle Mobilisation der Patella, Bandagen bei Seiteninstabilität, Ausgleich einer BLD, rechtzeitige Entlastung an Gehstützen
- **Fuß- und Zehengelenke:** DE und Pron. zur Erhaltung des Fußgewölbes kräftigen, Gleichgewichtstraining, Spitzfußprophylaxe, Absatzerhöhung bei Verlust der DE, Schienen- und Einlagenversorgung, stabilisierendes Schuhwerk
- **HWS-Gelenke:** keine Traktion oder passive Mobilisation bei Instabilitäten, Stabilisation durch Orthesen (v. a. nachts und beim Autofahren), Isometrie in korrigierten ASTEn
- Physikalische Therapie: Wärme- und Kälteapplikationen (▶ 1.3.12), Bewegungsbad (▶ 1.3.11)
- Rückenschule (▶ 2.25)
- Entspannungs- und Körperwahrnehmungsmaßnahmen wie z. B. Autogenes Training, Feldenkrais (▶ 2.15), Atemtechniken (▶ 1.3.4)

## Aktivität/Partizipation

### Prinzipien des Gelenkschutzes

- Instabile Gelenke (Knopfloch-, Schwanenhalsdeformität, ulnare Deviation in den MCP-Gelenken) mit Schienen versorgen
- Bei allen Handhabungen dist. Gelenke stabilisieren (Finger-, Handgelenke) und über prox. Gelenke (Ellenbogen-, Schultergelenke) Bewegungen ausführen
- Vermeiden: Ulnardeviation in den MCP-Gelenken, kräftiger Spitz- und Schlüsselgriff, fester Faustschluss
- Gegenstände körpernah und beidhändig tragen
- Hebel verlängern
- Stat. Tätigkeiten nur kurzzeitig ausüben
- Haltearbeit durch Hilfsmittel ersetzen
- Nichts tragen, was rollen oder gleiten kann
- Griffe verdicken

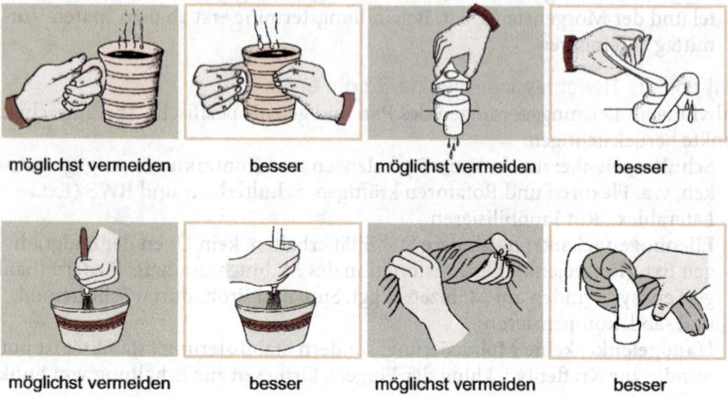


Abb. 4.42 Gelenkschutz [L157]



**Beispiele für Gelenkschutz (v. a. zur Entlastung der Hände, ▶ Abb. 4.42)**

- Gelenke durch Veränderung der Bewegungen entlasten, z. B.:
  - Kannen oder Töpfe beidhändig anheben
  - Lappen über den Wasserhahn hängen und mit beiden Händen in dieselbe Richtung wringen
  - Tellerstapel, Tablett, Körbe mit beiden flachen Händen untergreifen
  - Vor dem Öffnen von Schraubgläsern feuchten Lappen unterlegen, Vakuum lösen, beide Hände auf den Deckel legen und aufdrehen
  - Beim Spülen und Abtrocknen schwere Gegenstände abstellen
- Gelenke durch Veränderungen an Gegenständen entlasten, z. B.:
  - Stifte, Zahnbürsten, Schraubenzieher, Fahrradgriffe, Schlüssel, Besteck mit Moosgummischläuchen verdicken und weich polstern
  - Griffadaptation an Unterarmstützen vornehmen (Holz, Kunststoff, Kork)
  - Hebelverlängerungen an Tür- und Fenstergriffen anbringen
  - Staub- und Wischtücher als Handschuh zusammennähen
- Gelenke durch Ersatz der üblichen Gegenstände und Geräte entlasten, z. B.:
  - Gummischnürsenkel einziehen und binden, Schuhe mithilfe eines (langen, griffverdickten) Schuhanziehers an- und ausziehen
  - Klettverschlüsse an Schuhen u. a. Kleidungsstücken anbringen
  - Rollwagen statt Tablett verwenden
  - Einkaufsrollwagen statt Tasche oder Korb verwenden
- Gelenke durch Einsatz elektrischer Geräte schützen, z. B.: Dosenöffner, Brotmaschine, Federbügelschere, Schraubdeckelöffner
- Spezialhilfsmittel für Rheumatiker: Herdschaltergriff, Wasserhahnöffner, Universaldrehgrifföffner, Knopfschließer, Arthritikerstütze, Anziehstab, Arthrodesenstuhl, Toilettenaufsatz, Strumpfanzieher, Dusch- und Badewannensitzbrett, Greifzange zum Aufheben leichter Gegenstände

**Praktische Tipps: Herstellung von Alltagshilfen ▶ Abb. 4.43**

- Greiflippe: Als einfacher Ersatz kann eine Grillzange dienen.
- Strumpfanziehen: Für geschickte und bewegliche Patienten kann eine Unterarmgehstütze verwendet werden (Strumpf über die UA-Spange des Griffs ziehen).

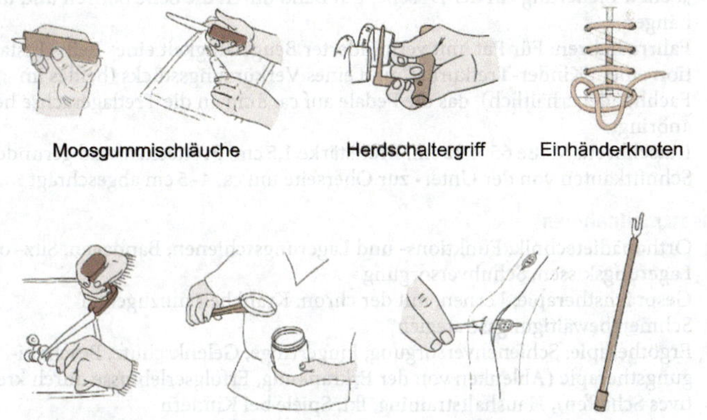


Abb. 4.43 Alltagshilfen [L157]

- Essbestecke/Schreibstifte: Herstellung von Verdickungen für Essbestecke, Schreibstifte usw. aus Isolierummantelung für Warmwasserleitungen (Ummantelungsschlauch mit dem richtigen Querschnitt über den Gegenstand schieben). Zur Verdickung von Stiften können auch Übungsgolfbälle verwendet werden.
- Türgriffe: Verstärkung mit Schaumstofftennisbällen
- Reißverschlüsse an Jacken und Mänteln mit griffigen Anhängern versehen. Reißverschlüsse an Hosen und Röcken können mit einer größeren Perle „griffiger" gemacht werden (reißfeste Garne wie Angelschnur zur Befestigung verwenden).
- Schlüsseldrehhilfen: „Omas Wäscheklammern" (Holzklammern ohne Metallfeder und Gelenk) auf das Schlüsselende stecken (erhalten zusätzlich Halt durch den Schlüsselring des Schlüsselbunds)
- Sockenanziehhilfe: Ausschneiden aus einem 10-l-Eimer (2 Stück, Form ähnlich der eines Schmetterlings)
- Kleideranziehhilfe: Herstellung aus einem Holzkleiderbügel (Metallhaken entfernen) und einem Gummifingerhut (Papierwarenhandel), der über ein Bügelende gestülpt wird. Mit dem „Fingerhut-Ende" bei einer zur Hälfte angezogenen Jacke nach der frei hängenden Jackenschulter angeln, um diese dann mit dem Bügel über die eigene Schulter zu ziehen.
- Schuhe zuknoten (Einhänderknoten):
  - Einfädeln des Schnürsenkels: ein Ende des Schnürsenkels knoten, Schnürsenkel von innen durch die Schuhlaschen ziehen (Knoten zeigt in den Schuh, ▶ Abb. 4.43)
  - Schleife binden: Schnürsenkelende zu einer Schlaufe legen und unter letztem Querzug der Schuhschnürung durchziehen. Dies wiederholen. Variante: zweite Schlaufe durch die erste durchziehen → Schnürsenkel geht nicht so leicht auf.
- Tube einhändig aufdrehen: Tubenende in den Überlaufschlitz des Waschbeckens stecken und mit intakter Hand aufdrehen

- „Seifen-Sicherung" in der Dusche: Ein Band durch die Seife bohren und umhängen.
- Fahrradfahren: Für Pat. mit verminderter Beugefähigkeit eines Beins Installation einer „Kinder-Tretkurbel" und eines Verkürzungsstücks (beides im Fachhandel erhältlich), das die Pedale auf ca. 8 cm an die Tretlagerachse heranbringt.
- Rutschbrett: Maße 65 × 22 cm. Brettstärke 1,5 cm. Brettecken sind gerundet, Schnittkanten von der Unter- zur Oberseite um ca. 4–5 cm abgeschrägt

### Zusatzmaßnahmen

- Orthopädietechnik: Funktions- und Lagerungsschienen, Bandagen, Sitz- oder Lagerungskissen, Schuhversorgung
- Gesprächstherapie: Lernen, mit der chron. Krankheit umzugehen
- Schmerzbewältigungsstrategien
- Ergotherapie: Schienenversorgung, Fingerringe, Gelenkschutz, Beschäftigungstherapie (Ablenken von der Erkrankung, Erfolgserlebnisse durch kreatives Schaffen), Haushaltstraining, fkt. Spiele bei Kindern

4

## 4.16.3 Chronische Polyarthritis (cP)

Die cP oder rheumatoide Arthritis (RA) ist die häufigste rheumatische und zugleich die häufigste systemische immunologische Erkrankung, gekennzeichnet durch chron. Entzündung der Gelenkinnenhaut sowie extraartikuläre Entzündungen (Bursen, Sehnenscheiden, Gefäße und innere Organe). Schubweiser und progredienter Verlauf. Ätiologie unklar. Häufigkeit 1 %, Frauen häufiger als Männer betr., Altersgipfel 30.–50. Lj. und um das 60. Lebensjahr.

### Symptome

Schmerzen mit Funktionseinschränkung der Gelenke, meist sind zunächst die Hände befallen. Typische frühzeitige Manifestation am ulnokarpalen Komplex und den MCP II und III. Es ist aber ein Befall aller Gelenke möglich.
Schwellung der Gelenke und der Weichteile, Morgensteifigkeit der Gelenke, „Rheumaknoten". Rheumafaktor im Blut in 60–80 % der Fälle positiv. Antikörper gegen zyklisches citrulliniertes Peptid (sog. ACPA) hochspezifisch.
Veränderungen im Röntgenbild: spindelförmige Weichteilzeichnung über den Gelenken, gelenknahe Osteoporose und Erosionen.
Bei schwerem Verlauf: Gelenkfehlstellung und Ankylose oder Desintegration mit Instabilität.

### Ärztliche Therapie

**Konservativ**

- Medikamentös mit nichtsteroidalen Antiphlogistika, Glukokortikoiden
- Basistherapeutika; Therapie der Wahl: Methotrexat. Bei Unverträglichkeit, fehlender Wirkung oder auch in Kombination mit Methotrexat: Goldpräparate, Chloroquin, Sulfasalazin, Azathioprin, Leflunomid, TNFα-Inhibitoren, Interleukin-1-Inhibitoren
- Ggf. intraartikuläre Injektion von Analgetika und Glukokortikoiden
- Chemische (Verödung der Gelenkinnenhaut mit Natrium-Morrhuat) oder Radio-Synoviorthese (z. B. mit $^{169}$Erbium, $^{186}$Rhenium, $^{90}$Yttrium)

**Operativ**

- Frühsynovektomie
- Resektionsarthroplastik

- Endoprothese
- Arthrodese

### Physiotherapie – Phase I (Akuter Schub)

▶ 4.16.2

Bestmögliche Schmerzfreiheit, Gelenkfunktions- (Mobilität, Stabilität) und Krafterhaltung.

### Physiotherapie – Phase II (Entzündungsfreie Phase)

▶ 4.16.2

Selbstständigkeit im Alltag fördern, Schmerzen lindern, Gelenkfunktionen (Mobilität, Stabilität) und Muskelfunktionen (Kraft, Kraftausdauer, Dehnfähigkeit, Koordination) schulen.

## 4.16.4 Seronegative Spondylarthropathien

Oberbegriff für entzündlich-rheumatische Erkrankungen mit Beteiligung des Achsenskeletts ohne Nachweis des Rheumafaktors, mit teils hochgradiger Assoziation zum genetischen Marker HLA-B27.



### Morbus Bechterew (Spondylitis ankylosans)

Chronische entzündliche Systemerkrankung vor allem des Achsenskeletts (starke Ossifikationstendenz) und der Gelenke. Fakultative Mitbeteiligung innerer Organe und der Augen. M : F = 3 : 1, Krankheitsbeginn überwiegend 15.–40. Lj., Häufigkeit in Europa ca. 1 % der Bevölkerung. Genetische Prädisposition (HLA-B27 in ca. 90 % positiv).

#### Symptome

- Persistierender, tief sitzender Rückenschmerz, häufig nachts, Fersenschmerz und Schmerzen an Sehnenansätzen und Gelenken, Mono- bzw. Oligoarthritis, Klopf- und Stauchschmerzen der ISG (Sakroiliitis). Einschränkung der Atembreite. Später Versteifung der WS (meist von thorakolumbal), Bambusstabwirbelsäule. Spondylitis anterior führt zur Verkürzung des vorderen Längsbands → Kyphosierung. Nicht selten Hüftbeteiligung
- Röntgenologisch: Sakroiliitis (buntes Bild). Nach Jahren bes. WS-Veränderungen mit Syndesmophyten (flache, verbindende Knochenspangen), Kastenwirbeln, Erosionen, Sklerosierungen. Erosion und Sklerosierung auch der Iliosakralfugen
- Komplikationen: sehr schwere Verläufe mit extremen Deformierungen möglich; evtl. Wirbelsäulenfrakturen aufgrund der fehlenden Elastizität und Osteoporose

#### Ärztliche Therapie

**Konservativ**

Nichtsteroidale Antiphlogistika, z. B. Indometacin, Diclofenac, TNFα-Inhibitoren.

**Operativ**

- Bei Versteifung in erheblicher Kyphose ggf. Aufrichtung durch Keilosteotomie oder Lordosierungsspondylodese.
- TEP bei Hüftbeteiligung

## Physiotherapeutischer Befund

▶ 4.16.1

Zusätzlich Mobilität der WS, Thoraxbeweglichkeit, VK beurteilen. Im fortgeschrittenen Stadium: Atem-, Herzfrequenz und Blutdruck vor und nach Belastung.

### Typischer Sicht- und Funktionsbefund

Becken steht nach dorsal aufgerichtet, verringerte LWS- und HWS-Lordose, verstärkte BWS-Kyphose, evtl. kompensatorisch Flexionsstellung der Kniegelenke, Schultern protrahiert. Mangelnde Rotationsfähigkeit der WS (Patient dreht sich „en bloc"), kleinschrittiger Gang. Bewegungen rumpfnaher Gelenke, VK und Thoraxmobilität sind eingeschränkt, deutliche Bauchatembewegungen.

### Stadien der Funktionseinschränkungen

- **Stadium 1:** Fehlstellung der WS ist in Belastung (Sitz, Stand) aktiv korrigierbar
- **Stadium 2:** Fehlstellung der WS ist nur noch in Entlastung (RL, SL, ST, Bewegungsbad) aktiv korrigierbar
- **Stadium 3:** Fehlstellung ist fixiert

4

## Physiotherapie – Phase I (Akuter Schub)

**Struktur/Funktion**

**Schmerzen lindern/Tonus regulieren**

- Eis (▶ 1.3.12) auf entzündete Gelenke
- Heiße Rolle (▶ 1.3.12) ventraler Rumpf (nicht auf entzündete Strukturen)

**Mobilität aller Gelenke erhalten**

- Aktive, wenn nötig assistive endgradige Bewegungen aller Gelenke, ggf. unter Zug und unter Abnahme der Eigenschwere (ST)
- FBL (▶ 2.14), hubfreie/hubarme Mobilisation der WS
- Vertieftes Ein- und Ausatmen (▶ 1.3.4)

**Muskelaktivität erhalten**

Über stat. Muskelarbeit den zu erwartenden Funktionsverlusten entgegenarbeiten.

### Entzündete Strukturen entlasten

Lagerung bei Bettruhe ▶ 4.16.2, Phase I.

## Physiotherapie – Phase II (Schubfreie Phase): Stadium 1 und 2

**Struktur/Funktion**

**Schmerzen lindern/Tonus regulieren**

- Eis (▶ 1.3.12) auf entzündete Gelenke
- Heiße Rolle (▶ 1.3.12) am ventralen Rumpf (nicht auf entzündete Strukturen)
- Massagen (▶ 1.3.10) der Muskulatur an Rumpf und Extremitäten, v.a. in den Interkostalräumen
- Aktives Bewegen in warmem Wasser

**Mobilität der WS und des Thorax fördern**

- Aktive Bewegungen der WS in alle Richtungen gegen optimal dosierte Widerstände, günstig im Bewegungsbad (▶ 1.3.11)
- PNF, Rumpfpattern (▶ 2.32)
- Dehnlagen und Dehnstellungen (▶ 1.3.4)
- MT (▶ 2.21): Mobilisation der Intervertebral- und Kostotransversalgelenke

> **Tipps & Fallen**
> Bei Spangenbildung (Ankylose) im Röntgenbild keine mobilisierenden Maßnahmen, durch Fehlhaltung verkürzte Muskeln können jedoch gedehnt werden.

**Aufrechte Körperhaltung erarbeiten**
- Heiße Rolle oder Puzzlefango am ventralen Rumpf
- AeK (▶ 1.3.5)
- PNF mit der Technik Stabilisierende Umkehr in aufrechter Körperhaltung

**Vitalkapazität fördern**
Atemtechniken zur Verbesserung der VK (▶ 1.3.4).

### Funktion stammnaher Gelenke verbessern
- Mobilisationstechniken für bewegungseingeschränkte Extremitätengelenke (▶ 1.3.5), z. B. Quermassage, Betontes Arbeiten am Bewegungsende
- MT: Mobilisation der Extremitätengelenke und der ISG
- Mulligan (▶ 2.24)

**Aktivität/Partizipation**
**Wirbelsäulenschonendes Verhalten schulen**
ADL in Alltag, Beruf und Freizeit (▶ 1.3.7).
**Allgemeine Ausdauer verbessern**
Training der allg. Ausdauer, z. B. im Bewegungsbad (▶ 1.3.11), Aquajogging, Nordic Walking.

## Physiotherapie – Phase II (Schubfreie Phase): Stadium 3
Wie in Stadium 1 und 2, jedoch *keine* mobilisierenden Techniken für ankylosierende Gelenke.
Zusätzlich: Erlernen von Kompensationsbewegungen, Therapie in Gruppen (▶ 1.3.9) und im Bewegungsbad, Rückenschulkurse, Heilstollen (Radonstrahlung).

## Psoriasisarthropathie
Chronische entzündliche Systemerkrankung in Verbindung mit Psoriasis (Schuppenflechte) und Onychodystrophie (Störung des Nagelwachstums). In Abhängigkeit von der Erkrankungsform HLA-B27 in bis zu 70 % der Fälle positiv.

### Symptome
Asym. Oligo- oder Polyarthritis. Manifestationsmuster an der Hand als Strahlbefall (Wurstfinger) oder Transversalbefall. Versteifungstendenz. Psoriasis der Haut, Nagelveränderungen (Nageltüpfelung, weiße Flecken).
Röntgenzeichen:
- An der Hand: Erosionen in den Fingerendgelenken, Fehlstellungen, Ankylose
- An der WS: Parasyndesmophyten, Sakroiliitis (buntes Bild)

### Konservative ärztliche Therapie
- Nichtsteroidale Antiphlogoistika (z. B. Indometacin, Diclofenac)
- Basistherapeutika (z. B. Methotrexat, Azathioprin), Biologika (z. B. Adalimumab)

### Physiotherapie bei Psoriasisarthropathie

- Bei Mitbeteiligung der WS gleiche Behandlung wie bei Morbus Bechterew (▶ 4.16.4)
- PT der psoriatischen Enthesiopathie: E-Therapie, z. B. Ultraschall (▶ 1.3.13), niederfrequente E-Therapie, Kryotherapie (▶ 1.3.12)

## 4.16.5 Kollagenosen

Sammelbegriff für chronisch-rheumatische Erkrankungen mit hoher Variabilität und Multiorganbefall. Die Gelenkbeteiligung steht häufig im Hintergrund.

### Lupus erythematodes

Systemische Autoimmunerkrankung mit immungenetischer Prädisposition, u. a. Befall der Haut, der inneren Organe und des Bewegungsapparats.

#### Symptome

- Allgemeinsymptome: Müdigkeit, Fieber u. a.
- Hautveränderungen (Schmetterlingserythem)
- Oligo- und Polyarthritis mit (Sub-)Luxationen ohne Destruktions- und Versteifungstendenz

#### Konservative ärztliche Therapie

- Nichtsteroidale Antirheumatika, Steroide (im akuten Schub, bei Beteiligung lebenswichtiger Organe)
- Basistherapeutika (Chloroquin, Azathioprin, Methotrexat), Biologika nur als Reservemedikamente

### Physiotherapie bei Lupus erythematodes

▶ 4.16.2

### Progressive systemische Sklerose (Sklerodermie)

Multisystemerkrankung mit Verdickung und Verhärtung der Haut, Arthralgien, Myalgien und Fibrosierung innerer Organe.

#### Symptome

- Allgemeinsymptome (Müdigkeit, Anämie)
- Raynaud-Syndrom (vasospastische Phänomene an den Fingerendgliedern)
- Hautveränderungen mit maskenhaftem Gesichtsausdruck
- Beteiligung innerer Organe
- Arthralgie, selten Arthritis und Myalgien

#### Konservative ärztliche Therapie

Steroide, Basistherapeutika (D-Penicillamin, Azathioprin, Methotrexat, Biologika).

### Physiotherapie bei progressiver systemischer Sklerose

#### Struktur/Funktion

▶ 4.16.2

**Hautelastizität und -durchblutung verbessern**

- Aktive Bewegungsübungen im Ölbad
- Weiche Zirkelungen und Hautverschiebungen
- MLD (▶ 2.20)

- Mobilisationstechniken für die Weichteilstrukturen (▶ 1.3.5), z. B. Quermassage, Funktionsmassage

! Je unelastischer das Gewebe, desto geringer muss dosiert werden.

**Gesichtsmimik schulen**
PNF (▶ 2.32): Gesichtspattern, Trainingsprogramm wie bei Fazialisparese (▶ 9.18.2).

**Dehnfähigkeit des Thorax und der Lunge verbessern**
- Atemvertiefende Maßnahmen, z. B. Dehnlagen und Dehnstellungen (▶ 1.3.4)
- Coach Atemtrainer®
- **Zusatzmaßnahme:** Ergotherapie

## 4.17 Fibromyalgie/Generalisierte Tendomyopathie

Die Erkrankung zählt zum extraartikulären Rheumatismus und ist ein Oberbegriff für eine Vielzahl von Erkrankungen unterschiedlicher Ätiologie, bei denen Schmerzen in den Weichteilen im Vordergrund stehen. Die Fibromyalgie ist ein multilokuläres Schmerzsyndrom am Bewegungsapparat, das anfangs meist monolokulär beginnt, z. B. im Bereich der HWS oder LWS, und im Verlauf von Monaten und Jahren in eine generalisierte Schmerzerkrankung übergeht.

4

**Einteilung**
- **Primäre Fibromyalgie** mit charakteristischen Symptomen der Fibromyalgie ohne erkennbare Grunderkrankung
- **Sekundäre Fibromyalgie** kombiniert mit einer Grunderkrankung aus dem rheumatischen Formenkreis. Die Prävalenz liegt bei ca. 1 %, betr. sind überwiegend Frauen; Beginn um das 35. Lj., im oder nach dem Klimakterium

**Ursachen**
Noch unklar, diskutiert werden:
- Genetische Prädisposition
- Autoaggressionsphänomene
- Psychosomatische Störungen

**Symptome**
- Erstmanifestation als LWS- oder HWS-Syndrom
- Ausgedehnte Muskelschmerzen, schmerzhafte Muskelverspannungen
- Starke Druckschmerzen an Tenderpoints
- Vegetative und fkt. Störungen wie Schlafstörungen, Leistungsabfall, Konzentrationsschwäche, Müdigkeit, Kopfschmerzen, Migräne, Depression

**Ärztliche Diagnostik**
- Diagnosekriterien sind **Tenderpoints**, die bei Palpation schmerzhaft sind. Dabei müssen mindestens 11 von 18 Tenderpoints positiv sein. Als Tenderpoints gelten z. B.:
  - Okzipitaler Ansatz der subokzipitalen Muskelgruppen, bilat.
  - Mm. intertransversi post. cervicales C4–C7, bilat.
  - M. trapezius in der Mitte des Oberrands, bilat.
  - M. supraspinatus am Ursprung oberhalb der Spina scapulae, bilat.
  - Sternokostale Syndesmose, bes. des 2. ICR, bilat.
  - Epicondylus humeri lat., bilat.
  - Glutealmuskulatur, oberer äußerer Quadrant, bilat.

- Trochanter major, bilat.
- Fettkörper im Bereich des med. Kniegelenks, bilat.

- Weitere Diagnostik insbesondere zum Ausschluss anderer Erkrankungen
- Überlappung zum chron. Müdigkeitssyndrom (Chronic Fatigue Syndrome) und zur multiplen Chemikalienunverträglichkeit (Multiple chemical Sensitivity) werden diskutiert.

**Konservative ärztliche Therapie**
Keine kausale Therapie möglich, multimodales Therapiekonzept:

- Psychotherapie: z. B. Autogenes Training, Gesprächstherapie
- Schmerzbewältigungsprogramm, Akupunktur
- Medikamentös: trizyklische Antidepressiva, Kalzitonin, selektive Serotonin-Wiederaufnahmehemmer, Natriumkanalblocker
- PT und Physikalische Therapie

Die Prognose ist schlecht. Bei ⅔ der Pat. persistiert die Symptomatik noch nach 10–15 Jahren.

! Die Fibromyalgie ist eine Ausschlussdiagnose. Deswegen exakte rheumatologische und allg. Untersuchungsbefunde erheben.

4

### Physiotherapie

Aufgrund der Vielschichtigkeit des klinischen Erscheinungsbilds und der unklaren Pathogenese ist eine ursächliche Therapie nicht möglich. Die Behandlung umfasst vielmehr ein **multimodales Therapiekonzept**, das die eigenverantwortliche Schmerzbewältigung des Pat. in den Vordergrund stellt (Chronischer Schmerz, ▶ 1.5).

Neben dem **Erlernen von Selbstmanagement- und Schmerzbewältigungsstrategien** stehen die Vermittlung psychophysiologischer Zusammenhänge (z. B. Angst-Vermeidungs-Überzeugungen) sowie die Formulierung eines **realistischen Therapieziels** im Vordergrund der Behandlung.

! Schmerzfreiheit stellt zwar ein wünschenswertes, aber realistisch nicht zu erreichendes Therapieziel dar.

Darüber hinaus muss der Pat. über die Möglichkeit informiert werden, seine Beschwerden durch eigene Aktivitäten zu lindern.
Empfehlenswert sind:

- Allg. Entspannungstherapie: z. B. PMR nach Jacobson (▶ 2.31), Feldenkrais (▶ 2.15), Lösungstherapie nach Haase (▶ 2.17)
- Regelmäßiges, allg. aerobes Ausdauertraining: z. B. schnelles Spazierengehen, Rad fahren, Ergometertraining, Aquajogging

! Überforderung vermeiden

- Alltags- bzw. Aufgabenorientierte Therapie (AOT)

! Passive Techniken (z. B. Massagen, MT) sind *nur* als Vorbereitung für aktive Maßnahmen sinnvoll.

- Umstellung auf eine aktive, eigenverantwortliche Lebensweise
- Ernährungsumstellung (tierische Eiweiße meiden), ggf. Ernährungsberatung empfehlen

## 4.18 Verbrennungen

Als Verbrennung bezeichnet man eine durch thermische (Feuer, heiße Flüssigkeiten) oder nichtthermische Einwirkungen (Strom, Säure und Strahlung) bedingte Schädigung der Haut.

**Einteilung**
Haut- und Unterhautschäden werden in drei Grade eingeteilt (▶ Tab. 4.30). Bei zusätzlicher Schädigung von Muskulatur und Knochen kann man auch von viertgradigen Verbrennungen sprechen. Mit zunehmender Verbrennungstiefe nimmt die Schmerzempfindung ab, da die Nerven verbrannt sind. Zweitgradige oberflächliche Verbrennungen sind noch schmerzhaft.

**Tab. 4.30 Verbrennungsgrade**

| | |
|---|---|
| **Grad I** | Oberflächliche (epidermale) Hautschädigung mit Rötung (Erythem) und Schwellung (z. B. Sonnenbrand) |
| **Grad IIa** | Oberflächliche Rötung, Schwellung und subepidermale Blasenbildung (heilt ohne Narbenbildung) |
| **Grad IIb** | Nekrose der Epidermis, Blasen (mit Narbenbildung), anämische Haut, Talgdrüsen- und Haarwurzelzellen sind nicht beschädigt |
| **Grad III** | Bleibende Zerstörung der Epidermis und Subkutis, ggf. auch der darunter liegenden Gewebeschichten (bis zur Knochennekrose) |

Ab Verbrennungen 2. Grades von über 20 % der Körperoberfläche sollten erwachsene Patienten in einem Brandverletztenzentrum behandelt werden. Das Ausmaß einer Verbrennung wird nach der „Neunerregel" nach Wallace (▶ Abb. 4.44) festgestellt.

**Ärztliche Therapie**

! Erstmaßnahmen: Kühlung, steriler Wundverband, Ausgleich des Flüssigkeitsverlusts
- Spezielle, in der Klinik einsetzende Maßnahmen: Abtragen des Verbrennungsschorfs, Reinigung und Tiefenbestimmung der Verbrennung, Festlegen der Behandlungsstrategie
- Oberflächentherapie:
  - Offene Wundbehandlung mit Auflagen
  - Geschlossene Wundbehandlung mit Membransystemen
- Operative Phase (3.–5. Tag nach Kreislaufstabilisierung): Abtragung von Nekrosen/Wundexsudat und Abdeckung durch Eigentransplantat oder temporäre, künstliche Hautabdeckung. Wichtig ist die frühe Versorgung von Gelenken, Hals und Kopf zur weitgehenden Verhinderung von Kontrakturen.

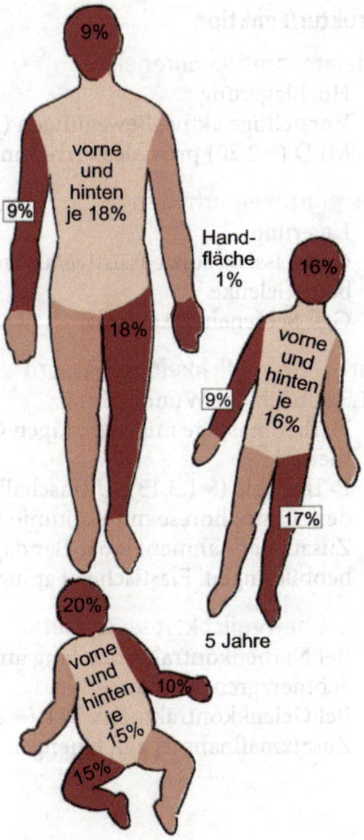


Abb. 4.44 Neunerregel [L157]

- Nach Angehen der Transplantate beginnt die Mobilisation der betr. Gelenke unter vorsichtiger passiver Traktion.
- Zur Prophylaxe einer hypertrophen Narbenbildung wird häufig eine Druckbehandlung durch entsprechend angefertigte Trikotagen nach Jobst durchgeführt.
- In der poststationären Phase steht der Funktionsgewinn der verletzten Region (meist Hände und Arme) im Vordergrund.

## Physiotherapie

Prophylaxen ▶ 1.3.3

**Großflächige Verbrennungen**

Patienten mit schweren, großflächigen Verbrennungen werden in Spezialkliniken behandelt und bedürfen anfangs gezielter intensivmedizinischer Betreuung (▶ 1.6.3). Beginn der Behandlung so bald wie möglich.

! Die Schmerzlinderung steht im Vordergrund der Behandlung.

**Kleinere Verbrennungen**

! Nach Versorgung mit Meshgraft ca. 5 Tage, nach Spalthaut ca. 10 Tage keine PT im betr. Bereich

### Struktur/Funktion

#### Ödemresorption anregen

- Hochlagerung
- Vorsichtige aktive Bewegungen (Einsatz der Muskelpumpe)
- MLD (▶ 2.20) prox. des verbrannten Gebiets

#### Beweglichkeit erhalten

- Lagerung
- Ggf. passive, sonst assistive/aktive, möglichst endgradige Bewegungen der betr. Gelenke
- Ggf. Schienenversorgung

#### Narbenbeweglichkeit verbessern

▶ 1.3.5, nach der Wundheilung.

- Narbenmassage mit fetthaltigen Cremes, z. B. Gelée Royale, auch als Eigentherapie
- E-Therapie (▶ 1.3.13): Ultraschall, Aquaschall, Laser bei noch offenen Wunden, Iontophorese mit Kaliumjodat
- Zusatzmaßnahmen: Jobst-Bandagen zur Vorbeugung von hypertrophen Narbenbildungen, Elastisches Taping (▶ 3.3.6)

#### Gelenkbeweglichkeit verbessern

- Bei Narbenkontrakturen: lang anhaltende Dehnungen, vorsichtig über die Schmerzgrenze hinaus
- Bei Gelenkkontrakturen: MT (▶ 2.21), Mulligan (▶ 2.24)
- Zusatzmaßnahme: ggf. Quengelschiene

# 4.19 Amputationen

*Gisela Ebelt-Paprotny, Claudia Kiesewetter*

**Ursachen**

- Traumen (Verkehrs-, Arbeitsunfälle)
- Art. Durchblutungsstörungen (Diabetes mellitus, Raucherbein)
- Tumoren
- Infektionen (Osteomyelitis, Phlegmone, Empyem, Gasbrand)

! Die Amputationshöhe ist abhängig von der Höhe der Verletzung bzw. der geschädigten Gefäße.

**Komplikationen**

- **Narben:** schlecht heilend, verwachsen
- **Durchblutungsstörungen:** bei zu langen Stümpfen, Stümpfen mit mangelnder Weichteilbedeckung und/oder schlechter Muskelaktivität, zu engem Prothesenschaft
- **Atrophien:** können nicht ganz verhindert, aber durch regelmäßiges Training mit dem Stumpf auf ein Minimum reduziert werden
- **Kontrakturen:** bei OS-Amputation in Flex./Abd./AR; bei US-Amputation in Knieflex.
- **Phantomschmerzen:** Empfindung/Schmerz im amputierten Körperteil
- **Hautschäden** durch das Tragen der Prothese oder allergische Reaktion auf die Prothesenauskleidung

4

## 4.19.1 Prothesenversorgung

Prothesen ersetzen Körperabschnitte.

**Frühversorgung**

Die Erstversorgung mit einer Prothese (Früh- oder Interimsversorgung) erfolgt so zügig wie möglich, z.B. nach Trauma ab dem 1. postop. Tag, bei AVK-Patienten nach der Wundheilung (ca. 3. postop. Wo.).

! **Vorteile:** Frühzeitige Mobilisierung, Kreislauftraining, Vorbereitung des Stumpfes auf spätere Belastungen. Bei Beinamputation behält der Patient sein Gefühl für den Bodenkontakt.

Bei der **Erstversorgung** wird der Stumpf ausgeformt. Entsprechend der Abnahme des Stumpfumfangs wird der Prothesenschaft ständig nachgepasst. Die Dauer der Erstversorgung ist unterschiedlich lang (Oberschenkelstumpf ca. 2–5 Mon. postop.). Anschl. Versorgung durch **Definitivprothese**. Bei einer Modulbauweise können Rohrskelett- und Fußteil in die Definitivprothese übernommen werden (Kostenersparnis).

**Tipps & Fallen**

Je höher sich das Amputationsniveau befindet, desto komplexer ist die prothetische Versorgung und desto unbefriedigender der Funktionserhalt.

### Prothesen der oberen Extremität

Grundsätzliche Versorgungsmöglichkeiten (▶ Tab. 4.31):

- **Kosmetische Prothese** (Schmuckhand, Schmuckarm): der menschlichen Hand in Gestalt, Strukturierung und Farbe nachgebildet (▶ Abb. 4.45). Sie dient dem optischen Ersatz der verloren gegangenen Körperteile und besitzt keine Funktion.

- **Passiver Greifarm** zur stabilen Kraftübertragung: Durch einen Handgelenksanschluss kann alternativ ein Handersatzstück (z. B. Haken) durch Aufschrauben angesetzt werden.
- **Funktionelle Prothese:**
  - **„Mechanische" Greifprothese:** Auslösen der Funktionen (Öffnen/Greifen) durch Feder- oder Gummizug. Öffnen über Kraftzugbandage (Schlaufe um eine der Schultern) durch Vorbringen der Schulter. Die **Hook-Greifhand** (hook = Haken, ▶ Abb. 4.45) bietet den effektivsten Nutzen aller Greifprothesen. Die aktive Systemhand ist eine Greifprothese mit dem Aussehen einer Schmuckhand (leicht verschmutzbarer Kosmetiküberzug). Ein Kugelrastenanschluss gewährleistet unterschiedl. Pro- und Supinationsstellungen beider Handarten.
  - **Myoelektrische Prothese:** Ansteuerung der Stellmotoren über mechanische Schalter (Betätigung durch Kontakt) oder Sensoren (Aktivierung durch Muskelströme), die die künstlichen Finger bewegen (▶ Abb. 4.45). **Nachteil:** Die wenigsten Patienten können (nach umfangreichem Training) die mehrfunktionalen Prothesen gezielt steuern. Höherer Reparaturaufwand, höheres Gewicht. Einsatz nur unter Blickkontrolle (keine Rückmeldung über die Bewegungsausführung). **Vorteil:** bessere Kosmetik gegenüber den fkt. Orthesen.
- **Kosmetikhandschuh** (imitiert die Haut): gibt es aus PVC (geringe Schmutzabweisung, verfärbt sich schneller), Silikon (schmutzabweisend, reißt aber schneller) oder Silikon mit Verstärkung durch Gewebe (bessere Haltbarkeit, höherer Kaufpreis).

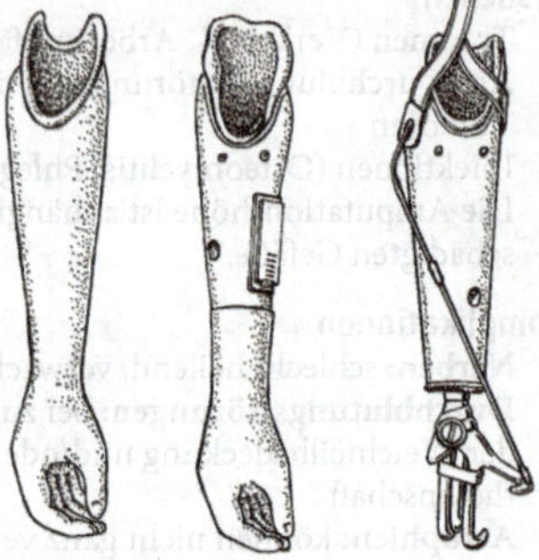


Abb. 4.45 Unterarmprothesen [L190]

**Tipps & Fallen**

Bei Verlust eines Arms häufig Kompensation über den verbleibenden Arm. Daher ggf. keine volle Nutzung der fkt. Prothese/Fremdkraftprothese → Abwägen der Versorgungsart.

## Prothesen der unteren Extremität

Prinzipiell gibt es die Beinprothese in **Schalenbauweise** (meist Holz oder Kunststoff) oder **Rohrskelettbauweise** (tragende Rohrkonstruktion mit flexibler Ummantelung zur Erzeugung der Beinform). Myoelektrische Prothesen sind derzeit an der unteren Extremität nicht möglich. Jedoch gibt es **elektronische Beinprothesensysteme,** die mittels Sensor erforderliche Widerstände für die Ext./Flex. zur Verfügung stellen (Pat. verspürt geringere Kompensationsbereitschaft → gesteigerte Fortbewegung).

**Tab. 4.31 Prothetische Versorgung der oberen Extremität**

| Amputation | Prothetische Versorgung | Anmerkung |
|---|---|---|
| **Fingeramputation** | Klein-, Mittel- und Ringfinger: kosmetischer Ersatz durch Aufsteckfinger, ggf. Versorgung mit Füllstücken für den Handschuh (nicht für Arbeitshandschuhe), ggf. Anfertigung von Arbeits- und Wärmehandschuhen | Gute kosmetische und fkt. Kompensation bei Verlust eines Fingers; Ausnahme: Verlust des Daumens |
| **Teilhandamputation (Finger II–V)** | • Fkt. Ersatz: UA-Hülse mit Aussparung für die vorhandenen Finger und den Daumen, ggf. mit Gegenlager (Löffel/Spange) für den Daumen<br>• Kosmetischer Ersatz: kosmetischer Handschuh zur Befestigung am UA | Bei Verlust aller Finger verliert der Daumen sein Widerlager für die Greiffunktion. Anpassung der fkt. Prothese über einen längeren Zeitraum (funktionsbedingte Änderungen an der halb fertigen Prothese) |
| **Teilhand- und Daumenamputation** | • Fkt. Ersatz: Fkt. Teilhandprothese mit gelenkig verbundener Vierfinger- und Daumenprothese<br>• Kosmetischer Ersatz: Schmuckhand | Öffnen und Schließen der fkt. Hand über die Stumpfbewegung. Anpassung der fkt. Prothese über einen längeren Zeitraum (fkt. Änderungen an der halb fertigen Prothese) |
| **Handamputation** | Kosmetischer Ersatz: Schmuckhand | Rekonstruktions-OP (Krukenberg-OP): Ulna und Radius werden scherenartig voneinander getrennt. Es entsteht eine Greifzange unter Erhalt der Sensibilität |
| **Unterarmamputation** | • Fkt. Ersatz: myoelektrische Prothese (ggf. suprakondyläre Fixierung am Oberarm), fkt. Prothese<br>• Kosmetischer Ersatz: Schmuckprothese | Ein langer Stumpf erleichtert die Pro- und Supinationsbewegung sowie das Führen der fkt. und myoelektrischen Prothese. |
| **Oberarmamputation** | • Fkt. Ersatz: myoelektrische oder fkt. Prothese (schulterumfassende Kontaktbettung und Begurtung)<br>• Kosmetischer Ersatz: Schmuckprothese | Die Einstellung der Ellenbogen- und UA-Stellung erfolgt manuell durch die verbleibende Hand. |
| **Schulterexartikulation, interthorakoskapuläre Exartikulation** | • Fkt. Ersatz: Fkt. Prothese oder Hybridprothese<br>• Kosmetischer Ersatz: Schmuckprothese | Schwierige Bettung der Prothese (Abstützpunkte fehlen). Nur begrenzter fkt. Einsatz → Schulterkulissenaufbau steht im Vordergrund |

## Tipps & Fallen

- Begurtung ist insbesondere bei schlechten Stumpfverhältnissen indiziert
- Langzeitversorgte (z. B. Kriegsversehrte) sollten ihre gewohnte Versorgung behalten, da anderenfalls Umstellungsprobleme entstehen können.

### Schaftarten

- **Haft- und Saugschaft:** In der Schwungphase entsteht durch einen sog. „Sauraum" ein relativer Unterdruck im Bereich des dist. Stumpfendes. Dies verhindert das Abgleiten des Schafts. Nachteil: Durch den Unterdruck wird das Stumpfende belastet (Gefahr von Ödembildung, path. Gewebereaktionen). Ind.: z. B. bei Oberschenkelamputationen.
- **Vollkontaktschaft:** Die Einbettung und Druckverteilung über den gesamten Stumpf führt zu geringeren Zug- und Druckspitzen. Voraussetzung ist ein myoplastischer, schmerzfreier Stumpf. Ind.: z. B. bei Knieexartikulation.

### Unterschenkelamputation

- Stumpfende nicht voll belastbar
- Keine Lastübertragung der Prothese auf die vordere Tibiakante, das Fibulaköpfchen und die Femurkondylen
- Lastübertragung der Prothese erfolgt durch Kontakt an der med. und lat. Vorderseite des Schienbeinkopfs, am Lig. patellae und der gesamten dorsalen Fläche des Stumpfendes
- Bei entsprechender Ind. (z. B. erforderliche Knieentlastung bei Gonarthrose) kann ein Tuberaufsitz nötig sein.

### Prothetische Versorgung bei Unterschenkelamputation

- Prothesen in Modulbauweise:
  - PTS (Prothese tibiale à emboîtage supracondylienne) und Botta-Technik: Kurzprothese mit Vollkontakttrichter (Weichwandinnentrichter). Durch knieübergreifende, die Kondylen fixierende Spangen wird die Prothese in der Schwungphase gehalten; kein Ventilloch
  - KBM (Kondylenbettung Münster): Vollkontaktschaft und suprakondylärer Keil zur Fixation
- Schalenbauweise mit Oberschaft: PTB (Patella tendon bearing), typische Versorgung von Kriegsverletzten. Seltene Ind., z. B. bei sehr kurzen Stümpfen, benötigtem Tubersitz oder körperlich schwer arbeitenden Patienten

### Knieexartikulation

Ein voll belastbares birnenförmiges Stumpfende ist günstiger als der Stumpf einer Oberschenkelamputation.

Bestandteile der Prothese: Oberschenkelschaft mit gespaltenem Weichwandinnentrichter, wählbare Knieadapter (von starr bis dynamisch) für die Gelenkkonstruktion und ein US-Rohrskelett mit Fußadapter. Die Fußkonstruktionen sind austauschbar.

### Oberschenkelamputation

Durch Störung des Muskelgleichgewichts bereitet eine Oberschenkelamputation mehr fkt. Schwierigkeiten als eine Knieexartikulation.

Kriterien für den Prothesenaufbau:

- Situation des Patienten: Zustand der verbliebenen Gegenseite, Alter, Konstitution, körperliche und psychische Mobilität
- Postoperative Verhältnisse: Amputationshöhe, -technik, Narbenverlauf
- Mögliche orthopädische Versorgungskonzepte
- Verlauf der Rehabilitation: Fortschritt in Gebrauchsschulung, Therapiemöglichkeiten

! Prothesengestaltung: Je mobiler und anpassungsfähiger der Patient ist, desto dynamischer ist die Prothese. Junge Patienten werden i. d. R. mit dynamischen, ältere/immobile Patienten mit statischeren Prothesen versorgt.

### Prothetische Versorgung bei Oberschenkelamputation

- **Modulbauweise** (Rohrskelettbauweise) (▶ Abb. 4.46): einzelne Prothesenpassteile, die grundsätzlich aus 4 Elementen – Oberschaft, Kniegelenkmodul, Prothesenfußkonstruktion und Überzug – bestehen. Der Überzug ist aus Schaumstoff, verkleidet das Rohrgestänge und gestaltet die Beinform (optische Anpassung an das andere Bein).
- **Schalenbauweise:** Beinform der Prothese (wird in Holzpassteil eingeschliffen, ▶ Abb. 4.46) trägt das Gewicht des Pat. Das Konzept wird zunehmend durch die Modulbauweise verdrängt.

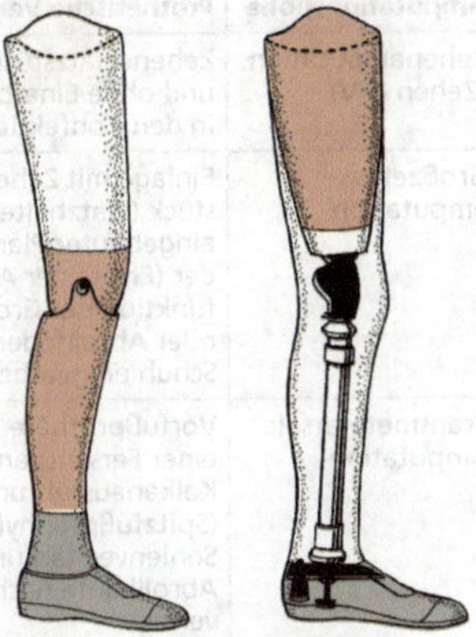


Abb. 4.46 Oberschenkelprothesen [L190]

**Schaft**

Gängig sind Haftschäfte (Haftung durch Saugwirkung) mit Vollkontakt, aber ohne maximale Endbelastung. Die Saugwirkung ist abhängig von der Schaftform. Günstig ist ein möglichst kleiner Saugraum. Der gebräuchlichste Schaftquerschnitt ist queroval mit der Spitze nach medial. Weitere Formen sind ein herzförmiger, ein querovaler Querschnitt mit der Spitze nach lateral und eine nahezu quadratische, nach lateral weisende Form. Die Form ist abhängig von der Anatomie der Muskelgruppen. Entscheidend für eine gute Passform ist die Stumpfbettung (komplette Einbettung der Weichteile). Sie garantiert Tragekomfort, Prothesenführung (ohne Abschnürungen des Stumpfs) und ein entsprechendes Gangbild (Rotationsstabilität).

! Falls das Stumpfende nicht ausreichend belastbar ist → Tuberaufsitz (bringt das Becken in Kippung, das Hüftgelenk wird flektiert – ungünstig für die Schwungphase der Prothese).

### Kniegelenksmodul

Ausführungen in Titan, Stahl oder Kohlefaser. Unterschiedliche Gelenkbeweglichkeit je nach Kniegelenkskonstruktion:

- **Sperrknie:** durch Lösen der Verriegelung einknickbar (zum Sitzen)
- **Monozentrische Gelenke** (einachsig) mit Belastungssperre bei axialer Belastung. Erhöhte Stabilität während des Stehens sowie in der Standphase (z. B. Jüpa-Knie); Einsatz bei älteren/schwächeren Patienten
- **Polyzentrische Gelenke** (mehrachsig): in der Regel für junge, kräftige Patienten
- **Schwungphasengesteuerte Kniegelenke:** Steuerung durch Hydraulik oder Pneumatik, passen sich Ganggeschwindigkeit an (z. B. Henschke-Much)
- **Elektronisch** über Sensoren gesteuerte Kniegelenke (Otto Bock)

### Fußkonstruktionen (▶ Tab. 4.32)

- **Monozentrisch** (Flexions- und Extensionsbewegung): Hängelager-Lang-Fuß
- **Polyzentrisch** (Flex., Ext., Sup., Pron.): Habermann-, Greissinger-, Sach- und Telasto-Fuß

| Tab. 4.32 Prothetische Versorgung des Fußes | | |
|---|---|---|
| **Amputationshöhe** | **Prothetische Versorgung** | **Anmerkung** |
| Zehenamputation (Zehen II–V) | Zehenersatzstücke mit und ohne Einarbeitung in den Konfektionsschuh | Bei Gefäßpatienten keine Zehenersatzstücke als Platzhalter zwischen den Zehen verwenden |
| Großzehenamputation | Einlage mit Zehenersatzstück (Platzhalter) und eingebauter Plantarfeder (Ersatz der Abstoßfunktion der Großzehe) oder Abrollfeder in den Schuh eingearbeitet | Nach Amputation besteht eine verminderte Abstoßfähigkeit am Ende der Standphase im Übergang zur Schwungphase. Die Verwringung des Beins in der Standphase (Stabilitätserzeugung) ist reduziert. |
| Transmetatarsale Amputation | Vorfußprothese mit einer Fersenspange zur Kalkaneusführung (Spitzfußprophylaxe), Sohlenverstärkung, Abrollkante nach vorne verlegt | Je proximaler die Amputationslinie liegt, desto größer ist die Gefahr der Spitzfußbildung. Probleme wie bei Großzehenamputation. Zusätzlich durch die Verkleinerung der Fußfläche und den Ausfall der Fußverwringung Unsicherheit in der Balance und Kniestabilität am Ende der Standphase |
| Fußwurzelamputation | Knöchelübergreifende Fußwurzelprothese (Stabilisierung der Rotation), hochgezogene Fersenspange, Konfektionsschuh möglich | Kein physiologisches Abrollen auf dem endbelastbaren Stumpf möglich. Im Einbeinstand ist ein Balancieren kaum möglich. |
| Fußamputation (Pirogoff-Spitzy, Syme) | Hochreichende Unterschenkelprothese mit Weichwandinnenschaft (bewirkt starke Rotationsstabilität), ggf. orthopädischer Schuh, Konfektionsschuh selten möglich | Längenausgleich durch die Prothese: Pirogoff-Spitzy 3–4 cm, Syme: 4–7 cm. Durch Fehlen der Fußverwringung (gegenläufig zur Unterschenkelrotation) wird die Unterschenkelrotation nicht mehr passiv ausgebremst (starke Instabilität des Beines) → Prothese wirkt dem entgegen |

### Intertrochantäre Amputation, Hüftexartikulation, Hemipelvektomie

Hauptursache dieser hohen Amputationen sind bösartige Tumoren. Voll belastbares Stumpfende. Keine Interimsversorgung möglich. Energieaufwendiges Laufen, benötigt gute Kondition.

#### Prothetische Versorgung bei hohen Amputationen

- **Hüftübergreifender Beckenkorb:** Gegenseitiges Bein, Hüfte und LWS können so die Führung des Beckenkorbs und der Beinprothese erzeugen → Rotationsstabilität der Prothese; bei bilat. Versorgung Pendel-, (Beckendreh-) oder Svivel-Gang
- **Canadian Hip System:** Hüftexartikulationsprothese. Die Achse des Prothesenhüftgelenks ist gegenüber dem normalen Drehpunkt vorverlagert und liegt vor der Sitzfläche. Sitzen ohne Hilfsmittel nur durch Ausgleich der Prothesenseite möglich.
- **Helix-3D-Prothesenhüftgelenk:** Bewegung des Hüftgelenks in 3 Dimensionen → spezifische Gangschule
- Weiterer Beinaufbau wie bei prothetischer Versorgung der Oberschenkelamputation (Modul- oder Schalenbauweise)

## 4.19.2 Physiotherapie

! Eine Amputation ist für den betr. Patienten ein schwerwiegender Eingriff, der ggf. psychologischer Betreuung bedarf.

Die Nachbehandlung von Unterschenkelamputationen ist durch den Erhalt des Kniegelenks i. d. R. unproblematisch. Es besteht lediglich die Gefahr einer Beugekontraktur im Kniegelenk. Diese wird vermieden durch Lagerung in Kniestreckstellung, endgradiges Bewegen und eine gute Funktion des M. quadriceps.

Bei Fußamputationen kann die Versorgung mit orthopädischen Schuhen ggf. Probleme machen.

! Voraussetzung für eine erfolgreiche Behandlung ist eine gut sitzende Prothese.

! Die Rehabilitation möglichst in einer speziellen Einrichtung durchführen

### Physiotherapeutischer Befund

▶ 1.2

#### Anamnese

- Alter, Mobilität, Compliance, Allgemeinzustand (Vorerkrankungen), häusliches Umfeld, Wundheilung, Schmerzen
- Aus der individuellen Situation des Patienten ergibt sich, ob eine Versorgung mit einer Prothese sinnvoll ist.

### Physiotherapie am Beispiel einer Oberschenkelamputation

Ziel der PT ist das Erreichen der größtmöglichen Selbstständigkeit des Pat.

### Phase I (Behandlung bis zur Wundheilung)

#### Struktur/Funktion

##### DKPT verhindern

▶ 1.3.3

- Lagerung zur Vermeidung von Flexions-, Abduktions- und Außenrotationskontrakturen
- Endgradige passive/aktive Bewegungen im Hüftgelenk

##### Ödemresorption anregen

- Konsequente Hochlagerung des Stumpfs (Schrägstellen des Betts, sonst Gefahr von Beugekontrakturen)
- Vorsichtige Ausstreichungen von dist. nach prox.
- MLD (▶ 2.20)

##### Schmerzen lindern

- Schmerzfreie Lagerung
- Allgemeine Entspannung, z. B. Lösungstherapie (▶ 2.17), PMR (▶ 2.31)
- Vorsichtiges passives Bewegen

##### Gelenkbeweglichkeit erhalten/verbessern

- Passives/assistives, endgradiges Bewegen im Hüftgelenk
- Mobilisationstechniken (▶ 1.3.5), z. B. Betontes Arbeiten am Bewegungsende, Reziproke Hemmung, PIR, AeK

! Langes Sitzen begünstigt Flexionskontrakturen im Hüftgelenk.

##### Muskelaktivität erhalten

- Stat. und dyn. Muskelarbeit von Rumpf, Armen und nicht betr. Bein, z. B. Akrodynamische Therapie (▶ 2.2)

- PNF (▶ 2.32): Chopping, Lifting, bilat. Armpattern: Ext./Abd./IR (Stützdiagonale), Flex./Abd./AR; Beinpattern: Ext./Abd./IR nicht betr. Bein (Standphase), z. B. mit den Techniken Dynamische Umkehr, Agonistische Umkehr
- Geräte: z. B. Handtuch, Thera-Band

**Gangbild verbessern**

▶ 1.3.8

„3-Punkte-Gang" im Gehwagen, Rollator oder an Unterarmstützen, der Stumpf schwingt im Gangrhythmus mit.

## Phase II (Behandlung nach der Wundheilung)

### Struktur/Funktion

**Ödemresorption anregen**

- Wie in Phase I
- Konische Stumpfwicklung (wichtig für die Prothesenversorgung)

**Narbenbeweglichkeit verbessern**

▶ 1.3.5

- BGM (▶ 2.4): Anhaken der Narbenränder
- Zirkelungen am Narbenrand (auch in tieferen Schichten), ggf. mit speziellen Narbensalben, z. B. Lymphdiaral-Salbe®
- Dehnung der Narbe in Längsrichtung

**Stumpfpflege**

- Stumpf absolut sauber und trocken halten
- Kontrolle auf Hautrötungen nach Ablegen der Prothese
- Hirschtalg zur Vermeidung von Druckstellen

**Stumpf abhärten**

- Abreibungen mit Frotteehandtuch, Igelball
- Bürstenmassage
- Eisabreibungen (KI: art. Durchblutungsstörungen)
- Wechselduschen
- Hydroelektrische Teilbäder
- Gewichtsverlagerung im VFST/Kniestand bei unterlagertem Stumpf

**Phantomgefühl vermindern**

- E-Therapie: TENS®-Gerät (▶ 1.3.13)
- Stat. Muskelarbeit mit „beiden" Beinen und anschließende Entspannung
- Massage des nicht betr. Beins
- Spiegeltherapie (▶ 1.3.1)

**Beweglichkeit erhalten/verbessern**

- Lagerung in BL (für Hüftext.)
- Mobilisationstechniken (▶ 1.3.5), z. B. Betontes Arbeiten am Bewegungsende, AeK, Reziproke Hemmung
- MT (▶ 2.21)

**Muskelaktivität verbessern**

- Wie in Phase I
- Stat. und dyn. Kräftigung vor allem der Ext., Abd. und IR, als Eigenübung gegen Handtuch

- PNF (▶ 2.32) mit dem Stumpf, Bridging (Stumpf mit festem Kissen bzw. Ball unterlagern), bilat. Beinpattern sym.-reziprok (Vorbereitung zum Gehen)

### Gangbild verbessern

▶ 1.3.8

- Zur Vorbereitung: PNF Skapula-Pelvis-Pattern (sym.-reziprok)
- „3-Punkte-Gang" im Gehbarren oder an Unterarmstützen, der Stumpf schwingt im Gehrhythmus mit
- Im Gehbarren Stabilisation im Stand, Stand ohne Festhalten und Ball zuwerfen, dgl. auch auf dem Schaukelbrett

### Aktivität/Partizipation

### Selbstständigkeit fördern

- Erarbeiten der optimalen Körperhaltung (▶ 1.3.7)
- Aufstehen und Hinsetzen auf einen Stuhl: über Gewichtsverlagerung nach vorn oder mithilfe von Armlehnen
- Aufstehen vom Boden (z. B. nach dem Hinfallen): Transfer in den „VFST", dann hochkommen in den Stand mithilfe eines Stuhls oder Schranks

## Phase III (Behandlung mit Prothese)

### Struktur/Funktion

Wie in Phase I.

### Standphase erarbeiten

- Waagenkontrolle (Ist die Belastung gleichmäßig?)
- Stabilisation im Stand, auch auf unterschiedlichen Unterlagen wie Matte, Minitrampolin
- Gewichtsverlagerung, z. B. auf dem Schaukelbrett; das nicht betr. Bein abheben, Schritt zur Seite, nach vorne usw.
- PNF (▶ 2.32): übertriebene Balance

### Gleichgewicht verbessern

- Im Stand: Kopf- oder Beckenkreisen, der Rumpf bleibt ruhig stehen, zusätzl. die Augen schließen
- Schaukelbrett im Gehbarren längs und quer, Ball spielen
- Sportkreisel, Minitrampolin

### Gangbild verbessern

▶ 1.3.8

- Seitwärts- (erst zur Prothesenseite hin), Vorwärts- u. Rückwärtsgang mit und ohne Hilfsmittel
- Treppengehen: Stufe für Stufe oder alternierend (prothesenabhängig)
- Zusatzmaßnahmen: PNF-Gangschulung, rhythmisches Gehen durch Einsatz von Musik, Gehen im Freien

! Bei Problemen mit der Prothese Rücksprache mit dem Orthopädiemechaniker halten.

### Aktivität/Partizipation

### Selbstständigkeit fördern

- Tragen von Gegenständen (immer auf der Prothesenseite)
- Hinsetzen und Aufstehen (das nicht betr. Bein steht hinten)
- Aufheben von Gegenständen (Prothesenbein nach hinten wegstrecken)

4

- Aufstehen vom Boden: über die nicht betr. Seite hochstützen, Prothesenbein seitlich wegstrecken, ggf. Tisch o. ä. als Hilfe
- Überwinden von kleinen Hindernissen, z. B. Bordsteinkante
- Gehen durch kleinere Menschengruppen
- Einsteigen ins Auto
- Sturzprophylaxe (▶ 8.3.2)

! Der erfolgreiche Umgang mit der Prothese setzt ein regelmäßiges Training und eine entsprechende Motivation des Patienten voraus.

# 4.20 Komplikationen in der Orthopädie/ Traumatologie

## 4.20.1 Kompartmentsyndrome

### Akutes Kompartmentsyndrom

Kompression in vorgegebenen Muskellogen durch den Anstieg des Gewebedrucks über 15 mmHg. Entstehung durch äußeres Trauma oder durch eine Ischämie bei akutem Gefäßverschluss.

4

#### Anatomische Logen

**Obere Extremität:**
- Ellenbeuge (Unterarmbeuger): Volkmann-Kontraktur (s. u.)
- Handbinnenmuskulatur (Mm. interossei)

**Untere Extremität** (oft mehrere Kompartimente gleichzeitig betroffen):
- Tibialis-anterior-Loge
- Tibialis-posterior-Loge
- Peroneusgruppe (2 Kompartimente)
- Fußsohle (4 Kompartimente)

#### Symptome

Sofortiger Dauerschmerz, Par-/Hypästhesien. Durch die Kompression kommt es bereits nach 2–4 Std. zur Ischämie der Muskulatur mit anschl. Nekrose. Schmerzverstärkung bei passiver Dehnung der betr. Muskulatur, Arterienpulse immer tastbar.

#### Ärztliche Therapie

**Konservativ**

Bei Verdacht auf ein Kompartmentsyndrom:
- Enge Verbände lösen
- Keine Hochlagerung

**Operativ**

Kompartmentmessung und Überwachung mit Drucksonden. Bei Drücken über 30–40 mmHg Faszienspaltung. Mehrfache Kompartmentrevision und dyn. Hautschienung. Sekundärnaht der Hautinzision.

### Funktionelles Kompartmentsyndrom

Entstehung eines **Muskelödems durch Überlastung der Muskulatur** bei z. B. Langstreckenläufern (Periostitis, ▶ 5.2.6).

**Laterales Tibiakantensyndrom:** leichte Form des fkt. Kompartmentsyndroms durch Überlastung des M. tibialis anterior.

**Konservative ärztliche Therapie**
Entlastung, Kühlung.

### Physiotherapie

- Entstauende und detonisierende Maßnahmen, Elektrotherapie (▶ 1.3.13)
- Behandlung der betr. Muskulatur
- Elastisches Taping (▶ 3.3.6)
- Belastung reduzieren bzw. meiden
- Sensomotorische Einlagen in Laufschuhen

! Statik und Laufstil analysieren und ggf. korrigieren

**KI:** in den ersten 2 Tagen keine Wärmeanwendung und Massagen → Mehrdurchblutung verstärkt die Kompression.

### Volkmann-Kontraktur (ischämische Kontraktur)

Schädigung der A. brachialis durch Hämatome, Frakturen oder einengende Verbände. Infolgedessen Minderdurchblutung der UA-Beugemuskulatur.

**Symptome**

- Schmerzen
- Weißfärbung von UA und Hand
- Puls nicht tastbar
- Sensibilitätsstörungen, Paresen
- Ödeme
- Kraftlosigkeit

Folgen wie beim akuten Kompartmentsyndrom; schon nach 2–4 Std. Minderdurchblutung bindegewebiger Ersatz der Muskulatur.
**Spätstadium:** Handgelenk, DIP und PIP der Finger in Flexion kontrakt (MCP frei, da Handbinnenmuskulatur nicht betr.), N. ulnaris und N. medianus können Ausfälle zeigen.

**Ärztliche Therapie**
Sofortige Behebung der Ursachen: enge Verbände entfernen, ggf. Faszienspaltung. Später ggf. Beugesehnenverlängerung.

### PT bei akutem Kompartmentsyndrom und Volkmann-Kontraktur

! PT beginnt nach Beseitigung der Ursachen bzw. nach OP, ggf. vorhandene Frakturen beachten.

! **KI:** Anfangs Massagen, Eis- und Wärmebehandlung

**Ödemresorption anregen**

- Konsequente Hochlagerung
- Aktive Bewegungen mit Fuß oder Hand, wenn möglich

**Narbenbeweglichkeit verbessern**

▶ 1.3.5

- Narbenmobilisation, ggf. mit Narbensalben (z. B. Contractubex®)
- Querfriktionen
- BGM (▶ 2.4)
- E-Therapie (▶ 1.3.13): Ultraschall

**Gelenkbeweglichkeit verbessern**
- Dehnlagerungen für die kontrakte Muskulatur
- Mobilisationstechniken (▶ 1.3.5), z. B. Quermassage, Funktionsmassage, Reziproke Hemmung, AeK
- MT (▶ 2.21)

! Bei schweren Kontrakturen ist zusätzlich zur PT die Versorgung mit Schienen sinnvoll.

**Muskelaktivität erhalten/verbessern**
- Stat. und dyn. Muskelarbeit der angrenzenden Muskulatur (zugleich Irradiation auf die betr. Muskulatur ▶ 2.32), z. B. MTT (▶ 2.23), Akrodynamische Therapie (▶ 2.2)
- PNF: uni- und bilat. Arm- bzw. Beinpattern, Chopping, Lifting
- Geräte, z. B. Thera-Band, Stab, Staby

**Gebrauchsfähigkeit verbessern**
- Bei Volkmann-Kontraktur: Erarbeiten der Handfunktionen mit Geräten, z. B. Handknete, Übungsbrett (Schere, Wasserhahn usw.), Handimpander (▶ 4.7.4)
- Bei Kompartmentsyndrom: Gangschulung (▶ 1.3.8), abhängig von der erlaubten Belastung

4

## 4.20.2 Therapieresistente Kontrakturen

Kontrakturen, die trotz intensiver Physiotherapie keine Behandlungserfolge zeigen.

**Ursachen**

Beispiele:
- Narbige Verwachsungen mit muskulären oder knöchernen Strukturen
- Keloidbildung nach Verbrennung
- Schwere Gelenkverletzung mit ggf. vorher schon bestehender Arthrose
- Chron. Schmerzen

**Operative ärztliche Therapie**
- Arthrolyse: Beseitigung der durch Kapselschrumpfung und Narbenbildung entstandenen Bewegungseinschränkung. Eine Ossifikation des Gelenkbinnenraums und der Muskulatur muss radiologisch ausgeschlossen werden.

! Durchführung von Arthrolysen am besten zu Wochenbeginn, da dann eine konsequente und kontinuierliche PT über mehrere Tage möglich ist.

- Narkosemobilisation (gedeckte Mobilisation) unter Anlage eines Schmerzkatheters
- Operative Mobilisation

! Kontraindiziert bei akuten Entzündungen, CRPS I (▶ 4.20.4), stärkerer Gelenkzerstörung; pessimistischen oder überängstlichen Patienten, fehlender Compliance.

### Physiotherapie

Die Behandlungssteigerung erfolgt abhängig von Schmerzen. Im Vordergrund der Behandlung steht das Wiedererlangen der schmerzfreien Beweglichkeit, *forciertes* Üben muss jedoch unbedingt vermieden werden, da weiterhin die Gefahr von Kalkeinlagerungen besteht.

! Behandlung anfangs *mind.* 2-mal tgl. dosiert

## Struktur/Funktion

### Schmerzen lindern/Tonus regulieren

- Bewegen im schmerzarmen Bereich (passiv, assistiv, aktiv)
- WT (▶ 1.3.12), z. B. Heiße Rolle
- Querfriktionen ansatzgereizter Muskeln (▶ 1.3.5)
- E-Therapie: TENS®-Gerät (▶ 1.3.13)
- Faszientechniken (▶ 2.12, ▶ 2.13)
- MT (▶ 2.21): schmerzlindernde Traktion
- Flossing (▶ 2.16)
- Mulligan (▶ 2.24)
- Nach der Behandlung ggf. Eis (▶ 1.3.12)

! Nach Rücksprache mit dem Arzt vor der Behandlung Schmerzmittel geben → dann Vorsicht: Gefahr der Überlastung.

### Ödemresorption anregen

- Hochlagerung
- Aktivierung der Muskelpumpe
- Ggf. WT (▶ 1.3.12), z. B. Heiße Rolle
- MLD (▶ 2.20)
- Untere Extremität: Kompressionsstrümpfe vor der Mobilisierung

### Narbenbeweglichkeit verbessern

▶ 1.3.5

### Beweglichkeit verbessern

- Assistives oder aktives endgradiges Bewegen in alle Bewegungsrichtungen
- Schonende Mobilisationstechniken (▶ 1.3.5): z. B. Quermassage, Funktionsmassage, Reziproke Hemmung, AeK
- PNF (▶ 2.32): Dynamische Umkehr mit der betr. Extremität (möglichst endgradig)
- MT (▶ 2.21): Traktion/Gleitmobilisation Stufe III
- Mulligan (▶ 2.24)
- CPM (▶ 1.3.5)
- Bewegungsbad (▶ 1.3.11) bei reizloser Wundsituation

### Muskelaktivität verbessern

- Anfangs über Irradiation (z. B. PNF)
- Später direkt über stat. und dyn. Muskelarbeit, z. B. Akrodynamische Therapie (▶ 2.2)
- PNF: bilat. Arm- und/oder Beinpattern, z. B. mit den Techniken Agonistische Umkehr, Wiederholte Kontraktionen
- E-Therapie, z. B. Polystim® (▶ 1.3.13)
- Geräte wie Thera-Band, Staby
- MTT (▶ 2.23)

## Aktivität/Partizipation

### Selbstständigkeit fördern (nach Beschwerdefreiheit)

- Erarbeiten der optimalen Haltung (▶ 1.3.7)
- **Obere Extremitäten:**
  - Zum Beispiel Essen, Haare kämmen, Knöpfe schließen, Schreiben, Schuhe binden, Überkopfarbeit

- Grob- und feinmotorische Greiffunktionen erarbeiten – ohne und mit Geräten, z. B. Knete, Schwamm, verschieden große Bälle, Hand-Exerciser (rund und oval), Handübungsbrett
- Stützfunktion (BL auf Pezziball, VFST), Ball, Federball spielen
- Zusatzmaßnahme: Ergotherapie

- **Untere Extremitäten:**
  - Fkt. Bücken, Gegenstände aufheben und tragen
  - Hilfsmittel: Strumpfanzieher, langer Schuhlöffel, Greifzange
  - Gangsicherheit in Alltagssituationen trainieren: Hindernisse überwinden (z. B. Bordsteinkanten, Treppenstufen, Kopfsteinpflaster)
  - Anleitung von Eigenübungen

## 4.20.3 Myositis ossificans

Umschriebene oder diffuse Verknöcherung der Extremitätenmuskulatur und der umgebenden Gelenkweichteile/Gelenkbinnenraumhämatome.

### Ursachen

- Schweres Schädel-Hirn-Trauma mit langer Bewusstlosigkeit, Querschnittssyndrom
- Gelenkhämatome, Weichteilhämatome
- Spätfolgen nach Verletzungen wie wiederholter Kontusion einer Muskelpartie, z. B. M. gracilis, Adduktorenmuskulatur (Reiterknochen), M. quadriceps. Zeitraum zwischen Trauma und Auftreten der Ossifikation beträgt wenige Wo. bis Monate/Jahre.

### Tipps & Fallen

- Erste Anzeichen für eine Myositis ossificans circumscripta sind zunehmende Schmerzen, Rückgang der Beweglichkeit, persistierende pastöse Schwellung.
- Bei V. a. Myositis ossificans Rücksprache mit dem behandelnden Arzt. Jedes forcierte Bewegen über die Schmerzgrenze sowie Massagen im betr. Gebiet unbedingt vermeiden.
- Vor der OP ist das vorrangige Ziel der Erhalt der Funktionen, eine Verbesserung ist nicht möglich.

### Ärztliche Therapie

- Prophylaktisches Entleeren größerer Hämatome, schonende Behandlung
- Medikamentös: ggf. Bisphosphonate, nichtsteroidale Antiphlogistika (z. B. Ibuprofen)
- Schonendes operatives Ausräumen bei Beschwerden oder Funktionseinschränkungen (Rezidivgefahr!)

! Umbauvorgänge müssen abgeschlossen sein (Röntgenkontrolle), sonst Rezidive möglich. Deswegen operatives Ausräumen möglichst nicht vor 6 Mon. Nachweis der abgeschlossenen Ausreifung in der Knochenszintigrafie – erst dann ist eine erfolgversprechende operative Ausräumung der Knocheninduktionen in den Weichteilen und Gelenken ohne Rezidivrisiko möglich.

- Prophylaxe: einmalige Feldbestrahlung, um Verknöcherung junger Bindegewebszellen zu vermeiden; ggf. Bisphosphonate

## Physiotherapie vor und nach operativer Versorgung

### Struktur/Funktion

#### Schmerzen lindern

- Allgemeine Entspannung, z. B. Lösungstherapie (▶ 2.17), PMR (▶ 2.31)
- E-Therapie: TENS®-Gerät (▶ 1.3.13)

#### Ödemresorption anregen

- Konsequente Hochlagerung
- Aktivierung der Muskelpumpe
- WT (▶ 1.3.12), z. B. Heiße Rolle
- MLD (▶ 2.20)

#### Beweglichkeit verbessern

- Schonende Mobilisationstechniken (▶ 1.3.5), z. B. Betontes Arbeiten am Bewegungsende, Reziproke Hemmung, PIR
- MT (▶ 2.21): vorsichtige Traktionen und Gleitmobilisationen
- Mulligan (▶ 2.24)
- CPM (▶ 1.3.5)

#### Muskelaktivität erhalten

Vorsichtige stat. Muskelarbeit, z. B. Akrodynamische Therapie (▶ 2.2)

! *Keine* Massagen und Wärmebehandlung im betr. Gebiet

! *Immer* im schmerzarmen Bereich arbeiten

### Aktivität/Partizipation

#### Selbstständigkeit fördern

Der Pat. soll seine betr. Extremitäten so weit möglich bei allen tgl. Verrichtungen mit einsetzen.

## 4.20.4 Komplexes regionales Schmerzsyndrom (CRPS)

**CRPS: Complex regional Pain Syndrome.**
Definition für zwei Krankheitsbilder, die die Extremitäten betreffen und durch anhaltenden Schmerz mit motorischen, autonomen und sensorischen Störungen gekennzeichnet sind.

- **CRPS Typ I** setzt eine Schädigung der Weichteilgewebe oder Knochen sowie eine Beteiligung des sympathischen NS voraus.
  - Synonyme: **Sympathische Reflexdystrophie** (SRD), **Algodystrophie, Morbus Sudeck**
  - Weitere Erklärungsansätze: abnorme Entzündungsreaktion, psychosoziale Prädisposition
- **CRPS Typ II** setzt die Schädigung eines Nervs voraus. Synonym: **Kausalgie**

Die Wirksamkeit der PT ist besonders für den Typ I nachgewiesen, aber auch für den Typ II wird PT empfohlen. Diese Erkrankung bedeutet für den betr. Pat. eine schwerwiegende Beeinträchtigung, die alle Bereiche seines tgl. Lebens tangiert.

### Ursachen

**Beispiele:** Weichteilverletzungen, Frakturen, Überdehnungen, Luxationen, operative Eingriffe, Immobilisation („zu enger Gips"), Arthritiden, Thrombose, Gefäßentzündung, Herzinfarkt, Erkrankungen innerer Organe, Gehirntumor, Apoplex, Poliomyelitis, psychisch, idiopathisch u. v. m.

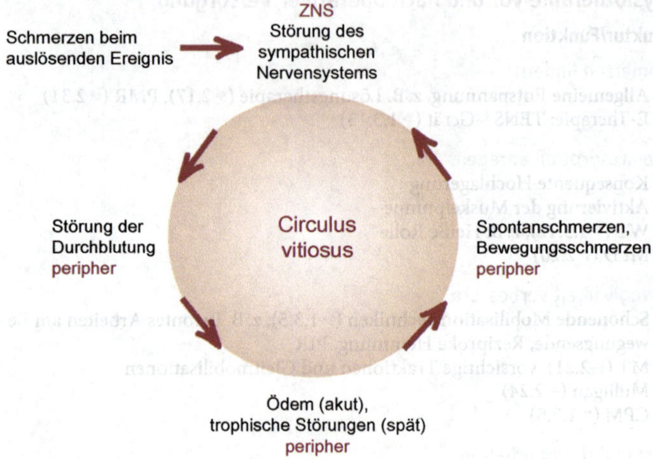


Abb. 4.47 Pathogenese des CRPS I [A300]

Starker Schmerz und damit einhergehend eine Aktivierung des sympathischen NS wird als Auslöser dieser Erkrankung vermutet (▶ Abb. 4.47).

### Trias des CRPS I

- **Autonome Störungen:**
  - Generalisierte Schwellung
  - Veränderte Hauttemperatur
- **Motorische Störungen:**
  - Eingeschränkte Beweglichkeit
  - Kraftminderung
- **Sensible Störungen:**
  - Veränderte Hautsensibilität
  - Diffuse, tiefe Spontanschmerzen

### Frühdiagnose des CRPS I

- Voraus geht fast immer ein *schmerzhaftes* schädigendes Ereignis.
- Beginn meist akut und distal mit handschuh- oder sockenartiger Verteilung der Symptome
- Temperatur anders (i. d. R. deutlich wärmer) als auf der nicht betr. Seite
- Plötzliche Schwellung
- Brennende Dauerschmerzen
- Häufig Diskrepanz zwischen Ursache (Bagatelltrauma) und Auswirkung

! Angst des Patienten vor Komplikationen, Schlaflosigkeit; Beschwerden über zu engen Gips oder Schiene, ziehende Wundschmerzen berücksichtigen.

### Ärztliche Therapie

Empfohlen wird eine analgetische Behandlung nach dem Stufenschema der WHO:

- In leichten und mittelschweren Fällen Beginn mit Stufe I: nichtsteroidale Antiphlogistika, z. B. ASS, Diclofenac, Ibuprofen, ggf. kurz dauernde Ruhigstellung
- In schwereren Fällen zusätzlich Stufe II: z. B. Tramadol, Buprenorphin, Tilidin

- Bei Bedarf Antidepressiva
- Bei sympathikusabhängigem Schmerz: Sympathikusblockade
- Ggf. stadienbegleitend Psychotherapie und schmerztherapeutische Spezialbehandlung

**Allgemeine Prophylaxe des CRPS I**

Auf Einschnürungen achten. Wiederholte Repositionen vermeiden. Möglichst selten zirkulären Gips. Möglichst keine Narkosemobilisation.

! Beim geringsten Hinweis auf CRPS I sofort adäquate Behandlung einleiten.

## Physiotherapeutischer Befund

Hand ▶ 4.7.2

### Anamnese

Erfragen von allg. vegetativen Störungen, z. B. Schlafstörungen, Herzklopfen, Hyperventilation, Konzentrationsstörungen, ungezieltes Handeln im Alltag.

### Inspektion

- Starke Rötung im Bereich BWS, Arm (VNS aktiv)
- BGM-Zonen

### Palpation der oberen BWS

Bei Sympathikusbeteilung:

- Kalt, schweißig
- Durchblutungstest mit Stäbchen lat. der WS (beidseits): Rötung auf betr. Seite deutl. länger
- Sensibilitätstest mit Rädchen lat. der WS (beidseits): betr. Seite deutl. empfindlicher
- Packegriffe gleichzeitig re. und li. (quer zur Muskulatur): betr. Seite verbackener

### Funktionsuntersuchungen

**Schmerzmessungen**

Subjektive Angabe des Pat. über sein Schmerzempfinden anhand der VAS.

**Segmentale diagnostische Untersuchung der Wirbelsäule**

Bewegungsuntersuchung aktiv und passiv.

### Beurteilung

- Störungen der gesamten Extremität
- Einschränkungen wichtiger Alltagsaktivitäten
- Einschränkungen im sozialen Bereich – vermeidet der Pat. z. B gesellschaftliche Aktivitäten aus Schamgefühl aufgrund seiner auffälligen Extremität?

## Physiotherapie (am Beispiel der oberen Extremität)

**Tipps & Fallen**

Grundlage der PT-Behandlung ist die Regel von Kowarschik: *„Je ausgeprägter die pathologische Störung, desto gestörter ist das vegetative Nervensystem und umso kleiner muss der gesetzte Reiz sein."*

! Die Behandlung des Ödems und der Schmerzen stehen im Vordergrund.

### Prophylaxe

- Anfangs keine aggressiven Maßnahmen wie kontrastreiche Temperaturwechsel, Massagen
- Wichtig: schonende Bewegungen unter Berücksichtigung von Schmerzen
- Auf mögliche Anfangssymptome der CRPS I achten (starke Schwellung, brennender Dauerschmerz)
- Behandlung bestehender Funktionsstörungen nach Brügger (▶ 2.7)
- Auf korrekte Übungsanleitung achten, auch für zu Hause
- Bei V. a. CRPS die PT so bald wie möglich beginnen

! Bei Schmerzen, die nach der Therapie deutlich länger als 1 Std. andauern, Behandlung überdenken.

## Frühphase/Akute Phase

### Struktur/Funktion

> Die Pat. sind häufig so schmerzempfindlich, dass die Behandlung nur über Overflow bzw. Hands off am betr. Arm erfolgen kann.
> Die Compliance des Pat. ist von entscheidender Bedeutung in Bezug auf das Behandlungsergebnis.

4

#### Ödemresorption anregen

- Hochlagerung in Kombination mit langsam ausgeführten aktiven Bewegungen, auch im ST
- Vorsichtige Ausstreichungen von dist. nach prox.
- MLD (▶ 2.20)
- Absteigende Teilbäder, anfangs konsensuell
- Kälte in Form von Umschlägen
- WT (▶ 1.3.12), z. B. Heiße Rolle nach Abklingen der *akuten* Symptome

#### Schmerzen lindern/Sympathikusaktivität senken

- BGM: kleiner Aufbau zur Beeinflussung des Parasympathikus
- Im oberen BWS-Bereich (Th1–9):
  - Heiße Rolle
  - Hautrollungen
  - BGM (▶ 2.4), anfangs Hauttechniken
  - FBL (▶ 2.14), hubfreie Mobilisation; ggf. MT (▶ 2.21)
  - E-Therapie (▶ 1.3.13): Conventional TENS, Interferenzstrom
- Allg. Entspannung, z. B. Lösungstherapie (▶ 2.17), PMR (▶ 2.31)
- E-Therapie: Conventional TENS direkt im Schmerzbereich
- Vibrationen
- Schmerzarmes passives und aktives Bewegen (wenn möglich)
- ST (▶ 2.36): Kopf-Arm-Aufhängung, seitliche Armaufhängung

! Bei extrem starken Beschwerden ggf. Arm ruhigstellen

#### Trophik verbessern

- BGM, s. o.
- E-Therapie: DD-Ströme
- Passives und aktives Bewegen

#### Muskelgleichgewicht verbessern

Fördern der exzentrischen Kontraktionsfähigkeit verkürzter Muskeln (▶ 2.7) durch Heiße Rolle, AeK und Thera-Band, anfangs unter Ausschluss der betr. Extremität.

### Entspannung fördern

- Hubfreie Mobilisation der BWS zur Dämpfung der Sympathikusaktivität
- TAZ (Bauchatmung)
- Allg. Entspannung, z. B. Lösungstherapie (▶ 2.17), PMR (▶ 2.31)
- Körperwahrnehmung
- Whirlpool mit Indifferenztemperatur
- Feldenkrais (▶ 2.15), Akupunktmassage (▶ 2.3), Spaziergänge, Musik hören

## Aktivität/Partizipation

### Gelenk- und Alltagsfunktionen erhalten

! Nur möglich im Rahmen der Schmerzvermeidung
- Endgradige Bewegungen aller Gelenke der betr. Extremität
- Einsatz des Arms bei allen tgl. Verrichtungen, soweit möglich

! Pat. mit CRPS I entwickeln häufig starke Beschwerden im Schulterbereich. Aus diesem Grund unbedingt das Schultergelenk der betr. Seite von Anfang an mitbehandeln.

### Patienten aufklären

- Gute Zusammenarbeit von Arzt, Therapeutenteam (Physiotherapeut, Ergotherapeut, Psychologe) und Pat.: Einigkeit in Bezug auf das Krankheitsbild!
- Aufklärung über das Krankheitsbild und über die mögliche Dauer der Erkrankung
- Angst abbauen

! Der Pat. soll lernen, selbst Verantwortung zu übernehmen und sich aktiv in die Therapie einzubringen. Erlaubt ist alles, was dem Pat. gut tut und keine zusätzl. Schmerzen bereitet.

### Zusatzmaßnahmen

- Ggf. Ruhigstellung der betr. Extremität
- Behandlung vorhandener Funktionsstörungen nach Brügger (▶ 2.7)
- Mobilisation neuraler Strukturen (▶ 2.27)
- Graded Motor Imagery in Verbindung mit der Anwendung von Dimethylsulfoxid (DMSO)
- Eigenübungsprogramm
- Ergotherapie, ggf. Hilfsmittelversorgung
- Führen eines Schmerztagebuchs (nicht für jeden Pat. geeignet)

**Graded Motor Imagery**

**Phase I:** Dem Pat. werden Bilder von Händen gezeigt und er soll schnellstmöglich erkennen, ob er eine re. oder li. Hand sieht.

**Phase II:** Der Pat. versucht gedanklich, seine Hand in die Position des gezeigten Bilds zu bringen.

**Phase III:** Spiegeltherapie, ▶ 1.3.1. Die betr. Hand des Pat. liegt hinter dem Spiegel, er sieht also seine gesunde Hand im Spiegelbild. Nun versucht er, die Position der gezeigten Bilder anfangs nur mit der gesunden Hand, später auch bilateral und symmetrisch einzunehmen und die Hand im Spiegel zu beobachten.

Alle Phasen soll der Pat. (nach Anleitung) 3× in jeder wachen Stunde ausführen. Die PT findet parallel statt.

## Spätphase

### Struktur/Funktion

**Ödemresorption anregen**
Wie in der Frühphase, außerdem:
- Wrapping (kurzes Umwickeln der Finger und der Hand mit 2-mm-Seil, anschl. sofort bewegen)
- Aktivierung der Muskelpumpe
- WT (▶ 1.3.12), z. B. Heiße Rolle
- MLD (▶ 2.20), anschl. Bandagieren oder Kompressionshandschuh anziehen

**Schmerzen lindern/Tonus regulieren**
! Dosierte Schmerzen jetzt erlaubt, zur Ausschüttung von körpereigenen Endorphinen.
- Wie in der Frühphase
- BGM (▶ 2.4) wie in Frühphase, zusätzl. an Arm und Hand mit Unterhaut- und Faszientechnik
- Faszientechniken (▶ 2.12, ▶ 2.13)
- Auslösen von lokalen Gewebereaktionen durch dosierte schmerzhafte Stimuli, z. B. Querfriktionen
- E-Therapie (▶ 1.3.13): Burst-TENS

4

**Sensibilität fördern**
- Setzen von verschiedenen Reizen; Gebrauch von verschiedenen Materialien wie z. B. Igelball, Frotteehandtuch
- Perfetti (▶ 2.28)

**Durchblutung verbessern**
Bürstenmassage, auch als Eigentherapie.

**Beweglichkeit verbessern**
- Mobilisationstechniken (▶ 1.3.5), z. B. Funktionsmassage, Reziproke Hemmung, AeK
- MT (▶ 2.21)
- Mulligan (▶ 2.24)
- FBL (▶ 2.14): hubfreie/hubarme Mobilisation der BWS

**Muskelaktivität verbessern**
- Stat. und dyn. Muskelarbeit innerhalb der Schmerzgrenze mit wenig Widerständen und vielen Wiederholungen, fkt. ausgerichtet
- Akrodynamische Therapie (▶ 2.2)
- PNF (▶ 2.32), uni- und bilateral; Techniken z. B. Dynamische Umkehr, Agonistische Umkehr
- MTT (▶ 2.23)
- Ggf. Elektrostimulation mit Polystim®-Gerät

**Dehnfähigkeit verbessern**
- Passives/aktives Dehnen
- Autostretching
- Verbessern des Sehnengleitens
- Ggf. Versorgung mit stat. oder dyn. Schienen

! Schienen anfangs nicht zu lange tragen

### Aktivität/Partizipation

#### Selbstständigkeit fördern

- Selbstständiges Essen, Haare kämmen, Knöpfe schließen, Schreiben, Schuhe binden, Überkopfarbeit etc. erarbeiten
- Grob- und feinmotorische Greiffunktionen erarbeiten, ohne und mit Geräten, z. B. Knete, Schwamm, verschieden große Bälle, Hand-Exerciser (rund und oval), Handübungsbrett
- Ggf. Einsatz von Hilfsmitteln aus dem rheumatischen Formenkreis (▶ 4.16.2)
- Erarbeiten der optimalen Körperhaltung (▶ 1.3.7)
- Anleitung zur Selbstbeobachtung, Schonhaltung vermeiden
- Eigenübungsprogramm
- Zusatzmaßnahme: Ergotherapie

### Literatur


Airaksinen O, Brox J, Cedraschi C, et al. Chapter 4 European guidelines for the management of chronic nonspecific low back pain. European Spine Journal. 2006;15(0): 192–300.

Bartrow, K. Untersuchen und Befunden in der Physiotherapie. 2. A. Berlin: Springer 2015

Baumgarten R, Greitemann B. Grundkurs technische Orthopädie. 3. A. Stuttgart: Thieme, 2015.

Buckup K. Klinische Tests an Knochen, Gelenken und Muskeln. Untersuchungen – Zeichen – Phänomene. 5. A. Stuttgart: Thieme, 2012.

Bumann A, Lotzmann U. Farbatlanten der Zahnmedizin, Band 12: Funktionsdiagnostik und Therapieprinzipien. Stuttgart: Thieme, 2000.

Bundesärztekammer (BÄK), Kassenärztliche Bundesvereinigung (KBV), Arbeitsgemeinschaft der Wissenschaftlichen Medizinischen Fachgesellschaften (AWMF). Nationale VersorgungsLeitlinie Kreuzschmerz – Langfassung. 1. A. Version 5. 2010, zuletzt verändert: Oktober 2015. Available from: http://www.kreuzschmerz.versorgungsleitlinien.de

Butler D, Moseley GL. Schmerzen verstehen. Berlin: Springer, 2004.

Clark GT, Seligman DA, Solberg WK, Pullinger AG. Guidelines for the examination and diagnosis of temporomandibular disorders. J Craniomandib Disord. 1989;3(1): 7–14.

Gerin M, Schmidt R. Praxisfälle Physiotherapie Band 1, Traumatologische und orthopädische Chirurgie. Verlag EUROPA-LEHRMITTEL, Hann-Gruiten, 2016.

Gruber AJ, Donhauser-Gruber U. Rheuma. Stuttgart: Thieme, 2013.

List, M. Physiotherapie in der Traumatologie. 5. A. Berlin: Springer, 2009.

Heldmann P, Schöttker-Königer T, Schäfer A. Cross-cultural Adaptation and Validity oft he „Patient Specific Funktional Scale". International Journal of Health Professions, 2015;2(1): 73–82.

Hildebrandt J, Pfingsten M, Lüder S, Lucan S. Göttinger Rücken-Intensiv-Programm (GRIP), Das Manual. Berlin: Congress Compact, 2003.

Hochschild J. Strukturen und Funktionen begreifen, Funktionelle Anatomie: Band 1: Wirbelsäule und obere Extremität. 4. A. Stuttgart: Thieme, 2014.

Hochschild J. Strukturen und Funktionen begreifen. Funktionelle Anatomie: Band 2: LWS, Becken, Hüftgelenk, Untere Extremität. 3. A. Stuttgart: Thieme, 2012.

Hüter-Becker A, Dölken M. Physiotherapie in der Traumatologie/Chirurgie. 4. A. Stuttgart: Thieme, 2009.

Hüter-Becker A, Dölken M. Physiotherapie in der Orthopädie. 3. A. Stuttgart: Thieme, 2015.

Kapandji IA. Funktionelle Anatomie der Gelenke. 5. A. Stuttgart: Thieme, 2009.

Kröner-Herwig B. Rückenschmerz. Göttingen: Hogrefe, 2000.

Kügelgen B, Hildebrandt J. Leitlinien zum modernen Rückenmanagement. München: Zuckschwerdt, 2001.

Niethard FU, Pfeil J, Biberthaler P. Duale Reihe Orthopädie und Unfallchirurgie. 7. A. Stuttgart: Thieme, 2014.

Schomacher J. Diagnostik und Therapie des Bewegungsapparats in der Physiotherapie. Stuttgart: Thieme, 2001.

Schwarze D, Rixen D. Nachbehandlungskonzepte in der Orthopädie und Unfallchirurgie. München: Elsevier/Urban & Fischer, 2013.
Seifert S. Kinesiologisches Taping in Osteopathie und Manueller Therapie. Stuttgart: Haug, 2015.
Specht J, Schmitt M, Pfeil J. Technische Orthopädie. Heidelberg: Springer Medizin, 2008.
Oesch P et al. Assessments in der Rehabilitation. Band 2: Bewegungsapparat. 2. A. Bern: Hans Huber, 2011.
Pfeifer K. Rückengesundheit. Grundlagen und Module zur Planung von Kursen. Köln: Deutscher Ärzte-Verlag, 2007.
Pullinger AG, Liu SP, Low G, Tay D. Differences between sexes in maximum jaw opening when corrected to body size. Journal of Oral Rehabilitation, 1987;14: 291–299.
V. Piekartz HJM. Kiefer, Gesichts-und Zervikalregion. Neuromuskuloskelettales Assessment und Behandlungsstrategien. Stuttgart: Thieme, 2015.
Van den Berg F (Hrsg.). Angewandte Physiologie. Band 1: Das Bindegewebe des Bewegungsapparates verstehen und beeinflussen. 3. A. Stuttgart: Thieme, 2010.
Van den Berg F (Hrsg.). Angewandte Physiologie. Band 3: Therapie, Training, Tests. 2. A. Stuttgart: Thieme, 2007.
Wappelhorst U, Kittelmann A, Röbbelen C. Lehr- und Arbeitsbuch Funktionelle Anatomie. München: Elsevier/Urban & Fischer, 2006.

# 5 Sportverletzungen und Sportschäden

*Bernd Bungartz, Katharina Brück, Frank Diemer, Jens Gräuling und Volker Sutor*

Sportverletzungen und Sportschäden treten im Breiten- und im Leistungssport auf und sind somit ein Teilbereich der physiotherapeutischen Arbeit. Neben der Behandlung von Sportverletzungen und Sportschäden sind die Prävention sowie die Reduktion des Verletzungsrisikos die Hauptaufgaben des Physiotherapeuten.

## 5.1 Prävention von Sportverletzungen

In der Primär-, Sekundär- und Tertiärprävention werden verschiedene Maßnahmen angewandt, um die Verletzungshäufigkeit und Verletzungsstärke zu reduzieren sowie die Verletzungsfolgen zu minimieren.

- Passive Hilfsmittel (z. B. zur Gelenkstabilisierung)
- Präventive Untersuchungen
- Trainingsplanung

### 5.1.1 Passive Hilfsmittel

Die häufigsten passiven Hilfsmittel sind Schuhe, Orthesen, Einlagen und Tapeverbände. Auch die sportartspezifische Ausrüstung wird hierzu gezählt. Darunter fallen Helme, Mund- und Gesichtsschutz, Aufprallschutz für Gelenke (Ellenbogen, Knie, Wirbelsäule) sowie Schutzkleidung (z. B. beim Fechten, Eishockey, Football, Rennsport).



#### Schuhe

Schuhe können durch unterschiedliche Härtegrade, Dämpfungselemente und Schafthöhen verschiedene Auswirkungen haben. Bei richtiger Auswahl ist eine sekundärpräventive Wirkung nachgewiesen. Es ist individuell abzuklären, ob die Schuhversorgung auch als primärpräventive Maßnahme sinnvoll ist, denn die Gefahr von Verletzungen an anderen Gelenken kann sich erhöhen.

#### Einlagen

Verschiedene Varianten von Einlagen können Fußachsen- und Fußgewölbefehlstellungen und somit die gesamte Beinachse beeinflussen.

#### Tape

Durch Tapes sollen unerwünschte und verletzungsträchtige Bewegungen reduziert werden, wie z. B. die Plantarflexion im OSG und die Inversion im USG. Der Wirkmechanismus wird einerseits mechanisch, andererseits propriozeptiv und lymphatisch erklärt. Zu primärpräventiven Wirkungen gibt es kein gesichertes Wissen. Teilweise wird durch Tapeverbände die Leistungsfähigkeit reduziert.
In der Sekundärprävention von Kapsel-Band-Verletzungen ist das Tragen eines Tapes sinnvoll. Es unterstützt die Ausheilung in optimaler Position, z. B. nach Inversionstrauma oder Verletzung der Ligg. collateralia des Kniegelenks. Das Tape muss in der Proliferationsphase permanent getragen werden, in der Remodellierungsphase nur bei sportlichen Belastungen (Wundheilungsphasen ▶ 4.1.1). Für diese (lange) Zeit bietet sich eine Orthese an, da sowohl die Kosten als auch der Tragekomfort und der Hautschutz besser sind.

#### Orthesen

Es werden drei Arten von Orthesen unterschieden: weiche, semirigide und rigide Orthesen. Bezüglich primärpräventiver Effekte sind Orthesen sehr umstritten. In der Sekundärprävention werden semirigide oder rigide Orthesen benutzt, um einen bewegungslimitierenden und propriozeptiven Effekt zu erzielen.

## 5.1.2 Präventive Untersuchungen

Präventive Untersuchungen sollen helfen, anhand verschiedener Faktoren (z. B. sportartspezifische Belastungen) die Verletzungsanfälligkeit vorherzusagen. Nicht immer kann bei Abweichungen aus den Normbereichen eine erhöhte Verletzungsanfälligkeit nachgewiesen werden. Größter Einflussfaktor ist die genetische Disposition.

### Faktoren

- **Muskelkraft:** Je nach Sportart ist entweder die Kraftausdauer, Maximalkraft oder Schnellkraft relevant.
- **Beweglichkeit:** meist überschätzter Einflussfaktor. Es gibt nur wenig Evidenz zu der Frage, ob eine veränderte Beweglichkeit mit erhöhter Verletzungsgefahr einhergeht. Zu beachten sind ligamentäre und kapsuläre Instabilitäten, die bei Bedarf über externe Stabilisationshilfen unterstützt werden müssen.
- **Anatomische Varianten:**
  - Beinlängendifferenzen
  - Nicht zu beeinflussende Faktoren, deren Verletzungsrelevanz unterschiedlich ist (z. B. gehen BLD bei normaler sportlicher Belastung bis 1,5 cm, beim Leistungssportler nur bis 1 cm *nicht* mit erhöhter Inzidenz von Verletzungen einher)
  - ! Vorsicht vor unnötigen Korrekturen, insbesondere bei Kindern
  - Torsionswinkel (Femur, Tibia, Humerus), CCD-Winkel
- **Fußdeformitäten:** z. B. Senk-, Spreiz-, Plattfuß. Ausgleich über passive bzw. aktive Maßnahmen. Die Wirksamkeit ist unklar, kann aber bei Problemen der gesamten unteren Extremität einen Einfluss haben.
- **Internistische Untersuchung:**
  - Kardiale Untersuchung (EKG, Belastungs-EKG)
  - Pulmonale Untersuchung (z. B. Spirometrie, Spiroergometrie, Peak-Flow)
  - Untersuchung des Immunsystems (Blutbild)

### Sportartspezifische Testung

Die sportartspezifische Testung verfolgt das Ziel, Breiten- und Leistungssportler adäquat auf ihre kommende Belastung vorzubereiten und den momentanen Leistungsstand zu erheben. Wenn verletzungsträchtige Belastungen wieder durchgeführt werden sollen, muss eine Freigabe anhand einer spezifischen Testung bestätigt werden. Die im Folgenden genannten Tests können durchgeführt werden, um eine Sportfreigabe zu erteilen. Werden die Zielwerte nicht erreicht, steigt das Verletzungsrisiko erheblich an. Die Tests beziehen sich auf alle Kontakt- und Ballsportarten, bei denen es häufig zu schnellkräftigen Belastungen kommt (z. B. Fußball, Handball, Volleyball, Basketball, Karate, Judo).

**Beidbeiniger Weitsprung**

Die Testbewegung ist ein beidbeiniger Sprung mit verschränkten Armen hinter dem Körper. Zum Aufwärmen sollen vier Sprünge mit 25, 50, 75 und 100 % der subjektiven max. Leistungsfähigkeit gemacht werden. Die Durchschnittsweite von drei max. Sprüngen wird im Verhältnis zur Körpergröße betrachtet. Der Normwert für Männer ist 100 % der Körpergröße, für Frauen 90 % der Körpergröße. Normwerte sollen max. um 10 % unterschritten werden. Erst dann darf das Training weiter gesteigert werden.

**Einbeinsprungtest**

Dieser Test besteht aus vier Einzeltests, die gemeinsam oder einzeln durchgeführt werden können. Die Arme werden dabei hinter dem Körper verschränkt. Die Zeit wird mit einer Stoppuhr auf die Hundertstelsekunde genau gemessen. Alle Tests dürfen vorher geübt werden, um die Aussagekraft der Ergebnisse zu erhöhen.

- Einbeiniger Weitsprung
- 6-Meter-Einbeinsprung auf Zeit
- 3-mal einbeiniger Sprung auf Distanz
- 3-mal einbeiniger Sprung auf Distanz, mit Kreuzen einer Linie

Gesunde weisen i. d. R. seitengleiche Werte auf. Pat. sollen im Seitenvergleich mit der betr. Extremität 80–90 % der Leistung der gesunden Seite erreichen. Dann dürfen sie ihre sportliche Betätigung wieder in vollem Umfang aufnehmen, sofern keine anderen medizinischen Gründe (z. B. Herz-Kreislauf-Erkrankungen) dagegen sprechen.

## 5.1.3 Trainingsanalyse und -planung

Zur Trainingsanalyse und -planung werden folgende Faktoren gezählt:

- Trainingsdauer
- Trainingsintensität
- Trainingsumfang
- Trainingspausen/-frequenz

5

**Tipps & Fallen**

Neben Fremdeinwirkung (Gegnerkontakt) ist falsche Trainingsplanung eine der häufigsten Ursachen für Sportverletzungen. Zu intensive Trainingsreize führen ebenso zu erhöhter Anfälligkeit wie unzureichende Regenerationszeiten.

Wochen-, Monats- und Jahrespläne zu erstellen ist ratsam. Bei Leistungssportlern sollte die Trainingsplanung über mehrere Jahre erfolgen, um Anpassungen bradytrophen Gewebes zu berücksichtigen. Zur Trainingsplanung gehören auch die Auf- und Abwärmphase (Warm-up und Cool-down).

**Warm-up**

Vorbereitung auf jede sportliche Tätigkeit. Der Sportler wird physiologisch und psychologisch auf die kommende Belastung vorbereitet, um seine Leistungsfähigkeit zu steigern und die Verletzungsanfälligkeit zu reduzieren. Dabei ist zu berücksichtigen, welche Art der Belastung (Dauer, Intensität, koordinativer Anspruch, Beweglichkeit, Muskelkontraktionsform) später durchgeführt werden soll. So kann ein Aufwärmprogramm abhängig von der durchzuführenden Sportart sehr unterschiedlich aussehen.

**Ziele**

- Herz-Kreislauf-Aktivierung, Vasodilatation der Gefäße
- Vorbereitung der Muskulatur (Durchblutung ↑, Temperatur ↑, Reaktionsfähigkeit ↑)
- Vorbereitung des Nervensystems (Nervenleitungsgeschwindigkeit steigern)
- Aktivierung des humoralen Systems
- Mentale Vorbereitung (z. B. Anpassung an die Sportstätte, Zuschauer), psychische Vorbereitung auf die bevorstehende Belastung bzw. den Leistungsdruck

Entspannungstechniken zur Fokussierung oder z. B. mentales Training (Motorisches Lernen ▶ 1.3.1) einsetzen. Dabei stellt der Athlet sich die durchzuführende Bewegung vor. Hierbei entstehen ähnliche kortikale Aktivitätsmuster wie bei der wirklichen körperlichen Durchführung.

**Praktische Durchführung**

- Dauer ca. 15–30 Min.; bei schlechterem Trainingszustand kürzer, bei besserem Trainingszustand länger
- Je früher das Training am Tag beginnt, desto intensiver sollte die Aufwärmphase sein.
- Längere Aufwärmzeit bei kühleren Temperaturen, zunehmender Beanspruchung und in höherem Alter

**Ablauf**

- Allgemeines Aufwärmen (Aktivierung des Herz-Kreislauf-Systems)
- Beweglichkeit herstellen: Die Beweglichkeit sollte zunächst so weit hergestellt werden, wie sie für die Sportart benötigt wird; dies soll eher langsam bzw. statisch geschehen. Da aber statisches Dehnen die Leistungsfähigkeit (Sprungkraft, Schnelligkeit, Reaktionsfähigkeit) für ca. 20–30 Min. herabsetzt, unmittelbar vor der Belastung unbedingt dynamische, sportartspezifische Dehnungen (Belastungen im Dehnungs-Verkürzungs-Zyklus) bzw. Sprung- und Antrittsübungen durchführen.
- Spezielles Aufwärmen: sportartspezifisch, kurze Wettkampfsimulation (z. B. kurze Sprints in Wettkampfgeschwindigkeit). Diese Belastung kurz vor dem Wettkampf durchführen.

## Cool-down

Abschluss der Trainingseinheit bzw. des Wettkampfs, um die bei der Belastung angefallenen Abfallprodukte abzutransportieren und das Herz-Kreislauf-System vom Belastungszustand auf den Normalzustand zu bringen. Mentale Beruhigung nach einer Trainingseinheit. Kann passiv und/oder aktiv durchgeführt werden, wobei aktives Abwärmen eine höhere Effektivität zeigt.

**Ziele**

- Quantitative und qualitative Verkürzung der Regenerationszeit durch verbesserten Laktatabtransport
- Umschaltung von kataboler zu anaboler Stoffwechsellage
- Herz-Kreislauf-System: Reduktion von Pulsfrequenz, Blutdruck, Atemfrequenz

**Praktische Durchführung**

Die zeitliche Dauer orientiert sich an der vorher durchgeführten Belastung. Je länger und laktazider eine Belastung war, desto länger soll abgewärmt werden. Pro Stunde Belastung ca. 5–10 Min. Cool-down einplanen.

**Ablauf**

- **Aktives Abwärmen** (Lockerung, Beweglichkeit, Entspannung): Zur Lockerung gehören z. B. Auslaufen, Ausschwimmen, Ausfahren. Hierbei soll die gleiche Bewegungsform benutzt werden, die vorher durchgeführt wurde. Dehnungsübungen sollen direkt nach der Belastung, aber nur dann durchgeführt werden, wenn der Sportler einen persönlichen Vorteil darin sieht (psychovegetative Maßnahme). Nach intensiven, laktaziden Belastungen ca. 1 Std. kein statisches Dehnen durchführen, weil dadurch der Abtransport von Laktaten verringert wird. Die Dehnung führt zu einer Lumenverkleinerung der Blutgefäße mit anschließender Behinderung der Regeneration. Darüber hin-

aus ist sanftes, rhythmisches Dehnen mit großer Bewegungsamplitude möglich.
- **Passives Abwärmen:** Hierzu gehören Maßnahmen der Physikalischen Therapie, z. B. Wärme-, Kälte-, Hydrotherapie (▶ 1.3.11, ▶ 1.3.12).

## 5.2 Behandlung von Sportverletzungen

### Grundlagen der Belastungssteuerung

Bei der Behandlung von Sportverletzungen wird die Trainingsbelastung anhand verschiedener Parameter gesteuert. Man nimmt bei jedem Patienten eine bewusste Steuerung vor, um wirksame Reize zu setzen, Anpassungsreaktionen zu erkennen und die Belastung danach ausrichten zu können.

**Reizintensität**
Stärke eines einzelnen Belastungsreizes. Ziel ist es, (leicht) überschwellige Reize zu setzen, um Anpassungsreaktionen des Körpers zu erzielen. Die Reizintensität wird u. a. in Abhängigkeit von Alter, Konstitution und Trainingszustand des Pat. festgesetzt. Kontrollen der Reizintensität können z. B. über Pulsmessungen vor, während und nach der Belastung erfolgen.
Die Reizintensität wird meist in Prozent angegeben. Im Bereich Kraft gilt das Gewicht als 100 %, das nur einmal bewegt werden kann (Wiederholungsmaximum = 1).

5

**Reizdauer**
Einwirkzeit eines einzelnen Reizes, einer Reizserie bzw. einer Trainingseinheit. Man kann die Reizdauer auch für eine Woche, einen Monat oder ein Jahr bestimmen.
**Beispiel:** 15 Wiederholungen einer Kniebeuge mit einem Rhythmus von 2–0–2 (2 Sek. exzentrische Belastung – keine Pause am Umkehrpunkt – 2 Sek. konzentrische Belastung). Die Reizdauer dieser Serie beträgt 15-mal 4 Sek. = 60 Sek. Wird diese Übung in 3 Serien durchgeführt, beträgt die Reizdauer insgesamt 180 Sek.

**Reizpause**
Zeit zwischen den einzelnen Reizen.
- **Lange Pausen** führen zu einer kompletten Erholung (Puls erreicht Ausgangswert). Dies ist i. d. R. nach 3–5 Min. der Fall. Lange Pausen werden z. B. bei sehr intensiven Belastungen eingesetzt.

! Je höher die Intensität der Belastung, desto länger die Pause.
- **Kurze Pausen** (ca. 10–180 Sek.) werden bei geringerer Belastungsintensität eingesetzt.
- Aktive Pausengestaltung: Muskelgruppen, die während der Belastungsphase nicht beansprucht werden, können in der Pause aktiviert werden. Beim Laufen ist eine Temporeduzierung eine Form der aktiven Pause.

**Reizdichte**
Verhältnis Reizdauer : Reizpause bzw. Verhältnis Trainingstage : Regenerationstage.

! Bei hochintensivem Training kann durch längere Pausen die Reizdichte verringert werden.

**Reizumfang**
Dauer und Zahl der Reize pro Training.

**Trainingshäufigkeit**
Anzahl der Trainingseinheiten pro Tag, Woche, Monat oder Jahr.

**Tipps & Fallen**

- In der Therapie die Trainingshäufigkeit und den Reizumfang *vor* der Reizintensität steigern.
- In der Regel wird immer nur ein Parameter der Belastungsgestaltung gesteigert. Vorsicht ist geboten, wenn zwei Parameter gleichzeitig erhöht werden (nur bei Pat. mit Sporterfahrung).

### Orientierung an Wundheilungsphasen

Die Behandlung orientiert sich i. d. R. an den Wundheilungsphasen (▶ 4.1.1). Die Maßnahmen in den einzelnen Phasen der Wundheilung werden im Folgenden kurz beschrieben.

**Akutphase**

In der Akutphase wird das **PECH-Schema** (Pause – Eis – Compression – Hochlagerung) angewandt.

**Tipps & Fallen**

Direkt nach einer Verletzung wird Eis nur zur Schmerzlinderung appliziert. Etwaige Blutungen werden vom Körper innerhalb weniger Minuten automatisch gestoppt, bevor die Vasokonstriktion der primären Eiswirkung einsetzt.

In dieser Phase soll untersucht werden, ob schwerwiegende Begleitverletzungen vorliegen oder ob der Sportler direkt weiterspielen kann. Falls notwendig, fkt. Immobilisation in schmerzfreier Position durchführen.

**Entzündungsphase**

Während der Entzündungsphase steht die **passive, schmerzlindernde Therapie** im Vordergrund. Aktive Therapien erhöhen die Gefahr einer erneuten Verletzung und einer Störung der körpereigenen Wundheilung.

- Physikalische Therapie (z. B. E-Therapie, Thermotherapie)
- Mechanische Therapie (z. B. Oszillationen, Traktionen, Querfriktionen, Massagen), um eine Schmerzlinderung über den Gate-Control-Mechanismus zu erreichen

! Kraft-, Koordinations-, lokales Ausdauertraining und Beweglichkeitstraining sind am betr. Abschnitt *nicht* erlaubt.

**Proliferationsphase**

In der Proliferationsphase, die bei unterschiedlichen Geweben unterschiedlich lange dauert, ist die **Verringerung der mechanischen Belastung** sinnvoll, da das neu gebildete Gewebe aus dem weniger stabilen Typ-III-Kollagen besteht. Krafttrainingsmethoden sind, bedingt durch die hohe mechanische Intensität, daher nicht zu empfehlen. Ausdauer- und Koordinationstraining soll aerob durchgeführt werden (MTT ▶ 2.23), die Beweglichkeit schmerz- und spannungsfrei verbessert werden. Dies kann mit angulären Bewegungen oder manualtherapeutischen Techniken (▶ 2.21) erfolgen.

**Remodellierungsphase**

In der Remodellierungsphase kann aufgrund der zunehmenden Stabilität des Gewebes (Umbau von Typ-III-Kollagen zu Typ-I- bzw. Typ-II-Kollagen) die mechanische Belastung sukzessive gesteigert werden, wobei die komplette vorherige Belastbarkeit des Gewebes 1–2 Jahre lang reduziert sein kann (Turnover von kollage-

nen Fasern: 300–500 Tage). Einige Gewebe erhalten nie wieder ihre vormalige Stabilität bzw. Qualität (z. B. hyalines Knorpelgewebe).
Sportartspezifische Belastung muss erreicht werden (z. B. Sprünge, Würfe, Sprints, Schläge). Das Training sollte systematisch gesteigert werden, um eine erneute Verletzung zu verhindern. Für die untere Extremität ist ein methodischer Aufbau in der MTT (▶ 2.23) beschrieben.

**Tipps & Fallen**
Die Wundheilungsphasen können sich abhängig vom betr. Gewebe deutlich unterscheiden und daher nicht allgemeingültig angegeben werden. Individuelle Gewohnheiten wie Rauchen, hoher Fleischverzehr, schlechter AZ, genetische und andere Faktoren können die Wundheilungszeiten deutlich verändern.

## 5.2.1 Muskelkater

Schmerzhafter Zustand der Muskulatur, meist nach ungewohnten exzentrischen Belastungen. Bezüglich der Ursache werden verschiedene Theorien diskutiert:
- **Traumatisierungstheorie:** Verschiedene Strukturen des Muskels werden aufgrund der hohen mechanischen Kräfte zerstört (Mikrotraumatisierung mit Zerreißung der Z-Scheibe und/oder der Zellmembran).
- Eine andere Theorie geht davon aus, dass eine durch Arachidonsäure getriggerte Kaskade, die eine **entzündliche Reaktion** durch Bildung von Prostaglandin $E_2$, Leukotrien und anderen Substanzen startet, den Schmerz verursacht.
- Des Weiteren wird diskutiert, ob die durch die Entzündung verursachte **Schwellung** den Schmerzauslöser darstellt. Je größer die Schwellung, desto höher ist die Muskelkaterintensität.

### Symptome
Schmerzen oft erst 12–48 Std. nach Belastung. Beweglichkeits- und Kraftlimitierung, erhöhter Druck- und Dehnungsschmerz der betr. Muskulatur.

### Ärztliche Therapie
Entzündungshemmende Medikamente und Nahrungsergänzungen.

### Physiotherapie
Kurzfristig Trainingsbelastung vermindern, niederintensive Bewegungen (z. B. Walking, Schwimmen) durchführen. Durchblutungsfördernde Maßnahmen (Massage, Ultraschall) können subjektiv die Schmerzen verbessern.

! Stretching direkt nach der auslösenden Belastung zeigt keinen Effekt, kann aber den Muskelkater noch verstärken, vermutlich da die Zerreißung der Z-Scheibe noch verstärkt wird.

! Muskelkater ist keine problematische Pathologie, sondern ein kurzfristiges Zeichen von Belastung, die im Trainingsprozess durchaus erwünscht sein kann (Hypertrophietraining ▶ 2.23).

## 5.2.2 Muskelkrämpfe

Unwillkürliche starke und schmerzhafte Muskelkontraktion, die meist während einer sehr anstrengenden Belastung oder nachts nach der Belastung auftritt. Am häufigsten sind Waden- und OS-Muskulatur betroffen.

Auslösende Faktoren:
- Hoher Flüssigkeits- und Elektrolytverlust
- Kompression der Füße bzw. Beine durch z. B. enge Schuhe
- Zu hohe Belastungen bei unzureichendem Trainingszustand
- Kälte

**Symptome**
Akut auftretende starke Spannungsschmerzen im Muskelverlauf, die sich durch Entlastung oder Dehnung der betr. Muskulatur lindern lassen.

### Physiotherapie
Lokal durchblutungsfördernde Maßnahmen wie Massage, Ultraschall oder E-Therapie können hilfreich sein.

**Tipps & Fallen**
Vorbeugend ausreichend Flüssigkeit aufnehmen. Treten gehäuft Muskelkrämpfe auf, die sich durch Flüssigkeits- bzw. Elektrolytzufuhr nicht beseitigen lassen, sollte ein Arzt konsultiert werden, um Kalzium- und Magnesiummangel, Durchblutungsstörungen oder neurologische Erkrankungen auszuschließen.

## 5.2.3 Muskelkontusion

Exzessives Trauma durch direkte stumpfe Gewalt von außen, ohne sichtbare Verletzungen. Kontusion (Prellung) des kontrahierten Muskels ergibt eine lokale oberflächliche Schädigung. Prellung des nicht kontrahierten Muskels ergibt eine lokale profunde Schädigung. Umschriebenes Ödem/Einblutung im betr. Gewebe (Hämatom).

**Symptome**
Unmittelbar auftretender Schmerz mit Leistungsverlust. Beweglichkeitseinschränkung, Kraftverlust, sofort oder verzögert sichtbares Hämatom. Bei sehr großer Schädigung kann ein akutes Kompartmentsyndrom entstehen (▶ 4.20.1).

**Ärztliche Diagnostik**
Lokale Palpation, Widerstandstests, Beweglichkeitstests, Ultraschall.

**Ärztliche Therapie**
Primär fkt. Immobilisation in schmerzfreier Position. Möglichst in der max. erreichbaren Dehnposition immobilisieren, um Anpassungen in angenäherter Position (Verkürzung durch funktionell ungünstige Narbenbildung) zu vermeiden.
Physikalische Maßnahmen zur Schwellungsreduktion: MLD (▶ 2.20), E-Therapie, Ultraschall (▶ 1.3.13).

### Physiotherapie
- Tapeverband in schmerzfreier Stellung des Muskels (nicht in zu starker Annäherung!)
- Entlastung in der Entzündungsphase
- Schmerzadaptierter Aufbau in der Proliferations- und Remodellierungsphase
- Ultraschall, E-Therapie, Wärme- und Kältetherapie zur Schmerzlinderung und Resorptionssteigerung

5

## 5.2.4 Muskelfaserriss, Muskelriss

Exzessives Trauma in Dehnung oder Kompression mit Kontinuitätsunterbrechung in unterschiedlicher Ausprägung.

### Einteilung

- **Grad 1:** wenige Fasern zerrissen, minimaler Funktionsverlust
- **Grad 2:** mehrere Fasern zerrissen, deutlicher Funktionsverlust
- **Grad 3:** mehrere Fasern zerrissen, totaler Funktionsverlust

### Symptome

Unmittelbar auftretender Schmerz mit Leistungsverlust. Beweglichkeitseinschränkung, Kraftverlust, sofort oder verzögert sichtbares Hämatom.

! Bei sehr großer Schädigung kann ein Kompartmentsyndrom (▶ 4.20.1) entstehen.

### Ärztliche Diagnostik

- Palpation einer Delle oder Lücke
- Widerstandstests: Muskelaktivität schmerzhaft und abgeschwächt
- Schmerz bei Dehnung des Muskels
- Ultraschall

### Ärztliche Therapie

Nur große Muskelfaserrisse bzw. Muskelrisse müssen operativ versorgt werden; ansonsten konservative Therapie:

- Abschwellende Salbenverbände
- Entzündungshemmende Medikamente (NSAR)
- Gerinnungshemmende/Gerinnsel auflösende Medikamente (Fibrinolytika), um das geronnene Blut besser abzutransportieren
- Bei Bedarf Muskelrelaxanzien

## Physiotherapie

### Akutphase

PECH-Schema.

### Entzündungsphase

- Fkl. Immobilisation in schmerzfreier Position, nicht zu stark angenähert, mit Tape oder Orthese
- Physikalische Maßnahmen zur Schmerz- und Schwellungsreduktion

### Proliferationsphase

- Schmerzfreie Mobilisation und Kontraktion
- Koordinationstraining kann wieder schmerzfrei durchgeführt werden.
- Ausdauertraining sollte alaktazid und schmerzfrei durchgeführt werden.

### Remodellierungsphase

- Beweglichkeitswiederherstellung
- Dehnschmerz darf auftreten
- Aktive Belastung langsam steigern
- Wiederherstellung der Muskelmasse

## 5.2.5 Fasciitis plantaris

Entzündung bzw. Degeneration der Fascia plantaris. Erhöhtes Risiko bei Übergewicht, verringerter Beweglichkeit in die DE, exzessiven Phasen der Gewichtsbelastung und bei Vorfußläufern.

### Symptome

- Schmerzen plantar bzw. posterior am Fuß, bei Dehnung bzw. Druck verstärkt
- Schmerzen in der Abdruckphase

### Ärztliche Diagnostik

Dehnung der Fascia plantaris ruft typischen Schmerz hervor.

### Ärztliche Therapie

Konservative Versorgung mit Einlagen, Tapes und wenn nötig Entzündungshemmung durch Tabletten bzw. Injektionen (NSAR, Lidocain, Kortison etc.).

### Physiotherapie

#### Entzündungsphase

Entlastung (Tapeverband, Orthese, Einlage) ohne mechanische Therapie.

#### Proliferationsphase

Langsame Steigerung der Belastung mit Beseitigung der ursächlichen Faktoren bzw. Risikofaktoren.

#### Remodellierungsphase

- Training der in die Fascia plantaris einstrahlenden Muskulatur (kurze Fußmuskeln und Wadenmuskulatur)
- Bei Degeneration exzentrische Aktivierung der Fuß- bzw. Wadenmuskeln.

**! Klinischer Hinweis**

Es verdichten sich Hinweise, dass degenerative Ursachen für die Schmerzen verantwortlich sind. Es kommt zu einem erfolglosen Heilungsversuch mit Einsprossung von Blutgefäßen und Nervenfasern in das betr. Gewebe. Diese verursachen vermehrt Schmerzen, ohne dass eine Entzündung vorliegt. Ziel des exzentrischen Trainings ist, die neu gebildeten Blutgefäße und Nervenfasern mechanisch oder durch ischämische Prozesse zu zerstören und einen neuen Heilungsprozess einzuleiten.

## 5.2.6 Periostitis

Synonym: **Mediales Schienbeinkantensyndrom, Shin-Splint-Syndrom**
Knochenhautentzündung des Unterschenkels. Entzündung der Knochenhaut durch Erreger oder mechanische Überbelastung.

### Ursachen

- Zu schnelle Trainingsprogression
- Laufbelastung auf ungewohnten, harten Bodenbelägen
- Ungünstige Fußstabilisierung
- Verstärkte Pro- oder Supinationsstellung

Besonders betroffen: Sportler, die oft Oberflächen, Schuhwerk oder Lauftechnik ändern oder intensiv auf harten Oberflächen trainieren.

### Symptome

- Schmerzhaftigkeit abhängig von der Wundheilungsphase. In der Entzündungsphase bestehen die stärksten Schmerzen, im Verlauf werden sie zu intermittierenden bzw. Belastungsschmerzen.
- Hypertonus umgebender Muskulatur
- Dehnschmerz der an betr. Knochenhaut ansetzenden Muskulatur, z. B. M. tibialis anterior
- Schmerzen häufig am medialen US lokalisiert (laterales Schienbeinkantensyndrom ▶ 4.20.1)

### Ärztliche Diagnostik

Schmerz bei Palpation bzw. Dehnung der an Knochenhaut ansetzenden Muskulatur.

### Ärztliche Therapie

- Vermeidung schmerzauslösender Belastung
- Entzündungshemmende Therapie (z. B. NSAR, Lidocain) durch Tabletten, Verbände oder Injektionen
- Ggf. Versorgung mit sensomotorischen Einlagen

### Physiotherapie

Schmerzlinderung: Querfriktionen, rhythmische Dehnungen unterhalb der Schmerzgrenze, physikalische Therapie nach subjektivem Empfinden, z. B. Kälte- oder Wärmeapplikation.



#### Entzündungsphase

Keine mechanische Therapie.

#### Proliferationsphase

Schmerzfreier, langsamer Aufbau der an der Knochenhaut ansetzenden Muskulatur.

#### Remodellierungsphase

Komplette Wiederherstellung des Leistungsniveaus bei Beseitigung der ursächlichen Faktoren.

## 5.2.7 Runner's Knee

Synonym: **Tractus-iliotibialis-Syndrom.**

Friktion des Tractus iliotibialis auf der lat. Femurkondyle zwischen 30° u. 60° Knieflex. Bursa iliotibialis (darunterliegend) meist entzündet.

### Ursachen

- Meist zu schnelle Trainingsprogression
- Hyperpronation des Fußes mit IR des Unterschenkels
- Genu varum

### Symptome

Schmerz im lat. Kniegelenksbereich meist bei Laufbelastung.

### Ärztliche Diagnostik

Druck auf den Tractus iliotibialis bei ca. 30–60° Knieflex. verursacht vermehrten Schmerz.

**Ärztliche Therapie**
Entzündungshemmende Therapie (z. B. NSAR, Lidocain) durch Tabletten bzw. Injektionen.

## Physiotherapie

### Entzündungsphase

- Reduktion der mechanischen Belastung
- Schmerzbehandlung

### Proliferationsphase

- Langsame Steigerung der Belastung ohne Auslösung der Schmerzen
- Beseitigung der ursächlichen Faktoren (Beinachsentraining im Stand, Fußstabilität z. B. „Kurzer Fuß nach Janda“)
- Dehnung des M. tensor fasciae latae
- Kräftigung der beinachsenstabilisierenden Muskulatur, v. a. der kleinen Glutäen

### Remodellierungsphase

Wiederaufnahme der normalen sportl. Belastung mit langsamer Umfangssteigerung.

## 5.2.8 Leistenprobleme

Schmerzlokalisation ohne Diagnose. Leistenprobleme können eine Vielzahl von Ursachen haben:

- Leistenhernie
- Adduktorenpathologie (Tendinitis, Tendinose, Muskelverletzung)
- Symphyseninstabilität
- Femoroazetabuläres Impingement (▶ 4.5.8), mit oder ohne Labrumverletzung

**Symptome**
Die Schmerzen können, je nach Ursache, sehr unterschiedlich sein.

- Schmerzen in der Leistengegend, die sich bis zum medialen oder anterioren OS ziehen können
- Beweglichkeitseinschränkung in Hüftflex.
- Schmerzen bei Widerstandstests (Flex., Add.)
- Häufig über längere Zeit bestehende rezidivierende Leistungseinschränkung

**Ärztliche Diagnostik**

- Ultraschall, Röntgen, MRT
- Funktionsuntersuchung mit verschiedenen Spezialtests:
  - FABAR-Test: Flex./Abd./AR des Beins, indem der Fuß auf das kontralat. Knie gelegt wird
  - ASLR (Active Straight Leg Raise) mit und ohne Gurt
  - Fitzgerald-Test: Zirkumduktionsbewegung des Beins aus ca. 60° Flex./Abd./AR. in die max. Flex. mit Umkehrung der Bewegung in die Add./IR

**Ärztliche Therapie**

- Bei **Leistenhernie:** operative Versorgung
- Bei **Adduktorenpathologie:**
  - Muskelverletzung (▶ 5.2.4), Tendinitis: entzündungshemmende Medikamente
  - Tendinose: Lokalanästhetikum, Schmerzmedikamente

- Bei **Symphyseninstabilität:** konservative Vorgehensweise: Gurt, Training der lokalen Stabilisatoren (M. transversus abdominis, ▶ 2.18); operative Versorgung nur in seltenen Fällen indiziert
- Bei **femoroazetabulärem Impingement (konservativ):**
  - Schmerzfreie Aktivitäten über mind. 4–8 Wo.
  - Keine endgradige Gelenkmobilisation, keine Dehnungen, evtl. Labrummanipulation
  - Evtl. TB

! Tritt keine Schmerzreduktion ein, wird eine operative Versorgung empfohlen.

- Bei **femoroazetabulärem Impingement (operativ):**
  - Arthroskopie oder Arthrotomie mit azetabulärer und femoraler osteochondraler Plastik, kann mit Labrumresektion oder -refixation kombiniert werden
  - In schweren Fällen (mit starker Arthrose) wird eine Hüftprothese implantiert.

## 5.2.9 Knorpelverletzungen

Knorpelverletzungen werden durch übermäßige Kompressions- und/oder Scherkräfte in Kombination mit hohen Geschwindigkeiten, wie sie bei sportlichen Aktivitäten vorkommen, ausgelöst. Dementsprechend sind häufig jüngere, aktive Menschen betroffen. Knorpelverletzungen treten selten isoliert auf, sondern meist in Kombination mit ligamentären Schäden oder Luxationen (z. B. Patellaluxation).

5

### Einteilung

- **Oberflächliche Matrixdefekte** heilen konservativ komplett aus, wenn sie eine geringere Ausdehnung als 3–5 mm haben.
- **Unblutige Knorpelverletzungen** reichen nicht bis zum subchondralen Knochen und zeigen keine oder eine nur minimale Heilungsreaktion.
- **Blutige Knorpelverletzungen** reichen bis zum subchondralen Knochen, z. B. osteochondrale Fraktur, heilen mit einem minderwertigen Faserknorpel. Die Proliferationsphase dauert ca. 3 Mon., die Remodellierungsphase ca. 1 Jahr.

### Symptome

- Schwellung oder Einblutung, Erwärmung
- Einschränkung der Gelenkbeweglichkeit
- Blockierungsgefühl oder Geräusche (insbes. bei osteochondralen Frakturen)
- Meist lokaler Schmerz im Gelenk ohne Ausstrahlung, Schmerzverstärkung bei isometrischer Anspannung möglich (in Abhängigkeit von der Lokalisation des Schadens)

! Häufig bleiben Knorpelverletzungen schmerzfrei.

### Ärztliche Diagnostik

Rö. (osteochondrale Fraktur), MRT, mit und ohne Kontrastmittel.

### Ärztliche Therapie

**Konservativ**

Konservative Behandlung bei:

- kleinen oberflächlichen Matrixdefekten (< 3–5 mm²),
- guter Schulterung des Defekts (saubere, stabile Wundränder),
- geringer Achsenabweichung,
- fehlenden ligamentären oder muskulären Insuffizienzen.

**Operativ**

- Refixation bei osteochondralen Frakturen
- **Vaskuläre Techniken** (z. B. Mikrofrakturierung, Pridie-Bohrung): Induktion einer Entzündung durch Verletzen des subchondralen Knochens. In der Folge bildet sich (minderwertiger) Faserknorpel.
- **Avaskuläre Techniken** (z. B. autologe Chondrozytentransplantation): Einbringung kultivierter Knorpelzellen mit und ohne Trägermaterialien in den verletzten Bereich
- **Umstellungen:** Achsenkorrekturen stellen häufig eine Grundvoraussetzung für vaskuläre und avaskuläre Techniken dar.
- Lavage und **Gelenkdébridement**

## Physiotherapie

! Die PT-Nachbehandlung ist für ein gutes Ergebnis nach einem akuten Knorpelschaden essenziell.

- Mobilisation schmerzabhängig steigern. Vorsicht bei Gelenken, die auch bei passiver Gelenkbewegung vermehrt belastet werden (z. B. starke Flex. beim patellofemoralen Gelenk).
  - Ist die genaue Lokalisation des Schadens bekannt, können bestimmte Bewegungsbereiche zu Beginn der Therapie limitiert werden.
  - Passive Bewegungsschiene, i. d. R. für 4–8 Std. tgl.
  - Aktive Automobilisationen (zunächst unbelastet, später belastet) regelmäßig und mit vielen Wiederholungen durchführen, z. B. 3-mal 500 Wdh.
- In der Proliferationsphase hauptsächlich aerobe Ausdauermethoden, nach dem 3. Mon. vermehrt anaerobe Ausdauer trainieren
- In der Proliferationsphase lokale Gelenkstabilität herstellen, z. B. Quadrizepstraining beim Kniegelenk, kleine Glutäen am Hüftgelenk
- Posturale Kontrolle und langsame Bewegungsmuster anbahnen. Schnelles Lauftraining und Sprungformen erst nach dem 3. Mon.

! Krafttraining ist innerhalb der Proliferationsphase *nicht* zu empfehlen und wird erst nach dem 3. Mon. in das Trainingsprogramm integriert.

**Tipps & Fallen**

Eine sofortige Vollbelastung kann unter Umständen das OP-Ergebnis gefährden. In Abhängigkeit von der Größe des Schadens und der OP-Methode wird ca. 6–8 Wo. Teilbelastung empfohlen.

### 5.2.10 Tendinosen und Tendinitiden

In der Praxis werden Tendinosen und Tendinitiden voneinander abgegrenzt und grundsätzlich unterschiedlich behandelt.

- Die **Tendinose** ist eine degenerative Sehnenerkrankung, bei der es zu einem unzureichenden Heilungsversuch gekommen ist. Dabei wachsen Blutgefäße und Nerven in die betr. Struktur ein und können später Schmerzen verursachen.
- Die **Tendinitis** ist eine entzündliche Sehnenerkrankung, bei der es durch eine mechanische Überbelastung zu Schmerzen kommt. Die klinische Unterscheidung erfolgt anhand bestimmter Merkmale (▶ Tab. 5.1).

5

| Tab. 5.1 Unterscheidungsmerkmale von Tendinosen und Tendinitiden | | |
|---|---|---|
| | **Tendinose** | **Tendinitis** |
| **Schmerzen** | Intermittierender Belastungsschmerz (mechanischer Schmerz) | Dauer-, Ruhe- bzw. Nachtschmerz (chemischer Schmerz) |
| **Beschwerdezeit** | > 3 Mon. (chronisch) | 1–2 Wo. (akut) |
| **Sonstige klinische Zeichen** | Schwellung möglich, Druckdolenz | Schwellung möglich, Druckdolenz |
| **Temperatur** | Keine oder nur geringe Temperaturerhöhung | Temperaturerhöhung |
| **Behandlungsansatz** | Exzentrisches Krafttraining, Beseitigung der Auslöser | Primär Entlastung, später Belastungssteigerung mit Ausrichtung der kollagenen Fasern, Beseitigung der Auslöser |

### Ärztliche Diagnostik

Doppler-Sonografie.

### Ärztliche Therapie

- **Tendinose:** orale Antiphilogistika, Lokalanästhetikum
- **Tendinitis:** Kortisoninjektion (bis zu 3-mal), entzündungshemmende Medikamente (Kortikosteroide und NSAR)

5

## Physiotherapie bei Tendinosen

Üblicherweise werden Übungen in zwei Varianten ausgeführt, die die betr. Struktur *exzentrisch* belasten, z. B. für die Achillessehne Wadenheber (Plantarflexion) mit gestrecktem *und* gebeugtem Kniegelenk.
Während der Übungsausführung darf der typische Belastungsschmerz auftreten, soll aber den Wert 5 auf der Visuellen Analogskala (VAS) nicht überschreiten. Eine leichte Verschlechterung der Symptomatik ist in den ersten zwei Trainingswochen, insbes. direkt nach dem Training, zu erwarten. Am nächsten Morgen sollte der Schmerz wieder abgeklungen sein.
Werden häufig Belastungen mit hoher Geschwindigkeit und Intensität stabilisiert (z. B. Volley-, Basket- oder Fußball), sollte die Geschwindigkeit der Bewegungen im Trainingsprogramm kontinuierlich gesteigert werden. Übungen auswählen, die die für die Sportart spezifische Belastung so realistisch wie möglich simulieren. Trainingsparameter ▶ Tab. 5.2.

| Tab. 5.2 Trainingsparameter bei Tendinosen | |
|---|---|
| **Parameter** | **Vorgaben** |
| **Intensität** | Mittel (Körpergewicht für die untere Extrem., sonst Hanteln) |
| **Geschwindigkeit** | Langsam, Betonung auf exzentrische Phase (2/1/4) |
| **Serienpause** | Kurz (ca. 60–90 Sek.) |
| **Serien** | 3-mal 5 Wdh., 2-mal tgl. |
| **Trainingsprogression** | Schmerzabhängig, z. B. mit Zusatzgewichten |
| **Trainingsprozess** | 3 Mon. |

### Supraspinatussehnentendinose

- AR am Seilzug (Arm in ca. 30–40° Abd. mit einem Kissen unterlagert)
- AR aus SL auf der gesunden Seite mit einer Kurzhantel; hier auch evtl. Unterlagerung in 30–40° Abd.
- Abd.-Bewegung in der Skapulaebene mit gestrecktem Arm (Daumen zeigt nach oben)

### Bizepssehnentendinose

Bizeps-Curls: Ellenbogenbeugung aus unterschiedlichen Vordehnungspositionen mit der Kurz-/Langhantel oder am Seilzug.

### Tennisellenbogen

- DE des Handgelenks mit Kurzhantel oder Thera-Band
- Variationen:
  - Ellenbogengelenk in Flex. oder Ext.
  - Mit oder ohne Überhang des Handgelenks

### Golferellenbogen

- Palmarflex. des Handgelenks mit Kurzhantel oder Thera-Band
- Variationen:
  - Ellenbogengelenk in Flex. oder Ext.
  - Mit oder ohne Überhang des Handgelenks

### Patellarsehnentendinose

- Kniestreckung am Gerät oder mit Seilzug bzw. Thera-Band
- Kniebeugen mit vertikalem Oberkörper, mit Stöcken oder Wand als Gleichgewichtshilfe
- Wall-Squat: Kniebeuge, Rücken an Wand

### Achillessehnentendinose

- Plantarflex. aus dem Sitz mit Gewicht auf den Knien, ein- bzw. beidbeinig
- Wadenheber (Plantarflex.) im Stand, ein- oder beidbeinig
- Wadenheber (Plantarflex.) mit Ferse im Überhang, z. B. an einer Treppe oder einem Stepper, ein- oder beidbeinig
- Variationen:
  - Zusatzgewichte
  - Mit gebeugtem Knie

## Physiotherapie bei Tendinitis

### Entzündungsphase

- Mechanische Entlastung, bis der Ruhe- bzw. Dauerschmerz nachlässt: Tape, Schiene, Bandage, Fersenerhöhung etc.
- Schmerzlindernde Therapien (z. B. Eis, Ultraschall, E-Therapie, Oszillationen)

### Proliferationsphase

- Schmerzfreie Bewegungen, anfangs eher konzentrisch, später auch exzentrisch
- Ursächliche Faktoren beseitigen, z. B.:
  - Fehlstellungen behandeln (Fuß, Knie) z. B. mit „Kurzem Fuß nach Janda", Beinachse stabilisieren, auch auf labilen Unterstützungsflächen
  - sportartspezifische Bewegungen verfeinern, z. B. Schlagtechnik verbessern

### Remodellierungsphase

- Krafttraining, auch exzentrisch. Übungen wie bei Tendinosen (s. o.)
- Ausdauertraining mit langsamer Steigerung der Belastung

## 5.3 Immobilisationsschäden

Nach Sportverletzungen ist meist eine Ruhigstellung des betr. Gebiets notwendig. Eine längere Immobilisation führt jedoch zu einer verminderten Belastbarkeit des Gewebes bzw. zu Gewebeschäden. Die Dauer der Ruhigstellung sowie der Zeitpunkt der Wiederaufnahme von Bewegungs- und Belastungsreizen richten sich i.d.R. nach dem am schlechtesten heilenden Gewebe. Im Folgenden werden die Effekte der Ruhigstellung für die verschiedenen Gewebe beschrieben.

### Knochen

Für den Knochenerhalt ist eine ständige Deformation des Gewebes durch Belastung unerlässlich. Unterschreitet die Deformation des Knochens dauerhaft einen Wert von 0,01 % seiner Ausgangsstruktur, kommt es zum Verlust von Gewebemasse mit erhöhter Frakturgefahr. Ein reduzierter Knochenmineralgehalt wird als **Osteopenie** (1–2,5 Standardabweichungen unter dem Durchschnitt) oder als **Osteoporose** (> 2,5 Standardabweichungen unter dem Durchschnitt) bezeichnet.
Immobilisationsschäden am Knochen sind weitestgehend reversibel. Nachgewiesen positive Effekte haben insbesondere Krafttraining, Sportspiele, Turnen und Sprünge. Keinen Effekt oder gar eine negative Wirkung haben Schwimmen, Rad fahren oder kein Training.

### Sehnen

Schon kurze Perioden verminderter Belastung (ca. 3 Tage) führen zu einer Reduktion der Kollagensynthese.

- Quantitative Folgen: Der Querschnitt nimmt ab.
- Qualitative Folgen: reduzierte max. Belastbarkeit (Sehne und Insertion), geringere Steifigkeit mit größerer Deformation bei Belastung und weniger Energiespeicherung

Exzentrische und konzentrische Kontraktionen der Muskel-Sehnen-Einheit stellen einen positiven Wachstumsreiz dar. Die Adaptionsfähigkeit der Sehne nach einer Immobilisationsperiode ist jedoch begrenzt und dauert, bedingt durch die reduzierte Stoffwechsellage, länger als beim zugehörigen Muskel.

### Knorpel

Ein Immobilisationsschaden ist bereits nach 4–6 Wo. nachzuweisen und betrifft insbesondere die Grundsubstanzmoleküle in der Matrix. Nach einer Querschnittslähmung z.B. verringert sich die Knorpeldicke innerhalb von 6 Mon. um ca. 11 % (gemessen am tibiofemoralen Knorpel). Kurzfristige TB-Perioden von ca. 6 Wo. haben einen Dickenverlust von 2,9–6,6 % zur Folge (gemessen am tibiofemoralen Knorpel bei Pat. mit Weber-B-/-C-Fraktur).
Ein Dickenverlust durch Immobilisation ist weitestgehend reversibel, eine vollständige Wiederherstellung aber unwahrscheinlich. Die mechanischen Folgen der Dickenabnahme sind nur unzureichend erforscht. Es wird eine größere Deformation des Knorpels mit einer erhöhten Gefahr eines Traumas angenommen.

### Muskel

Eine Immobilisationsatrophie ist schon nach wenigen Tagen nachzuweisen und kann innerhalb einer Woche bis zu 30 % des ursprünglichen Querschnitts betragen. Die einzelnen Myofibrillen sind schlechter im Muskelverlauf integriert. Dies bedeutet, dass die Myofibrillen nicht in der ursprünglichen Ausrichtung vorliegen, sondern eher unregelmäßig angeordnet sind oder nekrotisieren. Typ-I-Fasern atrophieren i.d.R. stärker als Typ-II-Fasern. Die histologischen Veränderungen gehen mit einem Kraftverlust und einer reduzierten Willküraktivität einher.

Neben verminderten Bewegungsreizen können posttraumatisch bzw. postoperativ insbes. neurophysiologische Hemmungsmechanismen aus dem betr. Gelenk für eine schnelle Atrophie verantwortlich gemacht werden. So kommt es z. B. durch einen Erguss im Kniegelenk zu einer verminderten Aktivierung des M. quadrizeps. In postoperativen Immobilisationsperioden kann eine Atrophie durch elektrische Muskelstimulation verhindert werden, z. B. durch einen niederfrequenten Impulsstrom ca. 20 Min./tgl. Außerdem kann versucht werden, die Atrophie mittels Irradiation (▶ 2.32) bzw. statischer Muskelaktivität der betr. Muskulatur zu begrenzen.

**Meniskus**

Es existieren nur wenige Daten über Immobilisationsschäden von Menisken. Eine eingeschränkte anguläre Mobilität führt bei heilenden Menisken zu einer reduzierten und schlechter ausgerichteten Kollagenstruktur in Kombination mit einer geringeren Belastbarkeit. Eine reduzierte Gewichtsbelastung führte im Tierversuch zu einer Verminderung der Reißfestigkeit.
Viele Th. berichten nach einer Immobilisation von einer eingeschränkten Gleitbewegung der Menisken auf dem Tibiaplateau.

**Diskus**

Der derzeitige Forschungsstand lässt keine eindeutigen Rückschlüsse bezüglich des Einflusses einer Immobilisation auf Disken zu. Verminderte Bewegungsreize reduzieren die Matrixsynthese und damit die Wasserbindung im Diskus. Diese führt zu einer stärkeren Belastung der festen Bestandteile des Gewebes mit einer höheren Degenerationsgefahr. Studien belegen, dass sich die Wasserbindung durch intensives Training steigern lässt. Der Discus intervertebralis scheint somit ein allen anderen Bindegeweben ähnliches Reaktionsmuster zu besitzen.



## 5.4 Sport mit Endoprothesen

Sport mit Endoprothesen wird sehr kontrovers diskutiert. Zu den meisten Prothesen gibt es diesbezüglich keine Untersuchungen. Bei Personen, die Sport treiben, sind die Lockerungszahlen bei Hüftendoprothesen geringer und die allg. Gesundheit besser. Eine mechanische Belastungsgrenze ist sicherlich gegeben, kann aber nicht pauschal festgelegt werden. Zu große Passivität und Schonung kann Bewegungsmangelerkrankungen verursachen, die meist wesentlich größere gesundheitliche Probleme verursachen als eine frühe aseptische Lockerung.

**Belastungsprinzipien**

Faktoren, die bei der Sportausübung beachtet werden müssen, sind:

**Gelenkbelastung (Muskelaktivität, Bodenreaktionskräfte)**

- Je höher die Belastung, desto höher der Abrieb. Gewichtsbelastende Sportarten (Walking, Joggen) müssen keine höheren Kompressionskräfte verursachen als nicht belastende Sportarten (Schwimmen), da neben den Bodenreaktionskräften auch die Intensität der Muskelaktivierung für die Kompression verantwortlich ist.
- Bei Hüft-TEP kann eine unzureichende Verankerung des Schafts im Femur zu vermehrter Mikromotion führen, die zu einer verfrühten Lockerung beitragen kann. Bei nicht zementierten Prothesen sollte die knöcherne Einheilung abgewartet werden (6–12 Wo.), bevor sportliche Belastungen empfohlen werden. Dann kann Bewegung die Knochenqualität positiv beeinflussen.

**Intensität des Sports**
Muskelaktivierung und Zahl der Bewegungszyklen bestimmen den Abrieb bzw. die Mikromotion. Zu viel Bewegung kann einen früheren Abrieb und eine frühere Lockerung erzeugen. Was genau zu viel ist, kann nicht eindeutig bestimmt werden. Übermotivierte Pat. sollten jedoch auf die möglichen negativen Folgen hingewiesen und ggf. in ihrer Aktivität gebremst werden.

**Art der Prothese (Materialien, Verankerung)**
- Verschiedene Materialien verursachen unterschiedlichen Abrieb.
- Durch Bewegung der Gelenkpartner gegeneinander können Abriebpartikel entstehen, die eine permanente Entzündungsreaktion hervorrufen.

## Empfehlungen

**Sport mit Knie- oder Hüftprothesen**
In ▶ Tab. 5.3 sind empfehlenswerte und zu meidende Sportarten aufgelistet.

**Tab. 5.3 Sport mit Knie- oder Hüftprothesen**

| Nicht empfehlenswert | Bedingt empfehlenswert | Empfehlenswert |
|---|---|---|
| Fußball, Handball, Basketball, Wasserski, Karate, Hockey, Leichtathletik | Joggen, Skifahren, Langlauf, Ballett, Aerobic, Volleyball, Tennis, Schlittschuhlaufen, Tanzen, Bergwandern, Rudern, Reiten | Nordic Walking, Walking, Wandern, Aerobic (Low Impact), Gymnastik, Radfahren, Golf, Schwimmen (Kraulen), Kegeln, Tauchen, Segeln, Tischtennis |

5

**Sport mit Schulterprothesen**
Die Kompressionskräfte sind im Schultergelenk niedriger als in der Hüfte, wobei v. a. die Bodenreaktionskräfte fehlen. Langzeitergebnisse über die Haltbarkeit bzw. Sporttauglichkeit von Schulterprothesen fehlen. Low-Impact-Sportarten können bei ausreichender Beweglichkeit, Koordination und Kraft wieder durchgeführt werden. High-Impact-Sportarten, besonders mit möglichem Gegnerkontakt (z. B. Handball), sollten gemieden werden, um Komplikationen zu vermeiden.

**Sport mit anderen Prothesen**
Zu Prothesen an Ellenbogen, Sprunggelenk oder Großzehengrundgelenk gibt es keine Langzeitergebnisse, weder bezüglich der Haltbarkeit noch bezüglich der Auswirkungen des Sports. Daher lassen sich hierzu keine Hinweise geben. Es ist wahrscheinlich, dass zu viele zyklische Bewegungen (z. B. Rad fahren) die Haltbarkeit reduzieren.

## Literatur

Baechle T, Earle R (Hrsg.) Essentials of Strength Training and Conditioning, 2nd ed. National Strength and Conditioning Association. Champaign, Illinois: Human Kinetics, 2000.
Bant H, Haas HJ, Ophey M, Steverding M et al. Sportphysiotherapie. Stuttgart. Thieme, 2011.
Diemer F, Sutor V. Praxis der Medizinischen Trainingstherapie. Stuttgart: Thieme, 2006.
Fröhlich M, Schmidtbleicher D, Emrich E. Belastungssteuerung im Muskelaufbautraining. Deutsche Zeitschrift für Sportmedizin 2003;53: 79.
Matthijs O, von Paridon-Edauw D, Winkel D. Manuelle Therapie der peripheren Gelenke. Bd. 3. München: Elsevier/Urban & Fischer, 2006.
Wondrasch B, Aldrian S. Konservative Therapie für Sportler mit Knorpelschaden. Sportphysio, 2013;1: 16–20.
Zimmermann K. Gesundheitsorientiertes Muskelkrafttraining. 2. A. Schorndorf: Hofmann, 2002.

# 6 Chirurgie

*Gisela Ebelt-Paprotny*

Die Chirurgie kann in folgende Fachdisziplinen aufgeteilt werden: Thorax-, Bauch-, Herz- und Gefäßchirurgie, Traumatologie (▶ 4), Kinderchirurgie (▶ 4.14), Kieferchirurgie (▶ 4.12), Neurochirurgie, Urologie/Proktologie (▶ 12) sowie plastische Chirurgie.

### Physiotherapeutische Behandlungsprinzipien in der Thorax- und Bauchchirurgie

Bei der Physiotherapie ist zu beachten die Anlage von z. B.:

- zentralem Venenkatheter bzw. venösen Zugängen an Hand oder Arm,
- Blasenkatheter, auch suprapubisch (durch die Bauchdecke),
- Thoraxdrainagen (▶ 6.2), Bauchdrainagen,
- Magensonden.

! Schläuche nie über Niveau halten (z. B. bei der Mobilisierung), da sonst Flüssigkeiten in den Körper zurückfließen und lebensbedrohliche Zustände hervorrufen können.

Der Zustand des allgemeinchirurgischen Patienten ist abhängig von folgenden Faktoren:

- Alter des Patienten
- Art und Dauer der Vorerkrankungen
- Art, Dauer und Ausmaß des operativen Eingriffs

Abhängig vom Eingriff kann ein vorübergehender postop. Aufenthalt auf der Intensivstation notwendig werden (▶ 1.6.3). Die Art der Behandlung und die Steigerung der Belastung müssen individuell an den Patienten angepasst werden und immer nach Rücksprache mit dem behandelnden Arzt und dem Pflegepersonal erfolgen.

! Der Patient wird über postop. Komplikationen aufgeklärt und zum selbstständigen Durchführen der Prophylaxen angeleitet.

Ziel der Behandlung ist es, den Patienten so früh wie möglich zu mobilisieren und dadurch Komplikationen wie Dekubitus, Kontraktur, Pneumonie und Thrombose (DKPT) zu verhindern (▶ 1.3.3).



**Tipps & Fallen**

Nach OPs v. a. am Thorax können Schulterbeschwerden auftreten, da ein oder beide Arme in mind. 90° Flex. bzw. Abd. gelagert werden. Dies muss in der Behandlung mit berücksichtigt werden.

## 6.1 Bauchchirurgie

In der Bauchchirurgie werden Operationen an Magen, Darm, Galle und Bauchspeicheldrüse durchgeführt. Nach Eingriffen, die laparoskopisch (durch Bauchspiegelung) durchgeführt wurden, bedarf es i. d. R. keiner weiteren Physiotherapie.

Bei größeren Bauchschnitten stehen die Prophylaxen (▶ 1.3.3) und die Frühmobilisierung im Vordergrund der Behandlung.

! Bauchpresse vermeiden

### Physiotherapie (postoperativ)

#### Struktur/Funktion

Behandlung auf der Intensivstation ▶ 1.6.3.

**DKPT verhindern**

▶ 1.3.3

**Schmerzen reduzieren**

- Anfangs Lagerung in Annäherung der Bauchdecke
- Wahrnehmende Atmung
- Progressive Muskelrelaxation nach Jacobson (▶ 2.31), Schnelles Lagern nach Haase (▶ 2.17)

**Atmung normalisieren**

▶ 1.3.4

- Vorbereitend zur EA- und AA-Vertiefung: Hauttechniken unterhalb der Schmerzgrenze (Ausstreichungen, Rollungen, Abhebungen im Thorax- und Bauchbereich)
- Bauchatmung über Kontaktatmung (Hände auf den Bauch legen)
- Sekretlösende Maßnahmen:
  - Drainagelagerung
  - Inhalation mit Sekretolytikum
  - Vibrax® (nicht direkt im Narbengebiet und nur auf Wunsch des Patienten, da nicht evidenzbasiert)
- Sekrettransport fördernde Maßnahmen: mit beschleunigter Luftströmung ausatmen (Huffing), ggf. mit Explosivlauten ausatmen (p-p-p, sch-sch-sch etc.)

**Hustentechnik erlernen**

- Unproduktives Husten durch kurzes Luftanhalten oder oberflächliches Atmen unterbinden, bis der Hustenreiz gedämpft ist
- Vor dem Abhusten ca. ⅓ der Luft ausatmen, hüsteln statt kräftig zu husten, Narben dabei fixieren; abgehustetes Sekret ausspucken
- Viel trinken, bevorzugt warme Kräutertees

**Beweglichkeit/Kraft erhalten**

- Stat. und dyn. Muskelarbeit der Arm-, Bein- und Rumpfmuskulatur, endgradig
- Akrodynamische Therapie (▶ 2.2)

**Kreislauf anregen**

Bei Bedarf vor dem Üben Kreislauftropfen geben (nach Rücksprache mit dem Arzt).

- Aktive Bewegungen der Extremitäten, optimal angepasst an die Situation des Patienten, dabei Beinbewegungen mit langem Hebel vermeiden
- Kompressionsstrümpfe (unbedingt vor dem Aufsetzen anziehen)
- Aufsetzen an die Bettkante (s. u.). Füße sofort aufstellen und bewegen, zum tiefen Atmen auffordern; Ganzkörperstabilisation

! Beim Aufsetzen Narben gut fixieren

**Schonhaltung vermeiden**

In RL nach und nach in Verlängerung der Bauchmuskulatur lagern, um eine Verkürzung der Narben zu verhindern: Beine ausstrecken und leicht spreizen, zusätzlich die Arme neben dem Kopf lagern (▶ 1.3.7); ggf. LWS unterlagern.

**Narbenbeweglichkeit verbessern**

▶ 1.3.5

! Die Mobilisation von Narben beginnt direkt nach abgeschlossener Wundheilung, ggf. mit Narbensalbe (z. B. Gelée royale, Ringelblumensalbe, Contractubex®).

- BGM (▶ 2.4): Anhakstriche; Zirkeln auf die Narbe zu, dabei schmerzadaptiert in die Tiefe gehen; Knetungen der Narbe
- Faszientechniken (▶ 2.12, 2.13)
- Dehnen der Narbe in Längsrichtung, auch über Dehnlagen und TAZ
- Elastisches Taping (▶ 3.3.6)

### Aktivität/Partizipation

#### Frühmobilisierung anleiten

- Möglichst am 1. postop. Tag mit dem Patienten aufstehen
- Mobilisierung in einen Sessel
- Mobilisierung über ein Stehbrett (bei Bedarf)
- Gangschulung im Zimmer, auf dem Flur, auf der Treppe

**Tipps & Fallen**
Überlastungszeichen beachten: Blässe, Schweiß auf der Stirn und oberhalb der Oberlippe, Unruhe, hohe Pulsfrequenz, Schwindelgefühl.

#### Transfers und Selbstständigkeit fördern

- Aufstehen über die schmerzärmere Seite, dabei Kopfende hochstellen
- Bei schweren Pat. ggf. mithilfe von Gleitfolie
- Alternativ, anfangs mithilfe des Th. (nach Bauch-OP): Kopfende flach stellen, Narbe fixieren und mit stark eingerolltem Kopf und Oberkörper über die SL in den Sitz hochkommen (Schwerpunktverlagerung)
- Seil am Bettende befestigen, mit dem der Patient sich in den Sitz hochziehen kann
- Gehstrecke (anfangs mit PT) von Tag zu Tag verlängern
- Treppensteigen
- Anleitung zu selbstständigen Transfers, Körperpflege, An- und Ausziehen von Kleidung und Schuhen

## 6.2 Thoraxchirurgie

In der Thoraxchirurgie werden Operationen v. a. bei Lungenkarzinomen bzw. Metastasen und Entzündungen durchgeführt.
**OP-Beispiele:** Bronchioplastik, Segmentresektion, Lobektomie, Pneumektomie.

### 6.2.1 Physiotherapie (präoperativ)

Falls der Patient schon 1–2 Tage präop. stationär aufgenommen wird, ist es sinnvoll, ihn über die Vorgehensweise postop. zu informieren.
V. a. das Erlernen von Transfers und Atemtechniken sowie der Umgang mit dem Atemtrainer erleichtert die postop. Situation.
Inhalieren mit NaCl-Lösung erleichtert das Abhusten postop.

## 6.2.2 Physiotherapie (postoperativ)

### Struktur/Funktion

#### DKPT verhindern

▶ 1.3.3

! Besonders wichtig ist hier die Pneumonieprophylaxe, da die Patienten aufgrund ihrer Schmerzsituation meist nicht tief durchatmen können.

#### Atmung normalisieren

- Vorbereitend Hauttechniken, besonders über den schmerzhaften Stellen. Die betr. Seite vorsichtig fixieren, um Schmerzen zu lindern und eine vertiefte Atmung zu ermöglichen
- Langsame EA, um die Wiederausdehnung der Lunge zu unterstützen, z. B. mit Triflo®
- Bei fortgeschrittener Wundheilung vertiefte EA und AA in Dehnstellungen, z. B. Mondsichellage (▶ Abb. 1.8), Drehdehnlage (▶ Abb. 1.9)

#### Hustentechnik erlernen

▶ 6.1, ▶ 1.3.4

- Inhalieren mit z. B. NaCl-Lösung
- Beim Abhusten Wunde mit der kontralateralen Hand fixieren

! Sekret häufig sehr zäh

#### Verschieblichkeit der Pleurablätter fördern

- Für eine physiologische Atmung müssen die Pleurablätter gut gegeneinander verschieblich sein. Verklebungen durch Narben müssen vermieden werden durch:
- RL: U-Halte, Arme gegen Unterlage drücken; max. AA, gleichzeitig Rippen nach unten ziehen (Oberbauch kurz)
- Intensive AT, auch mit Atemtrainern (z. B. Triflo®)
- Erstellen eines ausführlichen Eigenübungsprogramms

#### Schmerzen reduzieren

- Schmerzarme Lagerung
- Progressive Muskelrelaxation nach Jacobson (▶ 2.31), Schnelles Lagern nach Haase (▶ 2.17)
- Wahrnehmende Atmung

#### Beweglichkeit erhalten

- Aktive, möglichst endgradige Bewegungen aller angrenzenden Gelenke (v. a. Schultergelenk der operierten Seite), ggf. auch Mobilisation des Schultergelenks
- Weichteiltechniken am Thorax, z. B. rollende Hautverschiebungen, Hautabhebungen, Faszien-Techniken in RL oder SL
- Dehnlagerungen der operierten Seite, kombiniert mit TAZ und Weichteiltechniken
- PNF (▶ 2.32) in die Flex./Abd./AR mit der Technik Dynamische Umkehr
- Thoraxmobilisation (▶ 7.1.9, PT)

#### Kraft erhalten

- Stat. und dyn. Muskelarbeit der Arm-, Bein- und Rumpfmuskulatur
- Akrodynamische Therapie (▶ 2.2)

6

**Kreislauf anregen**
▶6.1.2

**Narbenbeweglichkeit verbessern**
▶6.1.2, ▶1.3.5

**Tipps & Fallen**
Sofort den behandelnden Arzt informieren bei:
- Blubbergeräuschen in der Thoraxdrainage (▶6.2.3),
- Atemnot,
- starken Schmerzen.

### Aktivität/Partizipation

**Frühmobilisierung anleiten**
▶6.1.2

**Transfers und Selbstständigkeit fördern**
▶6.1.2
Anleitung zur Selbstständigkeit bei der Körperpflege, z. B. Haare waschen, kämmen.

## 6.2.3 Pneumothorax

Entsteht durch Verletzungen oder Erkrankungen der Thoraxwand, der Lunge oder Luftröhre, bei denen Luft in den Pleuraspalt gelangt. Dadurch geht der dort herrschende Unterdruck verloren. Durch die Retraktionskraft des Gewebes kollabiert ein Lungenflügel teilweise (Mantelpneumothorax) oder komplett.

### Spannungspneumothorax

Durch einen Defekt in der Pleura gelangt bei Inspiration Luft in den Pleuraspalt, die bei Exspiration nicht wieder entweichen kann (Ventilfunktion). Der Druck im Pleuraspalt steigt kontinuierlich an; es kommt zur Mediastinalverlagerung und Kompression der gesunden Lungenseite und des Mediastinums. Durch den erhöhten Druck und die Kompression wird der venöse Rückstrom zum Herzen behindert. Wenn nicht umgehend eine druckausgleichende Punktion durchgeführt wird, besteht akute Lebensgefahr.

**Ursachen**
Rippenfrakturen, Stich- oder Schussverletzungen; spontan bei Anomalien oder Emphysem; bei Pleurapunktionen oder OPs, auch als Folge der Überdruckbeatmung.

### Hämatothorax

Durch Verletzung der Thoraxwand oder intrathorakaler Organe gelangt Blut in den Pleuraspalt.

**Symptome**
Atemabhängige Thoraxschmerzen, Atemnot. Paradoxe Atembewegungen bei Rippenserienfrakturen, z. B. Nachschlagen einer Thoraxseite; Tachypnoe, Tachykardie, Zyanose, Einflussstauung (an gestauten Halsvenen zu erkennen), ggf. Hypotonie.

! Ein unkomplizierter Pneumothorax macht sich klinisch mitunter nur durch belastungsabhängige Atemnot bemerkbar.

**Ärztliche Diagnostik**

- Klinisch durch Auskultation (kein Atemgeräusch hörbar) und Perkussion (hypersonorer Klopfschall bei Pneumothorax, Dämpfung bei Hämatothorax)
- Röntgen: wenn möglich im Stehen in Exspiration

**Ärztliche Therapie**

- Bülau-Drainage: Eine über ein Wasserschloss abgeleitete Drainage wird in den Pleuraspalt eingelegt. Durch leichten Sog wird ein künstlicher Unterdruck erzeugt, sodass die Lunge sich wieder entfalten kann. Der Flüssigkeitsspiegel im Wasserschloss soll sich atemabhängig bewegen. Ist nach 3–5 Tagen bei der Röntgenkontrolle kein Pneumothorax mehr sichtbar, kann die Drainage entfernt werden.
- Bei Spannungspneumothorax sofortige Punktion zum Ausgleich des Überdrucks im Pleuraspalt.
- Operatives Vorgehen: bei persistierendem Pneumo- oder Hämatothorax, bei persistierender starker Blutung, ggf. wenn ein Hämatothorax nicht über die Drainage zu entleeren ist.
- Analgetische Therapie

### Physiotherapie

▶ 6.2.1, ▶ 6.2.2

## 6.3 Herzchirurgie

Die meisten Operationen werden am offenen Herzen mithilfe einer Herz-Lungen-Maschine durchgeführt. Der Zugang zum Herzen erfolgt durch die mediane Sternotomie, bei der das Brustbein in Längsrichtung gespalten und anschließend mit Drahtcerclagen verschlossen wird, die lebenslang belassen werden. Bis zur Stabilisierung der vitalen Funktionen bleiben die Patienten auf der Intensivstation.
Operationen am Herzen sind immer mit einer großen psychischen Belastung der Patienten verbunden. Dies setzt beim Therapeuten ein gutes Einfühlungsvermögen voraus.

**Operative ärztliche Therapie**

- AC(V)B: aortokoronarer (Venen-)Bypass, bei schwerer KHK am häufigsten
- Herzklappenersatz, meist bei Aorten- und/oder Mitralklappenfehlern
- Herztransplantation bei schwerer Herzinsuffizienz, in speziellen Zentren

> **Tipps & Fallen**
> Die Erlaubnis zur Mobilisierung ist individuell verschieden und muss von dem behandelnden Arzt erteilt werden.

! Der Erfolg der Operation ist in großem Maße von der Mitarbeit des Patienten und von der Änderung seines Lebensstils abhängig.

### Physiotherapie (präoperativ)

**Struktur/Funktion**

**Pneumonie und Atelektasen verhindern**

- Sehr langsam und tief durch die Nase einatmen, dabei ggf. ein Nasenloch zuhalten

- Über die Lippenbremse oder auf tiefe Töne („mmh“) maximal ausatmen
- Atempausen beachten
- Atemtrainer, z. B. Triflo® (▶ 1.3.4)

**Atembewegungen wahrnehmen und vergrößern**

Atemlenkung des Thorax nach sternal, lateral und dorsal mit eigenständigem Handkontakt.

**Vitalkapazität fördern**

- TAZ
- Dehnlagen zur Thoraxmobilisation (▶ 7.1.9, PT)
- Hustentechnik erlernen
- ▶ 6.1.2, ▶ 1.3.4

**Thrombose verhindern**

▶ 1.3.3

- Stat. und dyn. Muskelarbeit der Beinmuskulatur
- Füße abwechselnd hoch- und runterbewegen
- Füße kreisen
- Bei angestellten Beinen abwechselnd re. und li. Bein in die Luft strecken
- Möglichst häufig aufstehen und gehen, angepasst an die Herzfunktion

**Entspannungstechniken erlernen**

- Progressive Muskelrelaxation nach Jacobson (▶ 2.31), Schnelles Lagern nach Haase (▶ 2.17)
- Feldenkrais (▶ 2.15)
- Wahrnehmungsschulung

**Angst vermindern**

Dem Patienten die Möglichkeit zum Gespräch geben, da die bevorstehende Operation häufig als lebensbedrohlich empfunden wird. Mit dieser Angst muss der Patient ernst genommen werden.

**Aktivität/Partizipation**

- Pat. über postoperative Komplikationen aufklären und zur selbstständigen Durchführung der Prophylaxen anleiten
- Information über die Nutzung eines Bypasskissens: Handtuch 2-mal längs falten, dann 3-mal quer, mit Leukosilk umkleben. Wird bei allen Transfers und beim Husten auf das Sternum gelegt und dort vom Pat. festgehalten
- Transfer RL-Sitz-Stand üben

## Physiotherapie (postoperativ)

**Struktur/Funktion**

Es besteht erhöhte Pneumoniegefahr durch intraoperative Minderbelüftung der Lunge, eingeschränkte Zilienfunktion aufgrund der Narkotika und geringer Mobilität des Patienten postoperativ.

! Besonders zu beachten:
  - Schmerzfreiheit bei der Behandlung
  - Kontrolle von Puls und Blutdruck vor, während und nach PT
  - Keine Rotation, Flex. und Lateralflex. der WS für 7–8 Wo.
  - Kein Abstützen mit den Armen
  - Keine Flex. mit den Armen über 90° in den ersten postop. Tagen
  - Danach Arme über 90° sym. bewegen für 7–8 Wo.

6

- Keine SL oder BL in den ersten 7–12 Wo. (unterschiedliche Empfehlungen)
- Stat. Muskelarbeit nur mit kurzer Anspannungszeit

### Pneumonie verhindern

- Maßnahmen wie bei präop. Behandlung
- Hustentechnik anwenden (▶ 6.1.2, ▶ 1.3.4), Bypasskissen benutzen

### Atembewegungen wahrnehmen und vergrößern

Mit Handkontakt des Th. oder Pat. Atembewegungen nach sternal, lateral und dorsal lenken.

### Belastung steigern

Vorgehen nach dem Heidelberger Stufenmodell (▶ 7.2.3): Die Belastung kann schneller gesteigert werden. Zur Kontrolle Herzfrequenz tgl. protokollieren.

> **Tipps & Fallen**
> Besonders bei Gabe von Betablockern auf Überlastungszeichen wie Blässe, weißes Munddreieck, Schweißbildung im Gesicht (oberhalb des Mundes, auf der Stirn), Atemnot, Unruhe, Zyanose achten.

### Muskulatur detonisieren

- Griffe aus der klassischen Massage an verspannter Rumpfmuskulatur (▶ 1.3.10)
- Entspannende Maßnahmen, z. B. Abhebeproben aus der Lösungstherapie nach Haase (▶ 2.17)

### Atemform verbessern

Pat. ggf. auf verkürzte Ausatmung, z. B. beim Sprechen, und auf fehlende endexspiratorische Atempause aufmerksam machen.

### Narbenbeweglichkeit verbessern

▶ 6.1.2, ▶ 1.3.5

## Aktivität/Partizipation

### Frühmobilisierung anleiten

Bei komplikationslosem Verlauf Mobilisierung der Patienten am 1. oder 2. postop. Tag.

### Transfers und Selbstständigkeit fördern

- ▶ 6.1.2
- Transfer RL – Sitz über hochgestelltes Kopfteil
- Transfer vom Sitz zum Stand mit vorgeneigtem Oberkörper, der Rumpf bleibt stabil
- Lagerung im Bett und Haltungskorrektur im Sitz und Stand entgegen der Schonhaltung, d. h. mit Aufrichtung des Brustkorbs
- Lagewechsel (wenn erlaubt), Bücken, An- und Ausziehen ohne Lateralflex. und Rotation der BWS durchführen

! Im Anschluss an die stationäre Behandlung folgt i. d. R. eine Rehabilitation in einem Herzzentrum. Danach bietet sich die Teilnahme an einer ambulanten Herzsportgruppe an.

## Literatur

Roth M, Kiefer T. Physiotherapie in der Thoraxchirurgie. Wien: Springer, 2013.

# 7 Innere Medizin

*Angela Debray und Ulrich Welling*

# 7.1 Lungenerkrankungen

## 7.1.1 Anatomische Übersicht

Die Lunge gliedert sich in zwei Lungenflügel, die wiederum in zwei (links) bzw. drei (rechts) Lungenlappen unterteilt sind. Beide Lungenflügel werden von Pleura umhüllt, die als Pleura visceralis an der Lunge anliegt und als Pleura parietalis den Thorax auskleidet. Durch die Luftröhre (Trachea) strömt die Luft in den Bronchialbaum, der über die Bronchiolen in die Alveolen übergeht, wo der Gasaustausch mit dem Blut stattfindet (▶ Abb. 7.1).

Der Thorax wird nach kaudal vom Zwerchfell begrenzt, das als wichtiger Atemmuskel eine entscheidende Funktion für die Atmung besitzt. Bei der Inspiration kontrahiert sich das Zwerchfell und bewegt sich nach kaudal; dadurch nimmt der intrathorakale Unterdruck zu und Luft strömt durch die Bronchien ein. Bei der Exspiration kommt es durch Muskelrelaxation zur Ausatmung (▶ Abb. 7.2).

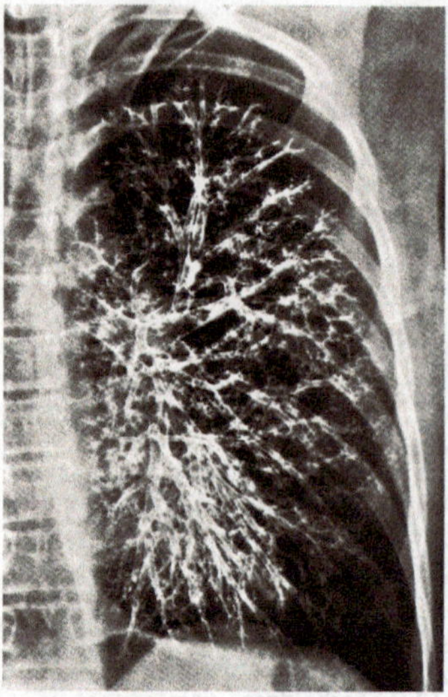

Abb. 7.1 Bronchogramm [M419]

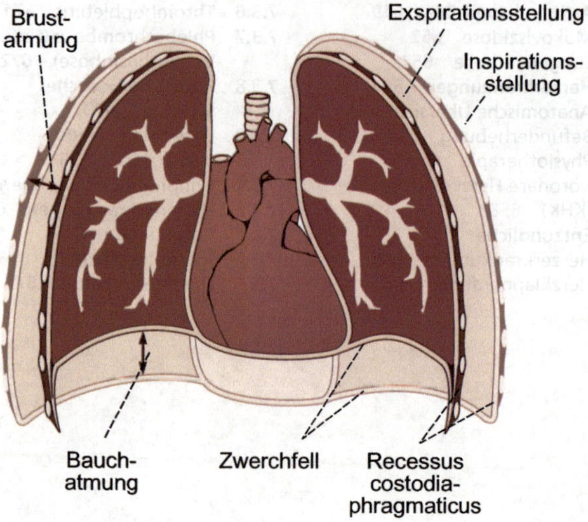


Abb. 7.2 Verlagerung von Thoraxwand und Zwerchfell bei der Atmung [L106]

## 7.1.2 Befunderhebung

**Anamnese**

Vor- und Begleiterkrankungen, Operationen/Narben an Thorax und Bauch, Einschränkungen der Alltagstätigkeiten, Beruf, Hobbys, Allergien, Medikamente, Auslandsaufenthalte, psychoemotionales Befinden, aktuelle Beschwerden:

- **Atemnot:** Zeiten, Auslöser, Tätigkeiten, Körperpositionen
- **Husten:** produktiv/unproduktiv
- **Schmerzen:** Lokalisation, Qualität, Atem- oder Belastungsabhängigkeit

**Inspektion**

- Kräftezustand, Gesichtsausdruck, Reaktionsweise, Bewusstseinslage, momentan bevorzugte Körperstellung, Haltungsstatus von dorsal, ventral und lateral
- Thoraxform, Atembewegungen (sternal, kostal, Einsatz von Atemhilfsmuskulatur, paradoxe Atmung), Atemweg (Mund- oder Nasenatmung), Atemrhythmus, Atemrichtung in Ruhe und nach Belastung
- Hautfarbe (Zyanose oder Blässe im Gesicht oder an den Extremitäten)
- BGM-Sichtbefund (▶ 2.4), Ödeme

**Palpation**

Tonus der Haut, des Bindegewebes und der Muskulatur am Rumpf.

**Funktionsuntersuchungen**

- Atem-, Herzfrequenz und Blutdruck in Ruhe und nach Belastung
- Gewicht, Größe, Körpertemperatur
- VK (▶ Abb. 7.3), maximaler Atemfluss (Peak-Flow-Meter)
- Thoraxbeweglichkeit: Umfangsmessungen an drei verschiedenen Stellen am Thorax, jeweils Differenz zwischen max. Inspiration und max. Exspiration errechnen, Werte addieren und durch 3 teilen. Normalwert ca. 6–7 cm

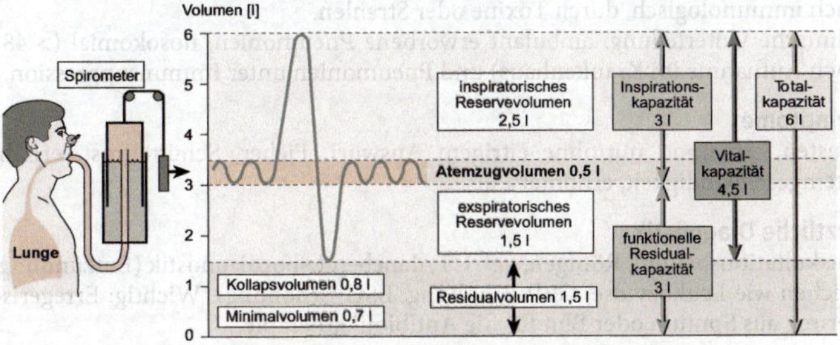


Abb. 7.3 Bestimmung der Atemvolumina mit einem Spirometer [L106]

## 7.1.3 Akute Bronchitis

Entzündung der Schleimhäute der oberen und unteren Atemwege. Ursache sind meist virale oder bakterielle Infekte; bei immunsupprimierten Patienten kommen auch Pilzinfektionen vor.

**Symptome**

Husten mit oder ohne Auswurf über mehr als 5 Tage. Klinisch oft von einer Pneumonie (▶ 7.1.4) nicht zu unterscheiden.

### Ärztliche Diagnostik

Auskultationsbefund; ggf. Röntgen-Thorax (bei Fieber > 38 Grad), um eine Pneumonie auszuschließen; Sputumdiagnostik zur Erregerisolierung nur im Krankenhaus, da meistens Virusinfekte.

### Ärztliche Therapie

- Sekretolyse mit schleimlösenden Medikamenten
- Antibiotikagabe nur bei schwerem Verlauf
- Körperliche Schonung, abhängig vom Schweregrad

### Prognose

Meist unkomplizierter Verlauf, ambulante Behandlung. In schweren Fällen Übergang zur Pneumonie möglich.

## Physiotherapie

### Aktivität und Partizipation

#### Patienten zur eigenständigen Sekretolyse anleiten

- Langsame, tiefe Atemzüge. Abhusten, wenn Sekret gelockert ist. Husten unterdrücken bei Unproduktivität
- Schleimlösende Tees, Trinkmenge erhöhen
- Wenn möglich, kurze Spaziergänge
- Inhalieren mit Emser Salz®. Pinimenthol® unter die Nase oder auf die Brust reiben (Verträglichkeit vorher abklären!)
- Feucht-heiße Wickel auf dem Sternum

## 7.1.4 Pneumonie

Akute oder chronische Entzündung des Lungengewebes. Pneumonien werden meist durch eine Infektion mit Bakterien, Viren oder Pilzen verursacht; selten auch immunologisch, durch Toxine oder Strahlen.

Klinische Unterteilung: ambulant erworbene Pneumonien, nosokomial (> 48 h nach Aufnahme im Krankenhaus) und Pneumonien unter Immunsuppression.

### Symptome

Husten, Atemnot, mit/ohne eitrigem Auswurf, Fieber, Schüttelfrost, erhöhte Atemgeschwindigkeit, erhöhter Puls.

7

### Ärztliche Diagnostik

Auskultationsbefund, Röntgen, ggf. CT, daneben Labordiagnostik (Entzündungszeichen wie Leukozytose, CRP-Erhöhung, BSG-Erhöhung). Wichtig: Erregerisolierung aus Sputum oder Blut für die Antibiotikatherapie.

### Ärztliche Therapie

- Gezielte Antibiotikatherapie
- Bettruhe bzw. körperliche Schonung
- Sauerstoffgabe
- Symptomatische Therapie von Fieber und Schmerzen (bei einer Begleitpleuritis)

### Prognose

Sehr unterschiedlich, abhängig von Erreger, Begleiterkrankungen und Zeitpunkt der Diagnose. Unkomplizierte ambulante Behandlung ebenso möglich wie Beatmungspflicht und tödliche Verläufe.

## Physiotherapie

### Struktur/Funktion

Soweit keine KI vorhanden, Patienten baldmöglichst außerhalb des Betts im Sitz oder Stand behandeln. Bei Beh. in RL mehrere Lagewechsel vornehmen: SL re, RL, SL li.

### Alveoläre Belüftung verbessern

Zur Vermeidung weiterer Infektionen:

- Langes Ausatmen, Atempause verlängern, langsam, schnüffelnd und tief einatmen, kurze Pause vor der nächsten Ausatmung
- Über die Nasenstenose (zwei Finger leicht vor die Nasenöffnungen legen) langsam und tief einatmen, über die Lippenbremse ausatmen, Pause vor der nächsten Einatmung
- Patienten informieren: stdl. atemvertiefende Maßnahmen durchführen, ggf. apparative Atemtrainer benutzen (▶ 1.3.4); zu körperlicher Aktivität in Anpassung an den Kräftezustand motivieren

### Pneumonieprophylaxe

▶ 1.3.3

### Sekretolyse anregen

▶ 7.1.9

## 7.1.5 Pleuritis

Begleitreaktion einer anderen Erkrankung des Körpers. Entweder als Pleuritis sicca (ohne Erguss) oder als Pleuritis exsudativa (mit Erguss). Wichtig sind die Ursachenabklärung und die Behandlung der Grunderkrankung.

### Symptome

- **Pleuritis sicca:** atemabhängiger Schmerz, auskultatorisch Pleurareiben
- **Pleuritis exsudativa:** kein Schmerz, da Pleurablätter nicht aneinanderreiben; bei zunehmendem Erguss Luftnot; auskultatorisch abgeschwächtes Atemgeräusch

### Ärztliche Diagnostik

Röntgen, Sonografie (Nachweis des Ergusses), Punktion des Ergusses zur Ursachenabklärung (Bakterien, Autoimmunerkrankung, Herzinsuffizienz).

### Ärztliche Therapie

- Bei Schmerzen Analgesie zur besseren Atmung (wichtig!)
- Punktion des Ergusses
- Behandlung der Grunderkrankung

## Physiotherapie

### Struktur/Funktion

#### Pneumonieprophylaxe

▶ 1.3.3

Die Tiefe und Geschwindigkeit der Atemzüge muss sich an den Schmerzen des Patienten orientieren. Anfangs ggf. auf Dehnungen der schmerzhaften Seite verzichten. Bei atemvertiefenden Maßnahmen diese Seite mit breitflächigem und festem Händedruck fixieren. Fixation auch durch Tapeverbände senkrecht zum

Rippenverlauf oder durch Lagerung auf der betr. Seite möglich. Mit zunehmender Schmerzfreiheit betr. Areale gezielt belüften. Zur besseren Resorption den Patienten in SL über die Ergussstelle langsam vor- und zurückrollen lassen.

**Pleuraverklebungen vermeiden**

! Erst bei Abklingen der Schmerzen

- Betontes Ausatmen in Dehnlagen, z. B. SL über einer gerollten Decke, betr. Seite liegt oben, Arm dieser Seite in max. Flex. und Add.; vorbereitend interkostale Ausstreichungen, Hautabhebungen und Hautrollungen an der gesamten Flanke einschl. Achselhöhle und OA
- Aktive Längsdehnungen des oben liegenden Arms und Beins (einzeln oder gleichzeitig) während max. Ausatmung (ggf. tönend: „ß-ß-ß" oder „f-f-f", gestoßen oder fließend); Durchführung auch selbstständig, mehrmals tgl. über 5–10 Min.; Schmerzgrenze beachten

## 7.1.6 Lungenfibrose

Vermehrung von Bindegewebe im Lungengerüst durch eine (interstitielle) Entzündung aus unbekannter Ursache (idiopathische Lungenfibrose) oder reaktiv aufgrund unterschiedlicher Erkrankungen wie Sarkoidose, Autoimmunerkrankungen (z. B. Morbus Wegener, Lupus erythematodes).

### Symptome

Trockener Reizhusten; Luftnot abhängig vom Ausmaß der Funktionseinschränkung.

### Ärztliche Diagnostik

Röntgen-Thorax, hochauflösendes CT (HRCT), Bronchoskopie mit Biopsie.

### Ärztliche Therapie

Behandlung der Grundkrankheit. Bei idiopathischer Form keine Therapie gesichert. Gabe von Nintedanib oder Pirfenidone als Versuch.

### Prognose

Abhängig von der Grunderkrankung. Rechtsherzinsuffizienz mit Cor pulmonale möglich, bei Progredienz als einzige Möglichkeit Lungentransplantation.



### Physiotherapie

#### Struktur/Funktion

**Vitalkapazität verbessern, Atemarbeit verringern, Dehnfähigkeit der Lunge verbessern**

- Dehnlagen (Mondsichel- oder Drehdehnlage, RL über dem Pezziball oder SL über einer zusammengerollten Decke) über mindestens 10 Min. pro Seite; unbedingt auf Schmerzfreiheit achten (AT, ▶ 1.3.4; ▶ Abb. 1.8, ▶ Abb. 1.9)
- Thorakal und kostoabdominal Massagegriffe während Dehnlagen anwenden: einleitend flächige Ausstreichungen, punktuell in den Interkostalräumen, Hautabhebungen und Hautrollungen; vorbereitend im Anwendungsgebiet der Grifftechniken Heiße Rolle (▶ 1.3.12).
- Gleichzeitig oder anschließend Atemaufträge, z. B.:
  - Schnüffelnd und max. durch die Nase einatmen, Luft langsam und lang anhaltend ausblasen, abwarten, erst dann einatmen, wenn das Bedürfnis danach spürbar ist

- Wahrnehmen und Vergrößern der Atembewegung bei Handkontakt des Th. Eine verlängerte endexspiratorische Atempause führt reflektorisch zur Aktivität der Einatemmuskulatur.

- Aktive und passive Dehnzüge der Extremitäten: z. B. in Mondsichellage einen Arm und gleichseitiges Bein bei der EA in die Länge ziehen, steigernd auch zusätzlich bei der AA. Pat. zu ausführlichem Ein- und Ausatmen und zu langer endexspiratorischer Atempause auffordern.

**Hustenreiz vermindern**

▶ 1.3.4

## 7.1.7 Sarkoidose

Systemerkrankung mit Bildung von Granulomen (in allen Organen möglich). Die Lunge und die Lymphknoten sind fast immer betroffen.

**Symptome**

Abhängig von der Organbeteiligung: Fieber, Gelenkschmerzen, Luftnot, Reizhusten.

**Ärztliche Diagnostik**

Röntgen-Thorax, Bronchoskopie mit Lungenbiopsie.

**Ärztliche Therapie**

- In der akuten Phase Schmerzmittel (NSAID), selten Steroide
- Bei chron. Verlauf Steroide, vor allem bei Herz-, Nieren- oder ZNS-Befall

**Prognose**

Meist Spontanheilung. Bei chron. Verläufen Schäden an den betr. Organen.

### Physiotherapie

In Abhängigkeit von den auftretenden Symptomen wie bei Lungenfibrose (▶ 7.1.6).

## 7.1.8 Pneumokoniosen

Staublunge durch feste Partikel, die sich in der Lunge absetzen (Silikose, Asbestose) und dort durch eine entzündliche Reaktion zur Vermehrung des Bindegewebes führen. Bei Silikose häufig Tbc als Begleiterkrankung!

**Symptome**

Husten, Luftnot, Rechtsherzinsuffizienz bei Verschlimmerung der Erkrankung.

**Ärztliche Diagnostik**

Berufsanamnese, Lungenfunktionsprüfung, Röntgen-Thorax, hochauflösendes CT (HRCT).

**Ärztliche Therapie**

Keine spezifische Therapie möglich, Behandlung von Komplikationen.

**Prognose**

Abhängig vom Stadium bei Diagnosestellung und von der Dauer der Exposition, Verläufe bis zur pulmonalen Kachexie (= Abmagerung) möglich. Als Berufserkrankung anerkannt.

### Physiotherapie

Wie bei Lungenfibrose (▶ 7.1.6).

## 7.1.9 Chronische Bronchitis

- **Chronische obstruktive Bronchitis (COPD):** gekennzeichnet durch eine permanente Atemwegsobstruktion
- **Nichtobstruktive chronische Bronchitis:** chron. Husten und Auswurf

Nach WHO-Definition liegt eine chron. Bronchitis vor, wenn Husten und Auswurf über wenigstens drei Monate in mindestens zwei aufeinander folgenden Jahren bestehen.

### Risikofaktoren

- Angeborene Faktoren: genetische Prädisposition (z. B. $\alpha_1$-Proteaseinhibitor-Mangel), bronchiale Hyperreaktivität, Störungen des Lungenwachstums
- Erworbene Faktoren: Nikotinabusus (80 %), berufsbedingte Stäube, allgemeine Luftverschmutzung, häufige Atemwegsinfektionen in der Kindheit

### Symptome

Chron. Husten, Auswurf, Luftnot. Bei Patienten mit geringer Ausprägung der COPD kann der körperliche Untersuchungsbefund unauffällig sein.

### Ärztliche Diagnostik

Auskultatorisch Giemen, Pfeifen, Brummen mit verlängerter Ausatmung; hypersonorer Klopfschall, „Fassthorax" als Zeichen der Lungenüberblähung.

- Lungenfunktionsdiagnostik und Röntgen-Thorax sind richtungsweisend
- Erweiterte Diagnostik: Rechtsherzkatheter, art. Blutgasanalyse, CT bei Emphysem

### Ärztliche Therapie

**Konservativ**

- **Prävention:** Raucherentwöhnung, Schutzimpfungen, Arbeitsplatzhygiene, Mukopharmaka
- **Medikamentöse Therapie:** $\beta_2$-Sympathikomimetika, Anticholinergika, Theophyllin, Glukokortikoide, Antibiotika
- **Apparative Therapie:** Langzeit-$O_2$-Therapie, nichtinvasive Beatmung
- **Sonstiges:** PT, Patientenschulung, körperliches Ausdauertraining, Ernährungsberatung

**Operativ**

- Emphysemchirurgie
- Lungentransplantation

### Prognose

Mit keiner der vorhandenen medikamentösen Therapieansätze wird die fortschreitende Beeinträchtigung der Lungenfunktion beeinflusst. Die Pharmakotherapie ermöglicht nur eine Linderung der Beschwerden. Bei schlechtem Verlauf entwickeln sich ein Emphysem, Rechtsherzinsuffizienz, Cor pulmonale, respiratorische Insuffizienz mit Rechtsherzversagen und Tod.

## Physiotherapie – Akute Phase

### Struktur/Funktion

#### Sekretolyse anregen

- Thoraxerschütterungen:
  - Manuelle Hohlhandklatschungen oder Klopfungen mit der Kleinfingerseite (**KI:** kardiale Stauungssymptomatik, Bronchospasmus, Extrasystolen)
  - Manuelle Vibrationen während der AA; apparativ durch Vibrax® oder Vibramat® (nur auf Wunsch des Pat., da eine schleimlösende Wirkung nicht evidenzbasiert ist)
  - Rütteltisch, Flutter (AT, ▶ 1.3.4)
  - Maßnahmen in Dehnlagen ausführen (Mondsichel- oder Drehdehnlage, ▶ Abb. 1.8, ▶ Abb. 1.9); mit tiefem Ein- und langsamem Ausatmen (tönende Laute wie „mmh" oder Verschlusslaute wie „p, t, k") und aktiven Dehnzügen der Arme kombinieren
- Atemvertiefende Maßnahmen, z. B. Packegriffe am Thorax, v. a. am unteren Rippenrand, Hautfalte senkrecht abheben und behutsam nach kranial ziehen. Auftrag an Patienten: „Atmen Sie mir die Hautfalte aus den Händen". Durch die Kaliberschwankungen löst sich das Sekret von der Bronchialwand.
- Autogene Drainage und Huffing (AT, ▶ 1.3.4)
- Heiße Rolle am Thorax, feucht-heiße Wickel am Sternum, z. B. Pellkartoffeln im Leinensäckchen (WT, ▶ 1.3.12), Salbeneinreibung, z. B. mit Pinimenthol® (Verträglichkeit vorher abklären!), Trinkmenge erhöhen (**KI:** Herzinsuffizienz), Bronchial- und Hustentees

#### Thoraxbeweglichkeit verbessern

- Dyn. Bewegungen der Arme und des Schultergürtels im Stehen oder Sitzen, bei denen die BWS in Ext., Lateralflex. und Rotation weiterlaufend mobilisiert wird. Bewegungsausführung im Atemrhythmus. Über- und Unterforderung vermeiden.
- Beispiele:
  - Arme seitl. gehoben. Beim Einatmen zurückspannen, beim Ausatmen erreichte Stellung beibehalten, ca. 4-mal wiederholen, Arme senken.
  - Einen Arm beim Einatmen in Richtung Zimmerdecke strecken, den anderen in Richtung Fußboden, beim Ausatmen Spannung lösen, am Ende der nächsten Einatmung Spannung beibehalten und ausatmen, noch ca. 2-mal wiederholen.
  - Die gestreckten Arme langsam und ausführlich wie Windmühlenräder bewegen: vorne nach oben, hinten nach unten. Den Armen nach hinten oben nachschauen.
  - Rumpf- und Armbewegungen können mit Geräten wie Gymnastik- oder Thera-Bändern, Schwungtuch oder Stäben ausgeführt werden.
- PNF (▶ 2.32): Armdiagonalen uni- oder bilat., Skapula-Pelvis-Diagonalen in SL, Stretch am Sternum nach der Ausatmung.

## Physiotherapie – Nichtakute Phase

### Aktivität/Partizipation

#### Selbstständige Thoraxmobilisation anleiten

s. o.

Pat. zum selbstständigen, regelmäßigen Üben anleiten. Empfehlung ambulanter Therapiegruppen (Lungensport). Körperliche Aktivitäten im Alltag steigern: Treppe statt Fahrstuhl, zu Fuß gehen statt Auto fahren, sich öfter strecken und räkeln, aufrechte Haltung einnehmen.

#### Ausdauer trainieren

3–4-mal/Wo. eine halbe Stunde z. B. Radfahren, Nordic Walking, Bergwandern, Schwimmen oder Skilanglauf. Dauer und Geschwindigkeit steigern.

#### Körperabwehr steigern

Kneipp-Güsse (▶ 1.3.11), Tretbecken, Wechselduschen, Ganzkörperbürstungen, Sauna. Überheizte Räume mit trockener Luft meiden (Luftbefeuchter einsetzen).

## 7.1.10 Lungenemphysem

Überblähung der Alveolen mit Verlust der Alveolarsepten. Emphyseme können lokal oder in der ganzen Lunge auftreten. Langjährige Lungenerkrankungen (Asthma bronchiale, COPD) führen im Verlauf zum Emphysem. Wichtigster Risikofaktor ist das Rauchen.

### Symptome

Ständige Luftnot. Verschlechterung bei jedem kleinen Infekt.

### Ärztliche Diagnostik

Röntgen-Thorax, CT.
Klinisch fassförmiger Thorax mit geringer Atemexkursion, Zyanose.

### Ärztliche Therapie

Konsequente Infektbehandlung und Behandlung der Grunderkrankung.

### Prognose

Schlecht, wenn sich ein Cor pulmonale und eine Rechtsherzinsuffizienz entwickeln. Emphysemblasen können platzen und einen Pneumothorax (▶ 6.2.2) auslösen.

## Physiotherapie

7

### Struktur/Funktion

Wenn möglich, Maßnahmen der nichtakuten Phase bei chron. Bronchitis (▶ 7.1.9).

#### Sekretolyse anregen

▶ 7.1.9

#### Tonus der Rumpfmuskulatur senken

Detonisierende Massagegriffe aufgrund der erhöhten Atemarbeit v. a. am Schultergürtel und im Bauchbereich ausführen: großflächige Ausstreichungen, weiche Knetungen und Hautabhebungen, Vibrationen.

### Aktivität/Partizipation

#### Atemarbeit bei Ruhe- oder Belastungsdyspnoe erleichtern

Lippenbremse bei beginnender Atemnot. Angemessene Pausen während körperlicher Aktivität. Beim Treppensteigen, Bergaufgehen, Heben und Tragen schwerer Gegenstände automatisch Lippenbremse einsetzen.

### Patienten informieren

Pressatmung bei Stuhlgang sowie Heben und Stemmen schwerer Gegenstände vermeiden. Potenzielle Infektionsquellen, z. B. Menschenmengen in Bussen, Wartebereichen und Kaufhäusern, meiden. Unproduktiven Husten dämpfen (AT, ▶ 1.3.4).

## 7.1.11 Asthma bronchiale

Die drei Faktoren:

- Bronchospasmus,
- Schleimhautschwellung,
- Dyskrinie

führen zur Atemwegsobstruktion und zum Asthmaanfall. Im Gegensatz zur Bronchitis ist die Obstruktion reversibel (▶ Tab. 7.1). Zunahme des Asthmas im Rahmen der Umweltbelastung (Allergien); mehr Asthmaerkrankungen in Städten (Staubbelastung) als auf dem Land.

**Tab. 7.1 Differenzialdiagnose Asthma – COPD**

| Merkmal | Asthma | COPD |
|---|---|---|
| **Alter bei Erstdiagnose** | Variabel; häufig in Kindheit | Meist nicht vor 60. Lj. |
| **Tabakrauchen** | Kein direkter Kausalzusammenhang, Verschlechterung möglich | Direkter Kausalzusammenhang |
| **Hauptbeschwerden** | Anfallsartige Atemnot | Atemnot bei Belastung |
| **Verlauf** | Variabel, episodisch | Progredient |
| **Allergie** | Häufig | Kein Zusammenhang |
| **Obstruktion** | Variabel | Persistierend |
| **Reversibilität der Obstruktion** | > 20 % $FEV_1$ | < 15 % $FEV_1$ |
| **Bronchiale Hyperreaktivität** | Regelhaft vorhanden | Möglich |
| **Ansprechen auf Kortison** | Regelhaft vorhanden | Gelegentlich |

### Einteilung

- Exogen-allergisches Asthma (meist in der Kindheit und Jugend beginnend)
- Endogenes Asthma (meist > 40 Lj., häufig durch Infekte oder Pharmaka und Chemikalien)
- Sonderformen (physikalische Reize wie Kälte, Rauch)

### Symptome

Akut oder langsam zunehmend giemende Atmung mit Hustenanfällen und Kurzatmigkeit.

Dyspnoe, Husten (ohne Auswurf), Druckgefühl auf der Brust, pfeifendes Atmen.

### Ärztliche Diagnostik

Häufig Tachypnoe und Tachykardie, aufrechter Sitz (Atemhilfsmuskulatur), verlängertes Exspirium mit giemender Atmung. Lungenfunktionsdiagnostik mit Test auf Hyperreagibilität.

**Konservative ärztliche Therapie (▶ Tab. 7.2)**

**Tab. 7.2 Stufentherapie des Asthma bronchiale**

| Schweregrad (Beschwerden) | Symptomhäufigkeit | Therapie |
|---|---|---|
| 1 (intermittierend) | Tag: < 1-mal pro Wo.<br>Nacht: ≤ 2-mal pro Mon. | $\beta_2$-Mimetika bei Bedarf |
| 2 (persistierend, leicht) | Tag: < 1-mal tgl.<br>Nacht: > 2-mal pro Mon. | Inhalative Steroide in niedriger Dosis |
| 3 (persistierend, mittelgradig) | Tag: tgl.<br>Nacht: > 1-mal pro Wo. | Inhalative Steroide in niedriger bis mittlerer Dosis + lang wirksames $\beta_2$-Mimetikum |
| 4 (persistierend, schwer) | Tag: ständig<br>Nacht: häufig | Inhalative Steroide in hoher Dosis + lang wirksames $\beta_2$-Mimetikum + Theophyllin und/oder orales Steroid |

Neue Leitlinie „AWMF Juli 2011" hat eine geänderte Einteilung. Aus Gründen der Übersichtlichkeit wurde die alte Klassifikation beibehalten.

- Bronchodilatatoren: $\beta_2$-Mimetika als Spray, Theophyllin als Tbl. oder i. v.
- Glukokortikoide als Entzündungshemmer, Spray, Tbl. oder i. v.
- Cromoglicinsäure als Spray bei allerg. Asthma der Kinder
- Sekretolytika, Mukolytika, Expektoranzien

**Prognose**

Abhängig vom Schweregrad. Je schwerer der Verlauf, desto eher entwickelt sich eine Rechtsherzinsuffizienz.

## Physiotherapie – Akuter Anfall

**Struktur/Funktion**

Der Pat. muss der Behandlung zustimmen, der Th. soll nicht viel reden oder überreden.

7

### Angst reduzieren

Ablenkung von der „Atembeklemmung" im akuten Anfall durch Wahrnehmungsaufträge:

- Wahrnehmen der Atembewegung: Der Th. legt eine oder beide Hände ohne Druck an die Stellen des Rumpfs, wo Atembewegungen gut zu sehen sind. Der Pat. erhält keinen Bewegungsauftrag („Atmen Sie gegen meine Hand"), sondern einen Wahrnehmungsauftrag, z. B.: „Spüren Sie, was mit meiner Hand geschieht. Wie groß ist die Bewegung?" Der kostoabdominale Bereich ist Schwerpunkt der Behandlung, um die Zwerchfellatmung bewusst zu machen und anzuregen. Soweit möglich, soll der Pat. die eigenen Hände auflegen.
- Konzentration auf den Handkontakt des Th.: Extremitäten langsam ausstreichen, v. a. an Händen und Füßen (ausgeprägte Rezeption). Aufmerksamkeit des Pat. durch Wahrnehmungsaufträge lenken: „Wie ist die Temperatur meiner Hände? Wie schnell bewegen sich meine Hände?" Der Pat. braucht nicht zu antworten, Ziel ist die gerichtete Aufmerksamkeit.

### Atemarbeit erleichtern

- Lippenbremse: Der Pat. soll durch die leicht aufeinander liegenden Lippen die Luft ausblasen. Dauer nicht dirigieren (Erfordernisatmung), jedoch verlängerte AA anstreben.
- Atemerleichternde Körperstellungen: vornüber gebeugtes Stehen mit aufgestützten Händen oder Ellenbogen oder Kutschersitz; keine Stellung erzwingen.
- Manuelle Techniken zur Spannungsreduktion in Bindegewebe und Muskulatur am Thorax, BGM (▶ 2.4).
- Manuelle Ausatemhilfe: Hände am unteren Rippenrand des Pat. auflegen, leichten Nachdruck bei der AA im Atemrhythmus des Pat. ausüben. Mit Lippenbremse kombinieren.

## Physiotherapie – Abklingender Anfall

### Struktur/Funktion

### Sekretolyse anregen

▶ 7.1.9

### Hustentechnik vermitteln

Hustenreiz bei trockenem Reizhusten dämpfen:

- Luft kurz anhalten, langsam atmen, oberflächlich atmen, durch die Nase einatmen
- Sich auf etwas konzentrieren, z. B. Atembewegung, Auflagefläche
- Warmes Getränk, Hustenbonbon

### Atemarbeit erleichtern

- Gähnatmung: Bei geschlossenen Lippen langsam und tief einatmen, Mundboden- und Kehlkopfsenkung sowie Atembewegung wahrnehmen. Die Luftwege weiten sich reflektorisch. Mehrfaches Üben erforderlich.
- Selbstständige Packegriffe am unteren Rippenrand: flächig Hautfalten am unteren Thoraxrand ergreifen (uni- oder bilat.), während der EA durch Zug die Hautfalten im rechten Winkel von der Thoraxwand abheben, den Zug während der Exspiration beibehalten und bei der Inspiration leicht verstärken.
- Manuelle Techniken zur Spannungsreduzierung in Bindegewebe und Muskulatur des Thorax, BGM (▶ 2.4).
- Atemerleichternde Ausgangsstellungen (▶ 1.3.4):
  - Kutschersitz
  - Stehen mit aufgestützten Armen
  - SL mit erhöhtem Oberkörper, mit einem Arm vor dem Körper abstützen, Bauch soll nach vorn frei sein
  - Sitz vor dem Tisch, Arme liegen verschränkt auf einem Polster, Kopf liegt auf den Armen, Beine grätschen
  - Päckchenlage, Beine grätschen, Arme und Kopf wie beim Sitz vor dem Tisch lagern
  - Lippenbremse wie in der akuten Phase

### Aktivität/Partizipation

### Patienten informieren

Atemnot auslösende Situationen erkennen und vermeiden lernen. Durch selbstständige Wahrnehmung von der drohenden Atemnot bei beginnendem Anfall ablenken:

7

- Atemwahrnehmung: „Wo spüre ich die meiste Atembewegung? Wie lange dauern die Phasen der Ein- und Ausatmung im Verhältnis zueinander? Wie lange ist die Pause nach der AA? Wie ist die Temperatur der Atemluft an den Nasenflügeln? Wann ist sie warm, wann kalt? Wie weit spüre ich den Nasen-Rachen-Raum?"
- Körperwahrnehmung, z. B.: An welchen Stellen liegen Arm, Bein, Brustkorb oder Kopf auf? Wie groß ist der Abstand zwischen Kniekehle, LWS/HWS und Unterlage?
- Bewegungswahrnehmung, z. B.: Wie fließend ist die Bewegung? Wie weit geht sie im Seitenvergleich? Wie fest ist ihr Ende?
- Asthmatagebuch führen: Auffälligkeiten der Atmung im Alltag notieren. 3-mal tgl. mit dem Peak-Flow-Meter die max. exspiratorische Ausatemstärke (PEF) messen.

## 7.1.12 Mukoviszidose

Synonym: **Cystische Fibrose.**
Genetisch bedingte Dysfunktion der exokrinen Drüsen. Produktion von sehr zähem Schleim, der die Funktion von Lunge, Darm und Pankreas einschränkt.

### Symptome

- Ständige Infekte mit zähem Schleim, Luftnot
- Verdauungsstörungen mit Pankreatitis

### Ärztliche Diagnostik

„Schweißtest" (Natrium- und Chloridbestimmung im Schweiß) als Suchtest bei Neugeborenen. Nachweis des Gendefekts im Kindesalter an zweiter Stelle.

### Ärztliche Therapie

Sekretolyse, Infektbehandlung. Ggf. Therapie mit Ivacaftor (Verbesserung der Drüsenfunktion).

### Prognose

Es entwickelt sich eine COPD. Hohes Risiko, an pulmonalen Komplikationen zu versterben. Möglicherweise Gentherapie als kurativer Ansatz der Zukunft.

7

### Physiotherapie

Wie bei chron. Bronchitis (▶ 7.1.9).
Schwerpunkte der Behandlung sind die Autogene Drainage nach Chevaillier, das Huffing und die Drainagelagen (AT, ▶ 1.3.4). Patienten und Familienangehörige zur selbstständigen Therapie anleiten (CF-Selbsthilfegruppe).

## 7.1.13 Lungenembolie

Verstopfung einer Lungenarterie durch Fremdmaterial, das mit dem Blut verschleppt wurde. Meist Thromben (aus dem venösen System oder dem re. Herzvorhof oder Ventrikel), selten Fett, Luft oder Fremdkörper.

### Symptome

Schwierig zu diagnostizieren, da Symptome unspezifisch:

- Dyspnoe, Tachypnoe
- Thoraxschmerz
- Husten ohne Auswurf
- Bei schwerem Verlauf massive Symptome und Blutdruckabfall

#### Ärztliche Diagnostik

Gerinnungsanalyse (D-Dimere), EKG, Röntgen der Lunge, Echokardiografie, CT-Angiografie.

#### Ärztliche Therapie

- Kreislaufstabilisierung
- Halbsitzende Lagerung
- Sauerstoffgabe
- Sedierung mit Diazepam
- Antikoagulation mit Heparin
- Ggf. Thrombolyse bei schwerem Verlauf

#### Prognose

Ohne Behandlung Mortalität von 30 %. Prognose abhängig von der Größe und Ursache der Embolie.

## Physiotherapie – Phase I (Bettruhe)

### Struktur/Funktion

#### Weitere Thrombosen und Embolien verhindern

- Kompression beider Beine
- Leichte isometrische Spannungen des nicht betr. Beins und der Arme. Dabei jeweils nur wenige Muskelgruppen über max. 5 Sek. anspannen lassen. Luftanhalten unbedingt verhindern. Stdl. ausführen.

! Pat. unbedingt informieren: keine schnellen Bewegungen beim Umlagern → Kopfteil langsam senken, Beine behutsam anheben. Kein Atempressen beim Stuhlgang. Anhaltendes Husten oder ausgiebiges Lachen vermeiden → postpressorische Rückstromsteigerung im venösen System.

#### Pneumonieprophylaxe durchführen

- Pat. liegen bei bestehender Luftnot gern mit erhöhtem Oberkörper.
- Atemvertiefende Maßnahmen ohne forciertes Atmen, z. B. durch Wahrnehmen und Vergrößern der Atembewegung bei Handkontakt durch Th. sternal, lateral, kostoabdominal und dorsal; keine Verlängerung der endexspiratorischen Atempause.
- Vorbereitend Packegriffe am Thorax, auf langsames Umlagern achten.
- Falls nicht kontraindiziert, wechseln die Pat. halbstündlich von der SL re. zur SL li.
- **KI:** Vibrax® oder Atemtrainer, thoraxerschütternde Maßnahmen.

#### Schmerzfreies Atmen und Husten schulen

Bei atemvertiefenden Maßnahmen Schmerzgrenze respektieren, die schmerzhafte Seite mit flächigem Händedruck fixieren. Beim Husten selbstständige Fixation Hand über Hand.

## Physiotherapie – Phase II (Aufgehobene Bettruhe)

### Struktur/Funktion

#### Adhäsionen der Pleura vermeiden

▶ 7.1.5

### Aktivität/Partizipation

#### Mobilisierung fördern

▶ 7.3.7

# 7.2 Herzerkrankungen

## 7.2.1 Anatomische Übersicht

Das Herz liegt im Mediastinum hinter dem Sternum und wird außen vom Herzbeutel umgeben, der durch die beiden Blätter des Perikards gebildet wird. Der Herzmuskel ist innen, zu den Kammern und Vorhöfen, mit dem Endokard ausgekleidet (▶ Abb. 7.4). Durch re. Vorhof und re. Kammer wird das venöse Blut in die Lunge befördert, durch li. Vorhof und li. Kammer gelangt das arterielle Blut in den Körperkreislauf. Die Herzklappen bilden „Ventile" für eine gerichtete Strömung zwischen den Vorhöfen und Kammern: Trikuspidal- und Pulmonalklappe im re. Herz, Mitral- und Aortenklappe im li. Herz. Der Herzmuskel wird über zwei Koronararterien, die aus der Aorta abgehen, mit Blut versorgt.

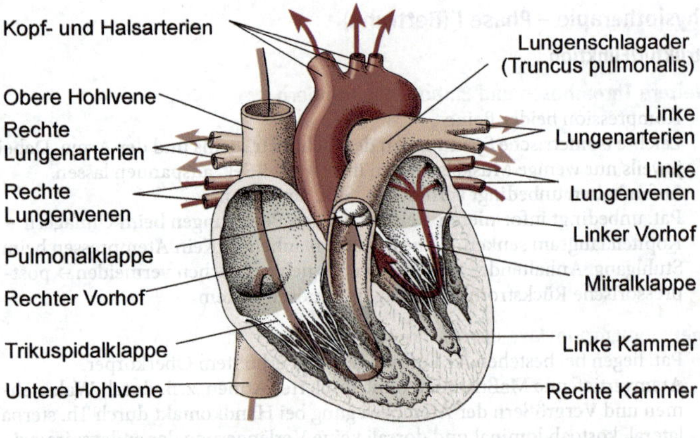


Abb. 7.4 Längsschnitt durch das Herz [L190]

## 7.2.2 Befunderhebung

**Anamnese**
Aktuelles Krankheitsgeschehen, Vor- und Begleiterkrankungen, gegenwärtige körperliche Belastbarkeit (subjektives Empfinden, ärztliche Anordnung), Tätigkeiten im Alltag vor dem aktuellen Krankheitsgeschehen, Belastungen im Berufs- und Privatleben, aktuelle Beschwerden:

- Spontane Beschreibung des Patienten
- Müdigkeit, Schwächegefühl, Unlust, Appetitlosigkeit, Übelkeit, Obstipation, Unruhe, Angst, Schwindel, Synkope (kurzzeitiger Bewusstseinsverlust)
- Herzschmerzen, evtl. mit Ausstrahlung (re./li. Arm, Bauch, Kiefer, zwischen die Schulterblätter)
- Atemnot: In Ruhe? Bei welcher Tätigkeit? In welcher Körperposition?
- Ödeme: beidseits an den Knöcheln, Unterschenkeln; Gewichtszunahme

**Inspektion**

- Kräftezustand, Gesichtsausdruck, Reaktionsweise, Bewusstseinslage, momentan bevorzugte Körperstellung
- Atemweg (Mund-/Nasenatmung), Atembewegung (sternal, kostal, Einsatz von Atemhilfsmuskulatur)
- Gesichtsfarbe (Rötung, Zyanose oder Blässe, weißes Munddreieck)
- BGM-Sichtbefund (▶ 2.4), Beinödeme, Aszites, Halsvenenstau

**Palpation**

Tonus der Haut, des Bindegewebes und der Muskulatur (Rumpf und Nacken).

**Funktionsuntersuchungen**

Herz-, Atemfrequenz und Blutdruck in Ruhe, nach Belastung (angepasst an den momentanen Zustand, Rücksprache mit Arzt) und 3 Min. nach Belastung, dabei Beschwerden erfragen.

## 7.2.3 Physiotherapie

Die Behandlung aller Herzerkrankungen richtet sich nach der vom Arzt verordneten Belastungsstufe.
Einteilung in Phasen:

- Intensivstation mit strenger Bettruhe
- Normalstation – drei Stufen des Heidelberger Modells:
  - 1. Aufgelockerte Bettruhe
  - 2. Aufgehobene Bettruhe (ohne Treppensteigen)
  - 3. Aufgehobene Bettruhe (mit Treppensteigen)

**Tipps & Fallen**

- Keine Belastung bei akuten Herzerkrankungen wie frischem Myokardinfarkt, dekompensierter Herzinsuffizienz.
- Keine Belastung von Herzkranken, deren Befunde nicht bekannt sind.
- Bei Beschwerden (z. B. Thoraxschmerzen, Dyspnoe), starkem Blutdruckanstieg, Blutdruckabfall, Herzrhythmusstörungen oder sehr schnellem Anstieg der HF Belastung umgehend beenden.
- Auch Blässe, weißes Munddreieck, Schweißbildung, Atemnot oder Zyanose sind Überlastungszeichen. Nicht nur auf HF achten (ggf. durch α-Blocker ↓).
- Belastung abbrechen, wenn die Herzfrequenz gegenüber dem Ruhepuls um > 30 Schläge erhöht oder um 10 Schläge in der Minute erniedrigt ist.
- Pulskontrolle: vor, mehrmals während und nach der Behandlung (auf jeden Fall nach Lagewechsel und bei sichtbarer Angestrengtheit) messen und dokumentieren.

### Intensivstation – Strenge Bettruhe

**Struktur/Funktion**

! Die Maßnahmen dürfen keine Steigerung der Herz- und Atemfrequenz bewirken. Kontrolle der Herzfrequenz über den Monitor. Patienten fühlen sich eher unterfordert, müssen aber in ihrer Aktivität gebremst und über die Notwendigkeit der langsamen Belastungssteigerung informiert werden.

7

### Thromboseprophylaxe

- Im Wechsel DE und PF der Füße, ohne Tempoangabe.
- Beine nacheinander mit schleifender Ferse anstellen, ein Bein über das andere schlagen, abwechselnd Knie des oberen Beines strecken und entspannen.
- Hände zu den Schultern nehmen, Arme senkrecht hochstrecken, abwechselnd Finger fausten und strecken, Rückweg schrittweise: Hände zu den Schultern; Ellenbogen, dann UA ablegen.

! Während der Durchführung sollen die Patienten alle unbeteiligten Muskeln bewusst entspannen und auf fließendes Atmen achten. Fragen zur Bewegungsqualität stellen: „Wie leicht geht die Bewegung? Wie groß empfinden Sie die Spannung? Wie weit geht die Bewegung im Vergleich zur anderen Seite?" Leichtigkeit der Bewegung anstreben.

### Pneumonieprophylaxe

Wahrnehmen und Vergrößern der Atembewegung bei Handkontakt des Th. in RL nach sternal, kostoabdominal und dorsal (Hand unter den Rücken des Pat. schieben), in SL nach lateral. Ökonomischer Lagewechsel: Beine nacheinander anstellen, nach re. rutschen, den re. Arm und die angestellten Beine nach li. legen.

### Körperliche und seelische Entspannung fördern

Langsames Ausstreichen der Extremitäten, der Pat. soll sich auf die Th.-Hände konzentrieren. Wahrnehmen der Luftströmung in Nasen- und Rachenraum, z. B. nach Temperatur, Geschwindigkeit, Raumgröße und endexspiratorischer Atempause fragen.

## Normalstation – Aufgelockerte Bettruhe (Stufe 1)

### Struktur/Funktion

#### Thrombose- und Pneumonieprophylaxe

- Dyn. Muskelkontraktionen (langsames Tempo, geringe Belastungs-, lange Pausendauer, geringe Anzahl beteiligter Muskelgruppen, kurze Hebel)
- Übungsbeispiel untere Extremität in RL:
  - Übung 1: im Wechsel DE und PF der Füße. Tempo: 1 Bewegung/Sek., Anzahl: je 10, Pausenzeit: ca. 10 Sek., 3 Wdh.
  - Übung 2: Ein Bein mit schleifender Ferse anbeugen und ausstrecken. Tempo: 1 Bewegung/2 Sek., Anzahl: je 6, Pausenzeit: ca. 10 Sek., 3 Wdh. pro Bein
  - Übung 3: Beine liegen leicht gegrätscht, wechselnd AR und IR. Tempo: 2 Bewegungen/Sek., Anzahl: je 10, Pausenzeit: ca. 10 Sek., 3 Wdh.

! Auswahl der Übungen individuell nach Körpergröße, Gewicht, Koordinations- und Bewegungsfähigkeit, Auffassungsvermögen

#### Körperliche und seelische Entspannung fördern

Wahrnehmen der aufliegenden und nicht aufliegenden Körperflächen. Faustschluss einer Hand, dabei Wahrnehmen der kostoabdominalen Atembewegung.

### Aktivität/Partizipation

#### Lagewechsel ökonomisieren

RL → SL → Sitz → Stand.

#### Patienten informieren

Pressatmung vermeiden, z. B. beim Stuhlgang.

## Normalstation – Aufgehobene Bettruhe (Stufe 2)

### Aktivität/Partizipation

#### Belastbarkeit steigern

Dyn. Muskelkontraktionen. Bewegungsgeschwindigkeit vorgeben, Belastungsdauer erhöhen, Pausenzeit verkürzen, Anzahl der beteiligten Muskelgruppen steigern, Hebel verlängern. Übungsbeispiel:

- Übung 1: Übungen 1 und 2 aus Stufe 1 kombiniert üben lassen, jedes Bein einzeln. Tempo: 1 Bewegung/Sek., Anzahl: je 15, Pausenzeit: ca. 7 Sek., 4 Wdh. je Bein.
- Übung 2: Bei angestellten Beinen einen OS über den anderen schlagen. Knie des oberen Beines abwechselnd strecken und locker lassen. Tempo: 2 Bewegungen/Sek., Anzahl: je 15, Pausenzeit: ca. 7 Sek., 4 Wdh. je Bein.
- Übung 3: abwechselnd re. und li. Bein mit schleifender Ferse ab- und adduzieren. Tempo: 2 Bewegungen/Sek., Anzahl: 10 je Bein, Pausenzeit: ca. 7 Sek., 3 Wdh.

#### Bewegungen ökonomisieren

Hinsetzen, Aufstehen, Gehen, An- und Ausziehen, Bücken.

#### Belastungszeichen wahrnehmen lernen

Steigende Atemfrequenz, Atemtiefe und Einsatz von Atemhilfsmuskeln wahrnehmen, Herzfrequenz selbstständig messen lernen.

#### Entspannung fördern

- Phantasiereisen
- PMR (▶ 2.31): max. 3 Sek. Anspannung mit 30 % der Maximalkraft

## Normalstation – Aufgehobene Bettruhe (Stufe 3)

### Aktivität/Partizipation

#### Belastbarkeit steigern

- Übung 1: Bei angestellten Beinen abwechselnd re. und li. Bein im Winkel von ca. 45° in die Luft strecken und wieder abstellen, Tempo: 2 Bewegungen/Sek., Anzahl: 15 je Bein, Pausenzeit: ca. 5 Sek., 4 Wdh.
- Übung 2: Bei angestellten Beinen Rad fahren mit einem Bein, dabei ausführliche Fußbewegung, Tempo: 1 Umdrehung/Sek., Anzahl: 20, Pausenzeit: 5 Sek., 3 Wdh. je Bein.
- Übung 3: Bei angestellten Beinen mit einem gestreckten Bein in der Luft Achten schlagen, Tempo: 1 Acht/2 Sek., Anzahl: 5, Pausenzeit: ca. 5 Sek., 3 Wdh. je Bein.

#### Bewegungen ökonomisieren

Treppensteigen (falls für zu Hause erforderlich), Gehen im Freien.

#### Entspannung im Alltag fördern

Wahrnehmen der Atembewegung während der Bewegungsübungen, des Aufstehens, Gehens und Treppensteigens.

## 7.2.4 Koronare Herzkrankheit (KHK)

### Risikofaktoren

Alter, Vererbung, Fettstoffwechselstörungen, Hypertonie, Diabetes mellitus, Übergewicht, chron. Nierenerkrankungen, Bewegungsmangel, Rauchen, psychosoziale Faktoren. Durch die Risikofaktoren wird die Entstehung einer Arteriosklerose (▶ 7.3.5) der Herzkranzgefäße begünstigt (▶ Abb. 7.5).

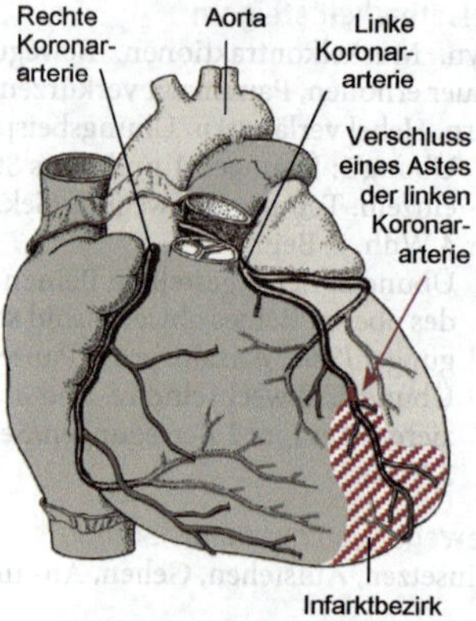


Abb. 7.5 Verschluss einer Herzkranzarterie (Herzinfarkt) [L190]

### Symptome

- Eindeutige Angina pectoris: retrosternales Druckgefühl, verstärkt bei Belastung, mit typischer Ausstrahlung in die Schulter, den Kiefer oder die Innenseite der Arme (▶ Abb. 7.6) sowie einer Verbesserung nach 10 Min. durch die Gabe von Nitroglyzerin
- Mögliche Angina pectoris: nicht typisch in allen oben beschriebenen Aspekten, z. B. fehlende oder andere Schmerzausstrahlung
- Keine Angina pectoris: Thoraxschmerz unabhängig von Anstrengung und ohne Reaktion auf die Gabe von Nitroglyzerin

! Schwere Angina pectoris wird häufig mehr als Unwohlsein beschrieben, weniger als Schmerz. Die Patienten verwenden Ausdrücke wie: Enge, eingeschnürt, brennend, Völlegefühl, Kloß im Hals, als würde jemand auf der Brust sitzen. Dazu bestehen ein ausgeprägtes Angstgefühl, Blässe und Kaltschweißigkeit.

- Typische Angina wird eindeutig nicht als scharfer oder stechender Schmerz beschrieben.

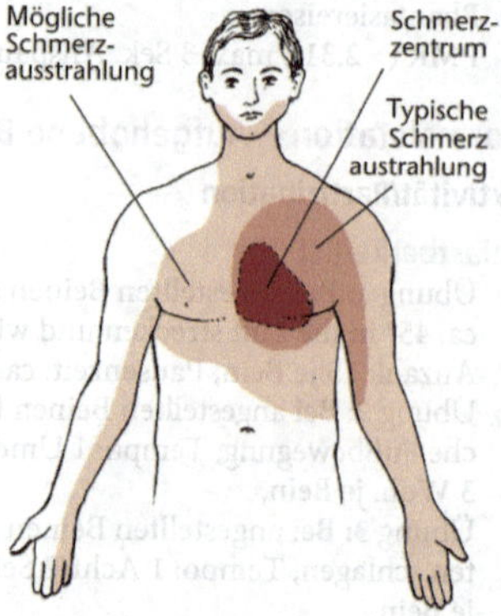


Abb. 7.6 Schmerzausstrahlung bei Angina pectoris [L190]

### Chronische KHK

Stabile Angina pectoris mit reproduzierbaren Beschwerden bei bestimmter Belastung, ohne Verschlechterungstendenz. Übergänge zur instabilen Angina pectoris (z. B. Ruhebeschwerden) und zum akuten Koronarsyndrom sind häufig fließend.

### Ärztliche Diagnostik

Genaue Anamnese, EKG, Belastungs-EKG, Echokardiografie, Koronarangiografie.

7

### Ärztliche Therapie

Gegebenenfalls Koronarangiografie mit PCI (perkutaner koronarer Intervention), Ballondilatation, selten Bypass-OP. Gabe von Acetylsalicylsäure (ASS), Betablockern, ACE-Hemmern, Kalziumantagonisten und Nitraten. Behandlung der Risikofaktoren der Arteriosklerose.
Therapieziel: Prognoseverbesserung, Linderung der Symptome.

## Akutes Koronarsyndrom (ACS)

Episoden der KHK, die unmittelbar lebensbedrohlich sind. Dazu gehören die instabile Angina pectoris, der akute Myokardinfarkt und der plötzliche Herztod.
Risikofaktoren und Symptome s. o.

### Sofortmaßnahmen bei V. a. akutes Koronarsyndrom

- Alarmieren des Notarztes
- Oberkörper hochlagern
- Gabe von Sauerstoff (2–4 l/Min.)
- Gabe von 2 Hub Nitro-Spray
- Gabe von 150–300 mg ASS, i. v. oder oral; weitere Antikoagulation mit Clopidorel und Heparin
- Morphin 3–5 mg iv oder sc.

### Ärztliche Diagnostik

Diagnose durch Labortests (Troponin T und CK-MB) plus typische Beschwerden, oder EKG-Veränderungen, oder einen Befund in der Koronarangiografie.
Nach EKG-Befund (vorhandene oder fehlende Hebung der ST-Strecke) Unterscheidung in STEMI (ST-elevation myocardial infarction) und NSTEMI (non-ST-elevation myocardial infarction).

### Ärztliche Therapie

Intensivmedizinische Betreuung, ▶ 1.6.3.

- **STEMI:** ASS, Nitroglyzerin, Morphium, Betablocker, Heparin. Sofortige Koronarangiografie mit PCI innerhalb von 90 Min.; wenn nicht verfügbar, Thrombolysetherapie. Je nach Befund ggf. Bypass-OP.
- **NSTEMI:** medikamentöse Therapie wie beim STEMI; Koronarangiografie im Notfall

## Besonderheiten der Physiotherapie

Einteilung in drei **Rehabilitationsphasen:**

- **Phase I:** akute Phase, bis ca. 6 Wo. nach Infarkt (▶ 7.2.3)
- **Phase II:** Rehabilitation, 6.–10./12. Wo. nach Infarkt. Nach Ergometertest/Belastungs-EKG Zuteilung des Pat. zu Therapiegruppen: Gymnastik, Schwimmen, Lauf- und Ergometertraining
- **Phase III:** Postkonvaleszenz, lebenslang. **Koronarsportgruppen** unter Anleitung speziell ausgebildeter Therapeuten und ärztlicher Aufsicht (Weiterbildung durch den Deutschen Sportbund und die Arbeitsgemeinschaft Herz-Kreislauf im ZVK e. V.). Unterschieden werden Übungsgruppen für Pat. mit Belastbarkeit < 1 Watt/kg KG bzw. ≥ 1 Watt/kg KG. Inhalte sind: Atem-, Entspannungs-, Koordinations- und Ausdauerübungen, Gruppengespräche, Wahrnehmungsschulung und Spiele. Adressen bei Hausarzt, Sportvereinen oder Volkshochschulen erfragen.

## 7.2.5 Entzündliche Herzerkrankungen

### Endokarditis

Entzündung des Endothels, das die Kammern, Vorhöfe und Herzklappen auskleidet. Wird ausgelöst durch Bakterien, die in die Blutbahn gelangt sind.

#### Symptome

Oft unspezifisch: Abgeschlagenheit, Müdigkeit, subfebrile Temperaturen.

#### Ärztliche Diagnostik

Pathologischer Auskultationsbefund am Herz, Echokardiografie und transösophageale Echokardiografie, Blutkulturen zum Bakteriennachweis.

#### Ärztliche Therapie

Antibiotische Behandlung, Bettruhe, in schweren Fällen Herzklappen-OP.

### Myokarditis

Entzündung des Herzmuskels; oft als Begleitreaktion im Rahmen eines viralen oder bakteriellen Infektes, selten als Autoimmunerkrankung.

#### Symptome

Keine charakteristischen Beschwerden. Allgemeinsymptome; Thoraxschmerz möglich, Zeichen der Herzinsuffizienz.

#### Ärztliche Diagnostik

Labor (CK, CK-MB), EKG, Röntgen-Thorax, Echokardiografie, Myokardbiopsie.

#### Ärztliche Therapie

Wenn möglich, Behandlung der Grunderkrankung. Körperliche Schonung, symptomatische Therapie.

### Perikarditis

Entzündung des Herzbeutels als Begleitreaktion einer Vielzahl von Erkrankungen (viral, bakteriell, paraneoplastisch, autoimmunologisch, traumatisch, metabolisch).

#### Symptome

Thoraxschmerz (meist scharf), Luftnot.

#### Ärztliche Diagnostik

Auskultatorisch Perikardreiben, EKG, Echokardiografie (Perikarderguss).

#### Ärztliche Therapie

Behandlung der Grunderkrankung. Bei großem Erguss ggf. Perikardpunktion zur Entlastung.

### Physiotherapie

▶ 7.2.3

## 7.2.6 Herzklappenfehler

Ursachen von Herzklappenfehlern sind Entzündungen, Verkalkungen oder eine Herzvergrößerung. Es kommt entweder zur Stenose oder Insuffizienz einer Klappe. Am häufigsten sind Aorten- und Mitralklappenfehler, gefolgt von Trikuspidalklappenfehlern. Pulmonalklappenfehler sind selten und meist angeboren.

### Symptome
Zeichen der Herzinsuffizienz (▶ 7.2.7).

### Ärztliche Diagnostik
Auskultationsbefund am Herz, EKG, Röntgen-Thorax, Echokardiografie, Rechtsherzkatheter, Koronarangiografie.

### Ärztliche Therapie
Behandlung der Herzinsuffizienz, Endokarditisprophylaxe mit Antibiotika vor operativen Eingriffen, Herzklappenersatz bei zunehmender Herzinsuffizienz.

## Physiotherapie
▶ 7.2.3

## 7.2.7 Herzinsuffizienz
Verminderte körperliche Belastbarkeit als Folge einer ventrikulären Funktionsstörung. Kein eigenständiges Krankheitsbild; es liegt immer eine andere Krankheit zugrunde.
Unterscheidung: **Linksherzinsuffizienz** (Stauung vor dem li. Herz = in der Lunge = Luftnot) und **Rechtsherzinsuffizienz** (Stauung vor dem re. Herz = im venösen System = Beinödeme).

### Häufigste Ursachen
▶ Abb. 7.7
- KHK einschließlich Myokardinfarkt
- Hypertonie
- Herzklappenfehler
- Dilatative Kardiomyopathie
- Myokarditis

### Symptome
▶ Abb. 7.7
- Leitsymptom Dyspnoe bei Linksinsuffizienz
- Leitsymptom Beinödeme bei Rechtsinsuffizienz: häufig auch kombiniert (z. B. bei KHK)

Einteilung nach der **NYHA-Klassifikation** für die klinische Einschätzung wichtig:
- NYHA I: keine Einschränkung der Belastbarkeit
- NYHA II: leichte Einschränkung bei Belastung
- NYHA III: deutliche Einschränkung bei leichter Belastung
- NYHA IV: Beschwerden schon in Ruhe

### Ärztliche Diagnostik
Anamnese (Grunderkrankung), Röntgen-Thorax, EKG, Echokardiografie, Kardio-MRT, Koronarangiografie, Rechtsherzkatheter.

### Ärztliche Therapie
- Behandlung der Grunderkrankung
- Bei akuter Dekompensation Bettruhe, sonst vorsichtiges Ausdauertraining
- Medikamentös:
  - ACE-Hemmer (Entlastung des Herzens)
  - Betablocker (Senkung des Sympathikotonus)
  - Diuretika (Volumenentlastung)

7

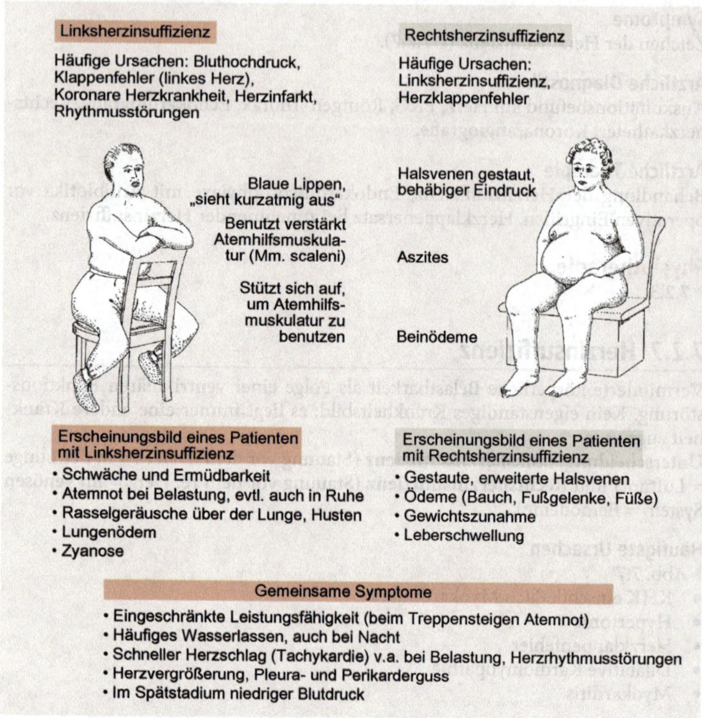


Abb. 7.7 Ursachen und Leitsymptome bei Linksherz- und Rechtsherzinsuffizienz [L157]

- Nitrate (Erweiterung des venösen Systems = Senkung der Vorlast)
- Digitalis (Steigerung der Kontraktilität)
- Ggf. Herztransplantation bei nicht beherrschbarer Insuffizienz

**Prognose**

Abhängig vom Schweregrad von Grunderkrankung und Begleiterkrankungen; z. B. Einjahresmortalität bei NYHA III–IV: 36 %.

## Physiotherapie

▶ 7.2.3

## 7.2.8 Herzrhythmusstörungen

**Ursachen**

- Durchblutungsstörungen des Herzmuskels (am häufigsten)
- Strukturelle Veränderungen im Herz (z. B. Herzinsuffizienz)
- Entzündungen des Herzmuskels

Herzrhythmusstörungen können harmlos sein, aber auch lebensbedrohlich werden.

**Formen**

- **Supraventrikuläre Extrasystolen** (aus dem Vorhof kommend), selten lebensbedrohlich
- **Ventrikuläre Extrasystolen** (aus den Kammern kommend), können zu Kammerflattern/-flimmern führen
- Vereinzelte Extrasystolen sind harmlos. Bei gehäuftem Auftreten wird die Hämodynamik des Herzens verschlechtert (Luftnot, Druckgefühl, Herzklopfen).
- **Bradykarde Rhythmusstörungen** machen bei einer Frequenz < 40/Min. Beschwerden (Luftnot, Druckgefühl, Schwindel).
- Häufigste Herzrhythmusstörung ist die **absolute Arrhythmie bei Vorhofflimmern** (10 % aller 75-Jährigen). Vorhof und Kammer schlagen hierbei nicht mehr synchron. Es entstehen Thromben im Herzen, die, wenn sie sich lösen, zu einem Apoplex führen können.

**Ärztliche Therapie**

- Behandlung der Grunderkrankung
- Symptomatisch: Gabe von Betablockern, Antiarrhythmika
- Elektrische Kardioversion, ggf. Implantation eines Defibrillators
- Bei bradykarden Rhythmusstörungen Schrittmacherimplantation

Besonderheit: Die Therapie der absoluten Arrhythmie besteht meist in einer lebenslangen Antikoagulation mit Cumarinen.

### Physiotherapie

▶ 7.2.3

# 7.3 Kreislauf- und Gefäßerkrankungen

## 7.3.1 Anatomische Übersicht

Das Gefäßsystem wird in einen arteriellen, einen venösen sowie einen lymphatischen Teil unterteilt. Das sauerstoffreiche Blut fließt über die Arterien in die Arteriolen, von dort in die Kapillaren. Hier findet der Stoffaustausch mit dem Gewebe statt. Das sauerstoffarme Blut fließt über die Venolen in die Venen und zurück zum re. Herzen. Von dort fließt es durch den Lungenkreislauf, wo es mit Sauerstoff angereichert (arterialisiert) wird, wieder in das li. Herz (▶ Abb. 7.8).

Die Lymphe fließt aus dem interstitiellen Gewebe über die Lymphkapillaren und die großen Lymphgefäße (Ductus thoracicus) in das venöse Blutsystem (▶ Abb. 7.9).

Jedes Gefäß hat einen dreischichtigen Wandaufbau mit Intima (innerer Wandauskleidung), Media (mittlerer Schicht mit Muskeln) und Adventitia (äußerer Schicht). In den Arterien ist die Muskulatur deutlich stärker ausgebildet als in den Venen und Lymphgefäßen. Mithilfe der Muskulatur kann der Blutdruck über eine Gefäßerweiterung oder -verengung (Vasodilatation/Vasokonstriktion) kontrolliert werden.

In den Venen wird der Blutfluss durch Venenklappen (Ausstülpungen des Endothels) und Muskelkontraktionen (sog. Muskelpumpe) aufrechterhalten. Das Venensystem beinhaltet mehr als ⅔ des gesamten Blutvolumens.

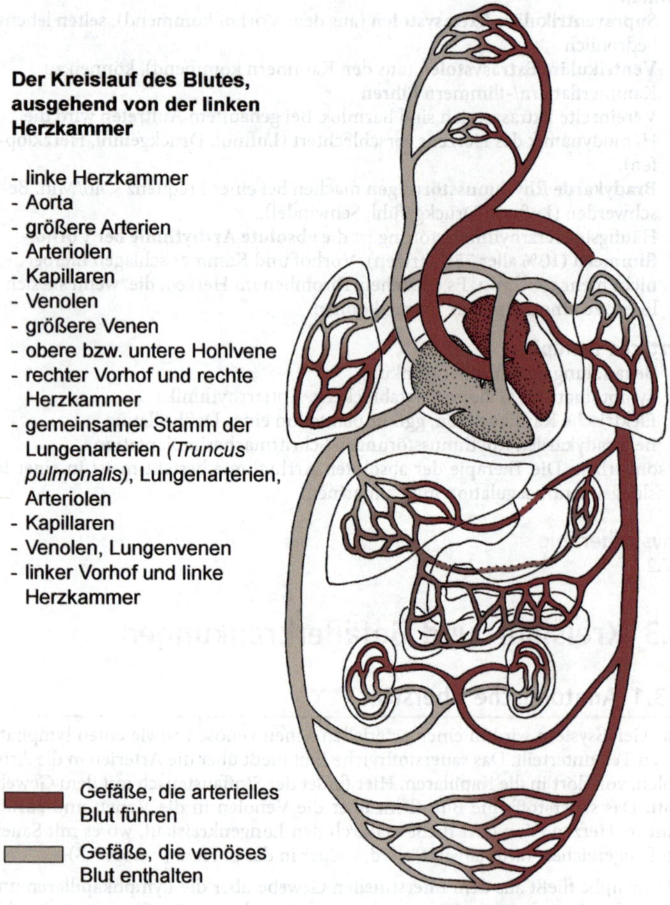


Abb. 7.8 Kleiner und großer Kreislauf sowie Pfortadersystem [L190]

7

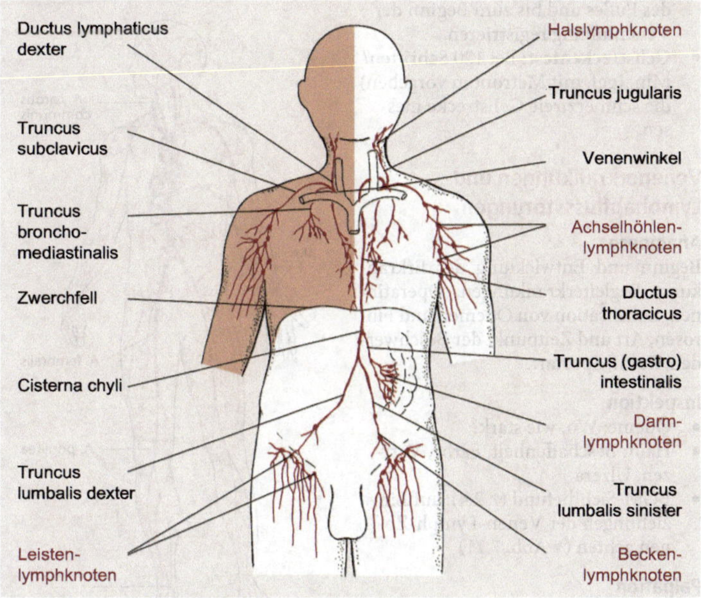


Abb. 7.9 Die wichtigsten Lymphstämme und ihre Drainagegebiete [L190]

## 7.3.2 Befunderhebung

### Periphere arterielle Verschlusskrankheit (pAVK)

#### Anamnese

Aktuelles Krankheitsgeschehen, Krankheitsbeginn und -verlauf, Begleiterkrankungen, Beschwerden (Lokalisation, Schmerzen in Ruhe/beim Gehen), Länge der max. Gehstrecke im Alltag.

#### Inspektion

- Haut (Farbe, Trophik, Ulzera), Atrophien
- Ganganalyse
- BGM-Sichtbefund (▶ 2.4)

#### Palpation

- Hauttemperatur
- BGM-Tastbefund
- Muskeltonus (dist. der Engstelle)

#### Funktionstests

Gelenkmessung, Kraftprüfung, Muskeldehntests, Pulsstatus (▶ Abb. 7.10).

- **Lagerungsprobe nach Ratschow:** ASTE RL, mit hochgehaltenen Beinen abwechselnd DE und PF der Füße, Zeitdauer bis zum Schmerzeintritt registrieren. Danach setzt sich der Pat. auf; jeweils den Zeitraum vom Herunterlassen der Beine bis zur ersten Rötung (an Nagelfalz), bis zur vollständigen Rötung

7

des Fußes und bis zum Beginn der Venenfüllung registrieren.
- **Gehstreckentest:** Bei 120 Schritten/Min. (ggf. mit Metronom vorgeben) die schmerzfreie Gehstrecke messen.

## Venenerkrankungen und Lymphabflussstörungen

### Anamnese

Beginn und Entwicklung der Erkrankung, Begleiterkrankungen, Operationen, Lokalisation von Ödemen und Fibrosen, Art und Zeitpunkt der Beschwerden, Beruf, Sportart.

### Inspektion

- Ödeme: Wo, wie stark?
- Haut: Beschaffenheit, Farbe, Varizen, Ulzera
- BGM-Sichtbefund (▶ 2.4): auf Einziehungen der Venen-Lymph-Zonen achten (▶ Abb. 7.11)

### Palpation

- Hauttemperatur
- Umfangmessung der Beine, Dellbarkeit der Ödeme
- BGM-Tastbefund: Verschieblichkeit und Abhebbarkeit der Unterhaut gegen die Faszienschicht
- Stemmer-Zeichen: verbreiterte oder erschwert abhebbare Hautfalten auf der Dorsalseite der Finger oder Zehen unmittelbar an den Metakarpal- oder Metatarsalgelenken

## 7.3.3 Hypertonie

### Ursachen

In ca. 90 % keine Ursache feststellbar (essenzielle Hypertonie). In ca. 10 % organische Ursachen (sekundäre Hypertonie), meist Nierenerkrankung oder endokrine Erkrankungen.

**Faktoren, die eine Hypertonieentstehung begünstigen:** Übergewicht, Vererbung, Nikotinabusus, hoher Salzkonsum, schwarze Hautfarbe, hoher Alkoholkonsum.

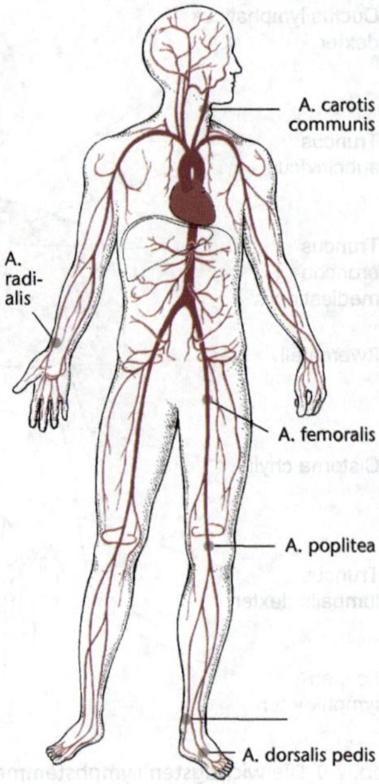


Abb. 7.10 Tastpunkte zur Pulsmessung [L190]

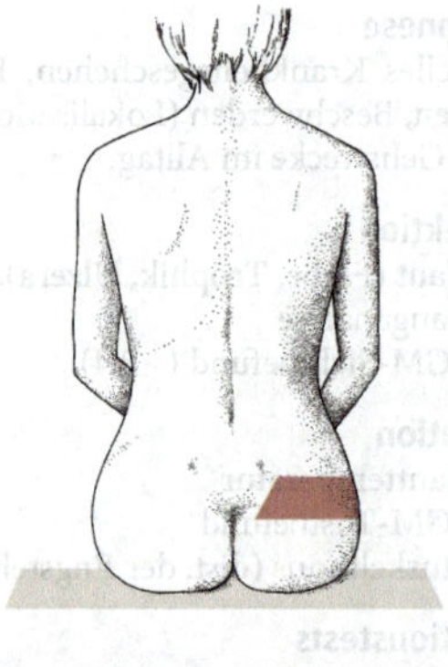

Abb. 7.11 Venen-Lymph-Zone rechts [L157]

7

### Symptome
Belastungsdyspnoe, Kopfschmerzen, Unruhe, Schwindel, Schlaflosigkeit. Bei langsamem Blutdruckanstieg können Symptome auch völlig fehlen.

### Ärztliche Diagnostik
Ausschluss einer sekundären Hypertonie durch Blut- und Urintests, Sonografie, Röntgen-Thorax, EKG und Echokardiografie. Gegebenenfalls Spezialuntersuchungen bei Verdacht auf seltene Hypertonieform.

**Tab. 7.3 Definition und Klassifikation von Praxisblutdruck (mmHg)**

| Kategorie | Systolisch | Diastolisch |
|---|---|---|
| Optimal | < 120 | < 80 |
| Normal | 120–129 | 80–84 |
| Hochnormal | 130–139 | 85–89 |
| Hypertonie Grad I | 140–159 | 90–99 |
| Hypertonie Grad II | 160–179 | 100–109 |
| Hypertonie Grad III | > 180 | > 110 |
| Isolierte systolische Hypertonie | > 140 | < 90 |

### Ärztliche Therapie
- Bei Grenzwerthypertonie (140/90–159/94 mmHg) zunächst Versuch der Verbesserung durch nichtmedikamentöse Maßnahmen (körperliches Ausdauertraining, salzarme Ernährung, Gewichtsabnahme, Nikotin- und Alkoholverzicht)
- Bei Versagen dieser Maßnahmen lebenslange antihypertensive Therapie mit Medikamenten (ACE-Hemmer, $AT_1$-Blocker, Betablocker, Diuretika, Kalziumantagonisten, Alphablocker)

## Physiotherapie

### Struktur/Funktion
Physiotherapeutische Befunderhebung ▶ 7.2.2.

#### Periphere Durchblutung verbessern
- BGM, kleiner oder großer Aufbau (vermindert einen erhöhten Sympathikotonus; ▶ 2.4).
- Selbstständige Ganzkörperbürstungen
- Wechselwarme Duschen
- Kohlensäurebäder

### Aktivität/Partizipation

#### Fortschreiten der Arteriosklerose aufhalten
Training der allgemeinen Ausdauer. Für Untrainierte gilt: mind. 4-mal/Wo. für mind. 20 Min. Tätigkeit mehrerer Muskelgruppen (mehr als 1/8 der Skelettmuskulatur) bei einer HF von 180 minus Lebensalter.
- **Günstige ausdauerfördernde Sportarten:** Walking, Joggen, Rudern, Radfahren, Skilanglauf, Wandern
- **Ungünstige Sportarten:** Kampfsport, Gewichtheben, Bodybuilding

#### Eigenständige Entspannung lernen

- Progressive Muskelrelaxation nach Jacobson (▶ 2.31)
- Autogenes Training

#### Patienten informieren

- Pressatmen beim Stuhlgang oder Heben und Stemmen schwerer Gegenstände vermeiden
- Hochdruckzeichen wahrnehmen lernen, wie z. B. Kopfschmerzen, Ohrensausen, Schwindel, Unruhe, Belastungsdyspnoe, Angina pectoris, Nasenbluten

## 7.3.4 Hypotonie

### Ursachen

Systolischer Blutdruck unter 100 mmHg; hat jedoch nur Krankheitswert, wenn auch Beschwerden auftreten. Primäre Hypotonie meist bei Leptosomen, bei körperlicher Inaktivität oder Stress. Sekundäre Formen durch Flüssigkeitsmangel, Herzinsuffizienz, neurovaskuläre Störungen, endokrine Störungen oder medikamentös bedingt.

### Symptome

Akut mit Schwindel, Ohrensausen, Sehstörungen, Kopf- und Nackenschmerz bis zur Synkope. Bei chron. Form fehlende körperliche Leistungsfähigkeit.

### Ärztliche Diagnostik

Blutdruckmessung, Schellong-Test zur Überprüfung der Orthostase: Hier besteht beim Aufstehen ein übermäßiger Blutdruckabfall mit Symptomen. Bei Verdacht auf sekundäre Formen entsprechende Untersuchungen.

### Ärztliche Therapie

- Bei orthostatischer sympathikotoner Form Empfehlung von Gefäßregulationstraining, reichlich Flüssigkeit, salzreiche Kost
- Bei sekundärer Form Behandlung der Grunderkrankung

## Physiotherapie

### Struktur/Funktion

#### Gefäße trainieren

- Kneipp-Güsse (Knieguss, Schenkelguss, Unterguss, ▶ 1.3.11)
- Bürstenmassagen
- Sauna, sitzend

#### Schwindel oder Kollaps vorbeugen

Vor dem Aufstehen vom Liegen und/oder Sitzen kreislaufanregende Bewegungsübungen mit den Beinen durchführen, bei längerem Stehen z. B. mit den Füßen wippen.

### Aktivität/Partizipation

Patienten zur Eigenbehandlung anleiten.

#### Allgemeine Ausdauer trainieren

Schwimmen, Fahrradfahren, Nordic Walking, Joggen, Langlaufen, Ballspiele etc.

## 7.3.5 Periphere arterielle Verschlusskrankheit (pAVK)

Durch eine Verdickung und Veränderung der Intima kommt es zu Störungen des Blutflusses im Gefäß mit Ablagerung von Thromben und einer Verengung bis hin zum Verschluss des Gefäßes.

### Ursachen

Fettstoffwechselstörungen, Diabetes mellitus, Nikotinabusus, Hypertonie, Vererbung.

### Symptome

Abhängig vom Ausprägungsgrad der Veränderungen und dem Ort der Schädigung sind die Symptome sehr unterschiedlich:

- Ein akuter Verschluss einer Arterie ist ein gefäßchirurgischer Notfall und führt zum Ausfall des Versorgungsgebiets → Schlaganfall, Herzinfarkt, Mesenterialinfarkt, Verschluss von Arm- oder Beinarterien.
- Eine chron. Verschlusskrankheit führt zu Beschwerden im Versorgungsgebiet, abhängig vom Ausprägungsgrad der Stenose (Verengung).
- Am häufigsten ist die Claudicatio intermittens (intermittierendes Hinken) oder „Schaufensterkrankheit" mit Schmerzen beim Gehen.

### Klassifikation nach Fontaine

- Stadium I: keine Einschränkung der Gehstrecke
- Stadium IIa: schmerzfreie Gehstrecke länger als 200 Meter
- Stadium IIb: schmerzfreie Gehstrecke kürzer als 200 Meter
- Stadium III: Schmerzen in Ruhe, vor allem nachts (in horizontaler Lage) in Zehen, Ferse und Fußsohle
- Stadium IV: Absterben von Gewebe, Ausbildung von Nekrosen, Ulzera oder einer Gangrän. Endpunkt ist das Absterben der Extremität mit drohender Sepsis und schließlich notwendig werdender Amputation.

### Ärztliche Diagnostik

- Tasten der Pulse an Beinen, Armen, Hals und Bauchschlagader
- Auskultation von Strömungsgeräuschen über den Gefäßen
- Vergleichende Blutdruck- und Blutflussmessung an Armen und Beinen (Verschlussdruckmessung)
- Ratschow-Lagerungsprobe
- Laufbandergometrie zur Objektivierung der tatsächlichen Gehstrecke
- Farbkodierte Doppler-Sonografie
- Digitale Subtraktionsangiografie, Magnetresonanzangiografie (MRA) oder CT-Angiografie zur präop. Vorbereitung

### Ärztliche Therapie

**Konservativ**

- Behandlung der Risikofaktoren: Verzicht auf Nikotin, Blutdruckeinstellung, Diabeteseinstellung, Senkung des Cholesterinspiegels, Gewichtsabnahme
- Medikamentöse Therapie:
  - Thrombozytenaggregationshemmer wie Acetylsalicylsäure (ASS) oder Clopidogrel
  - Ggf. Marcumar®, vasoaktive Substanzen (Naftidrofuryl, Prostaglandine)
- Interventionelle Therapie:
  - Perkutane transluminale Angioplastie (PTA), ggf. mit Stents
  - Sympathikolyse (Nervenblockade)

7

**Operativ**
- Bypass-OP mit patienteneigenem Venenmaterial oder Prothese
- Thrombendarteriektomie, Sympathektomie (L2–L4)
- Amputation als letzte Möglichkeit

## Physiotherapie – Stadium II nach Fontaine

### Aktivität/Partizipation

#### Gehstrecke verlängern
- **Ratschow-Training:** 3-mal tgl. in drei Intervallen abwechselnde DE und PF der Füße (▶ 7.3.2). Dosierung wird je nach Klinik unterschiedlich gehandhabt: bis zum Schmerzbeginn, bis 75 % oder bis 90 % des Ratschow-Test-Ergebnisses. In den jeweils 3-minütigen Pausen Beine locker nach unten baumeln lassen.
- **Gehstrecken-Training:** 3-mal tgl. im Tempo 120 Schritte/Min. in drei Intervallen Gehen, jeweils 3 Min. Pause. Dosierung der Gehstrecke variiert wie beim Ratschow-Training.
- **Intervalltraining** der dist. der Engstelle liegenden Muskulatur:
  - Peripherer Typ: Fußgymnastik
  - Oberschenkeltyp: Zehen-, Fersenstände
  - Beckentyp: Kniebeugen, Radfahren, Treppensteigen
  - Armtyp: Ratschow-Training, dabei zw. Faustschluss und Handöffnung wechseln, Handtrainingsgeräte
  - Schultergürteltyp: Hanteltraining, Liegestütze

#### Bewegungsabläufe ökonomisieren
- Verkürzte Muskeln schonend dehnen, z. B. durch Funktionsmassagen oder Reziproke Hemmung (▶ 1.3.5)
- MT (▶ 2.21) bei vermindertem Gelenkspiel
- Gangschulung im Sinne verringerter Muskelarbeit, wie z. B. verkürzte Schrittlänge, verringertes Tempo, koordinierte Gewichtsverlagerung

#### Zusatzmaßnahmen
Extremitäten warm halten, tief lagern (nicht bei Ödemen), Verletzungen vermeiden (Fußpflege, Schuhwerk).

! Keine Kompressionsstrümpfe oder -bandagen

7

## Physiotherapie – Stadium III und IV nach Fontaine

### Struktur/Funktion

#### Gelenkfunktion erhalten
- Passives endgradiges Bewegen, aktives Halten am Bewegungsende
- MT (▶ 2.21) bei vermindertem Gelenkspiel

#### Muskulatur detonisieren
- Schonende Massagegriffe: druckschwache Ausstreichungen, weiche Knetungen, flächige Zirkelungen, Vibrationen
- Schonende Längs- und Querdehnungen
- Funktionsmassagen

**Durchblutung optimieren**

- Aktive Bewegungsübungen aller nicht betr. Extremitäten
- BGM: bei Verschluss in unteren Extremitäten: kleiner Aufbau, art. Beinzone (▶ Abb. 7.12), Bein bis prox. der Verschlussstelle. Bei Verschluss in oberen Extremitäten: großer Aufbau, v. a. medialer und lateraler Skapularand, art. Armzone (▶ Abb. 7.12), Arm bis prox. der Verschlussstelle
- Bürstungen und Heiße Rolle in den BGM-Zonen

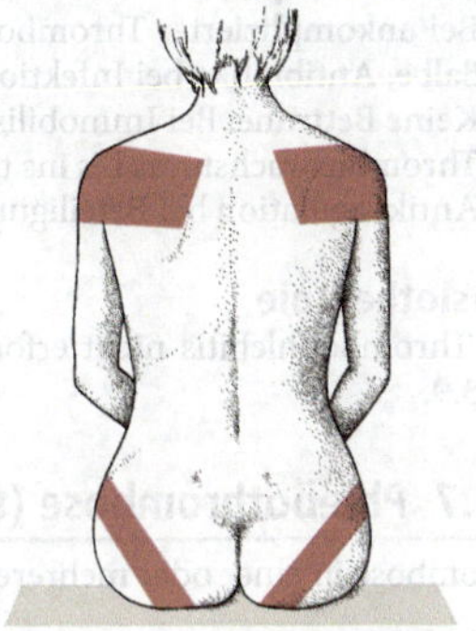

Abb. 7.12 Arterielle Arm- und Beinzonen [L157]

**Entspannung fördern**

- Maßnahmen zur Entspannung: Imaginationen in RL oder Sitz: Patient stellt sich die betr. Extremität als ein mit Wasser gefülltes Gefäß vor, das am Boden (Finger- oder Zehennagel) ein Leck hat. Er soll sich den langsam sinkenden Wasserspiegel bewusst vorstellen.
- Schwere- und Wärmevorstellungen des Autogenen Trainings
- Tastarbeit aus der Lösungstherapie nach Haase (▶ 2.17)

**Aktivität/Partizipation**

**Gehstrecke erhalten bzw. verbessern**

- Kleine Schritte
- Keine ausführliche Abrollphase zur Reduzierung des Energieverbrauchs in der minderversorgten Muskulatur
- Gehtempo gibt der Patient vor

**Zusatzmaßnahmen**

- Wie in Stadium II
- Bei Bettlägerigen: Watteverbände, Drahtkäfig über den Beinen und unter der Bettdecke zum Schutz gegen den Auflagedruck
- Umlagerungen zur Vermeidung von Drucknekrosen
- Spezielles Schuhwerk, Watteschuh

## 7.3.6 Thrombophlebitis

Akute Thrombose und Entzündung oberflächlicher Venen durch bakterielle oder allergische Auslöser.

**Symptome**

Schmerzhafte Rötung und Schwellung entlang des Verlaufs einer oberflächlichen Vene. Bei einer Thrombophlebitis der V. saphena magna besteht die Gefahr einer gleichzeitigen tiefen Beinvenenthrombose.

**Ärztliche Diagnostik**

Klinische Untersuchung; bei Beteiligung der V. saphena magna Doppler-Sonografie zum Ausschluss einer Phlebothrombose (▶ 7.3.7).

7

### Ärztliche Therapie

- Bei unkomplizierter Thrombophlebitis Kompressionsstrumpf, Diclofenac-Salbe, Antibiotika bei Infektion

! Keine Bettruhe. Bei Immobilisation besteht das Risiko eines appositionellen Thrombuswachstums bis ins tiefe Venensystem.

- Antikoagulation bei Beteiligung der oberen V. saphena magna

## Physiotherapie

Bei Thrombophlebitis nicht erforderlich. PT bei chronisch-venöser Insuffizienz ▶7.3.9.

## 7.3.7 Phlebothrombose (tiefe Venenthrombose)

Thrombose in einer oder mehreren tiefen Venen.

### Risikofaktoren

Immobilisation, postop., Übergewicht, Thrombose in der Vorgeschichte, vererbter Gerinnungsdefekt (APC-Resistenz, Prothrombinmutation), Verletzung der Beine, Malignom, orale Kontrazeptiva, Schwangerschaft, Entbindung, Schlaganfall.

### Symptome

Schmerzhafte Schwellung der betr. Extremität, livide Hautverfärbung.

### Ärztliche Diagnostik

- Ausführliche Anamnese (Risikofaktoren)
- Ausschluss anderer Ursachen einer Beinschwellung, wie z. B. Lähmung, Lymphangitis, chron. venöse Insuffizienz, Baker-Zyste, Zellulitis, Muskelfaserriss
- Doppler-Sonografie (mit Kompression), Laboruntersuchung (Gerinnung, D-Dimere)

### Ärztliche Therapie

- Ggf. Begleiterkrankungen/Risikofaktoren behandeln
- Antikoagulation mit Heparin (niedermolekular oder unfraktioniert)
- Gleichzeitig Beginn einer Antikoagulation mit Cumarinen (Marcumar®, Warfarin®), bei unkompliziertem Verlauf für 3 Mon., bei Lungenembolie für 6–12 Mon., bei vererbtem Gerinnungsdefekt lebenslang
- MTS für 2 Jahre



## Physiotherapie – Phase I (Immobilisation)

### Struktur/Funktion

Falls vom Arzt angeordnet; unbedingt Rücksprache halten.

#### Weitere Thrombosen und Embolien verhindern

MTS, Hochlagerung von 20°–30°, betr. Extremität darf in den meisten Fällen bewegt werden; dyn. Bewegungen mittlerer und kleiner Muskelgruppen der übrigen Extremitäten.

#### Pneumonieprophylaxe anleiten

▶1.3.3

! Emboliegefahr: Je proximaler der Thrombus, desto größer die Gefahr und desto lebensgefährlicher die Folgen. Unbedingt vermeiden: Pressatmung, schnelles, tiefes Atmen, Husten, ausgiebiges Lachen, schnelle Bewegungen der nicht betr. Extremitäten, schnelles Umlagern beim Waschen oder Betten, schnelles Absenken des Kopfteils.

**Zeichen einer Embolie**
Plötzlicher Thoraxschmerz, Tachypnoe, Tachykardie, Schockzeichen wie Blässe, Kaltschweißigkeit, Übelkeit, Schwindel, Bewusstlosigkeit.

## Physiotherapie – Phase II (Aufheben der Bettruhe)

### Aktivität/Partizipation

Nach ärztlicher Anordnung (Thrombus ist wandständig oder lysiert).

#### Mobilisierung fördern

Schrittweises Vorgehen bis zum Zeitpunkt der Entlassung.

- Kompression beider Beine, ASTE RL: betr. Bein stat. anspannen lassen
- PNF-Diagonalen (▶ 2.32) mit Führungswiderstand an beiden Beinen
- Passives/aktives Bewegen des betr. Beins, stat. Anspannen beider Beine mit gleichzeitiger Wahrnehmung der Atembewegung; Kopfteil hochstellen
- Beim Aufsetzen an die Bettkante Fuß-Boden-Kontakt und Wahrnehmung der Atembewegung
- Dyn. Kontraktionen der Beinmuskulatur
- Hinsetzen und Aufstehen mit Wahrnehmung der Atembewegung
- Gehen auf der Stelle, im Zimmer, im Flur, auf der Treppe

#### Patienten informieren

- Venenrückstromförderung (▶ 7.3.9)
- Kompression der Beine für mind. ½ Jahr zur Verhinderung eines postthrombotischen Syndroms (▶ 7.3.8)

## 7.3.8 Postthrombotisches Syndrom

Entstehung einer venösen Insuffizienz nach einer Phlebothrombose. 15–30 % der Patienten entwickeln ein postthrombotisches Syndrom.

### Symptome

Ödeme, Schmerzen, Hautveränderungen (trophische Störungen), venöse Ulzera.

### Ärztliche Diagnostik

Klinisches Bild, Anamnese.

### Ärztliche Therapie

▶ 7.3.10

### Physiotherapie

▶ 7.3.9

## 7.3.9 Chronische venöse Insuffizienz

Obstruktion von Venen, Dysfunktion der Venenklappen und Versagen der „Muskelpumpe" führen zu einer venösen Hypertension, die eine chron. venöse Insuffizienz zur Folge hat.

#### Risikofaktoren
Alter, Übergewicht, Beinverletzungen, Phlebothrombose.

#### Symptome
- Stadium 0: keine sichtbaren oder palpablen Zeichen einer Venenerkrankung
- Stadium 1: Teleangiektasien oder retikuläre Venenzeichnung
- Stadium 2: sichtbare Varikosis
- Stadium 3: Ödeme
- Stadium 4: Hautveränderungen wie Pigmentierung, venöse Ekzeme, Stauungsfibrose
- Stadium 5: Haut wie unter 4 einschließlich abgeheilter Ulzera
- Stadium 6: Haut wie unter 4 einschließlich aktiver Ulzera

#### Ärztliche Diagnostik
Klinische Untersuchung, Doppler-Sonografie.

#### Ärztliche Therapie
- Kompressionsstrümpfe, Hochlagerung der Beine, konsequente Wundbehandlung
- Ggf. operative Therapie, z. B. Venenstripping/-sklerosierung, Ligatur der Vv. perforantes

### Physiotherapie

#### Struktur/Funktion

##### Venösen Rückstrom fördern
- Beine 20°–30° hochlagern, MTS, dyn. Muskelkontraktionen der unteren Extremitäten („Muskelpumpe")
- Tiefe Ein- und Ausatemzüge („Atempumpe", ▶ 1.3.4): Die Sogwirkung bei Vergrößerung des Thoraxraums bewirkt neben dem Lufteinstrom eine beschleunigte Strömung in den intrathorakal verlaufenden großen Venen.
- Kneipp-Güsse, Wassertreten (▶ 1.3.11).
- BGM (▶ 2.4) und Bürstungen in den Venen-Lymph-Zonen, dyn. Bewegungen in Kombination mit der Atempumpe zur Längsdehnung der Venen

! Diese Maßnahmen zeigen keine anhaltende Wirksamkeit über die Dauer der Durchführung hinaus; daher sollen sie möglichst oft in den Alltag integriert werden.

7

#### Aktivität/Partizipation

##### Selbstständigkeit fördern
Gehen statt Fahren, dabei ausführliches Fußabrollen; Treppe statt Aufzug benutzen, Liegen statt Sitzen, dyn. Stehen, Nordic Walking.

! Vermeidung von Pressatmung, Sitzen mit übergeschlagenen oder baumelnden Beinen, einengende Kleidung (Kniekehle, Leiste, Taille), langes Stehen, lange warme Vollbäder, Verletzungen, Sonnenbrand, Übergewicht, Obstipation

## 7.3.10 Lymphabflussstörungen

#### Ursachen
Primäre Lymphödeme (angeboren oder familiär) entstehen häufig während der Pubertät (85 % betreffen das weibliche Geschlecht) oder während der Schwangerschaft. Häufig ist das Lymphsystem von Geburt an fehl- oder minderentwickelt.

Bei einem sekundären Lymphödem ist das ursprünglich intakte Lymphsystem geschädigt: postop., posttraumatisch, nach Bestrahlungen, bei Erysipel (Infektion durch β-hämolysierende Streptokokken), nach infektiösen Allgemeinerkrankungen (Tbc, Pneumonie u. a.), Lymphknotenerkrankungen (Morbus Hodgkin, Metastasen).

**Symptome**
Nicht wegdrückbares Ödem, Hautveränderungen (Schuppung, kleine Bläschen), Bewegungseinschränkung der Extremität.

**Diagnostische Entscheidungskriterien eines behandlungsbedürftigen Lymphödems**

- Vorangegangene OP mit Entfernung bzw. Verletzung des Lymphgewebes
- Kontur- und Umfangsunterschiede zwischen den Extremitäten und den gleichseitigen Körperquadranten
- Teigige Tastqualität des lymphödematösen Gewebes, lokale Verhärtungen, positives Stemmer-Hautfaltenzeichen (▶ 7.3.2) im Seitenvergleich. Das positive Stemmer-Zeichen ist ein sicherer Hinweis auf ein Lymphödem oder auf ein kombiniertes Ödem, z. B. das Phlebolymphödem, bei dem das Lymphsystem überlastet ist.

**Merkmale peripherer Lymphödeme**

- Einseitiges bzw. asymmetrisches Auftreten
- Beginn meist schleichend (Ausnahmen: posttraumatisches und postop. Lymphödem)
- I. d. R. nicht schmerzhaft
- Hauttemp. und Hautkolorit normalerweise seitengleich und unverändert
- Hand- und/oder Fußrücken sind häufig mitbetroffen
- Positives Stemmer-Zeichen
- Eine plötzlich auftretende Bein- oder Armschwellung mit livider Verfärbung und Schmerzen spricht für eine tiefe Bein- oder Armvenenthrombose. Sofort Diagnostik und adäquate Therapie veranlassen.

**Ärztliche Therapie**
Unbehandelt nimmt ein Lymphödem stetig zu. Es gibt keine medikamentöse Therapie. Die Behandlung schließt MLD, Kompressionsverbände, PT und ggf. externe pneumatische Kompression ein.

## Physiotherapie

### Struktur/Funktion

#### Ödemresorption anregen

- Kompression: maßangefertigte Kompressionsstrümpfe durch Orthopädietechniker
- Extremität hochlagern, tiefe, langsame Atemzüge
- MLD (▶ 2.20)
- Pneumatisches Wechseldruckgerät: Arm- oder Beinmanschette mit Luftkammern. Die wechselnde Füllung der Kammern erzeugt Kompressionswellen von distal nach proximal.
  - ! Geräte nur kurzfristig und nur bei leicht eindrückbarem Ödem einsetzen.
  - ! **KI:** Vorliegen eines Barrieregebiets, Herzinsuffizienz, Nierenerkrankungen, Zunahme des Ödems

# 7.4 Nierenerkrankungen

## 7.4.1 Chronische Niereninsuffizienz

**Ursachen**

Glomerulonephritis, Diabetes mellitus, chron. Pyelonephritis, Hypertonie, Arteriosklerose.

**Symptome**

Durch die Anhäufung harnpflichtiger Substanzen im Körper sind alle Körperfunktionen gestört. Wichtigste Folgen sind:

- Hypertonie
- Herzinsuffizienz
- Anämie
- Knochenschmerzen
- Konzentrationsstörungen

Abhängig vom Schweregrad sind die Beschwerden unterschiedlich stark ausgeprägt.

**Ärztliche Diagnostik**

Blut- und Urinuntersuchung, Sonografie, Röntgen-Thorax, Echokardiografie, Nierenbiopsie.

**Ärztliche Therapie**

- Behandlung der Grunderkrankung, sofern möglich
- Im fortgeschrittenen Stadium nur Behandlung der Folgeerkrankungen möglich
- Im Endstadium Dialyse (meist Hämodialyse über einen Shunt oder Peritonealdialyse über das Bauchfell) und, wenn möglich, Nierentransplantation

### Physiotherapie

**Struktur/Funktion**

! Die eingeschränkte Leistungsfähigkeit und das Krankheitsempfinden der Patienten erfordern ein einfühlsames Vorgehen. Nicht überfordern! Patienten zum selbstständigen Training motivieren.

7

**Muskelaktivität verbessern**

- PNF (▶ 2.32)
- Thera-Band
- MTT (▶ 2.23)

**Aktivität/Partizipation**

**Mobilisierung fördern**

Bei Bettlägerigkeit (▶ 7.2.3).

**Allgemeine Ausdauer trainieren**

Fahrradergometer-Training unter Blutdruck- und Pulskontrolle.

### Physiotherapie bei Anlegen eines Shunts

Der Shunt oder die Brescia-Cimino-Fistel ist eine operativ hergestellte Verbindung zwischen der A. radialis und der V. cephalica antebrachii. Die Anlage eines Shunts erfolgt bei dialysepflichtiger Niereninsuffizienz zur Vereinfachung der Hämodialyse durch besseren Zugang.

#### Shunt-Training durchführen

Durch venösen Stau soll das Gefäßlumen vergrößert werden. Wenn möglich, den Patienten zur eigenständigen Durchführung anleiten.

- **Präoperativ:**
  - Shunt-Arm erfragen
  - Eine Blutdruckmanschette am OA anlegen, bei herunterhängendem Arm bis 50–60 mmHg (bei Hypertonikern bis 70–80 mmHg) aufpumpen. Der Puls darf dabei nicht weggestaut werden, er muss am Handgelenk noch gut tastbar sein.
  - Stauung 5 Min. halten, dabei die Hand kräftig fausten lassen (ggf. mit Softball), Pausen nach Bedarf.
  - Wdh. 3-mal tgl. 3-mal 5 Min.
  - Ziel: gut sichtbare UA-Venen
- **Postoperativ** (ab 3. Tag):
  - Shunt-Arm horizontal gut entspannt lagern
  - Die Blutdruckmanschette bei allen Pat. bis 50–60 mmHg aufpumpen, dabei die Hand fausten lassen.
- **Staudauer:**
  - 3. postop. Tag: ½ Min.
  - 4. postop. Tag: 1 Min.
  - 5. postop. Tag: 2 Min.
  - Weitere tgl. Steigerung um je 1–5 Min.; 3 Wdh., 3-mal tgl.

! Der Puls muss immer gut tastbar sein!

## 7.5 Diabetes mellitus

Chronische Hyperglykämie entweder durch fehlende Insulinsekretion oder Insulinwirkung (▶ Tab. 7.4):

- **Typ 1:** β-Zelldestruktion, absoluter Insulinmangel. Urs. autoimmunologisch, meist im Jugendalter, erhöhtes Vererbungsrisiko.
- **Typ 2:** Insulinresistenz, sekretorischer Defekt. Urs. Übergewicht, meist ältere Menschen

**Tab. 7.4 Diabetes mellitus**

| | Typ 1 | Typ 2 |
|---|---|---|
| **Pathogenese** | Insulinmangel | Insulinresistenz |
| **Körperbau** | Asthenisch | Adipös |
| **Beginn** | 12.–24. Lj. | > 40. Lj. |
| **Stoffwechsellage** | Labil (Hyper-, Hypoglykämie) | Stabil |
| **Insulintherapie** | Erforderlich | Nur bei Verschlechterung |
| **Orale Antidiabetika** | Wirkungslos | Gutes Ansprechen |

7

### Symptome

Bei Typ 1 und 2 gleich, jedoch rasche Entwicklung bei Typ 1, schleichender Beginn bei Typ 2.
Müdigkeit, Leistungsminderung, Polyurie, Polydipsie (starker Durst), Gewichtsverlust, Sehstörungen.

### Diagnose

Nüchtern-Blutzucker > 125 mg/dl. Sicherung durch oralen Glukosetoleranztest (OGTT).

### Ärztliche Therapie

- **Typ 1:** bedarfsgerechte Insulintherapie = gesunde Ernährung, Insulin nach Blutzuckerwerten (intensivierte Insulintherapie), ggf. mit Insulinpumpe
- **Typ 2:** Gewichtsnormalisierung, körperliche Aktivität (häufig nicht erfolgreich), orale Antidiabetika, eventuell später Insulin

### Langzeitkomplikationen

Treten früher auf bei schlechter Stoffwechsellage, bei Hypertonie, bei Übergewicht, Fettstoffwechselstörungen, Nikotinabusus.
Makro- und Mikroangiopathie: Durchblutungsstörungen der Extremitäten (AVK ▶ 7.3.5) und am Herzen (KHK ▶ 7.2.4) und im Gehirn (Apoplex ▶ 9.6.1), an den Augen (Retinopathie), den Nieren (Niereninsuffizienz ▶ 7.4.1), den Nerven (Polyneuropathie ▶ 9.19.1).

## Physiotherapie

In der Physiotherapie werden die bei Diabetes ggf. auftretenden Komplikationen behandelt, siehe ▶ Langzeitkomplikationen.

### Tipps & Fallen

- Sehstörungen können die Physiotherapie erschweren.
- Polyneuropathie kann durch Gleichgewichtsstörungen, Taubheit der Hände und Füße und gestörte Tiefensensibilität die Übungen erschweren. Bei Parästhesien ist zudem eine gesteigerte Schmerzempfindung möglich.
- Durchblutungsstörungen erhöhen die Verletzungsgefahr und verschlechtern die Wundheilung.
- Gefahr des „stillen" Myokardinfarkts bei zu großer Anstrengung.
- Einziges **Symptom:** Dyspnoe

7

### Literatur

Hüter-Becker A, Dölken M. Physiotherapie in der Inneren Medizin. 2. A. Stuttgart: Thieme 2009.
Herold G. Innere Medizin 2015, Eigenverlag 2015.
Suttrop, Zeitz. Harrisons Innere Medizin. 18. A. ABW Wissenschaftsverlag 2012.

# 8 Gerontologie und Geriatrie

*Angela Debray*

Geriatrie ist die Lehre von den Krankheiten älterer Menschen. Gerontologie ist die Wissenschaft, die sich mit den typischen Veränderungen der körperlichen, psychischen und sozialen Funktionen im Prozess des Alterns befasst.
Menschen bleiben bis ins hohe Alter physisch und psychisch leistungsfähig, vorausgesetzt diese Funktionen werden fortlaufend genutzt. Altersbedingte Verluste verschiedener Körperfunktionen führen nicht zwingend zum Auftreten chronischer Krankheiten. Die Übergänge können fließend sein. In der physiotherapeutischen Behandlung müssen gleichermaßen nachlassende Körperfunktionen, bestehende Alterserkrankungen und das individuelle psychosoziale Umfeld des älteren Menschen berücksichtigt werden.

# 8.1 Alterstypische Veränderungen und Krankheiten verschiedener Organsysteme

▶Abb. 8.1, ▶Tab. 8.1

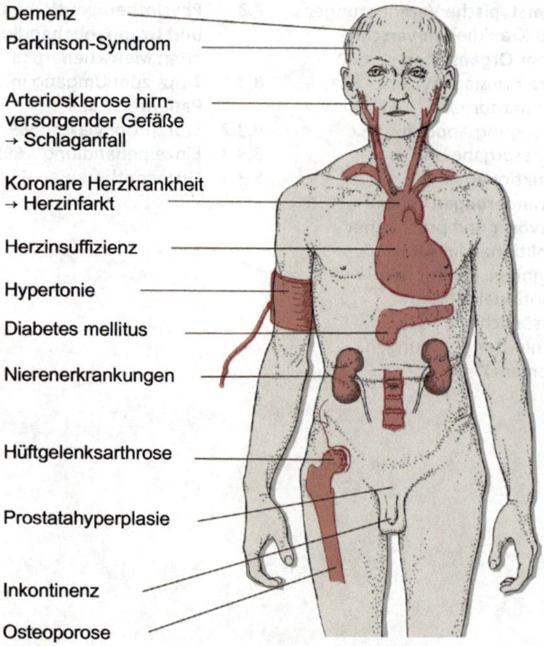


Abb. 8.1 Häufige medizinische Probleme des älteren Menschen [L190]

8

**Tab. 8.1 Übersicht über die Abnahme von Organfunktionen zwischen dem 30. und 75. Lebensjahr (Prozentwerte nach Sloane 1992)**

| Funktionen oder Merkmale verschiedener Organe | Sinkt um ca. | Daraus resultierende mögliche Probleme |
|---|---|---|
| Gehirngewicht | 44 % | Sinkende Gedächtnisleistung |
| Gehirndurchblutung | 20 % | Geringere Reserve, z. B. bei OP |
| Nervenleitungsgeschwindigkeit | 10 % | Herabsetzung der Reaktionsgeschwindigkeit |
| Anzahl der Geschmacksknospen | 65 % | Unlust am Essen |
| Maximaler Pulsschlag | 25 % | Geringere körperliche Leistungsreserven |
| Herzschlagvolumen in Ruhe | 30 % | Geringere körperliche Leistung |
| Nierenfiltrationsleistung,<br>Nierendurchblutung | 31 %<br>50 % | Langsamere Ausscheidung von Medikamenten |
| Max. Sauerstoffaufnahme des Blutes | 60 % | Geringere Leistungsreserven, z. B. in Höhenlage |
| Max. Ventilationsrate | 47 % | |
| Vitalkapazität | 44 % | Einschränkung z. B. der OP-Fähigkeit möglich |
| Mineralgehalt der Knochen:<br>• Frauen<br>• Männer | <br>30 %<br>15 % | Osteoporose mit Gefahr pathologischer Frakturen |
| Muskelmasse (v. a. Antigravitationsmuskeln) | 30 % | Haltungs- und Rückenbeschwerden |
| Max. körperl. Dauerleistung | 30 % | Geringere körperliche Leistungskraft |
| Grundstoffwechsel | 16 % | Übergewicht bei nicht angepasster Ernährung |

## 8.1.1 Herz-Kreislauf-System

**Veränderungen**

Durch abnehmende Kontraktilität der Herzmuskelzellen, zunehmende Arteriosklerose der Koronararterien und verringerte Sauerstoffaufnahme der Lunge nimmt die Versorgung und Leistung des Herzmuskels ab; das Herzzeitvolumen verringert sich. Andererseits besteht eine Tendenz zu erhöhtem systolischen und diastolischen Blutdruck. Verlust der Elastizität und Lumenweite der Arterien verschlechtern die Windkesselfunktion der Aorta, die erhöhte Nachlast erschwert die Herztätigkeit. Durch den Verlust der Gefäßelastizität läuft die orthostatische Regulation verzögert ab, dadurch kommt es zu Schwindel beim Aufstehen aus Rückenlage oder bei längerem Stehen (▸ 7.3.4).

**Alterserkrankungen**

Herzinsuffizienz (▸ 7.2.7), Bluthochdruck (▸ 7.3.3), KHK (inkl. Synkopen; ▸ 7.2.4), Herzinfarkt (▸ 7.2.4), pAVK (▸ 7.3.5), apoplektischer Insult (▸ 9.6.1).

8

### Physiotherapie

#### Struktur/Funktion

- Dyn. Muskelarbeit, dabei Puls- und Blutdruckkontrolle (Ruhepuls, Puls nach subjektiver Anstrengung, nach Lagewechsel, Erholungspuls)
- Kein Training der Schnellkraft, da Gefahr katecholamininduzierter Herzrhythmusstörungen, stattdessen angemessenes Reaktionstraining

#### Aktivität/Partizipation

- Gleichgewichts-, Reaktions- und Gangtraining (Balancieren, Hindernisgehen, Gehen auf verschiedenen Untergründen)
- Wenn möglich, allgemeine Ausdauer trainieren (Fahrrad- und Laufbandergometer, Walking)
- Sturzprophylaxe betreiben (▶ 8.3.2)

! Ausreichende Pausen einlegen

> **Tipps & Fallen**
> - Atempressen verhindern
> - Übungen vermeiden, bei denen der Kopf unter Herzniveau gerät
> - Überlastungszeichen erkennen: nachlassende Konzentration, eigenständiger Übungsabbruch, unkoordinierte Bewegungen, erhöhte Atemfrequenz, Seufzer, Atemhilfsmuskeleinsatz, Blässe, Schweiß auf der Stirn, subjektives Überlastungsempfinden, erhöhte Herzfrequenz

## 8.1.2 Atmungsorgane

#### Veränderungen

Durch abnehmende Thoraxmobilität und Retraktionskraft der Gewebe wird die Atemarbeit erschwert, die Vitalkapazität verringert und die Sauerstoffaufnahme reduziert.

#### Alterserkrankung

Altersemphysem.

### Physiotherapie

#### Struktur/Funktion

- Atemvertiefende und thoraxmobilisierende Übungen zur Förderung der VK (AT, ▶ 1.3.4), dabei nachlassende Thoraxelastizität berücksichtigen.
- Dyn. Mobilisationen
- Dehnlagen abwandeln, auf Schmerzfreiheit achten (▶ 1.3.4)

8

#### Aktivität/Partizipation

Bei bestehender Belastungsdyspnoe Einsatz der Lippenbremse unter Belastung üben, z. B. beim Treppensteigen.

## 8.1.3 Bewegungsapparat

### Knochen

#### Veränderungen

Abnehmende Knochendichte erhöht die Frakturgefahr.

**Alterserkrankung**
Osteoporose.

## Physiotherapie

**Struktur/Funktion**
- Abrupte Bewegungen und Sprünge vermeiden
- Passive Techniken und Widerstände angemessen dosieren

**Aktivität/Partizipation**
- Aufrechte Körperhaltung fördern (Haltungsschule, ▶ 1.3.7; Rückenschule, ▶ 2.25)
- Umfangreiche Sturzprophylaxe (▶ 8.3.2) durchführen

## Gelenke

**Veränderungen**
Elastizitätsverlust an Gelenkkapseln, Bändern, Sehnen und Knorpel reduzieren den Bewegungsspielraum einzelner Gelenke.

**Alterserkrankung**
Arthrose.

## Physiotherapie

**Struktur/Funktion**
- Passiv nicht über fest-elastische Widerstände hinausbewegen
- Gelenk- und rückenschonendes Verhalten schulen
- Beweglichkeit vor allem der Gelenke fördern, die zur Bewältigung des Alltags und zum Erhalt der Selbstständigkeit nötig sind

**Aktivität/Partizipation**
- Gebrauchsbewegungen schulen, z. B. für Körperpflege, Bekleidung, Fortbewegung innerhalb und außerhalb des Hauses
- Prothesen/Orthesen/Gehhilfen/Arthrodesen/Kontrakturen schränken die Mobilität ein. Den Umfang dieser Einschränkungen mit dem Patienten besprechen und in der Behandlung berücksichtigen. Erfragen, ob besondere Hilfestellungen nötig sind.

## Muskulatur

**Veränderungen**
Durch Kraft- und Elastizitätsverlust der Skelettmuskulatur verringern sich Mobilität, Koordinations- und Reaktionsfähigkeit.

## Physiotherapie

**Struktur/Funktion**
- Passive Muskellängsdehnungen vermeiden, stattdessen aktiv am Bewegungsende arbeiten.
- Widerstände optimal anpassen
- Keinen Stretch bei PNF-Techniken setzen
- Überforderung der koordinativen Fähigkeiten vermeiden

**Aktivität/Partizipation**
Übungsauswahl an Alltagsaktivitäten orientieren: Komplexbewegungen der Extremitäten und des Rumpfes, Transfers.

## 8.1.4 Sinnesorgane und -funktionen

### Augen

**Veränderungen**
Altersweitsichtigkeit verringert die Sehschärfe im Nahbereich. Verlangsamte Anpassung auf Änderung der Lichtverhältnisse, insbesondere bei Betreten dunklerer Räume; zunehmende Blendempfindlichkeit.

### Physiotherapie

- Verminderte Sehschärfe und verlangsamtes Reagieren einkalkulieren
- Taktil unterstützen
- Ausreichend Zeit zum Reagieren geben
- Für gut beleuchtete Räume sorgen
- Nicht durch starkes Gegenlicht blenden (z. B. Gegenlicht vom Fenster → weitere Reduzierung der Wahrnehmung)
- „Stolperfallen", z. B. auf dem Boden herumliegende Geräte, wegräumen. Sind diese nicht zu beseitigen, Pat. darauf aufmerksam machen.
- Reduzierte räumliche Orientierung des Pat. in der Behandlung berücksichtigen, z. B. kein Ballwerfen o. ä. Fangspiele.
- Evtl. Qualität der Hilfsmittel (Brillen, Hörgeräte) überprüfen lassen
- Evtl. zu Hör-/Sehtest raten

### Ohren

**Veränderungen**
Verringerte Hörschärfe, zuerst des oberen Frequenzbereichs (Telefonklingeln), später auch der Sprache.

### Physiotherapie

- Langsam, deutlich, in kurzen Sätzen, aber erwachsenengerecht sprechen. Nur so laut wie nötig sprechen, vorher Blickkontakt aufnehmen lassen
- Ausreichend Zeit zum Reagieren geben
- Störende Umgebungsgeräusche, wenn möglich, reduzieren oder beseitigen

### Haut



**Veränderungen**
Elastizitäts- und Wasserverlust der Haut erhöhen die Verletzungsgefahr und verlangsamen die Wundheilung.

### Physiotherapie

**Struktur/Funktion**

- Die Hautdurchblutung fördernde Bürstungen oder Bäder (▶ 1.3.11)
- Pflegemittel für trockene Haut benutzen
- Bei manuellen Techniken auf druckschwaches und großflächiges Greifen achten, Hautverletzungen der Füße verhindern, Fußpflege von Fachleuten verrichten lassen

**Aktivität/Partizipation**

Nicht barfuß laufen, auf reibungsfreies Schuhwerk achten.

### Weitere Sinnesleistungen

**Veränderungen**

- Eingeschränktes Temperaturempfinden, nachlassende Regulationsfähigkeit der Körpertemperatur
- Verminderte Gleichgewichtsreaktion
- Abnahme der Oberflächen- und Tiefensensibilität (v. a. bei Diabetes mellitus ▶ 7.5)

### Physiotherapie

**Struktur/Funktion**

- Auf intensive Hitze- oder Kältemaßnahmen verzichten, auf ausreichend warme Bekleidung achten
- Schmerzgrenzen respektieren, deutlich unterhalb der Schmerzgrenze arbeiten

**Aktivität/Partizipation**

- Verschlechterte Gleichgewichtsreaktionen einkalkulieren, z. B. beim Aufstehen nach längerem Liegen zur Sicherheit dicht neben dem Pat. stehen
- Zeit geben, um Bewegungsaufträge/Lagewechsel auszuführen
- Komplexe Bewegungsabläufe in einzelnen Abschnitten üben
- Körperwahrnehmungsfähigkeit und Gleichgewicht schulen

# 8.2 Veränderungen zentralnervöser und psychischer Funktionen im Alter

## 8.2.1 Kognitive Funktionen

**Veränderungen**

Verringerte Nervenleitungsgeschwindigkeit, abnehmende Konzentrations- und Merkfähigkeit (Gehirnleistungen bleiben trainierbar). Erfahrungswissen nimmt zu, problemlösendes Denken erfordert vermehrt stressfreie Umgebung ohne Zeitdruck. Gehirnleistungen sind gekoppelt an die Funktionstüchtigkeit des Herzens.

### Physiotherapie

- Komplexe Bewegungsaufträge in Einzelabschnitte aufteilen
- Zwischen Anweisung und Ausführung genügend Zeit geben, Geduld haben
- Günstig sind Wiederholungen von gleichen Bewegungen statt vieler Bewegungsvariationen
- Training der Konzentrations- und Merkfähigkeit

## 8.2.2 Emotionalität und Persönlichkeit

**Veränderungen**

In der Regel größere Ausgeglichenheit. Gesundheitszustand, Aktivitätsniveau und sozialer Status beeinflussen die Emotionalität. Charaktereigenschaften bleiben bestehen oder können sich evtl. verstärken. Eine plötzlich ungewohnte Umgebung

(Krankenhaus) kann zu Aggressivität, ungerechten Reaktionen oder sogar zu vorübergehender Verwirrtheit führen.

### Physiotherapie

#### Struktur/Funktion

- Durch Entspannungsübungen emotionale Ausgeglichenheit und Selbstzufriedenheit erreichen, z. B. Autogenes Training, Progressive Muskelrelaxation nach Jacobson, Feldenkrais, Atemwahrnehmung
- Durch körperliche Aktivität Erfolgserlebnisse und Selbstsicherheit vermitteln

## 8.2.3 Hirnleistungsstörungen (Demenz)

In Deutschland leben 1, 5 Millionen Menschen mit einer Demenz, weltweit sind es 36 Millionen. Zu 70 % sind Frauen betroffen. Auch wenn mit zunehmendem Alter die Häufigkeit steigt, ist die Mehrzahl der Älteren nicht betroffen (von den über 80-Jährigen erkranken ca. 10 %).

#### Formen

- **Primäre Formen** (irreversibel): Morbus Alzheimer (häufigste), Lewy-Body-Demenz, Frontotemporale Demenz (Pick-Krankheit, auch Jüngere sind betroffen), Parkinson Demenz (▶ 9.4.1)
- **Gefäßbedingte Form:** Hirninfarkt (▶ 9.6.1)
- **Sekundäre Formen** (bedingt reversibel): erhöhter Hirndruck durch Tumor oder Entzündung, Verletzungen oder Infektionen des Gehirns, Alkoholismus (Morbus Korsakow), Blutdruck senkende Medikamente, exzessiver Drogenkonsum, Depression, Dehydratation

#### Diagnose (primäre Demenz nach ICD-10 und DSM IV)

Über mindestens 6 Monate Gedächtnisverschlechterung, zusätzlich Aphasie (▶ 9.3.5), Agnosie (Gegenstände werden nicht wieder erkannt) oder Apraxie (▶ 9.3.6).

#### Symptome

##### Kognitive Symptome

- Zunehmend: Vergesslichkeit (insbesondere das Kurzzeitgedächtnis betreffend), Unvermögen, Neues zu erlernen, räumliche und zeitliche Desorientierung
- Nachlassend: Aufmerksamkeit und Konzentration, Fähigkeit, Gegenstände und Personen wieder zu erkennen, Gefahrenerkennung, motorische Fertigkeiten (Apraxie)
- Nach und nach Verlust einzelner Sprachleistungen: Begriffserinnerung, Lese- und Hörverständnis, Textverständnis, Rechnen
- Stupides Wiederholen von Worten, Sätzen oder Geschichten, abnehmende Gestik, letztendlich Einstellen des Sprechens

##### Psychiatrische Symptome

Aggression, Angst, Depression, Schlafstörungen, unzutreffende Anschuldigungen, Leugnen von Fehlverhalten, Stimmungslabilität, Sinnestäuschungen, Wahnvorstellungen.

### Auffälliges Verhalten

Unaufhörliches Umhergehen oder Nesteln, stupides Wiederholen einer Bewegung, ständiges Rufen oder Schreien, „Sundowning" (Aktivismus am Ende des Tages), unangemessenes sexuelles Verhalten.

### Körperliche Symptome

Gewichtabnahme, Austrocknen und Zeichen nachlassender Körperpflege vor der Zeit der Diagnosestellung, Inkontinenz (anfangs, weil die Toilette nicht gefunden oder nicht schnell genug erreicht wird), Kraft- und Koordinationsverlust, zunehmende Gelenksteife, Schluckstörungen.

### Ärztliche Therapie

Bisher können Medikamente den fortschreitenden Abbauprozess im Nervensystem nicht aufhalten. Die Abnahme der Wahrnehmungsfähigkeit kann verzögert werden, indem die Medikamente auf Transmittersysteme einwirken. Ein Spezialextrakt des Ginko-Baums soll kognitive Fähigkeiten verbessern.

### Hilfen im Alltag

Den Schwerpunkt der Betreuung bilden nichtmedikamentöse Maßnahmen: die Gestaltung des Wohnumfelds, die Einrichtung von Tagesstrukturen, Angebote, die Körper, Geist und Lebensfreude aktivieren, Hilfen bei Ernährung und Körperpflege. In ständiger Anpassung an vorhandene Fähigkeiten wird möglichst lange ein Leben in Eigenregie angestrebt, unterstützende Hilfen gegeben oder eine Vollzeitbetreuung eingerichtet. Die größte Herausforderung besteht für alle Begleitenden darin, mit den Betroffenen bestmöglich zu kommunizieren.

#### Ein Leben in Eigenregie ermöglichen

Gedächtnishilfen durch gut lesbare Tages- und Wochenpläne, Notizen, Erinnerungsfunktion im Handy, wichtige Telefonnummern speichern oder neben das Telefon legen, Telefon mit großen Ziffern, wichtige Dinge (Schlüssel, Brillen, Geld, Papiere) an festen Plätzen ablegen, Tagesablauf strukturieren, festgelegte Schlafzeiten, Schränke mit deren Inhalt beschriften, Haushalt und Kleidung auf ein notwendiges Maß reduzieren, sich gesund aber ohne Aufwand ernähren, Einkaufsdienste in Anspruch nehmen, „Essen auf Rädern".

#### Ein Leben in Sicherheit schaffen

Regelmäßige Kontakte oder Telefonate pflegen, Schlüssel beim Nachbarn deponieren. Sturzprophylaxe (▶ 8.3.2) in der direkten Umgebung. Geräte mit Abschaltautomatik, Notrufknopf am Körper tragen (DRK, MHD, Johanniter), das eigene Auto durch öffentliche Verkehrsmittel ersetzen.

#### Mit Freude leben

Liebgewordenes weiterpflegen (Hobby, Sport, Gartenarbeit, Gemeindeleben, Feste), Angebote für Demenzkranke nutzen (Tanzen, Singen, Spielen, Reisen).
In einem frühen Stadium der Erkrankung in einer Biografie aufführen, was in der Vergangenheit große Freude bereitet hat.

#### Mitbetreuer im sozialen Umfeld gewinnen

Nachbarn und Freunde über die Krankheit informieren, „Verständniskärtchen" einsetzen (Deutsche Alzheimer Gesellschaft e. V.), Besuchsdienste nutzen, für regelmäßige Kontakte sorgen.

### Mit Sprache menschliche Nähe schaffen

**Auf Augenhöhe kommunizieren und Türen öffnen**

Sich die eigene Einstellung zum Thema Demenz bewusst machen, um Angst und Unsicherheit zu vermeiden, sich über die Krankheit und den jeweiligen Patienten gut informieren.

Dem Demenzkranken – wie jedem anderen Menschen – zugewandt, emotional ausgeglichen und freundlich begegnen, räumlich auf Augenhöhe, mit Blickkontakt und gewohnter Stimme sprechen, deutlich und in kurzen Sätzen sprechen, Oder-Fragen vermeiden, Zeit für Reaktionen lassen, interessiert nachfragen, für ein positives Gesprächsklima sorgen.

**Respektvoll kommunizieren**

In Anwesenheit des Patienten nicht mit einer dritten Person über ihn sprechen oder ihn auslachen, keine verniedlichenden Namen oder Kosenamen verwenden, ihn in Entscheidungen mit einbeziehen.

Dem Patienten Zeit geben, selbstständig zu tun, was er kann, keine Fragen stellen, die seine Defizite offenbaren, Frustration und Bloßstellen vermeiden, keine Notlügen erfinden, gelassen bleiben, wenn immer gleiche Sätze gesprochen oder Geschichten erzählt werden, Gefühle (Scham, Angst, Trauer) erkennen und adäquat reagieren.

**Geborgenheit und Sicherheit vermitteln**

Optische und akustische Reize minimieren; wenn möglich, keine weiße Dienstkleidung tragen, Körperkontakt aufnehmen, wenn es erwünscht ist, ständiges Korrigieren sowie Anklagen oder Streit vermeiden. Aus der Sicht des Patienten ist sein Denken und Handeln richtig. Sich verstanden zu fühlen ist für ihn beruhigender als „richtig" zu verstehen. Die eigene Logik hinterfragen: Vorrang hat, was dem Patienten gut tut. Das Chaos des Patienten tolerieren lernen, solange ihm oder anderen dadurch kein Schaden entsteht. Überforderungen vermeiden.

Bedürfnisse erfragen, ihnen wenn möglich nachkommen, wenn nicht möglich, den Patienten ablenken und beruhigen. Ungerechtfertigte Beschuldigungen nicht persönlich nehmen.

# 8.3 Physiotherapeutische Einzel- und Gruppenbehandlung mit alten Menschen

## 8.3.1 Tipps zum Umgang mit älteren Patienten

*Claudia Kiesewetter*

8

- Behandlungsraum zur Therapie vorbereiten: Stolperfallen (auf dem Boden liegende Matten und Geräte) wegräumen. Ausreichend Platz zum Abfangen des Pat. bei Sturz schaffen, Abstand zu Kanten halten. Bei Gleichgewichtsstörungen keine Hockerbehandlung.

! Patienten sichern, weitere Maßnahmen zur Sturzprophylaxe ▶ 8.3.2.

- Motivationssteigerung: Bei aktiven Maßnahmen Geräte und Musik einsetzen. Übungsauswahl vielseitig gestalten.
- Überanstrengung vermeiden:
  – Vor und nach den Übungen Puls und Blutdruck messen. Bewegungsstabil im Stand: bis zu 30 Herzschläge mehr oder bis zu 10 Herzschläge weniger als Ruhepuls. Trainingsstabil: 180 Herzschläge minus Lebensalter des Patienten.

  - Pat. auf vegetative Reaktionen hin beobachten. Typische Zeichen sind Blässe und Kaltschweißigkeit (glänzendes Gesicht, Stirn fühlt sich kalt und feucht an).
- Therapieabbruch wegen Erschöpfung → Ursache klären:
  - Puls und Blutdruck messen
  - Nach Beschwerden fragen
  - Keine Suggestivfragen stellen, wie z. B. „Ist Ihnen schwindelig?" Der Patient wird sonst verführt, „ja" zu sagen.
  - Ungenaue oder indifferente Antworten können ein Zeichen für mangelnde Motivation sein.

! Patienten mit Wahrnehmungsstörungen (z. B. Diabetes mellitus, ▶ 7.5) nehmen Beschwerden bzw. Überanstrengungen schlecht wahr. Entsprechende Rückmeldungen (z. B. über Schmerzen) sind selten oder zeitlich verzögert.

- Kleidung: Immer der Therapie anpassen. Pat. sollen z. B. bei der Gangschule feste Schuhe tragen und Bekleidung, die die Bein- und Rumpfbewegungen beurteilen lässt (keine „Pantoffeln" und Morgenmantel).
- Bei Patienten, die sich nicht ausreichend äußern können (z. B. verwirrter Pat.), evtl. einen Angehörigen zur Behandlung hinzuziehen.

## 8.3.2 Sturzprophylaxe

*Claudia Kiesewetter*

### Lebensraumgestaltung

- Stolperfallen entfernen: Teppiche (alternativ: befestigen), Türschwellen, Kabel. Gehflächen freihalten, v. a. zwischen Schlafzimmer und Toilette
- Tiefe Sitzgelegenheiten durch höhere ersetzen, z. B. auch Toilettensitz
- Hohe Betten ggf. durch Gitter sichern
- Haltegriffe in Bad und Toilette, Sitz in Dusche/Badewanne, Handtücher und Waschutensilien in gut erreichbarer Nähe platzieren
- Handläufe anbringen (Flur, Treppen)
- Flure und Hauseingänge ausreichend beleuchten (Bewegungsmelder vermeiden das Tappen im Dunkeln). Zur sicheren Orientierung in der Wohnung nachts kleine Lichtquellen brennen lassen.

### Schulung

- Pat. über körperliche Einschränkungen im Alter informieren, die die Sturzgefahr erhöhen können (▶ 8.1, ▶ 8.2).
- Pat. anhalten, Risiken zu meiden: Arbeiten über Kopfhöhe auf Leitern, Stühlen oder Tischen; Gehen über vereiste, gebohnerte oder nasse Flächen; Sitzen auf dreibeinigen Hockern
- Fertigkeiten einüben: Gleichgewicht, Kraft der Beinmuskulatur, Reaktionsfähigkeit, sichere Lagewechsel, Aufstehen vom Boden üben (nach Sturz). Beim An- und Auskleiden von Hosen, Schuhen und Kleidungsstücken, die über den Kopf gezogen werden, hinsetzen.

### Hilfsmittelversorgung

- Gehhilfen, Brillen, Hörgeräte dem aktuellen Bedarf anpassen, regelmäßig kontrollieren (lassen)
- Gebrauch von Hilfsmitteln schulen; zur Benutzung ermutigen, wenn sie aus falscher Eitelkeit abgelehnt werden

- Hilfsmittel empfehlen: Greifzangen, „Einkaufstrolley", Fahrrad mit tiefem Einstieg, Fahrrad mit drei Rädern, Hüftprotektoren

**Individuelle Gefahren**
- Medikamente können Wachheit und nachfolgend Gleichgewicht und Orientierung beeinträchtigen: Schmerz-, Schlaf- und Beruhigungsmittel, Diuretika, Bluthochdruck- und Abführmittel
- Engmaschige ärztliche Kontrollen bei progredienten Erkrankungen, z. B. Sehkraft und Sensibilität bei Diabetes mellitus (▶ 7.5)
- Nach Umzug Orientierungshilfen in neuer Umgebung bieten
- Nach einem Sturz Ursache ärztlich abklären lassen, Hilfe zur Angstbewältigung geben (Teufelskreis: Wer Angst hat, stürzt häufiger.)
- Pat. sollen Eile vermeiden: bewusst langsam auf Telefon- und Türklingel reagieren; Geräte mit Abschaltautomatik nutzen (Herd, Wasserkocher); unbekannte Wegstrecken mit besonders großer Aufmerksamkeit gehen; warten lernen, wenn nicht sofort jemand zur Hilfe kommen kann

## 8.3.3 Einzelbehandlung

**Befunderhebung**
Selten sind ältere Patienten von nur einer Krankheit betroffen.
Es überlagern sich:
- Krankheiten, die primär im Alter auftreten,
- Krankheiten, die schon viele Jahre bestehen,
- alterstypische Funktionsverluste,
- Nebenwirkungen von Medikamenten.

Ein abwägendes Gewichten von Diagnose und Therapie ist nötig. Multimorbidität erschwert die Auswahl eines Befunderhebungsbogens. Bestehende Schemata müssen ggf. kombiniert werden. Sind sie ungeeignet, werden Anamnese, Sicht-, Tast- und Messbefunde in Abhängigkeit von den Defiziten formlos erstellt. Eine besondere Bedeutung kommt der psychosozialen Anamnese zu.

**Spezifische Befunderhebung**
Herzinsuffizienz (▶ 7.2.7), Hypertonie (▶ 7.3.3), Arteriosklerose (pAVK, ▶ 7.3.5), Arthrose (Koxarthrose, ▶ 4.5.10; Gonarthrose, ▶ 4.4.14; Omarthrose, ▶ 4.9.9; Arthrose des Ellenbogengelenks, ▶ 4.8.7; degenerative Erkrankungen der LWS, ▶ 4.10.7), Osteoporose (▶ 4.15.1), apoplektischer Insult (▶ 9.6.1), Parkinson (▶ 9.4.1).

**Psychosoziale Anamnese**
- Orientierung bez. eigener Person, Ort, Zeit, Krankheit, Lebensumständen
- Familiäre und berufliche Lebenschronik, dabei v. a. Erleben von Verlusten: z. B. von Angehörigen, Freunden, Mobilität u. a. Körperfunktionen, Berufstätigkeit, Wohnung, Haus, Heimat
- Einschneidende Erlebnisse und Veränderungen der letzten Zeit
- Finanzielle Versorgung
- Gesundheitliche Prognose
- Selbstzufriedenheit
- Bewegungsspielraum: Zimmer, Wohnung, Haus, Garten, Ort, Reisefähigkeit
- Wohnsituation
- Bezugs- und Kontaktpersonen: Häufigkeit, Dauer und Art der Kontakte (Pflege, Haushaltshilfe, Besuch, Telefon, Brief)
- Konflikte mit nahestehenden Personen

- Ängste vor Leiden, Siechtum, Vereinsamung, Verunstaltung, Nutzlosigkeit, missverstanden und abgeschoben zu werden, Opfer von Verbrechen zu werden
- Einstellung zu Medikamenten, Häufigkeit der Arztbesuche
- Körperpflege, Bekleidung
- Für welche Tätigkeiten werden welche Hilfsmittel/Hilfspersonen eingesetzt?
- Tägliche Aktivitäten (geistig, körperlich), Interessen
- Informiertheit über z. B. politisches Tagesgeschehen, Lokal-, Staats- und Weltereignisse
- Was hat zur Isolation beigetragen? Verringertes Seh- und Hörvermögen, Schlafstörungen, Finanzlage, Übelkeit, Appetitlosigkeit, depressive Stimmung, Stimmungslabilität, Lustlosigkeit, Inkontinenz, Schwindel, Vergesslichkeit, verlangsamte Auffassung, Konzentrationsschwäche, Umständlichkeit, mangelnde Flexibilität, Selbstvertrauen und Eigeninitiative, gesellschaftliche Normen (z. B. wie sich eine Witwe nach dem Tod ihres Mannes zu verhalten hat), geringe Stresstoleranz, Hypochondrie, Verstärkung schon vorhandener Wesensmerkmale zum Negativen (Argwohn, Eigensinn, Geiz, Schwerfälligkeit, Rigidität, Dogmatismus).

## Physiotherapie

### Struktur/Funktion

- Es können alle physiotherapeutischen Techniken zur Anwendung kommen.
- Übungsintensität, z. B. Übungsdauer, Anzahl der Wiederholungen, Geschwindigkeit, Stärke der Widerstände muss immer individuell dosiert werden
- Aktive Techniken sind den passiven vorzuziehen.
- Schwerpunkt liegt auf einfachen Bewegungen, die die Pat. auch selbstständig durchführen können

#### Bei Patienten mit Demenz

- Die Muskulatur der Oberschenkel kräftigen
- Das Gleichgewicht beim Stehen und Gehen fördern, Gehen auf unterschiedlichen Materialien und Untergründen
- Alltagsnotwendige Bewegungen einüben: Aufstehen/Hinsetzen, Treppe gehen, Ein- und Aussteigen in Transportmittel, Bücken, Heben
- Reaktionsfähigkeit durch Ballspiel, Bewegungen mit gleichzeitigem Lösen kognitiver Aufgaben einüben („Dual-Task-Training" ▶ Besonderheiten für Gruppen mit Demenzkranken)

### Aktivität/Partizipation

- Auswahl der Übungen soll sich an den alltäglichen Anforderungen (ADL) bzw. den bestehenden Defiziten orientieren.
- Es soll in alltagsnahen ASTEn geübt werden (Stehen, Sitzen, Gehen).

### Sport im Alter

Durch körperliche Bewegung und Sport können die Alterungsprozesse verzögert werden.

- Geeignet sind Sportarten, die die Kondition, Beweglichkeit und Koordination fördern, z. B. Skilanglauf, Fahrradfahren, Schwimmen, Wandern, Seniorengymnastik. Am effektivsten wirkt sich das Training auf das Herz-Kreislauf-System aus, wenn 2–3-mal pro Woche im submaximalen Belastungsbereich die Ausdauer trainiert wird.

- Keine einseitig belastenden Sportarten wie z. B. Krafttraining, spezielles Expandertraining
- Keine Sportarten mit überwiegend isometrischer Kraftanstrengung und bei denen gepresst werden muss, z. B. Gewichtheben
- Keine Sportarten mit hohem Verletzungsrisiko wie alpines Skifahren, Schlittschuhlaufen. Ausnahme: alte Menschen, die schon „ihr Leben lang" eine Sportart betrieben haben und in guter Verfassung sind – bei ihnen ist das Verletzungsrisiko aufgrund erhöhter Übung kleiner und der Gewinn an Lebensfreude überwiegt.

## 8.3.4 Gruppentherapie

- Zur Geroprophylaxe (Aufhalten der im Alter auftretenden Funktionsverluste)
- Für Patienten mit vergleichbaren Erkrankungen, z. B. Herzerkrankungen, Lungenerkrankungen, Diabetes mellitus (▶ 7.5), Osteoporose, Parkinson, Alzheimer
- **Vorteile:** Anreiz und Zutrauen zu Bewegungen durch andere; Möglichkeit, Kontakte zu knüpfen
- **Nachteile:** Gefahr der Überforderung durch Gruppenzwang. Ziele können weniger intensiv verfolgt werden, individuelle Befunderhebung und Korrekturen sind nur eingeschränkt möglich. Gefahr der „Cliquenbildung", wodurch Außenseiter entstehen können.

### Planung der Gruppentherapie mit Älteren

- Zielgruppe festlegen (bestimmte Alters- oder Patientengruppe, Geschlecht)
- Geschlossene Gruppe einer offenen vorziehen
- Teilnehmerzahl auf ca. 12–16 begrenzen
- Übungsort nach günstiger Verkehrsanbindung auswählen
- Übungsdauer 60 bis max. 90 Min., Zeitpunkt vormittags oder nachmittags günstig
- In einer Vorbesprechung informieren über Inhalte, Organisatorisches, Bekleidung (rutschfeste Sohlen, keine langen Hosen mit „Schlag"), Mitzubringendes (Matte, Handtuch, Wollsocken etc.), Fragen und Erwartungen besprechen, Teilnehmer kennenlernen (Erkrankungen, Vorkenntnisse, soziales Umfeld etc.)

### Durchführung

- Teilnehmer einzeln begrüßen und deren körperliches und seelisches Befinden erfassen, evtl. Vorabsprachen mit Einzelnen treffen
- Aufbau: vom Leichten zum Schwierigen, vom Bekannten zum Unbekannten, vom Einfachen zum Komplexen
- Übungsstunde auf Unfallprophylaxe überprüfen: Standort so wählen, dass alle Teilnehmer gut zu sehen sind (Korrekturen, Überlastungszeichen), herumliegende Geräte wegräumen, keine Wettläufe oder Wettspiele
- Pulskontrollen nach anstrengenden Übungen
- Teilnehmer zu individuellen Pausen ermutigen („Jeder wie er kann!")
- Positive Atmosphäre schaffen: Lob und Korrekturen an alle statt an Einzelne richten, Korrekturen immer positiv formulieren
- In den Pausen: Aufgaben für zu Hause geben, gemeinsame Aktivitäten planen
- Stundenprotokoll anlegen: Teilnehmer, Inhalte, Verlauf, erreichte/nicht erreichte Ziele, Gelungenes, Verbesserungswürdiges, Besonderheiten einzelner Patienten, Rahmenbedingungen

**Geeignete Geräte für die Gruppentherapie**

- Leichte Geräte: Seile, Handtücher, Taschentücher, Kirschkernsäckchen, Schaumstoff-, Tennis- oder Wasserbälle
- Geräte mit griffiger Oberfläche: Gummiringe, Igelbälle, Thera-Band, Gymnastikbälle
- Geräte, die langsames Bewegen erlauben: Seidentücher, chinesische Papierbälle, Luftballons, Gymnastikbänder
- Geräte, bei denen sich alle miteinander bewegen: Schwungtuch (alternativ: Fallschirm, Bettlaken, Tischtuch), Tau, Zauberschnur
- Geräte, die Klänge erzeugen: Stäbe, Keulen, Kochlöffel, Tamburin, Kastagnetten, mit Reis gefüllte Schachteln

**Geeignete Bewegungsformen für die Gruppentherapie**

- Volkstänze, Polonaisen oder einfache Schrittfolgen nach Musik, evtl. Sitztänze
- Spiele, bei denen möglichst alle gleichzeitig in Bewegung sind, z. B. „Schlange": Ein Teilnehmer geht voran, alle Nachfolgenden ahmen seine Bewegungen nach.

### Besonderheiten für Gruppen mit Demenzkranken

- Teilnehmerzahl weniger als 10 Personen. Patienten mit und ohne Demenz in einer Gruppe zusammenfassen, jedem Demenzkranken einen „Helfer" zuordnen (Spiegelfunktion). Taktile Hilfen geben (lassen), rhythmische Bewegungen einsetzen, durch wiederholte Laute oder Musik kontinuierliches Bewegen fördern, Ideen der Teilnehmer fordern, geringe Auswahl an Übungen mit vielen Wiederholungen, Spiele mit einfachen Regeln erfinden, Ausdrucksbewegungen (Gefühle, Tiere, Personen, Tätigkeiten des Alltags), so oft wie möglich gemeinsam lachen, in den Pausen Wasser anbieten und Raum für Erzählungen geben.
- Für die einzelnen Teilnehmer Schlüsselworte herausfinden, mit Hilfe derer die sie aktiv werden. Durch Ablenken Patienten vom Weglaufen abhalten. Aggressive Personen beruhigen.
- **Dual-Task-Training:** gleichzeitig gehen und Rechnen (Gedicht aufsagen, Bäume oder Länder aufzählen …) gehen und singen, gehen und Ball spielen (Arme bewegen, Gegenstände tragen und herumgeben).

## Literatur

Berting-Hünecke C, Krause D, Lüttje D. Selbstständigkeit im Alter erhalten, Reihe Rehabilitation und Prävention. 2. A. Berlin: Springer, 2002.

Beyschlag R. Altengymnastik und kleine Spiele. 9. A. München: Elsevier/Urban & Fischer, 2006.

Böhm E. Verwirrt nicht die Verwirrten, 15. A. Bonn: Psychiatrie-Verlag, 2012.

Bode S. Friede schließen mit Demenz, 3. A. Stuttgart: Klett-Cotta, 2015.

Die Malteser in Deutschland (Hrsg.). Mit Demenz leben, 1. A. Stuttgart: Trias, 2015.

Döbele M, Schmidt S. Demenzbegleiter für Betroffene und Angehörige, 1. A. Berlin: Springer 2014.

Geiger A. Der alte König in seinem Exil, 1. A. München: DTV 2012.

Jasper P, Regelin B. Menschen mit Demenz bewegen, 1. A. Hannover: Vincentz Network 2011

Kastner U, Löbach P. Handbuch Demenz, 3. A. München: Elsevier/Urban & Fischer 2014.

Nieland, P, Simader R. Was wir noch tun können: Rehabilitation am Lebensende. 1. A. München: Elsevier/Urban & Fischer, 2013.

Nigg B, Steidl S. Gerontologie, Geriatrie und Gerontopsychologie. Wien: Facultas Universitätsverlag, 2005.

Runge M, Rehfeld G. Geriatrische Rehabilitation im Therapeutischen Team, 4. A. Stuttgart: Thieme, 2014.

**Internetadressen**
www.deutsche-alzheimer.de
www.malteser-demenzkompetenz.de

# 9 Neurologie

*Ulrike Buck, Lars Jäger und Werner Wenk*

# 9.1 Anatomische Übersicht

Das Nervensystem gliedert sich in ein **vegetatives (autonomes) Nervensystem** – bestehend aus **Sympathikus** und **Parasympathikus** zur Innervation der inneren Organe, Gefäße, Schweiß-, Speichel- und Tränendrüsen – und das zentrale sowie das periphere Nervensystem, das z. T. der willkürlichen Kontrolle unterliegt. Zum **zentralen Nervensystem** (ZNS) gehören das Gehirn und das Rückenmark bis zum Austritt der Spinalnerven, wo das **periphere Nervensystem** beginnt. Im Großhirn bildet der Gyrus praecentralis die motorische und der Gyrus postcentralis die sensible Rinde (▶ Abb. 9.1).

Die Sehrinde liegt im Okzipitallappen. Das Sprachzentrum ist bei Rechtshändern immer im linken Gyrus temporalis superior. Durch den Hirnstamm ziehen die Bahnen zum und vom Rückenmark, das beim Erwachsenen anatomisch in Höhe des 1. LWK endet (▶ Abb. 9.2).

Die Spinalnerven treten aus dem Rückenmark aus und bilden den Plexus brachialis (C5–Th1) bzw. den Plexus lumbosacralis (L1–S3) (▶ Abb. 9.3).

Hier kreuzen die Fasern auch mit dem autonomen Nervensystem, sodass die entspringenden peripheren Nerven gemischte Anteile enthalten und letztlich an der motorischen Endplatte enden (efferente Fasern) bzw. von den sensiblen Rezeptoren der Peripherie Informationen erhalten (afferente Fasern).

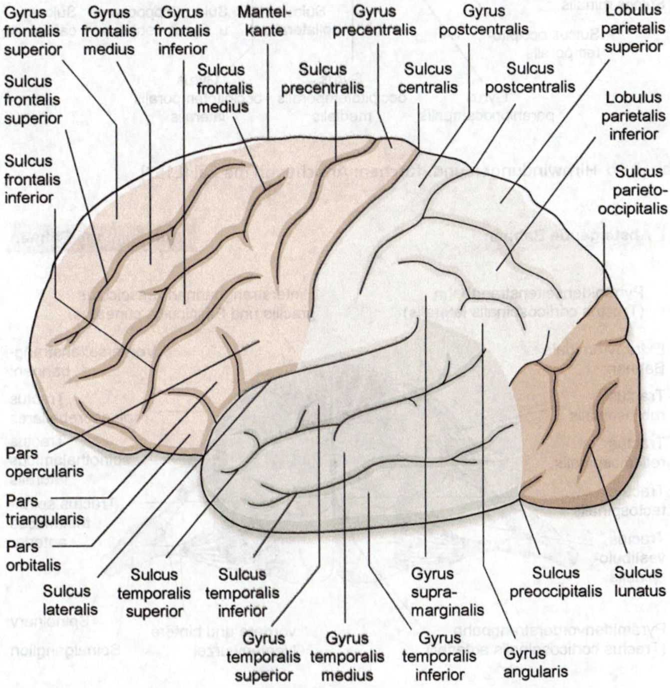


Abb. 9.1a Hirnwindungen und -furchen: Ansicht von lateral [L157]

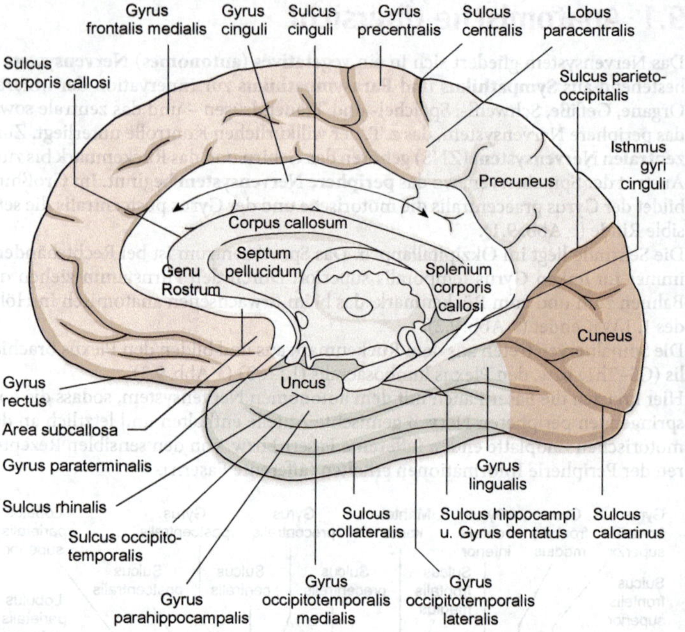


**Abb. 9.1b** Hirnwindungen und -furchen: Ansicht von medial [L157]

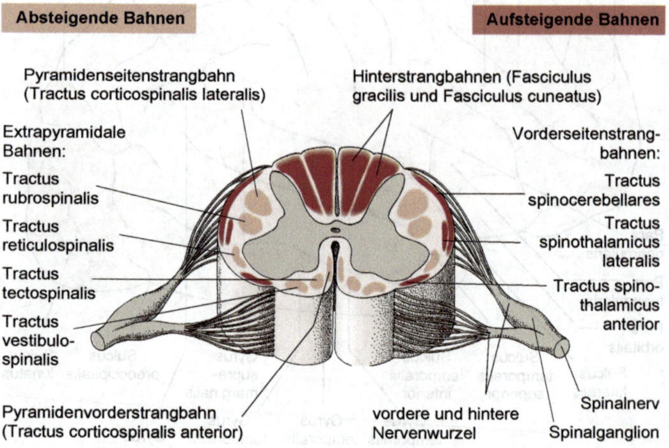


**Abb. 9.2** Somatotopische Gliederung einzelner Rückenmarksbahnen im Querschnitt [L190]

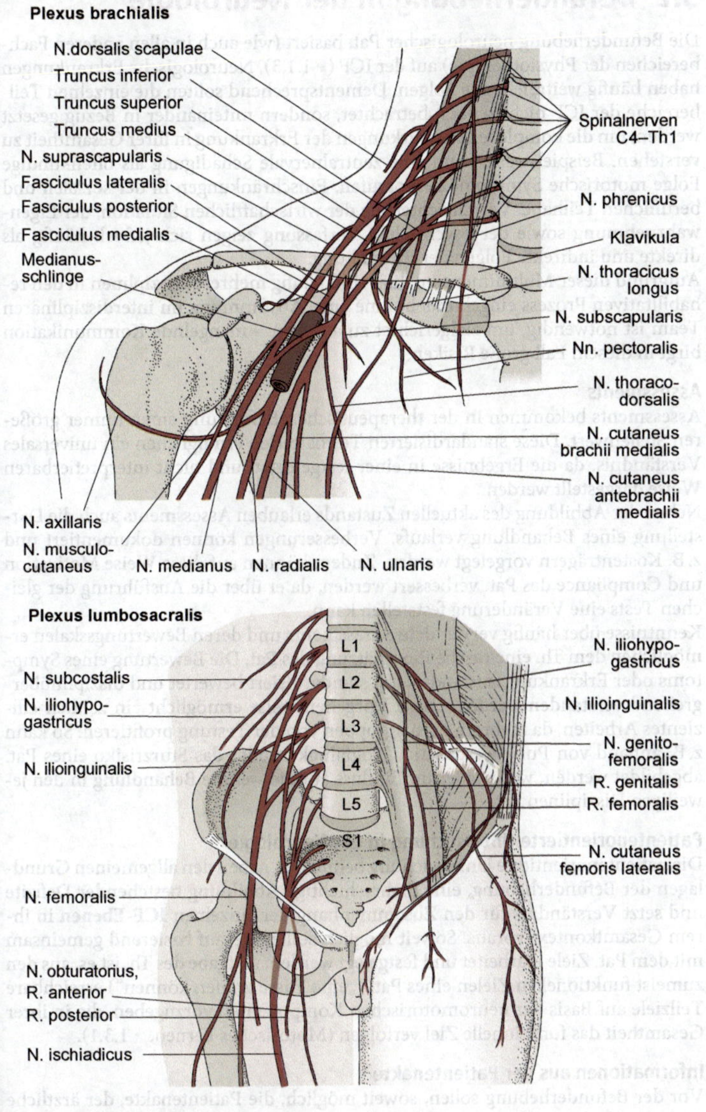


Abb. 9.3 Plexus brachialis und lumbosacralis [L190]

## 9.2 Befunderhebung in der Neurologie

Die Befunderhebung neurologischer Pat. basiert (wie auch in allen anderen Fachbereichen der Physiotherapie) auf der ICF (▶ 1.1.3). Neurologische Erkrankungen haben häufig weitreichende Folgen. Dementsprechend sollten die einzelnen Teilbereiche der ICF nicht separat betrachtet, sondern miteinander in Bezug gesetzt werden, um die komplexen Auswirkungen der Erkrankung in ihrer Gesamtheit zu verstehen. Beispielsweise kann eine zentralnervale Schädigung als offenkundige Folge motorische Symptome hervorrufen. Einschränkungen in der sozialen und beruflichen Teilhabe, Verschlechterung der wirtschaftlichen Situation, der Eigenwahrnehmung sowie der psychischen Verfassung zeigen sich jedoch häufig als direkte und indirekte Folgen der Erkrankung.
Aufgrund dieser Multidimensionalität sind häufig mehrere Disziplinen in den rehabilitativen Prozess eingebunden. Eine enge Abstimmung im interdisziplinären Team ist notwendig, um zielgerichtet zu arbeiten – mangelnde Kommunikation birgt in diesem Fall große Risiken.

### Assessments

Assessments bekommen in der therapeutischen Befundung einen immer größeren Stellenwert. Diese standardisierten Testbatterien ermöglichen ein universales Verständnis, da die Ergebnisse in einer festgelegten und nicht interpretierbaren Weise dargestellt werden.
Neben der Abbildung des aktuellen Zustands erlauben Assessments auch die Darstellung eines Behandlungsverlaufs. Verbesserungen können dokumentiert und z. B. Kostenträgern vorgelegt werden. Zudem können auf diese Weise Motivation und Compliance des Pat. verbessert werden, da er über die Ausführung der gleichen Tests eine Veränderung feststellen kann.
Kenntnisse über häufig verwendete Assessments und deren Bewertungsskalen ermöglichen dem Th. eine rasche Einschätzung des Pat. Die Bewertung eines Symptoms oder Erkrankungszustands kann standardisiert bewertet und disziplinübergreifend verstanden werden. Diese Vorgehensweise ermöglicht ein zeitlich effizientes Arbeiten, da mehrere Berufsgruppen von der Testung profitieren. So kann z. B. anhand von Punktwerten die Gangfähigkeit oder das Sturzrisiko eines Pat. abgebildet werden, was wiederum Einfluss auf die weitere Behandlung in den jeweiligen Disziplinen hat.

### Patientenorientierte Untersuchung in der Neurologie

Die patientenorientierte Untersuchung beinhaltet, neben den allgemeinen Grundlagen der Befunderhebung, eine mehrschichtige Abbildung bestehender Defizite und setzt Verständnis für den Zusammenhang der einzelnen **ICF-Ebenen** in ihrem Gesamtkontext voraus. Soweit möglich sollen hierauf basierend gemeinsam mit dem Pat. Ziele erarbeitet und festgelegt werden. Aufgabe des Th. ist es, aus den zumeist funktionellen Zielen eines Pat. („eine Tasse greifen können") erreichbare Teilziele auf Basis der neuromotorischen Komponenten vorzugeben, die in ihrer Gesamtheit das funktionelle Ziel verfolgen (Motorisches Lernen, ▶ 1.3.1).



### Informationen aus der Patientenakte

Vor der Befunderhebung sollen, soweit möglich, die Patientenakte, der ärztliche Aufnahmebefund sowie die ärztliche Diagnostik und Therapie eingesehen werden. Bezüglich der ärztlichen Therapie muss abgeklärt werden, inwieweit diese die physiotherapeutische Behandlung beeinflusst (z. B. Auswirkung bestimmter Medikamente). Außerdem enthält die Patientenakte wichtige Informationen über den Status des Pat., die mit Tests und Assessments durch den Arzt, das Pflegepersonal oder im interdisziplinären Team erhoben wurden.

- **Barthel Index (BI):** Erfasst wird die Selbstständigkeit des Pat. hinsichtlich der ADL Mobilität, Körperpflege und Selbstversorgung mittels Beobachtung. 10 Items werden mit Punkten bewertet, ob der Pat. die jeweilige Tätigkeit allein, mit Hilfe oder gar nicht durchführen kann. Reicht die Beobachtung nicht aus, werden Pat. und/oder Angehörige befragt.
- **Functional Independence Measure (FIM):** Im Vergleich zum Barthel-Index wird hier neben Selbstversorgung, Kontinenz, Transfers, Lokomotion und Kommunikation auch die soziale Kognition gemessen. Die verschiedenen Tätigkeiten werden mit einer speziellen Skala von 1 bis 7 bewertet.
- **Short Form 36 Health Survey Questionnaire (SF 36):** Fragebogen mit 36 Items, um die Selbsteinschätzung von psychischen, körperlichen und sozialen Aspekten der Lebensqualität zu erfassen (subjektive Gesundheit).

**Tipps & Fallen**

Da bei neurologischen Pat. z. T. auch kognitive Fähigkeiten betroffen sind und neuropsychologische Beeinträchtigungen hinzukommen, kann die Kommunikation erschwert sein. Um alle Defizite des Pat. in die Behandlungsplanung einbeziehen zu können, ist der Austausch mit anderen Disziplinen hier essenziell.

### Anamnese

Allgemeine Grundlagen zur Anamnese (▶ 1.2).

- Ggf. auch Befragung der Angehörigen und Pflegekräfte, wenn der Pat. nicht in der Lage ist, sich differenziert zu äußern (z. B. bei Aphasie, Bewusstseinsstörungen), oder eine veränderte Eigenwahrnehmung aufweist.
- Sammeln eines ersten Eindrucks, z. B. über Bewusstseinszustand und Orientierung, räumliche Wahrnehmung, erste Bewegungsbeobachtung (Auffälligkeiten, ggf. Kompensationen).

## Struktur/Funktion

### Sicht- und Tastbefund

- Haut und Bindegewebe: Farbe, Trophik, Elastizität (Turgor), Narben, Bindegewebszonen
- Vegetatives Nervensystem: z. B. vermehrtes Schwitzen, Talgproduktion, Cutis marmorata
- Palpation der nervenumgebenen Strukturen auf Gewebemobilität

### Funktionelle Befunderhebung

#### Sensibles System

- **Oberflächensensibilität:** Berührung und Schmerzempfinden (möglichst alle Dermatome prüfen, v. a. an den Extremitäten, ▶ Abb. 9.4), Temperaturempfinden, Vibrationsempfinden, Zwei-Punkte-Diskrimination (Unterscheidung zweier Reizpunkte auf der Haut), Spitz/Stumpf
- **Tiefensensibilität:** Lagesinn, Kraftsinn, Bewegungssinn
- **Schmerzempfinden:** Anästhesien, Hypästhesien, Hyperästhesien?

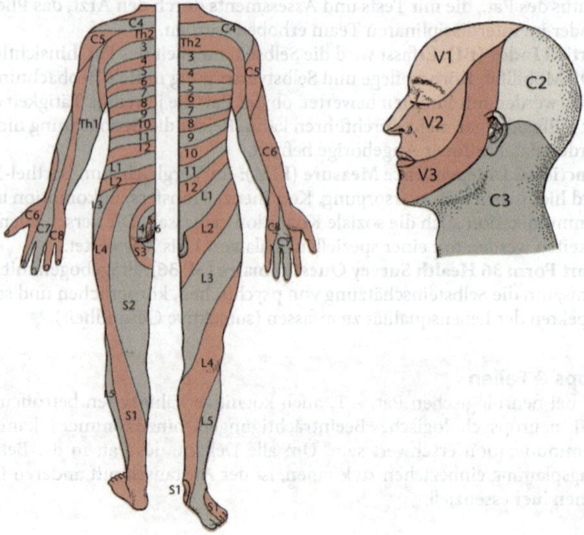


Abb. 9.4 Dermatome [L190]

## Muskulatur

- Beurteilung des **Muskeltonus:** (Modifizierte Ashworth-Skala, ▶ 9.3.2) Widerstand beim passiven Durchbewegen? Ggf. Zahnradphänomen? Ggf. Taschenmesserphänomen?
- Beurteilung der willkürlichen **Muskelaktivierung:** Bewegungen zunächst aktiv ausführen lassen, dann gegen Widerstand testen
- Wenn Tonusverhältnisse es zulassen: Prüfung der **Muskelkraft** (Muskelfunktionsprüfung)
- Inspektion: Atrophien?

## Reflexe

### Eigenreflexe

Monosynaptisch, Auslösung nach dem Alles-oder-Nichts-Prinzip, keine Ermüdung.

**Bahnung** (d.h. erleichterte Auslösung) durch:

- Jendrassik-Handgriff (Fingerhakeln mit sich selbst) für die untere Extremität
- Aufeinanderbeißen der Zähne für die obere Extremität

! Ein Reflex gilt nur dann als fehlend, wenn die Bahnung erfolglos war.

- Funktionsstörungen der Pyramidenbahnen führen zur Steigerung, periphere Nervenschädigungen zur Abschwächung der Eigenreflexe.



### Kloni

Rasche, wiederholte Abfolge von Eigenreflexen als Ausdruck einer gesteigerten Reflextätigkeit. Seitendifferenz und fehlende Erschöpfung (> 6) sind pathologisch und deuten auf eine Pyramidenbahnschädigung; die erschöpfliche Form ist nur bei Seitendifferenz pathologisch.

- Patellarklonus: zur Auslösung Patella ruckartig nach distal schieben
- Fußklonus: zur Auslösung Fuß ruckartig dorsalflektieren

**Fremdreflexe**

Polysynaptisch, ermüdbar, Lebhaftigkeit ist abhängig von der Reizstärke. Der Verlust der Fremdreflexe ist ein empfindlicher Indikator für eine Pyramidenbahnschädigung.

BHR = **Bauchhautreflexe** (Th9–Th12): Am besten in drei Höhen prüfen (Dermatome, ▶ Abb. 9.4). Mit stumpfer Nadelspitze rasch und energisch von lateral nach medial über die Bauchhaut streichen → sichtbares Zucken der Bauchmuskulatur. Falsch-negative Ergebnisse bei Adipositas, Narben, Schwangerschaft; wichtig zur Höhenlokalisation von Rückenmarksläsionen.

! Ein Ausfall kann Frühzeichen einer Encephalitis disseminata sein.

**Pathologische Reflexe**

Frühzeichen einer ipsilateralen Pyramidenbahnläsion.

- **Babinski-Reflex:** Bestreichen des Fußsohlenaußenrands von der Ferse in Richtung Zehen mit einem Holzstab. „Babinski-Reflex positiv" = tonische Dorsalextension der großen Zehe, meist mit Abspreizung und Plantarflexion der Zehen II–V.
- **Gordon-Reflex:** Kneten der Wadenmuskulatur; Reaktion wie bei positivem Babinski-Reflex
- **Oppenheim-Reflex:** kräftiges Streichen entlang der Tibiakante von proximal nach distal; Reaktion wie bei positivem Babinski-Reflex

! Der Babinski-Reflex gilt nur dann als negativ, wenn er auch über die alternativen Methoden nicht auslösbar ist.

### Gelenkbeweglichkeit

Bestimmung der Range of Motion (ROM) nach der Neutral-Null-Methode.

### Koordination

- **Finger-Nase-Versuch (FNV):** Der Pat. führt bei geschlossenen Augen den ausgestreckten Zeigefinger in bogenförmiger Bewegung an die Nasenspitze.
- **Finger-Finger-Versuch (FFV):** Der Pat. versucht, bei geschlossenen Augen und mit gestreckten Armen die Zeigefingerspitzen beider Hände zusammenzuführen.
- **Knie-Hacke-Versuch (KHV):** Der Pat. soll das gestreckte Bein in RL anheben, die Ferse auf das Knie des ausgestreckten anderen Beins legen und zügig am Schienbein nach unten gleiten lassen (verlängerter KHV).
- **Prüfung der Diadochokinese:** gegensätzliche Bewegungen schnell alternierend ausführen, z. B. mit beiden Händen „Glühbirne einschrauben", „Klavierspielen".
- **Barany-Zeigeversuch:** Der Pat. zielt erst mit offenen, dann mit geschlossenen Augen mit dem Zeigefinger des gestreckten Arms den Zeigefinger des Untersuchenden an.
- **Rebound-Phänomen:** Der Untersuchende drückt den vorgehaltenen Arm gegen den Widerstand des Pat. nach unten und lässt plötzlich los.

## Aktivität/Partizipation

### Psychischer Befund

Bewusstseinslage, Orientierung (zeitlich, örtlich, situativ und zur eigenen Person), Antrieb, Initiative, Merkfähigkeit, Gedächtnis, Affekt, Wahn, Halluzinationen, Suizidalität.

### Gleichgewicht

- **Berg Balance Scale (BBS):** Getestet wird mit 14 Aufgaben das Gleichgewichtsvermögen und damit zusammenhängend die Mobilität und mögliche Sturzgefährdung. Bewertet wird die Qualität der Ausführung mit 0–4 Punkten (▶ 1.1.7).
- **Timed-Up-And-Go (TUG):** Der Pat. sitzt in einem Stuhl mit Arm- und Rückenlehnen. Gemessen wird die Zeit, die er benötigt um aufzustehen, bis zu einer 3 Meter entfernten Markierung zu laufen, dort zu wenden, zum Stuhl zurückzulaufen und sich wieder zu setzen. Die getestete Person verwendet dabei ihre Gehhilfe, wenn im Alltag vorhanden. Auswertung: von < 10 Sek. (selbstständig, mobil, nicht sturzgefährdet) bis > 30 Sek. (braucht normalerweise Hilfe bei Transfers, ist nicht in der Lage, allein nach draußen zu gehen).
- **Romberg-Stand:** Der Pat. steht mit geschlossenen Füßen und nach vorn ausgestreckten Armen vor dem Untersuchenden. Vergleich der Standfestigkeit bei offenen und geschlossenen Augen durch wechselseitige Druckimpulse an der Schulter.
- **Unterberger-Tretversuch:** Der Pat. tritt mit geschlossenen Augen 50-mal auf der Stelle. Pathologisch, wenn dabei eine Drehung des Rumpfes um mehr als 45° erfolgt.

### Gang

- Beurteilung des Gangbilds (▶ 1.3.8)
- Außerdem: Unsicherheit? Fallneigung? Spastik? Prüfung von Zehen- und Fersengang, Romberg-Versuch, evtl. Seiltänzergang

# 9.3 Syndrome bei Schädigung des ZNS

Da verschiedene Erkrankungen in Abhängigkeit von den betroffenen anatomischen Strukturen (z. B. Kerngebiete, periphere Nerven, motorische Endplatte) die gleiche Symptomatik bewirken können, werden sie an dieser Stelle zu neurologischen Syndromen zusammengefasst. Im Folgenden werden zu den häufigsten zentralen neurologischen Syndromen das jeweilige Erscheinungsbild und die physiotherapeutische Behandlung beschrieben.

## 9.3.1 Zentrale Lähmung

Entstehung durch Schädigung des ZNS (Gehirn oder Rückenmark), z. B. durch Hirninfarkte, intrazerebrale oder intraspinale Blutungen, Tumore, entzündliche Prozesse.

### Symptome

- Lähmung der Muskulatur:
  - Hemiparese (unvollständige Halbseitenlähmung) oder Hemiplegie (vollständige Halbseitenlähmung)
  - Tetraparese bzw. Tetraplegie: Lähmung aller vier Extremitäten, z. B. bei hoher Rückenmarksschädigung oder beidseitiger Hirnsubstanzschädigung
  - Paraparese bzw. Paraplegie: Lähmung nur der unteren oder nur der oberen Extremität, z. B. bei Rückenmarksschädigung in Brust- bzw. Lendenmark
- Reflexsteigerung

- Auftreten pathologischer Reflexe (z. B. Babinski-Zeichen)
- Später Entwicklung einer Spastik (federnder Dehnungswiderstand, „Taschenmesserphänomen")
- Häufig in Kombination mit Sensibilitätsstörungen (Hemihypästhesie, -anästhesie, -hypalgesie, -analgesie)

## 9.3.2 Befunderhebung

▶ 9.2

### Struktur/Funktion

Bei der physiotherapeutischen Befunderhebung besonders zu beachten:

- Muskeltonus und Dehnfähigkeit verändert?
- Gelenkbeweglichkeit eingeschränkt?
- Tiefen- und Oberflächensensibilität beeinträchtigt?
- Reflexe gesteigert oder pathologische Reflexe (z. B. asymmetrisch-tonischer Nackenreflex) auslösbar?
- Spastik vorhanden? Kann diese kontrolliert werden?
- Physiologische Haltung des Rumpfes möglich?

**Modified Ashworth Scale**

Bestimmt wird der Grad der Tonusabweichung von der Norm bei Schädigungen des oberen Motoneurons. Beurteilung der **Spastizität** während des passiven Durchbewegens. Einteilung von Grad 0 (kein erhöhter Tonus) bis Grad 5 (betroffene Gliedmaßen unbeweglich in Extension oder Flexion).

### Aktivität/Partizipation

Bei der physiotherapeutischen Befunderhebung besonders zu beachten:

- Physiologische Gleichgewichtsreaktionen im Sitz und Stand auslösbar?
- Pusher-Syndrom: Drückt sich der Pat. im Sitz oder Stand auf die betroffene Seite?
- Wahrnehmung: z. B. Neglect auf der betr. Seite? Werden Personen oder Gegenstände in ihrer Funktion nicht erkannt (Agnosie)? Werden geschriebene Worte nicht verstanden (Alexie)?
- Werden Elemente einer komplexen Handlung (z. B. Kaffee kochen) folgerichtig kombiniert (Apraxie, ▶ 9.3.6)?
- Liegt eine Aphasie vor (▶ 9.3.5)?
- Ist die Selbstständigkeit eingeschränkt?

! Bei einer vertebrobasilären Durchblutungsstörung (▶ 9.6.1) zusätzlich zu beachten: bei Schwindel auf Häufigkeit und Intensität, Gleichgewicht, Schluckakt, Zungenbewegungen, Blickparesen achten.

**Trunk-Control-Test (TCT)**

Test der **motorischen Rumpfkontrolle** anhand der Beurteilung von bis zu vier Aufgaben mit steigendem Anspruch. 1. Rollen auf die betr. Seite, 2. Rollen auf die nicht betr. Seite, 3. aus dem Liegen in den Sitz kommen, 4. an der Bettkante ohne Bodenkontakt sitzen. Die Qualität der Ausführung wird gemäß einer Bewertungsleitlinie mit 0, 12 oder 25 Punkten bewertet.

**Chedoke McMaster Stroke Assessment**

Zusammengesetztes Assessment für **Schlaganfallpatienten**, bestehend aus einer Aktivitätsskala für das Erfassen der Selbstständigkeit bei Lagewechseln und Mobilität sowie Skalen für Schulterschmerz, Haltungskontrolle und koordinierte Bewegung der Extremitäten.

**Rivermead Motor Assessment**
Erfassung der **motorisch-funktionellen Leistungen** mithilfe von Aufgaben unterschiedlicher Schweregrade, die jeweils dreimal durchgeführt werden. Für jedes erfolgreiche Durchführen gibt es einen Punkt. Die Aufgaben testen die Grobmotorik, Bein- und Rumpfaktivität sowie die Armaktivität.

**Nine-Hole-Peg-Test (NHPT)**
Gemessen wird die **Feinmotorik der Hand**. Erfasst wird die Zeit, die der Pat. benötigt, um 9 Dübel einzeln aus einer Schachtel zu nehmen, in ein Brett mit Löchern zu stecken, sie zu entnehmen und wieder in die Schachtel zu legen. Die normale Zeit beträgt < 18 Sek.

## 9.3.3 Physiotherapie bei zentraler Lähmung

### Frühphase

#### Struktur/Funktion

**DKPT verhindern**

- Prophylaxen (▶ 1.3.3)
- Lagerung in reflexhemmenden Positionen (Vojta, ▶ 2.40)

**Luxations-/Subluxationsgefahr**

Insbesondere in der Frühphase besteht eine erhöhte Luxations-/Subluxationsgefahr der Schulter. Häufig ist die Schultermuskulatur nicht oder nur bedingt ansteuerbar, was eine fehlende Zentrierung und damit ein Absinken des Humeruskopfs bzw. eine Luxation zur Folge haben kann.

- **Lagerung:** Die mangelnde Kontrolle muss bei der Lagerung berücksichtigt werden.

! Vorsicht bei Lagerungswechseln und Transfers.

- **Bewegung des Arms:** Vor und während der Bewegung des Arms muss der Humeruskopf zentriert werden. Dabei das physiologische Bewegungsmuster der gesamten Schulter einbeziehen (Skapulothorakaler Rhythmus, ▶ 4.9.1).
- **Stand und Gang:** Beim Stand und Gang muss der Humeruskopf in der Gelenkpfanne fixiert werden. Dies kann durch externe Hilfsmittel (Schiene), den Th. oder den Pat. erfolgen.

! Viele Pat. „fixieren" ihren Arm, indem sie ihn in die Hosen- oder Jackentasche stecken. Diese Fixierung ist nicht ausreichend, da Stöße (z. B. beim Gehen) auf das Glenohumeralgelenk übertragen werden und zu Folgeschäden führen können.

- Bei einer Restansteuerungsfähigkeit der betr. Muskulatur sollte die Eigenaktivierung nur in physiologischer Gelenkstellung erfolgen.

**Reflexe hemmen**

- **Reflexhemmendes Durchbewegen:** Spastik von prox. Schlüsselpunkten (Schulterblatt, Becken) her auflösen; dann bei distaler Reflexhemmung (Hand und Fuß) die prox. Gelenke dynamisch, rotatorisch, angulär oder widerlagernd bewegen.
- **Reflexhemmende Lagerung** (Gelenkstellung richtet sich nach dem Grad der Spastizität):
  - Bei Beugespastik in der oberen Extremität: Arm in AR/Abd./Elevation, Ellenbogenstreckung, Hand-DE, Fingerstreckung, Daumenabd.
  - Bei Tendenz zur Streckspastik im Arm: Ellenbogen in mittlerer Beugestellung

9

- – Bei Streckspastik im Bein: je nach Spastizitätsgrad leichte bis starke Hüft- und Kniebeugung, DE des Fußes und leichte Zehenstreckung
- – Bei Beugespastik im Bein: Lagerung in BL

! Je stärker die Spastik, desto endgradiger sollte die Lagerung angestrebt werden.

- **Reflexhemmende ASTEn:**
  - BL gegen Beugespastik im Bein
  - Vierfüßerstand gegen Beugespastik in Hand/Fingern und Streckspastik im Bein
  - Seitsitz, Fersensitz an der Bankkante und Drehdehnlagerung gegen Streckspastik im Bein und Spastik im Rumpf
  - Stand im Stehbrett gegen Spastik der Plantarflexoren des Fußes und gegen Beugespastik der Hüft- und Knieflexoren
  - Handstütz gegen Beugespastik der Hand- und Fingerflexoren

! Die Positionen nur für einen begrenzten Zeitraum einnehmen. Wird zu lange entgegen der Spastik Druck ausgeübt, kann sich diese verstärken.

### Muskelaktivität erhalten/verbessern

- Placing, Pressure, Tapping, vorsichtige Approximationsimpulse auf das zentrierte Gelenk
- Mentales Training funktioneller Bewegungen (Motorisches Lernen, ▶ 1.3.1)
- Stimulierung der nichtspastischen Muskulatur mit extero- und propriozeptiven Reizen: Quick-Ice, Klopf-Druck-Massage, dosierter Stretch mit anschließendem dosiertem Widerstand zur Ausnutzung der reziproken Hemmung, intensives Streichen mit Hand oder Bürste in Kontraktionsrichtung
- PNF-Muster in die nichtspastischen Bewegungskomponenten mit dosiertem Initialstretch (▶ 2.32)
- Alltagsrelevante Bewegungen durchführen

Bei der Behandlung der zentralen Lähmung kommen verschiedene Strategien zur Förderung des motorischen Lernens zum Einsatz.

### Rumpfaktivität erhalten/verbessern

- Üben aller Transfers aus dem Mattenprogramm (PNF, ▶ 2.32)
- Drehen aus RL in SL oder BL zu beiden Seiten
- Transfer RL → Sitz
- Aufrichtung des Rumpfs
- Lateralflexion im Rumpf durch Schwerpunktverlagerung im Sitz zur Seite
- Gleichgewichtstraining in verschiedenen Positionen

### Tiefensensibilität schulen

Spiegeltherapie (Motorisches Lernen, ▶ 1.3.1)

## Aktivität/Partizipation

### Wahrnehmung fördern

- Aktivitäten des Therapeutenteams immer von der betr. Seite: Ansprache, Standort, Essen anreichen usw. Nachttisch auf die betr. Seite stellen
- Lagerung des Kopfs leicht zur betr. Seite gedreht
- Bei allen Aktivitäten der gesunden Seite soweit möglich die hemiplegische Seite einbeziehen. Der Pat. soll so oft wie möglich die betr. Seite mit dem gesunden Arm berühren, streicheln, durchbewegen.

- Grell gefärbten Strumpf über betr. Arm/Bein ziehen, mit betr. Seite barfuß über stimulierende Oberflächen laufen.

### Feinmotorik der Hand schulen

Kognitive Übungen nach Perfetti (▶ 2.28): Der Th. führt bei geschlossenen Augen des Pat. dessen Hand/Finger beim Abtasten verschiedener geometrischer Figuren/Gegenstände. Der Pat. soll das Getastete beschreiben oder, bei motorischer Aphasie, danach auf die Gegenstände zeigen.

## Übergangs- und Spätphase

### Struktur/Funktion

### Tonus spastischer Muskulatur senken

- Rumpfmobilisation, reflexhemmendes Lagern und Handling (Vojta, ▶ 2.40), in spastikhemmenden ASTEn üben (Bobath, ▶ 2.5), durch aktive Arbeit ermüden
- ST (▶ 2.36): Dehnlagerungen, Rumpfmobilisation in mobilen Wirbelsäulenaufhängungen
- EMG-getriggerte Reizung mit Strom (▶ 1.3.13), reziproke rhythmische Bewegungen (z. B. elektrisches Fahrrad)
- Bei spastischer Hand: Perfetti (▶ 2.28)
- Ggf. Lagerungsschienen und Orthesenmaterial einsetzen

! Übungen im Bewegungsbad erleichtern die Bewegungsdurchführung. Da viele Pat. (durch das verminderte Körpergewicht) die Anstrengung im Wasser nicht wahrnehmen, muss der Th. auf eine mögliche Überanstrengung achten.

- Zusatzmaßnahmen: Hippotherapie

### Muskulatur aktivieren

Wie in der Frühphase (s. o.), Bobath (▶ 2.5).

### Gelenkbeweglichkeit erhalten/verbessern

- Lagerung in Mittelstellung, regelmäßig umlagern
- Endgradiges, weiches Durchbewegen mit kurzem Verharren in der Endstellung, Durchbewegen in PNF-Mustern, reziprokes Durchbewegen
- Dehnlagerungen, MT (▶ 2.21)
- Mobilisation der DE bei geschlossener Faust
- Handstütz mit Funktionshand
- Zeitweilige Versorgung mit Orthesen (▶ 3.1): Valenser-Schiene gegen Spitzfuß; bei nicht mehr korrigierbarem Spitzfuß Innenschuh mit Absatzerhöhung. Aircast zur Stabilisierung des Fußgelenks; Innenschuh zur Korrektur der Pro- oder Supination. Zirkuläre Mecron-Schiene, aufblasbare Druckmanschetten gegen Beugespastik im Arm. Abduktionsschiene gegen die Adduktorenspastik im Arm. Keilpolster gegen Adduktorenspastik in den Beinen. Heidelberger Schiene mit Schweizer Sperre oder dorsale Schiene gegen Kniebeugekontraktur. Zirkuläre Handschiene gegen Beugekontraktur in Hand- und Fingergelenken. Genu-recurvatum-Schiene gegen Überstreckung im Kniegelenk.

! Orthesen nach Möglichkeit nur als zeitlich befristete Maßnahme einsetzen. Bei manchen Pat. ist eine dauerhafte externe Unterstützung jedoch unumgänglich.

### Schulterschmerz lindern

Schulterschmerzen sind häufig eine Folge der mangelnden Stabilität und/oder der unphysiologischen Position des Humeruskopfs. Daraus kann u. a. ein Impingement-Syndrom resultieren.

- Repositionierung des Humeruskopfs vor der Mobilisation
- Während Bewegungen auf eine physiologische Gelenkposition achten
- Sofern möglich, stabilisierende Muskulatur aktivieren
- Bei Lagerungen den Humeruskopf unterlagern/stützen

### Gesichts-, Zungen- und Mundmotorik verbessern

Die facio-orale Therapie wird zumeist interdisziplinär durchgeführt. Daher ist eine enge Abstimmung der Therapieziele und Methoden von Bedeutung. Zu den physiotherapeutische Behandlungsmaßnahmen zählen Gesichts-PNF, Schluck- und Lautübungen, sowie Übungen, die die Mimik betreffen.
Zusatzmaßnahme: Logopädie.

### Kopf- und Rumpfkontrolle verbessern

Einstellung von Rumpf und Kopf bei allen Stell- und Stützreaktionen in den verschiedenen Ausgangspositionen und Bewegungsübergängen üben. Unterstützung durch manuelle Hilfen und propriozeptive Reize mit möglichst wenig verbalen Stimuli (keine kortikale Steuerung).

### Gleichgewicht schulen

Training der automatischen Halte- und Gleichgewichtsreaktionen im Sitz und Stand. Zu trainieren sind:

- automatische Steuerung der Körperlage durch Rumpfaktivität wie Lateralflex., Flexion, Extension,
- automatische Schutzreaktionen des Arms (Stütz) und Beins (Schritt).

Gleichgewichtsübungen können auf unterschiedlichen Unterlagen durchgeführt werden.

### Gangbild verbessern

▶ 1.3.8

Vor Beginn der Gangschule empfiehlt es sich, vorbereitende Gleichgewichtsübungen durchzuführen. Dies schafft ein Sicherheitsgefühl auf Seiten des Pat. und gibt dem Th. einen tagesaktuellen Eindruck in Bezug auf Stand- und Gangsicherheit. Zudem soll die Haltung in das Bewusstsein des Pat. gerückt werden. Auch kleinere Haltungsveränderungen können das Gangbild und die Gangsicherheit beeinflussen.

- Bei starker Spastizität vor der Gangschule tonusregulierende Maßnahmen durchführen.
- Je nach Symptomvorkommen kann die Gangschule in Teilabschnitten vorbereitet werden und einzelne Gangphasen erarbeitet werden, bevor ein kompletter Gangzyklus angestrebt wird. Beim Trainieren einzelner Teilaspekte sollte der Pat. die volle Aufmerksamkeit auf die zu übenden Bewegungsabfolgen lenken. Hierfür bietet es sich an, erschwerende Komponenten (z. B. Gleichgewicht) auszuschalten.
- Bei der Sicherung des Pat. ist darauf zu achten, dass die Position des Th. das Gangbild nicht beeinflusst (z. B. verkürzen viele Pat. ihre Schrittlänge, wenn der Th. sie von vorne sichert).
- Hilfsmittel: Rollator, Gehstützen, Gehwagen mit UA- oder Achselstützen, Delta-Gehwagen, Vierpunktestock, reziprokes Gehgestell, Gehbarren, Laufkatze (sofern vorhanden)

! Beim Einsatz eines **Laufbands** ist, neben dem Sicherheitsaspekt, das veränderte Gangbild zu berücksichtigen. Untersuchungen zeigen hier leicht veränderte biomechanische Parameter.

! Die Verwendung von Unterarmgehstützen im Rahmen der neurologischen Rehabilitation ist umstritten.

### Aktivität/Partizipation

#### Umgang mit Hilfsmitteln optimieren

- Beratung bei der Auswahl der Hilfsmittel (z. B. für Haushalt, Kommunikation, Beruf, Körperpflege, An- und Ausziehen)
- Schulung in Gebrauch und Pflege von Hilfsmitteln, ggf. Anleitung von Hilfspersonen

#### Selbstständigkeit fördern/Kompensationsstrategien trainieren

- Fortbewegung: z. B. Transfer Rollstuhl → Bett/Auto, Aufstehen vom Boden, Kriechen, Rollen, Gehen mit Hilfsmitteln, Transfer: Sitz → Stand
- Körperpflege: z. B. Transfer in die Badewanne, Kämmen, Waschen etc.
- Kommunikation: z. B. Schreib- und Lesehilfen, Telefonhilfen, Kommunikationstafeln
- Zusatzmaßnahmen: EMG-getriggerte Muskelstimulation (▶ 1.3.13), Alltags- bzw. Aufgabenorientierte Therapie, Hippotherapie, Bewegungsbad (▶ 1.3.11), Ergotherapie

## 9.3.4 Ataxie

Unter Ataxie versteht man eine Koordinationsstörung, die bei Erkrankungen des Kleinhirns oder auch bei Hinterstrangerkrankungen des Rückenmarks und bei peripherer Nervenschädigung auftreten kann.

### Formen und Symptome

- **Zerebelläre Ataxie:** Sie zeigt sich als Störung der Bewegungskoordination und Gleichgewichtsregulation durch Schädigung verschiedener motorischer Zentren im Kleinhirn selbst. Das ungeordnete Zusammenspiel der einzelnen Bewegungsabläufe zeigt sich als Rumpfataxie, bei der der Kranke nicht ruhig und aufrecht sitzen bleiben kann, oder auch als Stand- und Gangataxie, bei der die gestörte Extremitätenbewegung im Vordergrund steht. Es besteht eine Unfähigkeit, Zielbewegungen richtig abzumessen, sodass eine Dysmetrie – bei Überschießen eine Hypermetrie – auftreten kann.
- **Spinale Ataxie:** Bei gestörter Informationsweiterleitung (Hinterstränge des Rückenmarks, periphere Nerven), vor allem bezüglich der Tiefensensibilität, fällt die sensible Kontrolle der Motorik aus und es kommt ebenfalls zu unangepassten, ausfahrenden und überschießenden Zielbewegungen. Da es sich um eine Sensibilitätsstörung handelt, spricht man oft auch von **sensibler Ataxie.** Im Gegensatz zur zerebellären Ataxie kann diese durch eine optische Kontrolle teilweise ausgeglichen werden und nimmt bei geschlossenen Augen bzw. in der Dunkelheit zu.



## Physiotherapie

### Struktur/Funktion

Bei der physiotherapeutischen Befunderhebung besonders zu beachten:

- Koordination gestört?
- Tiefensensibilität beeinträchtigt?

**Tipps & Fallen**

Tiefensensibilität zuerst an kleinen Gelenken testen. Bei normalem Befund brauchen große Gelenke nicht mehr getestet werden, da diese dann ebenfalls unauffällig sind.

### Tiefensensibilität schulen

- Wahrnehmen unterschiedlicher Gelenkpositionen der nicht betr. Extremität und Angleichen dieser Positionen mit der betr. Extremität bei geschlossenen Augen.
- Mentales Training: insbesondere kinästetische Vorstellung von Gelenksposition und Änderung der Gelenksposition (Motorisches Lernen, ▶ 1.3.1)
- Halten einer vorgegebenen Gelenksposition bei „Störungen" durch den Th.
- Halten einer vorgegebenen Gelenksposition mit geschlossenen Augen oder bei visueller Ablenkung
- Feldenkrais (▶ 2.15), Lösungstherapie nach Haase (▶ 2.17)

### Koordination der Extremitäten verbessern

- **PNF** (▶ 2.32): Dynamische Umkehr mit Halten in verschiedenen Bewegungsabschnitten, Betonte Bewegungsfolge bei prox. Stabilisierung durch Approximation, Widerstand des Th. oder Kontakt mit einer Unterstützungsfläche
- **Konzentrative Bewegungsführung:** langsame Bewegungen gegen Führungswiderstand unter Blickkontakt (*nicht* bei Nystagmus und Doppelbildern) sowie verbaler Unterstützung, langsame und bewusste aktiv-passive Bewegungsführung durch den Th. unter Blickkontakt und verbaler Unterstützung, zuerst eingelenkig-eindimensional, später mehrgelenkig-mehrdimensional (PNF-Pattern)
- **Kontaktbewegen:** Der Pat. hält den Kontakt, z. B. mit seiner Handfläche an der Hand des Th., und folgt bei allen Bewegungen, der Th. kann durch die Intensität des Kontakts und durch die Bewegungsrichtungen den Schwierigkeitsgrad bestimmen.

! Diese Technik ist nicht zu verwechseln mit dem Bewegen gegen Führungswiderstand.

- **Bewegen gegen einen gedachten Widerstand:** durch ein Moor gehen, einen zähen Brei rühren, etwas Schweres vor sich herschieben, wegstemmen oder zu sich heranziehen
- **Bewegungen auf einer Unterstützungsfläche**, z. B. einer Wand, auf dem Boden, auf dem Tisch. Zielübungen: Der Pat. soll körpereigene oder körperfremde Ziele mit der Hand oder dem Fuß ansteuern – wichtig ist, dass er die Zielansteuerung in entspannter Haltung und ohne Leistungszwang durchführt.

### Aktivität/Partizipation

Bei der physiotherapeutischen Befunderhebung besonders zu beachten:

- Gleichgewichtsstörungen und das Ausmaß der Sturzgefahr erheben (z. B. Berg Balance Scale, ▶ 1.1.7)
- Gefahrenquellen bei Alltagsaktivitäten des Pat. identifizieren

! Auswirkungen auf Stand und Gang, sowie auf die Haltung im Sitz sind richtungsweisend für die Therapie

### Bewegungsübergänge schulen

- ASTE vor jedem Bewegungsübergang in Bezug auf Sicherheit optimieren
- Bewegungsübergänge können in Teilabschnitten erarbeitet werden (z. B. PNF)

- Häufig ist eine Kräftigung hilfreich (auch für das subjektive Sicherheitsempfinden).
- Bei starkem Tremor können diverse Strategien zur Hilfe genommen werden, z. B.:
  - Bewegen der Extremität, ohne sie vom Untergrund abzuheben
  - Gehen mit durchgängigem Kontakt (z. B. an der Wand lang)
  - Hände ineinanderlegen/falten und dann gemeinsam bewegen
  - Zur Unterdrückung des Tremors den Ellenbogen gegen den Rumpf drücken
  - In Sitz oder Stand die Hände auf den Beckenkamm drücken
  - Festes Umgreifen eines Geländers

! Pat. nutzen sehr unterschiedliche Kompensationsstrategien. Diese müssen sorgfältig herausgearbeitet und in die Alltagsaktivitäten des Pat. integriert werden.

### Gleichgewicht verbessern

Die Gleichgewichtsschulung sollte stufenweise aufgebaut werden und dem Pat. insbesondere zu Beginn ein vermehrtes Sicherheitsgefühl vermitteln. Angst führt häufig zu einer nichtadäquaten muskulären Aktivität und erhöht das Sturzrisiko. Diverse Haltemöglichkeiten anbieten (z. B. Training im Gehbarren) oder mit Hilfe von visueller Kontrolle (z. B. vor dem Spiegel) üben.

- Sanfter Aufbau von Widerständen mit vorheriger Ankündigung, bis hin zu unangekündigten leichten Stößen in Sitz und Stand
- Langsames bis plötzliches Lösen von Wiederständen
- Mit geöffneten oder geschlossenen Augen
- Unterschiedliche Untergründe (Matte, Schaukelbrett, Trampolin)
- Ausgangsstellung verändern (z. B. Fußposition, asymmetrische Armhaltung)
- Verkleinerung der Unterstützungsfläche
- Üben mit/ohne individuelle Stabilisierungsstrategien

### Gangbild verbessern

Zur Verbesserung des Gangbilds können die individuellen Stabilisierungsstrategien als Kompensation genutzt werden. Auch das (feste) Greifen eines Rollators während des Gehens kann hilfreich sein. Gehen im Gehbarren oder an einem Geländer erlaubt die Durchführung von Stabilisierungsübungen.

### Kompensationsstrategien trainieren

- Kompensationsstrategien sollten möglichst früh mit alltagsrelevanten Bewegungen kombiniert werden (z. B. Greifen und zum Mund Führen einer Tasse).
- Unterschiedliche Umgebungen/situative Kontexte in das Training integrieren, damit die erlernten Kompensationsstrategien in diversen Alltagssituationen des Pat. umgesetzt werden können.
- Beim Essen und Trinken sollte die Entfernung von Besteck/Geschirr zum Mund möglichst gering sein.

! Gefahrenquellen vermeiden (z. B. spitzes Besteck, heiße Getränke)



## 9.3.5 Aphasie

Es handelt sich um eine zentrale Sprachstörung, bei erhaltener Funktion der zum Sprechen benötigten Muskulatur, ausgelöst z. B. durch Hirninfarkt, Hirnblutungen, Hirntumore.

Im Gegensatz zur **Dysarthrie (Sprechstörung)** sind hierbei die Sprechorgane und deren nervale Versorgung intakt, nur der Sprachentwurf oder das Sprachverständnis ist gestört.

**Aachener Aphasie-Test**
Mit dem Aachener Aphasie-Test (AAT) lassen sich die einzelnen Formen der Aphasien sicher differenzieren. Es werden Spontansprache, Schriftsprache, Nachsprechen, Benennen und Sprachverständnis untersucht.
Der **Token-Test** ist im AAT integriert: Anhand von vorgelegtem Testmaterial soll der Pat. eine Auswahl farbiger Kreise und Rechtecke zeigen und benennen.

**Formen**

- **Motorische (Broca-)Aphasie:** Störung der **Sprachproduktion**; die Pat. können kaum oder überhaupt nicht sprechen und schreiben. Wenn sie sprechen, besteht ihre Sprache aus einzelnen Worten (Telegrammstil), teilweise werden Silben vertauscht oder entstellt (**Paraphasien**). Es treten häufig beharrliche Wiederholungen von einzelnen Wörtern (**Perseverationen**) oder sich wiederholende inhaltslose Redefloskeln (sprachliche **Stereotypien**) auf.
- **Sensorische (Wernicke-)Aphasie:** Störung des **Sprachverständnisses**; die Pat. können Gesprochenes kaum oder überhaupt nicht verstehen. Sie sprechen mit normalem Sprachfluss und normaler Sprachmelodie. Da aber die Kontrolle über die Sprache fehlt, können Worte durch Paraphasien völlig entstellt sein und es werden teilweise neue Worte gebildet, die nicht dem Sprachgebiet angehören (**Neologismen**).
- **Globale Aphasie:** Kombination aus motorischer und sensorischer Aphasie
- **Amnestische Aphasie: Wortfindungsstörungen**, die durch Umschreibungen kompensiert werden

## Physiotherapie

! Bei sensorischer Aphasie die Bewegungsaufträge durch Demonstration oder passives Führen (nonverbaler Körperkontakt) vermitteln

- Zusatzmaßnahme: Logopädie

## 9.3.6 Apraxie

Zentrale Störung von integrierten **Handlungs- und Bewegungsfolgen** bei erhaltener Muskelkraft und Koordination von Einzelhandlungen. Ursachen wie bei Aphasie.

**Formen**

- **Ideomotorische Apraxie:** Unfähigkeit, gezielte mimische (Gesichtsapraxie) oder gestische (Gliedmaßenapraxie) Bewegungen auszuführen, z. B. Nase rümpfen, Lippen ablecken, sich Räuspern, Winken, Armbewegung des Kämmens oder Bewegung des Ballkickens imitieren.
- **Ideatorische Apraxie:** Der Pat. ist nicht imstande, logische und gewohnte Handlungsfolgen korrekt durchzuführen, z. B. den aus mehreren Handlungsfolgen bestehenden Vorgang des Zähneputzens oder Ankleidens.
- **Konstruktive Apraxie:** Geometrische Figuren können nicht korrekt nachgezeichnet werden.

9

### Physiotherapie

! Zum Erlernen komplexer Handlungsfolgen diese in einzelne Sequenzen aufteilen. Der Pat. soll vor oder während des Handelns die nächste Sequenz verbal ankündigen. Dies strukturiert und erleichtert die Durchführung.

# 9.4 Hypokinetisch-rigide Syndrome

Die **Stammganglien** steuern die unwillkürliche, aber auch die willkürliche Motorik und sind die Zentren des sog. **extrapyramidalen Systems**. Die durch Störungen der Stammganglien ausgelösten Symptome werden deshalb auch als „extrapyramidale Syndrome" bezeichnet.

## 9.4.1 Parkinson-Syndrom

Entsteht durch einen Dopaminmangel oder eine Dopamin-Rezeptor-Blockade (z. B. Psychopharmaka) im Corpus striatum, wodurch ein Überwiegen des cholinergen Systems mit ausgeprägter Bewegungsarmut auftritt.

### Ursachen

Morbus Parkinson (idiopathisches Parkinson-Syndrom) tritt ab dem 40. Lj. mit einer zunehmenden Prävalenz im höheren Lebensalter auf (1 % bei 60-Jährigen, 3 % bei 80-Jährigen). Erkrankungen vor dem 40. Lj. sind häufig genetisch bedingt (z. B. autosomal-rezessiv, PARK2). Weitere Ursachen sind vaskuläre Veränderungen, Z. n. Enzephalitis, Intoxikationen (z. B. synthetische Droge MPTP, Mangan, CO, Quecksilber).

### Symptome

- Trias Rigor, Tremor, Bradykinese
- Störung der posturalen Kontrolle
- Das äußere Erscheinungsbild ist durch eine zunehmende Kyphose geprägt, das Gangbild ist kleinschrittig, verringerte Mitbewegung der Arme beim Gehen (bedingt u. a. durch den Rigor).
- Verarmung an mimischen und gestischen Ausdrucksbewegungen (**Hypomimie**), leise, monotone Sprache
- **Tremor:** Ruhetremor mit niedriger Frequenz (4–6Hz), der bei Intentionsbewegungen abnimmt
- Häufig **vegetative Begleitsymptome** wie vermehrter Speichelfluss, Verdauungsprobleme (Obstipation) oder Seborrhoe (Salbengesicht) durch vermehrte Talg- und Schweißproduktion
- **Freezing-Phänomen:** Der Pat. erstarrt zu Beginn einer Zielbewegung (Starthemmung), während eines vermeintlichen optischen Engpasses (Tunnelsyndrom), bei einem Richtungswechsel oder in emotionalen Stresssituationen.

! Dieses Phänomen ist nicht an die Dosierung von Medikamenten gebunden.

- **End-of-Dose-Akinesie:** Der Pat. wird durch Nachlassen des Dopaminspiegels in der Beweglichkeit eingeschränkt.
- **On-off-Phänomen:** Meist bei Langzeitgabe von L-Dopa auftretend, *kein* direkter Zusammenhang zwischen Medikamentengabe und Beweglichkeit. Das Auftreten ist unvorhersehbar, in den On-Phasen wird der Pat. hyperkinetisch.

### Ärztliche Therapie

Übergeordnetes Ziel der Arzneitherapie ist, das Transmittergleichgewicht im Corpus striatum wiederherzustellen.

- **Dopaminersatz durch L-Dopa** mit Decarboxylasehemmer ist in seiner symptomatischen Wirkung den anderen Parkinson-Medikamenten überlegen.
- Dopaminagonisten (direkte Stimulation der Dopamin-Rezeptoren): zahlreiche gut wirksame Präparate verfügbar
- Verminderung des Dopaminabbaus durch Monoaminoxidase-B-Hemmer
- Anticholinergika, um das Überwiegen des cholinergen Systems zu vermindern (nur beim medikamentös bedingten Parkinsonoid)
- NMDA-Antagonist Amantadin, insbesondere bei akinetischer Krise

## 9.4.2 Befunderhebung

### Struktur/Funktion

Bei der physiotherapeutischen Befunderhebung besonders zu beachten:

- Vorhandensein von Rigor. Test: Pat. zeigt „ruckartig nachlassende" Beweglichkeit entgegen der Muskelsteifigkeit (Zahnradphänomen)
- Kyphose der BWS
- Verminderte Gelenkbeweglichkeit
- Häufig verkürzte ventrale Muskulatur (z. B. Hüftflexoren, M. pectoralis)
- Verminderte Feinmotorik
- Häufig Bauchatmung und leise Sprache
- Haltungsveränderung

### Aktivität/Partizipation

- Gleichgewicht in Gang und Stand beeinträchtigt
- Sturzgefahr
- Verändertes Schriftbild aufgrund des Tremors
- Zunehmende Einschränkung der Selbstständigkeit

**Unified Parkinson's Disease Rating Scale (UPRDS)**

Einteilung in 6 Subskalen mit insgesamt 42 Items, die neben psychischen Komponenten u. a. Probleme bei der Ausführung von ADL, motorische Fähigkeiten, Probleme bei/durch medikamentöse(r) Behandlung und klinische Parkinson-Symptome erfassen. Für Physiotherapeuten sind besonders die Erfassung der motorischen Fähigkeiten sowie die Fragen zu Aktivitäten und Partizipation relevant, um entsprechende Therapieschwerpunkte setzen zu können.

! Ermöglicht die Beurteilung sowohl im On- als auch im Off-Zustand.

## 9.4.3 Physiotherapie bei Parkinson-Syndrom

### Behandlungsprinzipien

Die Aufrichtung des Oberkörpers spielt eine grundlegende Rolle in der Therapie, da sie weitreichende Auswirkungen auf andere Fähigkeiten/Bereiche hat (z. B. Stand- und Gangsicherheit). Des Weiteren sollen Rhythmus und deutliche Kommandos in die Therapie eingebunden werden. Spielerische Integration von Partner- und Gruppenübungen fördert die Motivation und erleichtert Bewegungsabläufe. Häufige Variation von genutzten Geräten und Aufgaben.

### Struktur/Funktion

#### DKPT verhindern

▶ 1.3.3

9

### Mobilität verbessern

- Rumpfmobilisation, Aufrichtung der WS
- Assistierte, zügige reziproke Bewegungsmuster (z. B. Boxen, Sägen, Rudern, Fahrrad fahren, Wischen), Reaktionsspiele (Achtung: Patientensicherung), sichere Positionswechsel (z. B. Stand → Kniestand)

### Muskeltonus reduzieren

- Drehdehnlagerung (▶ 1.3.4)
- Entspannungsübungen, Körperwahrnehmungsschulung
- Rhythmische Bewegungsübungen, unterstützt durch Musik

### Feinmotorik verbessern

- Schreibübungen an einer Tafel (Schrift soll größer werden), Schreiben in vorgegebenen Zwischenräumen auf einem Blatt Papier, Figuren nachzeichnen
- Knoten machen und wieder auflösen, Papier falten, Seiten in einem Buch oder einer Zeitschrift einzeln umblättern, Papier zerreißen, Geld aus einem Portemonnaie herausholen, Schrauben auf- und zudrehen

### Vitalkapazität steigern

- Vorbereitend: Rumpfmobilisation
- AT (▶ 1.3.4)

### Sprachartikulation und Mimik verbessern

- Gesichts-PNF (▶ 2.32), Zungenbewegungen
- Exspirationsübungen, laute Phonationsübungen mit Vokalen oder Konsonanten, die eine intensive Lippen- und Zungenbewegung erfordern (z. B. „bla-bla“, „ho-ho“, „mei-mei“)
- Zusatzmaßnahme: Logopädie

### Haltung normalisieren

- Erarbeiten der Optimalen Haltung (▶ 1.3.7); Hilfen für die Aufrichtung: Reize am Scheitel, Sternum; Anlehnen an die Wand
- Wahrnehmungsschulung zur Eigenkorrektur; Integration der Haltungskorrektur im Alltag
- Muskeldehnung: M. pectoralis major, M. iliopsoas

## Aktivität/Partizipation

### Reaktionsvermögen und Gleichgewicht verbessern

- Reaktive Stabilisierung (Haltewiderstand plötzlich loslassen), Training der automatischen Schutzreaktionen an Arm (Stütz) und Bein (Ausfallschritt)
- Ballfangspiele, Fußball, Federball, Schaukelbrett, Pezziball, Stand und Gang auf unterschiedlichen Unterlagen

### Gangbild verbessern

- Gehen mit Fazilitationen des Th. an verschiedenen Schlüsselpunkten: Schultern, Sternum, Arme oder Becken. Gehen über vorgegebene Hindernisse (mit unterschiedlich nachgebenden Materialien), Gehen nach Rhythmus oder Musik, Gehen mit Start/Stopp-Phasen oder Richtungswechsel, Treppe gehen
- Bei Retropulsion: vorbereitend Gewichtsverlagerung nach vorn im Sitz, Üben des Aufstehens mit genügender Vorverlagerung des Gewichts; an die Wand lehnen und versuchen, von dieser wegzukommen. Hände auf die Schultern des Th. legen und diesen vor sich herschieben. Wird ein Rollstuhl o. Ä. genutzt, den der Pat. vor sich her schiebt, muss darauf geachtet werden, dass die Griffhöhe eine Aufrichtung fördert.

**Freezing-Phänomen reduzieren**
- Nutzung von Cues (akustische, visuelle, taktile Reize, die ein Freezing „durchbrechen")
- Anti-Freezing-Stock einsetzen; Gehen auf stark strukturiertem, kontrastreichem Untergrund (Zebrastreifen, Treppensimulation); in einem Hindernisparcours während des Gehens einen an einer Schnur aufgehängten Ball vor sich wegtreten
- Eigene Taktgeber (z. B. auf den Oberschenkel klopfen); eigene Rhythmuskommandos (z. B. Aufsagen einer Zahlenreihe im Gangrhythmus); Gehen mit Taktgeber über einen MP3-Player

**Patienten aufklären**
- Kleidung sollte leicht an- und auszuziehen sein, ggf. Anziehhilfen verwenden
- Ernährung (z. B. viele Ballaststoffe zur Förderung der Darmtätigkeit)
- Sicherheitshinweise (z. B. Teppiche als Stolperfallen)
- Einsatz von Hilfsmitteln für die Körperpflege (z. B. Bürste mit langem Griff), zum Aufstehen aus dem Bett, Gehhilfen
- Hinweis auf Selbsthilfegruppen zur Vermeidung einer sozialen Isolation.

**Tipps & Fallen**
Bei bewusster Übermedikation zur Verlängerung der On-Phasen kann das Parkinson-Syndrom in ein hyperkinetisches Syndrom mit choreatischen, athetotischen oder sogar ballistischen Elementen oder in allgemeine Hyperaktivität umschlagen. In diesem Fall erfolgt die Behandlung wie bei Ataxie (▶ 9.3.4) und hyperkinetischem Syndrom (▶ 9.5.5).

# 9.5 Hyperkinetisch-hypotone Syndrome

Syndrome mit vermehrter Bewegungsunruhe bei gleichzeitig hypotoner Muskulatur.

## 9.5.1 Choreatisches Syndrom

Zugrunde liegen Läsionen des Corpus striatum, z. B. durch Hirninfarkt oder -blutungen, aber auch durch erbliche, metabolische, immunologische, pharmakologische Einflüsse.

### Symptome

Dauernde, schnelle Muskelkontraktionen in regellos wechselnden Muskelgruppen (anfänglich oft wie Verlegenheitsbewegungen: Grimassieren, Schmatzen usw.).

### Chorea Huntington

Sonderform des choreatischen Syndroms: mit autosomal-dominantem Erbgang und einer Prävalenz von 2–10/100.000 (Defekt auf kurzem Arm des Chromosoms 4, Vermehrung eines CAG-Triplet-Repeats, Trinukleotidrepeatererkrankung), Erkrankungsalter 30.–50. Lj., durchschnittliche Krankheitsdauer 12–15 Jahre.

### Symptome

Ununterbrochene Bewegungsunruhe der Extremitäten sowie Grimassieren des Gesichts mit ständigen Kau- und Zungenbewegungen. Früh kommt es zu psychischen Veränderungen (z. B. erhöhte Reizbarkeit und selten auch Neigung zur Gewalttätigkeit). Im Verlauf meist schwere Wesensänderung, z. T. auch psychotisches Erleben mit Halluzinationen und Demenz.

#### Ärztliche Therapie

Eine kausale Therapie ist nicht bekannt, sodass symptomatische Behandlung erfolgt, z. B. Besserung der Hyperkinese durch Neuroleptika oder Dopamin-Vesikelspeicher entleerende Substanzen wie Tetrabenazin.

### Physiotherapie

▶ 9.5.5

## 9.5.2 Dystone Syndrome (Dystonien)

Langsame, unwillkürliche Tonussteigerungen und Bewegungen sowie abnorme Haltungen. Verstärkung durch emotionale Erregung und Bewegungsintentionen, Nachlassen im Schlaf.

### Torsionsdystonie

#### Symptome

Drehbewegungen des ganzen Rumpfs und der proximalen Extremitätenabschnitte, wobei diese auch gegensinnig zueinander gedreht werden können. Häufig zusätzlich Grimassieren durch Hyperkinese der Gesichtsmuskulatur.

#### Formen

- **Symptomatische Form,** z. B. durch frühkindliche Hirnschädigung oder Überempfindlichkeit gegen Psychopharmaka
- **Idiopathische Form** einschließlich genetischer Ursachen mit Beginn meist im Jugendalter und Fortschreiten zu einer schweren Behinderung mit erheblicher Fehlstellung der Wirbelsäule

#### Ärztliche Therapie

Bei pharmakologischer Ursache ist evtl. das Absetzen der Medikation geboten sowie die Gabe von Anticholinergika. Ggf. Injektion des Nervengifts Botulinustoxin in spezialisierten Zentren (bei sehr starker Symptomatik in weiter fortgeschrittenen Stadien).

### Physiotherapie

▶ 9.5.5

### Torticollis spasmodicus

Es handelt sich um eine meist im mittleren Lebensalter bei beiden Geschlechtern gleich häufig auftretende Erkrankung. Neben genetischen Einflüssen werden auch Z. n. Enzephalitis, SHT oder perinataler Schädigung beschrieben.

#### Symptome

Langsame, krampfartig-gequält aussehende Bewegungen mit unwillkürlicher Seitwärtsdrehung des Kopfs bei gleichzeitiger Neigung zur Gegenseite sowie Anhebung der gleichseitigen Schulter. Die Bewegung wird hauptsächlich durch den M. sternocleidomastoideus und den M. trapezius der Gegenseite bewirkt, der bei lang bestehender Erkrankung oft hypertrophiert ist.
Mit bestimmten Hilfsgriffen ohne großen Krafteinsatz kann die dystone Hyperkinesie abgeschwächt werden (z. B. Hand oder Fingerspitzen an das Kinn legen).

### Ärztliche Therapie

Wie bei der Torsionsdystonie.

### Physiotherapie

▶ 9.5.5

Außerdem: Traktion/Ausstreichungen der HWS, Massage, feuchte Wärme, Akrodynamische Therapie (▶ 2.2) in verschiedenen Positionen, PNF-Kopfdiagonalen in das entgegengesetzte Muster (▶ 2.32), Vojta (▶ 2.40).

## 9.5.3 Athetotisches Syndrom

Beginn meist im frühen Kindesalter als Folge eines Sauerstoffmangels bei der Geburt (Asphyxie) oder selten auch im Erwachsenenalter nach Hirninfarkt mit Schädigung des Striatums und kontralateraler Symptomatik. Bei einseitigem Auftreten spricht man von **Hemiathetose**, bei doppelseitigem von **Athetose double**. Kennzeichnend sind bizarre Bewegungen, die durch gleichzeitige Agonisten- und Antagonistenanspannung hervorgerufen werden.

### Symptome

- Langsame, nichtrhythmische, wurm- oder schraubenartige Bewegungen, v. a. im distalen Extremitätenbereich, mit Überstreckung in Ellenbogen, Fingergrundgelenken, Kniegelenk, Knickfuß mit Valgusstellung im Vorfuß
- Thalamushand: volarflektierte Hand mit in den Grundgelenken überstreckten Fingern
- Fuß in vermehrter DE
- Rumpfhaltung: Hyperlordose der LWS
- Kopfhaltung: Hyperlordose mit Lateralflex. und Rotation zur Gegenseite oder Kyphose; M. sternocleidomastoideus meist verkürzt und hypertroph
- Muskeltonus: wechselnd
- Koordination: gezielte Bewegungen oft nicht möglich
- Koordinationsstörung der Sprech- und Atemmuskulatur und übersteigerte mimische Mitbewegungen („pathologisches Lachen und Weinen")
- Gleichgewicht: sehr instabil, besonders im Stand
- Gangbild (meist nur mit Unterstützung überprüfbar): Trendelenburg, Add. und IR der Beine, Plantarflex. der Füße
- Einfluss der Kopf- und Rumpfhaltung auf die Bewegungen der Extremitäten: Einschießende Hyperext. in der HWS lässt z. B. den gesamten Rumpf extendieren, sodass normales Stehen unmöglich wird.

### Ärztliche Therapie

Im Vordergrund steht eine medikamentöse Therapie mit Tetrabenazin und Tiaprid.

### Physiotherapie

▶ 9.5.5

## 9.5.4 Ballistisches Syndrom

Selten auftretendes, meist halbseitiges Syndrom (**Hemiballismus**) nach zerebraler Ischämie, aber z. B. auch raumfordernden zerebralen Prozessen unter Mitbeteiligung des kontralateralen Nucleus subthalamicus der Stammganglien.

**Symptome**

- Halbseitige, weit ausfahrende Bewegungen aus dem Schulter- und Beckengürtelbereich
- Plötzlich einsetzende, unwillkürliche Bewegungen, die zum Heran- und Wegschleudern der Gliedmaßen vom Rumpf führen

**Physiotherapie**

▶ 9.5.5

### 9.5.5 Physiotherapie bei hyperkinetisch-hypotonen Syndromen

Bei der physiotherapeutischen **Befunderhebung** besonders zu beachten:

! Eigensicherung des Therapeuten
- Rumpfhaltung
- Muster der Hyperkinese
- Gangbild
- Alltagsbewegungen
- Sprache
- Gesichtsausdruck
- Psychisches Verhalten

**Behandlungsprinzipien**

- Behandlung in ruhiger und reizarmer Umgebung

! Bewegungsintention und positive (Lob, Freude, Lachen) sowie negative Affekte (negative Kritik, Schreck, depressive Stimmung) beeinflussen die Hyperkinese.

**Struktur/Funktion**

**Muskelaktivität regulieren**

- Allg. Entspannungsmaßnahmen (z. B. PMR, ▶ 2.31)
- Entspannende Massage (z. B. zentrifugale Streichungen am Rücken)
- Extremitätenbewegungen mit voller Konzentration, ohne Leistungszwang sowie unter Begleitung von Augen-, Kopf-, Rumpfbewegungen durchführen

**Kopf- und Rumpfkontrolle erarbeiten**

- Vojta (▶ 2.40): Widerstände am Kopf des Pat. (Jochbein, Hinterhaupt), in Richtung Stützarm in der Kriechposition und in der 1a-Phase des Reflexumdrehens, da die Kopfstellung oft die Hyperkinese an Rumpf (v. a. das Extensionsmuster) und Extremitäten stark beeinflusst.
- PNF (▶ 2.32): Arbeiten in das Flexionsmuster an Kopf und Rumpf, z. B. über Chopping, Armmuster Flexion-Adduktion-Außenrotation, Kopfmuster Flexion-Lateralflexion-Rotation.

! Meist besteht ein Hyperextensionsmuster, das das Bewahren des Gleichgewichts in einer Position unmöglich macht.

9

## 9.6 Zerebrale Durchblutungsstörungen

Bei 85 % aller Schlaganfälle handelt es sich um akute zerebrale Durchblutungsstörungen mit Sauerstoffmangel des Gehirns (Hirninfarkt) und in ca. 15 % um intrazerebrale Massenblutungen sowie seltenere Diagnosen wie Sinusvenenthrombosen oder Subarachnoidalblutungen.

## 9.6.1 Hirninfarkt

Synonyme: **ischämischer Insult, Apoplex.**
Beim Hirninfarkt handelt es sich um eine akut auftretende neurologische Ausfallsymptomatik durch Minderdurchblutung des Gehirns (▶ Tab. 9.1). Dies kann Folge einer Gefäßstenose bei Arteriosklerose sein, einer Embolie aus ulzerierten Plaques der hirnversorgenden Arterien oder Folge von Herzrhythmusstörungen mit kardialer Emboliequelle, besonders häufig aus dem linken Vorhof bei absoluter Arrhythmie.

### Symptome

Die klinische Symptomatik ergibt sich aus dem jeweils betroffenen Gefäßgebiet.

- **Syndrom der A. carotis interna** (ca. 10 %): kontralaterale Hemiparese mit Sensibilitätsstörungen, gesteigerten Eigenreflexen, positiven spastischen Zeichen und spastischer Tonuserhöhung. Aphasie bei Befall der dominanten Hirnseite. Anamnestisch flüchtige gleichseitige Sehstörungen („Amaurosis fugax"), Hemianopsie.
- **Syndrom der A. cerebri media** (ca. 30 %): kontralaterale, brachiofazial betonte Hemiparese mit Sensibilitätsstörungen. Hemianopsie. Gesteigerte Muskeleigenreflexe mit spastischen Zeichen. Wernicke-Mann-Gangtyp. Aphasie bei Befall der dominanten Hirnseite.
- **Syndrom der A. cerebri anterior** (weniger als 5 %): kontralaterale, beinbetonte Hemiparese, evtl. Sensibilitätsstörungen. Gesteigerte Muskeleigenreflexe mit spastischen Zeichen.
- **Syndrom der A. cerebri posterior** (5–10 %): kontralaterale homonyme Hemianopsie. Bei doppelseitigen Verschlüssen Blindheit. Leichte kontralaterale Hemiparese und Sensibilitätsstörungen möglich.
- **Vertebrobasiläre Syndrome** (Basilarisinsuffizienz): Die Vertebralarterien und die daraus hervorgehende A. basilaris versorgen Teile des oberen Halsmarks, die Medulla oblongata, die Brücke (Pons), das Kleinhirn und Teile des Mittelhirns. Bei arteriosklerotischer Einengung resultieren (meist flüchtige) Durchblutungsstörungen, aber auch Hirnstamm-, Kleinhirn- oder Mittelhirninfarkte. Wegen des Verlaufs der Vertebralarterien durch die Foramina transversaria der Halswirbelsäule treten die flüchtigen Störungen häufig bei extremen Kopfbewegungen (z. B. Rückwärtsfahren mit dem Auto, Rasieren am Kinn, Wäscheaufhängen) auf. Die Vielfältigkeit der möglichen Hirnstammsymptome ist durch die enge Nachbarschaft von Bahnen, Hirnnervenkernen und Funktionssystemen in diesem Bereich bedingt:
  - Drehschwindel, Kopfschmerzen, Übelkeit mit Erbrechen
  - Augenmuskellähmungen mit Doppelbildern, Gesichtsfeldstörungen
  - **Horner-Syndrom:** Ptosis (Hängen des Augenlids), Miosis (Engstellung der Pupille) und Enophthalmus (Zurücksinken des Augapfels)
  - Hörstörungen, Sprechstörungen, Schluckstörungen
  - Paresen, Sensibilitätsstörungen
  - Zerebelläre Ataxie und kurz dauernde Tonusverluste der Muskulatur, die zum plötzlichen Hinstürzen der Pat. führen („**Drop Attacks**")

Je nach Lokalisation der Durchblutungsstörung bzw. des Infarkts im Hirnstamm unterscheidet man eine Vielzahl von Hirnstammsyndromen (insgesamt selten). Am häufigsten ist das **Wallenberg-Syndrom** mit plötzlich einsetzendem Drehschwindel, dazu Erbrechen, Heiserkeit, Nystagmus, Horner-Syndrom, Trigeminusausfall, Schluckstörung, gleichseitige Extremitätenataxie, gegenseitige Halbseitenlähmung und Sensibilitätsstörung.

| Tab. 9.1 Stadien der zerebralen Durchblutungsstörung nach Hennerici | |
|---|---|
| **Stadium** | **Klinische Symptomatik** |
| I | Symptomlose Stenose der hirnversorgenden Arterien |
| II | • **Transitorische ischämische Attacke (TIA):** neurologische Ausfälle, die innerhalb von 24 Std. vollständig abgeklungen sind (30–40 % der Patienten erleiden in den nächsten 5 Jahren einen Hirninfarkt.)<br>• **Prolongiertes reversibles ischämisches neurologisches Defizit (PRIND):** neurologische Ausfälle mit völliger Rückbildung nach mehr als 24 Std. |
| III | Frischer Schlaganfall: Hirnsubstanzschädigung (Hirninfarkt) mit neurologischen Ausfällen (teilweise reversibel) |
| IV | Endstadium eines abgelaufenen Schlaganfalls mit chronisch neurologischem Defizit |

### Ärztliche Diagnostik

- Klinische Untersuchung zur Einschätzung eines akuten Handlungsbedarfs (Bewusstseins- oder Atemstörung?) sowie Anamnese zur Ermittlung des Symptombeginns
- CCT, bei V. a. Hirnstammbeteiligung auch MRT zur Lokalisation der Schädigung (dient u. a. auch der Unterscheidung zwischen Hirninfarkt und Hirnblutung oder selten Tumor)
- Extra- und intrakranielle Duplex- und Doppler-Sonografie zur Feststellung evtl. Gefäßverschlüsse oder -stenosen der großen Hals- und Hirnarterien, evtl. MR-, CT-Angiografie
- EKG und Echokardiografie zur Beurteilung der Herzfunktion (z. B. bei V. a. kardiale Emboliequelle)
- Blutentnahme (BB, HK, Leber-, Nierenwerte, CRP, Elektrolyte, Gerinnung mit evtl. erweiterter Gerinnungs- oder Vaskulitisdiagnostik)

### Ärztliche Therapie

- Der akute Hirninfarkt soll auf einer **Stroke Unit** behandelt werden. Unter bestimmten Bedingungen (z. B. < 4,5 Std. zurückliegendes Ereignis) ist eine Lyse des Thrombus möglich (Achtung: intrazerebrale Blutung).
- Allgemeinmaßnahmen wie strenge Blutzuckereinstellung, mittlere Blutdruckeinstellung (> 130 mmHg systolisch), Korrektur von Elektrolytstörungen oder erhöhter Körpertemperatur, Thromboseprophylaxe und AT-Strümpfe sind für den Verlauf wichtig.
- Präventive Maßnahmen wie z. B. medikamentöse Senkung eines erhöhten Blutdrucks, gute Einstellung des Blutzuckers bei Diabetes mellitus, Meiden von Nikotin und Alkohol, Reduktion von Übergewicht
- Bei flüchtigen Durchblutungsstörungen: Behandlung mit Medikamenten, die die Gerinnungsneigung des Blutes herabsetzen

## Physiotherapie

▶ 9.3.3

9

Beim **vertebrobasilären Syndrom:**

- Behandlungsprinzipien wie bei Ataxie und zentraler Lähmung
- Schwindeltraining (▶ 9.22)

! Pat. nicht überlasten, Puls- und Blutdruckkontrolle

# 9.7 ZNS-Blutungen

## 9.7.1 Intrazerebrale Blutung

Meist Blutung aus arteriosklerotisch veränderten kleinen Hirnarterienästen bei art. Hypertonie („hypertensive [Massen-]Blutung"), seltener bei Schädelverletzungen, Angiomen, Aneurysmen, Tumoren und Gerinnungsstörungen. Ursache von bis zu 15 % aller „Schlaganfälle".

**Symptome**

- Initial: Kopfschmerzen, Übelkeit und Erbrechen
- Bewusstseinsstörungen bis hin zum Koma
- Auftreten meist unter körperlicher Tätigkeit oder bei Aufregung
- Lokalisationsabhängige neurologische Ausfälle (Entwicklung über Minuten bis Stunden, z. B. Halbseitenlähmung, Aphasie, konjugierte Blickwendung, Pupillenerweiterung auf der Herdseite, hirnorganische Anfälle)
- Bei erhöhtem Hirndruck kann es zur Einklemmung des Mittelhirns mit Störung der vitalen Regelfunktionen kommen.

**Ärztliche Diagnostik**

CCT, MRT, evtl. Angiografie bei atypischer Lokalisation oder jungem Alter zum Angiom- oder Aneurysmanachweis.

**Ärztliche Therapie**

In der Regel konservativ, nur bei guter anatomischer Zugänglichkeit operative Entfernung des Hämatoms bzw. Ausschaltung der Blutungsquelle.

### Physiotherapie

▶ 9.3.3

## 9.7.2 Subarachnoidalblutung

Die Blutungsquellen sind meist Aneurysmen (Aussackungen der Gefäßwand), aber auch arteriovenöse Fehlbildungen (z. B. Angiome) an Gefäßen der Hirnbasis, die häufiger bei körperlicher Anstrengung, aber auch in völliger Ruhe ohne Vorboten rupturieren.

**Symptome**

- Schlagartig einschießender, meist okzipital akzentuierter Kopfschmerz
- Meningismus (Nackensteifigkeit)
- Bewusstseinsstörungen
- Zerebrale Krampfanfälle
- Vegetative Regulationsstörungen (z. B. Übelkeit, Erbrechen)
- Sekundär, im Rahmen von Gefäßspasmen, zentrale Ausfallsymptome möglich

**Ärztliche Diagnostik**

MRT/CCT: Nachweis von Blut im Subarachnoidalraum, in den Ventrikeln oder auch im Hirngewebe. CT- oder MR-Angiografie, sekundäre Vasospasmen durch transkranielle Doppler-Untersuchung ausschließen.

**Ärztliche Therapie**

Stationäre Überwachung und Vermeidung intrakraniellen Druckanstiegs (evtl. medikamentöse Ruhigstellung). Prophylaxe und Therapie der nach einigen Tagen oft auftretenden Gefäßspasmen durch z. B. Nimodipin (Kalziumantagonist). Bei Aneurysma oder Angiom frühzeitige Operation (Gefahr eines Rezidivs) durch Clipping oder Coiling des Aneurysmas.

### Physiotherapie

▶ 9.3.3

- DKPT-Propylaxe
- Atemtherapie

## 9.7.3 Hirnsinus- und Hirnvenenthrombosen

Die venösen zerebralen Thrombosen können septisch oder aseptisch sein und sind oft Folge einer anderen Primärerkrankung. Frauen sind häufiger betroffen als Männer. Bei der primären aseptischen Form kommt es meist durch Gerinnungsstörungen, z. B. aufgrund von Schwangerschaft, oralen Antikonzeptiva oder Medikamenten, zur Thrombusentstehung. Von der sekundären oder septischen Form spricht man bei fortgeleiteten Infektionen (Nasennebenhöhlenentzündung, Otitis media, SHT).

### Symptome

- Kopfschmerzen mit Übelkeit und Erbrechen
- Fieber, Schüttelfrost
- Hirnödem mit Stauungspapille und Sehstörung
- Zentrale Paresen
- Hirnnervenlähmungen
- Epileptische Anfälle

### Ärztliche Diagnostik

MRT Schädel, CT-, MR-Angiografie.

### Ärztliche Therapie

Ursächliche Behandlung bei septischen Formen, Therapie mit Antikoagulanzien (→ Hemmung der Blutgerinnung).

### Physiotherapie

▶ 9.3.3

# 9.8 Kleinhirnsyndrome

Hinweise für die Zuordnung von Symptomen zum Kleinhirn ergeben sich häufig aus der Raschheit ihres Auftretens sowie aus begleitenden neurologischen Symptomen.

### Ursachen

Meist erworbene Schädigungen, wie z. B. raumfordernde Prozesse, Durchblutungsstörungen, Schädel-Hirn-Traumen, alkoholische oder degenerative erbliche Atrophie (zerebelläre Heredoataxie), entzündliche Erkrankungen wie Multiple Sklerose.

### Symptome

- Gang-, Stand-, Rumpf- und Extremitätenataxie (▶ 9.3.4)
- Dysdiadochokinese: schnelle Wechselbewegungen, z. B. Händeklatschen, sind nicht mehr oder nur unvollkommen möglich

- Charcot-Trias: Intentionstremor mit zunehmender Abweichung der Bewegung bei Zielannäherung, grobschlägiger Nystagmus in Richtung des Herds (unwillkürliche rhythmische Bulbusbewegungen), skandierende Sprache (abgehacktes, explosives Sprechen)
- Kleinhirnhypotonie: Muskeltonus auf der Seite der Läsion abgeschwächt

### Physiotherapie

▶ 9.3.3

# 9.9 Dezerebrationssyndrome

Der Hirnstamm (Medulla oblongata, Pons und Mittelhirn) wird von sämtlichen efferenten und afferenten Bahnen durchzogen. Eine Unterbrechung führt zum weitgehenden Ausfall der gesamten Großhirntätigkeit im Sinne eines Dezerebrationssyndroms.

## 9.9.1 Apallisches Syndrom

Die funktionelle Abkoppelung des Hirnstamms vom Hirnmantel bezeichnet man als apallisches („ohne Hirnmantel") Syndrom. Die Pat. wirken wach, reagieren aber auf keine Reize, leerer Blick. Differenzialdiagnostisch ist an das Locked-in-Syndrom mit vollständiger Lähmung aller Extremitäten sowie der meisten motorischen Hirnnervenkerne zu denken. Pat. müssen bei erhaltenem Bewusstsein oft künstlich beatmet werden.

### Ursachen

Schweres Schädel-Hirn-Trauma oder Hirnblutungen (meist mit Kleinhirneinklemmung im Foramen ovale), Enzephalitis, Intoxikationen oder Sauerstoffmangel nach Reanimation.

### Symptome

Die Hirnstammschädigung verläuft in mehreren Phasen vom Mittelhirnsyndrom bis zum Hirntod:

- Der Beginn einer Mittelhirnschädigung ist durch eine leichte Benommenheit und eine Reaktionsverzögerung gekennzeichnet.
- Mit fortschreitender Schwere der Hirnstammschädigung treten Somnolenz bis zur Bewusstlosigkeit, Pupillenstörungen, vegetative Störungen (Blutdruckschwankungen, Pulsfrequenzstörungen, gesteigerte Schweißsekretion) und motorische Entäußerungen hinzu (Streckstellung der Arme und Beine).
- Im Vollbild des Mittelhirnsyndroms besteht eine Bewusstlosigkeit mit Streckkrämpfen und Rückwärtsbeugung des Kopfes (Opisthotonus) bei erhöhtem Muskeltonus und Hyperreflexie sowie Auftreten von pathologischen Reflexen (Babinski-Phänomen).
- Werden auch tiefere Hirnstammregionen (Pons und Medulla oblongata) geschädigt, tritt das akute Bulbärhirnsyndrom mit tiefer Bewusstlosigkeit und Fehlen jeglicher spontaner oder reaktiver Motorik bei schlaffem Muskeltonus auf. Die Muskeleigenreflexe sind erloschen, pathologische Reflexe nicht mehr auszulösen. Es kommt zum Absinken der Pulsfrequenz und des Blutdrucks, schließlich zum Hirntod mit Atemstillstand.
- Grundsätzlich sind alle Dezerebrationsstadien reversibel; bei einer Rückbildung werden die klinischen Erscheinungsbilder rückläufig durchlaufen.

- In der Rückbildungsphase ist oft bei Aufhellung des Bewusstseins eine exogene Psychose zu beobachten.
- Bei irreparabler Schädigung kann es zu einer chronischen Dezerebration ohne Aussicht auf Rückbildung kommen.
- Die Prognose des Bulbärhirnsyndroms ist insgesamt sehr schlecht; es geht oft in das Syndrom des dissoziierten Hirntods (= vollständiger Ausfall aller Hirnfunktionen bei erhaltener basaler Herz-Kreislauf-Aktivität) über.

**Ärztliche Diagnostik**

- Um Aussagen zur Genese und zum Hirnödem machen zu können, ist ein Schädel-MRT/CCT erforderlich.
- Durch Ableitung der Hirnrindenaktivität (EEG) sind Aussagen über die Hirnfunktion möglich, wie es bei der Hirntoddiagnostik obligat ist. Evozierte Potenziale bei primärer supratentorieller Läsion erforderlich.
- Intrakranielle Doppler-Sonografie zum Nachweis der zerebralen Durchblutung
- Lumbalpunktion zum Ausschluss eines entzündlichen Prozesses

**Ärztliche Therapie**

Diese ist abhängig von der Genese und beschränkt sich meistens auf symptomatische Maßnahmen. Im Vordergrund steht die Hirndruckbehandlung, evtl. bei Blutungen auch Trepanation (Schädeleröffnung) zur Druckentlastung.

### Physiotherapie – Akutphase

- DKPT-Prophylaxe (▶ 1.3.3)
- Vorsichtiges und ruhiges reziprokes Durchbewegen, ohne Schmerzen zu provozieren
- Weiches Dehnen der spastischen Muskulatur, reflexhemmende Lagerung
- Verbesserung der Reaktionslage durch taktile, akustische und visuelle Reize
- Begleitverletzungen an Wirbelsäule, Extremitäten und inneren Organen sowie ein bestehendes hirnorganisches Psychosyndrom beachten

! Das Durchbewegen ungeachtet der Bewusstseinslage *immer* verbal begleiten – der Pat. hört auch „unbewusst" mit.

### Physiotherapie – Spätphase

Behandlungsziele und Maßnahmen wie bei zentraler Lähmung (▶ 9.3.3) bzw. Ataxie (▶ 9.3.4).

# 9.10 Rückenmarksyndrome

## 9.10.1 Querschnittslähmung

Eine plötzliche oder allmählich auftretende Schädigung der Rückenmarkstrukturen in horizontaler und/oder vertikaler Ebene führt zu einem unvollständigen bzw. vollständigen Querschnittssyndrom mit sensiblen und motorischen Ausfällen.

9

**Ursachen**

- Traumatische Schädigung des Rückenmarks (z. B. durch Verkehrsunfall, Absturz, Sport- und Badeunfälle) mit Prellung, Zerrung oder Quetschung des Rückenmarks (Contusio spinalis) oder kompletter Durchtrennung
- Rückenmarkstumoren (6-mal seltener als Hirntumoren, zu über 60 % gutartig)

- **Spinalis-anterior-Syndrom:** Rückenmarkschädigung (Myelomalazie) durch Durchblutungsstörung im Versorgungsgebiet der A. spinalis anterior; zunächst radikuläre Schmerzen, dann Ausbildung eines unvollständigen Querschnittsyndroms
- Akute Querschnittsmyelitis: meist viraler Genese, seltener bakteriell bedingt; meist verbleibt eine Restsymptomatik

#### Symptome

- **Frühstadium** bei plötzlicher Entwicklung des Querschnitts (z. B. traumatisch) mit **spinalem Schock:** kompletter Ausfall der Willkürmotilität unterhalb der Schädigungsstelle, schlaffer Muskeltonus und Erlöschen der Muskeleigenreflexe (Paraparese bzw. bei Halsmarkläsion Tetraparese). Ausgefallene Sensibilität unterhalb der Schädigungsstelle, Unfähigkeit, Harn- und Stuhldrang zu empfinden bzw. Harn und Stuhl zu entleeren, Störung der Sexualfunktion. Dauer des spinalen Schocks: 4–6 Wo.
- In der Folge Entwicklung eines **spastischen Syndroms**, da die unterhalb der Schädigungsstelle gelegenen Rückenmarksabschnitte ihre Eigenaktivität innerhalb der ersten drei Monate nach Querschnittsläsion wieder aufnehmen. Es kommt zu unwillkürlicher aktiver Harnentleerung („**Reflexblase**") bei einer Lähmung Typ „oberes motorisches Neuron", bzw. zu einer **autonomen Blase** beim Typ „unteres motorisches Neuron" und zu einer **schlaffen Blase** in der spinalen Schockphase (Neurogene Blasenfunktionsstörungen, ▶ 9.23). Außerdem kommt es zu reflektorischer Darmentleerung, zu einer Spastik der Muskulatur, die unbehandelt zu Beuge- oder Streckkontrakturen führt (**Paraspastik, Tetraspastik**), sowie zur Hyperreflexie und zu pathologischen Reflexen (Zeichen nach Babinski).
- Mögliche **Komplikationen** sind trophische Störungen (Störungen der Gewebeversorgung), Druckgeschwüre mit Gefahr der Osteomyelitis (Knochenmarksentzündung), Dekubitus, Infektionen der Harnwege mit nachfolgender Schädigung der Niere, Verkalkungen im Gelenkbereich durch Kontrakturen, Bein- und Beckenvenenthrombosen mit der Gefahr der Lungenembolie sowie Pneumonien, Kreislaufstörungen, Sitzkyphose.

#### Ärztliche Therapie

- Operation zur Stabilisierung einer evtl. vorliegenden Fraktur
- Konservativ-funktionelle Behandlung und Pflege mit regelmäßigem Umlagern, Blasentraining, Vermeidung von Kontrakturen
- Medikamentöse Behandlung, z. B. antibiotische Therapie, Thromboseprophylaxe

### Physiotherapie

▶ 9.10.5

## 9.10.2 Brown-Séquard-Syndrom

Ursache dieses seltenen Syndroms ist eine meist traumatische halbseitige Rückenmarksläsion (z. B. Stich- oder Schussverletzung).

#### Symptome

Auf der geschädigten Seite entstehen eine zentrale Parese durch Pyramidenbahnläsion und eine Störung der Tiefensensibilität durch Schädigung der gleichseitigen Hinterstränge. Auf der Gegenseite besteht eine dissoziierte Sensibilitätsstörung (Störung des Schmerz- und Temperaturempfindens).

9

### Physiotherapie

▶9.10.5

## 9.10.3 Zentrale Rückenmarkschädigung

Es handelt sich um eine Störung im Zentrum des Rückenmarks mit Beteiligung der Vorderhörner sowie der zentralen Bahnen durch z. B. eine Syringomyelie, intramedulläre Rückenmarkstumoren oder Durchblutungsstörungen der vorderen Spinalarterie.

### Symptome

- Bei Beteiligung der Vorderhörner entwickeln sich periphere Lähmungen.
- Durch Schädigung der kreuzenden Fasern des Tracus spinothalamicus entsteht eine beidseitige dissoziierte Sensibilitätsstörung ab der Läsionshöhe.
- Evtl. trophische Störungen der Haut, Nägel und Muskeln (Atrophien) durch Schädigung der Seitenhörner (sympathisches Nervensystem).

### Physiotherapie

▶9.10.5

## 9.10.4 Kauda- und Konusläsion

Da die Fasern der Cauda equina dicht am Conus medullaris entlanglaufen, findet man häufig eine Schädigung beider Strukturen. Ursachen sind oft Bandscheibenvorfälle oder traumatische Läsionen.

### Symptome

- Bei Kaudasyndrom: periphere Lähmung beider Beine mit schlaffem Muskeltonus und abgeschwächten Eigenreflexen. Reithosenförmig begrenzte Sensibilitätsstörungen für alle Qualitäten. Harn- und Stuhlverhalt. Störung der Sexualfunktion.
- Bei Konusläsion: Auftreten von Harn- und Stuhlverhalt, Störung der Sexualfunktion, Analreflex nicht auslösbar, Sensibilität perianal beeinträchtigt.

### Physiotherapie

▶9.10.5

## 9.10.5 Physiotherapie bei Rückenmarksyndromen

### Frühphase (1.–6. Wo.)

#### DKPT verhindern

▶1.3.3

- Besonderheiten: Lagerung im Stryker®-Drehbett, Drehung alle 2–3 Std. Beim passiven Durchbewegen darf keine Bewegung auf die Frakturstelle übertragen werden. Bei Pat. mit Läsionshöhe C6 wird der Arm in AR und Ellenbogenext. gelagert, damit die Überstreckung im Ellenbogengelenk zur Kompensation des M. triceps bei Handstütz gesichert wird; die Hand wird in Funktionsstellung gehalten (Manschette).
- Bei Paraplegien auf eine gute Extensionsfähigkeit des Fußgelenks, der Zehen und des Hüftgelenks (Steh- und Gehfähigkeit mit Orthesen) und die volle

Streckfähigkeit des Knies achten. Wichtig sind die venöse Rückstromförderung, die Sekretlösung und die Vergrößerung des Atemvolumens.

- ! Zwerchfelltraining, Abhusttechniken (▶ 1.3.4) unmittelbar nach dem Inhalieren üben
- ! Täglich Muskelstatus und Sensibilität überprüfen → die Symptomatik kann sich durch Nachblutungen oder Ödembildung zeitweilig verschlechtern.

## Übergangsphase (6.–10. Wo.)

### Struktur/Funktion

#### Kreislauf anregen und Knochenatrophie verhindern

Stehbrettbelastung und Rollstuhlbelastungstraining, später Gangschulung bei Paraplegikern.

#### Beweglichkeit erhalten/verbessern

- Dehnung der ischiokruralen Muskulatur, des M. iliopsoas, der Adduktoren und der Innenrotatoren der Beine
- Erhalt der Extensionsfähigkeit von Fußgelenk und Zehen bei Paraplegikern
- Funktionelle Versteifung der Fingerbeuger bei Tetraplegikern mit Läsionshöhe C5 bis C7 für die aktive oder passive Funktionshand und Dehnung der Innenrotatoren der Schulter sowie des M. biceps brachii für die kompensatorische Stützfunktion ohne Trizeps
- Wechselnde Lagerungen und die Mobilisation möglichst aller Gelenke sind von großer Bedeutung.

#### Muskelaktivität erhalten/verbessern

Vor allem der Muskeln mit Restfunktionen (PNF, ▶ 2.32).

#### Blasenfunktion verbessern

- Bei schlaffer oder autonomer Blase: Abklopfen der Blase zur Tonisierung und besseren Entleerung, Kontrolle der Flüssigkeitszufuhr und Ausscheidungsmenge (Zeitplan)
- Bei spastischer Blase: Reizung von Triggerpunkten, Sensibilisierung für die Vorboten der beginnenden Blasenentleerung, Umgang mit Kondomen, Urinalen und suprapubischen Kathetern, Hautpflege

### Aktivität/Partizipation

#### Umgang mit dem Rollstuhl optimieren

Rollstuhltraining (▶ 3.2).

## Spätphase

### Struktur/Funktion

#### Dekubitus vermeiden

Kontrolle der gefährdeten Hautbezirke durch Pat. (mit Spiegel) oder Hilfsperson. Hautpflege, Bürstungen oder kalte Abreibungen der gefährdeten Stellen, Stimulierung der atrophischen Muskulatur mit TENS®-Geräten (▶ 1.3.13). Regelmäßiges Entlasten im Rollstuhl (ca. alle 15 Min.).

#### Muskelgleichgewicht herstellen

Reduzierung der Spastik in den Muskeln, die eine wichtige Funktion behindern, z. B. Beugespastik in den Beinen für die Stehfunktion.

> **!** **Klinischer Hinweis**
> Eine Spastik z. B. des M. quadriceps fördert die Stehfähigkeit und verhindert darüber hinaus eine Knochen- und Muskelatrophie. Die Durchblutung ist besser als in einem schlaffen Muskel; aufgrund der größeren Muskelmasse kommt es weniger leicht zum Dekubitus.

**Kraft und Ausdauer der nicht betroffenen Muskulatur steigern**

- PNF (▶ 2.32): alle Techniken, evtl. abgewandelte Fixierung
- ST (▶ 2.36): Arbeit mit Expandern und Gewichten
- Hanteltraining, MTT (▶ 2.23)

**Beweglichkeit/Dehnfähigkeit verbessern**

- Wie in der Übergangsphase
- Soweit möglich selbstständiges Durchbewegen
- Dehnlagerungen im ST für den M. iliopsoas, die Adduktoren und Innenrotatoren des Beines, die ischiokrurale Muskulatur, den M. gastrocnemius

! Zu stark forciertes Durchbewegen und Dehnen kann paraartikuläre Ossifikationen begünstigen, da der Pat. keinen Dehnschmerz empfindet. Auf Schwellung, Rötung und Erwärmung im Gelenkbereich achten.

**Kontrakturen beseitigen**

MT (▶ 2.21).

**Neurogene Blasenentleerungsstörungen beeinflussen**

▶ 9.23.4

### Aktivtät/Partizipation

**Mobilität und Selbstständigkeit fördern**

- Rollstuhltraining, Rollstuhlsport
- Transfer: Rollstuhl → Boden → Bett und zurück. Transfer: RL → BL → RL → Langsitz und zurück
- Hinfallen aus dem Stand und aus dem Rollstuhl trainieren; Aufstehen vom Boden üben
- Gleichgewichtstraining auf der Matte, eigenständiges Durchbewegen
- Training von An- und Ausziehen, Körperpflege, Kommunikation (Schreiben, Telefonieren) mit Hilfsmitteln
- Gangschule im Gehbarren oder mit Gehstützen
- Zusatzmaßnahmen: Vojta (▶ 2.40), Training im Bewegungsbad (▶ 1.3.11), Ergotherapie, Rollstuhlsport

## 9.11 Degenerative Systemerkrankungen des ZNS

9

Hierunter wird eine Reihe von Erkrankungen zusammengefasst, die auf degenerativen Veränderungen bestimmter Kern- und Bahnsysteme des Nervensystems beruhen und oft genetischen Ursprungs sind. Die klinischen Symptome setzen in charakteristischem Lebensalter ein und schreiten chronisch voran, ohne dass eine kurative ärztliche Therapiemöglichkeit besteht.

## 9.11.1 Spinale Muskelatrophien

Genetisch bedingte Degeneration von motorischen Vorderhornzellen (2. Motoneuron).

**Symptome**

Periphere Lähmungen mit Muskelatrophie, Erlöschen der Eigenreflexe und Faszikulationen (unwillkürliche kleine Muskelzuckungen). Sensibilitätsstörungen fehlen.

**Einteilung**

Je nach Erkrankungsalter, Lokalisation und Verlauf unterscheidet man:

- **Infantile spinale Muskelatrophie (Typ I Werdnig-Hoffmann):** autosomal-rezessive Erkrankung; manifestiert sich meist zuerst im Beckengürtelbereich. Die Kinder sind bereits im 1. Lj. auffällig, das 6. Lj. wird selten überlebt.
- **Intermediärtyp (Typ II):** autosomal-rezessive Erkrankung mit Beginn in den ersten Lebensjahren zunächst im Beckengürtel
- **Hereditäre proximale neurogene Amyotrophie (Typ III Kugelberg-Welander):** Erkrankungsalter zwischen dem 2. und 16. Lj., meist autosomal rezessiv, langsame Progredienz. Beginn der Erkrankung mit Muskelschwäche, die beim Treppensteigen auffällig wird.
- **Typ Aran-Duchenne:** Erkrankungsalter dieser häufigen spinalen Muskelatrophie mit variablem Erbgang ist etwa zwischen dem 20. und 40. Lj. Beginn distal mit Atrophie der kleinen Handmuskeln, langsame Progredienz von dist. nach prox.
- **Typ Vulpian-Bernhardt:** Beginn der Atrophien im Schultergürtelbereich mit Ausbreitung nach distal. Beckengürtelmuskulatur nur selten betroffen, Erbgang autosomal-dominant.

### Physiotherapie

- Im Anfangsstadium wie bei peripheren Paresen ▶ 9.15.2
- Im fortgeschrittenen Stadium wie bei Guillain-Barré-Syndrom ▶ 9.19.2 und progressiver Muskeldystrophie ▶ 9.20.1

! Grundsätzlich gilt es, die Pat. so lange wie möglich zu trainieren, um dem Krankheitsverlauf mit einem möglichst guten Gesundheitsstatus zu begegnen.

## 9.11.2 Progressive Bulbärparalyse

Symmetrische Degeneration der motorischen Hirnnervenkerne (V, VII, X, XII) mit Ausnahme der Augenmuskelkerne. Die progressive Bulbärparalyse wird häufig als Sonderform der amyotrophischen Lateralsklerose angesehen, bei der es nicht mehr zur Ausbildung zentraler Symptome kommt.

**Symptome**

Es kommt etwa im 3.–5. Lebensjahrzehnt rasch fortschreitend zu Sprechstörungen bis hin zur Anarthrie, Kau- und Schluckstörungen mit häufigem Verschlucken und der Gefahr von Aspirationspneumonien, die neben der Kachexie häufig zum Tode führen.

## 9.11.3 Spastische Spinalparalyse

Seltene, genetisch uneinheitlich bedingte Degeneration der Pyramidenbahn und des Gyrus praecentralis (1. Motoneuron).

#### Symptome

Erkrankungsgipfel vor dem 6. Lj. und zw. dem 2. bis 4. Lebensjahrzehnt. Es kommt zu einer ausgeprägten spastischen Paraparese (Steifigkeitsgefühl der Beine, Adduktorenspasmus). Die Arme sind erst viel später betroffen, Sensibilitätsstörungen fehlen.

### Physiotherapie

Wie bei Querschnittslähmung (▶ 9.10.1) und zentraler Lähmung (▶ 9.3.3).

## 9.11.4 Amyotrophische Lateralsklerose (ALS)

Häufigste Systematrophie mit sporadisch oder genetisch bedingtem Auftreten nukleärer Atrophien (Vorderhornzellen und Hirnnervenkerne) und Pyramidenbahndegeneration (1. und 2. Motoneuron). Männer häufiger betroffen, mittleres Erkrankungsalter 60 bis 70 Jahre.

#### Symptome

Beginn meist mit einer Atrophie der kleinen Handmuskulatur, rasch progredient kommt es zu hochgradigen Lähmungen, wobei sowohl periphere Lähmungen mit schweren Muskelatrophien als auch spastische Lähmungen auftreten können. Sensibilitätsstörungen fehlen. Bei Befall der Hirnnervenkerne treten bulbäre Lähmungen auf, z. T. auch als Erstsymptom.

#### Ärztliche Diagnostik

Im EMG lassen sich „Riesenpotenziale" durch Bildung größerer motorischer Einheiten sowie Faszikulationen nachweisen. Muskelbiopsien, Labor (z. B. CK) und MRT können die Diagnose ergänzen.

#### Ärztliche Therapie

Ggf. leichte Lebensverlängerung durch Glutamatfreisetzungsblocker Riluzol, ansonsten symptomatische Therapie.

### Physiotherapie

Da bei dieser Erkrankung schlaff und spastisch gelähmte Muskeln nebeneinander bestehen, ist die Therapie sehr komplex. Abhängig vom jeweiligen Symptomvorkommen gelten die Behandlungsrichtlinien wie für periphere Paresen (▶ 9.15.2), zentrale Lähmung (▶ 9.3.3), Muskeldystrophien (▶ 9.11.1) und Querschnittslähmung (▶ 9.10.1).

#### ALS Functional Rating Scale (ALSFRS)

Hilfreich für das Erheben eines Status durch Erfassen der Hauptsymptome, Verlaufsdokumentation möglich. Bestehend aus 10 Items für bulbäre Symptome, Feinmotorik, Grobmotorik sowie Atmung. Bewertung von 0 Punkten (keine Funktion) bis 4 Punkte (normale Funktion).

## 9.11.5 Friedreich-Ataxie



Degeneration der Hinterstränge, Hinterwurzeln und Kleinhirn-Seitenstrang-Bahnen, später auch des Kleinhirns; manchmal sind die Pyramidenbahnen mit betroffen. Der Beginn ist zwischen dem 8. und 14. Lj. bei autosomal-rezessivem Erbgang.

### Symptome

- Sensible Ataxie durch Störung der Tiefensensibilität
- Hypotonus der Muskulatur mit fehlenden Muskeleigenreflexen
- Langsam fortschreitend über 3–4 Jahrzehnte entwickeln sich eine zerebelläre Ataxie, eine skandierende Sprache, ein grober Intentionstremor sowie eine Dysdiadochokinese.
- Bei Befall der Pyramidenbahn kann sich ein spastisch-ataktisches Gangbild zeigen, wobei auch die Muskeleigenreflexe wieder auslösbar sein können oder pathologische Reflexe auftreten.
- Durch pathologischen Muskeltonus können sich bereits im Kindesalter Skelettdeformitäten entwickeln: Hohlfuß mit Hammerzehen („Friedreich-Fuß"), Kyphoskoliose, „Friedreich-Hand" (seltener).
- Im Spätstadium findet sich nahezu immer ein demenzieller Abbauprozess.

### Physiotherapie

Bei der physiotherapeutischen **Befunderhebung** besonders zu beachten:

- Oberflächen- und Tiefensensibilität
- Muskeltonus
- Distale Muskelschwächen und -atrophien
- Reflexabschwächung oder Reflexerhöhung
- Einschränkungen der Gelenkbeweglichkeit
- Skoliotische Haltung
- Koordination verändert (Dysdiadochokinese, grober Intentionstremor, explosive skandierende Sprache, unleserliche Schrift)
- Gangataxie

#### Prophylaktische Maßnahmen

Fußgymnastik, Skoliosetherapie nach Schroth (▶ 2.11).
Weitere Maßnahmen wie bei Ataxie (▶ 9.3.4) und zentraler Lähmung (▶ 9.3.3).

## 9.11.6 Spinozerebelläre Heredoataxie (SCA)

Meist autosomal-dominant vererbte Degeneration des Kleinhirns mit efferenten und afferenten Verbindungen. Mittlerweile mehr als 30 SCA-Genotypen mit unterschiedlichem Manifestationsalter beschrieben.

### Symptome

- Zerebelläre Ataxie (Gang- und Standataxie)
- Explosive skandierende Sprechstörung („Löwenstimme")
- Bei Großhirnrindenatrophie zentrale Paraparese mit Spastik und pathologischen Reflexen sowie Demenz, Parkinsonismus
- Bei Mitbeteiligung des Hirnstamms Augenmuskel- oder Blickparesen, Hör- und Schluckstörung

### Physiotherapie

Wie bei Ataxie (▶ 9.3.4) und zentraler Lähmung (▶ 9.3.3).

## 9.11.7 Multisystematrophien (MSA)

Gemeinsam ist den MSA, dass sie mit autonomen (vegetativen) Störungen auftreten.

### Symptome

- MSA vom Parkinsontyp: autonome Störung mit akinetisch-rigidem Syndrom
- MSA vom zerebellärem Typ: autonome Störung mit ataktischem Syndrom (früher olivopontozerebelläre Atrophie)

### Physiotherapie

Wie bei Ataxie (▶ 9.3.4).
Zusätzlich: Akrodynamische Therapie (▶ 2.2).

## 9.11.8 Wernicke-Enzephalopathie

Ursache des Wernicke-Syndroms ist ein Vitamin-$B_1$-Mangel (Thiamin), der bei verschiedenen Erkrankungen mit Mangelernährung, häufig aber bei Alkoholikern auftreten kann.

### Symptome

Augenmuskel- und Blickparesen, Nystagmus, zerebelläre Ataxie, psychische Störungen, z. T. Auftreten eines Korsakow-Syndroms (Desorientiertheit, Merkfähigkeitsstörungen, Konfabulationen).

### Ärztliche Therapie

Parenterale Gabe von Vitamin $B_1$.

### Physiotherapie

Wie bei Ataxie (▶ 9.3.4).

# 9.12 Entzündliche Erkrankungen des ZNS

## 9.12.1 Meningitis

Hirnhautentzündung, meist infektiös durch Bakterien, Viren sowie seltener auch Pilze; Ausbreitung über den Blut- oder Lymphweg oder direkt aus benachbarten Entzündungen (z. B. Mastoiditis).

### Symptome

- Starke Kopfschmerzen bei Nackensteifigkeit, z. T. mit Übelkeit und Erbrechen
- Starke Licht- und Geräuschempfindlichkeit, Fieber
- Bewusstseinsstörung bis zum Koma (Hirnödem)
- Komplikationen sind Hirnnervenausfälle (Hör- oder Sehstörungen), zerebrale Paresen

### Ärztliche Diagnostik

MRT-Schädel, Lumbalpunktion mit Liquordiagnostik (Pleozytose, Antikörper).



### Ärztliche Therapie

Symptomatische Maßnahmen, Antibiotika, Virustatika, Hirnödembehandlung.

### Physiotherapie

Bei neurologischen Ausfallerscheinungen: Maßnahmen wie bei zentraler Lähmung (▶ 9.3.3) bzw. Ataxie (▶ 9.3.4).

## 9.12.2 Enzephalitis

Entzündung der Hirnsubstanz, meist viral bedingt („neurotrope" Viren), selten para- oder postinfektiös (Autoimmunreaktion) oder als embolische Herdenzephalitis durch septische Emboli, z. B. ausgehend von einer Endokarditis.

**Formen**

- Frühsommer-Meningoenzephalitis (FSME): Erreger sind durch Zecken oder Mücken übertragene Arboviren.
- Herpes-simplex-Enzephalitis: Akut nekrotisierende (= zellzerstörende) Enzephalitis mit Betonung im Temporallappen und in den Stammganglien, Erreger ist das Herpes-simplex-Virus Typ I.
- Enzephalitis nach Infektion mit *Borrelia burgdorferi* (von Zecken übertragene Bakterien)
- Tuberkulöse Meningoenzephalitis (oft mit Hirnnervenlähmungen)
- Seröse Meningoenzephalitis, hervorgerufen durch Viren, Pilze, Protozoen oder Parasiten, z. B. Toxoplasmose, Malaria, Trichinose und Zystizerkose

**Symptome**

- Psychopathologische Auffälligkeiten (Aufmerksamkeitsstörungen, psychotische Symptome), zerebrale Herdsymptome oder auch Hirnnervenlähmungen, z. B. bei der tuberkulösen Meningoenzephalitis
- Bei Herpes-Enzephalitis typisches Bild mit zweigipfeligem Fieberverlauf, rasch fortschreitenden psychotischen Symptomen mit Geruchs- und Geschmackshalluzinationen, Aphasie, psychomotorischen Ausfällen, Augenmuskellähmungen oder Halbseitensymptomen

### Physiotherapie

Bei neurologischen Ausfallerscheinungen: Maßnahmen wie bei zentraler Lähmung (▶ 9.3.3) bzw. Ataxie (▶ 9.3.4).

## 9.12.3 Encephalomyelitis disseminata (Multiple Sklerose)

Eine der häufigsten organischen Nervenkrankheiten (in nordeuropäischen Ländern ist die Prävalenz höher als in südlichen). Betroffen sind hauptsächlich Erwachsene zwischen dem 20. und 45. Lj., Frauen häufiger als Männer, es besteht eine familiäre Häufung. Zugrunde liegt ein ungeklärter degenerativer Prozess (durch immunologische Vorgänge) der Nervenscheiden → multiple Entmarkungsherde in der weißen Substanz des ZNS, v. a. im Hirnstamm, im Kleinhirn, im Rückenmark und im N. opticus, seltener in den Stammganglien und in der Hirnrinde.

**Symptome**

Die Symptomatik wird von der Lage der Entmarkungsherde und den unterschiedlichen Verlaufsformen bestimmt (schubweiser Verlauf mit und ohne Remission sowie chronisch progredient).

- Zu Beginn oft nur Zeichen eines einzelnen Fokus, z. B. einseitige Neuritis des N. opticus (→ Ausfall des zentralen Sehfelds), Augenmuskellähmungen mit Doppelbildern oder umschriebene Sensibilitätsstörungen, evtl. leichte Kontinenzstörungen
- Später Pyramidenbahnzeichen, Auftreten pathologischer Reflexe: Babinski, Oppenheim, Gordon (▶ 9.2)

9

- Störungen vonseiten des Kleinhirns (Ataxie, skandierende Sprache, Intentionstremor), spastische Lähmungen und Sensibilitätsstörungen
- Im späteren Verlauf evtl. hirnorganisches Psychosyndrom mit Stimmungsschwankungen, Kritiklosigkeit und Wesensänderung

**Ärztliche Diagnostik**
MRT Schädel mit Nachweis der Entmarkungsherde, Liquordiagnostik (Pleozytose, oligoklonale Banden), evozierte Potenziale mit verlängerten Latenzen.

**Ärztliche Therapie**
Immunmodulatorische Therapie: im akuten Schub mit Glukokortikoiden, in der Prophylaxe z. B. mit β-Interferonen, Glatirameracetat oder Immunsuppressiva sowie monoklonalen Antikörpern.

## Physiotherapie

Bei der physiotherapeutischen **Befunderhebung** besonders zu beachten:

- Sensibilitätsstörungen der Oberflächen- und Tiefensensibilität
- Häufig verminderte Sensibilität unter den Fußsohlen (→ Stand- und Gangunsicherheit)
- Hypästhesie
- Veränderter Muskeltonus
- Gesteigerte Eigenreflexe und pathologische Reflexe
- Verminderte Gelenkbeweglichkeit: Differenzierung zwischen myogener und kapsulärer Einschränkung durch Testen des Endgefühls (fest-elastisch bei Muskelverkürzung und Spastik, evtl. hart-elastisch bei Kapselschrumpfung)
- Gestörte Feinmotorik und Koordination
- Verminderte Harnblasenfunktion
- Vegetative Störungen
- Veränderte Sprache, z. B. skandierende Sprache

### Spezielle Assessments

**Expanded Disability Status Scale (EDSS) = Kurtzke Scale**
Erfassen des Behinderungsausmaßes des Pat. durch die MS. Abgefragt werden acht Funktionssysteme (Pyramidenbahn, Kleinhirn, Hirnstamm, Sensibilität, Blasen-/Mastdarmfunktion, Sehfunktionen, zerebrale Funktionen und andere Funktionen), die auf einer Skala von 0 (normal) bis 5 (völliger Funktionsverlust) bewertet werden. Die Einordnung der Punktwerte auf einer weiteren Skala ergibt den Schweregrad der Einschränkung. Das Assessment ist zur **Verlaufskontrolle** gut geeignet.

**Fatigue Severity Scale (FSS)**
Goldstandard zum objektiven Erfassen des **Erschöpfungszustands** bei MS-Patienten. Der Pat. bewertet 9 Aussagen auf einer Skala von 1 „Aussage trifft nicht zu“ bis 7 „Aussage trifft in vollem Umfang zu“. Ein Mittelwert wird errechnet. Liegt er über 4, wird eine erhöhte Fatigue angenommen.

### Behandlungsprinzipien



Durch eine Erhöhung der Körperkerntemperatur (z. B. durch körperliche Aktivität) kann das **Uhthoff-Phänomen** hervorgerufen werden. Dies beschreibt eine zeitweilige Verstärkung bestehender Symptome und/oder eine zeitweilige Entstehung neuer Symptome, die nach einigen Tagen wieder abklingen. Das Uhthoff-Phänomen ist also *nicht* mit einem Schub gleichzusetzen.

Pat. müssen hierüber aufgeklärt werden. Die Therapie sollte möglichst unter einer Belastungsgrenze liegen, die ein Uhthoff-Phänomen auslöst. Diese ist bei Pat. sehr individuell.

Da eine fortschreitende Verschlechterung des Gesundheitszustands krankheitsimmanent ist, gilt es, den Pat. möglichst aktiv zu therapieren und zu erwartende Symptome präventiv zu behandeln (z. B. Kontinenzproblematiken, Gleichgewichtsstörungen).

! Die bislang nur symptomatisch behandelbare Erkrankung mit unvorhersehbarem Verlauf und plötzlich einsetzenden Schüben hat einen enormen Einfluss auf die Psyche.

Da die Erkrankung jegliche Bereiche des ZNS betreffen und folglich verschiedenste Symptome sowie Symptomkombinationen verursachen kann, ist die Therapie sehr individuell zu gestalten. Bei der Therapieplanung muss die jeweilige Belastbarkeit berücksichtigt werden (z. B. passive Behandlungsbestandteile als „Pause" integrieren).

- Bei spastischer Bewegungsstörung: Vorgehen wie bei zentraler Lähmung (▶ 9.3.3), Bobath (▶ 2.5)
- Bei ataktischen Bewegungsstörungen (▶ 9.3.4)
- Bei pseudoschlaffer Symptomatik (▶ 9.3.3)
- Bei Blasenfunktionsstörungen (▶ 9.23.4)

! Bei Rollstuhlabhängigkeit oder Bettlägerigkeit: DKPT-Prophylaxe (▶ 1.3.3)

! Aufklärung bezüglich Selbsthilfegruppen, da soziale Isolation droht

#### Zusatzmaßnahmen

Kryotherapie (▶ 1.3.12), Bewegungsbad (▶ 1.3.11), Entspannungstherapie, Hippotherapie, Logopädie, Ergotherapie.

## 9.13 Entwicklungsstörungen des ZNS

Hierunter zählen neben Chromosomenanomalien und neurometabolischen Krankheiten auch Schädigungen, die prä-, peri- oder postnatal das Nervensystem betreffen und je nach Lokalisation zu Ausfällen führen. Trotz der großen Bedeutung der frühkindlichen Hirnschädigung mit spastischer Tetraparese (▶ 9.3.1) wird hier nur die Syringomyelie vorgestellt, da sie eine besondere neurologische Symptomkonstellation zur Folge hat.

### 9.13.1 Syringomyelie

Durch fehlerhaften Schluss des Neuralrohrs in Verbindung mit Zellwucherung und Gewebedegeneration kommt es zu einer fortschreitenden Höhlenbildung („Syrinx") im dorsalen Rückenmarksgrau vor allem des Hals- und Brustmarks. Beim Übergreifen des Prozesses auf den Hirnstamm spricht man von **Syringobulbie**. Neben primärer hereditärer auch sekundäre Ursachen (Trauma, Tumor) möglich. Anlagebedingt bei Männern zw. 20. und 40 Lj. am häufigsten.

#### Symptome

- Diffuse Schulter-/Armschmerzen
- Frühzeitig Entwicklung von **dissoziierten Empfindungsstörungen** (Störung von Schmerz und Temperaturempfinden) auf beiden Seiten: Verbrennungen und Verletzungen werden nicht wahrgenommen

- **Vegetativ-trophische Störungen** durch Läsion des Sympathikus im Seitenhorn, z. B. Störungen der Schweißsekretion, bläuliche Verfärbung und Schwellung der Hände, Knochenentkalkung, brüchige Nägel
- Mischung von peripheren Lähmungen mit Muskelatrophien und spastischen Lähmungen mit Reflexerhöhung und pathologischen Reflexen

### Physiotherapie

In Abhängigkeit von den vorkommenden Symptomen, die denen der aufgeführten Erkrankungsbildern häufig ähneln, gelten Behandlungsprinzipien wie bei zentraler Lähmung (▶ 9.3.3), Querschnittslähmung/Rückenmarksyndromen (▶ 9.10.5) oder peripherer Lähmung (▶ 9.15.2).

## 9.14 Schädel-Hirn-Trauma (SHT)

Das SHT ist eine der häufigsten Ursachen einer Schädigung des ZNS; es tritt meist als Folge von Verkehrs- und Arbeitsunfällen auf und hat oft dauerhafte Behinderungen zur Folge. Je nach Art und Schwere der Gewalteinwirkung auf den Schädel kommt es zu unterschiedlichen Typen von Traumen (▶ Tab. 9.2).
Neben der Einteilung nach Schweregraden unterscheidet man **gedeckte Hirnschädigungen** ohne Duraverletzung (Hämatom, Hirnödem) von **offenen Hirnschädigungen** mit Duraeinriss (Infektionsgefahr).

**Tab. 9.2 Formen der Kopfverletzungen**

| Kopfverletzung | Manifestation |
|---|---|
| Schädelprellung | Kopfverletzung *ohne* Bewusstseinsstörung oder -verlust |
| Schädel-Hirn-Trauma (SHT) | Kopfverletzung *mit* Bewusstseinsstörung oder -verlust:<br>• SHT 1. Grades (**Commotio cerebri**): keine morphologischen Veränderungen (Veränderungen von Form und Struktur), keine bleibenden Funktionsstörungen<br>• SHT 2. Grades (**leichte Contusio cerebri**): strukturelle Schädigung der Hirnsubstanz<br>• SHT 3. Grades (**schwere Contusio cerebri**) |

### 9.14.1 Epidurales Hämatom

Entsteht durch eine arterielle Blutung, meist durch Zerreißung der A. meningea media im Epiduralraum (▶ Abb. 9.5).

#### Symptome

Anfängliche kurze Bewusstlosigkeit, danach häufig „freies Intervall" von einigen Stunden, anschließend fortschreitende Bewusstseinstrübung und neurologische Störungen (Hemiparese, Okulomotoriuslähmung mit weiter Pupille auf der betroffenen Seite) durch Zunahme des Hirndrucks.

#### Ärztliche Therapie

Sofortige operative Ausräumung des Hämatoms.

#### Physiotherapie

Abhängig von der neurologischen Symptomatik gelten die Behandlungsprinzipien wie bei zentraler Lähmung (▶ 9.3.3) oder Ataxie (▶ 9.3.4).

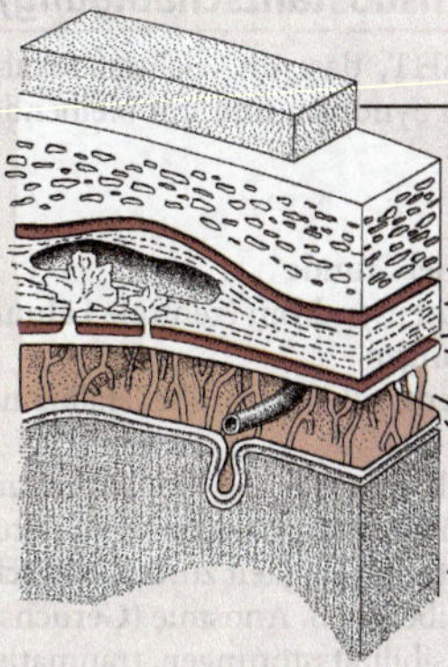


Abb. 9.5 Topografie der Hirnhäute [L190]

## 9.14.2 Subdurales Hämatom

Meist Folge einer Sickerblutung aus verletzten Venen der Dura (▸ Abb. 9.5), seltener aus einer kleinen Arterie an der Hirnrinde. Das Hämatom liegt zwischen harter und weicher Hirnhaut und entwickelt sich in der Regel sehr langsam (über Tage bis Wochen, manchmal sogar über Monate).

### Symptome

Allmähliche psychische Veränderung und Bewusstseinsbeeinträchtigung im Anschluss an einen Sturz oder eine leichte Schädelprellung. Später neurologische Ausfälle (meist Halbseitensymptome, z. B. Hemiparesen, Aphasie) oder hirnorganische Anfälle.

### Ärztliche Therapie

Operative Ausräumung des Hämatoms.

### Physiotherapie

Abhängig von der neurologischen Symptomatik gelten die Behandlungsprinzipien wie bei zentraler Lähmung (▸ 9.3.3) oder Ataxie (▸ 9.3.4).

## 9.14.3 Commotio cerebri

Leichtes SHT, das ohne bleibende Schäden ausheilt.

### Symptome

- Direkte posttraumatische Bewusstlosigkeit von wenigen Sekunden bis zu 1–2 Stunden Dauer oder Bewusstseinstrübung in Form von Schläfrigkeit oder Unruhe, oft gefolgt von leichten psychischen Auffälligkeiten („Durchgangssyndrom")
- Amnesie: anterograde Amnesie (Erinnerungslücke für einige Zeit nach dem Trauma) oder manchmal auch retrograde Amnesie (Erinnerungslücke für die Zeit vor dem Trauma)
- Evtl. vegetative Erscheinungen, vor allem Übelkeit und Erbrechen, aber auch z. T. monatelang anhaltende Kopfschmerzen; keine bleibenden Schäden

### 9.14.4 Contusio cerebri (Hirnsubstanzschädigung)

Mittelschweres bis sehr schweres SHT, das mit leichten fokal-neurologischen Symptomen bis hin zum apallischen Syndrom und mit bleibenden Schäden einhergehen kann.

**Symptome**
- Bewusstlosigkeit von mehr als einer Stunde
- Einzelne Paresen bis zum Halbseitensyndrom (zentrale Lähmungen)
- Apraktische und ataktische Störungen
- Durchgangssyndrom mit Desorientiertheit, Unruhe, Halluzinationen, paranoiden Ideen
- Verlauf bei der unkomplizierten Kontusion mit Rindenprellungsherden meist günstig. Häufig bleiben jedoch leichtere psychische Veränderungen und eine Verminderung der geistigen Leistungsfähigkeit zurück. Bei schwererem Verlauf können Defektsyndrome bleiben, z. B. Anosmie (Geruchsstörung), leichte Spastik, Reflexdifferenzen, Sensibilitätsstörungen, traumatische Spätepilepsie, Veränderung des Antriebs, der Persönlichkeit und der Stimmung.
- Komplikationen:
  - Beim Auftreten eines Hirnödems mit Hirndruck kann es zu Dezerebrationssyndromen (▶ 9.9) und schließlich zum dissoziierten Hirntod kommen.
  - Offene Hirnverletzung: SHT mit Duraverletzung (Verbindung zwischen Gehirn oder Liquorraum nach außen). Zusätzlich zur direkten Hirnschädigung (Kontusion, Kompression) besteht die Gefahr der Infektion mit Entwicklung von bakterieller Meningitis, subduralem Empyem (Eiteransammlung unter der Dura), Hirnabszess. Therapie: chirurgische Säuberung der Wunde, Verschluss des Duradefektes sowie intensive antibiotische Therapie.

**Physiotherapie**
Abhängig von der neurologischen Symptomatik gelten die Behandlungsprinzipien wie bei zentraler Lähmung (▶ 9.3.3), Ataxie (▶ 9.3.4) bzw. Dezerebrationssyndromen (▶ 9.9.1).

## 9.15 Schädigung des peripheren Nervensystems

### 9.15.1 Periphere Lähmung

Die periphere oder schlaffe Lähmung entsteht durch eine Schädigung des zweiten motorischen Neurons, das seinen Ursprung im Vorderhorn des Rückenmarks hat und dessen Neurit über Spinalnerv, Plexus und peripheren Nerv zur Muskulatur führt. Schädigungsursachen: Kompression der Spinalwurzeln, z. B. durch Bandscheibenprolaps, Tumor, Hämatom, Infektionen (Polyradikulitis), iatrogene Läsionen (z. B. Spritzen, Bestrahlung, Schnittverletzungen bei OP), Schädigung peripherer Nerven durch Schnittverletzungen, Zerrung, Kompression durch Knochenfragmente bei Frakturen, Polyneuropathien.



**Symptome**
- Minderung oder Aufhebung der Muskelkraft, Muskelatrophie, erniedrigter Muskeltonus, Reflexabschwächung oder Reflexlosigkeit, *keine* pathologischen Reflexe

- Bei Störungen der vegetativen Fasern arterielle Durchblutungsstörungen, venöse Insuffizienz sowie Aufhebung der Schweißsekretion möglich
- Gefühlsstörungen: An-, Hyp- oder Hyperästhesien, Parästhesien, Kausalgien
- Spätfolgen sind Gelenkkontrakturen und Gelenkfehlstellungen, Muskelverkürzung, Thrombose

**Ärztliche Therapie**

Behebung der Ursache: Nervennaht, Antibiotika bei nachgewiesenem Infekt, Reposition und Ruhigstellung einer Fraktur, Ausräumung eines Hämatoms oder Entfernung eines Tumors.

## 9.15.2 Physiotherapie bei peripheren Paresen

### Struktur/Funktion

#### Muskelaktivität erhalten/verbessern

- **E-Therapie:** Reizung der paretischen Muskulatur bis Muskelstatus 2 mit Exponenzialstrom (▶ 1.3.13)
- Einsatz des **Myofeedback-Geräts**
- **PNF** (▶ 2.32): alle muskelaktivierenden Techniken, bei Kraftgrad 0–1 kein Stretch auf die paretische Muskulatur, bei Kraftgrad 2 nur leichter Stretch; Ausnutzung des ipsi- und kontralateralen Overflows
- **Mentales Training, Spiegeltherapie** (Motorisches Lernen, ▶ 1.3.1)
- Große Varianz von Bewegungen
- Auswahl von alltagsrelevanten Bewegungen
- **Allg. Techniken:** Placing, Halten in Annäherung, Ausnutzen automat. Gleichgewichts- und Schutzreaktionen und des Rebound-Phänomens (▶ 9.2)
- **ST** (▶ 2.36): Pendeln, Pendeln mit Zielangabe, Placing, exzentrische Nullpunktnäherung in axialen Aufhängungen
- **Vojta** (▶ 2.40): Reflexkriechen und Reflexumdrehen
- Folgende **extero- und propriozeptive Reize** unterstützen die Kontraktionsfähigkeit: Tapping, Klopf-Druck-Massage, Quick-Ice, Bürstungen oder intensive Streichungen in Kontraktionsrichtung, wechselnde sensorische Reize

! Starke Dehnung der paretischen Muskulatur durch extreme Ausgangsstellungen, Lagerungen oder intensiven Stretch vermeiden.

#### Arterielle Durchblutung verbessern

- Betr. Extremitätenabschnitte warmhalten, Bürstenmassage, BGM (Unterhauttechnik, ▶ 2.4)
- Alternierend Wärme/Kälte (Vorsicht bei sensorische Defiziten)
- E-Therapie (▶ 1.3.13): stabile Galvanisation, hydrogalvanisches Teilbad, Kurzwellenbestrahlung
- Aktives Arbeiten mit der benachbarten ipsi- und kontralat. gesunden Muskulatur (konsensuelle Reaktion)
- Hydrotherapie (▶ 1.3.11): ansteigendes Teilbad, auch auf gesunder Seite, Wechselgüsse

#### Venösen Rückstrom fördern

- Hochlagerung der betr. Extremität, zentripetale Ausstreichungen
- Kompressionsbandagen, intermittierende Drückungen
- Aktive Übungen der benachbarten gesunden Muskulatur, rhythmisches Durchbewegen

! Venöse Thrombose-Druckpunkte kontrollieren

### Gelenkbeweglichkeit erhalten/verbessern

- Lagerung der gelähmten Extremität in Funktionsstellung, ggf. in geeignetem Schienenmaterial
- Endgradiges, möglichst aktives Durchbewegen und kurzzeitiges Verharren in der Endstellung
- Dehnen der antagonistischen Muskulatur nach vorheriger Relaxation durch dynamische oder statische Ermüdung
- MT (▶ 2.21)
- Verminderung der Ausweichbewegungen durch Training der aktiven Widerlagerung (FBL, ▶ 2.14)

### Oberflächensensibilität verbessern

- Bürstungen, BGM (▶ 2.4)
- E-Therapie: stabile Galvanisation

### Tiefensensibilität fördern

▶ 9.3.3

### Aktivität/Partizipation

### Patienten aufklären und informieren

- Aufklärung über neuroplastische Mechanismen (Motorisches Lernen ▶ 1.3.1), die Regenerationszeit des Nervs und mögliche Folgeerscheinungen
- Beratung über die Notwendigkeit des selbstständigen Übens und über die Hilfsmittel sowie deren Gebrauch, evtl. Einweisung, Aufklärung und Integration der Angehörigen in die Behandlung

# 9.16 Plexusschädigungen

In den Plexus werden efferente und afferente sowie autonome Fasern (Primär- und Sekundärstränge) umgruppiert zu den einzelnen peripheren Nerven. Die Defizitsymptomatik bei Plexusläsionen reicht über das Versorgungsareal einzelner Spinalnerven bzw. einzelner peripherer Nerven hinaus.

## 9.16.1 Schädigung des Plexus brachialis (Plexus cervicobrachialis)

Ursächlich sind traumatische Einwirkungen (Motorradunfall, Sportunfall, Geburtsverletzungen, Schnittverletzungen), Röntgenbestrahlung beim Mammakarzinom, Ausräumung von Lymphknoten bei Mammaablatio, chron. Druckschädigung (Rucksacklähmung), Halsrippe, Tumoren der Lungenspitze (Pancoast-Tumor), Reizung des Plexus an den anatomischen Engstellen: Skalenuslücke, kostoklavikuläre Passage, kostopektorale Passage (Thoracic-outlet-Syndrom, ▶ 4.9.11), selten entzündliche, allergische Genese (Armplexusneuritis).

### Symptome

9

- Durchblutungsstörungen, vegetative Störungen
- Obere Plexuslähmung (**Erb-Duchenne**) C5–C6:
  - Ausfall des M. deltoideus: Arm kann nicht nach vorne, zur Seite und nach hinten gehoben werden
  - Ausfall des M. supra- und infraspinatus: Arm kann nicht nach außen gedreht und abduziert werden

- Ausfall des M. biceps brachii, M. brachialis und M. brachioradialis: Arm kann nicht gebeugt und supiniert werden
- Zusätzlich können der Ellenbogenstrecker und die Handstrecker bei Beteiligung der Wurzel C7 ausgefallen sein.
- Sensible Störungen: über dem M. deltoideus und der radialen Unterarmseite
- Untere Plexuslähmung (**Klumpke-Déjerine**) C8–Th1:
  - Ausfall der kleinen Handmuskeln und Fingerbeuger
  - Atrophie des Kleinfinger- und Daumenballens, Krallenhand mit eingefallenen Spatii interossii (Zwischenräume zwischen Mittelhandknochen)
  - Zusätzlich können der M. triceps brachii und die Hand- und Fingerextensoren mitbetroffen sein (bei C7-Schädigung).
  - Horner-Syndrom (Miosis, Ptosis und Enophthalmus) bei Beteiligung des Grenzstrangs
  - Bei wurzelnahen Schädigungen oder Wurzelausrissen können zusätzlich zur oberen und unteren Plexuslähmung der M. trapezius, der M. latissimus dorsi, der M. pectoralis major und die Mm. rhomboidei ausgefallen sein.
  - Sensible Störungen: ulnarer Unterarm

**Ärztliche Therapie**

Nervennaht, z. T. operative Dekompression nach traumatischer Schädigung oder bei Tumoren, Kortisontherapie bei nichtinfektiöser Armplexusneuritis.

## Physiotherapie

Wie bei peripheren Paresen (▶ 9.15.2).

! Gefahr von Mikrotraumen in der Gelenkkapsel und (Sub-)Luxation bei unsachgemäßer Handhabung der Schulter. Unsachgemäße Lagerung kann darüber hinaus vegetative Störungen hervorrufen sowie die Durchblutung vermindern.

! Prophylaktische Maßnahmen sind von großer Bedeutung (▶ 1.3.3).

## 9.16.2 Schädigung des Plexus lumbosacralis

Traumatogenese seltener, evtl. bei stumpfen Bauchtraumen und Beckenringfrakturen, häufiger sind tumoröse oder entzündliche Prozesse im Retroperitonealraum, Hämatome bei Antikoagulation, Schäden nach Tumorbestrahlung im Beckenbereich.

**Symptome**

- Motorische und sensible Ausfälle im Beckenbereich und unteren Extremitäten, meist nur partiell
- Plexus lumbalis (L1–L4): v. a. Funktionen der Hüftbeuger, Kniestrecker, Oberschenkeladduktoren und -außenrotatoren betroffen, Sensibilitätsausfälle gering (Beckengürtel, OS)
- Plexus sacralis (L5–S3): Ausfälle der Hüftstrecker und -abduktoren sowie der Kniebeuger und Ausfälle des N. ischiadicus (N. tibialis und N. peroneus) mit peripheren Paresen der US- und Fußmuskulatur, Sensibilitätsstörungen der OS-Rückseite und am ganzen Fuß
- Differenzialdiagnose: Beinplexuslähmung, Beinnerven- und lumbosakrale Nervenwurzelläsion (▶ 9.18)

### Physiotherapie

Wie bei peripheren Paresen (▶ 9.15.2).

! Spitzfuß- und Hüftbeugekontraktur vermeiden

! Prophylaktische Maßnahmen sind von großer Bedeutung (▶ 1.3.3).

## 9.17 Radikuläre Reiz- und Ausfallerscheinungen

Die neurologischen Reiz- und Ausfallerscheinungen sind einer oder mehreren Wurzeln zugeordnet, d. h. Lähmungen, Reflexabschwächungen, Reflexausfälle oder Gefühlsstörungen lassen eine Höhenlokalisation der zugrunde liegenden Störung zu (▶ Tab. 9.3).

Ursächlich kommen in Frage: Bandscheibenvorfall, knöcherne Veränderungen (Ostechondrose, Osteophyten), spinale Tumoren, Anomalien des Durasacks, Muskelverhärtung, Neurinom, Meningeom, Lipom, Wirbelsäulenmetastasen, Infektionen (z. B. Herpes Zoster, Borreliose).

**Tab. 9.3 Häufig betroffene Nervenwurzeln**

| Segment | Betroffene Muskeln | Reflexe | Dermatome |
|---|---|---|---|
| C6 | M. biceps brachii | BSR | Radialseite des OA und UA bis Daumen |
| C7 | M. triceps brachii und Fingerbeuger | TSR | 2.–4. Finger |
| C8 | Kleine Handmuskeln | TSR | Ulnarer UA und ulnare Hand |
| L4 | M. tibialis anterior | PSR | Schmales Band von der OS-Außenseite über Patella und Tibia zum med. Fußrand |
| L5 | Fuß- und Zehenheber, besonders M. extensor hallucis longus | Tibialis-posterior-Reflex | Knieaußenseite über lat. Vorderseite des US bis Fußrücken und Großzehe |
| S1 | Plantarflektoren des Fußes und Zehenbeuger | ASR | Von der OS-Rückseite über den lat. Gastroknemiuskopf zum lat. Fußrand |

### 9.17.1 Bandscheibenerkrankungen

Degenerative Veränderungen der Bandscheibe betreffen besonders häufig die lumbalen, seltener die zervikalen Segmente, da die biomechanischen Belastungen dort höher sind. Die Wurzeln L5 und S1 sind bei 90 % aller lumbalen radikulären Syndrome betroffen.

Durch Risse in den inneren Anteilen des Faserrings wölbt sich die Bandscheibe vor (Protrusion). Bei vollständigem Riss des Anulus fibrosus gelangen Teile des Nucleus pulposus in den Spinalkanal (Diskusprolaps).

#### Symptome

- Schmerzen, Parästhesien und Gefühlsstörungen im entsprechenden Dermatom
- Abschwächung der Kennmuskeln und Reflexe (▶ Tab. 9.3)

- Verstärkung der Beschwerden beim Husten, Niesen und Pressen
- Blasenentleerungsstörungen und Muskellähmungen (Operationsindikation)

**Ärztliche Diagnostik**
Röntgen der Wirbelsäule, spinales CT/MRT.

**Ärztliche Therapie**
Paravertebrale Anästhesie, Muskelrelaxanzien, ggf. Operativ.

**Physiotherapie**
Wie bei Bandscheibenprolaps (▶ 4.10.12).

## 9.17.2 Primäre spinale Tumoren

Meist gutartige, von den hinteren Nervenwurzeln ausgehende intradurale Tumoren, häufig im Thorakalbereich lokalisiert. Man unterscheidet Schwannom, Neurofibrom, Meningeom, seltener Ependymom, Astrozytom (maligne). Sie wachsen sehr langsam, oft in Form von Sanduhrgeschwülsten, durch das Foramen intervertebrale hindurch.

**Symptome**
- Radikuläre, im Liegen zunehmende Schmerzen
- Asymmetrische periphere Lähmungen
- Dem Segment zugehörige Sensibilitätsausfälle
- Querschnittsymptomatik bei Rückenmarkskompression mit monoradikulärer Analgesie oberhalb des Querschnitts der betroffenen Wurzel

**Ärztliche Diagnostik und Therapie**
Entspricht dem Vorgehen bei Bandscheibenerkrankungen (▶ 9.17.1).

**Physiotherapie**
Behandlungsprinzipien wie bei Querschnittslähmung (▶ 9.10.5) und peripheren Paresen (▶ 9.15.2).

## 9.17.3 Borreliose

Meningoradikulitis, nach Zeckenstich, durch Bakterien der Gattung der Borrelien aus der Gruppe der Spirochäten (z. B. Borrelia burgdorferi); stadienhafter Verlauf.

**Symptome**
- Asymmetrische Radikulopathie mit intensiven, nächtlich betonten Schmerzen; häufig lumbosakral lokalisiert
- Schmerzen und periphere Paresen können unbehandelt über Monate bestehen.
- Hirnnervenlähmungen, besonders Fazialisparese möglich
- Kopf- und Gesichtsschmerzen, aber auch Myokarditis, Arthritis

**Ärztliche Diagnostik**
ELISA-Suchtest im Serum (IgM- und IgG-Antikörper), Immunoblot mit hoher Spezifität; Lumbalpunktion: Pleozytose und Antikörpernachweis im Liquor.

**Ärztliche Therapie**
Antibiose.

### Physiotherapie

Behandlungsprinzipien wie bei Querschnittslähmung (▶ 9.10.5) und peripheren Paresen (▶ 9.15.2).

# 9.18 Läsionen einzelner peripherer Nerven

## 9.18.1 Axillarisparese (N. axillaris)

Läsion des N. axillaris (C5–C6).
**Ursachen:** Schulterluxation, Schulterprellung.
**Muskuläre Versorgung:** M. deltoideus, M. teres minor.

### Symptome

Fehlende Armhebung zur Seite, nach vorne und nach hinten sowie abgeschwächte Außenrotation durch Ausfall des M. deltoideus und M. teres minor.

### Physiotherapie

▶ 9.15.2

! (Sub-)Luxationsgefahr, daher Zentrierung des Humeruskopfs vor allen Bewegungen

! Der M. trapezius kompensiert teilweise die fehlende Bewegungsmöglichkeit im Schultergelenk und reagiert mit Hypertonus. Haltungskorrektur (Brügger ▶ 2.7, FBL ▶ 2.14)

## 9.18.2 Fazialisparese (N. facialis)

### Ursachen

Idiopathische periphere Fazialisparese, Schädelbasisfraktur, Schnittverletzung im Gesicht, Polyneuritis, Infektion (bei Otitis media, Meningitis, Zoster oticus), Tumor (z. B. im Kleinhirnbrückenwinkel [zwischen Kleinhirn und Brücke]), Schlaganfall (zentrale Fazialisparese).

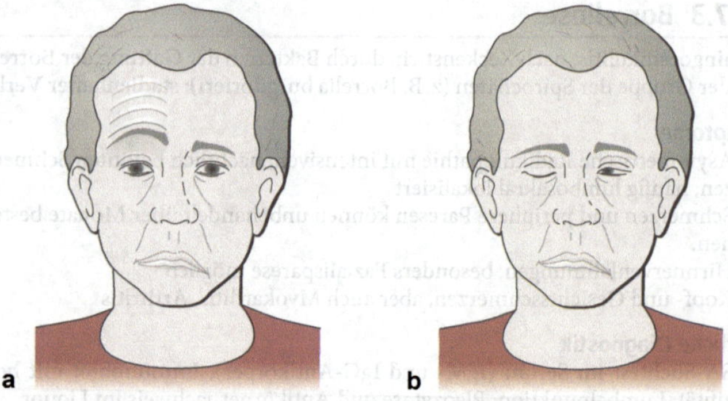


Abb. 9.6 Fazialisparese: Auf der gelähmten linken Seite a) Stirnrunzeln unmöglich, Augenbraue nicht anhebbar; b) unvollständiger Lidschluss, sichtbares Wandern des Augapfels nach oben, hängender Mundwinkel [L190]

**Symptome**
Unterschiedlich je nach Läsionsort (▶ Abb. 9.6).

Motorische Lähmung der Gesichtsmuskulatur, Geschmacksstörung der vorderen ⅔ der Zunge. Minderung oder Aufhebung der Speichelsekretion. Hyperakusis. Verminderung oder Aufhebung der Tränensekretion. Bei Zoster oticus Bläschenausschlag am Ohr, Hörstörungen. Bei zentralen Schädigungen kann ipsi- oder kontralateral eine Hemiplegie bestehen (Foville-, Millard-Gubler-Syndrom).

**Tipps & Fallen**
Bei zentraler Fazialisparese ist der Stirn- oder Augenast *nicht* betroffen, da dieser Impulse von beiden Hemisphären erhält.

**Ärztliche Therapie**
Je nach Ursache antibiotische, virostatische, operative oder symptomatische Behandlung.

### Physiotherapie

**Muskelaktivität der betroffenen Seite/Gesichtssymmetrie verbessern**

- Gesichts-PNF (▶ 2.32), evtl. mit Spiegelkontrolle. Es werden immer beide Seiten beübt, um den Overflow auszunutzen. Techniken: Passives Bewegen und Placing am Bewegungsende, wohldosierter Initial-Stretch und dynamisch-konzentrische Arbeit, Haltewiderstand
- Funktionelle Übungen, z. B. Pusten, mit Strohhalm trinken, Augenzwinkern, Wangen aufblasen, Zähne zeigen, Lachen
- Sprechübungen, besonders die Vokale „o, u, e“ und die Konsonanten „b, f, m, p, w“
- Wärmeanwendung und detonisierende Gesichtsmassage auf der nicht betr. Seite
- Zur Tonisierung und als Hilfe für aktive Anspannung der betr. Seite: Tapping, Quick-Ice, Bürstungen

! Anleitung zum selbstständigen Üben

## 9.18.3 Femoralisparese (N. femoralis)

Läsion des N. femoralis (L2–L4).
**Ursachen:** Tumoren im Bauch-/Beckenraum, iatrogene Läsion bei Bauch-, Hüft- und gynäkologischen Operationen, retroperitoneales Hämatom
**Muskuläre Versorgung:** M. quadriceps femoris, M. iliopsoas, M. sartorius, teilweise M. pectineus

**Symptome**

- Fehlende Hüftbeugung und Kniestreckung durch Ausfall des M. quadriceps femoris und M. psoas major
- Gehstörungen: Treppen werden nur mit Hilfsmitteln bewältigt
- Sensibilitätsausfall im Bereich des vord. OS und an der vord. Tibiakante
- Häufig hypertoner M. quadratus lumborum aufgrund der kompensatorischen Zirkumduktion

### Physiotherapie

▶ 9.15.2

9

- Gangphasen unterteilen und einzelne Abschnitte erarbeiten (z. B. im Gehbarren)
- Sensibilitätsschulung in betr. Bereichen
- Tonusreduktion in kompensierenden Muskelgruppen
- Kompensatorisches Training des M. gluteus maximus für die Standbeinphase

! Einsatz von Schienen möglichst *nicht* dauerhaft, da erforderliche Trainingsimpulse fehlen

## 9.18.4 Medianusparese (N. medianus)

Läsion des N. medianus (C6–Th1).
**Ursachen:** Entstehung durch Frakturen am Ober- und Unterarm, distale Radiusfraktur, Luxationsfraktur der Handwurzel, Kompression bei Pronator-teres- und Karpaltunnel-Syndrom, Schnittverletzungen bei Suizidversuchen (C6–Th1).
**Muskuläre Versorgung:** M. pronator teres, M. pronator quadratus, M. palmaris longus, M. flexor carpi radialis, M. flexor digitorum superficialis und profundus (radiale Hälfte), M. flexor pollicis longus und brevis, M. opponens pollicis, M. abductor pollicis brevis, M. lumbricales I und II.

### Symptome

- Fehlende Fingerbeugung des 2. und 3. Fingers („**Schwurhand**", ▶ Abb. 9.7)
- Pos. **Flaschenzeichen** (▶ Abb. 9.8) durch Ausfall des M. abd. pollicis brevis
- Einschränkung der Pronation durch Ausfall der Mm. pronator quadratus und pronator teres
- Fehlende Opposition des Daumens durch Ausfall des M. opponens pollicis
- Sensibilitätsausfälle an Daumen, Zeigefinger und Mittelfingerkuppen
- Dislokation oder Subluxation des Daumengrundgelenks aufgrund fehlender Aktivität des M. abductor pollicis brevis
- Vegetative Ausfälle an der Hand

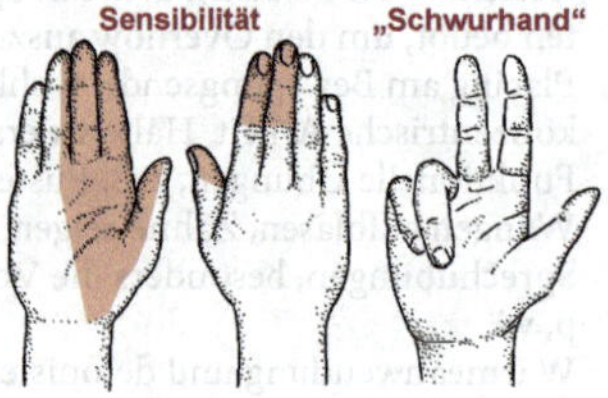

Abb. 9.7 Schwurhand bei Medianusparese (mit sensiblem Ausfallsgebiet) [L157]

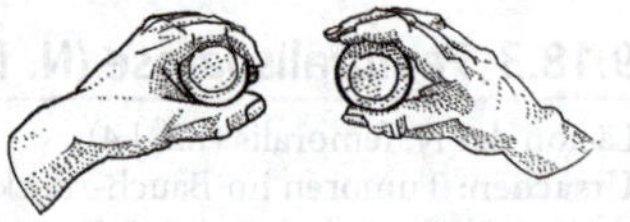
Abb. 9.8 Positives Flaschenzeichen bei Medianusparese rechts: Durch die fehlende palmare Abduktion des Daumens kann ein runder Gegenstand nicht ganz umschlossen werden. [A300]

### Physiotherapie

▶ 9.15.2

! Verwendung einer Opponensschiene zur Verbesserung der Greiffunktion

9

## 9.18.5 Peronaeusparese (N. peronaeus)

Läsion des N. peronaeus (L4–S2).
**Ursachen:** Verletzung oder Fraktur des OS, Knieverletzung, Fibulafraktur, Stoffwechselstörungen oder toxische Einwirkungen (▶ 9.19.1).

**Muskuläre Versorgung:** M. tibialis anterior, M. extensor digitorum longus und brevis, M. extensor hallucis longus, Mm. peronei longus und brevis.

**Symptome**
- Fehlende Dorsalext. des Fußes durch Ausfall der Fuß- und Zehenstrecker
- **Steppergang** (das Knie wird beim Schritt reflektorisch höhergenommen)
- Spitzfuß (Pes equinovarus) als Spätfolge

## Physiotherapie

▶9.15.2

! Spitzfuß- und Klumpfußgefahr: Erhalt der Extensionsfähigkeit der Zehen, v. a. der Großzehe, für den Abrollvorgang. Orthesenversorgung: Peronaeus-schiene, Valenser-Schiene (▶3.1)

## 9.18.6 Radialisparese (N. radialis)

Schädigung des N. radialis (C5–C8).

**Ursachen:** OA-Fraktur, Druckschädigung (sog. Krücken- oder Parkbanklähmung), Plexusläsion, toxische Ursachen (Bleivergiftung), Supinatorlogensyndrom, Luxation des Radiusköpfchens.

**Muskuläre Versorgung:** M. triceps brachii, M. extensor digitorum, M. extensor pollicis longus und brevis, M. abductor longus, M. extensor carpi radialis und ulnaris, M. brachioradialis, M. supinator.

**Symptome**
- Fehlende Ellenbogenstreckung, **Fallhand** (▶Abb. 9.9) durch Ausfall des M. extensor digitorum, M. extensor carpi radialis und M. ext. carpi ulnaris
- Fehlende Daumenabduktion durch Ausfall des M. extensor pollicis longus, M. extensor pollicis brevis und M. abductor pollicis longus (M. abductor pollicis brevis wird durch den N. medianus versorgt)
- Mangelnde Greiffunktion, ödematöse Schwellung am Handrücken (Gubler-Schwellung)
- Sensible Ausfälle: Radialseite des UA und der Hand, besonders im Gebiet zwischen Metakarpale I und Metakarpale II (▶Abb. 9.9)

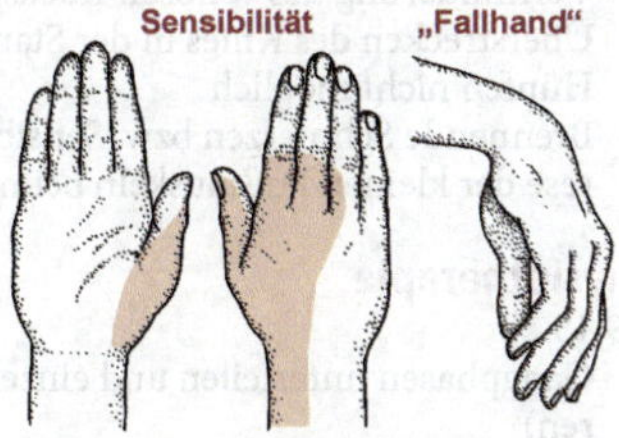

Abb. 9.9 Fallhand bei Radialisparese (mit sensiblem Ausfallgebiet) [L157]

## Physiotherapie

▶9.15.2
- Lagerung der Hand in Funktionsstellung, Verwendung einer Radialisschiene
- Bei Trizepsbeteiligung: Lagerung in Schulter-AR und Ellenbogenext.

**Tipps & Fallen**

Die Mm. lumbricales können die Fingerext. bei gebeugten Grundgelenken vortäuschen. Selektives Training der Fingerext. durch Streckung der im Mittelgelenk gebeugten Finger.

9

## 9.18.7 Serratuslähmung (N. thoracicus longus)

Schädigung des N. thoracicus longus (C5–C7).
**Ursachen:** Druckläsion (Rucksacklähmung), Transport von Gewichten auf den Schultern, Schulterläsion, Plexusschädigung.
Durch Ausfall des M. serratus anterior entsteht eine **Scapula alata** (inspektorisch steht das Schulterblatt der betr. Seite leicht ab), bei vollständiger Lähmung kann der Pat. den Arm nicht über 90° heben.

### Physiotherapie

▶ 9.15.2

! Vermeiden von Ellenbogen- oder Handstütz wegen der massiven Dehnung des M. serratus anterior. Vermeiden von Arbeiten mit gestrecktem Arm (langer Hebel)
- Zusatzmaßnahmen: Vojta (▶ 2.40), ST (▶ 2.36): seitliche Armaufhängung; Akrodynamische Therapie (▶ 2.2)

## 9.18.8 Tibialisparese (N. tibialis)

Schädigung des N. tibialis (L4-S3).
**Ursachen:** Kniegelenkverletzungen, suprakondyläre Femurfraktur, Tibiafraktur, Polyneuropathie, Kompression unter dem Retinaculum der Mm. flexores am medialen Malleolus (Tarsaltunnelsyndrom).
**Muskuläre Versorgung:** Plantar- und Zehenflexoren.

### Symptome

- Gestörter Abrollvorgang beim Gehen und Treppenabsteigen durch fehlende Plantarflexion
- Verminderung des venösen Rückstroms durch fehlende Muskelpumpe
- Überstrecken des Knies in der Standbeinphase
- Hüpfen nicht möglich
- Brennende Schmerzen bzw. Sensibilitätsstörungen an der Fußsohle oder Parese der kleinen Fußmuskeln beim Tarsaltunnelsyndrom

### Physiotherapie

▶ 9.15.2

- Gangphasen unterteilen und einzelne Abschnitte erarbeiten (z. B. im Gehbarren)
- Sensibilitätsschulung in betroffenen Bereichen
- Tonusreduktion in kompensierenden Muskelgruppen

! Orthesen: Schuhe mit Abrollsohle. In manchen Fällen Gefahr der Hackenfußbildung.

## 9.18.9 Ulnarisparese (N. ulnaris)

Schädigung des N. ulnaris (C8–Th1).
**Ursachen:** Schnittverletzungen und Frakturen am UA, med. Kondylenfraktur, Ellenbogenfraktur, distale OA-Fraktur, Plexusschädigung.
**Muskuläre Versorgung:** M. flexor carpi ulnaris, ulnarer Anteil des M. flexor digitorum profundus, Mm. interossei dorsales und palmares, Mm. lumbricales III und IV, M. adductor pollicis.

### Symptome

- Sichtbare Atrophie der Mm. interossii und des Spatium interosseum I. **Krallenhand** wegen Ausfall der Mm. interossii und Mm. lumbricales (▶ Abb. 9.10)
- Pos. **Froment-Zeichen:** Der Pat. kann aufgrund der fehlenden Daumenadd. kein Papier zwischen Daumen und Zeigefinger festhalten; er kompensiert durch Flexion des Daumenendglieds (▶ Abb. 9.11).

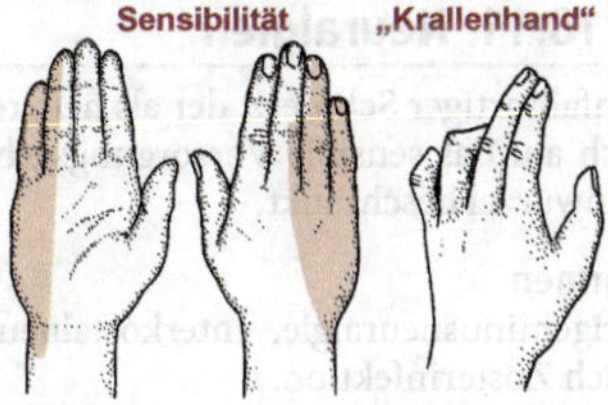


Abb. 9.10 Krallenhand bei Ulnarisparese (mit sensiblem Ausfallsgebiet und Atrophie der Mm. interossei) [L157]

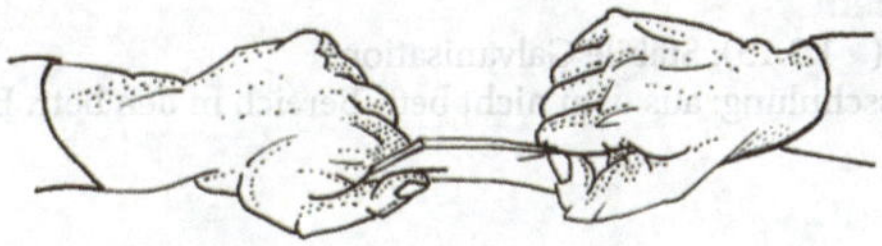

Abb. 9.11 Positives Froment-Zeichen re. bei Ulnarisparese. Die fehlende Daumenadduktion wird durch Flexion des Daumenendglieds kompensiert. [A300]

## Physiotherapie

▶ 9.15.2

**Tipps & Fallen**

Mittel- und Endgelenke des IV. und V. Fingers neigen besonders zur Beugekontraktur, da im Grundgelenk überstreckt wird. Verwendung eines Ulnarissplints zur Korrektur dieser Fehlstellung; gezieltes Training der Mm. lumbricales IV und V.

## 9.18.10 Kausalgien

Dumpf brennender, anfallsartiger Schmerz, häufig nach traumatischer Nervenschädigung. Schmerzauslöser können taktile, thermische oder später sogar akustische bzw. optische Reize sein. Besonders häufig sind der N. medianus oder N. tibialis betroffen, da sie viele vegetative Fasern enthalten.

### Ärztliche Therapie

Sympathikusblockade oder Sympathikusresektion.

## Physiotherapie

### Schmerzen lindern

- E-Therapie (▶ 1.3.13): Stabile Galvanisation, hydrogalvanisches Teilbad
- Feuchte, kalte Umschläge; Eishandtücher (▶ 1.3.11)
- Sensibilitätsschulung: aus dem nicht betr. Bereich in den betr. Bereich hineinarbeiten
- Allg. Entspannungstherapie, Körperwahrnehmung

### 9.18.11 Neuralgien

Anfallsartiger Schmerz, der als hell, reißend oder brennend empfunden wird und sich auf das sensible Versorgungsgebiet eines peripheren Nervs oder einer Nervenwurzel beschränkt.

**Formen**

Trigeminusneuralgie, Interkostalneuralgie, Okzipitalneuralgie, Zosterneuralgie nach Zosterinfektion.

**Ärztliche Therapie**

Analgetika/Antikonvulsiva. Sympathikusblockade oder Sympathikusresektion.

#### Physiotherapie

**Schmerzen lindern**

- E-Therapie (▶ 1.3.13): Stabile Galvanisation
- Sensibilitätsschulung: aus dem nicht betr. Bereich in den betr. Bereich hineinarbeiten

## 9.19 Läsionen mehrerer peripherer Nerven

### 9.19.1 Polyneuropathien

Läsionen multipler peripherer Nerven, z. B. durch metabolische Ursachen (Diabetes mellitus, Niereninsuffizienz, Porphyrie, Vitaminmangelzustände, Fehlernährung), toxisch (Alkohol, Medikamente oder Blei), Infektionen (Lepra, Zoster), immunologisch bzw. parainfektiös oder auch genetisch bedingt (neurale Muskelatrophie).

**Formen**

- **Mononeuropathie:** Schädigung eines einzelnen Nervs (selten)
- **Mononeuritis multiplex:** Schädigung mehrerer isolierter Nerven
- **Symmetrisch, distal** betont
- **Symmetrisch, proximal** betont

**Symptome**

- Nicht auf das Versorgungsgebiet einzelner Nerven oder Nervenwurzeln beschränkte schlaffe Lähmung sowie sensible Reiz- und Ausfallerscheinungen
- Anfangs Sensibilitätsstörungen in Form von Hypästhesie oder Parästhesie, gestörtes Vibrationsempfinden
- Später schlaffe Paresen, Reflexabschwächung, Durchblutungsstörungen, trophische Störungen der Haut, Störungen der Blasen-, Mastdarm- und Sexualfunktion, gelegentlich Hirnnervenbefall (Fazialisparese, Okulomotoriusparese)

**Ärztliche Diagnostik**

- Laboruntersuchungen (z. B. Blutzucker, HbA1c, CRP, BSG, Leber-, Nieren-, Schilddrüsenwerte, Vitamin $B_{12}$, Folsäure)
- Apparative Untersuchungen: Elektroneurografie (ENG), Elektromyografie (EMG), Nervenbiopsie
- Liquoruntersuchungen bei Verdacht auf entzündliche Genese (Polyradikulitis)

**Ärztliche Therapie**
Behandlung der Grunderkrankung, Ausschaltung toxischer Einflüsse, Gabe von Immunsuppressiva, Analgetika.

## Diabetische Polyneuropathie

Ca. 80 % der Diabetiker zeigen zumindest leichte polyneuropathische Veränderungen.

**Symptome**
- Nächtliche Parästhesien sowie Wadenkrämpfe
- Distal betonte, symmetrische, strumpf- oder seltener handschuhförmig begrenzte Hypästhesien/-algesien, Störung des Vibrationsempfindens
- Sensible Ataxie
- Muskeleigenreflexe abgeschwächt bzw. erloschen, v. a. ASR früh betroffen
- Durch Störungen des vegetativen Nervensystems entstehen trophische Hautveränderungen, Diarrhö, Herzfrequenzstarre, Blasen- und Potenzstörungen.
- Asymmetrische diabetische Neuropathie (diabetische Amyotrophie): selten, nächtliche Schmerzen und Lähmungen typischerweise des M. quadriceps und M. iliopsoas
- Paresen der Fuß-, Unterschenkel- und kleinen Handmuskulatur

**Ärztliche Therapie**
Normalisierung der Stoffwechsellage, Vitamin-B-Präparate, α-Liponsäure.

## Alkoholische Polyneuropathie

Als Folge eines jahrelangen Alkoholkonsums ist bei Alkoholikern häufig eine Polyneuropathie zu finden.

**Symptome**
Typisch für die Alkoholpolyneuropathie sind eine Rückbildung nach Alkoholkarenz sowie eine stärkere Betroffenheit der Beine. Insbesondere treten Paresen der Fuß- und Zehenheber auf (M. tibialis anterior, M. extensor digitorum longus et brevis, M. extensor hallucis longus et brevis, ▶ 9.18).

## Physiotherapie

Bei der **Befunderhebung** besonders zu beachten:
- Parästhesien
- Schmerz bei Muskeldehnung
- Vegetative Störungen, Miktionsstörungen

! Bei Sensibilitätsstörungen unter den Fußsohlen treten häufig Gleichgewichtsstörungen auf (→ Sturzgefahr).

Maßnahmen wie bei peripheren Paresen (▶ 9.15.2).

! Die Muskeln können dehnschmerzhaft sein, Vorsicht bei extremen Gelenkstellungen.

! Durch Parästhesien kann den Pat. der Handkontakt unangenehm sein.

## 9.19.2 Guillain-Barré-Syndrom

Ursächlich scheint eine Autoimmunreaktion gegen peripheres Nervengewebe zu sein, die z. B. parainfektiös ausgelöst werden kann (akut inflammatorische demyelinisierende PNP, AIDP). Da keine sichere Ätiologie fassbar ist, spricht man von einer idiopathischen Polyneuritis.

### Symptome

Beginn mit Parästhesien oder Schmerzen an Füßen, seltener an Händen. Danach Auftreten von schlaffen Lähmungen an den Extremitäten. Innerhalb von wenigen Tagen kann sich das Vollbild einer Tetraplegie mit Atemlähmung, Blasen- und Schließmuskellähmung und Befall von Hirnnervenkernen (Gesichts- und Zungenmotorik, Schluckstörungen) ausbilden (**Landry-Paralyse**). Bei Befall des vegetativen Nervensystems bestehen orthostatische Hypotonie, Herzrhythmusstörungen, Schweißsekretionsstörungen. Die Rückbildung erfolgt in der umgekehrten Reihenfolge des Auftretens der Symptome und ist nicht immer vollständig.

### Ärztliche Diagnostik

Im Liquor ist eine starke Proteinerhöhung bei normaler Zellzahl auffällig.

### Ärztliche Therapie

Immunglobuline oder Plasmapharese.

## Physiotherapie

### Akut- und Frühphase

Aufgrund des plötzlichen Auftretens und der raschen Symptomverschlechterung steht zu Beginn die Aufklärung im Vordergrund. Der gesundheitliche Status sollte soweit möglich erhalten bleiben, um in der Spätphase der Erkrankung auf eine möglichst gut erhaltene körperliche Basis aufzubauen.

- DKPT-Prophylaxe (▶ 1.3.3)

! **Kontrakturgefahr:** Streckkontraktur im Knie, in den Finger-und Zehenflexoren und Plantarflexoren (Spitzfuß). Bei Rollstuhlabhängigkeit zudem Gefahr der Hüft- und Kniebeugekontraktur.

- Sensibilitätsschulung
- Schulung der Propriozeption
- Maßnahmen zur Förderung der neuromotorischen Ansteuerung wie z. B. Spiegeltherapie, Mentales Training (Motorisches Lernen, ▶ 1.3.1)
- Muskeltonus normalisieren (nicht betr. Muskeln werden durch Kompensation der betr. Funktionen oft hyperton).
- ADL-bezogene Übungen (z. B. Greifen, Stützen, Gewichtsübernahme von Hand und Fuß)

! Bei Lagewechseln oder gesteigerter körperlicher Aktivität treten häufig kreislaufbezogene Symptome auf. Vor der Behandlung Kreislauf anregen, Blutdruck und Puls kontrollieren.

### Spätphase

Wie bei zentralen Paresen (▶ 9.3.3).

In der Spätphase werden assistive/eigenständige Transfers und ADLs erarbeitet. Darüber hinaus werden die (noch) bestehenden Symptome weiterbehandelt und entsprechende Eigenübungen vermittelt. Weitere grundlegende Bestandteile der Therapie sind:

- Kräftigung
- Gleichgewichtsschulung
- Gangschule
- PNF-Muster mit ADL-Bezug
- Ausdauertraining
- Zusatzmaßnahmen: Rollstuhltraining (▶ 3.2)

**Tipps & Fallen**

Die Pat. sind durch Atemlähmung, Herzrhythmusstörungen, Schluckstörungen, Dekubitus, Lungenembolie und Infektionen stark gefährdet. Die *konsequente* Durchführung von Prophylaxen ist daher essenziell.

### 9.19.3 Neurale Muskelatrophien

Die neuralen Muskelatrophien werden heute als Untergruppe der hereditären motorisch-sensiblen Neuropathien (HMSN) aufgefasst. Typ I und II entsprechen der neuralen Muskelatrophie **Charcot-Marie-Tooth**, die die häufigste genetisch bedingte Neuropathie ist. Meist autosomal-dominant vererbt, kommt es im 2.–3. Lebensjahrzehnt durch Degeneration der Myelinscheiden des peripheren Nervensystems, bes. des N. peronaeus, zu distal betonten sensiblen und motorischen Ausfällen.

#### Symptome

- Infolge symmetrischer peripherer Lähmungen mit Muskelatrophien entstehen Fußdeformitäten: Hohlfuß, Hammerzehen und eine Wadenatrophie (sog. „Storchenbeine").
- Steppergang (Lähmung der Fuß- und Zehenheber)
- Bügeleisengang (Lähmung der Plantarflektoren und Zehenbeuger)
- Achillessehnenreflex (ASR) früh erloschen
- Nervenleitgeschwindigkeit (NLG) stark verlangsamt

#### Physiotherapie

Wie bei peripheren Paresen (▶ 9.15.2).

## 9.20 Muskelerkrankungen (Myopathien)

Nach dem zugrunde liegenden Defekt unterscheidet man:

- **Funktionsmyopathien** ohne morphologische Veränderungen der quergestreiften Muskulatur (Myasthenien, Myotonien)
- **Strukturmyopathien** (degenerativ, entzündlich, stoffwechselbedingt)

#### Einteilung

- **Dystrophische Myopathien:** progressive Muskeldystrophie, Dystrophia myotonica
- **Entzündliche Myopathien:** Polymyositis, Herdmyositis, Dermatomyositis
- **Funktionelle Myopathien:** Myotonie, Myasthenie, Stoffwechselerkrankungen

#### Symptome

Durch Störungen im Bereich der motorischen Endplatte, der Muskelzellen bzw. -fasern oder des umliegenden Bindegewebes kommt es zu folgenden Symptomen:

- Schlaffe Lähmungen ohne Sensibilitätsstörungen
- Normale, abgeschwächte oder fehlende Eigenreflexe (je nach Schädigungsgrad)
- Häufig langsam fortschreitender Schwund des Muskelgewebes, das z. T. durch Fettgewebe ersetzt oder verdeckt wird
- Vorwiegend symmetrischer Befall in bestimmten Körperbereichen
- Ausfälle entsprechen nicht den Versorgungsgebieten peripherer Nerven
- Gehäuft familiäres Auftreten bei degenerativen Muskelerkrankungen

### Ärztliche Diagnostik

- Oft Nachweis einer Erhöhung des Muskelenzyms Kreatinkinase (CK) im Blut. Dieses wird beim Untergang von Muskelzellen freigesetzt.
- Im EMG Nachweis eines myopathischen Musters mit kurzen polyphasischen Potenzialen und einem dichten, niedrigen Aktivitätsmuster.

## 9.20.1 Progressive Muskeldystrophien

Es handelt sich um eine Gruppe von erblichen Erkrankungen mit fortschreitender Degeneration der quergestreiften Muskulatur. Ihre Ursache liegt in genetisch bedingten Stoffwechselstörungen in den Muskelzellen. Die verschiedenen Formen der progressiven Muskeldystrophie unterscheiden sich hinsichtlich des Erbgangs, des Manifestationsalters, des Verteilungsmusters und der Geschwindigkeit des Muskeluntergangs.

### Häufige Formen

- **Typ Duchenne:** X-chromosomal-rezessiv erblich, nur bei Jungen, Auftreten im 1.–3. Lj., Beckengürtel betroffen, sehr rascher Verlauf, der Tod tritt meist zw. dem 20. und 30. Lj. ein.
- **Typ Becker-Kiener:** X-chromosomal-rezessiv erblich, nur Jungen betroffen, Auftreten im 12.–25. Lj., gutartige Beckengürtelform, langsamer Verlauf, oft erst im 5. Lebensjahrzehnt gehunfähig
- **Fazioskapulohumerale Muskeldystrophie:** autosomal-dominant vererbte Erkrankung; die ersten Symptome treten zwischen dem 7. und 25. Lj. auf und schreiten langsam voran.

### Symptome

In der Regel wird die proximale (stammnahe) Muskulatur bevorzugt befallen. Daraus resultieren typische Bewegungs- und Haltungsstörungen, wie der **„Watschelgang"**, **„lose Schulter"**, ein pos. **Trendelenburg-Zeichen**. Häufig wird der Muskelschwund durch eine Zunahme von Fett und Bindegewebe kompensiert (**„Gnomenwaden"**).

**Facies myopathica** bei Befall der mimischen Muskulatur, schlaffe Paresen des Schultergürtels bzw. Beckengürtels, **Scapula alata**.

### Ärztliche Diagnostik

Typische EMG-Befunde und typische histologische Befunde. Erhöhung der Transaminasen (Leberenzyme) und vor allem der CK im Blut. Keine kausale (ursächliche) Behandlungsmöglichkeit bekannt.

### Physiotherapie

Behandlungsziele und Maßnahmen im Anfangsstadium decken sich mit denen der peripheren Paresen (▶ 9.15.2). Vorrangiges Ziel der Therapie ist es, der fortschreitenden Verschlechterung eine gute körperliche Konstitution entgegen zu setzen, um Sekundärsymptome möglichst lange hinaus zu zögern. Hierfür eigenen sich, je nach Symptomvorkommen, folgende Maßnahmen:

- Kräftigung
- Gangschule (▶ 1.3.8)
- Gleichgewichtstraining
- PNF (auf physiologische Gelenkstellung achten)
- (Wieder)erlernen einer gezielten neuromuskulären Ansteuerung (▶ 1.3.1)

**DKPT vermeiden**

! Bei bettlägerigen Pat., Rollstuhlabhängigkeit und verminderter Mobilität ist die Durchführung von Prophylaxen von großer Bedeutung (▶ 1.3.3).

**Muskeldurchblutung vor der Aktivität anregen**

- BGM (▶ 2.4): Unterhaut-/Faszientechnik
- Hydrotherapie (▶ 1.3.11): feuchte Wärme, alternierende Wärme/Kälte

**Muskelaktivität erhalten/verbessern**

- Isometrische Übungen besonders für: M. erector spinae, M. gluteus maximus, M. quadriceps femoris, Bauchmuskeln, Fußheber und -senker, M. triceps brachii, Hand- und Fingerextensoren
- Stabilisierungsübungen in RL oder BL auf dem Pezziball oder in mobilen ST-Aufhängungen, Stabilisierungsübungen im Wasser mit Auftriebskörpern, Isometrie in PNF-Mustern (▶ 2.32), Akrodynamische Therapie (▶ 2.2)
- Dynamische Übungen, z. B. PNF-Muster

! Nicht bis an die Leistungsgrenze gehen, kein max. Stretch und kein Verharren in ASTEn, in denen orthostatische Muskeln extrem gedehnt werden (z. B. Fersensitz)

- Versorgung mit Orthesen: Nachtschienen gegen Spitzfuß, Liegeschale oder Stützkorsett gegen eine beginnende Skoliose, Stehbrett, Bauchlageschrägbrett oder Bauchliegekeil, Rollstuhl mit umklappbarer Rückenlehne (gegen Hüftbeugekontraktur) und hochstellbare Fußstützen (gegen Kniebeugekontraktur)
- Zusatzmaßnahmen: Bewegungsbad (▶ 1.3.11), Ganzkörperisometrie, Vojta (▶ 2.40)

## 9.20.2 Entzündliche Myopathien (Myositiden)

Man kann eine Herdmyositis durch bekannte Erreger wie Viren, Parasiten, Bakterien oder Pilze von autoimmunen Myositiden (Dermato-, Poly-, Einschlusskörpermyositis) unterscheiden.

### Polymyositis

Die Erkrankung setzt häufig zwischen dem 40. und 60. Lj. ein, wobei Frauen etwa doppelt so häufig betroffen sind wie Männer. Eine pathologische zellvermittelte Immunantwort (CD8-positive zytotoxische T-Lymphozyten) spielt eine zentrale Rolle. Der Verlauf ist meist subakut bis chronisch, selten akuter Verlauf, der innerhalb weniger Wochen unter hohem Fieber, Muskelschmerzen und -schwäche zum Tode führt.

**Symptome**

- Muskelschmerzen und -schwäche proximal im Becken- und Schultergürtelbereich (erschwertes Treppensteigen, Kämmen oder Rasieren)
- Ausbreitung auf die Nacken- und Schlundmuskulatur (Schluckstörungen, nasale Sprache)
- Abgeschlagenheit, Fieber
- Okuläre Myositis: Augenmuskelparesen, Ptose
- Hautveränderung (Dermatomyositis)

**Ärztliche Diagnostik**

- Blutsenkungsbeschleunigung, Kreatinkinase- und Transaminasenerhöhung
- Muskelbiopsie zeigt entzündliche Infiltrate

9

### Ärztliche Therapie

Glukokortikoide, Chemotherapeutika, Immunglobuline.

### Physiotherapie

Wie bei progressiver Muskeldystrophie (▶ 9.20.1).

## 9.20.3 Myasthenie

Das myasthenische Syndrom ist durch eine abnorme Ermüdbarkeit der Muskulatur unter Belastung sowie einer Rückbildung der auftretenden Lähmungen nach längeren Ruhephasen gekennzeichnet. Man unterscheidet die Myasthenia gravis von anderen myasthenen Formen, z. B. dem Lambert-Eaton-Syndrom bei kleinzelligem Bronchialkarzinom.

### Myasthenia gravis

Die Erstsymptome treten meist zwischen dem 20. und 40. Lj. auf, Frauen sind häufiger betroffen als Männer. Bei ca. 80–90 % der Erkrankten lassen sich Antikörper gegen Acetylcholinrezeptoren nachweisen, die eine Blockierung der Rezeptoren an der postsynaptischen Membran verursachen sollen. Bei der Entstehung von Autoantikörpern scheint der Thymus eine große Rolle zu spielen, da man häufig bei Erkrankten ein Thymom oder eine Thymushyperplasie findet.
Die chronisch verlaufende Erkrankung beginnt meist an Muskeln, die von motorischen Hirnnervenkernen versorgt werden, und breitet sich allmählich auf die übrige Muskulatur aus. Es kommt zu schubartigen Verschlechterungen mit partieller Remission; im Endstadium bilden sich die Muskellähmungen auch in Ruhe nicht mehr zurück. Die Pat. sind besonders durch Atemlähmung gefährdet, sodass die Letalität mit 15–20 % relativ hoch ist.

#### Symptome

- Hängen des Augenlids (Ptose), Doppelbilder durch Augenmuskelparese
- Facies myopathica durch Lähmung der mimischen Muskulatur; Kau- und Schluckstörungen; näselnd-kloßige Sprache
- Später Ausbreitung auf die Arm-, Hals- und Rumpfmuskulatur einschließlich der Atemmuskulatur
- Myasthenische Krise: Atemlähmung, allgemeine Muskelschwäche, Schluckstörungen und Verschleimung des Respirationstrakts

#### Ärztliche Diagnostik

„Tensilon"-Test (Gabe von Cholinesterasehemmern bessert die klinische Symptomatik), Stimulations-EMG (Abnahme der Amplitude).

#### Ärztliche Therapie

Cholinesterasehemmer, Immunsuppressiva, Thymektomie, Plasmapherese.

### Physiotherapie

#### Struktur/Funktion

**Ermüdbarkeit der Muskulatur reduzieren**

- PNF (▶ 2.32): Muster und Techniken je nach Symptomausprägung
- Allg. Ausdauertraining (MTT, ▶ 2.23)

9

#### Vitalkapazität erhalten

Aufgrund der hohen atemlähmungsbezogenen Letalitätsrate muss Atemtherapie sehr früh in die Therapie integriert werden (▶ 1.3.4).

#### Aktivität/Partizipation

#### Selbstständigkeit erhalten

- Funktionelles Alltagstraining: Beratung über ökonomisierte Handlungs- und Bewegungsmuster, Veränderung der Arbeitsweise in Haushalt und Beruf
- Umgang mit Hilfsmitteln schulen (z. B. Rollstuhl)

## 9.20.4 Myotonien

Durch Störungen an der Muskelfasermembran und der motorischen Endplatte kommt es auch nach Beendigung eines Reizes nur zu einer verzögerten Erschlaffung der Willkürmuskulatur (myotone Reaktion). Bei wiederholten Reizen geschieht die Erschlaffung zunehmend rascher.

### Myotonia congenita

Dominant vererbte Erkrankung mit Beginn im Jugendalter und Nachlassen der Schwere im Alter. Typ Thomson (autosomal-dominant), Typ Becker (autosomal-rezzesiv).

#### Symptome

Muskelsteifigkeit, besonders am Beginn von Willkürbewegungen. Die Willkürmuskulatur ist meist verstärkt ausgebildet (Hypertrophie).

### Physiotherapie bei Myotonia congenita

- Konzentrative Bewegungstherapie, allg. Entspannungsübungen, Feldenkrais (▶ 2.15), Lösungstherapie (▶ 2.17)
- Erlernen gezielter muskulärer Ansteuerung und Entspannung

### Dystrophia myotonica (Curschman-Steinert)

Die im frühen Erwachsenenalter einsetzende, langsam fortschreitende, autosomal-dominant vererbte Erkrankung (CTG-Repeat-Expansion im DMPK-Gen) ist durch ein myotones Syndrom in Verbindung mit einer fortschreitenden Muskeldystrophie sowie einer typischen äußeren Gestalt („Jammergestalt") gekennzeichnet. Sie ist die zweithäufigste Form der erblichen Myopathien.

#### Symptome

- **Facies myopathica** (schlaffes, mimikarmes Gesicht)
- Distal betonte Muskelatrophien mit myotoner Reaktion
- Angeborene Minderbegabung oder Oligophrenie, fortschreitendes hirnorganisches Psychosyndrom mit Entwicklung einer Demenz
- Stoffwechselstörungen: Hodenatrophie bzw. Amenorrhö, Schilddrüsenunterfunktion, evtl. mit Struma, myotonische Katarakt (Linsentrübung am Auge)
- Händedrucktest: Hand kann nicht sofort gelöst werden



#### Ärztliche Diagnostik

Myotone Reaktion mit typischem EMG-Befund (auf Einzelreiz hin Salven von Muskelentladungen).

### Ärztliche Therapie

Keine kausale Therapie der Myotonien möglich.

### Physiotherapie bei Dystrophia myotonica

Behandlungsprinzipien wie bei progressiver Muskeldystrophie (▶ 9.20.1) und Myotonia congenita (s. o.).

# 9.21 Kopfschmerzsyndrome

Der Kopfschmerz stellt ein sehr häufiges Beschwerdebild dar und kann Folge vielfältiger Erkrankungen sein (neurologisch, internistisch oder auch im HNO-Bereich).
Da das Gehirn selbst keine Schmerzrezeptoren besitzt, müssen Schädigungen nicht als Schmerz wahrgenommen werden.
Zur Zuordnung von Kopfschmerzen ist neben einer gründlichen Anamnese (Schmerzmittelmissbrauch, familiäre Häufung, Begleitsymptome) eine ausführliche neurologische bzw. internistische (z. B. Hypertonieausschluss) Untersuchung erforderlich, um primäre von sekundären Kopfschmerzen abzugrenzen. Evtl. sind Zusatzuntersuchungen wie EEG, MRT/CCT, Liquoruntersuchung zu veranlassen.
Die IHS-Klassifikation (International Headache Society) unterscheidet vier primäre Kopfschmerzformen (ursächlich für nichtsymptomatischen, chronischen Kopfschmerz) von den zahlreichen sekundären, symptomatischen Formen. Die zwei häufigsten werden im Folgenden vorgestellt.

## 9.21.1 Migräne

Überwiegend sind Frauen bis zum 40. Lj. betroffen. In der Gesamtbevölkerung schwanken die Angaben über die Häufigkeit zwischen 8 % und 20 %. Die Ursache ist ungeklärt. Es besteht eine familiäre Häufung. Auslösende Faktoren sind z. B. Wetterfühligkeit, Zufuhr von Alkohol oder bestimmten Käsesorten, Schlafmangel und Stress.
Zu Beginn des Migräneanfalls ist eine Konstriktion der intrakraniellen Arterien, ausgelöst durch eine Serotoninfreisetzung, nachgewiesen worden. Erst in der zweiten Phase, der Gefäßdilatation, tritt die eigentliche Kopfschmerzsymptomatik auf.

### Symptome

- Anfallsartig, z. T. mit periodischer Häufung, kommt es meistens morgens zu dumpf drückenden oder auch klopfenden Halbseitenkopfschmerzen, evtl. mit vegetativen Symptomen (Übelkeit, Erbrechen, Durchfall, Schwitzen) sowie Licht- und Geräuschempfindlichkeit. Der Anfall dauert einige Stunden, selten einen ganzen Tag und endet in allgemeiner Erschöpfung.
- „Migraine accompagnée“: Migräne mit neurologischen Reiz- und Ausfallerscheinungen wie Kribbelparästhesien oder flüchtigen Lähmungen.



### Formen

- Einfache Migräne: halbseitige, pulsierende Kopfschmerzen mit Übelkeit, Erbrechen, Durchfall
- Klassische Migräne: zu Beginn des Anfalls zusätzlich Flimmerskotome (visuelle Aura), später neurologische Herdsymptome, z. B. Hemiparese oder Aphasie, möglich

- Basilarismigräne (Sonderform der klassischen Migräne): okzipital betonte Kopfschmerzen mit einer visuellen Aura, Drehschwindel, Hypakusis, Ohrenklingen und Missempfindungen um den Mund, an Zehen und Fingern. Besonders betroffen sind junge Frauen.
- Komplizierte Migräne: visuelle Aura dauert länger als eine halbe Stunde und die neurologischen Herdsymptome überdauern die Kopfschmerzen
- Status migraenosus: Eine Attacke geht unmittelbar in die nächste über.

#### Ärztliche Therapie

Nichtsteroidale Antirheumatika (ASS, Paracetamol, Ibuprofen) und Triptane im akuten Schmerzanfall, nicht als Dauertherapie. Achtung: analgetikainduzierter Kopfschmerz. Phasenprophylaxe mit β-Blockern u. a.

### Physiotherapie

#### Schmerzen lindern

Die von Pat. tolerierten Therapiemaßnahmen variieren stark. Massagetechniken (▶ 1.3.10) sowie Wärmebehandlungen (▶ 1.3.12) werden i. d. R. gut angenommen. Durch eine veränderte Körperhaltung (aufgrund der Schmerzen) entsteht häufig ein sekundärer Hypertonus im Schulter- Nackenbereich. Ausgangsstellungen mit großer Unterstützungsfläche (z. B. im ST) reduzieren den Muskeltonus durch zeitweilige Entlastung.
Darüber hinaus gibt es spezielle Therapiekonzepte, die das Management von Pat. mit Beschwerden im Bereich des Kopfes fokussieren (CRAFTA®, ▶ 2.8).

#### Körperwahrnehmung schulen

Allg. Entspannungsübungen, Lösungstherapie (▶ 2.17), Feldenkrais (▶ 2.15), Autogenes Training.

## 9.21.2 Spannungskopfschmerz

Häufig akut, aber auch chronisch vorkommendes Kopfschmerzsyndrom mit Verstärkung durch Stress, fieberhafte Infekte und muskuläre Fehlbelastung. Krankheitsbeginn häufig im mittleren Lebensalter.

#### Symptome

Bilateraler, drückender Kopfschmerz leichter bis mäßiger Intensität mit einer Dauer von Minuten bis Tagen, keine begleitende vegetative Symptomatik (Übelkeit), aber Fotophobie möglich.

#### Ärztliche Therapie

NRSA sowie Phasenprophylaxe, z. B. mit Antidepressiva.

### Physiotherapie

- Haltungsschulung mit Integration von ADLs (Rückenschule, ▶ 2.25)
- Detonisierung hypertoner Muskulatur, v. a. der kurzen Nackenextensoren
- Wärmetherapie (▶ 1.3.12)

! Pat. frühzeitig zu Eigenübungen und Verhaltensänderungen anleiten

! Die Gefahr der Chronifizierung ist bei Kopfschmerzen relativ hoch. Das Therapiemanagement der Pat. sollte dies berücksichtigen (Chronischer Schmerz, ▶ 1.5).

# 9.22 Schwindel (Vertigo)

Schwindel und Gleichgewichtsstörungen sind mit zunehmendem Lebensalter häufige zum Arzt führende Symptome. Der Begriff „Schwindel" wird für unterschiedliche Empfindungen benutzt, von gerichteten (systematischen) Dreh- und Bewegungsgefühlen bis zu unsystematischen Schwindelformen wie Benommenheitsgefühl, Schwarzwerden vor den Augen, Gangunsicherheit und psychogenen Beschwerden. Ursache der meisten gerichteten Schwindelformen ist ein Ungleichgewicht zwischen visuellen, vestibulären und somatosensorischen Erregungen. Das Gleichgewichtsorgan misst die rotatorische sowie die lineare translatorische Beschleunigung. Die Impulse aus dem Gleichgewichtsorgan gehen zu den Vestibulariskernen im Hirnstamm. Von diesen Kernen wiederum gehen Efferenzen zu den Augenmuskelkernen (Nystagmus), den Kernen des Vagus (Übelkeit) und dem Brechzentrum (Erbrechen) sowie zu den Extensor-Motoneuronen der unteren Extremitäten (Fallneigung) bzw. den Muskeln des Rumpfes (Ataxie).
Häufig erfolgt eine Einteilung in peripheren vestibulären, meist gerichteten Schwindel und zentralen ungerichteten (diffusen) Schwindel bei Erkrankungen des ZNS. Darüber hinaus gibt es Schwindel bei Kreislaufstörungen (vasovagal), visuellen Schwindel bei Sehstörungen oder auch den zervikogenen Schwindel, der über den zervikookulären Reflex bei Verspannungszuständen der Nackenmuskulatur oder deg. Veränderungen der HWS erklärt wird. Hier werden zwei klinisch sehr beeindruckende Formen des peripheren vestibulären Schwindels vorgestellt.

**Symptome**

- Gerichteter Schwindel (Karussell, schwankendes Schiff, Lift)
- Vegetative Symptome mit Übelkeit und Erbrechen
- Nystagmus
- Fallneigung und Ataxie

**Ärztliche Diagnostik**

MRT Schädel zum Ausschluss eines Prozesses im Kleinhirnbrückenwinkel oder einer Entzündung (evtl. Liquorpunktion), HNO-ärztliche Untersuchung (kalorische Reizung).

## 9.22.1 Neuronitis vestibularis

15–20 % aller Schwindelfälle betreffen den akuten einseitigen Vestibularisausfall. Eine eindeutige Genese ist nicht bekannt, es finden sich aber Hinweise für eine virale Ursache.

**Symptome**

- Hauptsymptom ist ein plötzlicher heftiger, gerichteter Drehschwindel, der bei Kopfbewegung zunimmt.
- Horizontaler Spontannystagmus zur gesunden Seite
- Fallneigung zur betroffenen Seite
- Übelkeit und Erbrechen
- Hörvermögen intakt

Die Symptome klingen im Verlauf der ersten beiden Wochen ab, da es zu einer zentralen Kompensation kommt. Durch gezieltes Schwindeltraining werden die Genesungszeit verkürzt und die Restsymptome verringert.

### Physiotherapie

#### Schwindel reduzieren

- In den ersten drei Tagen vermehrte Bettruhe, Augen überwiegend geschlossen halten, Kopf ruhig halten, um Brechreiz/Übelkeit zu verringern.
- Ab dem 3. Tag Übungen im Liegen oder Sitzen: Üben der Blickstabilisation durch Fixation von bewegten Gegenständen, z. B. Zeigefinger, oder Fixation von ruhenden Gegenständen, während der Kopf in alle Richtungen bewegt wird
- Ab 5. Tag Übungen im Stand, zusätzlich Gleichgewichtsübungen
- Ab 7. Tag Stabilisationsübungen in schwierigeren Positionen wie Kniestand, Stand auf Kreisel etc., Üben problematischer Lagewechsel:
  - Übungen mit dem optokinetischen Gerät: In einem dunklen Raum werden in alle Richtungen steuerbare Leuchtpunkte erzeugt. Der Pat. soll entweder mit den Augen den Punkten folgen (zur Seite des Nystagmus!) oder nur eine bestimmte Fläche im direkten Blickfeld fixieren. Dabei soll er ruhig stehen bleiben oder auf der Stelle treten. Zur Sicherheit muss sich der Th. in direkter Nähe des Pat. befinden und die Möglichkeit zum Festhalten geben. Dauer ca. 20 Min.
  - Fixationsübungen auf dem Drehstuhl, Drehen zur Gegenseite des Nystagmus
  - Fixation von Gegenständen während diverser Lagewechsel

## 9.22.2 Benigner paroxysmaler Lagerungsschwindel (BPL)

Der BPL ist mit mehr als 20 % die häufigste Ursache für einen gerichteten Schwindel und entsteht meist spontan, aber auch nach Vestibularisausfall oder traumatisch. Frauen sind häufiger betroffen als Männer, im Alter zunehmend. Ursache sind gelöste Statolithen (Kristalle), die einseitig zu 95 % am unteren Ende des hinteren vertikalen Bogengangs liegen (Kanalolithiasis). Durch Lagewechsel zur betr. Seite fallen die Kristalle in den Bogengang und erzeugen einen Lymphsog, der die Beschwerden auslöst.

#### Symptome

- Kurze, heftige Drehschwindelattacken nach raschen Kopfbewegungen (Kopfseitenlagerung und -reklination) mit Abklingen innerhalb von 10–60 Sek.
- Nystagmus und Übelkeit
- Provokation durch Lagerwechsel

### Physiotherapie

#### Schwindel reduzieren

**Befreiungsmanöver nach Semont:** ASTE Sitz, der Pat. wird mit leichter Rotation des Kopfs zur gesunden Seite schnell auf die betr. Seite gelegt; es entsteht ein heftiger Drehschwindel und Nystagmus. Warten, bis der Schwindel vorbei ist; dann schnell auf die gesunde Seite umlagern, *ohne* die Kopfstellung zu verändern. Es entstehen wiederum Schwindel und Nystagmus, die bis zu 2 Min. anhalten können. Beine des Pat. hochlegen, ca. 4 Min. ruhig liegen bleiben, erst dann wieder zum Sitz hochkommen.

Im Moment des Umlagerns auf die gesunde Seite fallen die Kristalle im Bogengang zur anderen Seite herunter und bleiben liegen. Dort verursachen sie keine Symptome mehr. Der Pat. darf für zwei Tage nicht auf der betr. Seite liegen.

Lassen die Symptome nicht unmittelbar nach, kann das Manöver noch max. zweimal wiederholt werden. Gelingt das Manöver, ist der Pat. i. d. R. beschwerdefrei.

! Bei bekanntem SHT in der Vorgeschichte darf dieses Manöver *nicht* durchgeführt werden.

# 9.23 Neurogene Blasenfunktionsstörungen

Da eine Vielzahl neurologischer Erkrankungen zur Störung der Blasenfunktion führen kann, müssen diagnostisch und therapeutisch sowohl urologische als auch neurologische Ursachen berücksichtigt werden.

**Anatomische Grundlagen**

Die Blase wird, wie auch andere viszerale Organe, von beiden Teilen des autonomen Nervensystems versorgt. Das spinale Zentrum der sympathischen Innervation liegt in der grauen Substanz der Seitenhörner von Th12–L2, das der parasympathischen Innervation im unteren Sakralmark (S2–S4). Eine zentrale Kontrolle der spinalen Zentren und der von hier ausgehenden Reflexbögen geschieht über efferente Bahnen, die z. T. aus dem Lobulus paracentralis und auch den Stammganglien stammen. Ein weiteres Miktionszentrum liegt im Bereich der Pons (Brücke). Die präganglionären parasympathischen Neurone werden über den N. pelvicus, die des Sympathikus nach Durchlaufen des Grenzstrangs über den N. hypogastricus zum Plexus pelvicus geführt. Von dort gelangen postganglionäre sympathische Neurone zur Harnblase und präganglionäre parasympathische zu den intramuralen Ganglien.

Die motorische Innervation der glatten Blasenmuskulatur (M. detrusor vesicae), die bei der Miktion zur aktiven Öffnung des Blasenausgangs führt, geschieht über den Parasympathikus. Der Sphincter internus, gebildet aus Blasenhals und glatter proximaler Harnröhrenmuskulatur, wird vorwiegend sympathisch innerviert. Neben der autonomen Innervation der Blase werden über den N. pudendus (S2–S4) efferente Impulse zum (quergestreiften) äußeren Blasenschließmuskel und afferente Impulse der Blasenschleimhaut (Füllungsgrad) zum ZNS geführt. Zur Miktion ist eine Erschlaffung des äußeren Blasenschließmuskels und des Beckenbodens bzw. zur Beendigung der Miktion eine Kontraktion durch Impulse des N. pudendus erforderlich. Eine vorzeitige Detrusorkontraktion bei Dehnung der Blasenwand wird durch zentrale Hemmung des parasympathischen Reflexbogens verhindert. Gleichzeitig wird bei zunehmender Blasenfüllung der Sympathikus aktiviert und verschließt vorübergehend den Blasenhals. Die Miktion wird willkürlich über Großhirnaktivität eingeleitet.

## 9.23.1 Detrusorhyperreflexie

Da zerebrale Zentren einen hemmenden Effekt auf den Miktionsprozess bzw. die spinalen Zentren der Blaseninnervation haben, kann eine Schädigung dieser Zentren zu einer sog. Detrusorhyperreflexie (hypertone, spastische Blase) führen. Ursachen sind z. B. demenzielle Prozesse, das Parkinson-Syndrom, ED, Hydrozephalus oder Hirntumoren. Die Enthemmung des Miktionsreflexes zeigt sich klinisch im imperativen Harndrang bzw. als unwillkürliche Miktion. Die Blase ist klein und die Miktion restharnfrei.

**Ärztliche Therapie**

Blasentraining mit dem Ziel einer zunehmenden Verlängerung des Miktionsintervalls. Durch vermehrte Dehnung kann die Empfindlichkeit der Mechanorezeptoren in der Blase z. T. gesenkt werden. Medikamentös: anticholinerg wirkende Pharmaka, die als Nebenwirkung zum Harnverhalt führen können.

### Physiotherapie

▶9.23.4

## 9.23.2 Detrusor-Sphinkter-Dyssynergie (DSD)

Bei gleichzeitiger Detrusorkontraktion besteht auch eine Hyperaktivität des M. sphincter internus und/oder externus (Blasenausgang). Die DSD tritt häufig zusammen mit einer hypertonen Blase bei Schädigung der Bahnen im Rückenmark unterhalb der zerebralen Zentren und oberhalb des sakralen Miktionszentrums auf. Häufigste Ursachen sind eine traumatische Querschnittsläsion nach Abklingen der „Schockblase" und spinale Entmarkungen bei der ED. Klinisch kommt es bei der Miktion durch unzureichende Öffnung des Blasenausgangs zur Verminderung bzw. Unterbrechung des Harnstrahls, aber auch durch Schädigung der hemmenden Einflüsse zu unwillkürlicher Kontraktion mit Inkontinenz. Restharn ist möglich.

### Physiotherapie

▶9.23.4

## 9.23.3 Detrusorarreflexie

Inaktivität der glatten Blasenmuskulatur, die auch als schlaffe, atone, sog. „**Überlaufblase**" bezeichnet wird. Sie kann nach akuten Querschnittsverletzungen im Rahmen eines spinalen Schocks oder bei anderen akuten Krankheiten des ZNS entstehen. Nach Abklingen des ersten Stadiums kann sie ausheilen, in eine hypertone Blase übergehen oder auch bei Verletzungen und Läsionen in Höhe des Miktionszentrums bzw. darunter (Cauda equina) als schlaffe Blase bestehen bleiben.
Ursachen: medialer Bandscheibenvorfall, Trauma, ED, Konus-Kauda-Tumor, autonome Polyneuropathie, Radikulitis.
Die intramuralen Ganglienzellen können einen geringen Grundtonus der Blasenwand aufrechterhalten und die Blase kann sich bei einem gewissen Füllungsgrad teilweise zusammenziehen (**autonome Blase**). Da der Wandtonus herabgesetzt ist, bleibt bei großer Blasenkapazität viel **Restharn** zurück. Klinisch zeichnet sich die schlaffe Blase durch einen erschwerten Miktionsbeginn und den Einsatz der Bauchpresse bei Blasenentleerung aus. Eine Überlaufblase fällt dagegen durch Überdehnung des Blasenausgangs bei fehlendem Harndrang auf. Ein akuter schmerzhafter Harnverhalt ist z. B. bei medialen Bandscheibenvorfällen zu beobachten.

### Ärztliche Therapie

Möglichst restharnfreie Miktion durch die Bauchpresse oder manuelles Ausdrücken der Blase (Credé-Manöver). Medikamentöse Behandlung ist nicht erfolgversprechend.

### Physiotherapie

▶9.23.4

## 9.23.4 Physiotherapie bei neurogenen Blasenfunktionsstörungen

### Blasenfunktion erhalten/wiederherstellen

- Beckenbodengymnastik (▶ 11.9.3)
- BGM (▶ 2.4): Reflexzonen der Blase behandeln
- E-Therapie (▶ 1.3.13): Elektrostimulation und Biofeedback können oberflächlich, intravaginal oder rektal appliziert werden. Biofeedback kommt im Bereich des Beckenbodentrainings eine besondere Bedeutung zu, da viele Pat. nicht wissen, wann bzw. ob sie die Muskulatur adäquat anspannen. Eine EMG-Ableitung inkl. bildlicher Darstellung ermöglicht den Pat. nicht nur eine gezielte Ansteuerung der Beckenbodenmuskulatur – die Intensität der Aktivierung kann so auch an unterschiedliche Situationen angepasst werden.
- Training mittels Biofeedback kann (nach vorheriger Einweisung) von Pat. als Eigenübung durchgeführt werden. Hierfür empfehlen sich handliche Geräte mit einfacher Bedienung (z. B. ProCept home Biofeedbacktrainer®).

! Rektale oder anale Applikationen sollten nur von speziell geschultem Personal durchgeführt werden.

### Literatur


Adler S, Beckers D, Buck M. PNF in Practice – An Illustrated Guide. Berlin–Heidelberg: Springer, 2014.

Anderson D, Magill R. Motor Learning and Control: Concepts and Applications. 10th ed. Humanities & Social Sciences, 2013.

Baessler K et al. Pelvic Floor Re-education. Principles and Practice. 2nd ed. Berlin–Heidelberg: Springer, 2008.

Bhidayasiri R, Tarsy D. Parkinson's Disease: „On-Off" Phenomenon. Movement Disorders: A Video Atlas. Part of the series Current Clinical Neurology, 2012;14–15.

Collet C, Guillot A. The Neurophysiological Foundations of Mental and Motor Imagery. Oxford Univ Pr, 2010.

Goodman CC, Fuller KS. Pathology: Implications for the Physical Therapist. 4th ed. Saunders, 2014.

Hacke W (Hrsg.). Neurologie. 14. A. Berlin–Heidelberg: Springer, 2016.

Haines DE. Neuroanatomy: An Atlas of Structures, Sections and Systems. 8th ed. LWW, 2011.

Hüter-Becker A, Dölken M (Hrsg.). Physiotherapie in der Neurologie, 3. A. Stuttgart–New York: Thieme, 2010.

Marks D. Ein Muss bei Parkinson. Unified Parkinson's Disease Rating Scale (UPDRS). physiopraxis, 2010;10: 38–39.

Marks D. Multiple Sklerose – Schweregrad bestimmen, Expanded Disability Status Scale (EDSS). physiopraxis, 2009;08: 38–39.

Pfeffer A. Einsatz bei Erschöpfung, Fatigue Severity Scale. physiopraxis, 2010;11: 42–43.

Pfeffer A. Assessement: ALS Functional Rating Scale. Test bei amyotropher Lateralsklerose. physiopraxis, 2004;06: 32–33.

Schädler S, Lüthi H et al. Assessments in der Neurorehabilitation, 1. A. Bern: Verlag Hans Huber, 2006.

Schröder JM. Pathology of Peripheral Nerves: An Atlas of Structural and Molecular Pathological Changes. Berlin–Heidelberg: Springer, 2012.

Shumway-Cook A, Woollacott MH. Motor Control: Translating Research into Clinical Practice. 4th ed. LWW, 2011.

Stokes M, Stack E. Physical Management for Neurological Conditions: [Formerly Physical Management in Neurological Rehabilitation]. Physiotherapy Essentials. 3rd ed. Churchill Livingstone, 2013.

Widmaier E, Raff H, Strang K. Vander's Human Physiology: The Mechanisms of Body Function. 13th ed. McGraw-Hill Science/Engineering/Math, 2013.

Wittink H, Michel T. Chronic Pain Management for Physical Therapists. 2nd ed. Butterworth Heinemann, 2002.

# 10 Pädiatrie

*Ralph Bax und Silke Schellhammer*

Das Fachgebiet der Pädiatrie umfasst die Behandlung von Kindern unterschiedlicher Alters- und Entwicklungsstufen. Neben den Krankheitsbildern und Symptomen müssen in der Therapie der ständige Wandel von körperlichen und geistigen Möglichkeiten der Patienten und deren individuelle Entwicklungsverläufe berücksichtigt werden.

## 10.1 Entwicklung

Die Entwicklung wird im Folgenden zur Verdeutlichung nach Altersstufen und Modalitäten (Motorik, Wahrnehmung) getrennt beschrieben. Entwicklung erfolgt auf jedoch allen Gebieten simultan und die einzelnen Bereiche beeinflussen sich dabei gegenseitig. Entwicklung ist ein in sich verwobener Prozess, der sich nicht stringent an einen Zeit- und Ablaufplan hält.

### 10.1.1 Neugeborenes (1.–28. Lebenstag)

Von einem gesunden, reifen Neugeborenen spricht man in der Medizin, wenn das Kind:

- zwischen der 37. und 42. SSW geboren wurde und entsprechende Reifezeichen hat.
- zwischen 2.500 und 4.499 g wiegt.
- keine Fehlbildungen oder Krankheitssymptome zeigt.
- normale APGAR-Werte hat.
- normale pH-Werte im art. Nabelschnurblut gemessen werden.

**APGAR-Schema**
Bewertung der Vitalfunktionen des Neugeborenen. 1, 5 und 10 Minuten nach der Geburt werden Herzfrequenz, Atmung, Reflexe, Muskeltonus und Hautfärbung anhand eines Punktesystems beurteilt.

Direkt nach der Geburt muss sich der Organismus des Kinds den neuen Bedingungen in seiner Umgebung anpassen. Die Phase der Adaptation beinhaltet:

- Lungenatmung,
- Temperaturregulation,
- Nahrungsaufnahme und Verdauung,
- Schwerkrafteinfluss (7-fach größer als intrauterin),
- neue sensorische Informationen.

#### Reflexe und Reaktionen

Die frühkindlichen Reaktionen und Reflexe (▶ Tab. 10.1) sind das motorische Erbe, durch das das Überleben der Spezies gesichert wird. Manche Reaktionen werden im Laufe der Entwicklung von der Willkürmotorik überlagert, andere bleiben ein Leben lang in ihrer ursprünglichen Form, z. B. als Schutzreflexe, erhalten. Ihre Ausprägung und der physiologische Zeitraum, in dem sie auslösbar sind (**Waltezeiten**), geben Auskunft über den Reifegrad des Gehirns und dienen als diagnostisches Mittel.

**Pathologische Veränderungen** der frühkindlichen Reaktionen und Reflexe sind z. B.:

- Fehlen von Reaktionen und Reflexen,
- abgeschwächtes Vorhandensein von Reaktionen und Reflexen,
- übersteigerte Reizantwort,
- deutlich überschrittene Waltezeiten.

## Motorische Entwicklung

### Beugehaltung des Neugeborenen

- Entwickelt sich aufgrund der beengten Lage im Mutterleib (Dehnung der extensorischen und Annäherung der flexorischen Muskulatur) und als Reaktion auf den Schwerkrafteinfluss nach der Geburt
- Die RL ist für das neugeborene Kind deutlich instabiler als die BL oder SL. Innerhalb der ersten 4 Wo. wird die RL stabiler.

Als Schlafposition sollte die BL erst in Betracht kommen, wenn der Säugling sich selbst drehen kann (Tipps & Fallen: SIDS).

> **Tipps & Fallen**
>
> **SIDS**
>
> Die Ursache des plötzlichen Kindstods (SIDS = Sudden Infant Death Syndrome) ist trotz großer Forschungsbemühungen weiterhin unbekannt. Es werden mehrere Faktoren vermutet und es existieren viele Theorien, die jedoch bisher nicht wissenschaftlich bewiesen werden konnten. Epidemiologische Studien zeigten jedoch, dass sich durch die **Beachtung folgender Faktoren** die SIDS-Rate senken lässt:
>
> - Rückenschlaflage (im ersten Lebensjahr)
> - Rauchfreie Umgebung (während der Schwangerschaft und in der Umgebung des Kinds)
> - Schlafsack statt Bettdecke (in Länge und Weite für Säugling passend)
> - Keine Überhitzung (Kleidung, Bettzeug, Raumtemperatur zum Schlafen 16–18 °C)
> - Säuglinge im elterlichen Schlafzimmer, aber im eigenen Bett schlafen lassen
> - Säuglinge, wenn möglich, 6 Monate voll stillen

### Holokinese

Bezeichnet die Bewegungen eines Neugeborenen. Die Steuerung der Muskelfunktion und Stabilisierung des Rumpfs sind noch nicht entwickelt. Kleinste Bewegungen führen zur Beteiligung des gesamten Körpers (**Massenbewegungen**).

Erste differenzierte Bewegungen in BL:

- Kopf drehen (ohne Abheben von der Unterlage)
- Becken abheben
- Beine seitlich abspreizen oder beugen
- Füße dorsal extendieren
- Hände sind mit inklinierten Daumen leicht gefaustet

## Entwicklung der sensorischen Systeme

### Sehen und Erkennen

- Neugeborene sehen etwa eine Handlänge (eines Erwachsenen) weit, unscharf und verschwommen. Auch das Gesicht der Mutter wird anfangs eher im Umriss wahrgenommen.
- Etwa 2 Wo. nach der Geburt haben sich die neuronalen Schaltkreise den neuen sensorischen Informationen angepasst. Visuelle Informationen können nun in der Hirnrinde verarbeitet werden. Vestibular-okularer Reflex löst Puppenaugenphänomen ab (Motorische Augenreflexe, ▶ Tab. 10.1).
- Direkt nach der Geburt gibt es noch keine richtige Differenzierung von Farben. Rot kann am besten wahrgenommen werden.
- Die Koordination der Augenbewegungen ist nur horizontal möglich.

Tab. 10.1 Frühkindliche Reflexe

| Reflex | Auslösung | Reaktion physiologisch | Waltezeit | Bemerkungen |
|---|---|---|---|---|
| Nutritionsreflexe/Ernährungsreflexe | | | | |
| **Saugreflex** | Kl. Finger mit Fingerbeere nach oben in den Mund des Säuglings schieben | Rhythmische Zungenbewegung, kräftiges salvenartiges Saugen | ≈ 0.–3./4. Monat | Kann bei gestillten Kindern deutlich länger dauern |
| **Suchreflex** | Mit dem Finger auf der Lippe von der Mitte zum Mundwinkel hin ausstreichen | Kopfwendung zum Stimulus und Mundöffnung | ≈ 0.–6. Woche | Kann bei gestillten Kindern deutlich länger dauern |
| **Rooting** | Mit dem Finger vom Mundwinkel ausgehend über die Wange streichen | Kopfwendung und Suche nach dem Stimulus mit leichten Kopfpendelbewegungen | ≈ 0.–3. Monat | |
| **Babkin-Reflex** | Gleichzeitiger leichter punktueller Druck in beide Handinnenflächen | Mundöffnung und HWS-Extension | ≈ 0.–4. Woche | Ist ab 6. Woche pathologisch und tritt häufig bei Hirnschädigungen auf |
| Greifreflexe | | | | |
| **Handgreifreflex** | Th. legt Finger in die Handfläche des Kinds (gefaustete Kinderhände öffnet man, indem man über den Handrücken streicht) | Das Kind umklammert den Finger so fest, dass man es daran hochziehen könnte. | ≈ 0.–5. Monat | Wird vom Handstütz und willkürlichen Greifen der Hand abgelöst |
| **Fußgreifreflex** | Berühren bzw. leichten Druck auf den Fußballen ausüben | Zehen krallen sich zusammen, lösen sich wieder, wenn der Druck nachlässt bzw. die Berührung beendet wird | ≈ 0.–10./12. Monat | Mit beginnender Stützaktivität beginnt sich der Reflex abzuschwächen, wird von der Fähigkeit zu stehen und gehen überlagert. |

**Tab. 10.1 Frühkindliche Reflexe** *(Forts.)*

| Reflex | Auslösung | Reaktion physiologisch | Waltezeit | Bemerkungen |
|---|---|---|---|---|
| Motorische Augenreflexe | | | | |
| **Glabellareflex** | Druck auf die Mitte der Stirn, etwa zwischen den Augenbrauen | Augen schließen sich | ≈ 0.–2./3. Monat | Möglichkeit zur Diagnostik einer Fazialisparese |
| **Puppenaugenphänomen** | Th. dreht den Kopf des Kinds zu einer Seite | Die Augen wandern starr (wie bei einer Puppe) mit. | ≈ 0.–10. Lebenstag | Der vestibulookulare Reflex (motorische Gegensteuerung der Augen zur Blickfixation während der Kopfrot.) löst das Puppenaugenphänomen ab.<br>Jenseits des 10. Lebenstags Hinweis auf schwere Hirnschädigung. |
| Beinreflexe | | | | |
| **Magnetreflex** | Kind in RL: bei gebeugten Hüften und Knien Druck mit beiden Daumen auf beide Fußsohlen und Hände langsam zurückziehen | Der Kontakt zwischen Fingern und Füßen bleibt bestehen, die Beine werden langsam gestreckt. | ≈ 0.–6./8. Woche | |
| **Gekreuzter Streckreflex** | Kind in RL: Ein Bein wird vom Th. mit Add./IR der Hüfte angebeugt, evtl. Druck ins Hüftgelenk geben. | Das freie Bein streckt sich in Hüfte, Knie und Fuß und die Zehen werden fächerförmig abgespreizt. | ≈ 0.–6. Woche | Reziprokes Innervationsmuster, bleibt lebenslang als Schutzreflex erhalten |
| **Extensorenstoß der Beine** | Kind am Rumpf vertikal halten, beide Beine auf die Unterlage bringen und Gewicht übernehmen lassen | Das Kind übernimmt kurzzeitig Gewicht und „steht“, das Nachlassen der Extensorenaktivität gehört ebenfalls zur physiologischen Reflexantwort. | ≈ 0.–4. Woche | |
| **Suprapubischer Reflex** | Kind in RL: Druck mit Daumen oberhalb der Symphyse nach dorsal kaudal | Lockere Streckung beider Beine in den ersten 4 Wochen, dann werden die Beine angebeugt | ≈ 0.–4. Woche ≈ 1.–3. Monat | |

**Tab. 10.1 Frühkindliche Reflexe** *(Forts.)*

| Reflex | Auslösung | Reaktion physiologisch | Waltezeit | Bemerkungen |
|---|---|---|---|---|
| Rumpfaktivitäten | | | | |
| **Gehautomatismus Schreitreaktion** | Das Kind wird mit beiden Händen am Rumpf vertikal gehalten. Drückt man die Fußsohle des einen Beins in die Unterlage, dann beugt sich das andere Bein. | Abwechselnder Druck auf die Fußsohlen vermittelt die alternierende Bewegung des Schreitens, dabei ist der Oberkörper des Kinds leicht nach vorne gehalten. | ≈ 0.–4. Woche | |
| **Placing-Reaktion (Steigreaktion)** | Kind wird am Rumpf unter den Armen gehalten. Die Füße sind unterhalb der Tischkante. Langsam zieht man das Kind nach oben wobei die Tischkante über den Fußrücken streicht. | Das Kind zieht den Fuß auf den Tisch. Es erweckt den Anschein, als ob es auf den Tisch „steigen" möchte. | ≈ 0.–2. Monat | |
| **Bauer-Reaktion (Kriechreaktion)** | Kind in BL: mit den Daumen auf die Fußsohlen drücken | Kind beginnt alternierend zu kriechen | ≈ 0.–4. Monat | Schwächt sich mit zunehmender Rumpfstabilität in Rückenlage ab |
| **Galant-Reflex** | Das Kind wird horizontal auf der flachen Hand in BL gehalten. Mit Finger seitlich an der WS von Scapula bis LWS-Becken-Bereich entlangfahren | Anfangs Lateralflex. des Rumpfs mit Bewegung von Beinen, Kopf, Becken auf die Seite, später nur noch Lateralflex. der WS | ≈ 0.–4. Monat | |
| Labyrinthreaktionen | | | | |
| **Moro-Reaktion** | Th. rüttelt an der Unterlage oder hält das Kind vor sich in Schräglage und entzieht **kurzzeitig** dem Kopf die stützende Hand | 1. Phase: Kind spreizt die Arme vom Körper ab und umklammert anschließend den Rumpf<br>2. Phase: nur noch Abspreizen der Arme | 1. Phase ≈ 0.–6. Wo.<br>2. Phase ≈ bis 3. Monat | Moro-Reaktion auslösbar über vestibulären, auditiven, taktilen oder visuellen Reiz; wandelt sich in Schreckreaktion (Zusammenzucken) um |

**Tab. 10.1 Frühkindliche Reflexe** *(Forts.)*

| Reflex | Auslösung | Reaktion physiologisch | Waltezeit | Bemerkungen |
|---|---|---|---|---|
| Labyrinthreaktionen | | | | |
| **Sprungbereitschaft (Parachute-Reaktion)** | Kind wird am Rumpf vertikal (Kopf tief) vor der Unterlage gehalten und zügig (um Abstützreaktion zu provozieren) darauf zu bewegt | Beide Arme werden zum Abstützen Richtung Unterlage ausgestreckt. | ≈ 5./6. Monat | |
| Wahrnehmungsverarbeitungsreflexe | | | | |
| **ROF (Reflex opticofacialis)** | Mit der offenen Hand, ohne das Gesicht zu berühren, über das Gesichtsfeld (Augen) des Kinds „wischen". Wird gleichzeitig Luft in das Gesicht des Kinds gefächelt, wird der Lidschluss über die Hautrezeptoren aktiviert. | Die Augen schließen sich. | ≈ ab 3./4. Monat | Der ROF bleibt als Lidschluss (Fremdreflex) das ganze Leben lang bestehen. Das genaue Auslösen gibt dem Th. Aufschluss darüber, ob das Kind sieht oder nicht, liefert jedoch keinerlei Aufschluss über die Qualität des Sehens. |
| **RAF (Reflex acusticofacialis)** | Neben dem Kind in die Hände klatschen | Augenblinzeln oder -schließen, z. T. wird die Moro-Reaktion mitausgelöst | ≈ ab 10. Lebenstag | |
| Tonische Reflexe | | | | |
| **TLR (tonische Labyrinthreaktion)** | Vorwärts: Kind in RL halten, Kopf nach vorne neigen | Fötale Beugehaltung | ≈ 0.–3./4. Monat | |
| | Rückwärts: Kind in BL halten, Kopf nach hinten neigen | Arme und Beine in Abd./Ext. | ≈ 0.–6. Woche | Vollständige Hemmung kann bis zu 3 Jahre dauern |
| **STNR (symmetrisch-tonischer Nackenreflex)** | RL, Anheben des Kopfs (HWS Ext.) | Ext. der Arme und Flex. der Beine | ≈ 0.–8/11. Monat | |
| | RL, Beugen des Kopfs (HWS Flex.) | Flex. der Arme und Ext. der Beine | | |
| **ATNR (asymmetrisch-tonischer Nackenreflex)** | RL, Kopfrotation zur Seite | Gesichtsseite: Arm und Bein in Ext. Hinterhauptseite: Arm und Bein in Flex. | ≈0.–6. Monat | Die motorische Antwort des ATNR wird auch Fechterstellung (z. T. auch ATNR-Schablone) genannt. |

- Die Blickfixation ist sehr vage.
- Strabismus (Schielen) kann noch physiologisch auftreten.
- Die Pupillen reagieren auf Licht.

**Hören und Sprechen**
- Der auditive Sinn ist bereits vor der Geburt sehr weit entwickelt. Das Neugeborene erkennt die Stimme und die Sprache seiner Mutter. Selbst Geschichten oder Musik, die es intrauterin oft gehört hat, erkennt es wieder.
- Bei Geräuschen in der Umgebung reagiert das Neugeborene deutlich, akustische Orientierung ist aber noch nicht möglich.

**Riechen und Schmecken**
- Sowohl der Geschmacks- als auch der Geruchssinn sind gut entwickelt.
- Etwa 2 Std. nach der Geburt können (nachgewiesenermaßen) süße, salzige oder bittere Flüssigkeiten unterschieden werden, was intrauterin ebenfalls schon möglich ist.
- Etwa 1 Wo. nach der Geburt erkennt das Neugeborene seine Eltern am Geruch und kann zwischen Vater und Mutter unterscheiden.

**Fühlen und Begreifen**
Der Tastsinn liefert die wichtigsten Informationen für das Neugeborene. Während im wohltemperierten Fruchtwasser die eigenen Körpergrenzen vage zu fühlen waren, bekommt das Gehirn des Neugeborenen nun deutlichere Informationen, um ein genau definiertes Körperschema zu entwickeln.

### Soziale und emotionale Entwicklung
Die Emotionen Interesse, Trauer, Ärger, Angst, Ekel und Freude kann ein Neugeborenes schon in den ersten Lebenswochen zum Ausdruck bringen. Das legt die Vermutung nahe, dass sie angeboren sind.

## 10.1.2 Säugling (2.–12. Lebensmonat)

Das menschliche Verhalten wird durch Willkürmotorik und Wahrnehmung bestimmt. Während der Säuglingsphase entwickelt sich die Basis dieser Fähigkeiten. Der Begriff **„kompetenter Säugling"** soll zeigen, dass das Kind zwar noch auf Hilfe und Betreuung angewiesen ist, aber bereits in diesem Lebensabschnitt Kompetenz für seine späteren Handlungen entwickelt.

### Körperliche Entwicklung
- Ein Säugling wächst im 1. Lj. im Durchschnitt 25 cm und nimmt etwa 6 kg zu.
- Die Knochen verdichten sich und werden durch den Muskelzug und den Einfluss der Schwerkraft massiv umgebaut.
- In den ersten Jahren findet die Myelinisierung der Nervenbahnen statt (Ausbildung einer Isolationsschicht → schnellere Reizweiterleitung). Bis sie abgeschlossen ist (zum größten Teil im 2./3. Lj., je nach Gehirnregion auch erst im Alter von 20–30 J.), reagieren Kinder langsamer und brauchen mehr Zeit zur Reizverarbeitung.

### Motorische Entwicklung
Der Grundstein der motorischen Entwicklung wird im 1. Lj. gelegt. Das Kind lernt die wichtigsten motorischen Grundfertigkeiten. Die Gestaltung neuer Bewegungen basiert auf dem Erproben des schon Gelernten.

### 2. Monat

**Rückenlage**

- Lagestabilisation durch „Fechterstellung“ (ATNR, ▶ Tab. 10.1)
- Kopfrotation zu beiden Seiten
- Alternierende Strampelbewegungen mit den Beinen
- Ist der Kopf zur Seite gedreht, kann der Säugling seine Hand in den Mund stecken.
- Dystone Beweglichkeit = fahrige, unkoordinierte Bewegungen, die die Diskrepanz zwischen der Motivation zur Bewegung und dem motorischen Können des Säuglings verdeutlichen. Die Phase endet mit dem Erlernen des sym. Ellenbogenstützes.

**Greifen**

- In den ersten 2 Mon. streckt der Säugling die Arme Richtung Geräuschquelle aus. Er kann noch nicht zwischen greifbarem und nicht greifbarem Objekt unterscheiden.
- Daumen befinden sich außerhalb der leicht gefausteten Hand.
- Bei Bewegungen des Arms kann sich der Faustschluss verstärken.

**Bauchlage**

- Unterarmstütz
- Abheben des Kopfs von der Unterlage

**Atmung**

Typisch: abdominale Atmung; für Atembewegungen im thorakalen Bereich fehlt die nötige Aktivität der Rumpfmuskulatur.

### 3. Monat

**Rückenlage**

- Freies Tragen der Beine in RL

! Ineinander verhakte Füße beim freien Tragen der Beine sind meist ein Zeichen für schwache BM.

- Hand-Hand-Koordination

**Greifen**

- Hand-Augen-Koordination
- Der Säugling betrachtet seine Hände, verfolgt die bewegten Hände.
- Hand-Hand-Koordination.
- Die Hände berühren sich gegenseitig. Es kommt zu einem doppelten sensorischen Input der re. und li. Hemisphäre. Beide Hemisphären organisieren ihre Zusammenarbeit (Kommunikation über den Balken = Corpus callosum).

**Bauchlage**

Symmetrischer Ellenbogenstütz.

### 4. Monat

**Rückenlage**

- Laterales Greifen: Das Kind greift nach Spielzeug, das ihm von der Seite angeboten wird. In der Mitte angebotene Gegenstände verlieren den Reiz, sie scheinen unerreichbar zu sein, da sich noch keine der beiden motorischen Großhirnhälften für diesen Sektor zuständig fühlt.
- Hand-Mund-Augen-Koordination → Voraussetzung, um das Greifen zu lernen
- Die Hände greifen ineinander, werden angeschaut und in den Mund gesteckt. Spielzeug kann in der Mitte gehalten werden.

- Greiffunktion beginnt. Handgreifreflex wird inkonstant, zufälliges Loslassen wird immer mehr forciert, bis die Hand sich willkürlich öffnen und schließen lässt.
- Beine werden vermehrt in 90° Hüft- und Knieflexion gehalten

**Bauchlage**

Einzelellbogenstütz, vergrößert den Aktionsradius des Säuglings in BL.

### 5. Monat

**Rückenlage**

- Hand-Knie-Koordination, das Kind betastet seine OS bis zu seinen Knien.
- Mit dem Greifen über die Mittellinie ist die motorische Organisation der Mitte abgeschlossen. Das Gehirn arbeitet jetzt nicht länger wie zwei Hälften, sondern wie eine funktionelle Einheit.
- Drehen von RL zu SL geschieht anfangs zufällig (der Säugling hebt beide Arme und Beine von der Unterlage und fällt zur Seite), wird aber zunehmend geübt und motorisch gesteuert.

**Greifen**

- Spontanes Greifen über die Mitte; Spielzeug kann in der Mitte angeboten und mit der re. oder li. Hand gegriffen werden
- Die visuelle Bewegungskontrolle der Handbewegungen ist so weit differenziert, dass gezieltes Greifen möglich ist. Der Gegenstand wird mit der ganzen Hand, meist sogar mit beiden Händen ergriffen.

**Bauchlage**

- Handwurzelstütz (Unterschied zum richtigen Handstütz: Hauptlast ruht auf den Handwurzeln, die Hände stehen noch weit vor den Schultern).
- Schwimmen: eine der ersten Fortbewegungsmöglichkeiten. Das Hauptgewicht ist auf dem Bauch, Arme und Beine werden abgehoben und führen manchmal kleine Ruderbewegungen aus. Entwicklungsphysiologisches Phänomen aus der Amphibienzeit.

### 6. Monat

**Rückenlage**

- Auge-Hand-Fuß-Koordination
- Das Kind kann seine Füße greifen und mit ihnen spielen, dabei wird das Gesäß abgehoben.
- Koordiniertes Drehen vom Rücken auf den Bauch
- Voraussetzungen dazu sind:
  - Freies Tragen der Beine
  - Greifen über die Mitte
  - Schrägstellen der Beckenachse in der Frontalstellung: Während sich der Säugling dreht, werden die Beine in Schrittstellung gehalten. Der Kopf wird seitlich angehoben. Die meisten Säuglinge bevorzugen eine Seite.

**Bauchlage**

- Pivoting, auch Kreisrobben oder Rundrobben genannt: Fortbewegungsbemühungen der Beine ohne Stützaktivität der Arme führt dazu, dass sich der Säugling auf dem Bauch liegend im Kreis dreht.
- Hand-Becken-Stütz. Der Säugling stützt sich auf die voll entfaltete Hand, die immer noch deutlich vor der Schulter steht. Becken und OS liegen auf der Unterlage.

### 7. Monat

**Rückenlage**

- Augen-Hand-Mund-Fuß-Koordination: Der Säugling entdeckt seine Füße mit Händen, Augen und Mund. Sehr hoher koordinativer Anspruch, mit den Füßen im Mund auf dem Rücken liegen zu bleiben.
- Koordiniertes Drehen auf beide Seiten: Der Säugling sollte in der Lage sein, die Drehbewegung jederzeit stoppen zu können. Die SL wird häufiger zum Spielen eingenommen. Durch vermehrtes seitliches Aufrichten zeichnet sich die Entwicklung zum schrägen Sitz ab.

Mit der Koordination von Augen, Händen, Mund und Füßen und dem koordinierten Drehen auf beide Seiten ist die motorische Entwicklung in der RL abgeschlossen. Die Möglichkeiten aus dieser Position sind ausgeschöpft. Der Säugling liegt nur noch selten auf dem Rücken und dreht sich meist sofort auf den Bauch.

**Bauchlage**

Handstütz: Der Stütz auf die entfaltete Hand setzt voraus, dass der Handgreifreflex inzwischen von koordinierter Greifaktivität abgelöst wurde. Die Hände stehen im Stütz direkt unter den Schultern, wobei die Ellenbogen leicht flektiert gehalten werden.

**Fortbewegung**

Robben: Mit gebeugten Ellenbogen zieht der Säugling seinen Körper nach vorne, dabei wird der Bauch leicht angehoben. Die Beine stützen, schieben aber nicht aktiv nach vorne. Robben geht überwiegend von den Armen aus. Qualität der Stützaktivität beachten.

Varianten:

- Rückwärts Robben: Anstatt sich nach vorne zu ziehen, schiebt sich der Säugling nach hinten.
- Einseitiges Robben mit einem Arm und Stütz auf dem heterolateralen Bein
- Manche Säuglinge robben nicht, sondern bewegen sich lieber rollend vorwärts, was im Rahmen der Variabilität nicht als pathologisch zu werten ist.

### 8. Monat

**Bauchlage**

Hand-Knie-Stütz → Vorläufer des VFST: Die Hauptlast tragen die Arme.

**Sitz**

- Aus dem Einzelellenbogenstütz und Einzelhandstütz entwickelt sich eine halbliegende Sitzposition, in der noch nicht beide Arme frei beweglich sind.
- Aus dieser Position beginnt der Säugling, über seine Schulterhöhe zu greifen.

### 9. Monat

**Bauchlage**

- VFST: Das Gewicht ist gleichmäßig zwischen Armen und Beinen aufgeteilt. Die WS zeigt am Anfang im LWS-Bereich eine starke Lordose, die sich mit zunehmender Sicherheit verringert.
- Rocking: Der Säugling wippt im VFST nach hinten und vorne. Die Bewegung in dieser Position dient der Gelenkerprobung (vor allem Schulter und Hüfte) mit frei gehaltenem Rumpf und der „Überarbeitung“ des STNR-Einflusses.

Die Entwicklung aus der BL hat mit dem Erreichen des VFST an Attraktivität für den Säugling verloren. Er spielt meist im Sitz und verwendet seine Energie hauptsächlich darauf, zum Stehen zu kommen.

- Sitz: schräger Sitz: Aus der bisher liegenden gestützten Sitzposition wird zunehmend ein schräger Sitz, bei dem beide Arme frei beweglich sind.

**Greifen**

- Pinzettengriff: Der Säugling versucht, kleinere Gegenstände wie Rosinen zwischen gestrecktem Daumen und gestrecktem Zeigefinger zu greifen.
- Der Säugling kann Gegenstände aktiv loslassen und fallen lassen.

**Fortbewegung**

Unreifes Krabbeln: Der Säugling beginnt, mit wenig Rotation und viel Lateralflexion im Rumpf zu krabbeln. Der in der Position ausgereifte VFST wird in der Bewegung wieder von einer vermehrten Rumpflordose dominiert.

Eine Faustregel besagt, dass ein Säugling etwa 2 Wo. nach dem ersten Krabbeln beginnt, sich an Gegenständen hochzuziehen.

### 10.–11. Monat

**Sitz**

Langsitz: Aus dem schrägen Sitz kommt der Säugling zum Langsitz oder Grätschsitz. Manchmal bevorzugt er den Hocksitz oder Zwischenfersensitz (Hüftdysplasie, ▶ 10.4.5).

**Greifen**

Zangengriff: Der Griff verfeinert sich, indem die Spitze des Zeigefingers und des Daumens sich berühren und kleine Gegenstände, wie bei einer Zange, zwischen den Kuppen eingeklemmt werden.

**Fortbewegung**

Reifes Krabbeln: Die Koordination der Extremitätenbewegung hat sich deutlich verbessert, die Rumpfrotation beim Krabbeln ist klar erkennbar. Der Säugling gewinnt in der Fortbewegung an Geschwindigkeit.

**Stand**

Erstes Hochziehen und Wippen: Das Hochziehen an Gegenständen geht anfangs überwiegend über die Zugkraft der Arme. Die Beine drücken noch nicht aktiv mit. Das liegt daran, dass die Arme über die Stützaktivität schon motorisch geschult sind, die Extensoren der Beine bislang noch kaum gegen die Schwerkraft gearbeitet haben. Aus diesem Grund steht der Säugling anfangs auch mit flektierten Hüft- und Kniegelenken. Das Becken wird weit nach dorsal geschoben, dadurch verstärkt sich die Hüftflexion.

Das Wippen in dieser Position zeigt die beginnende Aktivierung der Beinextensoren.

### 12. Monat

**Stand**

- Freies Stehen: Beim Spielen an einem niedrigen Tisch o. Ä. ergibt sich, dass der Säugling sich nicht mehr festhält oder anlehnt und plötzlich frei steht. Wird dies dem Säugling bewusst, fällt er meist um, da Wahrnehmung und willkürliche Motorik in diesem Fall der automatischen motorischen Haltungssteuerung im Weg stehen.

- Das freie Stehen beinhaltet auch das freie Aufstehen (über Vierfüßlerhocke) und Hinsetzen ohne Hilfe.

**Fortbewegung**

- Seitliche Schritte: An einer niedrigen Tischkante o. Ä. beginnt der Säugling seine ersten seitl. Schritte im Kreuzgangmuster:
  - Erste Hand in Laufrichtung an der Kante greifen
  - Gleichseitigen Fuß in Laufrichtung stellen
  - Zweite Hand greift nach
  - Zweiter Fuß wird angestellt
  - Variante: Erst greifen beide Hände und dann werden beide Füße im Anstellschritt nachgesetzt.
- Freie Schritte: Die ersten freien Schritte sind, motorisch gesehen, reflektorische Schutzschritte. Der Säugling unterschätzt die Entfernung zwischen zwei Gegenständen, an denen er entlang hangelt. Meist enden die ersten Schritte mit einem erschrockenen „Plumpser" auf den Boden.
- Freies Gehen: Etwa 59 % aller Säuglinge lernen in ihrem 1. Lj., frei zu gehen. Das bedeutet, dass sie:
  - jederzeit anhalten können,
  - die Richtung im Gehen wechseln können,
  - frei im Raum aufstehen und sich wieder hinsetzen können.

Kinder lernen zwischen dem 12. und 18. Monat, frei zu gehen.

## Entwicklung der sensorischen Systeme

### Sehen und Erkennen

- Ab der 7. Lebenswoche beginnt das Farbsehen, Säuglinge bevorzugen nun farbige Stimuli.
- 2. Monat: Babys können kurzfristig Gegenstände mit ihren Augen fixieren.
- 3. Monat:
  - Personen und Gegenstände werden angeschaut und fixiert.
  - Zielgerichtetes Schauen beginnt mit der Bewegung des Kopfs, die Entwicklung der koordinierten Augenbewegung folgt.
  - Mit dem Betrachten der Hände beginnt die visuelle Kontrolle der Handlungen.
- 4. Monat: Entwicklung der Akkommodation, Dinge in der Ferne werden zunehmend scharf gesehen
- 5. Monat: Binokuläres Sehen (notwendig für Entfernungs-, Tiefensehen und Raumwahrnehmung) beginnt, sich bis ungefähr zum 2. Lj. zu entwickeln und stabilisiert sich etwa bis zum 4. Lj.; von vollständig entwickeltem binokulären Sehen kann man etwa ab dem 9. Lj. ausgehen.
- 7. Monat: Doppelbilder werden als störend empfunden.

### Sprechen und Verstehen

- 1. Phase des Lallens: In den ersten Wochen überwiegend Gurgel- und Sprudellaute. Ausgelöst durch taktile Reize im Bereich der Zunge und Mundhöhle, ist das erste Lallen auch bei hörgeschädigten Kindern möglich.
- In den ersten 5 Mon. erproben Säuglinge ihre Stimme, modulieren Klang und Lautstärke und ahmen Geräusche nach.
- 2. Phase des Lallens (etwa ab 5./6. Mon.) wird durch auditive Reize ausgelöst. Muttersprachlich typische Silbenketten wie „da-da-da-da", „ma-ma-ma-ma" sind erkennbar.

- Früher Worterwerb; ab dem 10. Monat kann ein Kind gehörte Worte mit Gegenständen in Verbindung bringen.
- Mit 12 Mon. große Vielfalt an Lauten, erste Worte

**Tasten und Begreifen**

- Anfangs sind Mund und Zunge die bevorzugten Tastorgane des Säuglings, orales Erkunden wird etwa ab dem 3. Mon. vom Ertasten und Begreifen mit der Hand verdrängt. Trotzdem liefert der orale Bereich bis weit ins Kindesalter die zuverlässigeren Informationen.
- Säuglinge sind in der Lage, mit der Zunge Formen von Gegenständen zu erfassen.
- Für den Säugling ist die Haut und deren Berührung ein wichtiges Kommunikationsorgan.
- Etwa mit 9 Mon. kann ein Kind verschieden schwere Gegenstände unterscheiden.

#### Soziale und emotionale Entwicklung

- Soziale Signale des Säuglings, auf die Erwachsene reagieren, sind:
  - Aussehen des Kinds (Kindchenschema),
  - Blickkontakt, Lächeln, Anschmiegen,
  - Schreien, Abwenden, Such- und Greifreflex.
- Interaktions- und Kommunikationsspiele: Der Säugling ahmt Geräusche und Mimik des betreuenden Erwachsenen nach, der wiederum jeden Ton und jede Geste des Säuglings wiederholt.
- Der Säugling lebt in einer globalen Empathie und übernimmt in emotionalen Situationen die vorgelebten Gefühle.
- Fremdeln: Etwa ab dem 8. Mon. beginnt die Unterscheidung zwischen Fremden und bekannten Menschen.
- Mutter-Kind-Dyade: Der Säugling lebt im emotionalen Einklang zu seiner Bezugsperson.

#### Spielentwicklung

- Sensomotorische Spiele stehen als erste erkennbare Spielform im Vordergrund.
  - Die eigenen Körpergrenzen spüren: Finger-, Streichel-, Körperspiele kombiniert mit Reimen oder Liedern
  - Greifspiele, orales und manuelles Erkunden von Gegenständen
- Zweites Lebenshalbjahr:
  - Ab 9. Monat: „Kuckuck-da-Spiele", Verstecken und Finden verdeckter Gegenstände
  - „Geben-und-Nehmen"-Spiele
  - Rhythmische Bewegungsspiele, z. B. „Hoppe-Hoppe-Reiter"

### 10.1.3 Kleinkind (2.–5. Lebensjahr)

Häufig wird die Kleinkindphase weiter differenziert in:

- Kleinkindalter (2. und 3. Lj.)
- Vorschulalter (4. und 5. Lj.)

#### Körperliche Entwicklung

- Längenwachstum verlangsamt sich deutlich
- „Erste Fülle": Zunahme an Muskel- und Fettmasse
- Skelettknochen deutlich stabiler

**Motorische Entwicklung**

Motorische Entwicklung folgt einem „inneren Programm“ und ist überwiegend von zentralen Reifungsprozessen abhängig.

### 13.–15. Monat

Das Kind kann:

- knien und ohne Hilfe frei stehen.
- eine Treppe hinaufkrabbeln.
- frei gehen (die meisten Kinder).
- einen Ball rollen, aber nicht werfen, ohne dabei das Gleichgewicht zu verlieren.
- einen Turm aus zwei Klötzchen bauen.

### 16.–18. Monat

Das Kind kann:

- einen Ball werfen, ohne umzufallen, es kann den Ball allerdings nicht fangen oder kicken.
- auf einen Stuhl klettern.
- eine Treppe hinauf- und hinuntersteigen, wenn es sich am Geländer festhält, wobei es immer eine Stufe mit beiden Füßen betreten wird, bevor es auf die nächste geht.
- mit beiden Füßen hüpfen.
- sich bücken und etwas vom Boden aufheben.
- Beim Gehen zieht das Kind gerne ein Spielzeug hinter sich her oder schiebt einen Wagen.

### 19.–24. Monat

Das Kind kann:

- rückwärts und seitwärts gehen.
- besser laufen, springen und Treppen steigen und ist dabei gut koordiniert.
- auf beiden Füßen hüpfen, wenn es sich irgendwo festhalten kann.
- einen größeren Ball werfen und kicken, fangen allerdings nur, wenn er auf die ausgestreckten Arme fällt.
- einen Turm aus 3–4 Klötzchen bauen.
- Flüssigkeiten von einem Becher in einen anderen gießen.
- mit einem Löffel essen.

### 3. Lebensjahr

Das Kind kann:

- 3–4 Sek. auf einem Bein stehen; das Gleichgewicht verbessert sich zunehmend.
- im Wechselschritt Treppen steigen, zuerst aufwärts, dann abwärts.
- balancieren.

**Entwicklung der sensorischen Systeme**

**Sehen und Erkennen**

- Am Ende des 1. Lj. haben viele Kinder schon 100 % Sehschärfe erreicht.
- Im 5. Lj. sollte der zielgerichtete Blick (im Gesichtsfeld) nur über die Augenmotorik und nicht mehr über die Kopfrotation bewerkstelligt werden.

**Sprechen und Verstehen**

- 18 Monate:
  - Das Kind beginnt, erste Laute gezielt zur Wortbildung einzusetzen.

  - „Sprachexplosion" („Benennungsexploration"): Mit 18 Mon. vergrößert das Kind seinen Wortschatz sehr schnell; neben Objektbenennung beginnt es auch, Objektmerkmale zu bezeichnen.
  - Einwortsätze mit unterschiedlicher Betonung
- 2 Jahre:
  - Wortschatz umfasst bis zu 50 Worte
  - Zweiwort-, z. T. Dreiwortsätze
  - Erstes Fragealter; die Frage wird anhand der Satzmelodie gekennzeichnet.
- 2½ Jahre:
  - Mehrwortsätze
  - Grammatikalische Endungen werden nicht richtig eingesetzt.
  - Erster Gebrauch von „ich"
- 3 Jahre:
  - Einfache Sätze mit richtiger Nebensatzbildung
  - Konsonantenverbindung, wie bl-, kn-, gr-
  - Zweites Fragealter; Fragestellung mit „wer, wie, warum"
- 4 Jahre:
  - Ab ungefähr 4 Jahren ist ein Kind in der Lage, einen richtig konstruierten Satz in seiner Muttersprache zu sprechen.
  - Zischlaute („s, sch, z") und schwierige Konsonantenverbindungen (kl-, gl-, dr-) z. T. noch schwierig
- Manchmal kommt es zum entwicklungsbedingten Stottern, da das Gehirn schneller denken als der Mund Worte formen kann.
- 5 Jahre:
  - Erzählen von zusammenhängenden Geschichten (Reihenfolge nicht 100 % richtig)
  - Erzählungen nicht selbst erlebter Geschichten folgen
  - Mit Menschen reden, die das Kind nicht sieht (telefonieren)

**Tasten und Begreifen**
- Mit etwa 1–2 Jahren hört das Kind auf, sich Gegenstände in den Mund zu stecken, um haptische Informationen von Objekten zu erhalten. Die Hand wird zum Hauptorgan des Tastsinns.
- Das Kind ist mit etwa 1 Jahr in der Lage, taktil erfahrene Objektmerkmale zu kategorisieren und zuzuordnen.
- 3 Jahre:
  - Das Kind kann alleine Buchseiten umblättern.
  - Die Feinmotorik beim Zeichnen wird deutlicher.

### Soziale und emotionale Entwicklung
- Nach dem 1. Lj. entdeckt das Kind seinen eigenen Willen (nicht zu verwechseln mit dem affektiven Ausdruck eines Bedürfnisses beim Säugling).
- Vom 2.–4. Lj. erlebt das Kind eine Phase der egozentrischen Empathie, es vermischen sich eigene Emotionen mit fremden Gefühlen.
- Im Vorschulalter lernt das Kind komplexe Emotionen wie Neid, Stolz, Schuld, Scham kennen.
- Das Kind kann etwa ab 4 Jahren zwischen eigenen und fremden Gefühlen unterscheiden und beginnt sich in die Situation anderer hineinzudenken.
- Von der Dyade zur Triade: Der Vater oder eine 2. Bezugsperson wird nach dem 1. Lj. noch wichtiger für das Kind, da sich im Loslösungsprozess von der Mutter die Beziehung zur 2. Bezugsperson stabilisiert und vertieft.

**Spielentwicklung**

- 2. Lebensjahr:
  - Fang-, Lauf- und Versteckspiele
  - Kind erforscht Gegenstände und ihre Wirkungszusammenhänge: Bauklötze stapeln, Formen einpassen (Puzzle), Dinge sortieren.
  - Erkennt in einem Bilderbuch Einzelheiten
- 3. Lebensjahr:
  - Erste einfache Regelspiele unter Anleitung möglich
  - Einfaches Rollenspiel: „Tu-so-Spiele“: Kind spielt allein mit eigenen Requisiten alltägliche Szenen nach.
  - Konstruktives Gestalten: Knete, Höhlen bauen, Lego spielen
  - Erstes horizontales und vertikales Bauen nach eigenen Vorstellungen
- 4. Lebensjahr:
  - Kollektives Rollenspiel: Kind kann an einem thematischen gemeinsamen Spiel teilnehmen (z. B. Kochen spielen), Verständigung gering: „kollektiver Monolog“ → Jedes Kind redet vor sich hin, es findet kein Austausch von Informationen statt.
  - Regelspiele, Absprachen werden nicht konstant eingehalten
  - Komplexeres, konstruktives Gestalten
- 5. Lebensjahr:
  - Soziales Rollenspiel mit Absprache „Ich wäre die Prinzessin … da würde ein Ungeheuer leben … ich hätte aber keine Angst … “
  - Regelspiele ohne Spielleiter sind möglich.
  - Gemeinsames Planen und Bauen ist möglich.

## 10.1.4 Kind (6.–10. Lebensjahr)

**Körperliche Entwicklung**

- Erster Gestaltwandel: Im 6.–9. Lj. kommt es zum 1. Wachstumsschub.
- „Zweite Fülle“ (Kind nimmt deutlich an Muskel- und Fettmasse zu) im Alter zw. 9 und 13 Jahren.

**Motorische Entwicklung**

In der weiteren motorischen Entwicklung werden weniger neue Fertigkeiten erlernt, als die vorhandenen motorischen Möglichkeiten verfeinert und verbessert. Im Bewegungsbild ändern sich folgende Merkmale:

- Bewegungsrhythmus erkennbar
- Bewegungstempo kann gesteuert werden.
- Reaktionsfähigkeit und motorische Möglichkeiten sind im Einklang.
- Messbare qualitative Verbesserung von Bewegungen in der Trainingssituation
- Weiterer Differenzierungsprozess der elementaren Fertigkeiten
- Feinmotorische Fertigkeiten reifen immer mehr aus.

**Entwicklung der sensorischen Systeme**

**Sehen und Erkennen**

- Im 6./7. Lj. ist die Sehentwicklung vonseiten des Auges abgeschlossen.
- Mit 8–9 Jahren ist das Gesichtsfeld so weit entwickelt, dass das Kind komplexe Szenarien wahrnehmen kann (Verkehrstauglichkeit für z. B. Fahrradfahren im Straßenverkehr ist möglich).

**Sprechen und Verstehen**

6. Lebensjahr:

- Alle normgerechten Laute werden beherrscht.
- Der Wortschatz ist für differenzierte Ausdrucksweise groß genug.
- Grammatik wird gut beherrscht.
- Geschichten nacherzählen oder Erlebnisse berichten sollte möglich sein.

**Soziale und emotionale Entwicklung**

- Das Kind verfügt über eine komplexe Empathie, d.h. es kann aus unterschiedlichen Kontexten emotionale Situationen wahrnehmen und Gefühle stellvertretend für andere miterleben.
- Ab dem 7. Lj. sind Kinder in der Lage, aus Rücksicht auf andere Personen, Gefühle vorzutäuschen.

**Spielentwicklung**

- Kind hat zunehmend Spaß an Spielen mit komplexerem Regelwerk.
- Bewegungsspiele: Gummi hüpfen, Klettern, Fangen, Völkerball
- Übergang zu individuellen Sportarten, Mannschaftssport

## 10.1.5 Jugendalter (11.–21. Lebensjahr)

Entwicklungsbezogene Veränderungen während der Adoleszenz (Übergang vom Kind zum Erwachsenen) umfassen einen größeren, je nach Kulturkreis anders definierten Zeitraum als im juristischen oder medizinischen Bereich. Die Adoleszenz kann in drei Abschnitte unterteilt werden:

- 11.–14. Lj.: frühe Adoleszenz
- 15.–17. Lj.: mittlere Adoleszenz
- 18.–21. Lj.: späte Adoleszenz

Die Entwicklung im Jugendalter beruht auf den Resultaten der frühen Aufgabenbewältigung aus der Kindheit und der Auseinandersetzung mit den Anforderungen des Erwachsenenalters.

**Körperliche Entwicklung**

- Während der Pubertät wächst der Jugendliche i. d. R. um 30–50 cm und legt etwa 30 kg an Gewicht zu.
- Mit dem Ende der Pubertät schließen sich die Wachstumsfugen der Knochen. Es ist kein weiteres Wachstum mehr möglich.
- Berechnung der genetischen Zielgröße: Größe der Mutter (cm) addiert zur Größe des Vaters (cm), dividiert durch 2, plus 6,5 cm (Jungen) bzw. minus 6,5 cm (Mädchen). Weitergehende Diagnostik bei Verdacht auf Klein-/Hochwuchs.
- „Zweiter Gestaltwandel": Der Wachstumsschub setzt bei Mädchen etwa im 12./13. Lj. ein, bei Jungen etwa 2 Jahre später. Da die Extremitäten lange vor dem Rumpf anfangen zu wachsen, kommt es zur unproportionalen, schlaksigen (Pubertäts-)Haltung und ungelenken Bewegungsabläufen.
- Reifung der Geschlechtsmerkmale bei ♀ im 10.–14. Lj., bei ♂ im 12.–16. Lj.
- Das Gehirn eines Pubertierenden gleicht einer Großbaustelle; überall werden neuronale Bindungen abgebaut und neue Verbindungen aufgebaut.

**Soziale und emotionale Entwicklung**

- Gesteigerte Selbstwahrnehmung
- Ablösung vom Elternhaus
- Entwicklung einer eigenen Zukunftsperspektive und Weltanschauung

# 10.2 Therapie

## 10.2.1 Befund

Der Befund soll in seiner Ausführlichkeit dem Krankheitsbild des Kinds angepasst sein.

### Anamnese

- Persönliche Daten:
  - Name des Kinds, Geburtsdatum, evtl. korrigiertes Gestationsalter („Frühgeborenenbonus") (▶ 10.3)
  - Diagnose, Nebendiagnosen, bisheriger Verlauf, Untersuchungen
  - Namen der Eltern, familiäre Situation
  - Geschwister: Alter, ggf. Erkrankungen
  - Betreuung des Kinds: Kindergarten, Schule, Hort, zu Hause, spezielle Einrichtung, Tagesmutter
- Weitere Punkte sind von Diagnose und Alter des Kinds abhängig:
  - Nahrungsaufnahme: Wie? Was? Probleme?
  - Haut: Trophik? Farbe? Schweißig? Teigig? Temperatur?
  - Kommunikation: Nonverbal? Altersentsprechend? Verbal? Zeichen? Gebärden?
  - Weitere Therapien?
  - Schwangerschaftsverlauf? Geburtsverlauf? Komplikationen?
  - Hilfsmittelversorgung?
- Erster Eindruck:
  - Wirkt das Kind ängstlich, neugierig, interessiert, ablehnend, müde, apathisch, verschlafen oder leicht erregbar? Lässt sich das Kind gut beruhigen?
  - Ist soziale Kontaktaufnahme möglich: Blickkontakt? Lächeln? Wie reagiert das Kind auf direkte Ansprache?
  - Kommunikation: Wie kann mit dem Kind kommuniziert werden? Kann das Kind seine Bedürfnisse vermitteln? Antwortet es auf Ansprache?
  - Begleitperson: In welcher Beziehung steht die Begleitperson zum Kind? Unterstützt sie die Selbstständigkeit des Kinds in seinen Handlungen oder beim Reden bzw. Antworten?
- Sensorischer Befund:
  - Hört das Kind? Reagiert es auf Geräusche? Ist es akustisch orientiert? Funktioniert die akustische Wahrnehmung? Kann es Geräusche erkennen?
  - Sieht das Kind? Kann es fixieren? Mit den Augen verfolgen? Ist es optisch orientiert? Schielt es? Erkennt es Gegenstände? Kann es Farben sehen?
  - Wie reagiert das Kind auf Berührung, auf Bewegung? Kann es unterschiedliche taktile Reize zuordnen?
  - Kann das Kind riechen und Geschmäcke zuordnen?

### Spontanmotorik

**Was kann das Kind?**

Angaben der Begleitperson zu den motorischen Fertigkeiten des Säuglings können als Ergänzung der eigenen Beobachtung gesehen werden.

- **Neugeborenes und Säugling:**
  - Welche Bewegungen zeigt der Säugling?
  - Welche Positionen nimmt er selbstständig ein?

- Transfer von einer in die andere Position?
- Besucht das Kind eine Gruppe wie z. B. PEKiP-Gruppe, Babyschwimmen, Babymassage, Krabbelgruppe?

- **Kleinkinder und Kinder:**
  - Welche motorischen Fertigkeiten beherrscht das Kind? Treppe gehen; Fahrrad, Roller, Dreirad fahren; Hüpfen auf einem, auf beiden Beinen; Balancieren?
  - Welche alltäglichen Tätigkeiten kann es allein verrichten? Zähne putzen, Waschen, sich allein an- und ausziehen, Schuhe anziehen, mit Besteck essen? Kann es selbstständig/mit Hilfe/gar nicht selbst essen, aus einem Becher trinken?
  - Welche feinmotorischen Fertigkeiten beherrscht es? Stifthaltung beim Malen? Ausschneiden mit der Schere? Basteln? Knöpfe/Reißverschlüsse selbst schließen? Schuhe binden? Brot streichen? Mit dem Messer schneiden?
  - Bewegungsprofil: Wie viel Zeit am Tag bewegt sich das Kind? Schulweg, zusätzliche Sportangebote, draußen spielen? Hat es Spaß an Bewegung oder ist es eher ein Bewegungsmuffel? Wie sieht die Freizeitgestaltung der Familie, z. B. am Wochenende, aus?
- **Jugendliche:**
  - Das Bewegungsrepertoire ist nur bei zentralmotorischen Störungen relevant. Bei orthopädischen oder internistischen Beschwerden wird bei Jugendlichen ein entsprechender Erwachsenenbefund gemacht, natürlich unter Berücksichtigung ihres motorischen Entwicklungsstandes (▶ 10.1.5).
  - Bewegungsprofil: Treibt der Jugendliche regelmäßig Sport? Was? Wie häufig? Wie legt er Wegstrecken, z. B. zur Schule/zu Freunden, zurück – per Fahrrad oder Bus? Wie sieht die Freizeitbeschäftigung aus? Hat der Jugendliche Spaß an Bewegung?

**Wie bewegt sich das Kind?**

- Qualität der Bewegungen? Kompensationsmechanismen? Assoziierte Reaktionen? Auf wenige Grundmuster reduzierte Motorik? Stereotypie? Bewegungsfluss?
- Entspricht die Haltung an jedem Punkt der Bewegung der willkürlichen Motorik?
- Können Positionen symmetrisch gehalten werden? Konstante Asymmetrie?
- Welche Qualität hat die Aufrichtung?

**Tonus der Muskulatur**

Pathologische Veränderungen des Tonus entwickeln sich erst im Laufe der ersten Monate. Spastik kann frühestens mit 6 Monaten gesichert diagnostiziert werden.

- Entspricht der Muskeltonus den motorischen Ansprüchen? Ist eine bestimmte Form der Tonusveränderung erkennbar, wie Spastik, Hypotonie, Athetose? Wo ist sie lokalisiert?
- Behindern Veränderungen des Tonus die normale Bewegungsausführung? In welchen Positionen? Bei welchen Aktivitäten?

**Fortbewegung**

- Wie bewegt sich das Kind fort? Auffälligkeiten?
- Benötigt es Hilfsmittel? Welche?

### Reflexe und Reaktionen

**Primäre Reaktionen oder frühkindliche Reflexe**

▶ 10.1.1

**Lagereaktionen nach Vojta (posturale Reaktibilität)**

Lagereaktionen sind durch eine bestimmte Änderung der Körperlage provozierte Reflexhaltungen, die sich je nach erreichter Entwicklungsstufe modifizieren, d. h., sie verlaufen in verschiedenen Phasen. Während der normalen Entwicklung zeigt das Kind verschiedene Stadien des Stützens, Greifens, der Aufrichtung, Bewegungssynergien und der selektiven Motorik. Mit der Überprüfung der Lagereaktionen erhält der Therapeut ein schnelles Bild über den Entwicklungsstand des Kinds.

Ist die Gesetzmäßigkeit der Lagereaktion gestört, kann das ZNS die afferenten Impulse nicht entsprechend verarbeiten.

Zu den **Lagereaktionen nach Vojta** gehören:

- Vojta-Versuch
- Traktionsversuch
- Kopfabhangversuch nach Peiper-Isbert
- Collis horizontalis
- Collis vertikalis
- Landau-Reaktion
- Axillarer Hängeversuch

Die diagnostische Interpretation der Lagereaktionen:

- gibt Aufschluss über den Reifegrad des ZNS.
- erlaubt die Differenzierung zwischen normalen und abnormalen Reaktionen.

Je nach Anzahl der abnormalen Lagereaktionen kann eine Aussage über die zu erwartende Bewegungskoordination gemacht werden:

- 1–3 abnormale Lagereaktionen = leichteste zentrale Koordinationsstörung
- 4–5 abnormale Lagereaktionen = leichte zentrale Koordinationsstörung
- 6–7 abnormale Lagereaktionen = mittelschwere zentrale Koordinationsstörung
- 7 abnormale Lagereaktionen und zusätzlich schwere Tonusstörung = schwere zentrale Koordinationsstörung

**Aspekte des Therapieziels**

- Lässt sich für alle Mängel in den Bewegungen ein Hauptgrund benennen?
- Was erwartet das Kind von der Therapie?
- Welche Veränderungen wünschen sich die Eltern/Bezugspersonen?
- Wünsche aller Beteiligten respektieren
- Ein gemeinsam formuliertes Therapieziel ist für den Erfolg der Behandlung unumgänglich.
- Durch ein grobes Zeitraster mit kleineren Etappenzielen wird die Therapie für alle transparent gestaltet.

! Befundbesonderheiten sind unter den jeweiligen Krankheitsbildern zu finden.

## 10.2.2 Therapiekonzepte

### Bobath-Konzept

▶ 2.6

### Therapiekonzept nach Castillo Morales

Der argentinische Rehabilitationsarzt Dr. Rodolfo Castillo Morales entwickelte ein neurophysiologisches Behandlungskonzept, mit dessen Hilfe sich kommunikative, sensomotorische und orofaziale Störungen von Kindern und Erwachsenen behandeln lassen.

**Ziele**
- Verbesserte orofaziale Funktionen wie Saugen, Schlucken, Kauen, Speichelkontrolle, Mimik und Artikulation
- Verbesserte Wahrnehmung
- Erweiterte Kommunikationsmöglichkeiten (verbal und nonverbal)
- Optimierte Haltung und Bewegung

**Indikationen**
- Kinder mit:
  - genetischen Syndromen und Muskelhypotonie, wie z. B. Down-Syndrom
  - verzögerter sensomotorischer Entwicklung, z. B. frühgeborene Kinder
- Kinder und Erwachsene mit:
  - zentralmotorischen Störungen
  - orofazialen Störungen, Lippen-/Kiefer-/Gaumenspalten
  - neuromuskulären Erkrankungen, Schädel-Hirn-Traumen
  - peripheren Paresen, Plexusparese

**Kontraindikationen**
Keine.

## Grundlagen

Die Konzepte der neuromotorischen Entwicklungstherapie (NET) und der orofazialen Regulationstherapie (OFR) verschmelzen zu einem einheitlichen Therapiekonzept. Die folgenden Stichpunkte sollen einen Eindruck der Therapie und ihrer Vielschichtigkeit vermitteln.

**Neuromotorische Entwicklungstherapie (NET)**
Das Modell zur Entwicklungstherapie basiert auf zwei gedachten Körperdreiecken (▶ Abb. 10.1). Die Spitzen der Dreiecke treffen sich in der dorsolumbalen Zone (Nabel), jeweils zwei weitere Eckpunkte sind an den oberen und unteren Extremitäten lokalisiert. Therapeutisch interessant ist vor allem der Abstand der unteren (am weitesten entfernten) Dreieckslinien. Sie liegen im physiologischen Entwicklungsverlauf deutlich dichter zusammen als im pathologischen.

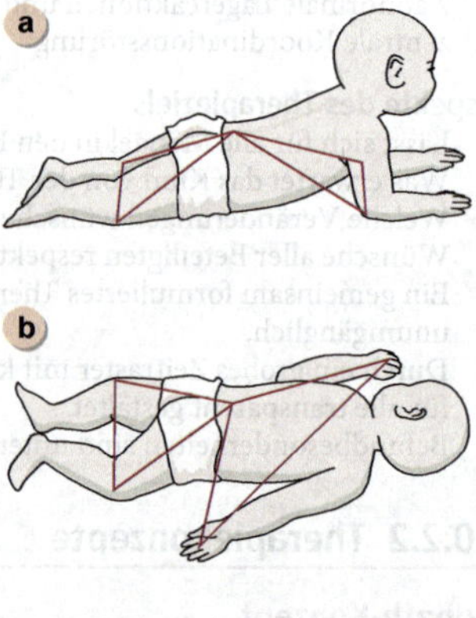


Abb. 10.1 Körperdreiecke nach Castillo Morales: a) kontrollierte Stützaktivität, b) zu breite Basis der Dreiecke, keine Stützaktivität [L157]

**Orofaziale Regulationstherapie (OFR)**
Die OFR basiert auf dem Konzept der engen Verbundenheit des orofazialen Bereichs über Schädel und Wirbelsäule mit dem restlichen Körper, mit entsprechenden Einflüssen des orofazialen Bereichs auf die Motorik und Statik des gesamten Körpers.

**Zustand der motorischen Ruhe**
Durch die Afferenzflut beim Neugeborenen ist die Motorik von Massenbewegungen und unterschiedlichen Reflexen (primäre Reaktionen, Nackenreflexe und Labyrinthreaktionen) geprägt. In der motorischen Ruhe werden die Afferenzen kon-

trolliert. Zu diesem Zweck wird eine Hand flächig an den Hinterkopf des Kinds gelegt und ein leichter rhythmischer intermittierender Zug nach kranial gegeben. Die andere Hand liegt auf dem Sternum und übt einen intermittierenden Zug nach kaudal und dorsal aus. Ein Neugeborenes ist jetzt in der Lage, optisch zu fixieren, Gegenstände zu ergreifen oder die Hände zur Mittellinie zu führen. Dies sind motorische Fertigkeiten, die es intrauterin schon konnte, aber aufgrund der veränderten Bedingungen (Schwerkrafteinfluss) nach der Geburt wieder lernen muss.

### Klassische Kopf- und Kieferkontrolle

Der Hinterkopf wird mit flächigem Griff unterstützt und korrigiert. Der Unterkiefer wird von außen mit Daumen und Zeigefinger entlang des Knochenverlaufs wie eine Zange umfasst, die restlichen Finger sind angewinkelt, der Mundgrund liegt auf dem Mittelfinger auf. Mit Hilfe dieses Griffs kann die Kopf- und Kieferhaltung kontrolliert und verbessert werden.

> **Tipps & Fallen**
> Bei Down-Syndrom keine klassische Kieferkontrolle durchführen, da der symmetrische Stimulus eine Protrusion des Unterkiefers bewirkt.

### Befunderhebung

Eine genaue Befunderhebung und exakte Kenntnisse des orofazialen Bereichs sind für die Behandlung unerlässlich:

- Analyse der Mundmotorik bei genauer Kenntnisse der Muskulatur im orofazialen Bereich
- Beobachtung der Haltung und des Bewegungsablaufs beim Saugen, Kauen und Schlucken sowie evtl. Kompensationsmechanismen
- Stellung und Aktivitäten von Lippen, Gaumen und Zunge (Mundschluss, primäre oder unreife Zungenbewegungen, Tremor, Athetose der Zunge usw.)
- Beurteilung von Atmung, Zahn- und Bissentwicklung, Gaumensegel, Zungenposition und -ausbildung
- Formen der Nahrungsaufnahme und Artikulation
- Haltungsveränderungen bei unterschiedlichen Aktivitäten im orofazialen Bereich

### Techniken

#### Zonen

- Fünfzehn Stimulationszonen am Körper
- Sechs motorische Zonen im Gesicht

#### Stimulation der sensorischen Bereiche

- Berührung: mit Fingerspitzen oder ganzer Handfläche
- Streichung:
  - Fest und langsam
  - Meist vom Punctum fixum des Muskels ausgehend
- Zug:
  - Langsam
  - Bei einzelnen Muskeln oder Synergisten
  - Prox. oder dist. des zu stimulierenden Körperteils
- Druck:
  - Fest, aber nicht schmerzhaft
  - Genau bestimmte Stimulationszone

- – Definierte Druckrichtung
  – Um Reiz aufrechtzuerhalten, intermittierender Druck (Vibration)
- Vibration:
  – Zur Stimulation, Fazilitation oder Stabilisation einzelner Übungen
  – Breitet sich über den ganzen Körper aus und prallt am Punctum fixum (Ziel der Stimulation) ab, kommt wieder zum Ausgangspunkt zurück. Der Körper bringt sich in ein neues Gleichgewicht durch Spannungsaufbau.
  – Regelmäßige, lang anhaltende Vibrationen senken den Muskeltonus.
  – Intermittierend, mit variablen Pausen, wirken sie kurzzeitig Tonus steigernd.
  – Der Stimulus muss in eine genaue Richtung gegeben werden.
  – Die Vibration muss immer einen stabilen Aufprallpunkt haben.

**Behandlungsschwerpunkte**

- Motorische Ruhe, um die Aufmerksamkeit zu zentrieren
- Modellation: Auflösen von bestehenden Kompensationen, Tonusregulation, Vorbereitung der verschiedenen Muskelgruppen
- Anwendung der Techniken (s. o.), um verschiedene Therapieziele zu erreichen
- Basisübung und ihre Variationen: Für den Pat. muss eine Position gefunden werden, die sich auf den Muskeltonus positiv auswirkt.
  – Der Th. faltet die Finger ineinander und legt beide Hände an den Hinterkopf des Pat. Zur Entspannung der Hals- und Nackenmuskulatur werden Extensions-, Flexions-, Lateralflexions- und Rotationsbewegungen ausgeführt.
  – Eine Hand umfasst den Hinterkopf mit Daumen und Zeigefinger an den Mastoidfortsätzen, die andere Hand umfasst das Kinn. Kopf in Mittelstellung, leichter Zug mit beiden Händen, Kopf in Ext., dann Flex. mit Rotation zur Kinnhand des Th.; mit einem Stretch auf den Nacken (Hinterhaupthand) kommt es zur Schluckbewegung. Kann durch Streichung oder leichten Druck, mit Vibration Richtung dorsal und kranial, noch forciert werden.
  – Verschiedene Variationen der Basisübung, um unterschiedliche Therapieziele zu erreichen.

## Konduktive Förderung nach Petö

Der ungarische Neurologe Dr. András Petö entwickelte seine Behandlungsmethode in den 1940er-Jahren, um behinderten Kindern den Schulbesuch zu ermöglichen. Zu dieser Zeit war es in Ungarn Grundvoraussetzung für den Besuch einer Behindertenschule, dass das Kind laufen konnte. Das Förderprogramm wurde für gruppenorientiertes Arbeiten entwickelt. Die unterschiedlichen Aspekte der Therapie (physio-, ergotherapeutische, logopädische, pädagogische und psychologische) werden von einer speziell ausgebildeten Konduktorin vermittelt.

### Ziele

- Orthofunktion, die selbstständige Eingliederung in die Gesellschaft
- Erhöhte Eigenaktivität
- Kommunikation mit der Umgebung

### Indikationen

- Kinder mit überwiegend zentralmotorischen Störungen
- Findet vor allem in Sonderschulen und -kindergärten Anwendung, da nur in der Gruppe behandelt wird

**Grundlagen**

Förderprogramme:

- Folgen einem genauen Tagesprogramm.
- Vermitteln Lernen durch Imitation als gruppendynamischen Prozess mit dem Einsatz von funktionsorientierten Hilfsmitteln.
- Sprachliche Vermittlung von Aufgaben.
- Konduktorin vermittelt die Aufgaben, bestärkt Erfolge über klassische Konditionierung, bietet motorische Lösungsvorschläge an, wenn das Kind Hilfe braucht.

**Techniken**

- Rhythmisches Intendieren
- Systematische Planung und Aufgabenserien
- Gruppenarbeit
- Teilnehmende Beobachtung
- Fazilitation

### Vojta-Konzept

▶ 2.40

## 10.2.3 Aspekte der Physiotherapie

**Aktivität/Partizipation**

**Motivation durch Spaß**

- In jeder Therapieeinheit soll es mindestens zwei Aktionen geben, die dem Kind richtig Spaß machen.
- Nahezu alle Übungen und Aktivitäten lassen sich spielerisch, dem Alter des Kinds entsprechend vermitteln.
- Fremdelt ein Kind oder verhält sich anfangs scheu, zeigt der Th. der Bezugsperson die Behandlung anhand einer Puppe.

**Das Kind ernst nehmen**

- Jedes Kind soll seinem Alter entsprechend über sein Krankheitsbild und die therapeutischen Möglichkeiten informiert werden.
- Keine Versprechen machen, die nicht gehalten werden können.
- Die Regeln, die während der Therapie gelten, sollen dem Kind bekannt sein und eingehalten werden. Sie geben Struktur und sparen Zeit.
- Das Kind an gegebene Versprechen erinnern.

**Kooperation mit den Eltern/Bezugspersonen**

- Eltern sind die Ko-Therapeuten, ohne die keine Therapie zum Erfolg führt.
- Keinen Druck auf Eltern ausüben, kein schlechtes Gewissen oder Schuldgefühle vermitteln oder wecken.
- Für viele Eltern ist ein Heft, in das sie sich Fragen/Anmerkungen schreiben oder Übungen aufzeichnen können, sehr hilfreich. Es wird zu jeder Therapieeinheit mitgebracht. Kann auch bei größeren Kindern verwendet werden, die z. T. schon allein zur Therapie gehen.
- Häufig sind Eltern über das Krankheitsbild ihres Kinds besser informiert als der Th. Begegnet man sich auf Augenhöhe, kann der Th. von den Eltern lernen.
- Wirklicher Informationsaustausch funktioniert nur dann, wenn konstruktiv nach Lösungen für Probleme gesucht wird.

- Viele Eltern sind sehr erfinderisch in der Hilfsmittelversorgung und Therapieanwendung und haben z. T. gute Lagerungsideen. Fühlen sie sich im Umgang mit dem Th. sicher, besprechen sie diese Überlegungen mit ihm.

### Durchführung

Der Therapieaufbau orientiert sich am Ziel.

#### Positionen in der Therapie

- Immer den Einfluss der Schwerkraft berücksichtigen
- Durch Polster, Keile, Rollen, Pezziball wird auf den Schwerpunkt des Körpers und die Qualität seiner Unterstützungsfläche (labil, stabil, instabil) Einfluss genommen.
- Schoßbehandlung beinhaltet jede Haltung auf dem Schoß des Th.

#### Lagerung

- Lagerungsmaterial reduziert einsetzen und möglichst unter das Laken (größeres Spannbetttuch) legen. Je mehr Kissen, Decken und Polster ein Kind im Bett hat, umso eher läuft es Gefahr, darin zu ersticken.
- Normalerweise liegen Säuglinge zum Schlafen auf dem Rücken. BL ist nicht empfohlen (Tipps & Fallen in ▶ 10.1.1), SL erst dann, wenn die Kinder sich drehen können. Es gibt Untersuchungen, nach denen zu frühes Lagern auf der Seite (z. B. zum Schlafen) die Hüftentwicklung stört, da zu viel Druck auf das Hüftgelenk ausgeübt wird.
- In den ersten 3 Mon. ist der Säugling ein „Tragling". Er braucht die körperliche Nähe „zum Rudel", sonst fühlt er sich verlassen. Tragevarianten im Tragetuch können therapeutisch genutzt werden.

#### Spielerische Umsetzung

- Einfachen Kontakt zu Kindern bekommt man z. B. mit einer Handpuppe (Hygiene beachten); oder man malt sich ein Gesicht auf den Nagel, setzt seinem Finger einen weißen Kegel mit Rotem Kreuz auf und ist „Dr. Finger", der sich sehr wundert, warum gerade dieses Kind in seinem Krankenhaus liegt. Aus Socken kann man Handpuppen machen, die beim Kind bleiben.
- Lieder und Kinderreime machen viel Spaß und vermitteln Bewegungsrhythmus.
- Klatschspiele und Fingerspiele dienen der Koordination.
- Atemtherapie: nicht einfach nur Watte pusten, sondern die Kinder z. B. aus einem Fußballheft Fußballer ausschneiden lassen und mit geknicktem, hinten angeklebtem Papierstreifen Stehmännchen daraus machen. Welches Kind pustet nicht lieber die Nationalmannschaft um, als Watte über einen Tisch?
- Jonglieren lernen, Türmchen balancieren, auf Stelzen gehen lernen: keine klassischen Behandlungselemente, aber großer motorischer Anspruch
- Bewegungswiederholungen sinnvoll gestalten. Wenn 20 Puzzleteile unter dem Tisch liegen, bückt sich das Kind 20-mal, ohne zu murren. Bei 20 Rumpfbeugen fragt es bei jeder Wiederholung nach!

## 10.3 Das frühgeborene Kind

Neugeborene werden nach dem Gestationsalter (Dauer der Schwangerschaft vom 1. Tag der letzten Menstruation bis zur Geburt), dem Geburtsgewicht (GG) und dem GG bezogen auf das Gestationsalter unterteilt (▶ Tab. 10.2).

| Tab. 10.2 Einteilung der Neugeborenen | |
|---|---|
| **Gestationsalter** | |
| GA < 28 SSW (<197 Tage) | Extrem unreifes Frühgeborenes |
| GA < 32 SSW (<225 Tage) | Sehr unreifes Frühgeborenes |
| GA < 37 SSW (<260 Tage) | Frühgeborenes (6–10 % der Geburten) |
| GA 37.–42. SSW (260–293 Tage) | Termingeborenes |
| GA > 42 SSW (>293 Tage) | Übertragenes Neugeborenes |
| **Geburtsgewicht** | |
| GG < 2500 g | „Low Birthweight Infant" (LBW) |
| GG < 1500 g | „Very low Birthweight Infant" (VLBW) |
| GG < 1000 g | „Extremely low Birthweight Infant" (ELBW) |
| **Geburtsgewicht bezogen auf GA** | |
| GG < 10. Perzentile | Hypotrophes NG („small for gestational age", SGA) |
| GG: 10.–90. Perzentile | Eutrophes NG („appropriate for gestational age", AGA) |
| GG > 90. Perzentile | Hypertrophes NG („large for gestational age", LGA) |
| NG = Neugeborenes, GA = Gestationsalter, GG = Geburtsgewicht. | |

Um die motorischen Fertigkeiten eines frühgeborenen Kinds genauer einschätzen zu können, wird das Gestationsalter korrigiert, indem die „fehlende" intrauterine Zeit vom tatsächlichen Alter des Kinds abgezogen wird. Beispiel: Ein 18 Wo. altes Kind, das in der 34. SSW geboren wurde (6 Wo. fehlen), ist korrigiert vom Entwicklungsstand her 18 minus 6 = 12 Wo. alt.

**Ursachen für Frühgeburtlichkeit**

- Mütterliche Faktoren, z. B. Diabetes, Bluthochdruck, Herzleiden, Gebärmutterfehlbildungen, EPH-Gestose (Hypertensive Schwangerschaftserkrankungen, ▶ 11.5.3), psychische und psychosoziale Belastung
- Komplikationen während der Schwangerschaft (▶ 11.5.3), z. B. Plazentainsuffizienz, akute Plazentaablösung, Amnioninfektionssyndrom, vorzeitige Wehen, vorzeitiger Blasensprung

**Symptome**

- Ernährung: Schwierigkeiten mit der Nahrungsaufnahme, Ernährungssonde, parenterale Ernährung (Infusionstherapie)
- ZNS: motorische Retardierung
- Muskelhypotonie
- Herz: persistierender Ductus arteriosus (PDA)
- Apnoen (Atempausen > 15–20 Sek.) und Bradykardien (Herzfrequenz < 100/Min.)
- Immunabwehr: erhöhte Infektionsdisposition, nosokomiale Sepsis
- Hypothermie, Hypoglykämien

10

### Ärztliche Therapie

Ggf. Intubation und Beatmung oder $O_2$-Gabe über Nasensonde oder Maske notwendig. Häufig antibiotische Therapie, parenterale Ernährung, vorsichtiger Nahrungsaufbau.

### Prognose

Die Überlebenschance eines frühgeborenen Kinds mit einem GG < 1500 g hat sich aufgrund der besseren Betreuung der Risikoschwangerschaften und der Fortschritte der Neonatologie seit den 1980er-Jahren auf deutlich > 90 % verbessert. Schwerpunkt jetzt ist die Verminderung möglicher neurologischer Defizite (z. B. Einsatz von brain cooling) und die Optimierung der künftigen Lebensqualität.

## 10.3.1 Befunderhebung

▶ 10.2.1

### Reflexe

Frühkindliche Reflexe und Reaktionen sind aufgrund der Unreife des Gehirns schwach ausgeprägt oder gar nicht vorhanden.

### Atmung

Die Schwierigkeiten mit der Atmung resultieren aus:

- Unreife der Atemreflexe,
- Unreife der Lunge, Surfactantmangel,
- Schwierigkeiten, die Atembewegung gegen die Einwirkung der Schwerkraft auszuführen.

Häufig kommt es zu einem Atemnotsyndrom (ANS oder IRDS: Infant Respiratory Distress Syndrome) oder Surfactantmangelsyndrom, der häufigsten Todesursache in der Neonatalperiode.

### Haltung

Durch das unreife Nervensystem und die verkürzten intrauterinen Bewegungserfahrungen sind die Möglichkeiten, sich gegen die Schwerkraft zu behaupten, gering. Die typische Haltung eines frühgeborenen Kinds entspricht nicht der physiologischen Beugehaltung des Neugeborenen, sondern zeigt deutlich mehr Extension in allen Gelenken und einen hypotonen Gesamttonus der Muskulatur. Die Haltung wird durch die Fehlentwicklung der Gelenke und knöchernen Strukturen unter dem verfrühten Schwerkrafteinfluss maßgeblich beeinflusst.

### Wahrnehmung

Im Gegensatz zum intrauterinen Milieu ist die Umgebung für das frühgeborene Kind zu trocken, unbegrenzt weit, laut, grell, thermisch instabil und reizintensiv. Übererregbarkeit, Störungen der sensorischen Integration und Probleme mit der sensorischen Reizverarbeitung können die Folge davon sein.
Der Mangel an intrauterinen sensorischen Erfahrungen bedingt mangelndes Körperempfinden, Lageunsicherheit und motorisches Unvermögen.

### Bedrohung durch akute Erkrankungen und Folgeschäden

- Infektionen, Sepsis
- Chron. Lungenerkrankung (CLD), bronchopulmonale Dysplasie (BPD)
- Frühgeborenenretinopathie (Gefäßwucherungen in der Netzhaut mit potenziell nachfolgender Netzhautablösung), Taubheit

- Nekrotisierende Enterokolitis (Darmschädigung infolge Unreife, Infektion und Hypoxie)
- Peri- und intraventrikuläre Hirnblutung (etwa 40 % aller frühgeborenen Kinder haben Hirnblutungen unterschiedlichen Schweregrads, bei 80–90 % treten sie in den ersten 48 Std. nach der Geburt auf). Die Prognose hängt von Vorhandensein und Ausdehnung der Parenchymläsion ab.
- Psychomotorische Retardierung, neurologische Schäden mit Behinderung

## 10.3.2 Physiotherapie

Bei der Behandlung von frühgeborenen Kindern sind folgende Punkte wichtig:

- Interdisziplinäre Zusammenarbeit
- Behandlungszeiten richten sich nach den Bedürfnissen des Kinds (Ruhephasen, Essenszeiten und Untersuchungstermine)
- Einbeziehung der Eltern hat oberste Priorität. Lagerung auch des beatmeten frühgeborenen Kinds auf dem Thorax der Eltern mit Hautkontakt („Känguruhen").

#### Sicherheit in der Haltung geben

Lagerung:

- Umgrenzungen in unterschiedlichen Lagen schaffen; Nestlagerung, um die typische Beugehaltung zu ermöglichen
- Taktiler Kontakt mit einer Umgrenzung hilft der Körperwahrnehmung

Aus sicherer Lage heraus kann das „Frühchen" seine Aufmerksamkeit auf andere Dinge lenken.

#### Atemfunktion verbessern

- Pneumonieprophylaxe
- Gute Belüftung der Lunge in unterschiedlichen Positionen
- Sekrettransport
- Eigene Atemaktivität des Kinds durch Kontaktatmung, Ausstreichungen anregen.

#### Wahrnehmung unterstützen

! Dem Kind Zeit für seine Reaktionen geben.

- Stimulation im orofazialen Bereich (Castillo Morales, ▶ 10.2.2)
- Propriozeptive Reize zur Eigenwahrnehmung und Bewegung geben
- Akzeptanz von äußeren Reizen steigern
- Sensomotorische Entwicklung unterstützen
- Visuelle Reize anbieten (für die Reaktion – wie z. B. Kopfbewegung, Blickkontakt, Verfolgen mit den Augen – Zeit lassen)
- Mit verschiedenen sensorischen Reizen altersentsprechende motorische Aktivitäten initiieren und deren Ausführung unterstützen

# 10.4 Erkrankungen des Bewegungsapparats

## 10.4.1 Torticollis (kongenitaler muskulärer Schiefhals)

Etwa 1–2 % aller Neugeborenen sind von einem Torticollis betroffen. Durch die Entwicklung einer Teilfibrose des M. sternocleidomastoideus kommt es zu dessen vollständigem oder partiellem Funktionsverlust.

- ¾ der Kinder haben einen rechtsseitigen Schiefhals.
- Mädchen sind häufiger betr. als Jungen.
- In 20 % der Fälle kann gleichfalls eine Hüftdysplasie diagnostiziert werden.

**Ursachen**

- Geburtstrauma, vor allem bei Erstgeborenen oder langer, schwieriger Geburt
- Intrauterine Zwangshaltung
- Kompartmentsyndrom: Aufgrund eines starken Anstiegs des Gewebedrucks kommt es zur akuten oder chronischen Durchblutungsstörung des Muskels.
- Genetische Komponente

**Erscheinungsbild**

- Kopf wird zur nicht betr. Seite gedreht, ist zur betr. Seite geneigt.
- Kirschgroße Geschwulst im M. sternocleidomastoideus in den ersten Lebenswochen tastbar, später strangförmige Umwandlung

! Kann in seltenen Fällen schmerzhaft sein

## Befunderhebung

▶ 10.2.1

- DD: Knöcherner Schiefhals (Morbus Klippel-Feil), Torticollis ocularis
- Nach etwa einer Woche kann ein weicher Knoten im unteren Bereich des Muskelverlaufs tastbar sein. (Es wird diskutiert, ob es sich nur beim Torticollis mit Knoten um einen echten kongenitalen muskulären Schiefhals handelt.)
- Beweglichkeit von HWS, Schultergürtel und Armen testen
- Lateralisierung der Wahrnehmung?
- Spontanmotorik: Kopfrotation, Greiffunktion, Stützentwicklung
- Knöcherne Veränderungen des Schädels (Auflagefläche), Schräglagedeformität

## Physiotherapie

### Ziele

- Symmetrische Ausrichtung der HWS und der Körperhaltung
- Verbesserte Wahrnehmung der betr. Seite
- Vergrößertes Blickfeld, verbesserte Augenmotorik und visuelle Wahrnehmung

### Struktur/Funktion

**Sym. Ausrichtung der HWS und weiterlaufend der gesamten Statik fördern**

- Wärmeapplikation zur Entspannung der Muskulatur (warmes Tuch oder Gel-Pack)
- Vorsichtige Dehnungen sind nur sinnvoll, wenn sie mind. 30 Sek. gehalten werden können und der Säugling absolut entspannt dabei ist, ansonsten erhöht sich der Tonus im Muskel.
- Vorsichtige manuelle Ausstreichungen im Verlauf des Muskels mit dem Ziel der Detonisierung
- Vojta-Therapie, erste Phase Reflexumdrehen beidseitig
- Spontanmotorik, dem motorischen Entwicklungsstand des Kinds entsprechend fördern:

**RL, weitestgehend symmetrische Haltung**

- Kopfrotation über visuelle Reize
- Greifaktivitäten lateral auf der betr. Seite

- Anbahnen der Drehung von Rücken auf Bauch mit entsprechender Kopfeinstellung im Raum
- Hand-Augen-Koordination

**BL, Stützpunkte im Vergleich li. und re. auf einer Linie**

- Kopfrotation bei sym. Stütz
- Einzelstütz auf die betr. Seite, Greifaktivität, freie Schulterbeweglichkeit
- Pezziball, Kind liegt in BL: hin und her schaukeln, um über die Gleichgewichtsreaktionen eine Aktivierung des M. sternocleidomastoideus der Gegenseite zu erhalten (reflekt. Hemmung des betr. Muskels)

**Sitz**

- Kind im Reitsitz über Rolle, durch Gewichtsverlagerung Aktivierung der Halsstellreaktionen
- Greifaktivitäten und Spiel in der Mitte; der Th. kann Schulter- und Halsstellung durch die Anordnung des Spielzeugs beeinflussen.
- Auf dem Pezziball schaukeln, wippen, balancieren

**Schoß**

Kind liegt auf den angestellten Beinen des Th., beide schauen sich an. Die Kopfstellung des Säuglings kann in dieser Stellung sehr gut korrigiert werden.

- Kopfrotation mit optischer oder akustischer Orientierung
- Greifaktivitäten der betr. Seite fördern

### Aus dem Schiefhals resultierende Veränderungen der Statik vermeiden

Handling:

- Tragen:
  - Hüftsitz, betr. Seite nach vorne
  - Fliegergriff, betr. Seite ist unten
  - Tragen im Tragetuch oder frei am Bauch so, dass die betr. Seite zum Hals des Tragenden zeigt
- Füttern nach Möglichkeit über die betr. Seite
- Ansprache von der betr. Seite

## Aktivität/Partizipation

### Wahrnehmung der betroffenen Seite verbessern; Blickfeld vergrößern

Dies beinhaltet insbes. die Förderung der visuellen Wahrnehmung und der Augenmotorik.

- Verstärktes Reizangebot über die betr. Seite und weniger Reize über die nicht betr. Seite
- Visueller Schwerpunkt auf der betr. Seite, visuelle Kontrolle des Greifens (Augenmotorik)
- Taktile Angebote für die betr. Seite steigern
- Haptische Informationen vermehrt für Hand und Fuß der betr. Seite
- Lagerung:
  - SL: Unterlagerung des Kopfs, bis die Lateralflex. aufgehoben ist
  - BL nur, wenn eine Lagerung entgegen der Rot.-Richtung des Kopfs möglich ist
  - RL nur, wenn nicht bereits eine Lagedeformität des Kopfs besteht oder wenn trotzdem sym. gelagert werden kann

10

## 10.4.2 Haltungsschwäche

Das Bundesamt für Gesundheit geht davon aus, dass etwa 48 % aller Kinder im Alter zwischen 6 und 14 Lj. eine Haltungsschwäche haben. Der Begriff Haltungsschwäche umfasst eine nicht genauer definierte muskuläre Insuffizienz überwiegend im Bereich der Rumpfmuskulatur.

Während eines Wachstumsschubs kann es kurzzeitig zu einer physiologischen Haltungsschwäche kommen. Das knöcherne Wachstum geht dem muskulären voraus, die Folge sind zeitweise verkürzte Muskeln (vor allem M. iliopsoas).

#### Ursachen

- Bewegungsmangel
- Übergewicht
- Minimale zerebrale Störungen (selten)

#### Symptome

- Pyknischer, z. T. aber auch leptosomer Konstitutionstyp
- Verstärkte Kyphose der BWS
- Scapula alata mit protrahiertem Schultergürtel
- Hyperlordose mit ventral gekipptem Becken

### Befunderhebung

- ▶ 10.2.1
- Bewegungsprofil erstellen:
  - Wie viel Zeit am Tag verbringt das Kind in Bewegung (z. B. Schulweg, Freizeitgestaltung, Wege zu Freizeitaktivitäten)?
  - Betätigt es sich in seiner Freizeit sportlich? Ist es in einem Verein?
  - Wie sehen die Freizeitbeschäftigungen der Familie aus?
  - Bewegt sich das Kind gerne?
  - Allgemeine Prüfung von Kraft, Ausdauer und Koordination

### Physiotherapie

#### Ziele

- Verbesserte Haltung
- Spaß an Bewegung (v. a. durch Spiele)
- Interesse an motorischer Freizeitgestaltung (Kontaktadressen vermitteln)

Es ist wichtig, den Kindern bewusst zu machen, dass Bewegung etwas alltägliches, normales ist und nicht therapeutisch erarbeitet und bewahrt werden muss. Gruppenbehandlung ist angebracht.

#### Struktur/Funktion

#### Kondition fördern

- Sitzfußball, Papierkorb-Basketball
- Staffeln mit Wettkampfcharakter, z. B. Eier-Hindernislauf, Deckenrennen
- Bewegungsspiele: „Fuchs, pass auf", „Fischer, welche Fahne weht heute", „Feuer, Wasser, Erde, Luft"

**Koordination verbessern**
- Jonglieren lernen, Diabolo
- Geschicklichkeitsspiele, Balancieren

## 10.4.3 Morbus Scheuermann

Synonyme: **Adoleszentenkyphose, juvenile Kyphose.**
Wachstumsstörung unbekannter Ursache an Deck- und Grundplatten der Wirbelkörper, mit Kyphosierung der BWS und/oder LWS durch Keilwirbelbildung (mind. drei benachbarte Wirbel mit je 5 % Keilbildung) und Deckplatteneinbrüchen, in die Bandscheibengewebe eindringen kann **(Schmorl-Knötchen).**
- Etwa 20 % aller Jugendlichen sind betr., nur etwa ⅓ der Pat. hat Beschwerden (LWS-Form ist schmerzhafter).
- Geschlechterverhältnis M : W = 4 : 1
- Radiologisch nachweisbare Veränderungen zur Diagnosesicherung können ab dem 11. Lj. auftreten.
- Meist ist die BWS betr., seltener die LWS.
- Mit Abschluss des Wachstums kommt die Krankheit zum Stillstand.
- Häufig Vergesellschaftung mit Skoliose (Scheuermann-Skoliose)

**Ursachen**
- Genetische Faktoren (familiäre Häufung)
- Minder- oder Überbelastung (kyphotische Haltung, hohe Körpergröße, Extrembelastung durch Leistungssport)
- Vitaminmangelsyndrom
- Kollagene Stoffwechselstörung

**Erscheinungsbild**
- Initialstadium:
  - Selten Schmerzen
  - Gelegentlich Bewegungseinschränkungen
  - Manchmal schnelle körperliche Ermüdung
- Florides Stadium:
  - Häufiger Schmerzen
  - Sichtbare Verkrümmung: BWS-Kyphose, kompensatorische Abflachung der LWS-Lordose (oder primäre Abflachung der Lordose und kompensatorische Verstärkung der BWS-Kyphose)
  - Verspannung der Rückenmuskulatur
  - Deutliche Einschränkung der Beweglichkeit
- Endstadium:
  - Schmerzen durch Abnutzungserscheinungen und Fehlbelastung
  - Deformierung der Wirbelkörper
  - Veränderungen betreffen die Statik des gesamten Körpers

**Ärztliche Therapie**
- Leichtere Formen (< 50° Gesamtkyphosewinkel): (Rücken-)Schwimmen, keine Sprungsportarten; ggf. Physiotherapie
- Schwerere progrediente Kyphose im Wachstumsalter (> 50° Gesamtkyphosewinkel): Physiotherapie, Gips und/oder Korsettbehandlung (Milwaukee- oder Boston-Korsett, ▶ 3.1.1)
- Kyphose > 70° ist eine äußerst seltene OP-Indikation zur Versteifung der WS.

10

### Befunderhebung

- ▶ 10.2.1
- Erste Hinweise: Rutschtest: Das Kind kniet auf dem Boden und streckt beide Arme auf der Unterlage so weit wie möglich nach vorne. Bleibt in der BWS eine Kyphose bestehen, sollte man an einen Morbus Scheuermann denken.
- Schober-Zeichen, Ott-Zeichen (▶ 4.10.2, Zusatzuntersuchungen)
- Beweglichkeit WS, Schultergürtel
- Blockierungen der Wirbelsäulengelenke
- Muskelstatus: Extensoren der WS verspannt, Bauchmuskeln verkürzt; Haltung des Schultergürtels, der Scapula prüfen
- Atembefund

### Physiotherapie

Korsett wird ggf. zur Therapie ausgezogen.

#### Ziele

- Aufrichtung der BWS
- Verbesserte Atemkapazität
- Funktionelles Gleichgewicht der Rumpfmuskulatur

#### Struktur/Funktion

##### Dehnfähigkeit der Muskulatur verbessern

- Verschiedene liegende Positionen über dem Pezziball, gut kombinierbar mit Atemübungen oder manuellen Dehngriffen
- RL auf dem Boden, halbe Lagerungsrolle im BWS-Bereich, Bauchmuskelaktivierung aus gedehnter ASTE

##### Stabilität in der Aufrichtung fördern

- PNF (▶ 2.32): bilat. Arm-Pattern auf dem Hocker, Skapulapattern
- Übungsfolge mit Thera-Band an Sprossenwand zur Kräftigung
- Dreidimensionale Skoliosebehandlung nach Schroth (▶ 2.11)
- Vojta (▶ 2.40)

##### Atmung normalisieren

Schwerpunkt auf Atemvertiefung und Kontaktatmung in die unteren Lungenbereiche.

> **Tipps & Fallen**
>
> - **Ideale Sportarten:** z. B. Schwimmen, Klettern, Inlineskating, Fechten, Bogenschießen
> - **Vermeiden:** vermehrte Kompressions- und Torsionsbelastung der Wirbelsäule; außerdem Sportarten, die eine kyphotische Haltung unterstützen (Rudern, Rennradfahren)

## 10.4.4 Skoliose

Die Kombination einer Wirbelsäulenverkrümmung in der Frontalebene (mit einem Winkel von mind. 10° nach Cobb) und einer Torsion in der Transversalebene wird als Skoliose bezeichnet. Die Skoliose besteht aus einer Hauptkrümmung und 2–3 kompensatorischen Bögen. Die Verformung mit dem größten Neigungswinkel ist der Hauptbogen, nach dem die Skoliose benannt wird: thorakale, lumbale, thorakolumbale oder Doppel-S-Skoliose.

### Formen

- **Idiopathische Skoliosen** (80%) Ursache unbekannt, genetische Disposition erkennbar. Sie werden nach dem Alter des Betroffenen benannt:
  - Infantile Skoliose: 0–3 Jahre (meist thorakal; M : W = 1 : 1,5; selten)
  - Juvenile Skoliose: 4–9 Jahre (BWS, LWS; M : W = 1 : 1; selten)
  - Adoleszente Skoliose: 10–18 Jahre; mit ca. 80 % die häufigste idiopathische Skoliose (meist BWS; Geschlechterverhältnis: W > M)
- **Sekundäre Skoliosen** (20 %) werden nach der Primärerkrankung oder Störung unterteilt:
  - Kongenitale Skoliose: aufgrund intrauteriner Entwicklungsstörungen
  - Metabolische Skoliose: Störung des Knochenstoffwechsels
  - Myo- und neuropathische Skoliose: Störung im neuromuskulären System
  - Bei Tumor, posttraumatisch, radiogen, selten psychogen („hysterisch")
- **Säuglingsskoliose:** ohne Torsion und ohne strukturelle Veränderungen, wahrscheinlich eine Folge gestörter neuromotorischer Entwicklung. Erscheinungsbild:
  - Haltungsasymmetrie
  - Meist C-förmige, großbogige Skoliose
  - Auf andere Fehlbildungen (Klump- und Spitzfuß) achten

### Symptome

- Unterscheidung:
  - **Strukturelle Skoliose:** fixierte Verkrümmung mit Torsion
  - **Funktionelle Skoliose:** nicht fixierte Verformung überwiegend in der Frontalebene, ohne Torsion und Progression, reversibel; z. B. bei Beckenschiefstand aufgrund einer Beinlängendifferenz oder Ischialgie
- Verschiebung von Schulter- und Beckenlinie
- Bei Neigung nach vorne sind am Rücken Rippenbuckel und Lendenwulst erkennbar

### Ärztliche Therapie

- Ab 20° Cobb-Winkel: PT
- 20°–60° Cobb-Winkel: Korsettversorgung (▶ 3.1.1) bei höherem Neigungsgrad, PT
- 40°–70° Cobb-Winkel: OP-Ind., Korsettversorgung und PT

## Befunderhebung

- ▶ 10.2.1
- Beim Adams-Vorneigetest sind deutliche Niveauunterschiede am Rücken (Rippenbuckel und Lendenwulst) erkennbar.
- Schiefstand der Schulter- und Beckenlinie
- Ungleiche Taillendreiecke
- Nicht alle Dornfortsätze sichtbar (aufgrund der Torsion)
- Beweglichkeit und Seitendifferenz der Extremitäten und Scapula
- Differenzierung der BLD: anatomisch und/oder funktionell
- Ggf. Lungenfunktionsprüfung und Atembefund (erhöhte Infektgefahr bei schlechter Belüftung)

10

## Physiotherapie

### Ziele

- Muskuläre Balance im Bereich der WS
- Verbesserte Muskelaktivität und Gelenkstabilität
- Erweiterte Atemkapazität
- Verbesserte Beweglichkeit und Koordination der Extremitäten

### Struktur/Funktion

#### Muskuläre Balance im Bereich der WS fördern

- Wärmebehandlung
- Massage
- Dehnung, Anleitung zur Eigendehnung

#### Muskelaktivität und Gelenkstabilität verbessern

- Dreidimensionale Skoliosetherapie nach Schroth (▶ 2.11)
- Vojta (▶ 2.40)
- Übungen mit Thera-Band
- Übungen zur Stabilisation nach Klein-Vogelbach (FBL, ▶ 2.14) auf dem Pezziball
- PNF im VFST (▶ 2.32)

#### Atemkapazität erweitern

- ▶ 1.3.4
- Atemvertiefung
- Thoraxmobilisation

#### Beweglichkeit und Koordination der Extremitäten verbessern

- Gelenkbeweglichkeit erhalten durch endgradige Bewegungen
- Aktivierung und Kräftigung
- Vojta (▶ 2.40)
- Dreidimensionale Skoliosetherapie nach Schroth (▶ 2.11)

**Tipps & Fallen**

Physiotherapie postoperativ:
- Tragen oder Heben: nicht mehr als 5 kg
- Kein Sport im ersten halben Jahr nach OP
- Stabilisation und Kräftigung der Rückenmuskulatur

## 10.4.5 Hüftdysplasie

Mit einer Häufigkeit von 2–4 % ist die Hüftdysplasie, eine Ossifikationsstörung der knorpelig angelegten Hüftpfanne, die am weitesten verbreitete kongenitale Skelettfehlentwicklung in Deutschland.
- In 40 % der Fälle sind beide Hüften betroffen.
- Mädchen erkranken 6-mal häufiger als Jungen.
- Hüftluxation seit Einführung der standardisierten Ultraschalldiagnostik (Hüftscreening im Rahmen der U3 in der 4.–6. Lebenswo.) deutlich seltener geworden

### Ursachen

- Intrauterine Beckenendlage
- Störungen der Ossifikation
- Familiäre Disposition
- Bei Mädchen hormonelle Faktoren

### Symptome

- Flach und steil ausgebildete Pfanne
- Häufig nach kraniodorsal abgeflachter Pfannenrand
- Lateralisierter, oft deformierter Hüftkopf
- Abweichungen der Femurachse

## Befunderhebung

- ▶ 10.2.1
- Eingeschränkte Aktivität des betr. Beins
- Asymmetrische Falten im Bein-Po-Bereich bei einseitiger Hüftdysplasie
- Abduktionshemmung des betr. Hüftgelenks durch hypertone Adduktoren (normale Abd. bei 90° Hüftflex.: beim Neugeborenen 80°–90°, ab dem 2. Lebensmonat ca. 65°, sicher pathologisch ab 45°)
- Beginnende Schonhaltung
- Bei Laufbeginn: Hinken bei einseitiger, Watschelgang bei beidseitiger Hüftdysplasie

> **! Klinischer Hinweis**
> Eine Beinlängendifferenz kann Zeichen für eine Hüftluxation sein.

- Funktionelle Probleme:
  - Einschränkung der vollen Beweglichkeit
  - Beeinträchtigung der weiteren Hüftentwicklung
  - Die Zugkraft der Muskulatur unterstützt die optimale Ausbildung der Gelenkpfanne nicht.
  - Beeinträchtigung der Statik und des Gangbilds

## Physiotherapie

### Ziele

- Verbesserte Beweglichkeit des betr. Gelenks
- Vermehrte Wahrnehmung und Aktivierung des betr. Beins
- Zentrierung des Hüftkopfs in verschiedenen Positionen

### Neugeborenes/jüngerer Säugling

**Breites Wickeln**

Breiter gefaltetes kleines Handtuch oder Moltontuch über die Windel legen und mit einer Überhose (normale enge Hose, kleine Unterhose oder Body) fixieren. Ähnlicher Effekt wird mit einer handelsüblichen Höschenwindel erzielt, die falsch herum (Klettstreifen am Rücken des Babys geschlossen) angezogen wird.

**Spreizhose**

Eine Spreizhose fixiert die Hüfte in einer Abduktions-/Flexions-/Außenrotationsstellung. Diese Position zentriert den Hüftkopf zwar gut im Gelenk, verhindert aber gleichzeitig die Entwicklung von Bewegungsmustern, die für die Aufrichtung bedeutsam sind (z. B. das freie Tragen der Beine oder das alternierende Strampeln). Aus diesem Grund sollte genau abgewogen werden, in welchem Verhältnis therapeutischer Nutzen und Schaden zueinander stehen.

> Beim Tragen einer Spreizhose muss bei der Förderung von Aktivitäten vor allem auf die funktionelle Einbindung der ventralen Muskelkette geachtet werden.

**Tragen des Kinds erlernen**

- Beim Tragen des Kinds immer darauf achten, dass das betr. Bein vermehrt in Abd. und AR gehalten wird. Tragen im Tragetuch ist für die Hüfte besonders gut.
- Neugeborene und kleine Säuglinge können im Fliegergriff gehalten werden, größere Säuglinge auch im Hüftsitz (Kind sitzt seitlich auf dem oberen Rand des Beckens der tragenden Person).

**Wahrnehmung der Füße fördern**

- Spielen mit den Füßen, Säugling in RL. Füße an den Fußsohlen zusammenführen und in das Blickfeld des Kinds bringen.
- Interesse an den Füßen wecken durch Abzählreime, Spielzeug wie Ringe, verschiedene taktile Reize.

**Aktivität der Beine fördern**

Ab 2./3. Mon. beginnt das Kind, in RL aktiv seine Beine von der Unterlage abzuheben.

- **Aktivierung der Beine in RL**, auch als Schoßbehandlung:
  - „Die Maus hat rote Strümpfe an, damit sie besser radeln kann, sie radelt bis nach Dänemark, denn Radeln macht die Wadeln stark." Dabei werden mit beiden Beinen „tretende, strampelnde" Bewegungen mit Schwerpunkt Abd./AR in der Hüfte ausgeführt.
  - Füße kitzeln, sodass die Beine weggezogen werden
  - Vojta (▶ 2.40), erste Phase: Reflexumdrehen
- **Aktivierung der Beine in BL:**
  - Die optimale Haltung für die Hüfte erreicht man, wenn man dem Kind in BL ein zusammengerolltes Handtuch unter das Becken legt.
  - Je höher die Stützaktivität der Arme ist, umso mehr Druck kommt auf das Hüftgelenk, und der Gelenkkopf zentriert sich optimal in der Pfanne.
  - Bei einseitiger Stützfunktion kommt es zur vermehrten Abd./AR in der Hüfte auf der stützenden Seite; es sollte keine Ext. zu sehen sein.
  - Vojta: Reflexumdrehen, ebenfalls mit unterlagerter Hüfte
  - Auf dem Pezziball in BL
  - Schoßbehandlung: Kind liegt auf den angewinkelten Beinen des Th. in BL. Geht besonders gut, wenn die Bezugsperson des Kinds ebenfalls anwesend ist und mit ihm spielen oder reden kann. Möglichkeit zur vorsichtigen Dehnung und passiven Bewegung des Beins.

### Älterer Säugling/Kleinkind

- Sitz in Grätsche auf Rolle oder kleinem Pezziball
- Durch Hin- und Herrollen wird die Hüftmuskulatur aktiv. Die Bewegung kann für das Kind notwendig gemacht werden, wenn man es z. B. an einer Tafel malen lässt. Bei jeder Bewegung von der betr. Seite weg aktiviert das Kind die Abd. und AR.

- Im Reitsitz bei der Bezugsperson oder dem Th. auf dem Schoß („Hoppe, hoppe, Reiter")
- Schaukel- und Kugelübungen: Kind sitzt im Schneidersitz (Fußsohlen liegen aneinander), umfasst mit beiden Händen seine Füße und schaukelt hin und her. Kleine Kinder werden auf dem Schoß geschaukelt. („Kommt ein Schiffchen übers Meer, schaukelt hin und schaukelt her, kommt ein großer Wind, geht das Schiff geschwind, kommt ein großer Sturm, fällt das Schiffchen um").

**Handling vermitteln**

- Vermehrt mit abduzierter, flektierter Hüfte halten und hinsetzen
- Tragetuch ist für die Hüftentwicklung sehr vorteilhaft
- Bewegungen beim Wickeln und Anziehen über das Bein einleiten
- Bei größeren Kindern kein Zwischenfersensitz

## 10.4.6 Pes calcaneus (Hackenfuß)

Häufigste Fußdeformität bei Neugeborenen. Sind im Röntgenbild die Knochenkerne des Kalkaneus richtig lokalisiert, entwickelt sich der Fuß im Verlauf meist ohne Therapie physiologisch.

**Ursachen**

- Angeborener Hackenfuß: erblich bedingte Wachstumsdeformität
- Erworbener Hackenfuß: als Begleitsymptom einer anderen Krankheit, z. B. Hüftdysplasie, Siebener-Syndrom, Meningomyelozele (Spina bifida), Poliomyelitis etc.

**Symptome**

- Vorfuß in starker Überstreckung, z. T. bis der Fußrücken am US anstößt
- Valgusferse, der Kalkaneus steht lateralisiert
- Beim Gehen häufig Schmerzen
- Gefahr der Drucknekrose im Fersenbereich

### Physiotherapie

**Ziel**

Physiologische Belastung in der Vertikalen.

**Struktur/Funktion**

**Redression erarbeiten**

- Dehnung der Plantarflexoren, Kalkaneus dabei nach medial verschieben
- Aktivierung des M. triceps surae
- Dreidimensionale Fußtherapie und fkt. Wickeln nach Zukunft-Huber
- Vojta (▶ 2.40)

## 10.4.7 Pes adductus (Sichelfuß)

- Häufigkeit etwa 2 : 100
- Zu 50 % beide Füße betroffen
- Jungen (70 %) häufiger betr. als Mädchen
- Im Zusammenhang mit Sichelfüßen wird 10-mal häufiger eine Hüftdysplasie diagnostiziert.

### Ursachen

- Angeborener Sichelfuß im rezessiven Erbgang
- Intrauterine Zwangslage

### Klassifikation

- Einfacher Metatarsus adductus: Add. des Vorfußes
- Komplexer Metatarsus adductus: Add. des Vorfußes, Mittelfuß lateralisiert
- Einfacher Serpentinenfuß: Add. des Vorfußes, Rückfuß in Valgusstellung
- Komplexer Serpentinenfuß: Add. des Vorfußes, Mittelfuß lateralisiert, Rückfuß in Valgusstellung

### Symptome

- **Sichelfuß:** Fehlstellung im Tarsometatarsalgelenk (Lisfranc-Gelenk)
- **Serpentinenfuß:** Fehlstellung des Talus (Kopf nach medial geneigt), das Navikulare weicht nach lateral und die Metatarsalen wiederum nach medial ab, wie bei einer Serpentine.

Entsprechend der Klassifikation der Deformität wird hier ein **komplexer Serpentinenfuß** beschrieben:

- Vor- und Mittelfuß stehen in Adduktion.
- Am med. Rand erscheint ein konkaver Schwung, woher die Bezeichnung Sichelfuß stammt.
- Der Kalkaneus kippt mit seinem oberen Rand nach med.
- Das Navikulare rutscht zusammen mit dem Vorfuß nach lat. ab.
- Verkürzte und kontrakte Muskeln: M. tibialis ant., M. tibialis post., M. abductor hallucis, M. adductor hallucis, M. popliteus
- Gedehnte und geschwächte Muskeln: M. peroneus longus und brevis
- Gangbild mit Sichelfüßen: Watschelgang mit nach innen gedrehten Füßen

## Physiotherapie

### Ziel

Physiologische Belastung in der Vertikalen.

### Struktur/Funktion

#### Redression erarbeiten

- Repositon des Navikulare nach med., des Kalkaneus nach lat.
- Vorfuß in Abduktion bringen, Stellung der großen Zehe beachten, mit gleichzeitiger Pronation
- Dehnung der verkürzten und kontrakten Muskeln, z. B. med. Fußmuskulatur, vor allem M. abductor hallucis
- Aktivität der geschwächten Muskulatur fördern
- Dreidimensionale Fußtherapie und fkt. Wickeln nach Zukunft-Huber
- Vojta (▶ 2.40)

## 10.4.8 Pes equinovarus congenitus (Klumpfuß)

- Häufigkeit 2 : 1.000 (zweithäufigste Skelettfehlbildung)
- In 50 % beide Füße betroffen
- M : W = 2,5 : 1

### Ursachen

Diskutiert werden:

- Genetische Faktoren, embryonale Defekte, temporäre Wachstumsstörung
- Primär neurogene oder myogene Defekte
- Intrauterine Lageanomalien
- Begleitende Fehlbildungen möglich: Hüftdysplasie, Spina bifida occulta, Arthrogryposis multiplex congenita, neurologische Defekte

### Klassifikation (nach Dimeglio)

- Typ I (20 %): passive Korrektur möglich, Fuß lässt sich frei dorsalextendieren
- Typ II (33 %): teilweise korrigierte Spitzfußstellung, Vorfußadduktion korrigierbar
- Typ III (35 %): fixierter Spitzfuß, geringfügige Korrektur der subtalaren Rotation
- Typ IV (12 %): Fuß allgemein kurz, subtalar komplett disloziert

Typ I und Typ II haben bei konservativer Behandlung eine sehr gute Prognose, Typ III und Typ IV gelten weitestgehend als unkorrigierbar.

### Funktionelle Veränderungen

- Kontraktur des M. triceps surae → Spitzfuß mit Inversion der Ferse
- Die Wadenmuskulatur ist nicht voll entwickelt → Klumpfußwade.
- Vorfuß und Zehen stehen in Adduktion → Sichelfuß.
- Verkürzung von M. tibialis ant. und post. verstärkt die Supination.
- Das Längsgewölbe des Fußes ist erhöht → Hohlfuß.
- Der Kalkaneus kippt mit seinem oberen Rand nach lateral.
- Das Navikulare wird nach medial an den Hals des Talus geschoben.
- Das Kuboid und die Kuneiforme verdrehen sich zu max. Supination.
- Hautfalten an der Fußinnenseite und oberhalb der Ferse

### Ärztliche Therapie

- Sofortige und konsequente Behandlung bis zum Wachstumsabschluss
- Konservativ: manuelle Korrektur, Redression mit OS-Gipsverbänden, PT, Schienenbehandlung. Erfolgsrate bei ca. 50 %
- Operativ: Abhängig vom Erfolg der konservativen Therapie und vom Ausprägungsgrad des Klumpfußes werden verbliebene Fehlstellungen operativ korrigiert.

## Physiotherapie

### Ziel

Physiologische Belastung in der Vertikalen.

### Struktur/Funktion

#### Redression erarbeiten

- In allen drei Ebenen:
  - Subtalare Rotation
  - Vorfußabduktion mit Pronation
  - Dehnung der Fußsohle
- Aktivierung der geschwächten Muskulatur
- Dreidimensionale Fußtherapie und fkt. Wickeln nach Zukunft-Huber
- Vojta (▶ 2.40)

# 10.5 Erkrankungen der Atemwege

Besonderheiten der kindlichen Atmung:

- 2 Mon. nach der Geburt sind die Alveolen vollständig ausgereift, Neubildung bis zum 3. Lj. möglich.
- Neugeborene und Säuglinge atmen hauptsächlich durch die Nase. Bei Behinderung, wie z. B. Schnupfen oder Fehlbildungen, können sie nicht auf Mundatmung umstellen.
- Kinder haben eine deutlich höhere Atemfrequenz als Erwachsene (▶ Tab. 10.3).

> Kürzere Atempausen (nicht länger als 10 Sek.) bei Neugeborenen sind normal.

- Thoraxausformung (Rippenbögen) mit zunehmender Aktivierung der ventralen Kette etwa mit 6 Mon.
- Hustenmechanismus unzureichend (schwacher Reflex, ventrale Rippenstellung)
- Weicher Knorpel von Larynx und großen Bronchien: höhere Kollapsneigung in den Atemwegen
- Aufgrund der gerade stehenden Rippen Zwerchfellatmung (abdominale Atmung) bis etwa zum 8.–12. Mon.
- Durch die Anordnung von Kehldeckel und Gaumensegel sind Säuglinge in der Lage, gleichzeitig schlucken und atmen zu können.
- Säuglinge und Kleinkinder haben proportional mehr Schleimdrüsen in ihren Bronchien, was bei Infekten zu stärkerer sekretbedingter Obstruktion führt.
- Säuglinge und Kleinkinder schlucken ihren Schleim.

**Tab. 10.3 Atemfrequenz bei Kindern und Erwachsenen**

| | |
|---|---|
| Neugeborene | ca. 37 ± 7 Atemzüge/Min. |
| 0–1 Jahr | ca. 30 ± 7 Atemzüge/Min. |
| 1–2 Jahre | ca. 26 ± 4 Atemzüge/Min. |
| 3–6 Jahre | ca. 23 ± 4 Atemzüge/Min. |
| 7–18 Jahre | ca. 19 ± 5 Atemzüge/Min. |
| Erwachsene | ca. 18 Atemzüge/Min. |

- Bis etwa zum 4. Lj. sind die peripheren Atemwege (Bronchiolen) im Verhältnis zu den zentralen Atemwegen (Trachea und Bronchien) disproportional eng (mit etwa 50 % mehr Atemwiderstand als bei einer ausgereiften Lunge). Deshalb verlaufen Infekte der Atemwege mit Schleimhautschwellung und vermehrter Schleimproduktion bei jüngeren Kindern häufig drastischer als bei älteren Kindern.
- Erst ab dem 9. Lj. können Kinder bewusst mit Atemwahrnehmung und Modulation arbeiten.

**! Klinischer Hinweis**

**Zeichen der $O_2$-Mangelversorgung:**

- Beschleunigte Atemfrequenz
- Blass-graues Munddreieck
- Blaue Lippen
- Einziehungen der Zwischenrippenräume sowie juguläre und epigastrische Einziehungen

## 10.5.1 Atembefund

▶ 10.2.1

### Anamnese

- Aufzeichnung aller therapeutischen Maßnahmen bei chronischen Verläufen
- Anfälle akuter Atemnot
- Husten

### Allgemeiner Eindruck

- Zyanosezeichen
- Thoraxform
- Einziehungen im Thoraxbereich

### Atembeobachtung

- Atemweg
- Atemfrequenz
- Atemrhythmus
- Atembewegung

### Atemgeräusche

- Stöhnen, v. a. bei Neugeborenen, die dadurch den endobronchialen Druck vor dem Ausatmen erhöhen
- Rasselgeräusche bei Obstruktionen
- Giemendes Atemgeräusch
- Stridor, laut pfeifendes Atemgeräusch:
  - Ist das Hindernis außerhalb des Brustkorbs (am häufigsten) → inspiratorischer Stridor
  - Liegt es unterhalb der oberen Thoraxapertur (Öffnung) → exspiratorischer Stridor
- Schnarchen, niederfrequentes Atemgeräusch
- Feuchte Rasselgeräusche bei lockerem Sekret

**! Klinischer Hinweis**

Spricht ein Kind sehr leise oder wimmert ein Säugling, statt zu schreien, kann dies ein Zeichen für Luftmangel sein.

### Tastbefund

- Beweglichkeit von Rippen, Sternum, Wirbelsäule, Scapula
- Haut, vegetative Veränderungen
- Muskulatur, Verklebungen im interkostalen Bereich, am Rippenbogen

### Belastbarkeit

Atemwegserkrankungen beeinflussen häufig die körperliche Belastbarkeit. Um eine Überanstrengung zu vermeiden, ist es sehr wichtig, Puls und Atemfrequenz in Ruhe und während körperlicher Anstrengung zu kontrollieren und ggf. zu protokollieren.

## 10.5.2 Akute Bronchitis/chronische Bronchitis

### Ursachen

- Entzündliches Anschwellen der Bronchialschleimhäute, wird in 90 % der Fälle von Viren ausgelöst
- Akute Bronchitis, die länger als 3 Mon. dauert, wird zu einer chronischen Bronchitis.
- Obstruktive Bronchitis: zusätzlich Giemen, Brummen, Pfeifen und eine verlängerte Ausatemzeit, meist durch RS- oder Adenoviren

### Symptome

- Akute Symptome:
  - Zuerst trockener schmerzhafter Reizhusten, dann vermehrte Schleimbildung
  - Sputumfarbe weißlich-schleimig spricht für viralen Infekt, gelblich-grünlich eher für eine bakterielle Entzündung
  - Halsschmerzen
  - Häufig subfebrile Temperatur (< 38 °C)
  - Rasselgeräusche, bei kleineren Kindern Giemen
  - Bei entsprechender Disposition auch Erbrechen und Bauchschmerzen
- Chronische Symptome:
  - Lang anhaltender Husten
  - Morgendliches Schleimabhusten (s. u., Physiotherapie, Bronchialtoilette)

### Ärztliche Therapie

Einfache Bronchitiden sind meist selbstlimitierend. Inhalationstherapie, Atemtherapie. Antibiotika nur bei Übergang zur Pneumonie.

- **Obstruktive Bronchitis:** Flüssigkeitsgabe, inhalative/orale $\beta_2$-Mimetika, Kortikosteroide, ggf. Intensivstation
- **Chronische Bronchitis:** Behandlung der Grunderkrankung: z. B. Fremdkörper, CF, Lungenfehlbildungen

**Tipps & Fallen**

Immer an Fremdkörperaspiration denken, v. a. bei plötzlichem Beginn ohne Infektzeichen.

### Befunderhebung

▶ 10.2.1; Atembefund ▶ 10.5.1.

- Fieber?
- Anfall von Atemnot: Häufigkeit? Verhalten?
- Wird Bronchialtoilette beherrscht?

## Physiotherapie

### Ziele

- Verringerte Obstruktion (Verengung der Atemwege durch Schleimablagerungen)
- Verbesserte Belüftung der Lunge, um eine gute $O_2$-Versorgung zu gewährleisten
- Gesteigerte Thoraxmobilität, um die verbesserte Atemkapazität langfristig zu sichern

### Struktur/Funktion

#### Sekretolyse fördern

- Vorbereitung des Sekrettransports:
  - Inhalation zur Sekretverflüssigung und Bronchialerweiterung 3–7-mal am Tag
  - Genügend trinken, damit der Schleim nicht zu zäh wird
  - Wärmebehandlung des Thorax
- Sekretlösung und -transport:
  - ASTEn zur Unterstützung des Sekrettransports: z.B. SL, Kopftieflage
  - Drehdehnlagen zur Mobilisation des Sekrets
  - Vibrationen in der AA-Phase zur Sekretlösung
  - Bei Säuglingen und Kleinkindern wegen der hohen Atemfrequenz Vibration etwa über drei Atemzüge
  - Abhusten des Sekrets

> **Tipps & Fallen**
> Kein Abklopfen, da die noch nicht voll verknorpelten Atemwege des Kinds kollabieren können. Durch Klopfungen wird außerdem das Sekret in der Lunge nur versprengt.

- Bronchialtoilette am Morgen (richtiges Abhusten):
  - Tiefe EA-Phase
  - 1. Hälfte der AA-Phase räuspern
  - 2. Hälfte der AA-Phase leichter Husten
  - Huffing: langsames Einatmen und schnelles Aushauchen der Luft mit offener Glottis, kein explosionsartiges Ausatmen wie beim normalen Husten

#### Lungenbelüftung verbessern

- Forcierte Atmung und Atemvertiefung:
  - Lippenbremse
  - Kontaktatmung in Drehdehnlage
  - Seifenblasen pusten
  - Watte blasen
  - Verlängerte AA-Phase mithilfe von Atembildern (▶ Abb. 10.2)
- Atemvertiefung in Drehdehnlage oder atemerleichternden ASTEn:
  - Kontaktatmung
  - Packegriffe
  - Richtungsatmen mit warmen Steinen: Die Steine sollen möglichst flach sein und etwa so groß wie der Handteller des zu behandelnden Kinds. Die Steine werden vor der Behandlung in etwa 50–70 °C warmes Wasser gelegt. Sie sollen angenehm warm sein. Das Kind liegt auf dem Rücken, auf

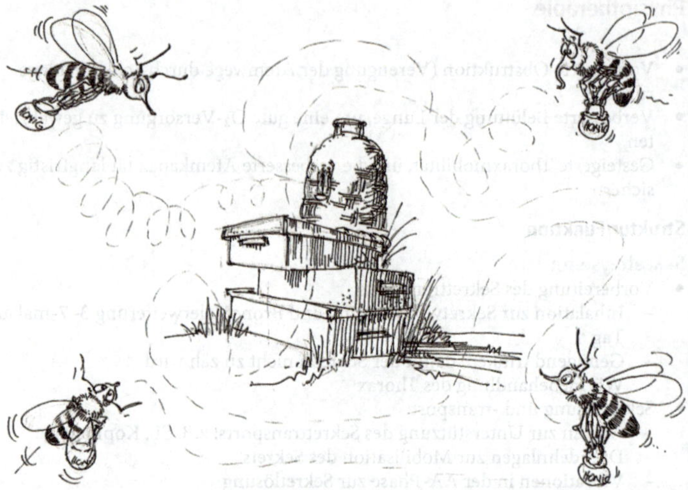

Abb. 10.2 Atembild: Das Kind malt mit einem Stift die gestrichelten Linien nach und atmet summend aus (Lippenbremse) [O172]

der Seite oder dem Bauch. Die Steine werden nacheinander auf den Körper des Kinds gelegt. Durch die Wärme kommt es zu einer Verbesserung der Durchblutung, die Atemrichtung wird automatisch zum Gewicht des Steins gelenkt. Größere Kinder können versuchen, die Atmung so zu forcieren, dass der Stein herunterfällt.

#### Thoraxmobilität fördern

- Manuelle Griffe
- Drehdehnlagen (AT, ▶ 1.3.4)

## 10.5.3 Pneumonie

Die Pneumonie ist eine entzündliche Erkrankung des Lungengewebes. Bei Infektionen vor dem 7. Lj. drohen irreversible Einschränkungen der Lungenfunktion. Je nach Lokalisation der Entzündung unterscheidet man pathologisch-anatomisch:

- **Segment- oder Lobärpneumonie:** Die Alveolen eines Lungenlappens oder Segments sind gleichmäßig betroffen; häufig im Schulkindalter.
- **Bronchopneumonie:** kleine Bronchien meist segmental betr., in allen Altersgruppen die häufigste Form
- **Interstitielle (= atypische) Pneumonie:** Der Lungenzwischenraum (Interstitium) ist betroffen. Tritt häufig bei Neugeborenen und jüngeren Säuglingen auf.

#### Ursachen

- Die Entzündung wird in 30 % der Fälle durch Bakterien, sonst durch Viren, Pilze, Parasiten oder chemisch (Gase, Aspirate) verursacht.
- Pneumonie wird durch Tröpfcheninfektion übertragen.

**Symptome**

- Erhöhte Atemfrequenz mit Nasenflügelatmung und Einziehungen (vermehrte Atemarbeit)
- Hohes Fieber, z. T. mit plötzlichem Schüttelfrost
- Anfänglich trockener Husten
- Sputum kann grün, gelb, braun-rötlich sein
- Atemabhängige Schmerzen im Brustbereich bei tiefer Atmung, deshalb häufig Schonatmung
- Viele Kinder haben ein geblähtes Abdomen und geben Bauchschmerzen an, wobei kleine Kinder Schmerzen oft nicht lokalisieren können und sie auf den Bauch projizieren.
- In schweren Fällen:
  - Tachypnoe infolge von Atemnot
  - Bläuliche Lippen und Fingernägel als Zeichen einer Zyanose
- Nichtbakteriell verursachte Pneumonien unterscheiden sich durch:
  - leichten allmählichen Fieberanstieg ohne Schüttelfrost,
  - Husten mit wenig Schleimproduktion.

**Ärztliche Therapie**

Bei schwerer Pneumonie $O_2$-Gabe zur Erleichterung der Atemarbeit. Antibiotische Therapie (bei viraler Pneumonie nur bei V. a. bakterielle Superinfektion), PT, Inhalationstherapie; Mukolyse umstritten, Flüssigkeitsgabe.

## Befunderhebung

- ▶ 10.2.1; Atembefund ▶ 10.5.1
- Schleimlokalisation? Auskultatorisch feinblasige, feuchte Rasselgeräusche
- Schonatmung?
- Atemfrequenz?
- Zeichen der Zyanose?

## Physiotherapie

### Ziele

- Sekretreduktion
- Verbesserte Belüftung der betr. Bereiche
- Normale Atemfrequenz mit gleichmäßigen Atembewegungen

### Struktur/Funktion

#### Sekretolyse fördern

▶ 10.5.2

#### Atemvertiefung in den betroffenen Bereichen anregen

- Kontaktatmung:
  - Handkontakt, bei Säuglingen oft nur Fingerkontakt oder Packegriff
  - Reize mit Wärme oder Kälte (kein Eis!)
  - Richtungsatmen zu den betr. Lungenanteilen, langsam einschleichend
  - Mobilisation der Thoraxanteile, unter denen die betr. Lungenanteile liegen
- Blasespiele:
  - Wattepusten
  - Plättchenspiel, um nach der EA eine Atempause zur forcieren: Das Kind soll mit einem Strohhalm im Mund versuchen, kleine Plättchen aus Pappe

10

anzusaugen und dann in ein bereitgestelltes Gefäß zu transportieren. Die Plättchen können nummeriert oder Teile eines Puzzles sein (vorher selber versuchen, damit es nicht zu schwer wird).
- Verlängerte AA-Phase mithilfe von Atembildern (▶ Abb. 10.2)

## 10.5.4 Asthma bronchiale

Asthma ist eine chron. Erkrankung mit variablen, vorwiegend anfallsweise auftretenden Atemwegsobstruktionen infolge von Entzündungen und bronchialer Hyperreaktivität. Die dauergereizten Bronchien zeigen ständige Bereitschaft zur Entzündung (chron. Komponente). Durch Schleimhautschwellung und zähen Schleim in den Atemwegen kommt es zur Atemnot. Das Verkrampfen der Bronchialmuskulatur löst den Asthmaanfall aus, der sich in erschwerter AA, Luftnot und z. T. Hustenanfällen zeigt. Etwa 10 % aller Kinder unter 15 J. leiden an Asthma mit der höchsten Prävalenz in Ländern mit hohem sozioökonomischem Standard und dort mit zunehmender Tendenz. Es ist somit die am weitesten verbreitete chron. Erkrankung im Kindesalter.

- Jungen leiden doppelt so häufig an Asthma wie Mädchen.
- Kinder, die Heuschnupfen („Etagenwechsel" = Verlagerung der Lokalisation einer Erkrankung von den oberen auf die unteren Atemwege), Neurodermitis oder Milchschorf hatten, haben ein erhöhtes Risiko, Asthma zu bekommen.

### Ursachen

- Exogen-allergisches (extrinsic) Asthma (20 %)
- Endogenes (intrinsic) Asthma (5–10 %) ohne Hinweis auf allergische Ursache, ausgelöst durch Virusinfekte und andere Triggermechanismen
- Mischformen (ca. 65 %): allergische und andere Faktoren führen zur Anfallsauslösung
- Genetische Faktoren, wie bronchiale Hyperreaktivität und allergische Disposition

### Einteilung

Unterteilung nach dem Therapiestufenplan:

- Intermittierendes Asthma (Stufe 1):
  - Intermittierender Husten und leichte Atemnot
  - Symptomfreies Intervall > 2 Mon.
  - Lungenfunktion: intermittierend obstruktiv, dann oft noch normal, intermittierend ohne path. Befund
  - Nicht mehr als zwei Anfälle pro Woche
- Leichtes Dauerasthma (Stufe 2):
  - Intervall zw. Episoden < 2 Mon.
  - Lungenfunktion: nur episodisch obstruktiv/pathologisch ($FEV_1$ = forciertes exspiratorisches Einsekundenvolumen oder „Sekundenluft": < 80 %). Im Intervall meist ohne path. Befund (FEV > 80 %)
- Mittelgradiges Dauerasthma (Stufe 3):
  - Anfälle an mehreren Tagen pro Woche mit z. T. nächtlichen Symptomen
  - Lungenfunktion: auch im Intervall obstruktiv (FEV < 80 %)
- Schweres Dauerasthma (Stufe 4):
  - Ständige tgl. Asthmasymptomatik, häufig auch nachts
  - Lungenfunktion: FEV < 60 %

**Symptome eines Asthmaanfalls**

- Ein Anfall kann einige Minuten, aber auch Stunden dauern.
- Beginn häufig mit Husten, permanentem Hustenreiz
- Bedrohliche Atemnot und Angst zu ersticken
- Erhebliche Einziehungen beim Einatmen
- Aufstützen auf die Arme zum Einsatz der Atemhilfsmuskulatur
- Reduktion der körperlichen Aktivität
- Atemfrequenz steigt auf mehr als 20 Atemzüge pro Min.
- Beschwerden vor allem beim Ausatmen (exspiratorische Dyspnoe)
- Atemgeräusche (Pfeifen, Giemen, Brummen) evtl. hörbar, z. T. aber auch sehr leise bis völlig aufgehoben, was ein Alarmsignal für eine weitere Verschlechterung ist!

! Bedrohlicher Asthmaanfall (Status asthmaticus) = schwerer Anfall über 24 Std. → Klinikeinweisung

! Asthmatische Krise (perakuter Asthmaanfall) = schwerste Atemnot ohne Vorankündigung und mit rasch folgender Bewusstlosigkeit → künstliche Beatmung!

**Ärztliche Therapie**

- **Nichtmedikamentös:** Verzicht auf Tierhaltung bzw. keine Tiere im Schlafzimmer, Vermeiden unnötiger Staubquellen (Hobbys), kein Rauchen in der Wohnung, „Encasing“ (hautfreundliche, milbendichte Bettwäsche), Staubsauger mit Feinstaubfilter
- **Medikamentös:** nach Therapiestufenplan. Studien zeigen die Bedeutung der Kortikosteroide in der Verhinderung des „Etagenwechsels“. Dies zeigt sich durch den jetzt empfohlenen „früheren“ Einsatz der Kortikosteroide in einer stufenentsprechenden Dosierung. Entsprechende Beratung und Aufklärung der Eltern erforderlich.
- **Bedarfstherapie für alle Asthmastufen:**
  - Bronchienerweiternde Medikamente (inhalatives kurz wirkendes $\beta_2$-Sympathikomimetikum, evtl. in Kombination mit Anticholinergikum)
- **Langzeittherapie:**
  - Stufe 1: evtl. vorübergehend inhalatives oder systemisches Kortikosteroid (oral, rektal)
  - Stufe 2: *erste Wahl:* niedrig dosiertes inhalatives Kortikosteroid als Dosieraerosol; *alternativ:* versuchsweise Leukotrienantagonist (Montekulast®), Cromoglycinsäure oder Nedocromil
  - Stufe 3: inhalatives Kortikosteroid mittlerer Dosis, Dosis ggf. erhöhen, zusätzlich lang wirkendes $\beta_2$-Sympathikomimetikum (ab 6 Lj.) oder Leukotrienantagonist oder Theophyllin-retard; ggf. auch Anticholinergikum
  - Stufe 4: inhalatives Kortikosteroid mit hoher Dosis; sonst wie Stufe 3, auch kombiniert; bei Bedarf orales Kortikosteroid (vorübergehend)
- **Hyposensibilisierungstherapie:** bei ubiquitär vorkommenden Allergenen und klinischer Relevanz gerechtfertigt (max. drei Allergene)
- **Asthmaanfall:**
  - $O_2$-Gabe, atemerleichternde Körperposition, Transport im Sitzen, dosierte „Lippenbremse“
  - Kurz wirkendes $\beta_2$-Sympathikomimetikum (z. B. Berodual®, Sultanol®), Kortikosteroide (oral, i. v.)
  - Ggf. Klinikeinweisung

## Befunderhebung

▶ 10.2.1; Atembefund ▶ 10.5.1

- Lungenfunktionswerte
- Häufigkeit der Anfälle
- Notfallmedikamente

**! Klinischer Hinweis**

**Zeichen eines drohenden Asthmaanfalls:**

- Husten und pfeifende Atmung
- Kalter Schweiß
- Herzrasen, > 150 Schläge pro Min.
- Blaurote Färbung der Lippen oder Nagelbetten
- Allgemeine Unruhe oder Erschöpfung des Patienten

## Physiotherapie

### Ziele

- Sekretreduktion
- Verbesserte Atemwahrnehmung
- Konstruktives Verhalten während des Anfalls
- Integration in ein normales Bewegungsumfeld

### Struktur/Funktion

#### Sekretolyse fördern

Maßnahmen (▶ 10.5.2).

#### Wahrnehmung schulen

- Wie kann Atem klingen?
- Wo kann ich Atem spüren?
- Spiele mit Luft:
  - Seifenblasen pusten
  - Schaumkrone: Ein hohes, schmales Gefäß zur Hälfte mit Wasser und ordentlich Spülmittel füllen. Das Kind soll in einen dünnen Schlauch oder Strohhalm hineinpusten und versuchen einen Schaumberg zu „blubbern".

#### Entspannung fördern

Spiele zur Entspannung, z. B. Körperreise:

- Das schwere Meer und seine kleinen Wellen: Das Kind ist das schwere Meer, das auf seinem Grund ruht, der Th. ist die kleine Welle (er legt vorsichtig seine Hand auf und bewegt das Kind sacht hin und her. Das Kind lässt sich passiv schaukeln). Dabei kann der Th. eine entspannende Geschichte vom Meer erzählen.
- Yoga für Kinder

### Aktivität/Partizipation

#### Konstruktives Verhalten bei Anfall schulen

- Atemerleichternde Positionen, Kutschersitz, Torwarthaltung, d. h., jede Position üben, bei der das Gewicht des Brustkorbs abgegeben werden kann, um die Atmung zu entlasten
- Atemtechnik üben, Lippenbremse, Ausatmung auf „s, sch, f"
- Bauchatmung

**Tipps & Fallen**

**Verhalten während eines akuten Anfalls:**

- Notfallmedikamente (bronchienerweiternde Mittel) einnehmen/inhalieren lassen
- Beruhigen
- Dem Kind bei atemerleichternden Körperstellungen helfen
- Das Kind mit Ausatemtechniken (Lippenbremse) unterstützen
- Leiser werdende Atemgeräusche sind ein Alarmsignal für weitere Verschlechterung.
- Wenn nötig, Notarzt verständigen

#### Normales Bewegungsumfeld schaffen

Besonders häufig sind Kinder mit Asthma vom Schulsport befreit und gehen auch in ihrer Freizeit keinerlei sportlicher Betätigung nach, obwohl gerade für sie das Training der Lungenfunktion und des Herz-Kreislauf-Systems sehr wichtig ist. Das Kind muss lernen, seine Belastungsfähigkeit genau einzuschätzen.

## 10.5.5 Mukoviszidose (CF, Cystische Fibrose)

Mukoviszidose (lat. *mucus* = Schleim; *viscidus* = zäh, klebrig) ist eine der häufigsten angeborenen (1 : 2.500) Stoffwechselerkrankungen und beruht auf einem Gendefekt. Durch eine Störung der zellulären Osmose wird den körpereigenen Sekreten zu wenig Wasser beigemischt; sie werden zähflüssig, können nicht abfließen und verlegen die Ausführungsgänge, was zu einem progredienten Funktionsverlust des betreffenden Organs führt. Alle exokrinen Drüsen des Körpers (Lunge, Bauchspeicheldrüse, Niere, Dünndarm, Leber, Galle, Schweißdrüsen, Hoden und Nasennebenhöhlen) sind betroffen, sodass vielfältige Funktionsstörungen vorliegen.

- Mukoviszidose ist unheilbar, ein früher Therapiebeginn verbessert aber die Prognose erheblich. > 80 % erreichen das Erwachsenenalter, das mittlere Überlebensalter liegt bei > 30 Jahren.
- Jedes Jahr kommen in Deutschland etwa 300 Kinder mit Mukoviszidose auf die Welt.

#### Ursache

Defekt des CF-Gens auf Chromosom 7, autosomal-rezessiv vererbt.

#### Symptome

- Atmung
  - Obstruktion der Atemwege
  - Chronischer Husten aufgrund des zähflüssigen Schleims in den Bronchien
  - Anfälle von Atemnot
  - Erhöhte Anfälligkeit für Infekte, schwere Lungenentzündungen
  - Progrediente Lungeninsuffizienz, Trommelschlägelfinger
- Verdauungsorgane:
  - Bauchschmerzen und Verdauungsstörungen
  - Wachstumsstörungen
  - Untergewicht
  - Gefahr von Diabetes mellitus
- Nasennebenhöhlen: Polypen, chronische Sinusitis
- Schweißdrüsen: erhöhte Elektrolytkonzentration (CF-Diagnose mittels Schweißtest)
- Hoden: Obliteration des Vas deferens. Infertilität (95–98 % der männl. Pat.)

10

### Ärztliche Therapie

- Betreuung in **CF-Zentrum** (multidisziplinäres Team mit entsprechender Erfahrung)
- **Atemwege:** antibiotische Therapie (meist höher dosiert nach CF-Richtlinien) bei akuter Symptomatik, Pneumonie; Verordnung von PT; Inhalationstherapie, $O_2$-Therapie (nachts, tags), Mukolyse zeigt begrenzte Wirkung, DNAse zur Sekretverflüssigung, Lungentransplantation als Ultima Ratio (Wartezeiten auf Organe!)
- **Gastrointestinaltrakt:** Substitution der Bauchspeicheldrüsenenzyme; Diätberatung, hochkalorische Diät, Substitution der fettlöslichen Vitamine
- **Infertilität:** operative Entnahme von Spermien möglich
- Psychologische Begleitung, regelmäßige Influenza-Impfung

## Befunderhebung

- ▶10.2.1; Atembefund ▶10.5.1
- Lungenfunktion:
  - Fluss-Volumen-Messung
  - Messung der statischen Lungenvolumina
- Zusätzliche Beschwerden
- Körperliche Belastbarkeit

> **Tipps & Fallen**
> Sportliche Aktivität und regelmäßige Bewegung im Rahmen ihrer Belastbarkeit ist für Kinder mit Mukoviszidose sehr wichtig! Sie verbessert die Lungenfunktion und stärkt die Leistungsfähigkeit des Herz-Kreislauf-Systems.

## Physiotherapie

### Ziele

- Optimale Reinigung und Freihaltung der Lunge von Schleim
- Erhalt einer möglichst guten Lungenfunktion
- Verbesserte Atemwahrnehmung
- Gesteigerte körperliche Aktivität

### Struktur/Funktion

#### Lungenreinigung fördern

- Inhalation mit schleimlösenden Mitteln, Wärmebehandlung
- BGM (▶2.4)
- Kontaktatmung und Vibration in Drainagelagen, um den Schleim in den oberen Atemwegen zu lösen und zu transportieren
- **Autogene Drainage** nach Chevaillier:
  - Spezielle Kombination aus Lagerung und Atemtechnik, bei der das Sekret aus der Lunge befördert wird
  - Entspannung in „atemstimulierender Stellung" (angelehnter Sitz oder RL) bis zur ruhigen Atemfrequenz
  - Mit Zwerchfellatmung wird durch die Nase zunehmend tiefer (kostale Einatmung) geatmet.
  - Am Ende der Einatemphase gibt es eine Pause von 3–4 Sek. (postinspiratorischer Hold), während der sich die Luft über alle Lungenabschnitte hinter den Schleim verteilt.

- Die Ausatemphase ist verlängert, anfangs passiv durch die Nase und im weiteren Verlauf aktiv durch den Mund, wobei die Glottis offen bleibt. Die Ausatmung soll so dosiert werden, dass ein möglichst hoher Atemfluss ohne Kompression der Atemwege stattfindet: beste Situation für den Schleimtransport. Das Sekret ist hör- und spürbar.
- In dieser Weise wird das Sekret bis zur Trachea transportiert und dann abgehustet.
- Kinder sind frühestens im 5./6. Lj. in der Lage, die Autogene Drainage zu lernen.

• Drehdehnlagen (▶ 1.3.4) mit Packegriffen

**Wahrnehmung der Atmung fördern**

• Kontaktatmung mit warmen Steinen (▶ 10.5.2)
• Gemalte Atemphase:
  - Großes Blatt Papier (DIN A1) oder Wandtafel (möchte man auf den motorischen Aspekt verzichten, geht auch ein kleineres Format). Kind sitzt auf einem Hocker oder Pezziball vor der Tafel und zeichnet seine Einatemphasen mit einem langen Strich nach oben und seine Ausatemphasen mit einem langen Strich nach unten. Die Bewegung der Ausatmung sollte bis auf den Boden gehen.
  - Variationen: so große Atemzüge wie möglich, normale Atemzüge, Atemzugvolumen bei abdominaler Atmung bzw. thorakaler Atmung mit unterschiedlichen Farben (Wachsmalkreiden) darstellen lassen
• Taktile Reize wie Packegriffe, Ausstreichung der Interkostalräume
• Unterschiedliche Düfte mit verbundenen Augen mit schnüffelndem Einatmen riechen lassen, z. B. Obstsorten, Gewürze, Düfte von Lippenbalsamstiften
• Singen mit und ohne Bewegung, z. B.: „Hab 'ne Tante aus Marokko", „Brüderchen, komm tanz mit mir"

## 10.5.6 Krupp, Pseudokrupp

**Ursachen**

• Unter dem sehr seltenen (echten) Krupp versteht man eine entzündliche Kehlkopfverengung bei Diphtherie.
• Als Pseudokrupp bezeichnet man eine durch Viren hervorgerufene Schleimhautschwellung im Bereich des Kehlkopfs.
• Zu Anfällen von Atemnot kommt es bevorzugt bei Kindern zw. 6. Mon. und 5. Lj., da ihre Atemwege noch so eng sind, dass ein Anschwellen die Luftzirkulation erheblich beeinträchtigt. Die Anfälle treten häufig nachts, vor allem im Herbst und Winter auf.
• **DD:** Epiglottitis (lebensgefährliche Entzündung des Kehlkopfdeckels – typisch: kein bellender Husten, kloßige Sprache, kein Schlucken), Fremdkörperaspiration, Insektenstich

**Symptome**

• Symptome einer banalen Erkältung, die sich innerhalb von Stunden steigern können
• Heiserkeit bis hin zur Stimmlosigkeit
• Typischer trockener, bellender Husten
• Anfälle von Atemnot mit typischem pfeifendem, juchzendem Einatemgeräusch
• Während der Einatmung stärkere Einziehungen im Bauchbereich

- Klassifikation:
  - Stadium I: bellender Husten
  - Stadium II: zusätzlich Stridor und Einziehungen
  - Stadium III: zusätzlich Dyspnoe, Blässe, Tachykardie, Angst, Unruhe
  - Stadium IV: zusätzlich Zyanose, Bewusstseinsbeeinträchtigung, schneller und kleiner Puls

**Verhalten während des Anfalls**

- Oberkörper hochlagern, kleine Kinder auf den Arm nehmen
- Feucht-kühle Luft einatmen lassen; notfalls im Badezimmer heißen Dampf erzeugen und einatmen lassen
- Heizung abstellen, Fenster öffnen
- Kortisonzäpfchen vom Kinderarzt (z. B. 100 mg Rectodelt®)
- Ab Stadium III/VI auf dem Schoß sitzender Transport mit $O_2$-Vorlage (keine Maske, da Beklemmungsgefühl) in die Klinik

### Physiotherapie

Keine Indikation.

## 10.6 Erkrankungen des Nervensystems

### 10.6.1 Verletzung des Plexus brachialis (Armplexusparese)

Der Plexus brachialis entspringt mit fünf Nerven aus den Segmenten C5–Th1 und verästelt sich zu einem Nervengeflecht, das sowohl motorische als auch sensorische Nerven hat. Zu einer Parese kann es kommen, wenn Hals und Schulter und somit auch der Plexus maximal gedehnt werden. Dadurch kann es zu allen Formen der Nervenschädigung kommen:

- Störung der Reizleitung durch Ödem oder Hämatom bis hin zum völligen Ausriss der Fasern am Spinalkanal
- Am häufigsten tritt die **obere Plexuslähmung (Erb-Duchenne)** der Fasern C5 und C6 auf.
- Bei der **unteren Plexuslähmung (Klumpke)** sind C8 und Th1 betroffen.

Bei 0,5–2 pro 1.000 Geburten kommt es zu einer Verletzung des Plexus brachialis. Davon entwickeln sich 90–95 % ohne fkt. Einbußen in den ersten Wochen zurück.

**Tipps & Fallen**

Betreuung der Patienten in einem erfahrenen Netzwerk von Physiotherapeuten, Kinderärzten, Neuropädiatern und Neurochirurgen, da die richtige frühzeitige Therapie und engmaschige Verlaufskontrollen von größter Bedeutung sind, um das kleine Zeitfenster für eine evtl. notwendige Operation nicht zu verpassen.

**Ursachen**

Häufigstes Geburtstrauma, vor allem bei:

- Makrosomie: Kinder mit einem Geburtsgewicht über 4.500 g haben ein 2,5-fach höheres Risiko einer Plexus-brachialis-Parese.
- Schulterdystokie (Neugeborene bleiben mit der Schulter im Geburtskanal stecken).
- dramatischen Geburtsverläufen, die ein schnelles Handeln verlangen.

- abnormer Kindslage.
- prolongierten Geburtsverläufen.

**Symptome**
- Schlaffe Lähmung oder mangelnde Funktion der Muskeln, die aus dem geschädigten Bereich versorgt werden
- Atrophie der betr. Muskeln und Minderung, bzw. Fehlen ihrer Eigenreflexe
- Sensible Störungen in den entsprechenden Dermatomen
- Gestörte Wahrnehmung des Körperschemas
- Obere Plexuslähmung (C5, C6): herabhängender, nach innen gedrehter Arm, die Handfläche dabei nach außen und oben gerichtet: „Waiter's-Tip-Haltung" (Handmotorik und Greifreflex o. B.)
- Untere Plexuslähmung (C8, Th1): isoliert eher selten vorkommend; mit Lähmung der kleinen Handmuskeln und Flexoren im Handgelenk; kein Greifreflex; häufig mit Horner-Syndrom (hängendes Augenlid [Ptosis], enge Pupille [Miosis], tief liegender Augapfel [Enophthalmus]), da in Th1 sympathische Fasern beeinträchtigt sein können
- Komplette Plexuslähmung = obere und untere Plexuslähmung
- Einseitige Zwerchfelllähmung bei Beteiligung von C4: Dyspnoe, Zyanose und paradoxe Atmung (Einwärts- statt Auswärtsbewegung des Abdomens beim Einatmen, dafür Exkursion der Brustkorbatemmuskeln)

## Befunderhebung

▶ 10.2.1

- Aktivität der betr. Muskulatur in der Spontanmotorik
- Funktionsprüfung der betr. Muskulatur (nicht bei Säuglingen möglich)
- Atrophie der betr. Muskeln und Minderung bzw. Fehlen ihrer Eigenreflexe
- Sensible Störungen in den entsprechenden Dermatomen
- Gestörte Wahrnehmung des Körperschemas
- Orientierung des Kopfs? Betr. Seite bevorzugt?
- Hand-Hand-Koordination? Können die Hände sym. im Gesichtsfeld zusammengeführt werden?
- Symmetrische Stützaktivität in BL?
- Defizite bei der Entwicklung der Rumpfstabilität: muskuläre Verbindung der Scapula zum Rumpf?
- Entwicklung des zielgerichteten Greifens?
- Wahrnehmung der betr. Seite?

## Physiotherapie

Das Schultergelenk des Neugeborenen entspricht in seiner knöchernen Struktur und Anatomie noch nicht einer ausgereiften Schulter.

### Ziele

- Einnahme geeigneter Positionen/Lagerungen
- Erhalt der Gelenkbeweglichkeit
- Motorische Aktivität in den entsprechenden Entwicklungsmustern
- Sensorische Stimulation

**! Klinischer Hinweis**

In den ersten 8–10 Tagen wird die Schwellung resorbiert. Erst dann kann mit der Therapie begonnen werden.

## Struktur/Funktion

### Geeignete Positionen/Lagerungen routinieren

- RL:
  - Arm wird mit der Hand der betr. Seite auf dem Bauch gelagert; der Schultergürtel soll dabei in leichter Protraktion gehalten werden. Mit Tuch und Baby-Sicherheitsnadeln oder Stülpaverband den Arm fixieren. Manche Eltern nähen auch Druckknöpfe an den Schlafsack des Kinds und den Ärmel des Schlafanzugs.
- SL:
  - Auf der betr. Seite erst möglich, wenn erste Aktivität vorhanden ist
  - Auf der nicht betr. Seite auf Handtuchrolle oder kleinem Lagerungsblock, damit der Humeruskopf nicht nach ventral wegrutscht
- BL:
  - Zum kurzen Schlafen tagsüber den Arm neben den Körper in Nullstellung legen

! Schlafen in BL ist bei Säuglingen ein Risikofaktor für plötzlichen Kindstod (▶ 10.1.1, Tipps & Fallen).

### Kontrakturen vermeiden

! Keine Dehnungen in den ersten drei Monaten

- Bei der oberen Plexusparese ist eine frühzeitige Skapulamobilisation besonders wichtig.
- Manuelle Techniken sind im entsprechenden Rahmen zur Mobilisation anwendbar.

## Aktivität/Partizipation

### Motorische Entwicklungsmuster fördern

**Symmetrie und Stabilisation in der Rückenlage**

- Entscheidend für die Stabilisation in RL ist die muskuläre Verbindung der Scapula zum Rumpf. Freies Tragen der Beine und Strampeln (primitiv und alternierend) als motorisches Muster unterstützen diese Entwicklung.
- Unterstützung bei der Hand-Hand-Koordination mit visueller Kontrolle, Kopfrotation in symmetrisch-stabiler Lage

**Stützaktivität**

Etwa ab der 4.–6. Wo. kann mit der Aktivierung des Stützes begonnen werden. Erste Stützversuche auf einer „Treppenlagerung": Der Säugling liegt mit seinem Körper auf einem 5–10 cm höheren Polster; der betr. Arm stützt neben dem Polster am Boden. So muss nicht von Anfang an das volle Gewicht von der Schulter übernommen werden. Stütz über eine kleine Handtuchrolle, die quer unter dem Oberkörper liegt. Vor allem auf die muskuläre Skapulafixation am Rumpf achten!

**Behandlungsschritte:**

- Symmetrischer Stütz: Säugling liegt in BL auf dem Pezziball, Schwerpunktverlagerung durch Rollen des Balls. Be- und Entlastung der betr. Seite kann so gut gesteuert werden.
- Stütz mit freier Kopfbewegung: visuelle Stimulation mit Spielzeugauto, Ball, Taschenlampe (Lichtkegel), Rassel usw.
- Stütz mit Gewichtsverlagerung

**Greifaktivität**

- Frühe Stimulation der Hand: Gegenstände berühren, Hände oft zur Mitte zusammenbringen und viele taktile Reize geben, vermehrt Dinge auf der betr. Seite anbieten

- Synchronbewegungen der Hände unterstützen: gleichzeitiges Klopfen, Trommeln, Tasten eines Spielzeugklaviers hauen
- Bei älteren Kindern (ab ¾ Jahren) mit einem Spiegel arbeiten (Motorisches Lernen, ▶ 1.3.1)

**Sensorische Stimulation**

- Körper mit den Händen betasten, zur Entwicklung des Körperschemas
- Stimulation des betr. Arms, um die Sensorik anzubahnen
- Große Schüssel oder kleine Wanne mit getrockneten weißen Bohnen oder Erbsen, durch die das Kind den Arm bewegt. Für größere Kinder können kleine Gegenstände in der Schüssel versteckt werden, die sie dann tastend erkennen sollen. Kleinere Kinder finden meist das Gefühl und Geräusch faszinierend genug.
- Bei älteren Kindern:
  - Kognitiv-therapeutische Übungen nach Perfetti (▶ 2.28)
  - Vojta (▶ 2.40)
  - Bobath (▶ 2.6)
  - Babyschwimmen

## 10.6.2 Neuralrohrdefekte (Dysraphien)

Neuralrohrdefekte, die häufigsten Fehlbildungen des ZNS, können Haut, Bindegewebe, Knochen, Hirnhäute, Myelon, Hirnparenchym und alle übrigen Gehirnstrukturen betreffen.

**Ursache**

Störung des spontanen Neuralrohrverschlusses in der 3.–4. SSW (keine intakte Haut) oder in der 4.–7. SSW (intakte Haut).

**Symptome**

- Wirbelsäule betroffen: **Spina bifida:**
  - Spina bifida occulta (Minimalform; lat. *occultus* = verborgen): fehlender Schluss des knöchernen Wirbelbogens, alle anderen Strukturen intakt. Relativ häufig, v. a. im Lumbosakralbereich, evtl. mit Einziehung der Haut (= Dermalsinus oder sogar Dermalfistel zum Spinalkanal [Meningitisgefahr!], Pigmentierung, Haarbüschel, Hämangiom in der Region)
  - Spina bifida aperta (lat. *apertus* = offen): Durch den offenen knöchernen Wirbelbogen wölben sich Rückenmarkshäute (Myelozele) oder Rückenmarkshäute und Rückenmark (Meningomyelozele, s. u.) nach außen vor.
- Gehirn/Schädel betr.: Cranium bifidum:
  - Meningozele okzipital oder nasofrontal
  - Extremform: Anenzephalie

### Meningomyelozele (MMC)

Häufigster Neuralrohrdefekt und eine der häufigsten angeborenen Fehlbildungen (1 : 2.000 Neugeborene). Pränataldiagnostik möglich (Ultraschall, Labor) zur Optimierung des Geburtsmanagements in Kinderklinik mit Kinderchirurgie.

**Ursache**

- Assoziiert ist ein Folsäuremangel
- Prophylaxe: orale Folsäuresubstitution kurz vor und während der SS mit 400 µg Folsäure/Tag (bei Risiko, wie Geschwisterkind mit MMC, Verdoppelung der Dosis)

**Symptome**
- Querschnittsymptomatik mit Atrophie, schlaffer Lähmung, Sensibilitätsstörung, Areflexie der Beine, Blasen- und Enddarmfunktionsstörung in Abhängigkeit von der Lokalisation der Rückenmarkschädigung
- In 90 % zusätzlich Hydrozephalus

**Komplikationen**
Hautverbrennungen (aufgrund von Sensibilitätsstörung), neurogene Blasenstörungen, Tethered-Cord-Syndrom (s. u.) durch operationsbedingte Verwachsungen. Hohes Risiko für Latexallergie (70 %) – auf entsprechend latexfreie Materialien achten!

**Ärztliche Therapie**
- Nach Geburt sterile Abdeckung, OP in ersten Lebenstagen
- Shuntversorgung des Hydrozephalus
- Kinderurologische Betreuung
- Interdisziplinärer Therapieansatz (u. a. Kinderarzt, Neuropädiater, Orthopäde, Urologe, Neurochirurg, Physiotherapeut, Ergotherapeut)

**Prognose**
Häufig Teilleistungsstörungen, mentale Entwicklung meist gut, mit Hilfsmitteln meist selbstständiges Leben möglich.

## Tethered-Cord-Syndrom

„Syndrom des angehefteten Rückenmarks": Es kommt zu einer Beeinträchtigung der physiologischen Aszension des Rückenmarks, das dadurch gedehnt wird.

**Ursache**
Verwachsungen (z. B. auch nach OP), MMC, Lipome.

**Erscheinungsbild**
- Zunehmende (im Gegensatz zur CP!) spastische Bewegungsstörung beider Beine
- Bewegungsabhängige Rückenschmerzen
- Sensibilitätsstörungen, Blasen-, Mastdarmfunktionsstörungen

! Bei MMC und zunehmender Spastik an den Beinen an Tethered-Cord-Syndrom denken.

**Ärztliche Diagnostik**
Nach entsprechender Anamnese und Symptomatik kann die Diagnose mithilfe einer Sonografie und/oder MRT der BWS/LWS gestellt werden.

**Ärztliche Therapie**
Operative Lösung der Verwachsungen.

## Befunderhebung

▶10.2.1
- Aufzeichnung der individuellen Probleme: Je nach Größe und Segment der Fehlbildung wirkt sich die Spina bifida unterschiedlich aus. Die in der Aussackung liegenden Nerven sind nicht funktionsfähig.
- Zirkulation der Lymphe (→ Hydrozephalus in 90 % der Fälle)? Shunt? Neigung zu zerebralen Anfällen? Intellektuelle Fähigkeiten?
- Motorische Entwicklung kranial des Defekts: Welche motorischen Muster sind zu sehen? Wie ist die Qualität ihrer Ausführung?

- Querschnittsymptomatik, schlaffe Lähmung der Muskulatur → Muskelprüfung: Funktion? Restfunktion? Kraft?
- Verlust der sensorischen Wahrnehmungen → Prüfung, um die betr. Bereiche genau zu lokalisieren; unterschiedliche Qualitäten testen
- Atembefund? Lungenfunktionsprüfung? Inwieweit ist die Atmung betroffen?
- Lähmung von Blase und Enddarm (höchst anfällig für Harnwegsinfekte): Wird katheterisiert oder Blase manuell über Druck und Klopfen (Reflexblase) entleert?

## Physiotherapie

### Ziele

- Erhalt der Vitalfunktion (Atmung)
- Erhalt der Gelenkbeweglichkeit
- Erhalt der Koordination der Spontanmotorik
- Verbesserte Wahrnehmung
- Einnahme von sinnvollen ASTEn, um dem Kind mehr motorische Möglichkeiten zu geben
- Adäquate Hilfsmittelversorgung

### Struktur/Funktion

#### Atmung normalisieren

▶ 10.5.2

Vor allem bei älteren Kindern mit Spina bifida (und den entsprechenden Haltungsproblemen wie z. B. Skoliose) ist Atemtherapie essenziell.

#### Kontrakturen vermeiden

- Tägliches endgradiges passives Bewegen aller Gelenke (verhindert fibrotische Verklebungen)

> **! Klinischer Hinweis**
> Kinder mit Spina bifida haben häufig eine reduzierte Schmerzwahrnehmung.

- Passive Ausführung der motorischen Entwicklungsmuster, wie z. B. alternierendes Strampeln (wichtig zur Entwicklung der Rumpfstabilität) mit Strampelspielen
- Dehnung der innervierten Muskulatur; dabei muss das Kind kooperieren, da sich sonst ein gegenteiliger Effekt einstellt; bei älteren Kindern PIR (▶ 1.3.5) in spielerischer Form möglich
- Lagerungen sind nur bei konstanter Fehlhaltung notwendig

### Koordination der Spontanmotorik erhalten

- Bewegungsmuster als Komplex ausführen lassen, kaudale Bewegung ggf. passiv oder assistiv mitführen.
- Keine zweigeteilte motorische Vorstellung (kranial und kaudal der Läsion) entwickeln. Bewegung betrifft den Körper als Ganzes.
- Verbindende Muster wie Hand-Körper- (Bauch-Hüfte-Knie-Fuß-)Koordination oder Hand-Mund-Fuß-Koordination vermehrt aktivieren.
- Bei Stützaktivität auf physiologische Haltung der Beine achten; bei Schwerpunktverlagerungen Änderung in der Beinhaltung beachten und mitführen.
- Durch Spiele Spaß an Bewegung vermitteln und zum Weitermachen motivieren.

10

**Wahrnehmung fördern**

- Kognitiv-therapeutische Übungen nach Perfetti (▶ 2.28)
- Wahrnehmungsspiele zur Entwicklung eines Körperschemas, wie z. B. „Wäscheklammer-Igel". Das Kind liegt mit geschlossenen Augen auf Rücken oder Bauch und bekommt Wäscheklammern an die Kleidung geheftet. Es muss versuchen zu spüren, wann der Th. die Klammern abnimmt. Der Th. passt sein Verhalten den sensorischen Fähigkeiten des Kinds an.
- Gleichzeitig Hand- und Fußstimulation mit Reizen verschiedener sensorischer Qualitäten
- Eigenwahrnehmung: z. B. Beine und Füße mit Fingerfarben anmalen lassen, kleine Hütchen auf Zehen setzen lassen, Fußlieder „Zeigt her eure Füßchen" singen und dabei die Füße berühren

**Aktivität/Partizipation**

**ASTEn erarbeiten, Hilfsmittel einsetzen**

- ASTEn sollen eine möglichst physiologische Belastung der Gelenke und Handlungsfreiheit für das Kind garantieren.
- Dabei so viel Aktivität des Kinds verlangen, wie möglich ist, den Punkt jedoch nicht verpassen, ab dem Hilfsmittel eingesetzt werden sollen.
- Bobath (▶ 2.6)
- Vojta (▶ 2.40)

### 10.6.3 Zerebralparese (CP)

Die Definition der Zerebralparesen (CP, von engl. cerebral palsy), die seit Jahrzehnten kontrovers diskutiert wird, beruht auf dem Erscheinungsbild und der Vorgeschichte, nicht jedoch auf Ursachen. Die Häufigkeit des Auftretens und vergleichbare medizinische, therapeutische und soziale Erfordernisse führten zur Zusammenfassung unter dem Begriff CP.
Es handelt sich dabei um eine Gruppe von Erkrankungen, die:

- zu einer Störung von Bewegung, Haltung und motorischer Funktion führen.
- permanent, aber nicht unveränderlich sind.
- durch eine nicht fortschreitende Störung, Schädigung oder Auffälligkeit des sich entwickelnden/unreifen Gehirns entstehen.

Häufig treten zusätzliche Störungen auf, wie z. B. Sehstörungen, Epilepsie, geistige oder Lernbehinderung; Hörstörungen sind eher selten. Es kann zusätzlich zu motorischen Störungen bis hin zu einer schweren Mehrfachbehinderung kommen.
Nicht zur CP-Gruppe gehören Erkrankungen mit folgenden Merkmalen:

- Fortschreitender Verlauf mit Verlust erworbener Fähigkeiten
- Muskuläre Hypotonie als einziges neurologisches Symptom
- Spinale Erkrankungen

Die CP-Häufigkeit liegt insgesamt bei 2,0–2,5 : 1.000 Lebendgeborenen und steigt mit sinkendem Geburtsgewicht deutlich an: von 1 : 1.000 Lebendgeborene bei > 2.500 g GG bis 50–65 : 1.000 Lebendgeborene bei < 1.500 g GG.

**Ursachen**

Nach Anamnese, neurologischer Untersuchung und dem Erheben der zusätzlichen Probleme wird eine frühe zerebrale Bildgebung (MRT) empfohlen. Gehirndefekte (75 %) weisen auf eine Entstehung vor, unter oder kurz nach der Geburt hin; bestimmte Fehlbildungen sind Hinweis auf eine frühere Entstehung im 1. und 2. Schwangerschaftstrimenon (ca. 10 %), z. B. durch Infektionen, Stoffwechselerkrankungen, genetische Faktoren, Medikamente.

Der Entstehungszeitraum wird meist bis Ende der Neonatalperiode (28. Lebenstag) definiert, sonst liegt eine postneonatale CP vor.

### Einteilung und Symptome

Neurologisch (nach dominierendem Symptom) definierte Subgruppen.

- Eine genaue Einteilung erfolgt mit standardisierten **Scores** (z. B. GMFCS: Gross Motor Function Classification System; BFMF: Bimanual Fine Motor Function), da sonst die Variabilität zwischen verschiedenen Untersuchern sehr hoch ist.
- Das klinische Bild wird außerdem von zusätzlich auftretenden Störungen (s. o.) geprägt.
- Folgeschäden an Muskeln, Gelenken und Knochen, z. B. Spitzfußstellung, Hüftluxation, Frakturen durch Inaktivitätsosteoporose

#### Spastische CP

Mit Muskelhypertonie, path. Reflexen (Hyperreflexie, Pyramidenbahnzeichen wie Babinski-Reflex) sowie daraus resultierenden abnormen Bewegungs- und Haltungsmustern (90 %).

- **Bilateral spastische CP** (BS-CP):
  - Über ⅔ der Kinder haben eine schwere motorische Behinderung: kein freies Gehen mit 5 Lj.
  - Bei ⅔ der Kinder Störung der kognitiven Entwicklung, 50 % Epilepsie, 10 % (fast) blind
  - Komplette BS-CP oder spastische Tetraparese: alle Extremitäten betroffen
  - Beinbetonte BS-CP: spastische Diplegie
  - Tribetonte BS-CP: eine Seite, vorwiegend ein Arm, mehr betroffen
- **Unilateral spastische CP** (US-CP): spastische Hemiparese:
  - 50 % freies Gehen, nur < 2 % erlernen es nicht. 30 % hinken mäßig, 10 % schwer
  - Handfunktion bei 50 % noch gut, bei 20 % Hand funktionslos
  - Bis auf Epilepsie meist keine zusätzlichen Beeinträchtigungen

#### Dyskinetische CP

- Mit unwillkürlichen, sich wiederholenden, z. T. stereotypen Bewegungen, persistierenden Primitivreflexen (Moro-Reaktion, ATNR), wechselndem Muskeltonus (6 %)
- Kognition häufig relativ gut, jedoch schwer einzuschätzen wegen der schweren motorischen Behinderung (wenige Pat. mit Rumpfkontrolle, noch weniger können frei gehen)

#### Dystone CP

Mit abnormaler Haltung, eher Hypertonie, verzerrte Willkürbewegungen.

#### Choreoathetoide CP

Mit vermehrter Bewegung (Bewegungsstürme), eher Hypotonie, Chorea (= schnelle, unwillkürliche, zuckende, fragmentierte Bewegungen), Athetose (= wurmartige, windende, langsamere Bewegungen).

#### Ataktische CP

Mit Verlust geordneter Muskelkoordination; Bewegungen werden mit abnormer Kraft, Präzision und Rhythmus durchgeführt: Dysmetrie, Stand- und Gangataxie, langsamer Tremor, eher Hypotonie (4 %). Häufig mit motorischer (10 % kein freies Gehen) und geistiger Entwicklungsstörung; viele Kinder haben außerdem eine Epilepsie.

### Ärztliche Therapie

- Ziele:
  - Sekundärfolgen vermindern
  - Mögliche Entwicklung unterstützen
- Interdisziplinäre Langzeittherapie unter Einbeziehung der Bezugspersonen:
  - PT, Hilfsmittel
  - Medikamente zur Beeinflussung der Spastik (Baclofen, Botulinustoxin) und Dystonie
  - Operationen mit intensiver PT prä- und postop., z. B. bei Kontrakturen oder Hüftluxationen
  - Nach Bedarf Frühförderung, Ergotherapie, Logopädie, Heilpädagogik, Epilepsiebehandlung, Behandlung von Ernährungsproblemen (z. B. perkutane endoskopische Gastrostomie = PEG-Sonde)

## Befunderhebung

▶10.2.1

- Zerebrale Anfälle/Epilepsie? Welches Ausmaß? Reaktionen des Kinds? Notfallplan? Notfallmedikamente?
- Schmerzen?
- Konzentrationsfähigkeit? Geteilte Aufmerksamkeit? Ablenkbarkeit? Lernstörung? Gedächtnisstörung?
- Wahrnehmung: Sensorische Integration? Körperschema? Neglectsymptomatik?
- Veränderungen im Muskeltonus: Lokalisation? Spastische, dystone, ataktische Erscheinungsform?
- Sensorische Überempfindlichkeit? Schreckhaft? Sensorischer Ekel?
- Orofaziale Situation: Mundschluss? Zungenaktivität? Zungenstoß? Kontrolle des Speichelflusses? Nahrungsaufnahme? Kauen und Schlucken mit Kompensationsbewegungen?
- Sprechen: Sprachmotorik → Dysarthrie? Sprachverständnis → Aphasie? Alternativen der Kommunikation?
- Sehen? Augenbeweglichkeit? Gesichtsfeldausfälle?
- Haltungsasymmetrie, Deformitäten? Kyphotische Veränderung?
- Schwierigkeiten mit der Atmung? Sauerstoffsättigung?
- Kontrakturen oder muskulär bedingte Deformitäten an den Gelenken? Detonisierende Medikamente?
- Luxationsgefahr? (v. a. Hüft- und Schultergelenk, Kiefergelenke bei dystoner Erscheinungsform!)

## Physiotherapie

### Ziele

- Sensomotorische Erfahrungen als Basis für den Erwerb motorischer Fähigkeiten
- Erhalt der Gelenkbeweglichkeit, Vermeidung von Luxationen
- Erhalt der Vitalfunktion (Atmung)
- Einnahme sinnvoller ASTEn, um dem Kind mehr motorische Möglichkeiten zu geben
- Adäquate Hilfsmittelversorgung
- Größtmögliche Selbstständigkeit in Alltagssituationen
- Größtmögliche Selbstbestimmung

## Struktur/Funktion

### Sensomotorische Erfahrungen als Basis für den Erwerb motorischer Fähigkeiten fördern

- Bobath (▶ 2.6, Durchführung):
  - Auswahl an ASTEn und Positionen
  - Gestaltung von Bewegungsübergängen
  - Unterstützung bei der Eigenaktivität
- Vojta (▶ 2.40, Durchführung):
  - Aktivierung in physiologischen Bewegungsmustern
  - Tonusregulation
  - Verbesserung der Haltung

### Kontrakturen und Luxationen vermeiden

- Muskulär bedingt:
  - Entspannende, Tonus reduzierende Positionen
  - Elektrotherapie: Interferenzstrom oder Diathermie zur Lockerung
  - Physikalische Anwendung: Wärme oder Eis (Eisbehandlungen zeigen detonisierenden Effekt)

! Bei Säuglingen und kleinen Kindern keine Eisbehandlung (Gefahr der schnellen Unterkühlung). Vor der Behandlung Sensibilität testen.

  - Massage (Resultat kann individuell variieren, genaue Reaktion des Muskels beobachten)
  - Dehnung und Traktion sollten lang gehalten werden. Reaktion der Muskulatur beobachten.
- Dystoniebedingt:
  - Passives Bewegen, um fibröse Verklebungen zu lösen
  - Gelenksichernde Positionen
  - Bei drohender Luxation aufgrund mangelnder muskulärer Stabilisation → rechtzeitiger Hilfsmitteleinsatz

### Atmung normalisieren

▶ 10.5.2

- Thoraxmobilisation, Drehdehnlagen
- Atemvertiefung
- Nasenatmung in Verbindung mit Mundschluss üben. Kinder mit ICP atmen häufig durch den Mund → höheres Infektionsrisiko.

## Aktivität/Partizipation

### Positionen und ASTEn erarbeiten

- Positionen sollen keine motorische Aufmerksamkeit vom Kind verlangen.
- Die Position soll sicher sein, damit sich das Kind auf andere Dinge konzentrieren kann.
- Eine gute motorische Basis für weitere Bewegungen (schreiben, basteln, spielen) schaffen.
- Lagerungen für Entspannung und Ruhe finden.
- Möglichst viele verschiedene Positionen finden → vielfältige Wahrnehmungsafferenz.

## 10.6.4 Neuromuskuläre Erkrankungen

Die kleinste funktionelle Einheit im neuromuskulären System ist die **motorische Einheit.** Sie definiert sich durch ein α-Motoneuron und alle von ihm innervierten Muskelfasern. Die Erregung eines Motoneurons führt zur Kontraktion aller der motorischen Einheit zugeordneten Muskelfasern.
In dieser Funktionskette kann es an allen Stellen zu Störungen kommen, die eine neuromuskuläre Erkrankung unter möglicher Mitbeteiligung des Nervensystems (sensibel, zentral, autonom) bewirken. Man unterscheidet folgende neuromuskuläre Erkrankungen anhand ihrer Lokalisation innerhalb der motorischen Einheit:

- Erkr. der motorischen Vorderhornzelle → spinale Muskelatrophie (SMA)
- Erkr. des Axons/der Schwann-Zelle → neurale Muskelatrophie (Morbus Charcot-Marie-Tooth, CMT)
- Erkr. der motorischen Endplatte → Myasthenien
- Erkr. der Muskelzelle mit Fibrose → Muskeldystrophien
- Erkr. der Muskelzelle ohne Fibrose → Strukturmyopathien
- Erkr. der Ionenkanäle der Muskelzelle → Myotonien
- Erkr. der Mitochondrien („Kraftwerke der Zelle") → Mitochondriopathien

#### Symptome

- Verminderung der Kraft
- Degenerative Atrophie der Muskulatur (meist progredient)

### Spinale Muskelatrophie (SMA)

Erkrankung der motorischen Vorderhornzelle und ihrer Axone mit einer Häufigkeit von 1 : 10.000 Lebendgeborenen.

#### Formen/Symptome

- **SMA1:** frühinfantil-schwer (Morbus Werdnig-Hoffmann): verminderte Kindsbewegungen in der SS, „Floppy Infants", prox. Muskelschwäche (Beine > Arme), Zungenfaszikulation, fehlende Kopfkontrolle, aufmerksame Mimik, Froschschenkelhaltung, oft nur noch Bewegung der Finger und Zehen. Lebenserwartung selten > 2. Lj. (Ateminsuffizienz)
- **SMA2:** spätinfantil-intermediär: beinbetonte Muskelschwäche, Trichterbrust, kein freies Gehen. Lebenserwartung 10–20 Lj.
- **SMA3:** juvenil-mild (Morbus Kugelberg-Welander): große Variabilität, Beginn > 18. Monat, kaum verkürzte Lebenserwartung, selbstständiges Leben; OS-Muskulatur atroph

#### Ärztliche Therapie

Palliativ: PT, Orthopädie, Beatmung, PEG-Sonde.

### Neurale Muskelatrophie (CMT)

(CMT = Morbus Charcot-Marie-Tooth) Heterogene Gruppe von Erkrankungen der Markscheiden (Schwann-Zellen) und Axone. Häufigkeit 1 : 2 .500; am häufigsten ist der Typ CMT1 mit recht guter Prognose bei langsam progredientem Verlauf.

#### Erscheinungsbild

- Langsam progrediente, distal betonte Muskelschwäche mit dünnen US (Storchenbeine)
- Steppergang, Hohlfuß (Fußhebermuskeln)
- Verstrichener Daumenballen (Palmaratrophie)

- Muskelreflexe abgeschwächt/erloschen
- Nervenleitungsgeschwindigkeit vermindert

### Ärztliche Therapie

Symptomatische Therapie (z. B. PT, Orthopädie). Eine kurative Therapie ist nicht möglich.

## Muskeldystrophien

Heterogene Gruppe von erblichen Erkrankungen mit fortschreitender Muskelschwäche und einem Defekt in der Muskelzelle mit Fibrosierung (Muskelbiopsie). Molekulargenetische Untersuchung möglich.

### Formen/Symptome

- **Duchenne-Muskeldystrophie** (DMD): schwerer Verlauf, häufigste Muskeldystrophie (1 : 7.000). Gendefekt auf X-Chromosom
  - Verdacht groß bei Jungen mit Muskelschwäche und Erhöhung des Muskelenzyms Kreatinkinase im Blut
  - Fallneigung, Vermeiden von Treppen, offensichtlich ab 3.–5. Lj.
  - Gowers-Phänomen: „Hochklettern" an eigenen Beinen beim Aufstehen, Watschelgang
  - Pseudohypertrophie der Wadenmuskulatur (Fibrosierung, Verfettung)
  - Rollstuhlpflicht 10.–13. Lj.
  - Lebenserwartung < 40 Lj.
- **Becker-Muskeldystrophie** (BMD): milderer Verlauf, Lebenserwartung evtl. normal; Gendefekt auf X-Chromosom
- **Gliedergürtel-Muskeldystrophie** (limb girdle muscular dystrophy, LGMD): progrediente Muskelschwäche der Schulter- oder Beckengürtelmuskulatur mit verschiedenen Formen
- **Kongenitale Muskeldystrophien** (muscular dystrophy, congenital, MDC): früher Beginn → „Floppy Infant" bei Geburt, verschiedene Formen und MDC-Syndrome
- **Fazioskapulohumerale Muskeldystrophie** (FSHD): 80 % Jugendliche/Erwachsene mit Muskelschwäche/-atrophie der Gesichts- (kein Pfeifen), Schultergürtel- und Oberarmmuskulatur, später auch andere Regionen betroffen
- **Emery-Dreifuss-Muskeldystrophie** (EDMD): humeroperoneale Muskelschwäche und später Reizleitungsstörung des Herzens (ggf. Schrittmacher, Herztransplantation)

### Ärztliche Therapie

Symptome und Komplikationen werden möglichst frühzeitig therapiert. Regelmäßige kardiale, orthopädische und neurologische Kontrollen. Bei Bedarf Hilfsmittelversorgung, PT; ggf. Heimbeatmung, genetische Beratung.

## Physiotherapie

### Struktur/Funktion

#### Muskelaktivität verbessern

- Krafttraining mit moderatem Widerstand bringt messbaren Kraftzuwachs (12 Wochen = 4–20 %). Zu starker Bewegungswiderstand führt zu vermehrter Schwäche durch Überlastung.

**Klinischer Hinweis**

Warnzeichen der Überbelastung bei neuromuskulären Erkrankungen:
- Schwächegefühl innerhalb von 30 Min. nach der Therapie
- Muskelschmerzen 24–48 Std. nach der Therapie
- Ausgeprägte Muskelkrämpfe
- Schweregefühl von Armen und Beinen
- Anhaltende Kurzatmigkeit

- Ausdauertraining im aeroben Bereich wie Gehen, Schwimmen, Ergometertraining
- E-Therapie: Exponenzialstrom oder Schwellstrom zur gezielten Stimulation von Muskelfasern (▶ 1.3.13)

**Kontrakturen vermeiden**
- Tägliches assistives Bewegen der Gelenke des betr. Bereichs
- Tägliches Stehen (Stehbrett, -tisch), um die Durchblutung, den Stoffwechsel, den Kreislauf aufrechtzuerhalten und Osteoporose und Fehlhaltungen vorzubeugen.

**Atmung normalisieren**

Maßnahmen ▶ 10.5.2
- Vitalkapazität erhalten
- Atemvertiefung
- Belüftung aller Lungenanteile (wegen Infektionsgefährdung)
- Inhalation

**Schmerzen lindern**

E-Therapie (▶ 1.3.13): TENS oder Galvanisation, z. B. Stangerbad oder Vierzellenbad, aufsteigend.

### Aktivität/Partizipation

**Sensomotorische Erfahrungen fördern**
- Vojta (▶ 2.40)
- Aufrichtung zur Rumpfstabilität

## 10.7 Herzerkrankungen

Der größte Anteil der Herzerkrankungen im Kindesalter sind die angeborenen Herzfehler, die sich wiederum in viele Untergruppen einteilen lassen. Weitere Erkrankungen sind Herzrhythmusstörungen, entzündliche Herzerkrankungen und Kardiomyopathien. Im folgenden Kapitel soll nur eine grobe Gesamtübersicht gegeben werden.

### Richtwerte Herzfrequenz

Im Vergleich zu Erwachsenen haben Kinder eine erhöhte Herzfrequenz. Es gelten folgende Anhaltswerte:
- Frühchen 140–160 Schläge/Min.
- Neugeborenes 130–140 Schläge/Min.
- Säugling 100–130 Schläge/Min.
- Kleinkind 80–110 Schläge/Min.
- Schulkind 70–90 Schläge/Min.
- Jugendlicher 60–80 Schläge/Min.

**Richtlinien für körperliche Belastung**
(Hier nur Beispiele, immer Rücksprache mit Kinderkardiologen!)
- Kein Sport z. B. bei Aortenstenose mit Druckgradient > 40 mmHg, Pulmonalstenose mit Druckgradient > 50 mmHg, Kardiomyopathie, schwerer Mitralklappeninsuffizienz, bedeutsamen Arrhythmien nach Herz-OP
- Schulsport mit Einschränkung bei z. B. zyanotischem Herzfehler, pulmonaler Druckerhöhung durch Vitien mit Links-Rechts-Shunt, Schrittmacher
- Schulsport möglich bei komplikationslos operiertem ASD, VSD, Mitralklappenprolaps

## 10.7.1 Angeborene Herzfehler

Angeborene Herzfehler sind mit einer Häufigkeit von 8 : 1.000 Neugeborene die häufigste Organfehlbildung. Da die embryonale Herzentwicklung ein sehr komplizierter Prozess ist, besteht in der vulnerablen Phase (2.–7. SSW) eine relative hohe Wahrscheinlichkeit für das Auftreten einer Fehlbildung. Ist ein Geschwisterkind betroffen, steigt das Risiko für einen Herzfehler auf 2–4 %.

**Einteilung**
Beschreibung der Herzanatomie nach den *normalen* Verbindungen des Herzens:
- Die Hohlvenen münden in den rechten Vorhof, die Lungenvenen in den linken Vorhof.
- Der rechte/linke Vorhof mündet jeweils in die rechte/linke Kammer.
- Die rechte Kammer mündet in die Lungenarterie, die linke Kammer in die Aorta.

**Zyanotische und azyanotische Herzfehler**
Die Beschreibung der Herzfehler erfolgt nach den jeweils vorliegenden *abnormalen* Verbindungen → Blut folgt immer dem Druckgefälle. Da der Druck im linken Herz höher als im rechten ist, kommt es meist zu:
- **Links-rechts-Shunt:** Blutfluss über eine Kurzschlussverbindung von „links nach rechts" (keine Zyanose, da bereits oxygeniertes Blut wieder in das rechte Herz zurückgepumpt wird). Kurzschlüsse auf:
  - Venenebene: von den Lungenvenen in die Hohlvene
  - Vorhofebene: Vorhofseptumdefekt (ASD)
  - Kammerebene: Ventrikelseptumdefekt (VSD)
  - Arterienebene: Persistierender Ductus Botalli
- **Rechts-links-Shunt:** Blutfluss von „rechts nach links"; d. h., das sauerstoffarme Blut wird wieder in den Körper gepumpt und es kommt zur Zyanose (**zyanotische Herzfehler**). Hierzu kommt es bei einer Kurzschlussverbindung zwischen Lungen- und Körperkreislauf und erhöhtem Druck im rechten Herz bzw. in der Lungenarterie auf:
  - Vorhofebene: ASD + Verschluss der Klappe in die rechte Kammer (Trikuspidalstenose/-atresie)
  - Kammerebene: VSD + Pulmonalstenose
  - Arterienebene: persistierender Ductus Botalli + Verengung der Lungengefäßstrombahn (pulmonale Hypertonie)
  - Fehlverbindungen der Gefäße, z. B. Transposition der großen Gefäße (TGA), Truncus arteriosus communis (TAC)

**Klappenfehler**
Beschreibung der anatomischen Veränderungen an Klappen und Gefäßen:
- Stenose = Einengung von Klappe oder Gefäß (z. B. Aortenstenose, Pulmonalstenose)

10

- Herzklappeninsuffizienz = undichter Klappenschluss (z. B. Mitralklappeninsuffizienz)
- Atresie = vollständiger Verschluss

**Ursachen**

- 80–90 % multifaktoriell
- 10 % chromosomale Aberrationen (häufig mit Herzfehlern einhergehend, z. B. Trisomie 21, Ullrich-Turner-Syndrom: X0)
- 5 % monogen (Störung auf einem Gen): z. B. DiGeorge-Syndrom, Williams-Beuren-Syndrom
- Sehr selten toxische/teratogene Faktoren: Alkohol, Diabetes mellitus, Antiepileptika

**Ärztliche Therapie**

Die Therapie richtet sich nach dem Herzfehler. Manche Herzfehler müssen operiert werden, andere müssen nicht (Beobachtung) oder können nicht (mehr) operiert werden. Je nach Art und Symptomen des Herzfehlers (z. B. Herzrhythmusstörungen) erfolgt ggf. eine medikamentöse Therapie.

### 10.7.2 Herzrhythmusstörungen

Herzrhythmusstörungen treten häufig bei angeborenen Herzfehlern und nach Herzoperationen auf.

**Einteilung**

- Nach dem Entstehungsort:
  - Vorhofebene: supraventrikulär („oberhalb der Kammer")
  - Kammerebene: ventrikulär
- Nach der Herzfrequenz:
  - Bradykardie: Frequenz unterhalb der Altersnorm
  - Tachykardie: Frequenz oberhalb der Altersnorm
- Nach zusätzlichen bzw. ausgefallenen Herzaktionen:
  - Extrasystole: vorzeitige Herzaktion
  - Ersatzrhythmus auftretend bei blockiertem Herzrhythmus, z. B. supraventrikulärer Tachykardie (durch kreisende Erregung im Herzen und zusätzliche Leitungsbahnen)

**Ärztliche Therapie**

Die Therapie (Akut- oder Dauertherapie) richtet sich nach der Herzrhythmusstörung. Häufig keine Therapie erforderlich, ansonsten kommen Medikamente (Antiarrhythmika), Kardioversion, Herzschrittmacher und selten auch operative Verfahren zum Einsatz.

### 10.7.3 Entzündliche Herzerkrankungen

**Einteilung**

Nach der Lokalisation:

- **Perikarditis:** Herzbeutelentzündung, meist viral bedingt, oft zusätzlich mit einem Perikarderguss, der so ausgeprägt sein kann, dass die Herzfüllung mit Blut behindert werden kann (Perikardtamponade)
- **Myokarditis:** Herzmuskelentzündung: Meist viral, oft mit Begleitperikarditis (s. o.); die akute Form kann fulminant tödlich verlaufen. Oft im Rahmen von

Luftwegsinfekten, wenn zusätzlich eine körperliche Belastung auftritt (Sport bei grippalem Infekt!)
- **Endokarditis:** Entzündung der gesamten Herzinnenwand, meist bakteriell. Vorkommen z. B. bei Herzklappenfehler, VSD, implantiertem Fremdmaterial.

### Ärztliche Therapie

Strenge Bettruhe.
- **Perikarditis:** Behandlung der Grunderkrankung, Schmerzstillung, Entzündungshemmung, evtl. Perikardpunktion
- **Myokarditis:** Intensivstation, Behandlung der Grunderkrankung und von begleitenden Symptomen (Herzinsuffizienz, Herzrhythmusstörungen)
- **Endokarditis:** hoch dosierte antibiotische Therapie
- **Endokarditisprophylaxe:** Es wird vor jedem instrumentellen Eingriff (z. B. Zahnarzt, Eingriffe am Gastrointestinaltrakt und an der Haut) eine Prophylaxe mit einem Antibiotikum durchgeführt. Die Durchführung richtet sich nach Art des Herzfehlers (bei manchen nicht notwendig) und des Eingriffs.

## 10.7.4 Kardiomyopathien

Krankheiten des Herzmuskels, die mit einer kardialen Dysfunktion einhergehen, ohne dass ein angeborener Herzfehler, eine Erkrankung der Klappen, der Koronararterien oder eine Entzündung vorliegt.

### Einteilung/Symptome

- **Primäre Kardiomyopathien** (genetische Ursache oder abgelaufene Myokarditis):
  - Hypertrophe (obstruktive) Kardiomyopathie (H[O]CM): Hypertrophie des Myokards ohne weitere zugrunde liegende Ursache; mit/ohne Obstruktion des linksventrikulären Ausflusstrakts
  - Dilatative Kardiomyopathie (DCM): Dilatation (Ausweitung) des linken Ventrikels und der anderen Herzhöhlen mit mäßiger Hypertrophie; häufigste Ursache für eine Herztransplantation im Kindesalter
- **Sekundäre Kardiomyopathien** als Folge von Systemerkrankungen: neuromuskuläre Erkrankungen, Stoffwechselerkrankungen, Dysmorphiesyndrome

### Ärztliche Therapie

Konservative Therapie je nach Typ (Intensivüberwachung, Therapie der Herzinsuffizienz, der Herzrhythmusstörungen), bei Versagen Herztransplantation.

## Befunderhebung

▶ 10.2.1
- Zeichen der chronischen Zyanose: Trommelschlägelfinger, Uhrglasnägel
- Körperliche Belastbarkeit, Ruhepuls → Belastungsspitzen (Herzfrequenz-Richtwerte ▶ 10.7)
- Atemsituation (▶ 10.5.1, Atembefund)

> **! Klinischer Hinweis**
> **Zeichen der Überlastung:**
> - Tachypnoe, Dyspnoe
> - Tachykardie, Bradykardie
> - Schwitzen
> - Bläuliche Lippen, blasses Gesicht

10

## Physiotherapie – Präoperative Phase

- Kontakt zum Kind aufbauen
- Eltern anleiten

### Struktur/Funktion

#### Atemtechniken erlernen

- Maßnahmen ▶ 10.5.2:
  - Sekretolyse
- Kontaktatmung zur Atemvertiefung:
  - Lippenbremse, Ausatmen gegen Widerstand
  - Atemspiele

#### Ausdauer im Rahmen der aktuellen Belastbarkeit verbessern

- Nicht die Leistung, sondern der Spaß steht im Vordergrund:
  - Handklatschspiele, Fingerspiele
  - Ballspiele mit Luftballon, z. B. Bett-Volleyball, Zielwerfen (Papierkorb)
  - Trommeln, z. B. zu Musik; Gesang; verschiedene Gegenstände klingen unterschiedlich
  - Lieder mit Gesten, z. B.: „Was müssen das für Bäume sein", „Brüderchen, komm tanz mit mir"
  - „Autorennen": Th. und Kind haben an einer Papprolle (oder einem Bleistift) etwa 3–4 m Schnur befestigt, am anderen Ende ist ein Auto. Das Auto, das als Erstes über eine Markierung „aufgewickelt" wurde, hat gewonnen.
  - „Kartoffelduell": Ein Rechtshänder hat in der li. Hand einen Löffel, auf dem eine Kartoffel liegt, und in der anderen Hand einen leeren Löffel. Th. und Kind sind mit jeweils zwei Löffeln und je einer Kartoffel ausgestattet. Nun soll jeder versuchen, dem anderen die Kartoffel vom Löffel zu schlagen.
  - „Alle Vögel fliegen hoch in die Luft".

## Physiotherapie – Postoperative Phase

### Struktur/Funktion

#### Atmung normalisieren

Maßnahmen ▶ 10.5.2

- Pneumonieprophylaxe
- Sekretolyse, vermehrte Schleimproduktion aufgrund der Narkose
- Vorsichtige Drehdehnlagen ab dem 3./4. postop. Tag

#### Thrombose vermeiden

- Beinaktivität, z. B. Strampelspiele, Zehenspiele bei Säuglingen
- Bei größeren Kindern z. B. mit den Füßen malen, Murmeln von einer Schüssel in die andere transportieren oder Autos auf eine schräge Ebene (Tablett) stellen und sie herunterfahren lassen.

#### Kraft und Ausdauer fördern

- Alle Übungen und Spiele im Rahmen der Belastbarkeit sind möglich.
- Arme in den ersten 4–5 Tagen nicht über die Horizontale heben lassen.
- BL ist ab dem 14. postop. Tag möglich, Arzt befragen.

# 10.8 Rheumatische Erkrankungen

Im Kindesalter auftretende rheumatische Erkrankungen manifestieren sich häufig ganz anders als bei Erwachsenen und zeigen auch unterschiedliche Verläufe. Die Deutsche Rheuma-Liga (Stand 2007) geht davon aus, dass etwa 16.000 Kinder jedes Jahr an Rheuma erkranken und 3.000 einen chronischen Verlauf haben, von denen wiederum 90–95 % als juvenile idiopathische Arthritis (JIA) diagnostiziert werden. Die folgende Darstellung beschränkt sich auf die wichtigsten Krankheitsbilder, meist müssen die Pat. einem spezialisierten Kinderrheumatologen vorgestellt werden. Häufig bestehen nicht nur Arthritiden, sondern sind auch Haut, Augen (Uveitis), innere Organe und die Muskulatur betroffen. Bei der Behandlung sind Psyche und Wachstum der Pat. zu berücksichtigen.

### Einteilung

**Juvenile idiopathische Arthritis (JIA) oder auch juvenile rheumatoide Arthritis (JRA):** Gruppe von Gelenkentzündungen, die vor dem 16. Lj. beginnen, mindestens 6 Wo. dauern und für die keine andere Ursache gefunden werden kann.

- Polyartikuläre Formen (≥ 5 Gelenke betroffen):
  - Rheumafaktor-negative Polyarthritis (20 %, Beginn durchschn. 5. Lj., selten Augenbeteiligung)
  - Rheumafaktor-positive Polyarthritis (< 5 %, Beginn um 12. Lj., entspricht rheumatoider Arthritis bei Erwachsenen)
- Oligoartikuläre Form (< 5 Gelenke befallen):
  - Frühkindliche Oligoarthritis (40 %, Beginn um 2 Lj., hauptsächlich Mädchen, bis 10 % bleibende Augenschäden)
- Systemische Verlaufsform (Morbus Still): Nach Wochen bis Monaten mit systemischen Manifestationen (abendliches Fieber, flüchtiges Exanthem, Vergrößerung von Leber und Milz, Pleuritis, Perikarditis) entwickeln die Pat. eine Oligo- oder Polyarthritis. Mittleres Alter bei Beginn: 4 Jahre.

**HLA-B27-assoziierte juvenile Spondylarthropathien:** Gruppe von Erkrankungen mit peripherer Arthritis, Entzündung periartikulärer Strukturen und HLA-B27-Assoziation (Achsenskelett trotz des Namens bei Kindern und Jugendlichen nur selten befallen).

- Undifferenzierte juvenile Spondylarthropathie (kann noch nicht den folgenden Formen zugeordnet werden): häufigste Form (30 %) nach der frühkindlichen Oligoarthritis (s. o.)
- Reaktive Arthritis nach Infektionen (intestinal/urogenital): Yersinien, Shigellen, Salmonellen, Campylobacter
- Psoriasisarthritis
- Arthritis bei chronisch-entzündlicher Darmerkrankung (Morbus Crohn, Colitis ulcerosa)
- Juvenile ankylosierende Spondylitis (Morbus Bechterew)

**Infektassoziierte Arthritiden:** Gruppe von Arthritiden mit bekannter Ursache, oft selbstbegrenzend mit einer Dauer von < 6 Wo.

- Chlamydienarthritis
- Lyme-Arthritis (im Rahmen einer Lyme-Borreliose)
- Reaktive Arthritis (s. o.)
- Akutes rheumatisches Fieber (Streptokokken Gruppe A)
- Virusarthritis (z. B. Parvovirus B19, Mumps-, Röteln-, Varizella-Zoster-Virus)

10

### Ursachen
Die Ursachen des juvenilen Rheumas sind noch nicht vollständig geklärt. Man nimmt an, dass folgende Faktoren die Gelenkentzündungen verursachen:
- Störung des Immunsystems: Der Körper kann körpereigenes Gewebe von Infektionserregern nicht unterscheiden und startet das Abwehrprogramm.
- Genetische Faktoren

### Symptome
Arthritis zeigt sich mit folgenden Symptomen:
- Gelenkschwellung (nicht traumatisch bedingt)
- Bewegungseinschränkung
- Schmerzen

### Erscheinungsbild
- Arthritis an einem oder verschiedenen Gelenken (je nach Verlaufsform): Schonhaltung, eingeschränkte Beweglichkeit, Neigung zur Fehlstellung
- Vor allem bei Kleinkindern sind lokale Störungen des Längenwachstums möglich.
- Manchmal sind die Kinder schon einige Tage vorher abgeschlagen, blass und müde, manchmal tritt eine Arthritis bei völligem Wohlbefinden auf.
- Morgensteifigkeit nicht so häufig wie bei Erwachsenen
- Die Gelenke sind nur eingeschränkt beweglich und neigen zur Fehlstellung.
- Die Muskulatur neigt aufgrund der Bewegungssituation zur Atrophie und schmerzt häufig.

### Ärztliche Therapie
Individuell angepasste Therapie bei einem Kinderrheumatologen. Medikamentöser Stufenplan mit NSAID (nichtsteroidale Antirheumatika), Kortikosteroiden, Immunsuppressiva. PT, physikalische und ggf. operative Therapie. Psychologische Begleitung wie bei allen chronischen Erkrankungen im Kindesalter.

## Physiotherapie
Physiotherapie begleitet rheumakranke Kinder über einen langen Zeitraum, wenn nicht ihr ganzes Leben. Die Therapie orientiert sich am akuten Zustand der Kinder. Während des Schubs stehen Schmerzlinderung und Entspannung im Vordergrund, die restliche Zeit dreht sich die Behandlung um die fkt. Probleme des Kinds.

### Ziele
- Entspannung und Schmerzlinderung
- Erhalt der Gelenkbeweglichkeit und -stabilität
- Erhalt der Funktionalität
- Adäquate Hilfsmittelversorgung

### Struktur/Funktion

#### Entspannung und Schmerzlinderung
Nichts beeinträchtigt die Lebensqualität so nachhaltig wie ständige Schmerzen. Hat ein Kind durchgehend Muskel- und Gelenkschmerzen, muss abgeklärt werden, inwiefern ein Schmerzverstärkungssyndrom vorliegen könnte.

**Tipps & Fallen**
Es darf auf keinen Fall über die Schmerzgrenze hinweg bewegt werden, da Schmerzreaktionen die Entzündungen verstärken.

- Lokale Kälteanwendung: Auf akut entzündete Gelenke können etwa 10–15 Min. Gel-Eispackungen, kalte Umschläge oder Eis gegeben werden. Eine kürzere Kühlzeit würde zu einer anschließenden Wärmereaktion im Gelenk führen. Die Anwendung kann im akuten Schub 3–4-mal tgl. wiederholt werden. Bei kleineren Kindern kann Kälte dosiert eingesetzt werden; meist reichen Umschläge, die in kaltem Wasser getränkt wurden. Wichtig ist, dass die Kinder nicht auskühlen und ihr Kreislauf die Temperaturanwendungen gut verkraftet.
- Lokale Wärmeanwendung: Ist das Gelenk nicht geschwollen und heiß, liegt also kein Entzündungsschub vor, können zur Entspannung und Schmerzlinderung warme oder heiße Anwendungen eingesetzt werden. Verspannte Muskulatur kann, soweit keine muskuläre Form des Rheumas vorliegt, immer mit Wärme behandelt werden. Sie fördert die Durchblutung und wirkt entspannend.

#### Verkürzte Strukturen dehnen

Dehnen von verkürzten Muskeln nicht über die Schmerzgrenze. Durch Traktionen werden die gelenknahen Strukturen und Muskeln gedehnt. Im individuellen Fall kann auch eine detonisierende Massage Wirkung zeigen.

#### Gelenke entlasten

Es ist enorm wichtig, die Gelenke zu entlasten. Aktivitäten wie Hüpfen, Springen und Laufen, aber auch Positionen wie Fersensitz oder Hocke komprimieren die Gelenke zu stark. Um nicht zusätzliche Entzündungsreize zu setzen, sollte rechtzeitig an Hilfsmittel gedacht werden. Die Fortbewegung mit Laufrad, Roller oder Fahrrad ist gelenkschonender. Lagerungs- und Funktionsschienen übernehmen stabilisierende Haltearbeit, entlasten dadurch Gelenk und Muskulatur und ermöglichen größere Selbstständigkeit.

#### Muskelaufbau fördern

- Muskulatur kann dann aufgebaut werden, wenn das Gelenk frei beweglich und nicht schmerzhaft ist. Im Entzündungsstadium ist Muskelaufbau aufgrund der Schmerzen nicht möglich.
- Muskulatur aktivieren, um die Schonhaltung aufzuheben
- Funktionelle Bewegungsabläufe, wie z. B. Gehen
- Bewegungsbad; bei einer Wassertemperatur von 32 °C entspannt sich die Muskulatur optimal, die Kinder können sich durch den herabgesetzten Schwerkrafteinfluss und den Auftrieb im Wasser nahezu schmerzfrei bewegen.

### Aktivität/Partizipation

#### Alltagsbewältigung schulen

Viele alltägliche Bewegungen und Handhabungen fallen, vor allem im akuten Schub, sehr schwer. Es ist wichtig, dass die Kinder lernen, sich in ihrem motorischen Alltag gelenkschonend zu verhalten und dass sie die richtigen Hilfsmittel haben.

#### Rheuma und Sport

Oft ist Physiotherapie der einzige „Sport" der Kinder. Viele sind vom Schulsport befreit, können in keinen Sportverein eintreten und sind aufgrund ihrer Schübe nicht in der Lage, ein kontinuierliches Training zu absolvieren. Nicht nur wegen der motorischen Komponente, sondern auch aufgrund der sozialen Aspekte sollen rheumakranke Kinder trotzdem in Breitensportgruppen mitmachen. Mögliche Sportarten für rheumakranke Kinder sind z. B. Yoga, Schwimmen, Inlineskating, Fahrradfahren, Klettern. Konstitution und Neigungen des Kinds spielen bei der Entscheidungsfindung die zentrale Rolle.

## Literatur


Baumann T, Adam O, Alber R. Atlas der Entwicklungsdiagnostik, 2. A. Stuttgart: Thieme, 2006.

Exner G. Normalwerte in Wachstum und Entwicklung. Die Basis für Diagnostik und Therapie, 2. A. Stuttgart: Thieme, 2003.

Hüter-Becker A, Dölken M (Hrsg.). Physiotherapie in der Pädiatrie. Stuttgart: Thieme, 2005.

Illing S, Claßen M. Klinikleitfaden Pädiatrie, 7. A. München: Elsevier/Urban & Fischer, 2006.

Korinthenberg R, Panteliadis CP, Hagel C (Hrsg.). Neuropädiatrie – Evidenzbasierte Therapie 2. A München: Elsevier/Urban & Fischer, 2014.

Krägeloh-Mann I. Zerebralparesen. Update. Monatsschrift Kinderheilkunde 2007; 155: 523–528.

Lentze MJ, Schaub J, Schulte FJ, Spranger J (Hrsg.). Pädiatrie, Grundlagen und Praxis, 2. A. Berlin: Springer, 2003.

Michaelis R, Niemann GW. Entwicklungsneurologie und Neuropädiatrie, 4. A. Stuttgart: Thieme, 2010.

Siegler RS, DeLoache J., Eisenberg N. Entwicklungspsychologie im Kindes- und Jugendalter. Heidelberg: Spektrum Akademischer Verlag, 2005.

Speer CP, Gahr M (Hrsg.). Pädiatrie, 2. A. Heidelberg: Springer Medizin Verlag, 2005.

Straßburg, HM. Entwicklungsstörungen bei Kindern – Praxisleitfaden für die interdisziplinäre Betreuung. 4. A. München Elsevier/Urban & Fischer, 2008.

Schönau E, Naumann EG, Längler A, Beuth J (Hrsg.). Pädiatrie integrativ. Konventionelle und komplementäre Therapie. München: Elsevier/Urban & Fischer, 2004.

Vojta V. Die zerebralen Bewegungsstörungen im Säuglingsalter. Frühdiagnose und Frühtherapie, 7. A. Stuttgart: Thieme, 2004.

Zukunft-Huber B. Der kleine Fuß ganz groß. München: Elsevier/Urban & Fischer, 2004.

# 11 Gynäkologie und Geburtshilfe

*Rita Fischer, Lars Jäger, Corinna Keil und Birgit Schulte-Frei*

11

# 11.1 Anatomie und Physiologie

## 11.1.1 Mamma

Die Brust entwickelt sich unter hormoneller Stimulation in der Pubertät und gehört daher zu den sekundären Geschlechtsmerkmalen.
Sie besteht aus Drüsenkörper, Fett- und Bindegewebe, reicht von der 3. bis zur 6. Rippe und liegt der Faszie des M. pectoralis major auf.
Der Drüsenkörper besteht aus ca. 15–20 Drüsenlappen, die durch Fett- und Bindegewebe getrennt werden. Die einzelnen Drüsenlappen unterteilen sich in Läppchen, die sich baumartig in Milchbläschen verzweigen. Jeder Drüsenlappen hat einen Ausführungsgang, der in die Mamille (Brustwarze) mündet. Die Mamille ist von der Areola (Warzenhof) umgeben.
**Lymphabfluss der Mamma:** Die Lymphe wird über drei Hauptabflusswege drainiert:

- Axillärer Lymphabfluss: Die Lymphgefäße befinden sich parallel zum Unterrand des M. pectoralis major. Sie werden klinisch in drei Level eingeteilt, wobei sich die Einteilung am Verlauf des M. pectoralis minor orientiert:
  - Level I: lateral des M. pectoralis minor
  - Level II: zwischen lateralem und medialem Rand des M. pectoralis minor
  - Level III: medial des M. pectoralis minor
- Parasternaler Lymphabfluss: Hier findet der mediale Lymphabfluss statt.
- Interpektoraler Lymphabfluss: Abflussbahn zwischen den beiden Mm. pectorales in die Tiefe

## 11.1.2 Äußeres und inneres Genitale

Das innere und äußere Genitale (▶ Abb. 11.1) gehört zu den primären Geschlechtsmerkmalen, die bereits bei Geburt komplett angelegt sind. Im Gegensatz dazu ist die Brust ein sekundäres Geschlechtsmerkmal, da sie sich erst in der Pubertät vollständig entwickelt.

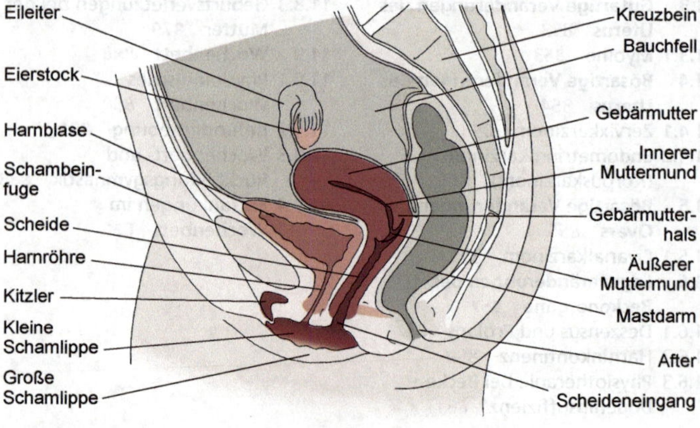


Abb. 11.1 Die weiblichen Geschlechtsorgane [L190]

### Äußeres Genitale

Zum äußeren Genital gehört die Vulva, zu der die Labia majores und minores (große und kleine Schamlippen) sowie die Klitoris (Kitzler) gezählt werden.
Die Harnröhre (Urethra) mündet unterhalb der Klitoris und wird von den Labien bedeckt. Unterhalb befindet sich der Introitus vaginae (Scheideneingang).
Zum Anus hin wird der Introitus vaginae durch den Damm abgegrenzt, in Richtung Bauchdecke bildet der Mons pubis (Venushügel) den Übergang zum Unterbauch.

### Inneres Genitale

- **Vagina (Scheide):** 8–12 cm langer, elastischer Muskelschlauch, der mit Schleimhaut ausgekleidet ist. Die Vagina verbindet das äußere Genitale mit dem Gebärmutterhals. Milchsäurebakterien der Scheidenschleimhaut bilden einen sauren pH-Wert, wodurch (aufsteigende) Infektionen verhindert werden. Das Hymen (Jungfernhäutchen) verschließt vor dem ersten Geschlechtsverkehr einen Teil des Introitus vaginae.
- **Uterus (Gebärmutter):** birnenförmiges, faustgroßes Organ, das aus glatter Muskulatur besteht. Der Uterus wird unterteilt in:
  - Cervix uteri (Gebärmutterhals) mit Zervikalkanal. Der in die Scheide ragende Anteil der Cervix uteri wird als Portio bezeichnet.
  - Corpus uteri (Gebärmutterkörper): Das Innere wird als Cavum uteri (Gebärmutterhöhle) bezeichnet und ist mit Endometrium (Gebärmutterschleimhaut) ausgekleidet.
- **Ovarien (Eierstöcke):** paarig angelegt und durch Bänder am Rand des kleinen Beckens aufgehängt. Ort der Hormonproduktion und der Reifung von Eizellen.
- **Tuben (Eileiter):** paarig angelegt, nehmen das Ei nach dem Eisprung auf. Es wird durch wellenartige Bewegungen Richtung Gebärmutter transportiert.
- **Adnexe:** medizinischer Oberbegriff für Ovar und Tube.

## 11.1.3 Becken und Beckenboden

### Becken

Das Becken (▶ Abb. 11.2) von Mann und Frau unterscheidet sich in seiner anatomischen Form: Das Becken der Frau ist größer als das männliche. Die Beckenschaufeln sind seitlich ausladend, der Beckeneingang ist rundoval und der Schambeinwinkel größer als 90°. Somit ist der Beckenausgang wesentlich weiter.

### Beckenboden

Der Beckenboden ist eine Platte aus Muskeln und Bändern, die den offenen knöchernen Beckenausgang abschließen. Er ist in drei Schichten unterteilt (von innen nach außen):

- M. levator ani: kleidet den gesamten Beckenausgang trichterförmig aus (Diaphragma pelvis)
- Diaphragma urogenitale: unterstützt das Schließmuskelsystem mit dem M. transversus perinei profundus und superficialis
- Schließmuskelschicht, bestehend aus:
  - M. bulbospongiosus (Harnröhren-Schwellkörpermuskel)
  - M. sphincter ani externus (äußerer Afterschließmuskel)
  - M. ischiocavernosus (Sitzbein-Schwellkörpermuskel)

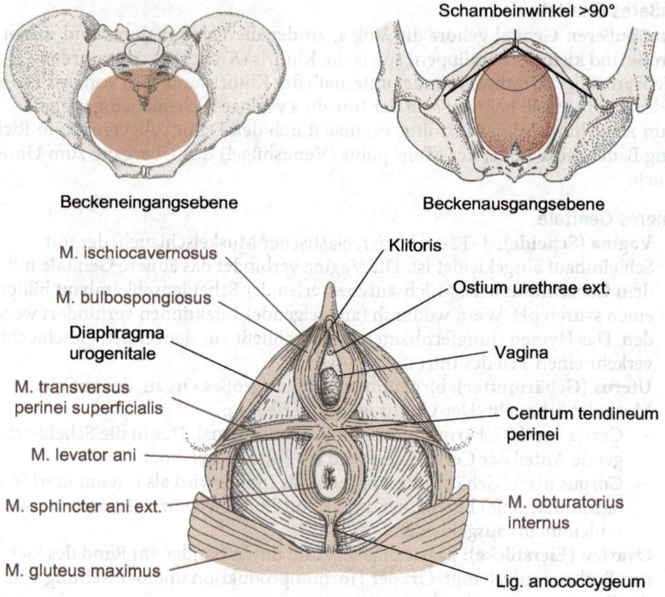


Abb. 11.2 Das weibliche Becken und der Beckenboden [L157]

# 11.2 Erkrankungen der Mamma

## 11.2.1 Befunderhebung

Befunderhebung Oberarm/Schulter ▶ 4.9.2.

**Anamnese**

- Aufnahmetag und Einweisungsdiagnose, Krankheitsverlauf, OP-Tag
- Relevante Begleiterkrankungen (Diabetes, Hypertonie, vorangegangene Krebserkrankungen, Thromboseneigung, Atemwegserkrankungen); Informationsstand, psychische Situation, ausgeführter Beruf
- Körperliche Beschwerden: Bewegungseinschränkungen, Schmerzen („5 W", VAS/NRS), Sensibilitätsstörungen, Ödembildung, Wundheilung
- Hilfsmittelversorgung: Lagerungshilfen, Gehhilfen, Prothesen, ggf. Perücke

**Inspektion**

- Haltungsstatus im Stand oder Sitz von dorsal und lat.; auf Abweichungen der Scapula im Seitenvergleich achten
- Haut: Narbenverlauf, Wundheilung, Hämatom, Rötung, Schwellung
- Bewegungsübergang von der RL in den Sitz
- Bewegungsverhalten bei Alltagsbelastungen (Frisieren, Anziehen)
- Muskulatur: verstärkte oder abgeschwächte Kontur von M. trapezius, M. levator scapulae, M. pectoralis durch Schonhaltung

- Atmung: Atemform, -weg, -frequenz im Hinblick auf Symmetrie; häufig reduzierte kostosternale Atmung durch Schmerzschonhaltung oder nach TRAM-OP (▶ Abb. 11.3).

**Palpation**
- Haut: Temperatur und Turgor im Narbengebiet
- Muskulatur: M. trapezius, M. deltoideus, M. pectoralis, M. levator scapulae auf Tonusveränderung und Druckschmerz prüfen

**Funktionsuntersuchung**
Bei Entnahme von Lymphknoten:
- Tgl. Umfangmessungen des Arms im Seitenvergleich
- Beweglichkeit der Schulter und des Schultergürtels im Seitenvergleich, anfangs mit kurzem Hebel testen
- Beweglichkeit der BWS in die Extension

In der frühen postop. Phase können verschiedene Komplikationen auftreten, die erkannt und/oder behandelt werden müssen:
- Eingeschränkte Funktion der Schulter, des Schultergürtels und der BWS durch Lymphknotenentnahme; OP-Narbe, Hämatom, sklerosierte Lymphbahnen (Geigensaiten-Phänomen), verzögerte Wundheilung und Wundheilungsstörungen
- Ergussbildung nach Ziehen der Drainage
- Armlymphödem nach Entnahme von Lymphknoten aus der Axilla
- Sensibilitätsstörungen im Narbengebiet mediodorsal am Oberarm durch Verletzung des N. intercostobrachialis
- Veränderte Stimmungslage, ausgelöst durch Diagnose, OP und Angst vor Rezidiven und Metastasen; kann zu Schlafstörungen und zu Schmerzverstärkung führen

## 11.2.2 Gutartige Erkrankungen der Brustdrüse

**Formen**
- **Entzündungen:**
  - **Mastitis puerperalis** ▶ 11.9.4: meist einseitige Brustentzündung während der Laktationsphase (Stillzeit)
  - **Mastitis non-puerperalis:** meist einseitige Brustentzündung außerhalb der Schwangerschaft/Laktationsphase
- **Fibroadenom:** gutartiger Tumor der Brust. Häufig bei jungen Frauen, hart und verschieblich zu tasten.
- **Mammazyste:** gutartige Veränderung der Brust mit Sekretansammlung und umgebender Kapsel. Meist ausgelöst durch eine Verlegung des Drüsengangs.
- **Lipom der Mamma:** weicher, beweglicher Tumor des Brustfettgewebes.
- **Milchgangspapillom:** gutartiger Tumor der Drüsenzellen in den Milchgängen. Oft treten blutige oder seröse Sekretionen über die Mamille auf.

**Diagnostik und Therapie**
Jeder Tastbefund in der Brust *muss* abgeklärt werden. Hier kommen senologische Untersuchungsmethoden (Ultraschall, Mammografie) zum Einsatz. Nach der Bildgebung erfolgt die histologische Sicherung mittels Biopsie (Stanz- oder Vakuumbiopsie), um die Dignität des Befunds zu klären.
Bei gutartigen Tumoren, die Beschwerden hervorrufen oder eine Größenzunahme aufweisen, erfolgt eine operative Entfernung des betreffenden Befunds.

11

## 11.2.3 Mammakarzinom

Das Mammakarzinom ist die weltweit häufigste bösartige Tumorerkrankung der Frau. Betroffen sind vor allem Frauen zwischen dem 40.–70. Lj., aber auch Männer (M : W – 1:100).

! Es ist das häufigste Karzinom der Frau, aber nicht das gefährlichste. Durch rechtzeitige Diagnostik und Therapie ist diese Erkrankung heilbar.

In den meisten Fällen tritt das Mammakarzinom sporadisch auf; in 5–10 % der Erkrankungen gibt es eine genetische Ursache (sog. hereditäres Mammakarzinom).

### Risikofaktoren

Kinderlosigkeit, frühe Menarche, späte Menopause, Übergewicht, familiäre Belastung (sog. BRCA-Mutationen).

### Symptome

- Tastbefund in der Brust (z. B. Knoten, Verhärtung)
- Schmerzen, Druck, Spannungsgefühl in der Brust
- Einziehungen an der Haut, Rötung, Orangenhaut (Peau d'orange)
- Veränderung der Mamille (Einziehung, Sekretion)
- Beschwerden aufgrund von Metastasen (Knochenschmerzen, Luftnot)

### Einteilung

Häufigste Formen:

- Duktales Karzinom (80 %) ausgehend von den Milchgängen
- Lobuläres Karzinom (10 %) ausgehend von den Drüsenläppchen

**TNM-Klassifikation**

Die TNM-Klassifikation ist eine internationale Einteilung der Karzinome. Jedes Karzinom wird durch diese Klassifikation beschrieben. Sie beinhaltet folgende Faktoren:

- Größe des Tumors (T)
- Anzahl und Ort der betroffenen Lymphknoten (N)
- Fernmetastasen (M)

Die TNM-Klassifikation ist entscheidend für die weitere Therapie. Außerdem spielt das sog. Grading (G) eine Rolle, welches die Aggressivität des Karzinoms beschreibt.

### Diagnostik

- **Brustselbstuntersuchung:** Eigenuntersuchung der Brust einmal pro Monat nach der Menstruationsblutung durch die Frau selbst
- **Regelmäßige gynäkologische Inspektion und Palpation der Brust:** Beurteilung der Symmetrie beider Mammae, Untersuchung auf Vorwölbungen, Einziehungen, Rötungen, Narben oder sonstige Veränderungen. Abtasten der Achselhöhlen sowie der supra- und infraklavikulären Lymphabflussgebiete auf vergrößerte Lymphknoten
- **Mamma-Ultraschall:** Solide Veränderungen können von zystischen unterschieden werden. Ggf. Biopsieentnahme.
- **Mammografie:** Röntgenuntersuchung der Brust in zwei Ebenen. Für Frauen zwischen dem 50. und 69. Lebensjahr wird diese Untersuchung im Rahmen der Früherkennungsprogramme alle 2 Jahre empfohlen (Mammografie-Screening, Leistung der GKV).
- **Kernspintomografie (MRT):** ergänzende Methode zur Mammografie, v. a. bei dichtem Brustgewebe. Dient häufig zum Ausschluss von Tumoren in der kontralateralen Brust oder differenzialdiagnostischen Bewertungen (Narbe versus Karzinom).

- **Ausschluss von Fernmetastasen** (Lunge, Leber, Knochen) mittels radiologischer und nuklearmedizinischer Verfahren

## Ärztliche Therapie

Entscheidend für die Therapie ist die Einteilung des Karzinoms gemäß der TNM-Klassifikation und das Grading. Des Weiteren spielen der Hormonrezeptorstatus des Tumors, die molekularbiologischen Eigenschaften der Tumorzelle (Her2/neu-Status), sowie Alter und Menopausenstatus der Patientin eine tragende Rolle. Die Therapie setzt sich aus mehreren Komponenten (Operation, Strahlen- und medikamentöse Therapie) zusammen.

### Operative Therapie

Im Rahmen einer operativen Behandlung wird der Brusteingriff mit dem Eingriff an den Lymphknoten kombiniert.

- **Brusterhaltende Therapie (BET):** Standard-OP-Verfahren für etwa 60–70 % aller Mammakarzinome. Hierbei wird der Tumor mit ausreichendem Sicherheitsabstand entfernt. Ein kosmetisch gutes Ergebnis ist neben der onkologischen Sicherheit das Ziel.
- **Mastektomie:** Entfernung der gesamten Brustdrüse unter Mitnahme der Mamille. **Indikationen:** großes Karzinom, mehrere Herde in der Brust (multizentrisches Karzinom), ungünstiges Tumor-Brustverhältnis, Wunsch der Patientin (z. B. um eine Strahlentherapie zu vermeiden), ausgedehnter Hautbefall. Individuell wird zusammen mit der Patientin entschieden, ob ein Wiederaufbau der Brust mit Fremd- oder Eigengewebe erfolgen soll (s. u., Plastische Mammachirurgie). Der Wiederaufbau kann im gleichen Eingriff (primär) oder zu einem späteren Zeitpunkt (sekundär) erfolgen.
- **Sentinel-Lymphknoten-Biopsie (SNL-Biopsie):** Entnahme des Wächterlymphknotens, wenn die Lymphknoten in der klinischen Untersuchung nicht auffällig sind. Dabei wird der erste drainierende Lymphknoten (Wächterlymphknoten) des erkrankten Bereichs päroperativ radioaktiv markiert und im Rahmen des Brusteingriffs entfernt. Die Beurteilung des Lymphknotenstatus ist entscheidend für die weitere Therapie.
- **Axilläre Lymphonodektomie:** Entfernung von ca. 10 Lymphknoten aus der Axilla. Wird angewendet, wenn eine Lymphknotenmetastasierung vorhanden ist. Postoperativ erhöhtes Risiko für Lymphödem und Sensibilitätsstörungen des betroffenen Arms. Die Patientin wird über spezielle Verhaltensweisen informiert und angeleitet (▶ 11.2.4).

### Plastische Mammachirurgie

- **Heterologer Brustaufbau mittels Prothese:** subkutane oder subpektorale Implantation einer Silikonprothese. Ggf. ist nach abgeschlossener Therapie eine Angleichung der kontralateralen Brust mittels Reduktionsplastik aus kosmetischer und orthopädischer Sicht sinnvoll. Nachbehandlung: forcierte Aktivität des M. pectoralis major nach der subpektoralen Implantation für 4–6 Wo. vermeiden.
- **Autologer Brustaufbau** (▶ Abb. 11.3)
  - **Latissimus-dorsi-Lappen:** etabliertestes Verfahren. Es erfolgt die Präparation des gleichseitigen M. latissimus dorsi mit spindelförmigem Hautanteil vom Rücken. Durch Untertunnelung der Haut wird der muskulokutane Lappen mit versorgenden Gefäßen in den Defekt an der Brustwand geschwenkt. Komplikationen: Wundheilungsstörung, Wundserom.
  - ! In der Frühphase nach Latissimus-dorsi-Lappen Lateralflex. und Rotation der WS vermeiden.

- **TRAM-Flap-Verfahren:** Goldstandard bei autologen Rekonstruktionen. Ein ellipsenförmiger Gewebeteil bestehend aus Haut-, Fett- und Muskelgewebe wird vom Bauch entnommen. Dieser Lappen kann entweder gestielt oder als freies Transplantat in den zu rekonstruierenden Bereich der Brust eingeschwenkt werden. Komplikationen: Lappennekrose, Wundheilungsstörungen.

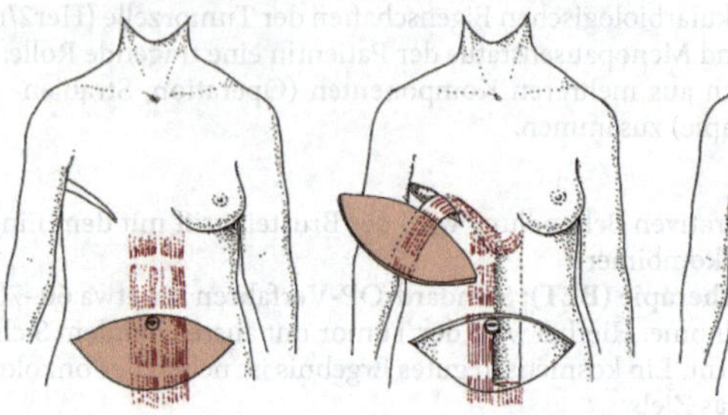

**a** Transversale Rectus-abdominis-Lappenplastik (TRAM)

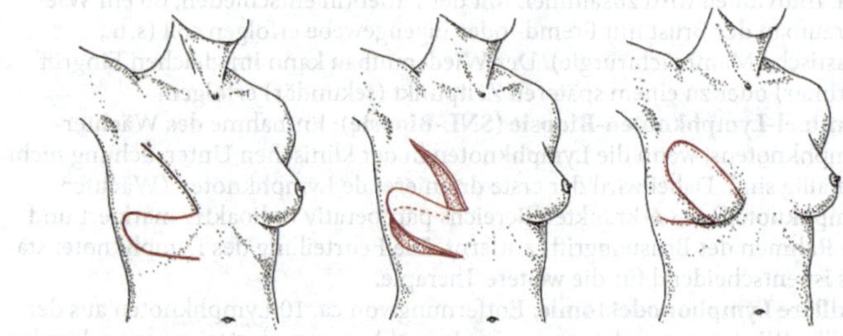

**b** Thorakoepigastrische Lappenplastik

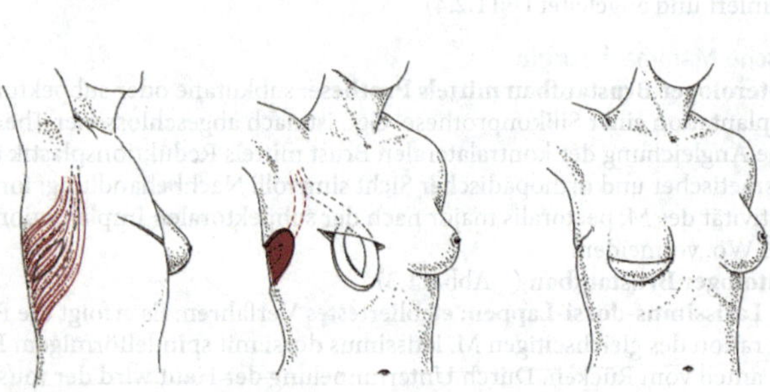

**c** Latissimus-dorsi-Lappenplastik

Abb. 11.3 Schwenklappenplastiken [L190]

### Strahlentherapie

Die Strahlentherapie dient der Senkung des Lokalrezidivrisikos in der betroffenen Brust. In einigen Kliniken wird neben der postoperativen Radiatio der Brust bereits während der Operation ein „Boost" auf das Tumorbett gegeben (sog. intraoperative Radiotherapie [IORT]), dadurch wird auch die postoperative Strahlentherapie verkürzt.

Die postop. Strahlentherapie ist nach BET obligat, da sie das lokale Rezidivrisiko senkt und das Gesamtüberleben verbessert. Beginn i. d. R. 4–6 Wo. postop. Die Gesamtdosis beträgt 50 Gy und wird in mehrere Einzeldosen aufgeteilt (5 × 2 Gy pro Woche).

Im Falle einer axillären Lymphknotenmetastasierung (> 3 befallene Lymphknoten) wird die Axilla ebenfalls postoperativ bestrahlt.

Des Weiteren ist die Strahlentherapie der Thoraxwand auch bei Z. n. Mastektomie und hohem Tumorstadium (M.-pectoralis-Infiltration, großem Tumor, ausgedehnter Hautbefall, kleiner Sicherheitsabstand) indiziert.

Im Falle eines palliativen Krankheitsbilds können Metastasen zur Symptomkontrolle bestrahlt werden (Knochen, Lunge, Lymphknoten).

! Unter der Bestrahlung kommt es zur Reizung der Haut. Diese muss unter Therapie besonders gepflegt werden. Nebenwirkungen in Form von körperlicher Erschöpfung und Müdigkeit sind ebenfalls häufig.

## Medikamentöse Therapie

### Chemotherapie

Die Chemotherapie kann zu verschiedenen Zeitpunkten der Therapie des Mammakarzinoms eingesetzt werden, ist aber kein obligater Bestandteil der Therapie. Die Entscheidung über eine Chemotherapie hängt ab von TNM-Klassifikation, Grading, Alter und Menopausenstatus der Patientin sowie dem Her2/neu-Status.

Je nach Zeitpunkt der Chemotherapie unterscheidet man:

- **Neoadjuvante Chemotherapie:** Die Chemotherapie wird vor der OP in kurativer Intention durchgeführt.
- **Adjuvante Chemotherapie:** Die Chemotherapie wird nach der OP in kurativer Intention durchgeführt.
- **Palliative Chemotherapie:** Bei nachgewiesenen Fernmetastasen strebt die Chemotherapie eine Lebensverlängerung und vor allem eine gute Lebensqualität an. Die Therapie erfolgt hier individuell und krankheitsadaptiert.

**Nebenwirkungen:** Die Chemotherapie wirkt auf alle Zellen im Körper, die schnell wachsen. Dazu gehören nicht nur Tumorzellen, sondern auch Haare, Schleimhautzellen und Blutzellen. Daher ergeben sich Haarverlust, Entzündungen und Irritation der Schleimhäute (besonders Mund, Vagina etc.), Abfall der Blutzellen sowie eine ausgeprägte Müdigkeit unter der Therapie (sog. Fatigue).

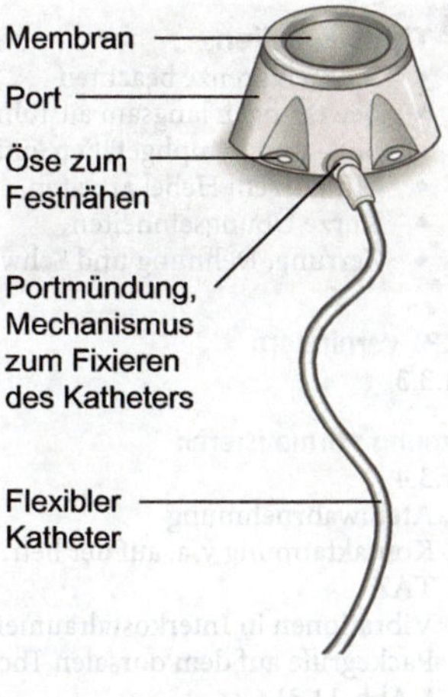


Abb. 11.4 Portkathetersystem [L157]

Die Applikation der Chemotherapie erfolgt heute überwiegend über ein Portkathetersystem. Dieses wird meist infraklavikular implantiert. Die Portkammer liegt unmittelbar subkutan, während der Portschlauch in einem großen venösen Gefäß mündet. Dadurch entsteht ein sicherer und einfach punktierbarer venöser Zugang, über den Medikamente appliziert werden und Blut entnommen werden kann (▶ Abb. 11.4).



#### Hormon- und Immuntherapie

Wie bereits erwähnt kann das Mammakarzinom Hormonrezeptoren (für Östrogen und Progesteron) und/oder bestimmte Antigene auf der Zelloberfläche (Her2/neu) tragen. Im Falle eines Nachweises dieser Eigenschaften beeinflussen folgende Therapieoptionen das Langzeitüberleben positiv:

- Im Falle positiver Hormonrezeptoren erhält die Patientin nach abgeschlossener operativer/chemotherapeutischer Therapie eine sog. **antihormonelle Therapie.** Diese wird meistens über 5–10 Jahre verabreicht.
- Im Rahmen der **Immuntherapie** erhält die Patientin meist simultan zur Chemotherapie eine intravenöse/subkutane Therapie.
- Auch in der palliativen Krankheitssituation stellen die Immuntherapie und die antihormonelle Therapie wichtige Optionen dar.

## 11.2.4 Physiotherapie nach Mammaablatio

#### Ziele

- Wiederherstellen der Funktionsfähigkeit von Schulter und Schultergürtel
- Vermeiden eines Armlymphödems
- Erreichen eines guten Körpergefühls

Beginn: ab dem ersten postop. Tag bis zur Rehabilitation.

### Physiotherapie – Frühphase/Klinik

#### Struktur/Funktion

> **Tipps & Fallen**
> - Schmerzgrenze beachten
> - Bewegungen langsam ausführen lassen, damit keine Verletzung von Blut- und Lymphgefäßen entsteht
> - Mit kurzem Hebel arbeiten
> - Kurze Übungseinheiten
> - Zerrung, Dehnung und Schwünge vermeiden

#### DKPT verhindern

▶ 1.3.3

#### Atmung normalisieren

▶ 1.3.4

- Atemwahrnehmung
- Kontaktatmung v. a. auf der betr. Thoraxseite
- TAZ
- Vibrationen in Interkostalräumen
- Packegriffe auf dem dorsalen Thorax (nicht bei Latissimus-dorsi-Flap, ▶ Abb. 11.3).

#### Schmerzen lindern

- Lagerung des betr. Arms auf einem Kissenschiffchen, in leichter Abd. mit entstauendem Gefälle von der Hand zur Schulter
- Schnelles Lagern nach Haase (▶ 2.17)
- Assistives Bewegen im schmerzfreien Bereich

#### Venösen und lymphatischen Rückstrom fördern

- Lagerung in RL, SL, Sitz, mit entstauendem Gefälle von der Hand zur Schulter
- Information zur Ödemprophylaxe (s. u.)
- Intervalltraining: im Sekundentakt Faust öffnen/schließen, in Kombination mit Hochlagerung; 10-mal pro Std.
- MLD (▶ 2.20)
- Ggf. Kompressionsstrumpf verordnen lassen
- Atemtherapie
- Anleitung zu Ausstreichungen
- Arm in ADL mit einbeziehen

### Aktivität/Partizipation

#### Patienten informieren/Lymphödemprophylaxe vermitteln

! Durch Operation, vor allem in der Achselhöhle, und durch Bestrahlung wird der Lymphabfluss des Arms geschädigt, was zu einem Lymphödem führen kann.

Checkliste:

- Verordneten Armkompressionsstrumpf tragen
- Arm bei bestehendem Ödem nachts hochlagern
- Sollgewicht halten
- Lymphabflussbehinderung vermeiden:
  - BH-Träger breit und weich
  - Blutdruckmanschette nicht an betr. Arm legen
  - Schmuck nicht zu eng tragen
- Verletzungen/Entzündungen vermeiden:
  - Gartenarbeit mit Handschuhen
  - Tierhaltung: ggf. Krallen stutzen
  - Im Haushalt besondere Vorsicht mit Bügeleisen, Backofen, heißem Wasser, Messern etc.
  - Bei der Körperpflege Nagelfalz nicht verletzen
  - Insektenstiche/Wunden sofort desinfizieren
  - Blutabnahme, Infusionen nicht am betr. Arm
- Vermehrte Lymphproduktion vermeiden:
  - Überwärmung: Trockenhaube nicht zu heiß, lange Sonnenbäder meiden, Badewassertemperatur etc.
  - Unterkühlung: keine Frostschäden, rechtzeitig Handschuhe anziehen
  - Überanstrengung: eintönige Arbeiten mit dem betr. Arm, Bewegungen mit großem Kraftaufwand vermeiden

## Physiotherapie – Frühphase

### Struktur/Funktion

#### Muskeltonus von Arm und Schultergürtel regulieren

- Querdehnung (▶ 1.3.5) des M. trapezius, M. levator scapulae, M. deltoideus
- Mobilisierende Massage

- AeK zur Verbesserung der Flex./Abd./AR im Schultergelenk
- Beweglichkeit der BWS in die Ext., der Scapula in die post. Depression verbessern

! Nach ca. 1 Wo. sollte Flexion über 90° möglich sein, um geeignete Armposition bei der Bestrahlung einnehmen zu können. Übungsauswahl und -steigerung orientieren sich am OP-Verfahren.

- ASTE RL, Beine angestellt:
  - WS-Extension („Sandhäufchen"): Th. geht mit beiden Handrücken paravertebral unter die BWS (Th6/7) der Pat., schleicht sich in den Atemrhythmus ein, macht bei EA lumbrikalen Griff und löst bei AA
  - Assistives Bewegen der Scapula unter Abnahme des Armgewichts durch Th. oder ST (▶ 2.36)
  - PNF (▶ 2.32): bilat. Skapulapattern in post. Depression mit der Technik Agonistische Umkehr und angepasstem Widerstand
  - Unterarme verschränken („Kosakengriff"), Arm der betr. Seite liegt oben; Bewegung in die Flex. bis 90° und zurück
  - Arme verschränkt heben und nach re./li. bewegen (Abd./Add. Schulter)
  - Hände falten, zu Nase/Ohr/Stirn/Schulter führen
- ASTE SL auf der nicht betr. Seite, Beine angebeugt:
  - Skapulamalen: Hand des Th. auf der Scapula gibt Richtung vor, Pat. folgt
  - Post. Depression Scapula mit der Technik Agonistische Umkehr und angepasstem Widerstand
  - Arm in Flex./Abd./AR, Scapula in post. Depression bewegen
- ASTE Hockersitz vor dem Tisch, UA abgelegt, KLA eingeordnet:
  - Geführte Bewegungen in die Flex./Ext. der BWS; Griff an epigastrischem Winkel/Th7
  - Geführte Bewegung in Diagonalen; Griff an epigastrischem Winkel/Th7
  - Skapulamalen: Hand des Th. auf der Scapula gibt Richtung vor, Pat. folgt
- ASTE Hockersitz:
  - Alle Bewegungen wie in RL
  - „Der goldene Pinsel": Hände auf die OS. Mit der Vorstellung, seitl. aus der Schulter schaue ein Pinsel, Kreise, Schnecken und Blumen mit dem Pinsel malen; Namen schreiben
  - „Spiegelübung": Th. sitzt der Pat. gegenüber. Hände aneinanderlegen und Bewegungen ausführen; Th. und Pat. führen abwechselnd
  - AeK für die Ext./Add./IR mit dosiertem Widerstand, einzeln und in Kombination
  - Erarbeiten von ADL (Waschen, Kämmen, Anziehen)

### Muskelaktivität verbessern

Frühphase bis zum Fädenziehen: PNF (▶ 2.32) ohne Stretch und ohne Widerstand, Technik z. B. Dynamische Umkehr.

## Physiotherapie – Spätphase

### Struktur/Funktion

Materialien: Stab, Kirschkernkissen, Handtuch, Reifen, Luftballon, Musik.

**Muskelaktivität verbessern**
- Dosierte Kräftigung, Übungsgeräte: Thera-Band (ohne Handwicklung), Handtuch und Stab. Bsp: Hockersitz, Stab mit beiden Händen gestreckt in die Flex. bewegen und dort „auseinanderziehen“
- Nach dem Üben Hochlagerung zum verbesserten Lymphabfluss

**Entspannungs- und Wahrnehmungsfähigkeit fördern**
- Lösungstherapie nach Haase (▶ 2.17), z. B. Körperreisen
- PMR nach Jacobson (▶ 2.31)
- Auflagefläche erspüren
- Feldenkrais (▶ 2.15)
- Tanzen/Bewegen nach Musik
- Übungen aus Tai-Chi (Bogen spannen, Himmel heben, Die Erde drehen, Wolken schieben) und Yoga
- Visualisierungshilfen nach dem Simonton-Programm (Methode zur Stärkung der Selbstheilungskräfte)

**Aktivität/Partizipation**

**Gruppenbehandlung anregen**
- Kontakte knüpfen und Gemeinschaft in der Gruppe erleben

! Voraussetzungen für die Gruppenbehandlung: fast freies Bewegungsausmaß in Schultergürtel und Arm

# 11.3 Gutartige Veränderungen des Uterus

## 11.3.1 Myome

Myome sind gutartige Tumore, die vom Myometrium (Gebärmuttermuskulatur) ausgehen. Sie können solitär oder multipel auftreten. Ist der ganze Uterus durchsetzt, so spricht man von einem Uterus myomatosus. Myome wachsen unter Hormoneinfluss und bilden sich nach der Menopause zurück. 15–25 % aller Frauen sind Myomträgerinnen. Je nach Lokalisation unterscheidet man subseröse, intraligamentäre, intramurale und submuköse Myome (▶ Abb. 11.5).

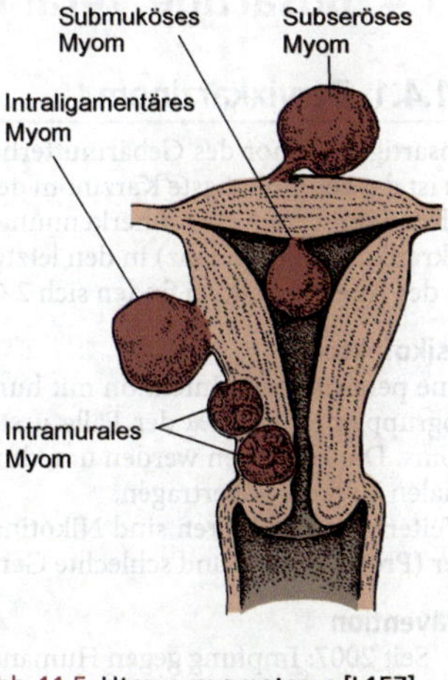

Abb. 11.5 Uterus myomatosus [L157]

**Symptome**

Die Beschwerdesymptomatik korreliert nicht immer mit der Anzahl der Myome. Vielmehr sind Größe und Lage der Myome ausschlaggebend. Häufig treten Blutungsstörungen mit oder ohne Schmerzen (starke Blutungen, Dauerblutungen, Zwischenblutungen) sowie Rückenschmerzen, Druckgefühl im Unterbauch oder vermehrter Harndrang auf. Vor allem submuköse Myome können gehäuft zu Fehlgeburten oder unerfülltem Kinderwunsch führen.

11

**Komplikationen**
- Anämie durch anhaltenden, starken Blutverlust
- Stieldrehung mit starken Schmerzen bei subserösen Myomen
- Harnstau bei großem Uterus myomatosus durch Kompression des Harnleiters
- Peripartal (unter der Geburt) können Myome ein Geburtshindernis sein oder eine Uterusatonie (verstärkte Nachblutung nach der Geburt) verursachen.

**Ärztliche Therapie**
Nicht jedes Myom muss behandelt werden. Die Behandlung richtet sich nach Art der klinischen Symptomatik und dem Wunsch der Patientin.

**Konservativ**
- **Medikamentöse Therapie** (GnRH-Agonisten, Ulipristalacetat)
- **Embolisation** der zuführenden Gefäße mittels interventioneller Radiologieverfahren

**Operativ**
- **Organerhaltende Operation:** Myomenukleation (Ausschälung des Myoms) über Minilaparotomie (kleiner Bauchschnitt) oder Laparoskopie (Bauchspiegelung), bei submuköser Lokalisation per Hysteroskopie (Gebärmutterspiegelung)
- **Hysterektomie** (Gebärmutterentfernung): verschiedene Zugangswege möglich, je nach Größe und Lage der Myome:
  - Vaginal (durch die Scheide)
  - Laparoskopisch (per Bauchspiegelung)
  - Abdominal (per Bauchschnitt)

# 11.4 Bösartige Veränderungen des Uterus

## 11.4.1 Zervixkarzinom

Bösartiger Tumor des Gebärmutterhalses, der meist vom Plattenepithel ausgeht. Es ist das zehnthäufigste Karzinom der Frau in Deutschland. Durch die systematische Einführung von Früherkennungsuntersuchungen konnte die Rate der Neuerkrankungen (Inzidenz) in den letzten Jahren deutlich reduziert werden.
In der Altersverteilung finden sich 2 Gipfel (35.–45. Lj. und 65.–75. Lj.).

**Risikofaktoren**
Eine persistierende Infektion mit humanen Papillomaviren (HPV) der Hochrisikogruppen ist in 97 % der Fälle ursächlich für die Entstehung des Zervixkarzinoms. Die HP-Viren werden u. a. durch Geschlechtsverkehr (auch durch oralen/analen Verkehr) übertragen.
Weitere Risikofaktoren sind Nikotinabusus, häufig wechselnde Geschlechtspartner (Promiskuität) und schlechte Genitalhygiene des Mannes.

**Prävention**
- Seit 2007: Impfung gegen Humane Papilloma-Viren (HPV) der Hochrisikogruppe vor Aufnahme des ersten Geschlechtsverkehrs
- Früherkennungsuntersuchung mittels „Krebsabstrich" (sog. PAP-Abstrich) von der Cervix uteri. In Deutschland besteht ab dem 20. Lj. Anspruch auf die jährliche gynäkologische Untersuchung inkl. Abstrich.

### Symptome

- Frühsymptome: vaginale Blutungen, Kontaktblutungen (z. B. nach Geschlechtsverkehr), übelriechender Ausfluss
- Spätsymptome: Ödeme (z. B. Beine) und/oder Harnstau durch Tumorkompression, Schmerzen durch Infiltration (z. B. präsakrale Nervenbahnen, Wirbelsäule) sowie Gewichtsabnahme

### Ärztliche Diagnostik

Gynäkologische Untersuchung, Entnahme eines zytologischen Abstrichs am Gebärmutterhals oder direkte Biopsieentnahme an der Zervix.
Bestätigt sich der Karzinomverdacht, muss mittels radiologischer Verfahren eine Fernmetastasierung (Lunge, Leber) ausgeschlossen werden.

### Ärztliche Therapie

Die Therapie des Zervixkarzinoms erfolgt stadienabhängig. Die Radikalität hängt dabei allein vom Krankheitsstadium ab. Eine Einteilung erfolgt nach der TNM-Klassifikation (Mammakarzinom, ▶ 11.2.3).

- **Konisation:** bei Präkanzerosen oder Carcinoma in situ (die Basalmembran wird vom Tumor nicht durchbrochen); dabei wird ein kegelförmiges Stück des Gebärmutterhalses entfernt.
- **Trachelektomie:** Bei frühem invasivem Karzinom und junger Patientin wird nur ein Teil der Cervix uteri entfernt. Laparoskopisch erfolgt dann die Lymphadenektomie. Dieses Verfahren ermöglicht den Fertilitätserhalt und die Erfüllung des Kinderwunsches. Eine anschließende engmaschige Kontrolle der Patientin ist unabdingbar.
- **Radikale Hysterektomie nach Wertheim-Meigs:** chirurgische Standardtherapie des frühen Zervixkarzinoms. Sie beinhaltet die Hysterektomie sowie die Resektion der Parametrien und der Scheidenmanschette. Abhängig vom Alter der Frau werden die Adnexen entnommen.
- Bei metastatischem Befall der pelvinen Lymphknoten erfolgt die Entnahme. Daran schließt sich die paraaortale Lymphonodektomie an.
- **Primäre kombinierte Radiochemotherapie:** Therapie der Wahl bei höhergradigem Stadium. Es erfolgte die simultane Gabe von Chemo- und Strahlentherapie.
- **Vordere/hintere Exenteration** bei ausgedehntem Befund im höhergradigen Stadium mit Befall der Nachbarorgane (Harnblase, Scheide, Rektum)
- **Alleinige Radiotherapie** als palliatives Therapiekonzept im fortgeschrittenen Stadium

## 11.4.2 Endometriumkarzinom (Korpuskarzinom)

Das Endometriumkarzinom ist ein maligner Tumor des Uterus, der von der Gebärmutterschleimhaut ausgeht. Es ist das vierthäufigste Karzinom der Frau, der Altersgipfel liegt zwischen dem 65.–70. Lebensjahr.
Die Mehrheit der Karzinome wird in einem frühen Stadium erkannt und hat daher eine gute Prognose.

### Risikofaktoren

Adipositas, Diabetes mellitus, arterielle Hypertonie, metabolisches Syndrom, Kinderlosigkeit.

### Symptome

Postmenopausale Blutung, fleischwasserfarbener vaginaler Ausfluss.

### Ärztliche Diagnostik

! Jede postmenopausale vaginale Blutung muss abgeklärt werden.

Die Diagnostik beinhaltet, je nach Anamnese, vaginale Untersuchung und Ultraschall. Des Weiteren ist eine histologische Sicherung mittels fraktionierter Curetage (getrennte histologische Proben aus Cervix und Corpus uteri) indiziert. Bestätigt sich der Karzinomverdacht, wird mittels radiologischer Verfahren eine Fernmetastasierung (Lunge, Leber) ausgeschlossen.

### Ärztliche Therapie

Die Therapie richtet sich nach dem Stadium der Erkrankung. Die Einteilung des Endometriumkarzinoms erfolgt nach der TNM-Klassifikation (Mammakarzinom, ▶ 11.2.3).

#### Operative Therapie

- **Laparotomie oder laparoskopisches Verfahren:** Hysterektomie und Entfernung beider Adnexen und ggf. der Beckenlymphknoten
- Entnahme einer **Spülzytologie** aus dem Bauchraum, um freie Tumorzellen in der Bauchhöhle nachzuweisen, da dies entscheidend für die weitere Therapie und Prognose ist
- Im fortgeschrittenen Stadium ggf. Verkleinerung des Tumorgewebes (**Tumordebulking**) zur Verhinderung von Komplikationen (Ileus, Kloakenbildung)

#### Strahlentherapie

Sie wird eingesetzt, um die Lokalrezidivrate zu senken.

- In niedrigen Stadien nicht notwendig
- In höheren Stadien Bestrahlung des Scheidenstumpfs und/oder des Beckens postop.

#### Chemotherapie

Die Chemotherapie spielt im kurativen Setting keine Rolle. Sie kann bei einem Rezidiv oder im palliativen Krankheitsstadium eingesetzt werden.

# 11.5 Bösartige Veränderungen des Ovars

## 11.5.1 Ovarialkarzinom

Maligne Tumore der Adnexen sind die fünfthäufigste Karzinomerkrankung der Frau in Deutschland. Meist gehen diese Malignome vom Ovar aus. Das Erkrankungsalter liegt zwischen dem 50.–70. Lebensjahr.

Risikofaktoren sind frühe Menarche, späte Menopause, Kinderlosigkeit, belastete Familienanamnese, Mammakarzinom in der Eigenanamnese.

Die Problematik des Ovarialkarzinoms besteht in seiner Aggressivität, den unzureichenden Früherkennungsmaßnahmen und der hohen Rezidivrate.

### Symptome

Die Mehrzahl der Ovarialkarzinome wird erst in einem späten Stadium erkannt. Klinisch zeigen sich bei höhergradigen Karzinomen oft eine Bauchumfangszunahme (durch Aszites), gastrointestinale Beschwerden (durch komprimierende Tumormasse) und tumorbedingte Kachexie. Diese Kombination aus Tumorkachexie, großem Bauchumfang und eingefallenem Gesicht wird als **Facies ovarica** bezeichnet.

Die frühen Formen machen häufig klinisch keine Beschwerden.

### Ärztliche Diagnostik

Bei V.a. ein Ovarialkarzinom gehören Anamnese, körperliche und gynäkologische Untersuchung, laborchemische Bestimmung von Tumormarkern (u.a. CA-125) und eine sonografische Untersuchung des kleinen Beckens und Abdomens zur Diagnostik. Weiterführende Untersuchungen sind eine Schnittbildgebung des Abdomens (MRT/CT), sowie die Beurteilung des Darms (Rektoskopie/Koloskopie).
Eine Fernmetastasierung (Lunge, Leber) wird mittels radiologischer Verfahren ausgeschlossen.

! Eine diagnostische Punktion suspekter Ovarialtumoren ist kontraindiziert, da die Gefahr der Tumoraussaat besteht.

### Ärztliche Therapie

Einteilung gemäß TNM-Klassifikation (Mammakarzinom, ▶ 11.2.3). Das Ovarialkarzinom ist nicht strahlensensibel und somit für eine Radiatio nicht zugänglich. Die Behandlung sollte nur in spezialisierten Zentren erfolgen, da dies ausschlaggebend für den Therapieerfolg und die Prognose der Patientin ist.

#### Operativ

Die operative Therapie hat das Ziel, den Tumor vollständig zu entfernen. Jeder verbliebene intraabdominale Tumorrest > 1 cm verschlechtert das Überleben. Die Radikalität der OP ist damit entscheidend für den weiteren Verlauf.

- Entnahme einer Spülzytologie, Hysterektomie, Adnexektomie, Omentektomie (Entfernung des Omentum majus), Biopsieentnahme aus Peritoneum und suspekten Arealen, pelvine und paraaortale Lymphadenektomie
- Ggf. Entfernung weiterer Tumorherde (z.B. Milz, Peritoneum). Die chirurgische Radikalität soll eine optimale Ausgangssituation für die Wirksamkeit der medikamentösen Therapie erreichen.
- Bei ausgedehnten intraabdominellen Befunden und fortgeschrittener Tumorerkrankung wird durch das sog. „Tumordebulking" versucht, eine Verbesserung der Beschwerdesymptomatik zu erreichen.

#### Medikamentös

Nach Abschluss der Wundheilung und postoperativer Erholungsphase (ca. 4–6 Wochen) wird die medikamentöse Therapie begonnen. Je nach Erkrankungsstadium kommt eine Chemotherapie mit Zytostatika zum Einsatz. Eine Immuntherapie mit einem Antikörper kann in höheren Stadien diskutiert werden.

# 11.6 Lageveränderungen der Beckenorgane

## 11.6.1 Deszensus und Prolaps

### Deszensus

Eine Senkung der Organe des kleinen Beckens durch Lockerung, Schwäche oder Überdehnung von Bändern und Muskulatur wird als Deszensus bezeichnet.

**Formen** (▶ Abb. 11.6)

- **Descensus vaginae:** vordere und/oder hintere Scheidenwand im Scheideneingang sichtbar
- **Zystozele:** Senkung der Blase in die Scheide
- **Rektozele:** Senkung des Enddarms in die Scheide
- **Descensus uteri:** Senkung des Uterus. Je nach Ausprägung kann die Portio im Scheideneingang sichtbar sein.

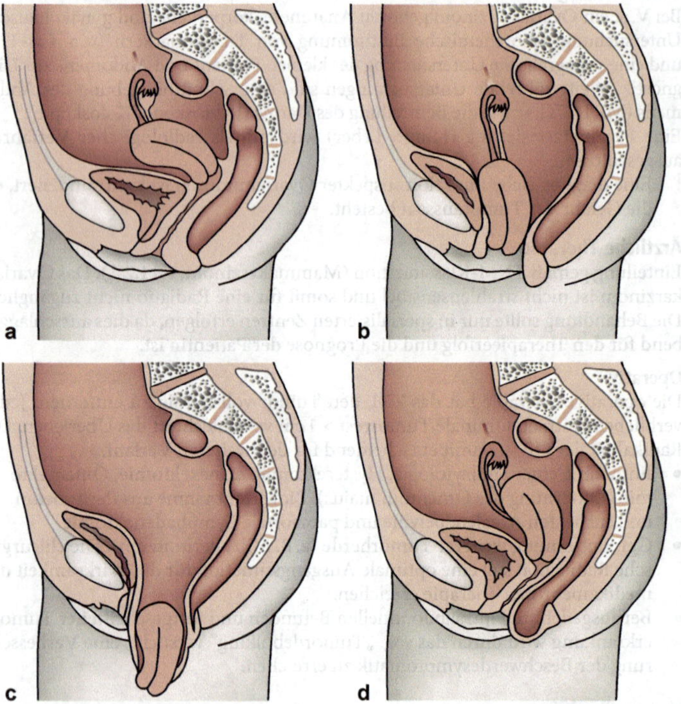


Abb. 11.6 Prolapsstadien: a) Normalbefund des weiblichen Genitales; b) Descensus vaginae; c) Partialprolaps; d) Rektozele [L234]

## Prolaps (▶ Abb. 11.6)

- **Partialprolaps:** Ein Teil des Uterus liegt außerhalb der Vulva.
- **Totalprolaps:** Der gesamte Uterus liegt vor der Vulva.

### Ursachen

Anzahl der Geburten, hohes Geburtsgewicht der Kinder (> 4000 g), peripartale Verletzungen des Beckenbodens (Dammriss, Episiotomie), Schwäche des Bindegewebes, insbesondere nach der Menopause, Überdehnung des Beckenbodens durch Übergewicht oder schwere körperliche Arbeit (z. B. schweres Tragen), Nikotinabusus.

### Symptome

- Druckgefühl nach unten
- Rückenschmerzen im Lendenwirbelbereich
- Harnentleerungsstörungen mit Restharnbildung, dadurch rezidivierende Harnwegsinfekte

- Obstipation
- Bei Partial- oder Totalprolaps: Druckulzera an Portio und Scheide mit begleitender Blutung und vaginalem Ausfluss

**Ärztliche Therapie**

- Beratung zur Gewichtsreduktion bei Übergewicht
- Nikotinentwöhnung
- Obstipationsprophylaxe
- Beckenbodentraining und Elektrostimulation
- Vaginale Einlage eines Pessars als mechanische Maßnahme in Kombination mit einer lokalen Östrogentherapie (Salbe, Zäpfchen) zur Vermeidung von Irritationen und Ulzerationen der Schleimhaut
- Operationen zur Wiederherstellung der normalen anatomischen Lageverhältnisse:
  - **Vaginale Hysterektomie** bei alleinigem Descensus uteri
  - **Sakrokolpopexie, sakrospinale Fixation** bei Vaginalstumpfprolaps nach stattgefundener Hysterektomie
  - Bei Zysto- und/oder Rektozele: verschiedene Formen der Scheidenplastik (**vordere/hintere Kolporrhaphie**) oder Scheidenaufhängung (**Kolposuspension**)

## Physiotherapie

▶ 11.6.3

**Physiotherapie präoperativ**

Eine intensive physiotherapeutische Behandlung sollte mindestens drei Monate vor einer geplanten Senkungsoperation begonnen werden, um die Wahrnehmungsfähigkeit für den Beckenboden zu schulen und die Beckenbodenmuskulatur zu kräftigen.

**Physiotherapie postoperativ**

Jeder operative Eingriff zur Behebung der Senkungsbeschwerden kann zu einer Schädigung der sensiblen und motorischen Nervenäste im Bereich des Beckenbodens führen. Eine gute postop. Nachbehandlung ist erforderlich.

### Struktur/Funktion

- DKPT-Prophylaxe (▶ 1.3.3) ab 1. postop. Tag
- Wiederaufnahme des Beckenbodentrainings (s.o.) zur Sicherung des OP-Ergebnisses

## 11.6.2 Harninkontinenz

Harninkontinenz ist das Unvermögen, die Urinausscheidung zu kontrollieren. Es kommt zu einer Störung des fkt. Zusammenspiels zwischen der Speicherfunktion und der willkürlichen Entleerung der Harnblase. Die genaue Diagnostik erfolgt durch eine urodynamische Untersuchung, welche die genaue Anamnese, gynäkologische Untersuchung, den klinischen Inkontinenztest sowie urodynamische Messung und Ultraschall beinhaltet.
Weiterhin ist ein Miktionstagebuch sinnvoll, in dem Häufigkeit, Situation und Begleiterscheinungen im Alltag durch die Pat. selbst dokumentiert werden.

## Formen der Inkontinenz

### Belastungsinkontinenz (60–70 %)

(▶ Abb. 11.6)

Bei einer Erhöhung des intraabdominellen Drucks (z. B. beim Husten oder Niesen) übersteigt der vesikale Druck den Verschlussdruck des Schließmuskelsystems, es kommt zum unwillkürlichen Urinverlust.

#### Einteilung

- Grad I: Harnverlust bei Lachen, Niesen, Husten
- Grad II: Harnverlust bei körperlicher Aktivität (Laufen, Aufstehen, Hinsetzen)
- Grad III: Harnverlust ohne Belastung

#### Ursachen

Ursache der Belastungsinkontinenz ist meist eine Beckenbodenschwäche durch:

- Vorausgegangene Geburten (v. a. schweres Geburtsgewicht)
- Schwere körperliche Arbeit
- Adipositas
- Alter
- Östrogenmangel (Menopause)

#### Ärztliche Therapie

**Konservativ**

- Gewichtsreduktion bei Übergewicht
- Medikamentöse Therapie (Duloxetin)
- PT/Beckenbodengymnastik (▶ 11.6.3, ▶ 11.7.2)
- Vaginale Pessartherapie bei begleitender Deszensus-Problematik

**Operativ**

- **TVT** (tension-free vaginal tape): Anlage eines spannungsfreien Bändchens unter der Urethra. Das Band fixiert sich durch die raue Oberfläche selbst und verhindert das Absinken der Urethra bei Zunahme des intraabdominalen Drucks.
- **TOT** (transobturatorisches Tape): Das Band wird durch das Foramen obturatum gelegt. In den Monaten nach der Operation ergänzt einsprossendes körpereigenes Bindegewebe die Zugkraft des Bandes.
- **Kolposuspension nach Burch:** Über einen Pfannenstielschnitt wird die Scheidenvorderwand hinter der Symphyse angehoben, um Harnröhre und Blasenhals wieder in ihren anatomischen Winkel zu bringen.

### Dranginkontinenz, Urge-Inkontinenz (10–20 %)

Es handelt sich hierbei um eine Funktionsstörung des M. detrusor vesicae. Selbst bei geringer Blasenfüllung kommt es zu unwillkürlichem Harnabgang. Man unterscheidet:

- **Motorische Dranginkontinenz:** spontane Aktivierung des Detrusors bei fehlender nervaler Hemmung,
- **Sensorische Dranginkontinenz:** gesteigerter Harndrang mit nachfolgender reflektorischer Entspannung des Beckenbodens.

Die Symptomatik besteht aus kurzen Miktionsintervallen (Pollakisurie) mit bis zu 2–4 Miktionen/Std. Oft ist der Harndrang so stark, dass eine willentliche Unterdrückung nicht möglich ist (sog. imperativer Harndrang).

**Ärztliche Therapie**

Mittel der Wahl ist die medikamentöse Therapie (Anticholinergika, muskulotrope Relaxanzien), lokale Östrogentherapie, sowie die Sanierung eines bestehenden Harnwegsinfekts.
Spez. Blasentraining (Physiotherapie s. u.): Unter Verwendung eines Miktionsprotokolls werden krankhaft veränderte Miktionsgewohnheiten re-konditioniert. Die Miktion soll dabei immer weiter hinausgezögert werden mit dem Ziel, einen verlängerten zeitlichen Abstand zwischen den Miktionen zu erreichen.
Eine psychosomatische Mitbetreuung kann angeboten werden.

**Mischformen (20–30 %)**

**Reflexinkontinenz**

Bei der **Reflexinkontinenz** besteht die Ursache des Urinverlusts in einer pathologischen Veränderung der Reflexaktivität.
Ursachen einer Reflexinkontinenz können eine Störung oder Verletzung des Gehirns oder der Nervenbahnen des Rückenmarks sein, die das für die Blasenentleerung verantwortliche Steuerungszentrum im Gehirn mit Blase und Schließmuskel verbinden. Liegt die Schädigung auf Höhe des Rückenmarks (z. B. traumatischer Querschnitt), spricht man von einer **spinalen Reflexinkontinenz.** Die Blase wird bei einem gewissen Füllungsvolumen reflexartig und unkontrolliert entleert, ohne dass der Pat. einen Harndrang verspürt.
Bei einer **supraspinalen Reflexinkontinenz** (z. B. Demenz, Morbus Parkinson) liegt der Ort der Schädigung im Gehirn. Eine willkürliche Miktion ist nicht mehr möglich, es kommt zu einem unwillkürlichen Urinabgang in unterschiedlichen Mengen und Intervallen.
Durch die unphysiologische Blasenentleerung entstehen hohe Drücke in der Blase, die die Nieren dauerhaft schädigen können und das Hauptproblem der Reflexinkontinenz darstellen. Therapeutisch steht daher eine Senkung dieser Drücke im Vordergrund. Hierzu können regelmäßige Selbstkatheterisierungen durch den Pat. oder eine dauerhafte Versorgung mit einem Katheter erfolgen. Auch eine elektrophysiologische Stimulation der sakralen Nervs kann Bestandteil der Therapie sein.
Die neurologische Therapie steht im Vordergrund (▶ 9.23.1).

**Überlaufinkontinenz**

Ursache ist eine übervolle, stark gedehnte Blase, meist bei gestörter Blasensensibilität. Wenn der Blasendruck den Harnröhrenverschlussdruck übersteigt, kommt es zum unwillkürlichen Harnabgang. Die Blase wird dabei nicht komplett geleert. Es folgt Restharnbildung mit der Gefahr rezidivierender Harnwegsinfekte und einer Schädigung des oberen Harntrakts durch den entstehenden Rückstau.
Als Therapie stehen medikamentöse, konservative (Blasenkatheter) und operative Maßnahmen zur Verfügung.

## 11.6.3 Physiotherapie bei Beckenbodeninsuffizienz

**Anamnese zum Beckenboden**

- Art der Beschwerden: z. B. Druckgefühl nach „unten", Inkontinenz, tiefer Rückenschmerz
- Seit wann treten die Beschwerden auf?
- Besteht Neigung zur Obstipation?

- Anzahl der Schwangerschaften und Geburten, Geburtstraumata (Dammriss III. oder IV. Grades; Zangen- oder Saugglockengeburt)?
- Welche körperlichen Belastungen bestehen im Alltag, im Beruf, beim Sport: z. B. schweres Heben und Tragen, langes Stehen, Joggen?
- Verstärkte Druckbelastung durch Husten (bei Asthma, Bronchitis, Raucherhusten)?
- Kenntnisse über Lage und Funktion der Beckenbodenmuskulatur?
- Ist isoliertes Anspannen der Beckenbodenmuskulatur möglich?



### Funktionsbefund der Bauchmuskulatur

▶ 11.9.2

! Belastungen dürfen die Haltekraft des Beckenbodens nicht übersteigen.

### Ziel

Kontinenz in allen Situationen des tgl. Lebens.

### Aktivität/Partizipation

#### Patientin informieren

- Lage, Aufbau und Funktion des Beckenbodens mithilfe von Bildmaterial oder am Beckenmodell besprechen
- Physiologisches Zusammenspiel von Beckenboden- und Bauchmuskulatur erklären
- Bei Druckbelastung des Beckenbodens im Alltag durch häufiges schweres Heben, Tragen und langes Stehen ist ggf. eine Änderung am Arbeitsplatz erforderlich. Ggf. Einkaufstasche auf Rädern benutzen.
- Bei starker Druckbelastung durch Asthma, chron. Bronchitis, Raucherhusten die Grundkrankheit ärztlich behandeln lassen. Obstipation vermeiden durch ballaststoffreiche Ernährung und ausreichende Trinkmenge.
- Tgl. Üben unauffällig in die Alltagsaktivitäten einbauen. Bei Belastungssituationen wie Zähneputzen, Telefonieren, Warten an der Ampel Beckenbodenspannung einnehmen, unter Beachtung der erlernten Regeln.
- Belastend für den Beckenboden sind falsch ausgeführte Sportarten wie z. B. Joggen, Tennis und Krafttraining mit zu schweren Gewichten, zu großen Schritten und/oder falscher Atemtechnik.
- Geeignete Sportarten sind z. B. Nordic Walking, Fahrradfahren.

#### Motivation fördern

- Entscheidend für den Erfolg einer konservativen Senkungsbehandlung ist die Motivation der Pat. zum kontinuierlichen tgl. Üben. Um den Trainingszustand der rehabilitierten Muskulatur zu erhalten, muss das Erlernte in den Alltag übertragen werden.
- Aufklärung darüber, dass kontinuierliches Training
  - ggf. eine Senkungsoperation überflüssig machen kann.
  - bei unumgänglicher OP den Operationserfolg sichern hilft.
  - Inkontinenz und sexuelle Empfindungsfähigkeit verbessern kann.

#### Miktionsverhalten trainieren

Informationen geben: Pat. sollen lernen, ihre Blase nicht vorbeugend zu entleeren, sondern den Toilettengang so lange wie möglich aufzuschieben. Vorlagen können helfen, im Alltag sicherer zu werden. Dadurch vergrößert sich der Aktionsradius und die Pat. sind in der Lage, wieder am gesellschaftlichen Leben teilzunehmen.

**Blasentraining:**
- Registrieren des Harndrangs
- Miktionsintervalle allmählich verlängern
- Miktionsprotokoll über die Dauer der Intervalle kann zum Weiterüben motivieren
- Die Intervalle langsam verlängern (bis auf ca. 3–4 Std.).
- Langsames Abbauen der durch die Inkontinenz bedingten Einschränkungen und Hilfsmittel

### Struktur/Funktion

#### Beckenbodenspannung erarbeiten

Rückbildungsprogramm (▶ 11.9.3); fkt. Sphinktertraining (▶ 12.1.3).

**ASTE** Hockersitz; Becken, Brustkorb, Kopf in die Körperlängsachse (KLA) eingeordnet:
- Ertasten der knöchernen Strukturen des Beckens: Beckenschaufel, Sitzbeinknochen, Steißbeinspitze, Schambeinkante (Hinweis, dass Beckenboden zwischen Symphyse, Steißbein und Sitzbeinen aufgehängt ist)
- Kirschkernkissen diagonal auf den Hocker legen und draufsetzen. KLA beachten!
  - Hinteren Zipfel des Kirschkernkissens nach vorne schieben, ohne die AKH aufzugeben. Dabei kommt es zu einer minimalen Bewegung des Steißbeins nach vorne (Aktivierung des Diaphragma pelvis/M. levator ani).
  - Die beiden seitl. Zipfel des Kissens zusammenschieben. Die Sitzbeinhöcker sollen ihren Abstand zueinander verkürzen (Aktivierung des Diaphragma urogenitale).
  - Mit dem Beckenboden „einen Kirschkern rauspicken" (Aktivierung der Schließmuskelschicht).
  - Übungen mit der AA kombinieren

**ASTE** Kutschersitz:
- Eigenen Puls tasten und im Rhythmus abwechselnd Harnröhren- und Afterschließmuskel anspannen
- Wahrnehmung über Visualisierung

**ASTE** Hockersitz:
- Mit dem Beckenboden z. B. „Fahrstuhl fahren", einen „Schwamm ausdrücken", „zwinkern"
- Beckenbodenspannung mit Hilfsmitteln, z. B. intravaginale Gewichte
- Bio-Feedback (▶ 1.3.1)

#### Sensibilisierung für Druckbelastung im Alltag

▶ 11.7.2

# 11.7 Schwangerschaft

## 11.7.1 Physiologie der Schwangerschaft

### Feststellung der Schwangerschaft

In den meisten Fällen wird die Schwangerschaft durch die Frau selbst festgestellt. Nach Ausbleiben der Menstruation kann ein Schwangerschaftstest (β-HCG aus dem Urin) durchgeführt werden. Des Weiteren wird zwischen verschiedenen Schwangerschaftszeichen unterschieden.

- Unsichere Schwangerschaftszeichen: Appetitstörung, Übelkeit, Erbrechen, Ermüdbarkeit, Schwindel, livide Verfärbung der Vagina, aufgelockerter Uterus
- Wahrscheinliche Schwangerschaftszeichen: Ausbleiben der Menstruation, positiver Schwangerschaftstest
- Sichere Schwangerschaftszeichen: sonografische Darstellung der Schwangerschaft, Nachweis kindlicher Herztöne im Ultraschall



## Berechnung des Geburtstermins

Die Schwangerschaftsdauer beträgt ab dem Tag der Konzeption (Befruchtung) ca. 267 Tage (38 Wochen).

- **Naegele-Regel:** errechneter Termin (E. T.) = Konzeptionstermin – 7 Tage – 3 Monate + 1 Jahr (Nachteil: Konzeptionstermin muss bekannt sein)
- **Erweiterte Naegele-Regel** (bei unbekanntem Konzeptionstermin): voraussichtlicher Entbindungstermin = 1. Tag der letzten Menstruation – 3 Monate + 7 Tage +1 Jahr
- Nur etwa 4 % aller Kinder kommen am errechneten Termin zur Welt. ⅔ werden innerhalb von +/- 10 Tagen um den E. T. geboren.

## Schwangerenvorsorge

Im Rahmen der Vorsorgeuntersuchungen wird eine kontinuierliche Betreuung der Schwangeren durch medizinisches Personal (Arzt, Hebamme) ermöglicht. Dadurch können Risiken und Probleme frühzeitig erkannt werden. Die rechtliche Grundlage hierfür bilden die Mutterschaftsrichtlinien, die vom gemeinsamen Bundesausschuss der Ärzte und Krankenkassen erstellt werden. Sie sind rechtlich bindend.

### Mutterpass

Der Mutterpass dient als standardisierte und transportable Dokumentation der Untersuchungsergebnisse im Rahmen der Schwangerenvorsorge. Die Schwangere sollte dieses Dokument immer bei sich haben.

### Ablauf der Vorsorge

- 6.–10. SSW (Erstvorstellung): Feststellung der Schwangerschaft (US), Anamnese, Risikoprofil, Blutuntersuchungen (u. a. Blutgruppe, Antikörpersuchtest, Röteln-Immunität)
- 8.–12. SSW: Mutterpass ausstellen, 1. US-Screening (Schwangerschaftsalter, Einling/Mehrling, sonstige Auffälligkeiten)
- Folgende Kontrollen aller 4 Wochen
- 18.–22. SSW: 2. US-Screening (Darstellung der kindl. Organe, Wachstum, Plazenta, Fruchtwasser)
- Folgende Kontrollen alle 4 Wochen
- 24.–28. SSW: oraler Glukosetoleranztest – Ausschluss Gestationsdiabetes (Erkrankungen in der SS, ▶ 11.7.4)
- 28.–32. SSW: 3. US-Screening (Beurteilung von kindl. Wachstum, Plazenta, Fruchtwasser)
- Ab der 32. SSW Kontrollen alle 2 Wochen
- Ab dem errechneten Termin Kontrolle alle 2 Tage
- Abschlussuntersuchung nach dem Wochenbett 6–8 Wochen nach der Entbindung

### Bestandteile der Vorsorgeuntersuchungen

- Vitalparameter (Blutdruck, Gewicht)
- Stand des Uterusfundus (▶ Abb. 11.7)

- Lage des Kindes
- Nachweis der kindlichen Herzaktion: bis zur 25. SSW sonografisch, danach bei Indikation mittels Kardiotokogramm (CTG). Das CTG zeichnet die fetale Herzfrequenz sowie die maternale Uterusaktivität auf.
- Vaginale Untersuchung (vaginaler pH-Wert, mikroskopisches Nativpräperat)
- Labor:
  - Urinuntersuchung (Zucker, Eiweiß, Nitrit, Ketone, Blut)
  - Blutuntersuchung (nicht bei jeder Vorsorgeuntersuchung): Hämoglobin, Lues-Suchtest, Röteln-Titer, Chlamydien, Hepatitis-B-Serologie
  - HIV-Test (nur nach Einwilligung der Schwangeren)

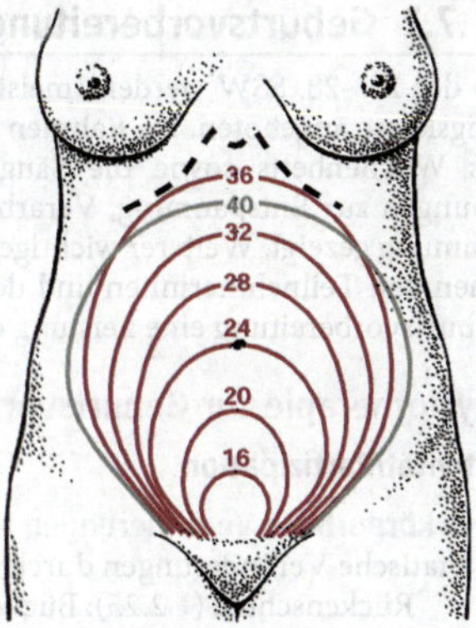

Abb. 11.7 Fundusstände [L190]

### Schwangerenberatung

- **Mutterschutzfrist:** 1. Tag der 35. SSW bis 8 Wo. nach der Entbindung, bei Frühgeburten und Mehrlingsschwangerschaften bis zu 12 Wo. nach der Entbindung
- **Beschäftigungsverbot** während der Schwangerschaft für Akkord-, Fließband-, Nacht- und Feiertagsarbeit sowie für Arbeiten, bei denen die Schwangere schädigenden Einflüssen ausgesetzt ist (schwere körperliche Arbeit, Erschütterung, Umgang mit schädigenden Stoffen oder Strahlen, Infektionsrisiken)
- **Kündigungsverbot** besteht während der Schwangerschaft, der Mutterschutzfrist und 4 Monate nach der Entbindung
- **Ernährung:** nährstoff- und ballaststoffreiche Kost bevorzugen. Übergewicht vermeiden, aber keine Diät beginnen. Kleinere Mahlzeiten bevorzugen (5–6 pro Tag).
- **Nahrungsergänzungsmittel:** Bereits vor Konzeption sollte die Einnahme von **Folsäure** begonnen werden, um u. a. Neuralrohrdefekten vorzubeugen. Aufgrund des deutschlandweiten Jodmangels ist die Einnahme von **Jodid** (bei fehlender Kontraindikation) über den gesamten Zeitraum der Schwangerschaft und Stillzeit indiziert. Weitere Nahrungsergänzungsmittel (z. B. Eisen) erfolgen in Abhängigkeit der Laborbefunde und nach ärztlicher Rücksprache.
- **Genussmittel:** Kaffee und Schwarztee sind erlaubt. Alkohol und Nikotin sind, auch in geringen Mengen, *nicht* zulässig, da sie das ungeborene Kind schädigen.
- **Medikamente:** Neuverordnungen nach Rücksprache mit dem betreuenden Gynäkologen. Bestehende Dauermedikation im Sinne einer Verträglichkeit in der Schwangerschaft überprüfen. Ggf. schon vor Konzeption Umstellung auf ein zulässiges Präparat.
- **Reisen** vom Schwangerschaftsalter und Befinden abhängig machen. Langes Sitzen sowie Extremtouren vermeiden. Flugreisen sind bei problematischer Schwangerschaft kontraindiziert. In höheren Schwangerschaftswochen wird der Transport von schwangeren Fluggästen durch die Fluggesellschaften abgelehnt.
- **Sport:** ▶ 11.7.6

## 11.7.2 Geburtsvorbereitung

Ab der 25.–28. SSW werden (meist von Hebammen geleitete) Geburtsvorbereitungskurse angeboten. Im Rahmen dieser Kurse werden Verlauf der Geburt und des Wochenbetts sowie die Säuglingspflege besprochen. Außerdem werden Übungen zur Entspannung, Verarbeitung der Wehentätigkeit und Körperwahrnehmung gezeigt. Weiterer wichtiger Bestandteil ist der Erfahrungsaustausch zwischen den Teilnehmerinnen und den begleitenden Hebammen. Seit 2003 ist die Geburtsvorbereitung eine Leistung der GKV.



### Physiotherapie zur Geburtsvorbereitung

#### Aktivität/Partizipation

**Über körperliche Veränderungen in der SS aufklären**

- Statische Veränderungen durch die Gewichtszunahme:
  - Rückenschule (▶ 2.25): Bücken und Heben üben
  - Haltungskorrektur zur Vermeidung einer unphysiologischen Haltung (▶ 1.3.7)
- Schnellere Ermüdbarkeit der Muskulatur durch Kalzium- und Magnesiummangel; Neigung zu nächtlichen Wadenkrämpfen

! Kalzium- und Magnesiumpräparate, Füße warm halten

- Blutvolumensteigerung von 30 % bedeutet vermehrte Belastung für das Herz-Kreislauf-System. Bei Auftreten von Schwindel oder Übelkeit beim Aufstehen aus der RL über die SL zum Sitz hochkommen.
- Vena-cava-Kompressionssyndrom

! Flache RL vermeiden

- Weitstellung der Venen kann zu venösem Rückstau in den Beinen und zu Varizen bzw. Hämorrhoiden führen:
  - Kreislaufanregende und entstauende Übungen zur Förderung des Venenrückstroms (▶ 1.3.3)
  - Knie-Ellenbogen-Stand und Käferstellung zur Beckenraumentstauung
  - Tgl. ½–1 Std. spazieren gehen, ggf. Stützstrumpfhosen tragen
  - Beine öfter (auch nachts) hochlagern
- Stärkere Belastung, z. B. Treppensteigen, kann durch den Zwerchfellhochstand zu Atemnot führen
- Ab der 25. SSW kann es zu Völlegefühl und Sodbrennen kommen.

! Kleine Mahlzeiten; fette Speisen meiden

- Ab der 30. SSW können sich Schwangerschaftsstreifen (Striae) bilden. Günstig sind Maßnahmen zur Durchblutungssteigerung der Haut:
  - Zupfmassage, Streichmassage erklären und üben; Ölmassage, Wechselduschen, Bürstenmassage
- Neigung zu häufigem Wasserlassen, ausgelöst durch den Druck des Kindes auf die Blase
- Stillvorbereitung:
  - Brustwarzen abhärten durch leichte Abbürstungen mit Babyhaarbürste, rauem Frotteehandschuh
  - Bei Hohl- oder Schlupfwarzen ggf. Brustschilde tragen, Stillbücher empfehlen
  - Stimmungsschwankungen durch veränderten Hormonspiegel und durch die veränderte Lebenssituation

**Struktur/Funktion**

**Körperwahrnehmung und Entspannungsfähigkeit schulen**

- Progressive Muskelrelaxation nach Jacobson (▶ 2.31)
- Lösungstherapie nach Haase (▶ 2.17)
- Yoga
- Massage, ausgeführt mit der Hand, einem Tennis- bzw. Noppenball oder einer Massagerolle

**Wehenerleichternde und geburtsfördernde Körperhaltungen erlernen**

▶ Abb. 11.8

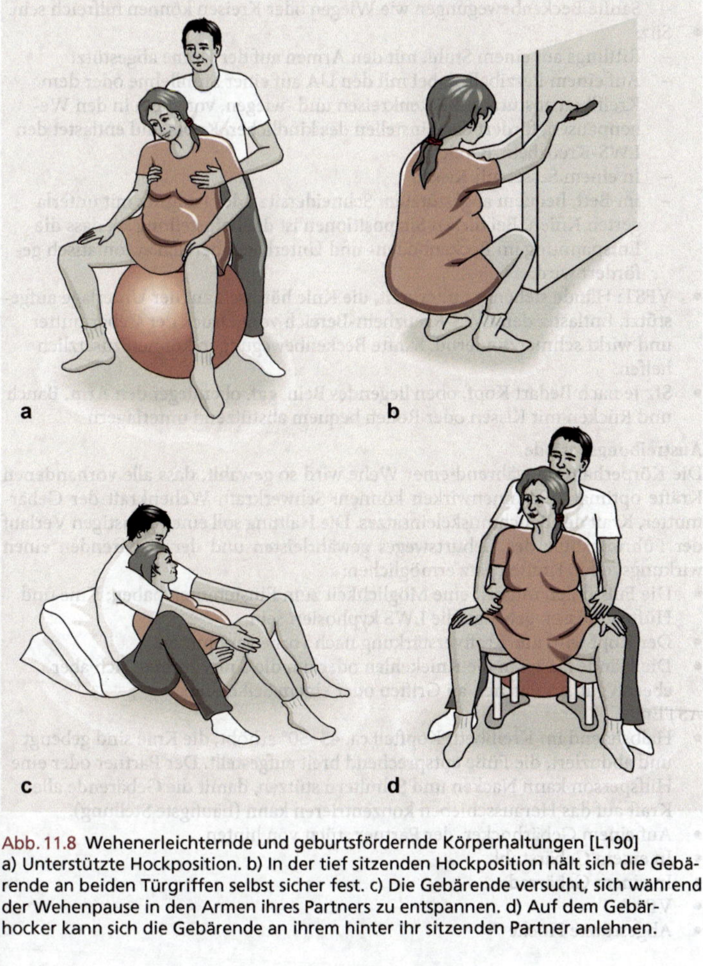


Abb. 11.8 Wehenerleichternde und geburtsfördernde Körperhaltungen [L190]
a) Unterstützte Hockposition. b) In der tief sitzenden Hockposition hält sich die Gebärende an beiden Türgriffen selbst sicher fest. c) Die Gebärende versucht, sich während der Wehenpause in den Armen ihres Partners zu entspannen. d) Auf dem Gebärhocker kann sich die Gebärende an ihrem hinter ihr sitzenden Partner anlehnen.

**Eröffnungsperiode**

Die günstigste Position, sowohl während einer Wehe als auch in den Wehenpausen, ist die, in der sich die Gebärende am wohlsten fühlt.

- Stand: Füße hüftbreit, Knie in leichter Flex., Hüftgelenke in Flex./Abd./AR; dadurch wird das Loslassen im Beckenboden- und Unterbauchbereich begünstigt. Der Oberkörper und/oder der LWS-Kreuzbein-Bereich sollten abgestützt sein, z. B.:
  - Am Partner anlehnen
  - Mit den Händen oder UA auf einer Fensterbank, einer Stuhllehne oder dem Kreißbett abstützen
  - Mit dem LWS-Kreuzbein-Bereich am Partner oder einer Wand abstützen
  - Sanfte Beckenbewegungen wie Wiegen oder Kreisen können hilfreich sein.
- Sitz:
  - Rittlings auf einem Stuhl, mit den Armen auf der Lehne abgestützt
  - Auf einem Pezziball, dabei mit den UA auf einer Stuhllehne oder dem Kreißbett abstützen. Beckenkreisen und -wiegen, vor allem in den Wehenpausen, fördert das Einstellen des kindlichen Kopfs und entlastet den LWS-Kreuzbein-Bereich.
  - In einem Sessel mit Kissen
  - Im Bett, bequem abgestütztem Schneidersitz oder Langsitz mit unterlagerten Knien. Bei diesen Sitzpositionen ist die Beinstellung so, dass die Entspannung im Beckenboden- und Unterbauchbereich automatisch gefördert wird.
- VFST: Hände stehen schulterbreit, die Knie hüftbreit auf der Unterlage aufgestützt. Entlastet den LWS-Kreuzbein-Bereich vom Druck der Gebärmutter und wirkt schmerzlindernd. Sanfte Beckenbewegungen können zusätzlich helfen.
- SL: Je nach Bedarf Kopf, oben liegendes Bein, ggf. obenliegenden Arm, Bauch und Rücken mit Kissen oder Rollen bequem abstützend unterlagern

**Austreibungsperiode**

Die Körperhaltung während einer Wehe wird so gewählt, dass alle vorhandenen Kräfte optimal zusammenwirken können: Schwerkraft, Wehenkraft der Gebärmutter, Kraft des Bauchmuskeleinsatzes. Die Haltung soll einen günstigen Verlauf der Führungslinie des Geburtsweges gewährleisten und der Gebärenden einen wirkungsvollen Krafteinsatz ermöglichen:

- Die Fußsohlen müssen eine Möglichkeit zum Einstemmen haben; Knie und Hüften müssen gebeugt, die LWS kyphosiert sein.
- Der Kopf wird zur Kraftverstärkung nach vorne genommen.
- Die Hände fassen in die Kniekehlen oder um die Knie, können sich aber ebenso gut am Partner, an Griffen oder einem Seil halten.

ASTEn:

- Halbsitzend im Kreißbett, Kopfteil ca. 45–50° erhöht, die Knie sind gebeugt und abduziert, die Füße entsprechend breit aufgestellt. Der Partner oder eine Hilfsperson kann Nacken und Schultern stützen, damit die Gebärende alle Kraft auf das Herausschieben konzentrieren kann (häufigste Stellung).
- Auf einem Gebärhocker, der Partner stützt von hinten
- In einem Gebärstuhl
- In einem Gebärrad
- VFST
- Abgestützte Hocke

- SL, Beine angewinkelt und das oben liegende Bein in Abduktion gestützt, LWS kyphosiert, Kopf nach vorne genommen, die Hände fassen um die Knie oder in die Kniekehlen

Die Wahl der Körperhaltung hängt vom Geburtsverlauf, den Wünschen der Gebärenden, vom Geburtshilfeteam und den technischen Möglichkeiten ab.

### Atemwahrnehmung für die Geburt schulen

- Erklären und Bewusstmachen des normalen Atemvorgangs (3-phasige Ruheatemform: EA/AA/endexspiratorische Pause)
- Atembewegung wahrnehmen. Auflegen der Hände auf Bauch, Brust, Flanken
- Veränderung der Atembewegung, des Atemrhythmus (durch Anspannung, Anstrengung, Schmerz, Angst) wahrnehmen lernen
- Erspüren der Beziehungsebenen Beckenboden–Zwerchfell–Mundraum. Bsp.: Beckenbodenmuskulatur fest anspannen, gleichzeitig Lippen fest aufeinanderpressen; Spannung in beiden Ebenen halten und dann nur die Spannung der Lippen lösen → Die Spannung im Beckenboden wird sich automatisch auch lösen.
- Einfluss der vertieften Bauchatmung auf die Beckenbodenmuskulatur wahrnehmen lernen. Bsp.: Beckenbodenmuskulatur fest anspannen, dann tief in den Bauch atmen → Bei richtiger Bauchatmung wird sich die Spannung der Beckenbodenmuskulatur automatisch lösen.
- Hyperventilationsphänomene erklären: Bei Anzeichen (Kribbeln im Bereich der Mundregion, in Händen und Füßen, Schwindelgefühl) als Sofortmaßnahme beide Hände dachartig vor den Mund und die Nase halten und die Ausatemluft eine Zeit lang wieder einatmen (Rückatmung).

### Hinweise zur Rückbildungsgymnastik geben

▶ 11.9.3

## 11.7.3 Störungen in der Frühschwangerschaft

### Extrauteringravidität (EUG)

Die Extrauteringravidität bezeichnet jede Einnistung einer Schwangerschaft außerhalb der Gebärmutterhöhle. Die häufigsten Lokalisationen sind der Eileiter, die freie Bauchhöhle, das Ovar oder die Cervix uteri.
Selten kann es auch zu einem simultanen Auftreten einer Extra- und Intrauteringravidität kommen, ebenso selten kann eine beidseitige EUG in beiden Eileitern auftreten, v. a. im Rahmen der Kinderwunschbehandlung.

#### Ursachen

- Mechanische Obstruktionen der Eileiter (Verklebungen, Z. n. stattgefundener Infektion, Z. n. operativen Eingriffen am Eileiter, Endometriose)
- Störungen der Motilität der Eileiter (hormonelle Störungen, angeborene Anomalien des Eileiters)
- Z. n. Extrauteringravidität (10 % Risiko)
- Kinderwunschbehandlung
- Einliegendes intrauterines Pessar (Spirale)

#### Symptome

- Meist irreguläre vaginale Blutungen/Schmierblutungen ca. 6–8 Wo. nach Ausbleiben der Menstruation; ggf. subjektive Schwangerschaftszeichen
- Meist krampfartige, zunehmende Unterbauchschmerzen

! **Akuter Notfall:** klinisches Bild des akuten Abdomens mit abdominalen Schmerzen und peritonealem Schockzustand ausgelöst durch eine **Eileiterruptur** (10 % d. F.). Durch die Ruptur der EUG kommt es zur massiven intraabdominalen Blutung in die Bauchhöhle. Sofortige OP-Indikation.

### Ärztliche Diagnostik

- **Anamnese:** Zyklusanamnese, Ausbleiben der Menstruation, Symptomverlauf
- **Positiver Schwangerschaftstest:** β-HCG quantitativ im Blut bestimmen, Urinschnelltest nicht ausreichend
- **Klinische Untersuchung:** akute Schmerzen, Schockzustand, vaginale Blutung
- **Ultraschall:** vergrößerter Uterus mit leerem Cavum, freie Flüssigkeit im Bauchraum; die direkte Darstellung der EUG in der Tube gelingt nur selten.

### Ärztliche Therapie

- **Exspektatives Vorgehen:** bei asymptomatischer Patientin, geringem β-HCG-Wert und fehlendem US-Befund engmaschige sonografische und laborchemische Kontrollen bis zur Negativität des β-HCG. Sorgfältige Aufklärung der Patientin.
- **Medikamentöse Therapie:** lokale oder systemische Gabe von Medikamenten (Methotrexat, Prostaglandinderivate) mit dem Ziel des Fertilitätserhalts. Auch hier nur unter engmaschiger (ggf. stationärer) Kontrolle und sorgfältiger Aufklärung.
- **Laparoskopie:** Bei ausgeprägter Klinik, Schockzustand, fortgeschrittener EUG. Dient gleichzeitig der Diagnosesicherung und der Therapie. Inzision des Eileiters und Ausschälung der EUG, ggf. Entfernung von freier Flüssigkeit aus dem Bauchraum. Ziel ist es, den Eileiter zu erhalten.

## Abort

Ein Abort ist der vollständige oder teilweise Abgang von Schwangerschaftsmaterial. Er stellt die häufigste Komplikation der Schwangerschaft dar.

- Frühabort: bis zur 12. SSW (80 % der Aborte)
- Spätabort: 12.–24. SSW
- Intrauteriner Fruchttod (IUFT): intrauterines Absterben des Feten (> 24. SSW, > 500 g)

### Diagnostik und Therapie

- Die Diagnostik bei V. a. Abort beinhaltet die genaue Anamnese sowie eine klinische und vaginale Untersuchung (u. a. Nachweis vaginaler Blutung). Mithilfe des Ultraschalls kann der Verdacht bestätigt werden (Bestimmung des Schwangerschaftsalters, fehlende Herzaktion, intrauterine Auffälligkeiten).
- Liegt ein Frühabort vor, kann je nach Klinik ein exspektatives oder operatives Behandlungsmanagement gewählt werden. Im Falle eines operativen Vorgehens wird die Ausschabung des Uterus (Abrasio) gewählt, um das Schwangerschaftsmaterial vollständig zu entfernen.
- Beim Spätabort oder IUFT muss die Geburt medikamentös eingeleitet werde. Die einfühlsame und fachlich kompetente Begleitung der Eltern durch das medizinische Team hat hierbei höchste Priorität.

## Schwangerschaftsabbruch

Ein Schwangerschaftsabbruch ist in Deutschland nach § 218 des Strafgesetzbuchs bis zur 12. Wo. post conceptionem nach erfolgter Beratung möglich. Liegt **keine medizinische Indikation** vor, ist der Eingriff zwar rechtswidrig, bleibt jedoch straffrei, solange das vorgeschriebene Beratungskonzept eingehalten wurde.

Handelt es sich um eine **medizinische oder kriminologische Indikation,** gibt es keine zeitliche Frist für den Abbruch.

### Hyperemesis gravidarum

Schwangerschaftsbedingtes Erbrechen (> 5 x/d) begleitet von Übelkeit, Gewichtsverlust, erschwerter Flüssigkeits- und Nahrungsaufnahme. Insgesamt sind ca. 50–80 % aller Frauen betroffen. Bei ausgeprägter Hyperemesis kann es zu Stoffwechselentgleisung und Exsikkose kommen.
Die Therapie ist symptomorientiert, da die Hyperemesis meist selbstlimitierend ist. Empfohlen werden mehrere kleine Mahlzeiten und Wunschkost. Unangenehme Gerüche sollten vermieden werde, ggf. kann die medikamentöse Therapie mit Antihistaminika und Anticholinergika erfolgen. Die Einnahme von Vitamin $B_6$ verringert die Schwere der Symptomatik.
Bei Stoffwechselentgleisung ist die stationäre Aufnahme mit klinischer und laborchemischer Überwachung indiziert, ggf. sollte die parenterale Ernährung begonnen werden. Die psychosomatische Begleitung gehört ebenso zum Therapiekonzept, da es oftmals einen Zusammenhang zwischen psychischer Belastung und Hyperemesis gibt.

## 11.7.4 Erkrankungen in der Schwangerschaft

### Frühgeburtlichkeit

Eine Frühgeburt ist die Entbindung des Kindes vor Vollendung der 37. Schwangerschaftswoche. Die Häufigkeit hängt von ethnischen und sozialen Faktoren ab und wird durch viele Variablen beeinflusst.

#### Ursachen für eine Frühgeburtlichkeit

- Vorzeitiger Blasensprung (Blasensprung ohne Wehentätigkeit, dadurch Infektionsgefahr)
- Vorzeitige Wehentätigkeit
- Infektionen (vaginale und systemische)
- Pathologie der Plazenta (Placenta praevia, vorzeitige Lösung der Plazenta, Plazentainsuffizienz mit Mangelversorgung des Feten durch eine Störung der plazentaren Funktion)
- Mehrlingsschwangerschaften
- Erkrankungen des Feten (Fehlbildungen, genetische Defekte)
- Anlagestörungen des Uterus (Fehlbildungen, Myome)
- Zervixinsuffizienz (vorzeitige Verkürzung der Cervix uteri)

### Maternale Erkrankungen in der Schwangerschaft

#### Gestationsdiabetes (GDM)

Es handelt sich um eine Störung der Glukosetoleranz, die erstmals in der Schwangerschaft diagnostiziert wird. Diese Stoffwechselstörung führt zur Erhöhung des maternalen und fetalen Glukosespiegels. Beim Feten führt dieses Überangebot zur Makrosomie (Geburtsgewicht > 95. Perzentile) und gleichzeitig fehlender Reife der Organe (Plazenta, Lunge, Leber).
Die Diagnose erfolgt mittels **oralem Glukosetoleranztest** (oGTT) zwischen der 24.–28. SSW im Rahmen der Schwangerenvorsorge (▶ 11.7.1). Abhängig vom Ergebnis des oGTT wird der GDM diätetisch oder medikamentös mit Insulin eingestellt. Im weiteren Verlauf der Schwangerschaft sind eine engmaschige Kontrolle

der maternalen Blutzuckerwerte (Selbstmessung, BZ-Tagebuch) und die sonografischen Kontrolle (inkl. Doppler) des Feten angezeigt.
Bei gut eingestellten GDM kann der Geburtsbeginn bis zum E. T. abgewartet werden. Zu Beginn des Wochenbetts sind Blutzuckerkontrollen angezeigt, die Insulingabe wird nach der Geburt beendet. Zum Ausschluss persistierender Glukosestörungen sollte ein oGTT nach Abschluss des Wochenbetts durchgeführt werden. 20–40 % aller Frauen mit GDM entwickeln in den folgenden 20 Jahren einen Diabetes mellitus Typ 2. Bei Z. n. GDM ist das Risiko für einen erneuten GDM in der Folgeschwangerschaft deutlich erhöht.
Wird ein GDM nicht diagnostiziert oder behandelt, kann dies schwerwiegende Folgen für Mutter und Kind haben:

- **Maternal:** Stoffwechselentgleisung bis hin zur Ketoazidose
- **Fetal:**
  - Präpartal: Fehlbildungen, IUFT, Geburtstrauma (durch hohes Geburtsgewicht)
  - Postpartal: ZNS-Schädigungen, Atemnotsyndrom, Leberfunktionsstörung

**Hypertensive Schwangerschaftserkrankungen**

- Als **schwangerschaftsinduzierte Hypertonie (SIH)** wird ein Blutdruck > 140/> 90 mmHg nach der 20. SSW definiert.
- Als **Präeklampsie** wird das simultane Auftreten von SIH und Proteinurie (Proteinausscheidung im Urin) bezeichnet. Kommen zentralnervöse Beschwerden (Kopfschmerzen, Augenflimmern), Ödeme und Oligourie (verminderte Urinausscheidung) dazu, spricht man von einer **schweren Präeklampsie.**
- **Eklampsie:** tonisch-klonische Krämpfe als Folge der Präeklampsie mit lebensbedrohlichen Zuständen für Mutter und Kind.
- **HELLP-Syndrom:** **H**ämolyse, Leberenzymerhöhung (**el**evated **l**iver enzymes), Abfall der Blutplättchen (**l**ow-**p**latelets). Neben diesen laborchemischen Veränderungen zeigt sich klinisch häufig ein rechtsseitiger Oberbauchschmerz (Leberkapselschmerz). Bei ausgeprägtem HELLP-Syndrom kann es zu Nierenversagen, Gerinnungsstörungen sowie vorzeitiger Plazentalösung kommen.

Die Diagnostik beinhaltet Anamnese (Z. n. Präeklampsie, familiäre Häufung), Erfassung der Vitalparameter, klinische Untersuchung, Laborchemie (Blut, Urin) und Sonografie. Hierbei sind neben der Fetometrie (Ausmessung des Feten) die Doppleruntersuchungen der maternalen und fetalen Gefäße essenziell.
Therapeutisch ist die frühzeitige medikamentöse Einstellung des **SIH** entscheidend. Kommt es trotz adäquater Medikation zur Entgleisung des SIH und/oder zum Bild einer **Präeklampsie,** ist die engmaschige Überwachung von Mutter und Kind notwendig. Je nach Schwangerschaftswoche und Schweregrad der Präeklampsie ist eine stationäre Aufnahme in einem Perinatalzentrum mit Option auf eine schnelle operative Entbindung (Sectio caesarea) erforderlich.
Im Falle einer **Eklampsie** stehen der Erhalt der maternalen Vitalfunktionen und die Durchbrechung des konvulsiven Anfalls im Vordergrund. Eine intensivmedizinische Behandlung ist obligat. Die engmaschige fetale Überwachung mit schnellstmöglicher Entbindung ist entscheidend, da weitere Anfälle das Leben von Mutter und Kind gefährden können.
Das **HELLP-Syndrom** hat eine unvorhersehbare Dynamik, sodass die einzige kausale Therapie die Entbindung (meist operativ mittels Sectio caesarea) ist.

### Symphysenlockerung

Es handelt sich um eine Störung mit schmerzhafter Lockerung der Symphyse. Diese Veränderung tritt aufgrund der hormonellen Einflüsse häufig bereits in der Schwangerschaft auf, manifestiert sich jedoch oft erst postpartal. Es bestehen umschriebene, starke Druckschmerzen suprasymphysär sowie im Bereich der Leisten, Hüften und im Rücken. Der Einbeinstand ist schmerzhaft bis unmöglich, ein sog. „Watschelgang" zur Schmerzvermeidung kann entstehen.

#### Ursachen

- Physiologisch kommt es im Verlauf der Schwangerschaft zu einer Weitung und Auflockerung der Symphyse als Vorbereitung auf die Entbindung.
- Peripartal zusätzliche Belastung/Überdehnung

#### Ärztliche Diagnostik und Therapie

- **Diagnostik:** Anamnese, klinische Untersuchung. Radiologische Verfahren sind meist nicht zielführend.
- **Therapie:**
  - Körperliche Schonung, orthopädische Konsultation, ggf. Anpassen eines Beckengurts zur Stabilisation
  - Medikamentöse Therapie (Analgetika, Antiphlogistika)
  - Physikalische Therapie, Beckenbodentraining, lokale Wärmetherapie

## 11.7.5 Rückenschmerzen in der Schwangerschaft

30 % aller Schwangeren berichten von Rückenschmerzen im Verlauf der Schwangerschaft. Wenn bereits vor SS-Beginn Schmerzen bestanden, erleidet über die Hälfte dieser Frauen weiterhin/erneut Beschwerden.

#### Ursachen

- Das Hormon **Relaxin** verringert die ligamentäre Festigkeit. Davon können die gesamte Wirbelsäule und die Symphyse betroffen sein.
- **Statische Veränderungen des Bewegungsapparates** ergeben sich durch das Wachstum des Uterus: Durch das **ventrale Übergewicht** (die Bauchmuskeln werden bis zu 20 % länger) kommt es zu einer Schwerpunktverlagerung nach ventral. Als Folge verlagert sich der Thorax nach dorsal.
- Die Inspektion im Stand von lateral zeigt eine vermehrte thorakale Kyphose, eine vermehrte lumbale Lordose und/oder eine vermehrte Hüftgelenksextension.

### Lumbaler Schmerz

Das sich senkende Kind drückt auf spinale Strukturen, und es kommt zur radikulären Symptomatik mit Schmerzen in der Lumbalregion:

- Ausstrahlend in ein oder beide Beine
- Ausstrahlend ins ISG

### Physiotherapie

- Haltungskorrektur ab der 12. SSW.
- Dyn. AKH vor dem Spiegel, auf dem Pezziball, auf dem Sportkreisel
- Aktivierung der tiefen, segmental stabilisierenden Muskulatur (Mm. multifidii, M. transversus abd., Diaphragma pelvis, Diaphragma urogenitale ▶ 2.18). ASTEn: Sitz, Stand, Vierfüßler- und Kniestand

- Bewegungsauftrag: SIAS zusammenziehen, Bauch „flach" und weiteratmen, 10 Sek. halten

! Es darf keine Bewegung der WS zu sehen sein.

## Beschwerden am knöchernen Beckenring/Symphysenzerrung

### Symptome



Schmerzen im Symphysen- und ISG-Bereich, v. a. bei Kontraktion der Bauchmuskulatur, bei Hüftabduktion durch Dehnung der Adduktoren sowie bei asym. Beinbewegungen (Laufen, Treppensteigen).

### Tests

- ISG-Provokation: ASTE RL, Knie- und Hüftgelenk in 90° Flex. (auf Th.-Bein). Druck in die Femurlängsachse, gleichzeitig Beckenstabilisation durch Druck auf die SIAS der Gegenseite nach dorsal/lateral. Der Test gilt als positiv, wenn Schmerz im hinteren Beckenbereich lokalisiert wird.
- Symphysenprovokationstest: ASTE Einbeinstand, Spielbein im Knie- und Hüftgelenk in 90° Flex. → Schmerzen in der Symphyse

## Physiotherapie

### Schmerzen lindern

- Wärmeanwendung auf dem Bauch
- Lagerung in SL mit Abd.-/Add.-Nullstellung des oberen Beins im Hüftgelenk, ggf. Bauch unterlagern
- Becken-/LWS-Massage in SL
- Tragen eines Symphysengürtels (Sacroiliac Belt) oder Anlegen eines Beckenkompressionstuchs

### Bauchmuskulatur aktivieren

Im Rahmen der normalen Wochenbettgymnastik (▶ 11.9.3) und unter Berücksichtigung der Schmerzgrenze.

# 11.7.6 Sport in der Schwangerschaft

*Birgit Schulte-Frei und Lars Jäger*

Bislang existieren nur wenige wissenschaftliche Ausarbeitungen bezüglich der Ausführung von Sport während der Schwangerschaft und dessen Auswirkungen auf den Beckenboden.

Erste Untersuchungen zeigen jedoch positive Auswirkungen, sowohl für die Mutter als auch für das Kind. Daher ist Sport während der Schwangerschaft bei gesunden Frauen mit einem unkomplizierten Schwangerschaftsverlauf grundsätzlich zu empfehlen.

### Schwangerschaftsbedingte Veränderungen

Im Verlauf der SS kommt es insbesondere durch die hormonelle Umstellung und die sich verändernde Statik zu einer vermehrten Belastung verschiedener Strukturen:

- Lockerung des Bindegewebes/Zunahme der Beweglichkeit der Bänder
- Gesteigerte Nachgiebigkeit der Muskeln, erhöhte Knorpelweiche, Zunahme der Gelenkflüssigkeit
- Entspannung der glatten Muskulatur von Uterus, Blase, Verdauungstrakt, Blutgefäßen

- Veränderung von Herzschlag, Atemrhythmus, Verdauung, Gebärmutteraktivität und urethralem Verschluss
- Durch den stetigen Zuwachs des Bauchs Verlängerung der Bauchmuskulatur um ca. 20 % und daraus resultierender Kraftverlust der ventralen Kette
- Aufgrund der damit einhergehenden veränderten Statik vermehrte biomechanische Beanspruchung der Gelenke (z. B. der Bandscheiben) im Stand und Gang
- Verstärkte mechanische Einwirkung auf Organe (z. B. vermehrter Druck auf die Blase)
- Veränderte Schmerzwahrnehmung

**Empfehlungen für Sport während der Schwangerschaft**

! Vorrangiges Ziel von sportlicher Betätigung ist der Erhalt der allg. Fitness.

- Während der Schwangerschaft wird grundsätzlich Sport *mit geringer/mäßiger Belastung* empfohlen. Patientinnen sollen auf ihre körpereigenen Signale achten und diese ernst nehmen.
- *Sportliche Aktivitäten mit stoßarmen Belastungen*, wie z. B. Radfahren, sind zu bevorzugen, da Stoßbelastungen und ruckartige Wechsel der Bewegungsrichtung den Beckenboden stark belasten.
- *Allg. Bewegung im Wasser* (z. B. Schwimmen) vermindert die Belastung von Gelenken und ist daher besonders zu empfehlen.
- Sportarten mit hohem Sturzrisiko oder Kontaktsportarten vermeiden.
- Ebenfalls abzuraten ist von Extremsportarten sowie Belastungen im anaeroben Bereich.
- Im Rahmen der Trainingstherapie nur Heben von Gewichten, die eine Führung des Gewichts erlauben (kein Freihanteltraining, da hierbei erhöhte Verletzungsgefahr besteht).
- Während der sportlichen Aktivität kommt es zu einem erhöhten Flüssigkeitsbedarfs, der insbesondere während der SS in ausreichendem Maße berücksichtigt werden muss.

**Tipps & Fallen**

Vielen Frauen fällt die Einschätzung der richtigen Intensität beim Sport während der Schwangerschaft schwer. Grundsätzlich sollte die Intensität im Zweifelsfall eher verringert werden. Als Faustregel kann der „Talk-Test" angewendet werden: Schwangere Frauen sollten zu jeder Zeit während des Sports in der Lage sein, eine Unterhaltung zu führen.

## 11.8 Geburt

**Geburtskanal**

Mütterliches Becken, Zervix, Scheide und Beckenboden bilden den Geburtskanal. Das Becken wird in drei Abschnitte unterteilt:

- **Querovaler Beckeneingang:** Begrenzung durch Promontorium und oberen Symphysenrand
- **Runde Beckenhöhle:** begrenzt durch die Kreuzbeinwirbel, die Beckenschaufeln und die hintere Symphysenfläche
- **Längsovaler Beckenausgang:** begrenzt durch Steißbein, untere Sitzbeinäste und unteren Symphysenrand

In der SS lockern sich die Bänder des Beckens und ermöglichen so eine Passage des kindlichen Kopfes unter der Geburt.

**Wehentätigkeit**

Wehen sind Kontraktionen der Gebärmuttermuskulatur. Koordinierte Wehen breiten sich vom Fundus Richtung Gebärmutterhals aus und treiben das Kind zum Beckenboden. Im letzten Schwangerschaftsdrittel sind 3 Wehen pro Std. normal. In der Anfangsphase der Geburt kommt es zu regelmäßigen Wehen (ca. 3 Wehen alle 10 Min.). Diese bewirken eine Verkürzung und Öffnung des Muttermunds.

## 11.8.1 Geburtsverlauf

Der normale Geburtsverlauf gliedert sich in drei Phasen:

- Eröffnungsperiode (EP)
- Austreibungsperiode (AP)
- Nachgeburtsperiode

**Eröffnungsperiode**

Zeitraum vom Beginn regelmäßiger Wehentätigkeit bis zur vollständigen Eröffnung des Muttermundes (= 10 cm). Bei Erstgebärenden bis ca. 12 Stunden, bei Mehrgebärenden etwa 2–8 Stunden.

! Tritt ein vorzeitiger Blasensprung (Blasensprung ohne regelmäßige Wehentätigkeit) auf und der kindliche Kopf liegt noch nicht fest im mütterlichen Becken, ist ein liegender Transport der Patientin angezeigt, um einen möglichen Nabelschnurvorfall und damit eine Komprimierung der Nabelschnurgefäße zu verhindern.

**Austreibungsperiode**

- Zeitraum von der vollständigen Muttermunderöffnung bis zur Geburt des Kinds. Bei der Erstgebärenden ca. 1 Std., bei der Mehrgebärenden ca. 20–30 Min. Das Kind tritt in dieser Zeit durch das Becken (▶ Abb. 11.9).
- Im letzten Teil der Austreibungsphase empfindet die Frau Pressdrang, ausgelöst durch die Presswehen. Steht der kindliche Kopf vor dem vaginalen Ausgang, kommt es am Damm zu einer massiven Gewebespannung. Unter Anwendung des **Dammschutzes** meist durch die Hebamme (die Hand bremst und kontrolliert die Austrittsgeschwindigkeit des Köpfchens) wird der Kopf geboren.

  Bei akuter Gefährdung des Kindes oder engen Verhältnissen am Damm kann eine **Episiotomie** (Dammschnitt) durchgeführt werden, um eine schnelle Entbindung zu erreichen. Des Weiteren wird die Episiotomie bei vaginal-operativen Entbindungen (s. u.) eingesetzt, um mehr Platz für die Geburt des Kopfs zu schaffen.

**Nachgeburtsperiode**

Zeitraum vom Abnabeln des Kindes bis zur Geburt der Plazenta (Mutterkuchen). Durch die Wehentätigkeit wird die Uterusinnenfläche verkleinert und die Plazenta löst sich. Nach der Geburt der Plazenta wird diese auf Vollständigkeit überprüft, erst dann ist die Geburt beendet.

Eine unvollständig gelöste Plazenta kann zu Blutungskomplikationen und Infektionen postpartal und im Wochenbett führen.

Nach Geburt und Inspektion der Plazenta wird die Entbundene auf **Geburtsverletzungen** (▶ 11.8.3) untersucht. Es erfolgt eine sorgfältige Inspektion des äußeren Genitales, des Damms, der Vagina und Cervix. Entstandene Defekte werden entsprechend chirurgisch versorgt.

## Stadien des Geburtsverlaufes

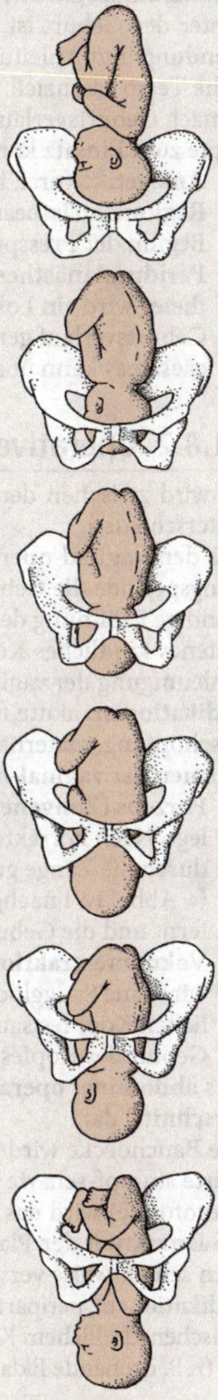

**1. Abschnitt:** Eintritt des Kopfes in den querovalen Beckeneingang. Die Pfeilnaht verläuft quer.

**2. Abschnitt:** Beim Durchtritt durch die Beckenhöhle nimmt der Kopf eine Beugehaltung ein (Flexion) und führt eine Rotationsbewegung um 90° durch, um sich dem längsovalen Beckenausgang anzupassen.

**3. Abschnitt:**Vor dem Austritt aus dem Geburtskanal ist der Kopf ausrotiert. Die Pfeilnaht steht gerade, die kleine Fontanelle führt.

**4. Abschnitt:** Zum Austreten des Kopfes aus dem Geburtskanal muss sich der Kopf um die Symphyse drehen. Dazu muss die Beugehaltung aufgegeben werden (Deflexion). Der Hinterkopf tritt unter das Schambein. Der Bereich der Nackenhaargrenze dient als Stemmpunkt für den unteren Rand der Symphyse.

**5. Abschnitt:** Nachdem der Kopf über den Damm geboren ist, drehen sich die Schultern in den längsovalen Beckenausgang ein. Bei dieser Drehung wird der bereits geborene Kopf mitgedreht.

**6. Abschnitt:** Nach der vollendeten äußeren Drehung des Kopfes erfolgt der Austritt der Schultern. Zunächst tritt die vordere, dann die hintere Schulter gefolgt vom übrigen Körper aus.

Abb. 11.9 Stadien des Geburtsablaufs [L157]

### Schmerztherapie unter der Geburt

Unter der Geburt ist eine individuelle Betreuung der Frau mit Aufklärung, Zuwendung und Anleitung (etwa zur richtigen Atemtechnik) durch das geburtshilfliche Team essenziell.
Je nach Geburtsverlauf und Wunsch der Patientin können folgende Schmerzkonzepte zum Einsatz kommen:

- **Analgetika** (oral, intravenös oder rektal)
- **Regionalanästhesie:** Blockade des N. pudendus mit Lokalanästhetikum zu Beginn der Pressperiode, z. B. vor vaginal-operativen Eingriffen
- **Periduralanästhesie (PDA):** Über einen in den Periduralraum gelegten Katheter wird ein Lokalanästhetikum injiziert. Dieser kann über den gesamten Geburtsverlauf genutzt werden. Im Falle einer operativen Entbindung (Sectio caesarea) kann über die PDA die Narkose geführt werden.

## 11.8.2 Operative Entbindung

Es wird zwischen der **vaginal-operativen Entbindung** und der **Sectio caesarea** unterschieden.
Bei den **vaginal-operativen Verfahren** wird in der letzten Phase der Austreibungsperiode die Geburt des Kindes unterstützt. Voraussetzungen sind eine vollständige Eröffnung des Muttermunds, Blasensprung sowie ein ausreichend tiefgetretenes kindliches Köpfchen. Eine Episiotomie kann zur Erleichterung und Beschleunigung der vaginal-operativen Entbindung durchgeführt werden.
**Indikationen:** akute fetale Gefährdung, nachlassende Wehentätigkeit, maternale Erschöpfung, maternale Erkrankungen (zerebrovaskulär, kardiopulmonnal).
**Formen der vaginal-operativen Entbindung**

- **Forzeps (Zangenentbindung):** Die Zange wird um den kindlichen Kopf gelegt. Nach korrekter Positionierung wird wehensynchron der kindliche Kopf durch die Zange geleitet, wobei die physiologische Bewegung des Kopfes (▶ Abb. 11.9) nachgeahmt wird. Nach Geburt des Kopfes wird die Zange entfernt und die Geburt fortgesetzt.
- **Vakuumextraktion (Saugglockenentbindung):** Auf den kindlichen Kopf wird eine Saugglocke gesetzt, die sich durch Aufbau eines Vakuums am kindlichen Kopf festsaugt. Der Kopf wird dann wehensynchron ausgeleitet. Nach Geburt des Kopfes wird die Glocke entfernt und die Geburt fortgesetzt.

Das **abdominal operative Entbindungsverfahren** stellt die **Sectio caesarea (Kaiserschnitt)** dar.
Die Bauchdecke wird per Pfannenstiel-Querschnitt eröffnet. Es folgt eine kombinierte stumpf-scharfe Eröffnung des Abdomens. Nach Eröffnung des Uterus (per Uterotomie) wird das Kind aus dem Bauch geboren. Ist das Kind abgenabelt und die Extraktion der Plazenta erfolgt, wird die Uterotomie vernäht und das Abdomen schichtweise verschlossen.
**Indikationen:** peripartale Lageanomalien (z. B. hoher Geradstand), Missverhältnis zwischen kindlichem Kopf und mütterlichem Becken, Notfallsituationen für die Mutter (z. B. drohende Eklampsie), Notfallsituationen für das Kind (fetale Bradykardie)

### Physiotherapie nach Sectio

- Neben den üblichen Veränderungen im Wochenbett haben die Frauen Beschwerden im Bauchbereich durch die Operationsnarbe.
- Nach ca. 6–8 Std. soll die Frau das erste Mal aufstehen.
- Die Beckenbodenmuskulatur ist nicht verletzt, während die Bauchmuskulatur im Rahmen der normalen Wundheilung aktiviert werden muss.

**Struktur/Funktion**

**DKPT verhindern**

▶ 1.3.3

**Schmerzen lindern**

- Lagerung mit erhöhtem Kopfteil und Knierolle zur Annäherung der Bauchmuskeln; nach Abschluss der Wundheilung ggf. Narbenmobilisation
- Schmerzarme Positionswechsel: von der RL über die SL zum Sitz mit Fixation der Narben durch die Wöchnerin; im Sitz sofortiger Bodenkontakt mit den Füßen

**Sekretlösung fördern**

▶ 1.3.4

- TAZ
- Abhusthilfe durch Narbenfixation, Kopf und Schultergürtel dabei in Flexion halten

**Bauchmuskulatur aktivieren**

Ab dem 2./3. Tag post partum im Rahmen der normalen Wochenbettbehandlung.

**Rückbildungs-/Senkungsprophylaxe**

▶ 11.9.3

Bauchlagestand ab 3./4. postop. Tag: Stand vor dem Bett mit abgelegtem Oberkörper und Kissenunterlagerung für den Bauch.

## 11.8.3 Geburtsverletzungen bei der Mutter

Durch die hohe Druck- und Dehnbelastung unter der Geburt kann es zu Gewebeverletzungen im Geburtskanal kommen.

### Dammriss

Je nach Ausmaß der Verletzung wird unterschieden in:

- **Grad I:** Verletzung der Haut von Vagina und Damm
- **Grad II:** Verletzung der Haut von Vagina und Damm und des darunterliegenden M. bulbocavernosus; der M. sphincter ani ext. ist intakt.
- **Grad III:** Verletzung der Haut von Vagina und Damm und des M. bulbocavernosus und M. sphincter ani externus
- **Grad IV:** Dammriss Grad III mit Einriss der Rektumschleimhaut

Alle Geburtsverletzungen müssen sorgfältig in den korrekten anatomischen Schichten genäht werden. Bei Grad III und IV ist die antibiotische Therapie sowie die großzügige Gabe von Analgetika indiziert. Bei Beteiligung der Sphinktermuskulatur werden Laxanzien zur Stuhlregulation eingesetzt. Die Wunde muss sorgfältig gereinigt werden (ausduschen).

Die Gefahr von höhergradigen Dammverletzungen besteht besonders bei vaginaloperativen Entbindungen, sodass hierbei die Episiotomie angewendet wird.

**Prophylaxe:** Dammschutz, ggf. Anlage einer Episiotomie.

### Zervixriss

In etwa 1 % der Fälle treten Rissverletzungen der Cervix uteri auf. Begünstigt werden diese durch eine sehr schnelle Geburt oder durch aktives Pressen der Gebärenden, bevor der Muttermund vollständig eröffnet ist.

Klinisch zeigt sich in der postpartalen Inspektion eine starke vaginale Blutung. Daher ist auch die sorgfältige Inspektion der Vagina und Cervix unerlässlich. Die

Blutungsquelle muss ausreichend dargestellt werden, dann erfolgt die Versorgung mittels chirurgischer Naht.

### Uterusruptur

Bei der Uterusruptur kommt es zu einer Zerreißung der Uteruswand. Dies kann mit oder ohne Wehen auftreten. Häufiger ist die Uterusruptur unter Wehen und nach vorangegangener Sectio caesarea. Ursächlich ist ein Missverhältnis zwischen Wandstabilität des Uterus und einwirkenden Kräften.
Die klassische Symptomatik zeigt zunächst eine Phase des Wehensturms mit plötzlichem Sistieren der Wehentätigkeit. Die Schwangere empfindet Unruhe bis Todesangst. Weitere Zeichen sind akuter Abfall der fetalen Herzfrequenz und vaginale Blutung.
Die Diagnose stellt sich immer klinisch und ist die Indikation für die sofortige Sectio caesarea.

! Die Uterusruptur stellt eine der schwerwiegendsten Komplikationen der Geburtshilfe dar und geht mit einer hohen fetalen und maternalen Morbidität und Mortalität einher.

# 11.9 Wochenbett

Das Wochenbett beginnt nach der Geburt und beinhaltet die Rückbildung der schwangerschafts- und geburtsbedingten Veränderungen (etwa 6–8 Wochen). Bei stillenden Frauen beginnt etwa 3–4 Tage postpartal die Milchbildung in den Brustdrüsen.

## 11.9.1 Physiologisches Wochenbett

### Rückbildung des Uterus

Im Rahmen der Rückbildung kommt es durch Kontraktionen und Abfall des Hormonspiegels zur Verkleinerung des Uterus (▶ Abb. 11.10). Die Kontraktionen reduzieren die Durchblutung des Uterus und werden durch das Stillen des Kindes (Ausschüttung von Oxytocin) verstärkt. Mehrgebärende empfinden diese Kontraktionen (Nachwehen) oft als sehr schmerzhaft.

| Wochen nach Entbindung | Wochenfluss | Uterusgröße |
|---|---|---|
| 1. Woche | blutig | |
| Ende der 1. Woche | braun-rötlich | |
| Ende der 2. Woche | dunkelgelb | |
| Ende der 3. Woche | grau-weiß | |
| nach ca. 4 – 6 Wochen | Versiegen des Wochenflusses | |

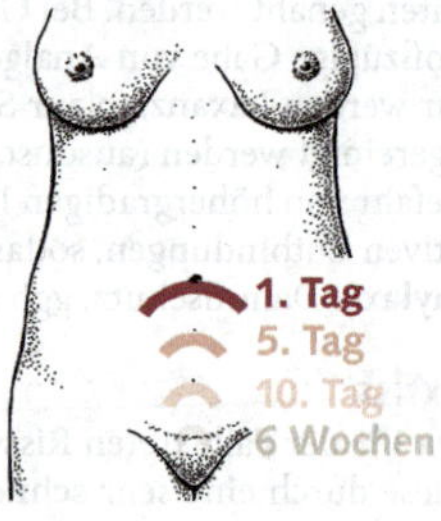


Abb. 11.10 Uterusrückbildung und Änderung des Wochenflusses [L190]

Bei Geburt wiegt der Uterus etwa 1 kg und bildet sich auf ca. 60–100 g am Ende des Wochenbetts zurück.
Im Wochenbett wird die Rückbildung des Uterus über den Fundusstand kontrolliert. Dazu wird der Nabel als Bezugspunkt genommen und der Abstand zwischen Fundus und Nabel über die untersuchende Hand ermittelt (▶ Abb. 11.10).

**Wochenfluss (Lochien)**
Als Lochien wird der vaginale Ausfluss bezeichnet, der nach der Geburt einsetzt. Er entsteht aus dem Wundsekret der inneren Uterusfläche. Diese wird durch die Rückbildung des Uterus im Verlauf des Wochenbetts verkleinert. Dadurch verändern sich die Lochien in Farbe und Beschaffenheit. Die Lochien sind infektiös, sodass auf Hygiene zu achten ist (Händewaschen nach dem Toilettengang/nach Lochienkontakt).

**Hormonelle Umstellung**
Während der Schwangerschaft produziert die Plazenta große Mengen an Östrogen und Progesteron. Nach Geburt der Plazenta fällt dieser hohe Spiegel ab, jedoch steigt der Prolaktinspiegel an, um die Laktation zu ermöglichen.
Durch die hormonellen Veränderungen kommt es zur verstärkten Ausschwemmung von Flüssigkeit (ca. 3–5 kg). Das Flüssigkeitsvolumen normalisiert sich dann bis zum Ende des Wochenbetts.
Des Weiteren wird das erhöhte Blutvolumen reduziert. Durch Veränderung der Zusammensetzung des Blutes und der hormonellen Parameter besteht im Wochenbett ein erhöhtes Thromboembolierisiko.

**Laktation**
Die Laktation ist die Produktion und Sekretion von Milch zur Ernährung des Kindes. Bereits während der Schwangerschaft vergrößert sich die Brustdrüse unter dem hormonellen Einfluss (Östrogen, Progesteron, Prolaktin). Erst durch die hormonellen Veränderungen nach Geburt und das Anlegen des Kindes an der Brust (Oxytocin-Ausschüttung) wird die Milch gebildet und abgegeben. Das wiederholte Anlegen und Trinken des Kindes ermöglicht und reguliert die Laktation.
Etwa 2–4 Tage postpartal kommt es zum **Milcheinschuss.** Es entsteht eine knotige und schmerzhafte Schwellung der Brust mit deutlicher Venenzeichnung, oftmals treten begleitend erhöhte Temperaturen (38 °C) auf.
Stillende Frauen haben häufig keine Menstruation (Stillamenorrhoe), trotzdem kann es zum Eisprung kommen und eine Schwangerschaft entstehen. Eine zuverlässige Kontrazeption in der Stillzeit sollte gewährleistet sein.

## 11.9.2 Befunderhebung

▶ 1.2

**Anamnese**

- **Schwangerschaftsanamnese:** Verlauf der Schwangerschaft (Komplikationen/Probleme), Gewichtszunahme, Lageanomalien, Teilnahme an einem Geburtsvorbereitungskurs
- **Geburtsanamnese:** Spontangeburt, Dammschnitt, Forzeps- oder Vakuumextraktion, Gebärposition, Länge der Austreibungsphase, ggf. Operationstechnik und Narkoseart
- **Wochenbettanamnese:** allgemeiner Kraftzustand, Körpertemperatur, Wochenfluss (Farbe/Menge/Geruch), Milcheinschuss, Stillen/Abstillen, Trinkverhalten des Kindes, Uterusstand, Nachwehen. Jetzige Beschwerden: Wund-

schmerz, Schmerzen beim Stuhlgang oder Wasserlassen, Brustschmerzen, Schmerzen im Beckenring (Transfers/Einbeinstand/Treppengehen). Allgemeiner Gesundheitszustand, v. a. in Hinblick auf Risikofaktoren wie erhöhte Blutungs- und Thromboseneigung
- **Soziale Anamnese:** Familiensituation, berufliche Situation, Hobbys, Wohnverhältnisse



**Inspektion**
- Rückenlage:
  - Hautpigmentierung, Striae; Gefäßsituation der Beine, Ödeme
  - Brust: geschwollen/gerötet?
  - Bauchform: spitz, schlaff, asymmetrisch, Taille verstrichen?
  - Atmung: Atembewegung, -richtung, -frequenz
  - Bewegungsübergänge RL → SL → Sitz an der Bettkante
- Stand: Haltungsstatus seitlich und von vorn, Gangbefund (ab 6./7. Tag post partum); ADL, v. a. in Hinblick auf die Handhabung des Kindes

**Palpation**
Fundusstand des Uterus (▶ Abb. 11.7), Rektusdiastasetest, Thrombosedruckpunkte an den Beinen.

**Funktionsuntersuchung (▶ Tab. 11.1)**

**Tab. 11.1 Funktioneller Bauchmuskeltest**

| ASTE | Test | Beobachtungskriterien |
|---|---|---|
| RL | Bauchform | • Spitzbauch (Nabel vorgestülpt)<br>• Asymmetrischer Bauch<br>• Schlaffer Bauch (Taille verstrichen, Rippen nach außen gezogen) |
| | Abdominelle Atembewegung in Ruhe | • Bewegung der Bauchdecke regelrecht oder paradox<br>• Muskeltonus unter dem Rippenbogen am Ende der Ausatmung (palpieren) |
| | Forcierte Ausatmung auf Strömungslaut („fffff") | • Bauchdecke flacht ab/wölbt sich vor<br>• Epigastrischer Winkel wird kleiner/größer<br>• Muskeltonus am Rippenbogen am Ende der Ausatmung (palpieren)<br>• Abstand zwischen Processus xiphoideus u. Bauchnabel<br>• Rektusdiastase sichtbar |
| | Husten-/Lachtest (bei Bauchschnitt nicht vor dem Fädenziehen) | • Bauchdecke flacht ab/wölbt sich vor<br>• Epigastrischer Winkel wird kleiner/größer<br>• Muskeltonus am Rippenbogen am Ende der Ausatmung<br>• Abstand zwischen Processus xyphoideus und Bauchnabel<br>• Rektusdiastase sichtbar<br>• Vorwölbung im Verlauf der Linea alba (auf welcher Höhe? Hernienbildung sichtbar?) |
| | Rektusdiastase | Tonus des M. rectus abdominis<br>Ausführung: Finger 2–4 längs auf Medianlinie; Bewegungsauftrag: Kopf abheben. Die Rektusbäuche sind lat. des Spalts tastbar. Länge (in Fingerbreiten) und Höhe der Lücke angeben. |

**Tab. 11.1 Funktioneller Bauchmuskeltest** *(Forts.)*

| ASTE | Test | Beobachtungskriterien |
|---|---|---|
| Transfer | Bewegungsübergang von RL zum Sitz, an die Bettkante und zurück | • Über Langsitz oder SL?<br>• Vorwölbung der Bauchdecke? Auf welcher Höhe? |
| Stand | • Bauchform im Vergleich zur RL<br>• Ruheatmung<br>• Forcierte Ausatmung, Husten-, Lachtest<br>• Einordnung der Körperabschnitte Becken, Brustkorb in die KLA | Statik von der Seite, von vorn: Beobachtungskriterien s. o. (RL) |
| Sitz (sym. Tubersitz muss möglich sein) | s. o. (RL und Stand) | s. o. (RL und Stand) |
| | KLA rückneigen | • Abstand vom Proc. xiphoideus zum Bauchnabel kann gehalten/nicht gehalten werden<br>• Bauchdecke bleibt flach/wölbt sich vor<br>• Vorwölbung im Verlauf der Linea alba?<br>• Rektusdiastase in Fingerbreiten<br>• Atemverhalten |
| SL, VFST | Bauchdecke | KLA straff, hängend, gedehnt? |

## 11.9.3 Wochenbett- und Rückbildungsgymnastik

**Ziele**

Geburtsbedingte Veränderungen zurückbilden (Uterus, Beckenboden, Bauchmuskeln).

### Physiotherapie – Frühwochenbett

1–2 Wochen post partum.

**Struktur/Funktion**

**Thromboseprophylaxe/Kreislauf anregen**

- TAZ
- Beine hochlagern, Muskelpumpe aktivieren
- Gehen, Treppensteigen
- Zehenstand; FBL (▶ 2.14): „Pinguin"
- Kompressionsstrümpfe empfehlen

**Atemrichtung schulen**

- Anregung der Zwerchfellaktivität in alle kostoabdominalen Richtungen
- Kontaktatmung, Lippenbremse (▶ 1.3.4)
- Bewusstmachen des synergistischen Verhaltens von Beckenboden und Zwerchfell
- Aufklärung über Lage und Funktion der Bauchmuskulatur (Scherengitterprinzip)

**Wiedererlangen des stat.-dyn. Gleichgewichts der muskulären Rumpfkapsel**

▶ Abb. 11.11

- Oberbauch während der AA schmal atmen, dabei soll der epigastrische Winkel kleiner werden

- Danach den Unterbauch während der AA verkürzen, dabei soll der Abstand zwischen Schambein und Bauchnabel ohne weiterlaufende LWS-Flex. verringert werden.
- ASTE RL, Kopfteil möglichst flach, Beine angestellt:
  - Synergistische Bauchmuskelspannung: Oberbauch schmal, Unterbauch kurz
  - Steigerung: Henkelstellung der Arme und diag. Druck von Arm und Fuß in die Unterlage
- ASTE SL, KLA eingeordnet:
  - Synergistische Bauchmuskelspannung
  - Obere Hand auf Unterbauch legen und mit der AA den Bauch von der Hand wegatmen
  - Obere Hand in Brusthöhe auf der Unterlage aufstellen, mit der AA in die Unterlage stemmen
- ASTE BL, mit Kissen unterlagert (s. u. Senkungsprophylaxe):
  - Mit der AA das Schambein Richtung Bauchnabel ziehen, ohne weiterlaufende Bewegung der LWS
  - Arme in U-Halte neben dem Kopf ablegen, Handflächen mit der AA in die Unterlage drücken
- Weitere ASTEn wie Knie-Ellenbogen-Stand, Kniestand vor der Wand, VFST oder Hockersitz können nach dem gleichen Prinzip erarbeitet werden.

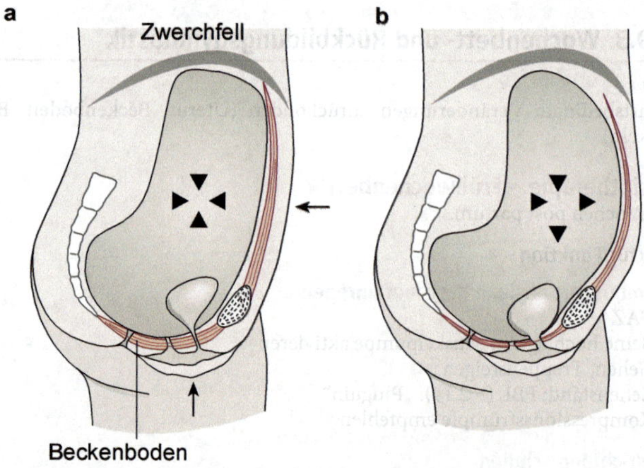


Abb. 11.11 Rumpfkapsel: a) Becken in Aufrichtung und mit Ausatmung (aktiver Beckenboden); b) Becken in Ruhestellung [L157]

**Bauchmuskulatur bei Rektusdiastase aktivieren**

Das Gefühl für die Bauchmuskelspannung ist oft sehr beeinträchtigt.

- Wöchnerin anleiten zur Tast- und Sichtkontrolle
- Synergistische Bauchmuskelspannung mit taktiler Hilfe des Th. während der AA

! Muskelränder des M. rectus abdominis müssen sich bei der Übung annähern.

! Der Bauch soll sich bei keiner Übung und bei keinem Transfer spitz vorwölben.

**Beckenboden wahrnehmen und aktivieren**
- Aufklärung über Lage und Funktion der Beckenbodenmuskulatur
- Erlernen einer isolierten Beckenbodenspannung in RL mit angestellten Beinen
- Arbeiten mit Vorstellungsbildern, z. B. „Blüte öffnen/schließen", „Gras zupfen", „Schwamm ausdrücken"
- Dergleichen in Kombination mit stimmhafter AA → Stimulierung des Zwerchfells
- Reaktive Beckenbodenanspannung über das Sprechen von Explosivlauten wie „p, t, k"

**Senkungsprophylaxe anleiten**
- ASTE BL, Unterbauch mit festem Kissen und Füße mit Handtuchrolle unterlagern (passive Maßnahme ab dem 1. Tag post partum); bei Milcheinschuss kann der UA-Stütz eingenommen werden: In dieser ASTE wird der Uterus in seine regelrechte Anteflexionshaltung gebracht. Der Uterus bekommt verstärkten Druck, der Wochenfluss wird angeregt, die Rückbildung unterstützt. Die Ligg. cardinalia und die Ligg. rotundi uteri befinden sich in Rückbildungsstellung.

! Möglichst nach dem Stillen oder Abpumpen:
  - Synergistische Bauchmuskelspannung
  - Steigerung: mit verlängerter AA oder mit Explosivlauten
- ASTE abgelegter VFST vor dem Pezziball: Der Unterbauch hat Kontakt zum Ball, die Pat. stützt sich mit den UA auf den Ball. Bauchmassage durch sanfte Rollbewegungen des Balls.

## Aktivität/Partizipation

**Alltagsfunktionen schulen**
- Aus der RL immer über die SL zum Sitz hochkommen
- Rückengerechtes Bücken, mit Beckenbodeneinsatz erarbeiten (Wickelkommode)
- Das Kind und nicht vermeidbare Lasten körpernah tragen
- Transfers mit der AA koppeln
- ▶ Senkungsprophylaxe

**Tipps & Fallen**
- Aus der RL immer über die SL zum Sitz hochkommen
- Schweres Heben und Tragen möglichst vermeiden
- Bei intraabdomineller Druckerhöhung (Husten, Niesen, Tragen, Heben) vorher Beckenboden anspannen

**Beispiel für eine Wochenbettbehandlung 1.–4. Tag**
- Behandlung 24 Std. post partum beginnen
- Vor Übungsbeginn die Blase entleeren
- Das Kopfteil so flach wie möglich stellen, um eine horizontale ASTE zu gewährleisten
- Bauch und Beine sollen sichtbar sein, einengende Kleidung ist zu vermeiden
- Im Gespräch mit der Wöchnerin wird am 1. Tag geklärt:
  - Wo wurde entbunden?
  - Gab es in der Schwangerschaft Kontinenzprobleme?
  - Wird in der Vertikalen erhöhter Druck im Bauchraum wahrgenommen?

- Der Informationsstand über Schwangerschaft, Geburt, Beckenboden- und Bauchmuskulatur wird erfragt bzw. ergänzt.
- Hinweis auf Wochenbettgruppe wird gegeben

- Mögliche ASTEn: RL, SL, BL, Knie-Ellenbogen-Stand, VFST, Hockersitz und Stand
- Kostoabdominale Atmung erarbeiten
- Arbeitsauftrag für den Beckenboden klären („Schwamm ausdrücken", „Scheide schnüren" usw.)
- Synergismus von Beckenboden und Zwerchfell durch Eigenerfahrung erarbeiten
- Synergistische Bauchmuskelspannung mit taktilen Hilfen in RL und SL
- Transfers mit AA und Beckenbodenspannung koppeln
- Erarbeiten der BL (▶ Senkungsprophylaxe)

## 11.9.4 Erkrankungen im Wochenbett

### Verzögerte Uterusrückbildung

Die **Subinvolutio uteri** bezeichnet die unzureichende Rückbildung des Uterus mit verstärkten vaginalen Blutungen.

- **Ursachen:** Überdehnung des Uterus, Plazentareste, Fehlbildungen des Uterus, Entzündungen des Uterus (Endomyometritis)
- **Therapie:** Gabe von Kontraktionsmitteln; bei Plazentaresten ggf. Ausschabung des Uterus (Abrasio)

### Lochialstau

Fehlendes Abfließen der Lochien mit Stauung im Cavum uteri durch Verlegung des Abflussweges. Es besteht die Gefahr der Infektion.

- **Ursachen:** Verlegung des Abfluss durch Koagel, Eihautreste, nach Sectio caesarea, wenn keine Dilatation der Cervix uteri erfolgt
- **Therapie:** Kontraktionsmittel verabreichen, manuelle Dilatation des Muttermunds, körperliche Aktivität (Treppensteigen), ggf. Abrasio bei größeren Resten

#### Physiotherapie

PT nach Absprache mit dem Arzt. Die Temperatur soll unter 38 °C liegen.

##### DKPT verhindern

▶ 1.3.3

##### Schmerzen lindern

- Warmes Kirschkernkissen auf den Unterbauch
- Bauchmassage

##### Wochenfluss anregen

- Frühe BL

! Intensive Wochenbettgymnastik (▶ 11.9.3)

### Puerperalsepsis

Bezeichnet eine Infektion der inneren oder äußeren Genitalien im Verlauf des Wochenbettes. Bis zum 19. Jahrhundert war es die häufigste Ursache der Müttersterblichkeit.

Auslöser sind häufig aufsteigende vaginale Infektionen, die zu einer Entzündung des Uterus führen (**Endometritis puerperalis**). Auch infizierte Wunden an Damm/Vagina oder infizierte Hämatome können ursächlich sein.
Die Puerperalsepsis ist ein potenziell bedrohliches Krankheitsbild, die sich bis zur Sepsis mit Gerinnungsstörungen ausweiten kann.
**Diagnostisch** zeigen sich ein druckschmerzhafter Fundus, Fieber sowie übelriechende Lochien.
Weiterführend sind laborchemische Untersuchungen sowie die Sonografie des Unterbauchs (Plazentareste im Cavum, Hämatome).
**Therapeutisch** kommen Antibiotika, Antiphlogistika/Analgetika und Kontraktionsmittel zum Einsatz. Ggf. muss eine operative Therapie (Abrasio, Cervixdilatation) erfolgen.

## Milchstau

Ein Milchstau ist die oft schmerzhafte, unvollständige Entleerung einzelner Bereiche der Brust.
**Therapeutisch** kommen folgende Maßnahmen zum Einsatz:
Kind an der betroffenen Seite anlegen, lokale Kühlung (Quarkwickel, Kühlkompressen), Ausstreichen der Brust, straffer BH (Sport-BH).

## Mastitis puerperalis

Eine Mastitis puerperalis ist eine akute Infektion der stillenden Brust, die meist durch Hautbakterien (Staphylokokken) ausgelöst wird. Die Bakterien gelangen über Einrisse der Haut oder wunde Brustwarzen in das Drüsengewebe. Die Brust ist gerötet, überwärmt und geschwollen, meist besteht Fieber mit starkem Krankheitsgefühl. Im fortgeschrittenen Stadium kann es zur Abszessbildung kommen.

### Ärztliche Therapie

- Körperliche Schonung ist unerlässlicher Bestandteil der Therapie.
- In der Frühphase (Milchstau): Kind an der betroffenen Seite anlegen, lokale Kühlung, Flüssigkeitsrestriktion, Brustentleerung (Brust austreichen), Brust ruhigstellen mittles festem BH
- Bei fortgeschrittener Mastitis (Fieber, ausgeprägtes Krankheitsgefühl, Schüttelfrost) erfolgt zusätzlich eine antibiotische Therapie.
- Bei Abszessbildung: operative Spaltung und Sanierung unter kosmetischen Gesichtspunkten
  Je nach Befund muss abgestillt werden.

## Postpartale Depression (PPD)

Depressive Erkrankung, die in den Monaten nach der Geburt auftritt. Ursächlich hierfür sind viele Faktoren (hormonell, psychosozial etc.). Liegt bereits vor der Schwangerschaft eine depressive Erkrankung vor, ist das Risiko für eine PPD um etwa 30–40 % erhöht.
Abzugrenzen hiervon ist der sog. **„Babyblues“** („Heultage“). Dabei handelt es sich um eine kurzzeitige psychische Beeinträchtigung (hohe Emotionalität, häufiges Weinen, rascher Stimmungswechsel) meist um den 3.–5. postpartalen Tag, die sich selbst limitiert.
Die **Diagnostik** der PPD ist schwierig, da die Frauen die Symptome oft aus Scham, Angst oder Schuldgefühlen verschweigen. Daher ist die Aufmerksamkeit im Wochenbett auch auf die Stimmungslage der Mutter zu richten, insbesondere durch die Angehörigen und die betreuende Hebamme, da die PPD häufig erst im Verlauf des Wochenbetts auftritt.

Bestand eine depressive Erkrankung bereits vor der Schwangerschaft, ist es enorm wichtig, mit der Patientin schon vor der Entbindung eine „Strategie“ zu entwerfen. Hierbei ist eine enge Kooperation zwischen Hebamme, Gynäkologe, Psychiater und Psychotherapeut essenziell.
Im Falle einer PPD kann die Frau zu einem psychiatrischen/psychotherapeutischen Kollegen überwiesen werden. Je nach Schweregrad werden psychotherapeutische und/oder medikamentöse Therapieverfahren angewendet.
Die Diagnose ist entscheidend, da die Auswirkungen einer PPD weitreichende Folgen für Mutter, Kind und die gesamte Familie haben können.



## Literatur

Carriere B. Beckenboden. 2. A. Stuttgart: Thieme, 2012.
Hüter-Becker A, Dölken M. Physiotherapie in der Gynäkologie. 3.A. Stuttgart: Thieme, 2012.
Hutter S. Sport und Schwangerschaft: Das richtige Maß. Der Gynäkologe, 2013;(5).
Kainer Franz; Facharzt Geburtsmedizin; Elsevier/Urban & Fischer, 2006.
Kainer, Rack, Friese; Facharzt Gynäkologie; Elsevier/Urban &Fischer, 2008.
Schulte-Frei B. Sport- und Bewegungstherapie für den weiblichen Beckenboden. Alltagsrelevanz, Analyse und Therapie unter Berücksichtigung der neuromuskulären Ansteuerung. Dissertation zur Erlangung des akademischen Grades. Deutsche Sporthochschule Köln. Institut für Rehabilitation und Behindertensport, 2007.
Schulte-Frei B, Jäger L. Ausgewählte Themen zu Sport und Schwangerschaft – Vertiefungsthema: Beckenboden. In Sulprizio M, Kleinert J. Sport in der Schwangerschaft – Leitfaden für die geburtshilfliche und gynäkologische Beratung. Berlin: Springer Verlag, 2016.
Sulprizio M, Löw R, Schulte-Frei B, Jäger L. Ausgewählte Themen zu Sport und Schwangerschaft – Vertiefungsthema: Trainingsempfehlungen zum Sport in und nach der Schwangerschaft. In Sulprizio M, Kleinert J. Sport in der Schwangerschaft – Leitfaden für die geburtshilfliche und gynäkologische Beratung. Berlin: Springer Verlag, 2016.
Tanzberger R, Kuhn A, Möbs G, Baumgartner U. Der Beckenboden – Funktion, Anpassung und Therapie. 3. A. München: Elsevier/Urban & Fischer, 2013.

## Internetadressen

www.bmfsfj.de: Aktuelle und detaillierte Informationen zu den Gesetzestexten zur Schwangerenvorsorge.
Leitlinien der Arbeitsgemeinschaft für gynäkologische Onkologie; www.ago-online.de
Leitlinien der deutschen Gesellschaft für Gynäkologie und Geburtshilfe (DGGG) abrufbar unter: http://www.dggg.de/leitlinienstellungnahmen/aktuelle-leitlinien

# 12 Urologie/Proktologie

*Rita Fischer, Ulla Henscher und Axel Hegele*

# 12.1 Urologie

*Rita Fischer, Axel Hegele*

## 12.1.1 Anatomische Übersicht

### Prostata

Die Prostata (Vorsteherdrüse) wird in ihrer Längsachse von der Harnröhre durchzogen; dorsokranial schließen sich die Samenblasen an. Die drüsigen Anteile produzieren das Prostatasekret. Ein Bestandteil dieses Sekrets ist das prostataspezifische Antigen (PSA), das im Rahmen der Prostatakarzinom-Früherkennung im Blut gemessen wird.

12

### Harnblase

- Die Speicherkapazität der Harnblase beträgt beim Erwachsenen 400–500 ml.
- Bei Männern (▶ Abb. 12.1) grenzt die Harnblasenhinterwand an das Rektum und steht in enger Beziehung zu Samenblasen, Prostata, Samenleitern und Harnleiter.
- Bei Frauen (▶ Abb. 11.1) befinden sich zwischen Harnblasenhinterwand und Rektum die Gebärmutter und die Scheide.
- Der Blasenhals stellt den unwillkürlich innervierten M. sphincter vesicae internus dar.

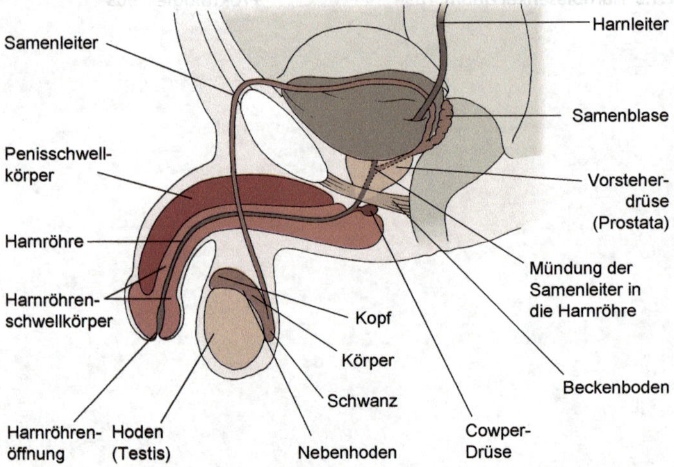


Abb. 12.1 Männliche Harn- und Geschlechtsorgane [L190]

## 12.1.2 Befunderhebung

### Struktur/Funktion

- Inkontinenz und ggf. deren Grad erfragen: Umstände, die das Problem auslösen, Zahl der Vorlagen pro Tag
- Nebendiagnosen erfragen: KHK, Hypertonie, Diabetes; degenerative Erkrankungen der LWS-, Becken- und Hüftregion

- Medikation erfragen: Blutdruckregulierende Medikamente können nächtlichen Harndrang bewirken, Hormontherapien (Testosteronhemmer) können zu Hitzewallungen und trockener Mundschleimhaut führen.
- Auf Lymphstau in Leistenbeuge und Schambeinregion achten, wenn bei OP Lymphknoten entfernt wurden
- Spürt der Patient Blasendruck? (Gilt als positives Zeichen für eine beginnende kontrollierte Entleerung der Blase.)

**Aktivität/Partizipation**
Kontroll-/Verlaufsbefund ist der Miktionskalender. Darin wird jeden Tag unter der entsprechenden Uhrzeit eingetragen:
- Trinkmenge und Art der Flüssigkeit
- N = normales Wasserlassen
- U = unfreiwilliges Wasserlassen

Der Miktionskalender wird dem Patienten mitgegeben und beim nächsten Termin gemeinsam besprochen.



**Tipps & Fallen**
- In der Frühphase den Behandlungstermin möglichst auf den Vormittag legen, da der äußere Blasenschließmuskel im Tagesverlauf einen Leistungsabfall zeigt. In späterer Phase und mit zunehmender „urethraler Kontrolle" kann die Therapie auch nachmittags stattfinden.
- Nach Dammschnitt Sitzen auf harter Unterlage anfangs vermeiden.

## 12.1.3 Physiotherapie

### Ziele
- Optimaler urethraler Verschluss in Bezug auf Ausdauer und Schnellkraft
- Willkürliche und zügige Entleerung der Blase mit zeitlicher Vormeldung

### Struktur/Funktion

#### Bauchatmung erlernen/verbessern
RL mit extendierter BWS, Beine angestellt, Hände des Patienten auf dem Unterbauch. Ausatmung unter Einsatz der langen Lippenbremse („Kerze flackern lassen"), um die Sogwirkung des Zwerchfells auf den Beckenboden zu provozieren.

#### Blasenschließmuskel sensibilisieren/Harnröhrengefühl aufbauen
RL, Beine angestellt; der Th. sitzt neben der Behandlungsbank und gibt taktile richtungweisende Hilfen an der Symphyse und den Sitzbeinhöckern. Der Pat. soll sich vorstellen, einzelne Tropfen Harn anzuhalten. Die Stellung des Beckens und der Beine bleibt dabei unverändert. Ziel ist es, eine Verkürzung der Harnröhre durch eine Kontraktion des Sphinkters zu erreichen. Der Pat. spürt eine leichte Aufwärtsbewegung der Harnröhre bei der Anspannung und eine Abwärtsbewegung bei der Entspannung. Anspannung/Entspannung des Sphinktermuskels mit min. Kraft in verschiedenen Rhythmen variieren (z. B. Puls, 4-mal Ausatmung, Autoblinker), Anspannung über mehrere Atemzüge halten.

#### Funktionelles Sphinktertraining anleiten
Beckenext./-aufrichtung und Umkehr von Punctum fixum und Punctum mobile verstärken die Aktivität des Blasenschließmuskels, der Muskulatur zwischen Pelvis und Trochanter sowie der Bauchmuskulatur. Am Anfang alle Übungen mit der AA verbinden: **Konzept der drei „A"** = Ausatmung, Anspannung, Aktion.

- Die ASTE der urethralen Kontrolle des Pat. entsprechend wählen:
  - Unbelastete ASTEn: RL, BL, SL
  - Teilbelastete ASTEn: Kniestand vor dem Pezziball mit abgelegtem Oberkörper
  - Vollbelastete ASTEn: Sitz, Kniestand, Halbkniestand oder Stand
- **Übungsbeispiele:**
  - RL, PNF (▶ 2.32): „Bridging" mit Agonistischer Umkehr
  - Stabilisation im Ellenbogen-Knie-Stand oder VFST, PNF: „Rocking forward" mit Agonistischer Umkehr; Feldenkrais (▶ 2.15): „Die Uhr" (mit dem Becken den Weg von 12:00 nach 6:00 gehen)
  - FBL (▶ 2.14) im Sitz: „Im Gleichgewicht", „Die Waage", „Kurz und bündig"
  - Sitz auf dem Pezziball: Rollbewegungen des Balls gegen Widerstand, gerade und diagonal nach vorne; Hopsen mit eingebauten Stopps in der höchsten Position; FBL: „Kurz und bündig"



### Aktivität/Partizipation

#### Patienten informieren und motivieren

- Pat. den operativen Befund und seine Konsequenzen erklären
- Pat. über Lage und Funktion des Beckenbodens und des Blasenschließmuskels informieren
- Über fkt. Verknüpfung von Beckenboden, Bauchdecke und Zwerchfell informieren

#### Beckenbodenschonende Verhaltensweisen erlernen/persönliche Strategien einüben

- Bewegungsübergänge, bei denen sich Inkontinenz einstellt, können in einzelne Bewegungsabschnitte unterteilt und jeweils mit Sphinkterspannung und AA eingeübt werden. Anschließend gesamten Bewegungsweg üben. Bsp. Transfer von der RL in den Sitz: vorderes Bein lang machen, vorderen Arm nach oben legen, drehen in die SL, zum Sitz hochkommen.
- Alle Bewegungsübergänge im Alltag gleichzeitig als Training nutzen.

#### Trink- und Ausscheidungsverhalten schulen

- Über den Tag verteilt ca. 2 Liter trinken. Getränke wie Kaffee und Schwarztee, die eine hohe Dialyse provozieren, reduzieren.
- Im Sitzen urinieren, weil der Austrittswinkel der Harnröhre günstiger ist und der Beckenboden besser entspannen kann. Zum Ende der Entleerungsphase das Becken 2–3-mal flektieren und extendieren, um eventuellen Restharn herauszubefördern.
- Miktionsprotokoll führen (▶ 12.1.2); wird vor jeder Behandlung mit dem Th. besprochen (Kontrollbefund)
- Vorlagen mind. alle 3 Std. wechseln, um Infektionsgefahr zu reduzieren
- Blasentraining (▶ 11.6.3)

#### Urethrale Verschlusskraft verbessern

- ASTE: Sitz in AKH, Sphinkter 1-mal maximal anspannen/entspannen. Danach mit den Kraft- und Zeitangaben in ▶ Tab. 12.1 anspannen.
- Zusatzmaßnahmen: Heiße Rolle (▶ 1.3.12) auf dem Sakrum; BGM (▶ 2.4), z. B. kleiner Aufbau, Trochanterbehandlung; Reflexzonentherapie am Fuß (▶ 2.35); Biofeedback (▶ 1.3.13)

| Tab. 12.1 Koordinations- und Krafttraining für urethrale Verschlusskraft | |
|---|---|
| **Koordinationstraining** | • „Aufwärts": angegebene (%) Dauerspannung jeweils 2 Sek. halten und 5-mal wiederholen; bei 10 % der Maximalkraft anfangen, in 10er-Schritten steigern bis 70 %<br>• „Abwärts": angegebene (%) Dauerspannung jeweils 2 Sek. halten und 5-mal wiederholen: bei 70 % der Maximalkraft anfangen, in 10er-Schritten reduzieren bis 10 %<br>• „Aufwärts-Schritte" (10 % → 70 %) mit „Abwärts-Schritten" (70 % → 10 %) kombinieren und 5-mal wiederholen |
| **Krafttraining** | • Mit 100 % 5 Sek. anspannen, 20 Sek. entspannen; 5-mal wiederholen<br>• Mit 70 % 10 Sek. anspannen, 20 Sek. entspannen; 5-mal wiederholen<br>• Mit 40 % 30 Sek. anspannen, 20 Sek. entspannen; 5-mal wiederholen<br>• Mit 20 % einige Minuten anspannen, 1-mal wiederholen |



## 12.1.4 Prostatakarzinom

Anatomische Übersicht ▶ 12.1.1.
Das Prostatakarzinom ist der häufigste urologische Tumor und die zweithäufigste Krebstodesursache des Manns. Die Ursachen für die Entstehung sind nicht bekannt. Hormonelle, diätetische und chemische Faktoren werden diskutiert. Familiäre Häufung gilt als gesichert.

### Symptome

- Im Frühstadium symptomlos
- Im metastasierten Stadium: Knochenschmerzen bei Knochenmetastasen (v. a. Wirbelsäule), Harnstauungsnieren durch Lymphknotenmetastasen mit konsekutiver Kompression der Harnleiter

### Ärztliche Diagnostik

Das Prostatakarzinom wird v. a. im höheren Alter diagnostiziert. Früherkennung im Rahmen der Vorsorgeuntersuchung (ab dem 45. Lj., bei Risikofaktoren, z. B. familiärer Vorbelastung, ab dem 40 Lj.) durch:

- digitorektale Palpation,
- transrektalen Ultraschall,
- Bestimmung des PSA-Werts,
- Prostatabiopsie.

### Operative ärztliche Therapie

Radikale **Prostatovesikulektomie** (offen chirurgisch, laparoskopisch, laparoskopisch-roboter-assistiert, perineal) bei einer Lebenserwartung von mind. 10 Jahren und einem lokalisierten Tumorstadium ohne Metastasennachweis. Dabei wird die gesamte Prostata mit dem unwillkürlichen M. sphincter vesicae int. und den Samenblasen entfernt (▶ Abb. 12.2). Der rekonstruierte Blasenhals wird mit dem Harnröhrenstumpf anastomosiert und mittels eines transurethralen Katheters für mehrere Tage geschient. Bei Dichtigkeit der Anastomose wird der transurethrale Dauerkatheter entfernt (je nach Klinik ab dem 5. postop. Tag).

### Nebenwirkungen einer Prostatektomie

Erektile Dysfunktion (in bis zu 100 % der Fälle), dauerhafte Belastungsinkontinenz (in ca. 5–10 % der Fälle). Die Vermeidung einer solchen dauerhaften Inkon-

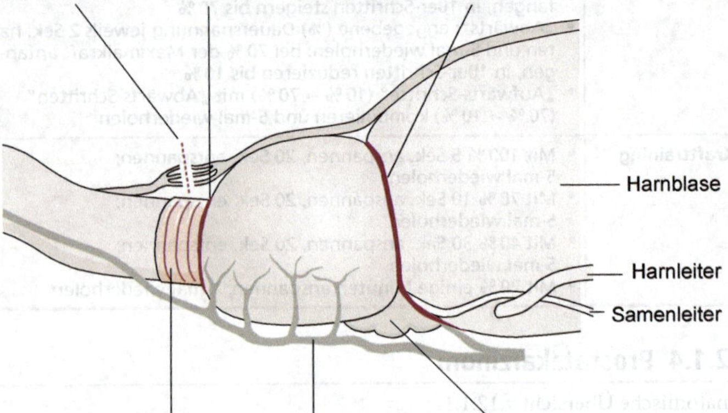


Abb. 12.2 Schematische Darstellung einer Prostatovesikulektomie [L157]

tinenz kann im Rahmen der radikalen Prostatovesikulektomie durch Erhaltung der anatomischen Strukturen im Beckenbodenbereich (äußerer Blasenschließmuskel) erreicht werden (▶ Abb. 12.2). Der intraoperative Erhalt der neurovaskulären Bündel kann sich positiv auf den Erhalt der Potenz auswirken und kann je nach Tumorstadium und Potenzsituation des Patienten durchgeführt werden.

**Physiotherapie**

▶ 12.1.2, ▶ 12.1.3

- Beckenbodentraining kann bereits einige Tage vor Entfernung des Katheters begonnen werden. Die weitere Betreuung inkl. Beckenbodentraining erfolgt im Rahmen einer AHB oder ambulant.
- Dauer der PT: Tage bis Wochen/Monate, bis eine zufriedenstellende Kontinenz erreicht ist

## 12.1.5 Harnblasenkarzinom

Anatomische Übersicht, ▶ 12.1.1

Eine Exposition gegenüber industriellen Karzinogenen (aromatische Amine, Benzidin etc.) als Risikofaktor ist gesichert. Für die Entstehung von Harnblasenkarzinomen werden zudem verantwortlich gemacht: Phenacetinmetabolite, Zytostatika (Cyclophosphamid), Nahrungs- und Genussmittel (z. B. Nitrosamine, Nikotin) sowie Bilharziose und chron. Entzündungen.

**Symptome**

Leitsymptom ist die schmerzlose Makrohämaturie; auch anhaltende, therapierefraktäre zystitische Beschwerden können auf einen Harnblasentumor hinweisen und müssen abgeklärt werden.

**Ärztliche Diagnostik**
Blasenspiegelung (Zystoskopie).

**Operative ärztliche Therapie**
- Transurethrale Blasentumorresektion (TUR-B): Mithilfe einer Elektroschlinge wird endoskopisch der Tumor abgetragen. Dadurch erfolgt eine histologische Sicherung der Diagnose und, je nach Histologie, bereits die primäre Therapie (nichtmuskelinvasive Tumoren werden komplett entfernt). Nichtmuskelinvasive Tumoren neigen in 70 % zur Rezidivbildung, 10–20 % werden im Verlauf progredient.
- Zystektomie (Entfernung der Harnblase) bei muskelinvasivem Karzinom (Histologie ab $pT_2$-Stadium):
  - Beim Mann: Entfernung von Harnblase und Prostata inkl. Samenblasen (radikale Zystoprostatektomie)
  - Bei der Frau: Entfernung von Harnblase, Gebärmutter und ggf. Adnexen

**Formen der Harnableitung**
- Inkontinente Harnableitungen:
  - Ileum-/Kolon-Conduit (Ableitung der Harnleiter über ein ausgeschaltetes Darmsegment, das über die Haut ausgeleitet wird)
  - Ureterokutaneostomie (Ausleitung der Harnleiter über die Haut)
- Kontinente Harnableitungen: Je nach Allgemeinzustand und Wunsch des Patienten ist eine kontinente Harnableitung (orthotope Ileum-Neoblase, Pouch mit katheterisierbarem Nabelstoma) zur Erhaltung der Lebensqualität anzustreben.

**Neoblase**
- Orthotope Neoblase: Aus unterschiedlichen Darmanteilen wird eine „neue" Blase mit Reservoirfunktion geformt. Diese wird an die Stelle der ehemaligen Harnblase platziert und mit der Harnröhre unter Erhalt des äußeren Blasenschließmuskels anastomosiert. Ein transurethraler Dauerkatheter schient die Anastomose für 2–3 Wochen. Nach Durchführung einer Dichtigkeitsprobe wird der Katheter entfernt.
- Mögliche Nebenwirkungen einer Neoblase: erektile Dysfunktion, dauerhafte Harninkontinenz. Ähnlich der radikalen Prostatektomie kann eine Belastungsinkontinenz durch den Erhalt des äußeren Blasenschließmuskels vermieden werden (▶ Abb. 12.2). Bei Frauen ist dies aufgrund der kurzen Harnröhre und der anatomischen Verhältnisse deutlich erschwert.

## Physiotherapie
▶ 12.1.2, ▶ 12.1.3
- Beckenbodentraining kann bereits einige Tage vor Entfernung des Katheters begonnen werden. Die Entleerung der Neoblase erfolgt durch Einsetzen der Bauchpresse. Die weitere Betreuung inkl. Beckenbodentraining erfolgt im Rahmen einer AHB oder ambulant.
- Dauer der PT: Wochen bis Monate, bis zufriedenstellende Kontinenz erreicht ist.

# 12.2 Proktologie

*Ulla Henscher*

### Anatomische Übersicht

▶ 12.1.1

Das Selbstwertgefühl eines Menschen und seine soziale Integration ist eng mit der Fähigkeit verbunden, den Stuhl ort- und zeitgerecht absetzen zu können.
Die Lebensqualität eines Betroffenen kann durch anorektale Störungsbilder in jeder Altersgruppe eingeschränkt sein. Frauen sind aufgrund anatomischer Unterschiede und Geburtstraumen häufiger betr. als Männer. Sie leiden meist neben den anorektalen Störungen auch unter urethrovesikalen Dysfunktionen und Senkungsbeschwerden.
Die nachfolgenden Störungsbilder werden aufgrund des Defizits in der Speicher- oder Entleerungsphase des Rektums unterschieden. Mischformen sind möglich.

12

## 12.2.1 Anale Inkontinenz

**Kontinenz** beruht auf einer Interaktion von verschiedenen Faktoren:
- Normale Passage von normal geformtem Stuhl
- Normales rektales Speicherreservoir
- Normale Kontrolle des Stuhldrangs
- Normale Reflexfunktion der analen Sphinktermuskulatur und Beckenbodenmuskulatur

**Inkontinenz** ist der unfreiwillige Abgang von Stuhl (Fäzes), Flüssigkeit oder Gas (Flatus) aus dem anorektalen Trakt.

### Einteilung der analen Inkontinenz
- Grad I: unwillkürlicher Abgang von Winden
- Grad II: unwillkürlicher Abgang von Winden und flüssigem Stuhl
- Grad III: unwillkürlicher Abgang von Winden, flüssigem und festem Stuhl

### Ursachen
- Hämorrhoiden-OP
- Analer/rektaler Prolaps
- Beckenbodenverletzung nach Geburt oder Operation
- Pressende Entleerung durch starken Einsatz der Bauchmuskulatur
- Dünner Stuhlgang
- Fehlende periphere und zentrale nervale Steuerung
- Psychische und hormonelle Ursachen
- Angeborene Fehlbildungen
- Missbrauch

## Befunderhebung

### Struktur/Funktion

#### Anamnese

Inkontinenzanamnese:
- Seit wann?
- Häufigkeit?
- Unbemerkt, unwillkürlich oder dranghaft?
- Verlust von geformtem, gasförmigem oder flüssigem Darminhalt?

- In welcher Situation ist der Patient inkontinent: z. B. vor Prüfungen, bei Belastungen?
- Bisherige Therapien?
- Art und Umfang des Inkontinenzschutzes?
- Medikamente
- Nebenerkrankungen
- Operationen
- Zeitpunkt im Zyklus (prämenopausal kommt es oft zur Obstipation und deshalb ist die Inkontinenz geringer)
- Zusätzliche Harninkontinenz?
- Schmerzen (VAS)?
- Körpergewicht (BMI)
- Sexualität (Kohabitationsfähigkeit, Orgasmusfähigkeit)
- Verlauf von Schwangerschaften/Geburten (▶ 11.7, ▶ 11.8)

### Beckenbodenspannung

Ein schwacher **analer Sphinkter** und eine schwache Puborektalschlinge können eine Inkontinenz hervorrufen. Über eine rektale Palpation kann die Muskelkraft des Beckenbodens bewertet werden. Vaginale oder rektale Elektroden liefern ebenfalls Ergebnisse dieser Muskelspannung und werden zur Befunderhebung und Behandlung eingesetzt.
Ein allgemeiner **Haltungs-, Muskel- und Gelenkstatus** ergibt Aufschlüsse über Haltungsveränderungen, Muskelinsuffizienzen und Bewegungseinschränkungen.

## Aktivität/Partizipation

### Anamnese

Das Stuhltagebuch der Deutschen Kontinenz-Gesellschaft erleichtert dem Patienten die Dokumentation seiner Darmpassage, Veränderungen der Lebensqualität usw.
Der **Wexner-Score**, ein validierter Fragebogen zur Beurteilung der Stuhlinkontinenz, erlaubt einen Einblick in das Ausmaß und, als Re-Test, in den Verlauf einer Inkontinenz (▶ Tab. 12.2).

**Tab. 12.2 Wexner-Score**

| **Name:** | | | | | |
|---|---|---|---|---|---|
| **Datum:** | **Punktzahl:** | | | | |
| Inkontinenztyp | Nie | Sporadisch | Gelegentlich | Häufig | Immer |
| Inkontinent für geformten Stuhl | 0 | 1 | 2 | 3 | 4 |
| Inkontinent für flüssigen/weichen Stuhl | 0 | 1 | 2 | 3 | 4 |
| Inkontinent für Winde | 0 | 1 | 2 | 3 | 4 |
| Einlagen erforderlich | 0 | 1 | 2 | 3 | 4 |
| Sozialleben eingeschränkt | 0 | 1 | 2 | 3 | 4 |

## Physiotherapie

### Struktur/Funktion

#### Verbesserung des anorektalen Verschlussdrucks

- **Beckenbodenaktivität** soll:
  - den Darm stützen.
  - ein Absinken des Darms verhindern.
  - den Darm vor einem Druckereignis schnell verschließen.
- Bei Muskelinsuffizienz **Hypertrophietraining** (▶ 2.23, MTT):
  - Intensität 60–80 % der Maximalkraft
  - Pro Satz 8–15 Wiederholungen mit einer Anspannungslänge zwischen 3–10 Sek.
  - Nach jedem Satz eine Pause von 1–2 Min.
  - Nach drei Sätzen mind. 48 Stunden Trainingspause
- Zur Mehrdurchblutung und **Stoffwechselsteigerung:**
  - 30–60 % der Maximalkraft, hohe Wiederholungszahlen (> 30 pro Serie) oder
  - Beckenboden 20–30 Sek. lang anspannen
- Erlernen, Wahrnehmen, Steuern, **Kontrollieren von Bewegungsabläufen:**
  - Niedrige Belastungsintensität (0–30 % der Maximalkraft), hohe Wiederholungszahlen (> 30 pro Serie) oder
  - Halten einer submaximalen Kontraktion über 20–30 Sek.
- **Reaktivkrafttraining** (um auf plötzliche Druckerhöhung, z. B. beim Husten oder Springen, reagieren zu können):
  - 80–100 % der Maximalkraft, geringe Wiederholungszahlen (3–5) und lange Pausen. Anspannungszeit ca. 8 Sek.
  - Das Krafttraining sollte über fünf Monate durchgeführt werden. Im Alltag muss der Patient erlernen, den Beckenboden vor und bei einem Druckereignis, z. B. Husten, Niesen, anzuspannen.
- **Biofeedback-Verfahren** (▶ 1.3.13) mit Ballontechnik: Ein aufblasbarer rektaler Ballon oder ein spezieller Ballonkatheter kann bei anorektalen Störungsbildern den analen Verschlussdruck verbessern.

#### Vegetatives Gleichgewicht wiederherstellen

BGM (▶ 2.4, ▶ 12.2.3 PT).

### Aktivität/Partizipation

#### Kontinentes Alltagsverhalten erreichen

Bei Inkontinenz erleichtert ein geformter Stuhl, eher als flüssiger oder gasförmiger Darminhalt, die Wahrnehmung eines gefüllten Rektums und verbessert die aktive Kontinenz. Gleichzeitig garantiert ein entleertes Rektum einen inkontinenzfreien Zeitraum.

- Regelmäßige Toilettenzeiten
- Umstellung der Flüssigkeitsaufnahme (< 2 Liter pro Tag)
- Ernährungsberatung in Richtung Stuhlfestigung

**Tipps & Fallen**

Geschroteter Flohsamen wirkt stuhlfestigend (1–2-mal tgl. 1 TL in 200 ml Wasser).

## 12.2.2 Anorektaler Prolaps

Die Beckenorgane werden von der Beckenbodenmuskulatur und ihren fibromuskulären Anteilen in Ruhe und bei Belastungen gehalten. Insuffiziente muskuläre, nervale und bindegewebige Strukturen schwächen dieses Haltesystem, sodass eine Senkung entstehen kann (▶ Abb. 11.6). Frauen, die geboren haben, sind besonders gefährdet.

Ein Heraustreten der analen Schleimhaut bezeichnet man als **Analprolaps.** Stülpt das Rektum in fortgeschrittenem Zustand den Analkanal mit aus, entsteht ein **anorektaler Prolaps.**

Die Aussackung des Rektums (**Rektozele**) in die Vagina (hintere Scheidenwandsenkung) oder in den Anus (**Rektumprolaps**) kann zu Entleerungsstörungen des Rektums führen.

Eine daraus resultierende pressende Entleerung schädigt den Beckenboden und die analen Sphinkter. Eine zusätzliche Stuhlinkontinenz ist die Folge.



### Befunderhebung

#### Struktur/Funktion

##### Anamnese

Defäkationsanamnese, Defäkationsposition, Beckenbodenkraft (▶ 12.2.3).

Neben dem Alter der Pat. gezielt die spezifische Problematik erfragen:

**Senkungsanamnese**

- Druck- oder Schweregefühl in der Scheide/After
- Vorwölbung von Gewebe am Scheideneingang
- Scheidenwinde (Flatus vaginalis)
- Schwierigkeiten, einen Tampon einzuführen
- Herausrutschender Tampon
- Schmerzen in Ruhe, bei Belastung, im Tagesverlauf (VAS)
- Fremdkörpergefühl in der Scheide oder/und am Scheidenausgang, am After
- Blutungen am After
- Veränderung der Beschwerden im Laufe des Tags, des Monats; bei welchen Belastungen
- Bekannte Bindegewebsschwäche
- Uterusvergrößerung durch Myome
- Operationen im Becken
- Vorangegangene Therapien
- Hilfsmittel
- Hämorrhoiden, -operationen
- Sexualität (Kohabitationsfähigkeit, Orgasmusfähigkeit)
- Verlauf von Schwangerschaften/Geburten (Anzahl, Inkontinenz in der SS, Geburtsgewicht, Länge der Austreibungsphase, Einsatz von geburtshilflichen Instrumenten)
- Medikamente
- Nebenerkrankungen
- Körpergewicht (BMI)

#### Aktivität/Partizipation

##### Anamnese

Beruf, Hobbys und allg. Aktivitäten des Patienten/der Patientin erfragen.

12

### Physiotherapie

Von der physiotherapeutischen Behandlung profitieren vor allem aktive Patienten mit:
- insuffizienter Beckenbodenmuskulatur,
- leichter Senkung.
- postpartaler Senkung.
- bekannter Bindegewebsschwäche (präventiv).
- nichtoperabler Senkung.
- Senkungsoperation (prä- und postop.).

Physiotherapeutische Maßnahmen können die bindegewebigen Strukturen, die die Organe halten, nicht wieder straffen. Deshalb muss bei starken Senkungsbeschwerden ein Pessar (stützendes Hilfsmittel) oder eine Operation die ursprüngliche anatomische Lage der Organe wiederherstellen. Bei aktiver Mitarbeit der Pat. ist es möglich, den Status quo zu erhalten oder die Beschwerden zu verbessern.

**Struktur/Funktion**

#### Beckenboden aktivieren

▶ 11.6.3

Schulung der Beckenbodenwahrnehmung, kombiniert mit MTT (▶ 2.23) in überwiegend beckenbodenentlastenden ASTEn bei Wahrnehmungsdefiziten und insuffizientem Beckenboden.

**Aktivität/Partizipation**

**Ziel:** Beckenboden entlastendes Alltagsverhalten erreichen.

#### Verhaltensstrategien schulen

- Erarbeitung von Alltagsaktivitäten zur Minimierung der chronischen Druckeinwirkung auf den Beckenboden
- Aktivierung des Beckenbodens vor intraabdominaler Druckerhöhung, kombiniert mit einer dyn. AKH
- Rücken- und beckenbodengerechtes Bück-, Hebe- und Tragetraining (▶ 1.3.7)
- Korrektur der Defäkationsposition (s. u.) zur Minimierung des Drucks bei der Darmentleerung

#### Entlastungspositionen erarbeiten

In den Tagesablauf integrierbar und zur kurzfristigen Reponierung der gesenkten Organe:
- Knie-Ellenbogen-Lage
- RL mit angestellten Beinen und Unterlagerung des Beckens

#### Veränderung der Stuhlkonsistenz fördern

Ein weicher Stuhl erleichtert die Entleerung des Darms und minimiert den Druck.
- Ernährungsberatung
- Ausreichende Flüssigkeitsaufnahme
- Zusatzmaßnahmen: BGM (▶ 2.4), Elektrostimulation (▶ 1.3.13), Biofeedbackverfahren mit Ballontechnik: Ein aufblasbarer rektaler Ballon oder ein spezieller Ballonkatheter kann bei anorektalen Störungsbildern den analen Verschlussdruck verbessern.

**Tipps & Fallen**

Geschroteter Flohsamen wirkt stuhlfestigend (1–2-mal tgl. 1 TL in 200 ml Wasser).

## 12.2.3 Obstipation

**Voraussetzungen** für eine optimale Defäkation (Entleerung des Darms):
- Intakte neurologische Kontrolle über den Speicher- und Entleerungsprozess
- Angemessene Darmperistaltik
- Normale Reservoirfunktion des Rektums
- Geformter Stuhl
- Sphinkter- und Beckenbodenrelaxation während der Entleerung
- Intakte anatomische und neurologische Strukturen des anorektalen Trakts und des Verschlussapparats

### Definition

Schwieriger oder seltener Austritt von Fäzes (Stuhl).
Nach klinischen Kriterien liegt eine **chronische Obstipation** (Verstopfung) dann vor, wenn mindestens 2 der 4 folgenden Kriterien erfüllt sind:
- Stuhlfrequenz < 3/Wo.
- Starkes Pressen bei mehr als 25 % der Stuhlgänge nötig
- Gefühl der inkompletten Entleerung bei mehr als 25 % der Stuhlgänge
- Harter Stuhl

### Einteilung

- Bei einer Obstipation **rektalen Ursprungs** führt eine überlange Verweilzeit des Darminhalts im Rektum zur Verhärtung des Stuhls und Erweiterung dieses Darmabschnitts (Megarektum).
- Bei einer Obstipation **analen Ursprungs** kann der Stuhl den Darmausgang nicht passieren und verbleibt zu lange im Rektum. Folgen s. o.

### Ursachen

- Rauchen, Alkohol, Übergewicht (BMI > 25), ballaststoffarme Ernährung, Stress und mangelnde Bewegung fördern das Entstehen einer Obstipation
- Eine pressende Entleerung kann zu Hämorrhoiden und Senkung der Organe im Becken, insbes. einem Analprolaps führen.
- Ein hyperaktiver Beckenboden verlängert die Entleerungszeit.

Menschen, die sich sportlich betätigen und ballaststoffreich ernähren, erkranken seltener. Bewegung regt die Darmperistaltik an, verkürzt die Darmtransitzeit, verändert die Immunfunktion und den Hormonspiegel.

### Ärztliche Diagnostik

Ausschluss einer ernsthaften Grunderkrankung. Bei unklarer Anamnese auf jeden Fall Koloskopie. Radiologische Bestimmung der Kolontransitzeit. Anorektale Manometrie.

### Ärztliche Therapie

- Behandlung der Grunderkrankung
- Bei habitueller Obstipation ballaststoffreiche Kost, körperliche Bewegung und ausreichende Flüssigkeit (2–3 Liter/Tag)
- Laxanzien nur zurückhaltend, z. B. Laktulose oder Mucilaginosa

## Befunderhebung

### Struktur/Funktion

#### Defäkationsanamnese

Eine ausführliche Defäkationsanamnese gibt Hinweise auf das zugrunde liegende Problem. Insbes. die Zeit, die für die Entleerung gebraucht wird, gibt Hinweise auf die Ursache (normale Entleerungszeit des Rektums: 11–20 Sek.).

- Defäkationsfrequenz (am Tag/pro Woche/Monat, nachts/tagsüber)
- Darmfüllungsgefühl (vorhanden, sehr starker Drang, vegetative Reaktionen, Unterscheidung zwischen Stuhl und Winden)
- Darmentleerungsmodus (Startschwierigkeiten, Defäkation mit Bauchpresse, wiederholte Defäkation)
- Dauer der Entleerung?
- Gefühl von unvollständig entleertem Darm?
- Verwendung von Hilfen (Abführmittel, Klistier, digitale Hilfe)
- Stuhlkonsistenz
- Schmerzen (VAS)
- Missbrauch?



### Untersuchung

Die rektale Untersuchung (▶ 12.2.1) kann Aufschluss über einen hyperaktiven Beckenboden oder andere obstruierende Faktoren (Hämorrhoiden, Marisken) geben.

### Aktivität/Partizipation

#### Anamnese

- Beurteilung der Defäkationshaltung: Abweichungen von der korrekten Defäkationshaltung (s. u., PT)
- Stuhltagebuch, Bindegewebsbefund

! Bristol Stool Form Scale: Eine bildliche Darstellung der Stuhlform erleichtert dem Patienten die Aussage über seine Stuhlkonsistenz.

## Physiotherapie

Bei Obstipation erleichtert normal geformter Stuhl die vollständige und zügige Entleerung des Rektums.

### Struktur/Funktion

#### Vollständige und zügige Entleerung des Rektums fördern

- Stuhlregulation, z. B. durch Flohsamen (s. o.)
- Beckenbodenentspannung, z. B. mit PMR (▶ 2.31): Über eine bewusste Anspannung und nachfolgende Entspannung des Beckenbodens lernt der Pat., die Muskulatur bei der Darmentleerung zu entspannen. In sitzender Position erleichtern Kirschkernsäckchen unter dem Gesäß diese Wahrnehmung. Eine Öffnung des Mundes (entspannt den Beckenboden reflektorisch) und wiederholte Beckenbewegungen helfen zusätzlich.
- Zwerchfellatmung (▶ 1.3.4)
- „Bauchschnellen": im VFST ausatmen, Luft anhalten, dabei Bauch einziehen und einige Male herausschnellen lassen, einatmen, Pause
- BGM (▶ 2.4): Großer Aufbau, Darm- und Verstopfungszone; daneben Heiße Rolle (▶ 1.3.12) und Bürstungen in diesen Zonen
- Kolonmassage nach Vogler: entspannte RL, Kopf und Knie unterlagert, schiebende oder ziehende Zirkelungen in Richtung Darmperistaltik an 5 Punkten (je 2–4 Min.) im Verlauf des Dickdarms. Griffe orientieren sich am Atemrhythmus des Patienten und dürfen nicht schmerzen. Verbessert bei Obstipation die Darmbeweglichkeit, löst „Gewitterecken" und erleichtert die Entleerung.
- Biofeedbackverfahren (▶ 1.3.13)
- Ballontechnik (▶ 12.2.1, PT)

- E-Therapie mit Interferenzstrom: vier Vakuumelektroden, Größe 2 oder 3, oder vier Plattenelektroden, Größe 100 oder 200. Frequenz: atonische Form 0–100 Hz, spastische Form 90–100 Hz, Mischformen 0–100 Hz. Dauer: Vakuum 8–10 Min., Platten 12–15 Min.

### Aktivität/Partizipation

#### Korrekte Defäkationstechnik erlernen

- Einnehmen der korrekten Defäkationshaltung: aufrecht auf der Toilette sitzen, den Oberkörper etwas nach vorne neigen, die Füße gut abstützen, die UA auf den OS ablegen. In dieser Position kann der Beckenboden sich optimal entspannen und das Zwerchfell kann dynamisch reagieren.
- Anschließend bewusste Entspannung von Beckenboden und Analsphinkter. Hilfreich ist dabei das Öffnen des Mundes.
- Danach einatmen und den Atem kurz anhalten. Dabei wölben sich der Unterbauch und die Taille nach außen.
- Zur Kontrolle kann eine Hand auf den Unterbauch, die andere Hand in die Taille gelegt werden, um die Vorwölbung des Bauchs besser zu spüren.

Hierbei kommt es zur gleichzeitigen Aktivierung des M. transversus abdominis und der Mm. obliqui. Die zusätzliche exzentrische Kontraktion des M. rectus abdominis bewirkt eine optimale Relaxation des M. puborectalis. Das Zwerchfell bewegt sich nach unten, der Oberbauch bleibt lang. Wiederholungen dieser Aktionen stimulieren den Entleerungsreflex, die Darmperistaltik setzt ein und das Rektum wird mühelos entleert.

! Einziehen des Bauchs bewirkt ein falsches Pressen nach unten.

#### Lebensführung anpassen

- Vermehrte körperliche Aktivität im Alltag, langes Sitzen vermeiden
- Auswahl einer Bewegungssportart, an der der Pat. Freude hat
- Ernährungsberatung (z. B. ballaststoffreiche Ernährung)
- Anleitung zum vermehrten Trinken (> 2 Liter pro Tag)

## 12.2.4 Operative Eingriffe in der Proktologie

Operationen in der Proktologie sollen die anatomischen Verhältnisse zur Verbesserung der Darmfunktion wiederherstellen. Bei Darmkrebs muss ein Funktionsverlust in Kauf genommen werden.
Folgende OP-Verfahren kommen häufig vor:

- **Gummibandligatur:** Entfernen einer Hämorrhoide durch Abbinden der venösen Aussackung. Nach 10 Tagen fällt der Knoten ab und wird mit dem Stuhl ausgeschieden.
- **Rektopexie:** Über einen abdominalen Zugang wird der Darm am Promontorium bzw. Sakrum befestigt. Neben der Senkungsproblematik verschwinden eine gleichzeitig bestehende Stuhlinkontinenz und/oder Entleerungsstörung.
- **Beckenbodenplastik (hintere Plastik):** Raffung der Levatorenschenkel am Perineum bei bestehender Senkung des Perineums und/oder Rektozele
- **Stapler-Verfahren (STARR-Operation):** Zur Behandlung von Rektumsprolaps/Rektozele steht die STARR-Operation (stapled transanal rectal resection) als minimalinvasives transanales Operationsverfahren zur Therapie einer obstruktiven Defäkationsstörung zur Verfügung.
- **OP nach Mulligan-Morgan:** transanale offene Exzision eines Hämorrhoidalpolsters

- **OP nach Rehn-Delorme:** Hierbei wird transanal überschüssige Schleimhaut reseziert und die verbliebene Muskulatur zu einem verdickten Wulst gefasst.
- **Anteriore Levator- und Sphinkterplastik:** Die Levatorenschenkel und der Sphincter ani externus werden bei einer Inkontinenz vor der Rektumwand gerafft.
- **Sphinkterrekonstruktion:** Nach Sphinkterverletzungen (z. B. post partum) werden die Enden des Muskels überlappend fixiert.
- **Vorübergehender Anus praeter:** künstlicher Darmausgang im Oberbauch. Der Beckenboden muss bis zur Rückverlegung trainiert werden.
- **Rektumkarzinomresektion:** Entfernung des betr. Gebiets ohne/verbunden mit einem bleibenden/vorübergehenden Anus praeter (Stoma) als Darmausgang.
- **Artefizieller Sphinkter (Artificial Bowel Sphincter):** Implantation eines künstlichen Schließmuskels (Neosphinkter), der über eine Manschette und ein Pumpsystem arbeitet.



## Befunderhebung

Allgemeine postoperative Befundschemata (in Abhängigkeit vom Operationsmodus) sind bei klinischer Therapie anzuwenden. Zusätzlich zu befunden:

- Ess- und Trinkverhalten
- Stuhlkonsistenz
- Defäkationsposition

## Physiotherapie

▶ 6.1

Befundorientierte allgemeine postoperative PT ist anzuwenden.

- Im Vordergrund stehen die Prophylaxen (▶ 1.3.3).
- Die Therapie richtet sich ansonsten nach dem Zugangsweg (transanal, transvaginal, abdominal oder minimalinvasiv-laparoskopisch) und der speziellen OP-Technik.
- Die PT-Maßnahmen werden entsprechend den Wundheilungsphasen (▶ 4.1.1) eingesetzt und gesteigert.

### Zusatzmaßnahmen

- Ernährungsberatung wie z. B. ballaststoffreiche Ernährung, normales Trinkverhalten
- Stuhlregulationstechniken
- Defäkationstraining (▶ 12.2.3), insbesondere korrekte Defäkationshaltung
- Beckenbodentraining (▶ 11.6.3)

### Literatur

Michaelis, U. Beckenbodentraining für Männer. 4. A. München: Elsevier/Urban & Fischer, 2009.

### Internetadressen

www.kontinenz-gesellschaft.de/stuhltagebuch.pdf: Stuhltagebuch der Deutschen Kontinenz-Gesellschaft zum Download.

# Sachregister

# Bewegungsausmaße (Normalwerte nach der Neutral-Null-Methode)

Werte beziehen sich auf Erwachsene mit durchschnittlicher Beweglichkeit

## Normalwerte Wirbelsäule (nach Kapandji)

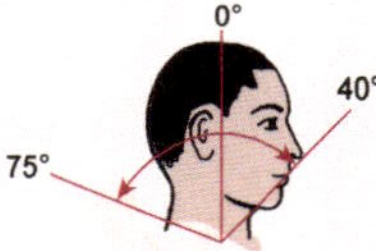

HWS-Extension / Flexion

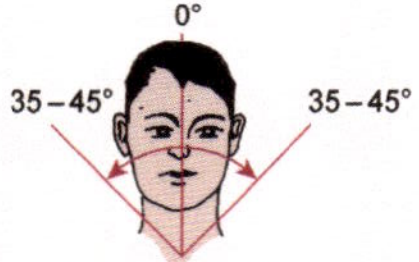

HWS-Lateralflexion

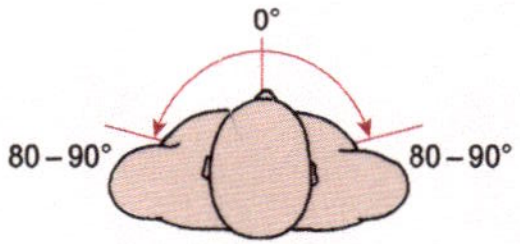

HWS-Rotation

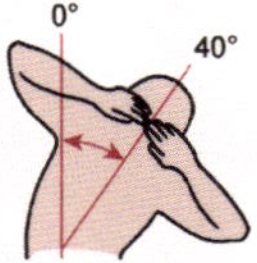

BWS-LWS-Lateralflexion

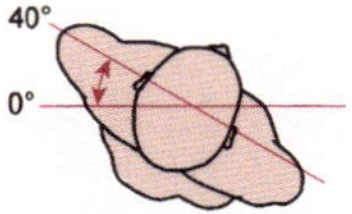

BWS-LWS-Rotation
bei fixiertem Becken

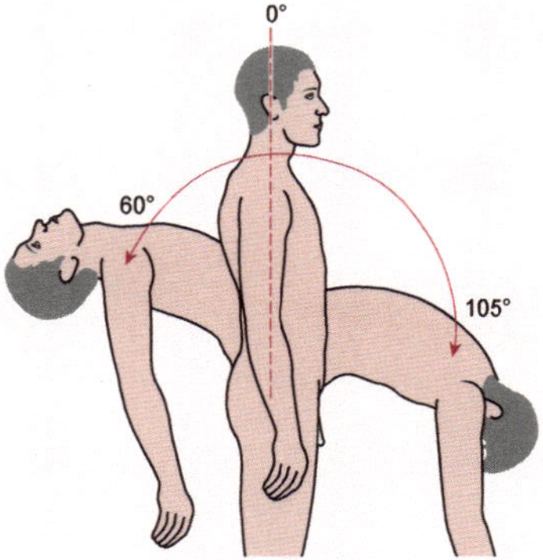

BWS-LWS-Extension / Flexion

## Normalwerte Hüftgelenke (nach Debrunner)

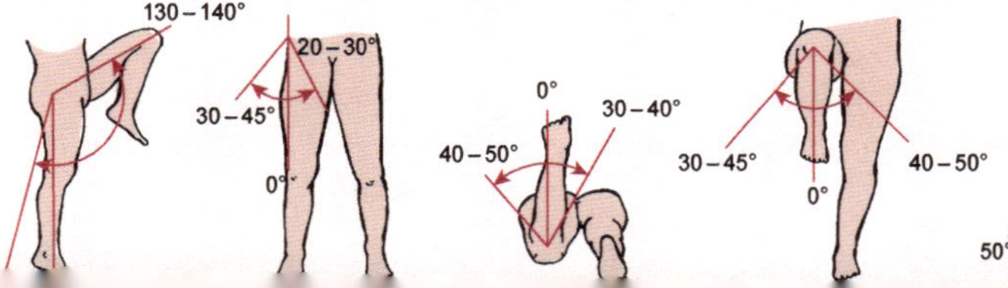


## Normalwerte Schultergelenke (nach Kapandji)

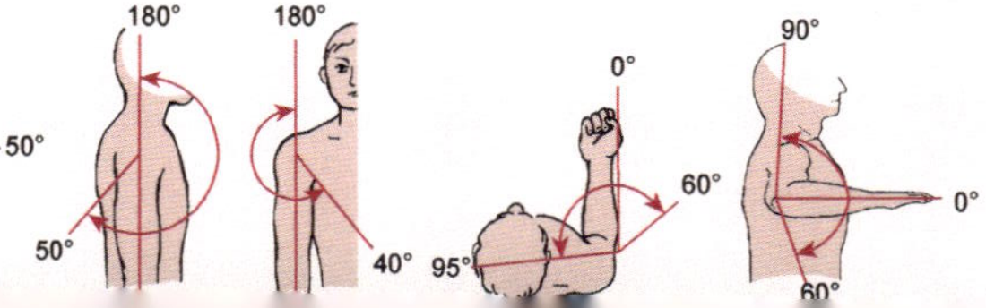